한국산업인력공단 시행

건설기계 시리즈

지게차
운전기능사 기출문제집

JH건설기계자격시험연구회 편저

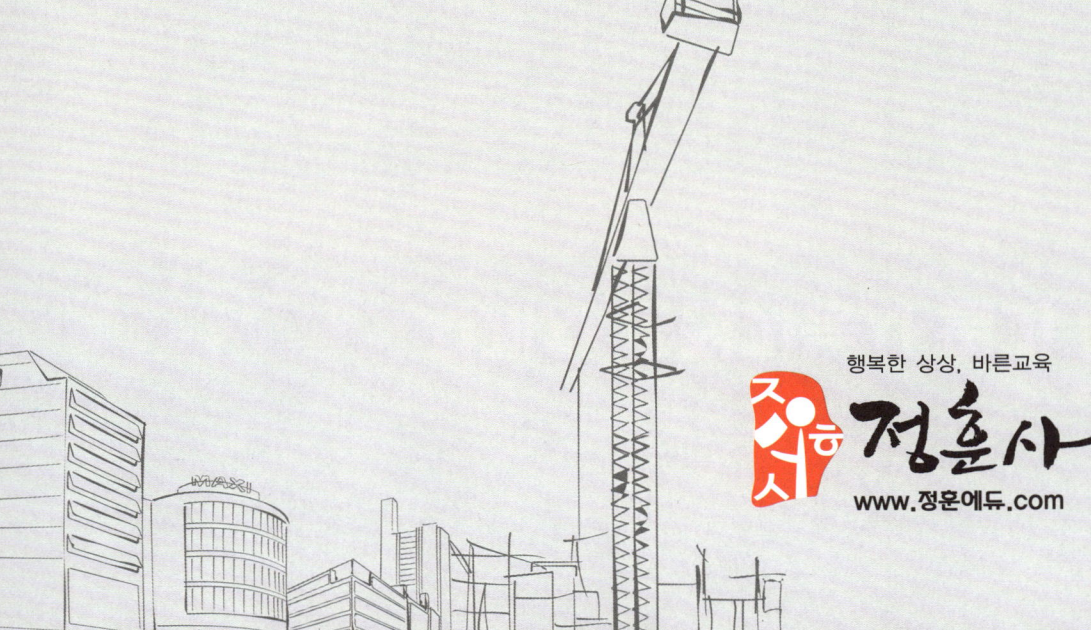

행복한 상상, 바른교육
정훈사
www.정훈에듀.com

지게차 운전기능사 필기 무료 동영상

건설기계/운송 자격증 소통 공간

합격보답
합격이 보이는 정답

정훈사

▶ 지게차 필기 무료 동영상 보는 방법   — ☐ ✕

01 네이버(www.naver.com)에 접속 > 로그인
※ 네이버 계정이 없을 경우 가입

02 주소창에 cafe.naver.com/goseepass 접속

03 카페 가입하기 클릭 > 가입하기

04 아래 기입란에 아이디를 기재하신 후 해당 페이지 전체가 보이게 촬영
(연필로 인증 시 강의 신청이 반려됩니다.)

05 합격보답 > 강의인증(왼쪽 메뉴) > 글쓰기 > 인증사진만 업로드하면 끝!

※ 무료강의 신청 및 수강은 PC 버전에서만 가능합니다.

아이디 기입란
(유성펜 또는 볼펜으로 기입)

정훈사에서는 교재의 잘못된 부분을 아래의 홈페이지에서 확인할 수 있도록 하였습니다.

www.정훈에듀.com > 고객센터 > 정오표

지게차운전기능사

머리말

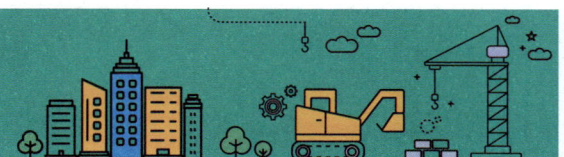

　건설, 물류, 유통 분야가 대형화되고 기계화되면서 운반용 건설기계는 여러 산업분야에서 다양하게 활용되고 있습니다. 그중 지게차는 현대 산업의 물류부분에서 없어서는 안 될 건설기계로 자리 잡았으며 이를 반영하듯 20대부터 50~60대에 이르기까지 연령 구분 없이 응시생 및 자격 취득자 수가 꾸준히 증가하고 있습니다. 연도별 국가기술자격증 취득 1위 종목에 거의 전 연령대에서 부동의 1위를 차지하고 있는 것이 지게차운전기능사입니다.

　이에 정훈사는 지난 10년간의 기출문제를 면밀히 분석하여 중요핵심 이론만을 압축적이면서도 상세하게 정리하였습니다. 운전기능사 자격시험은 기출문제가 반복되어 출제되기 때문에 출제의 흐름을 파악하는 것이 중요합니다. 따라서 핵심이론을 기출문제를 통해 되짚어 보면서 이해의 깊이를 높일 수 있도록 하였고, 자주 출제되는 문제와 출제경향을 파악함으로써 효과적인 공부가 되도록 구성하였습니다.

이 책의 특징

- 새롭게 개편된 출제기준을 반영하였습니다.
- 다년간의 기출문제를 단원별로 철저히 분석하여 핵심요약 내용을 구성하였으며, 그중 출제빈도가 높은 기출문제의 지문을 활용하여 자주나와요 꼭 암기 를 배치하였습니다.
- 최근 출제유형을 쏙쏙 뽑아 신유형 으로 강조함으로써 다른 책들과의 차별화를 꾀하였습니다.
- 건설기계관리법, 도로교통법 등 최신 개정 법률을 완벽 반영하였습니다.
- 10여 년간의 기출문제 분석을 통해 정말 중요한 문제만 수록하였으며, 그중 출제 빈도가 높은 문제들은 ★표시 하였습니다. 상세한 해설을 통해 부족한 부분을 보완하면 단기간에 실력 향상을 경험할 수 있을 것입니다.

　이 기출문제집은 수험생들의 어려움을 꼼꼼하게 살펴 짧은 시간 안에 효율적으로 시험에 대비할 수 있도록 구성하였습니다. 아울러 낯선 기계장치들은 합격보답 카페를 통해 좀 더 쉽게 공부할 수 있도록 생생한 강의 동영상을 준비하였습니다. 교재와 동영상 강의를 함께 활용하신다면 자격시험을 준비하는 수험생들의 심리적 부담감이 해소될 것입니다.

　자격증 시험은 60점만 획득하면 합격하는 시험으로 총 60문항 중 36문항만 맞히면 되는 시험입니다. 교재 전반에 걸쳐 출제 빈도가 높았던 기출문제는 유사문제 형식으로 반복해서 수록하였기 때문에, 이 책 한 권만 정독하신다면 자연스럽게 빈출내용과 기출유형이 정리될 수 있을 거라 생각됩니다. 이 책 한 권으로 여러분 모두에게 합격의 영광이 있기를 간절히 소망합니다.

JH건설기계자격시험연구회

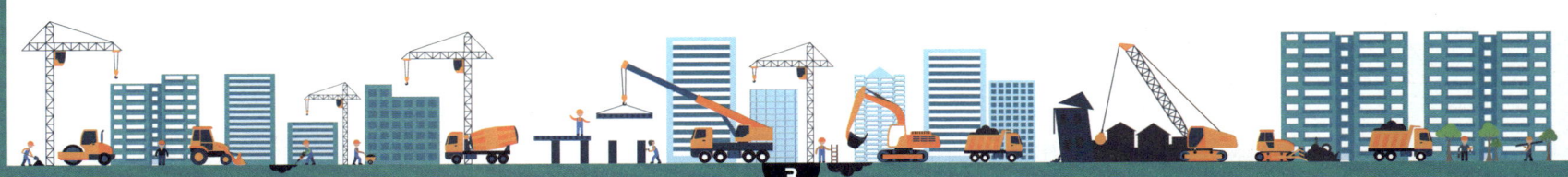

지게차운전기능사

필기 출제기준

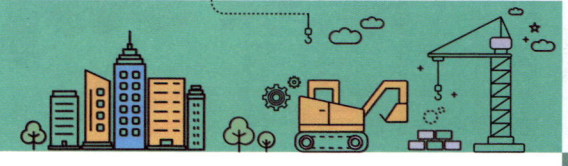

주요항목	세부항목	세세항목		
1. 안전관리	1. 안전보호구 착용 및 안전장치 확인	1. 안전보호구	2. 안전장치	
	2. 위험요소 확인	1. 안전표시	2. 안전수칙	3. 위험요소
	3. 안전운반 작업	1. 장비사용설명서	2. 안전운반	3. 작업안전 및 기타 안전 사항
	4. 장비 안전관리	1. 장비안전관리 4. 장비안전관리 교육	2. 일상점검표 5. 기계·기구 및 공구에 관한 사항	3. 작업요청서
2. 작업 전 점검	1. 외관점검	1. 타이어 공기압 및 손상 점검 3. 엔진 시동 전·후 점검	2. 조향장치 및 제동장치 점검	
	2. 누유·누수 확인	1. 엔진 누유점검 3. 제동장치 및 조향장치 누유점검	2. 유압 실린더 누유점검 4. 냉각수 점검	
	3. 계기판 점검	1. 게이지 및 경고등, 방향지시등, 전조등 점검		
	4. 마스트·체인 점검	1. 체인 연결부위 점검	2. 마스트 및 베어링 점검	
	5. 엔진시동 상태 점검	1. 축전지 점검 3. 시동장치 점검	2. 예열장치 점검 4. 연료계통 점검	
3. 화물 적재 및 하역작업	1. 화물의 무게중심 확인	1. 화물의 종류 및 무게중심 3. 화물의 결착	2. 작업장치 상태 점검 4. 포크 삽입 확인	
	2. 화물 하역작업	1. 화물 적재상태 확인	2. 마스트 각도 조절	3. 하역 작업
4. 화물 운반 작업	1. 전·후진 주행	1. 전·후진 주행 방법	2. 주행 시 포크의 위치	
	2. 화물 운반작업	1. 유도자의 수신호	2. 출입구 확인	
5. 운전시야확보	1. 운전시야 확보	1. 적재물 낙하 및 충돌사고 예방	2. 접촉사고 예방	
	2. 장비 및 주변상태 확인	1. 운전 중 작업장치 성능확인	2. 이상 소음	3. 운전 중 장치별 누유·누수
6. 작업 후 점검	1. 안전주차	1. 주기장 선정	2. 주차 제동장치 체결	3. 주차 시 안전조치
	2. 연료 상태 점검	1. 연료량 및 누유 점검		
	3. 외관점검	1. 휠 볼트, 너트 상태 점검	2. 그리스 주입 점검	3. 윤활유 및 냉각수 점검
	4. 작업 및 관리일지 작성	1. 작업일지	2. 장비관리일지	
7. 도로주행	1. 교통법규 준수	1. 도로주행 관련 도로교통법 3. 도로교통법 관련 벌칙	2. 도로표지판(신호, 교통표지)	
	2. 안전운전 준수	1. 도로주행 시 안전운전		
	3. 건설기계관리법	1. 건설기계 등록 및 검사	2. 면허·벌칙·사업	
8. 응급대처	1. 고장 시 응급처치	1. 고장표시판 설치	2. 고장내용 점검	3. 고장유형별 응급조치
	2. 교통사고 시 대처	1. 교통사고 유형별 대처	2. 교통사고 응급조치 및 긴급구호	
9. 장비구조	1. 엔진구조	1. 엔진본체 구조와 기능 4. 흡배기장치 구조와 기능	2. 윤활장치 구조와 기능 5. 냉각장치 구조와 기능	3. 연료장치 구조와 기능
	2. 전기장치	1. 시동장치 구조와 기능 3. 등화장치 구조와 기능	2. 충전장치 구조와 기능 4. 퓨즈 및 계기장치 구조와 기능	
	3. 전·후진 주행장치	1. 조향장치의 구조와 기능 3. 동력전달장치 구조와 기능	2. 변속장치의 구조와 기능 4. 제동장치 구조와 기능	5. 주행장치 구조와 기능
	4. 유압장치	1. 유압펌프 구조와 기능 3. 컨트롤 밸브 구조와 기능 5. 유압유	2. 유압 실린더 및 모터 구조와 기능 4. 유압탱크 구조와 기능 6. 기타 부속장치	
	5. 작업장치	1. 마스트 구조와 기능 3. 포크 구조와 기능 5. 조작레버 장치 구조와 기능	2. 체인 구조와 기능 4. 가이드 구조와 기능 6. 기타 지게차의 구조와 기능	

※ 시험에 관한 자세한 사항은 반드시 www.q-net.or.kr에서 확인하시기 바랍니다.

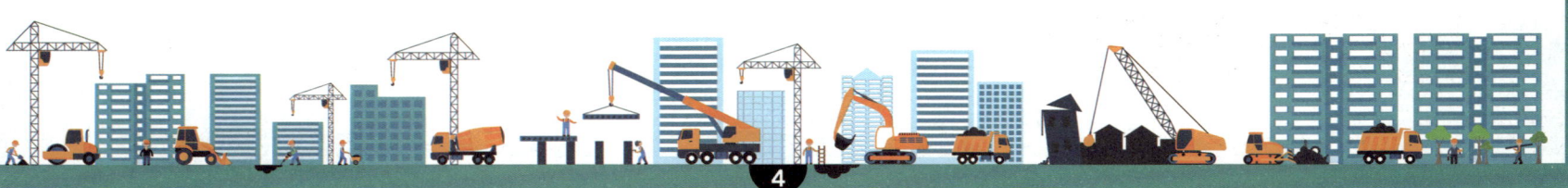

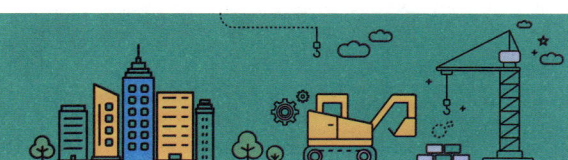

차 례

01 핵심요약정리

제1부 안전관리 및 응급대처
  제1장 안전관리 ··· 3
  제2장 응급대처 ··· 7

제2부 도로주행
  제1장 도로교통법 ··· 9
  제2장 건설기계관리법 ·· 11

제3부 장비구조
  제1장 엔진(기관)구조 ·· 16
  제2장 전기장치 ··· 21
  제3장 전·후진 주행장치 ··· 23
  제4장 작업장치 ··· 28

제4부 유압일반
  제1장 유압유 ··· 31
  제2장 유압기기 ··· 32

02 기출분석문제

CBT 상시기출분석문제

2025년 기출분석문제(제2회) ············ 37	2021년 기출분석문제 ············ 79
2025년 기출분석문제(제1회) ············ 43	2020년 기출분석문제 ············ 85
2024년 기출분석문제(제2회) ············ 49	2019년 기출분석문제 ············ 91
2024년 기출분석문제(제1회) ············ 55	2018년 기출분석문제 ············ 97
2023년 기출분석문제(제2회) ············ 61	2017년 기출분석문제 ············ 103
2023년 기출분석문제(제1회) ············ 67	2016년 기출분석문제 ············ 109
2022년 기출분석문제 ············ 73	

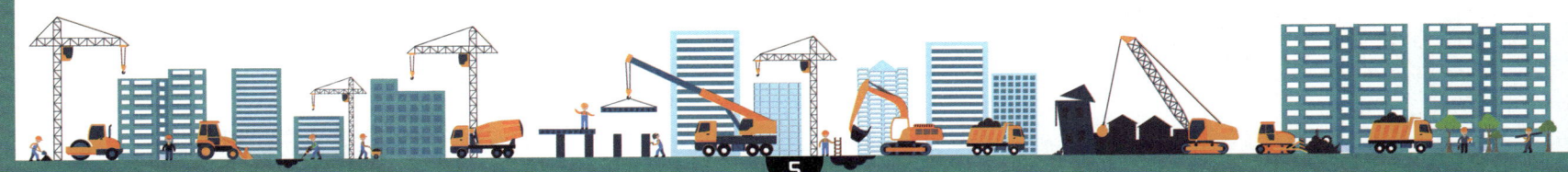

지게차운전기능사

도로명주소

도로명주소 도입의 필요성

(1) 물류기반 주소정보 인프라(Infra) → 물류비용 절감
(2) 전자상거래의 확대에 따른 주소 정보화
(3) 국제적으로 보편화된 주소제도 사용 → 국가경쟁력 및 위상 제고
(4) 행정적 측면 : 소방 · 방범 · 재난 등 국민의 생명과 재산 관련 업무 긴급출동 시 시간 단축

도로명주소의 부여

(1) 도로구간의 시작지점과 끝지점은 '서쪽에서 동쪽, 남쪽에서 북쪽 방향'으로 설정 · 변경한다.
(2) 도로구간이 설정된 모든 도로에는 도로구간별로 고유한 도로명을 부여한다.
(3) 도로명부여 대상 도로별 구분
  • 대로(大路) : 도로의 폭이 40미터 이상 또는 왕복 8차로 이상인 도로
  • 로(路) : 도로의 폭이 12미터 이상 40미터 미만 또는 왕복 2차로 이상 8차로 미만인 도로
  • 길 : '대로'와 '로' 외의 도로

도로명주소 표기방법

행정구역명 + 도로명 + 건물번호 + " , " + 상세주소 + 참고항목
(시 · 도/시 · 군 · 구/읍 · 면)　　　　　　　　　　　　　(동 · 호수 등)　(법정동, 아파트단지 명칭 등)

(1) 도로명은 모두 붙여 쓴다. 예 국회대로62길, 용호로21번길
(2) 도로명과 건물번호는 띄어 쓴다. 예 국회대로62길 25, 용호로21번길 15
(3) 건물번호와 상세주소(동 · 층 · 호) 사이에는 쉼표(" , ")를 찍는다.
  • 단 독 주 택 : 경기도 파주시 문산읍 문향로85번길 6
  • 업무용빌딩 : 서울특별시 종로구 세종대로 209, 000호(세종로)
  • 공 동 주 택 : 인천광역시 부평구 체육관로 27, 000동 000호(삼산동, 00아파트)

도로명주소 안내시설

(1) 도로명판

왼쪽 또는 오른쪽 한 방향용(시작지점)

넓은 길, 시작지점을 의미

강남대로
Gangnam-daero　1 → 699

강남대로는 6.99km(699×10m)
1 → 현 위치는 도로 시작점

왼쪽 또는 오른쪽 한 방향용(끝지점)

'대정로' 시작지점에서부터 약 230m 지점에서 왼쪽으로 분기된 도로

1 ← 65　대정로23번길
Daejeong-ro23beon-gil

이 도로는 650m(65×10m)
← 65 현 위치는 도로 끝지점

양방향용(중간지점)

전방 교차도로는 중앙로

92　중앙로　96
Jungang-ro

좌측으로 92번 이하 건물 위치
우측 96번 이상 건물 위치

앞쪽 방향용(중간지점)

중간지점을 의미

사임당로　250 ↑ 92
Saimdang-ro

남은 거리는 1.5km
92 → 현 위치는 도로상의 92번

예고용 도로명판

현 위치에서 다음에 나타날 도로는 '종로'

종로　200m
Jong-ro

현 위치로부터 전방 200m에 예고한 도로가 있음

기초번호판

종로
Jong-ro
2345 → 도로명
　　　→ 기초번호

다음 도로명판에 대한 설명으로 옳지 않은 것은?

1 ← 65　대정로23번길
Daejeong-ro23beon-gil

✓① 대정로 시작점 부근에 설치된다.
② 대정로 종료지점에 설치된다.
③ 대정로는 총 650m이다.
④ 대정로 시작점에서 230m에 분기된 도로이다.

해설 제시된 도로명판은 대정로 종료지점에 설치된다.

(2) 건물번호판

세종대로
Sejong-daero
209 → 도로명
　　→ 건물번호

※ 현재 지게차 · 굴착기 등 운전기능사시험에서 도로명주소 · 도로명표지에 관한 내용이 출제되고 있습니다. 이 책 뒤 표지 안쪽의 내용도 함께 보시면 좋습니다.
　도로명주소 안내시스템(http://www.juso.go.kr), 주소정보시설규칙(법제처 http://www.law.go.kr)에서 자세한 내용을 확인할 수 있습니다.

자료출처 : 도로명주소 안내시스템(http://www.juso.go.kr)

Keyword

지게차운전기능사

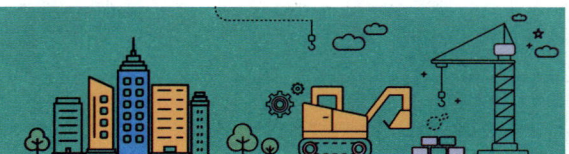

01 디젤기관의 특징
- 연료 소비율이 적고 열효율이 높음
- 화재의 위험이 적음
- 전기 점화장치가 없어 고장률이 적음
- 냉각손실이 적음

02 디젤기관에서 시동이 되지 않는 원인
- 연료계통에 공기가 들어있을 때
- 배터리 방전으로 교체가 필요한 상태일 때
- 연료분사 펌프의 기능이 불량할 때, 연료가 부족할 때

03 기관이 과열되는 원인
- 라디에이터 코어의 막힘
- 냉각장치 내부에 물때가 끼었을 때
- 냉각수의 부족
- 무리한 부하 운전
- 팬벨트의 느슨함
- 물펌프 작동 불량

04 디젤기관의 진동원인
- 연료공급 계통에 공기 침입
- 분사압력이 실린더별로 차이가 있을 때
- 피스톤 및 커넥팅로드의 중량차가 클 때
- 4기통 엔진에서 한 개의 분사노즐이 막혔을 때

05 압력식 라디에이터 캡 : 냉각장치 내부압력이 부압이 되면 진공밸브는 열림

06 과급기(터보차저)를 사용하는 목적
기관 출력 증대, 회전력 증대, 실린더 내의 흡입 공기량 증가

07 교류 발전기의 특징
경량이고 출력이 큼, 브러시 수명이 김, 저속회전 시 충전이 양호함, 전기적 용량이 큼, 전압조정기만 필요함

08 클러치가 미끄러지는 원인
클러치 페달의 자유간극 없음, 압력판의 마멸, 클러치 판에 오일 부착

09 베이퍼 록 발생원인
드럼의 과열, 지나친 브레이크 조작, 잔압의 저하, 오일의 변질에 의한 비등점 저하

10 페이드 현상
브레이크를 연속하여 자주 사용하면 브레이크 드럼이 과열되어 마찰계수가 떨어지고 브레이크가 잘 듣지 않는 것으로, 짧은 시간 내에 반복 조작이나 내리막길을 내려갈 때 브레이크 효과가 나빠지는 현상

11 노킹의 원인
연료의 분사압력이 낮음, 연소실의 온도가 낮음, 착화지연 시간이 김, 노즐의 분무상태가 불량함

12 운전 중 엔진부조를 하다가 시동이 꺼지는 원인
- 연료필터 막힘
- 연료에 물 혼입
- 분사노즐이 막힘
- 연료파이프 연결 불량
- 탱크 내에 오물이 연료장치에 유입

13 에어클리너가 막혔을 때 나타나는 현상
배출가스 색은 검고 출력은 저하됨

14 토크 컨버터
- 펌프, 터빈 스테이터 등이 상호 운동을 하여 회전력을 변환시킴
- 조작이 용이하고 엔진에 무리가 없음
- 기계적인 충격을 흡수하여 엔진의 수명을 연장함
- 부하에 따라 자동적으로 변속함

15 기계식 변속기가 설치된 건설기계에서 클러치판의 비틀림 코일 스프링의 역할 : 클러치 작동 시 충격을 흡수

16 지게차의 구동방식과 조향방식
구동방식(앞바퀴 구동), 조향방식(뒷바퀴 조향)

17 틸트 록 밸브
지게차의 마스트를 기울일 때 갑자기 시동이 정지되면 작동하는 밸브

18 틸트 실린더 : 지게차 마스트의 앞·뒤 경사각을 유지하는 복동 실린더

19 리프트 실린더 : 지게차의 포크를 상승·하강시키는 단동 실린더

20 지게차의 포크를 하강시키는 방법
가속 페달을 밟지 않고 리프트 레버를 앞으로 밂

21 지게차의 동력전달순서
엔진 → 클러치 → 변속기 → 종감속기어 및 차동장치 → 앞구동축 → 차륜

22 인칭조절장치의 위치 : 트랜스미션 내부

23 지게차에서 자동차와 같이 스프링을 사용하지 않는 이유
롤링이 생기면 적재물이 떨어지기 때문

24 카운터 웨이트 : 작업 시 안전성 및 균형을 잡아주기 위해 지게차 장비 뒤쪽에 설치되어 있음

25 지게차 조종레버

전·후진레버	전진(앞으로 밂), 후진(뒤로 당김)
리프트레버	포크의 하강(앞으로 밂), 상승(당김)
틸트레버	마스트 앞으로 기울임(앞으로 밂), 마스트 뒤로 기울어짐(당김)

26 지게차 유량을 점검할 때 포크의 위치 : 포크를 지면에 내려놓고 점검

27 포크의 한쪽이 기울어지는 원인 : 한쪽 체인이 늘어남

28 지게차 체인장력 조정법
- 좌우 체인이 동시에 평행한지 확인
- 포크를 지상에 조금 올린 후 조정
- 체인을 눌러보아 양쪽이 다르면 조정너트로 조정
- 체인 장력을 조정한 후 반드시 로크너트로 고정

29 지게차 운반작업 : 마스트를 뒤로 4° 정도 경사시켜 운반, 포크를 지면에서 20~30cm 정도 유지, 경사지 운반 시 화물을 위쪽으로 하고, 내려갈 때에는 저속 후진, 화물 가까이 가면 속도를 줄임

30 지게차의 일상점검사항
타이어 손상 및 공기압 점검, 틸트 실린더의 오일 누유 상태, 작동유의 양

31 유압유의 구비조건
- 점도변화가 적을 것
- 내열성이 클 것
- 화학적 안정성이 클 것
- 적정한 유동성과 점성을 갖고 있을 것
- 압축성이 낮을 것
- 밀도가 작을 것
- 발화점이 높을 것

32 유압유의 점도

점도가 높을 때	점도가 낮을 때
• 동력 손실의 증가 • 관내의 마찰 손실 증가 • 열발생의 원인이 될 수 있음	• 펌프 효율 저하 • 오일 누설 • 유압회로 내 압력 저하 • 유압실린더의 속도가 늦어짐

33 캐비테이션 현상 : 유압이 진공에 가까워지고, 기포가 생기며 국부적인 고압이나 소음이 발생하는 현상

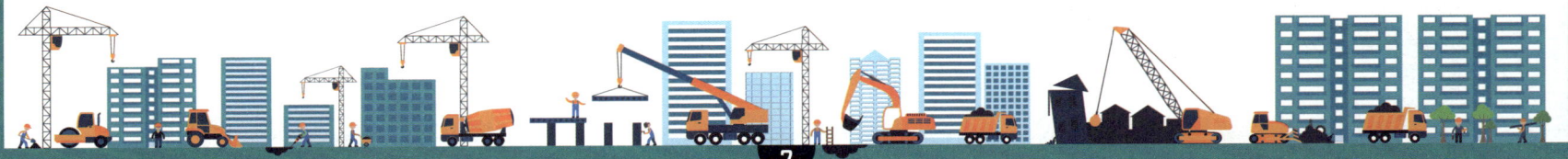

지게차운전기능사

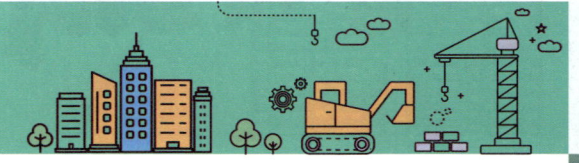

34 유압유의 온도가 상승할 때 나타나는 결과
- 기계적 마모가 발생할 수 있음
- 유압유의 산화작용을 촉진
- 작동 불량 현상 발생
- 펌프 효율 저하
- 밸브류 기능 저하
- 온도변화에 의한 유압기기가 열변형되기 쉬움

35 유압오일 내에 기포(거품)가 형성되는 이유 : 오일에 공기 혼합

36 유압펌프의 소음 발생원인
- 오일의 양이 적을 때
- 오일의 점도가 너무 높을 때
- 오일 속에 공기가 들어 있을 때
- 펌프의 회전이 너무 빠를 때

37 겨울철에 연료를 가득 채우는 이유
공기 중의 수분이 응축되어 물이 생기기 때문

38 축압기(어큐뮬레이터)의 사용 목적
압력 보상, 유체의 맥동 감쇠, 보조 동력원으로 사용

39 유압회로에서 유량제어를 통하여 작업속도를 조절하는 방식
미터 인 방식, 미터 아웃 방식, 블리드 오프 방식

40 유압탱크의 구비조건
- 드레인(배출밸브) 및 유면계 설치
- 적당한 크기의 주유구 및 스트레이너를 설치
- 오일에 이물질이 혼입되지 않도록 밀폐되어야 함

41 건설기계를 등록할 때 필요한 서류
- 건설기계제작증(국내에서 제작한 건설기계)
- 수입면장 등 수입사실을 증명하는 서류(수입한 건설기계)
- 매수증서(행정기관으로부터 매수한 건설기계)
- 건설기계의 소유자임을 증명하는 서류
- 건설기계제원표
- 보험 또는 공제의 가입을 증명하는 서류

42 등록이전 신고를 하는 경우
건설기계 등록지(등록한 주소지)가 다른 시 · 도로 변경되었을 경우

43 특별표지판을 부착해야 하는 건설기계
- 길이가 16.7m를 초과하는 건설기계
- 너비가 2.5m를 초과하는 건설기계
- 높이가 4.0m를 초과하는 건설기계
- 최소 회전반경 12m를 초과하는 건설기계

44 건설기계관리법상 1년 이하 징역 또는 1천만 원 이하 벌금
- 정비명령을 이행하지 아니한 자
- 건설기계조종사면허를 받지 아니하고 건설기계를 조종한 자
- 건설기계조종사면허가 취소된 상태로 건설기계를 계속하여 조종한 자

45 건설기계의 출장검사가 허용되는 경우
- 도서지역에 있는 경우
- 자체중량이 40톤을 초과하거나 축하중이 10톤을 초과하는 경우
- 너비가 2.5m를 초과하는 경우
- 최고속도가 시간당 35km 미만인 경우

46 건설기계검사의 종류 : 신규등록검사, 정기검사, 구조변경검사, 수시검사

47 자동차 등의 속도

최고속도의 20/100 감속	최고속도의 50/100 감속
• 비가 내려 노면이 젖어 있는 경우 • 눈이 20mm 미만 쌓인 경우	• 폭우 · 폭설 · 안개 등으로 가시거리가 100m 이내인 경우 • 노면이 얼어붙은 경우 • 눈이 20mm 이상 쌓인 경우

48 정차 및 주차 금지장소
- 횡단보도, 교차로, 건널목
- 교차로의 가장자리나 도로의 모퉁이로부터 5m 이내인 곳
- 건널목의 가장자리 또는 횡단보도로부터 10m 이내인 곳
- 안전지대의 사방으로부터 10m 이내인 곳
- 소방용수시설, 비상 소화장치가 설치된 곳으로부터 5m 이내인 곳
- 버스정류장임을 표시하는 시설물이나 선이 표시된 곳으로부터 10m 이내인 곳

49 신호기의 신호와 경찰공무원의 수신호가 다른 경우 통행방법
경찰공무원의 수신호를 우선적으로 따름

50 술에 취한 상태의 기준 : 혈중 알코올 농도 0.03% 이상일 때

51 안전 · 보건표지의 색채 및 용도
빨간색(금지 · 경고), 노란색(경고), 파란색(지시), 녹색(안내)

52 산업재해 발생원인 중 직접 원인 : 불안전한 행동

53 산업재해를 예방하기 위한 재해예방 4원칙
손실 우연의 원칙, 예방 가능의 원칙, 원인 계기의 원칙, 대책 선정의 원칙

54 해머 작업 시 주의사항
- 장갑이나 기름 묻은 손으로 자루를 잡지 않을 것
- 타격면이 닳아 경사진 것은 사용하지 않을 것
- 자루 부분을 확인하고 사용할 것
- 열처리 된 재료는 때리지 않도록 주의할 것

55 렌치 작업 시 주의사항
- 렌치를 해머로 두드리면 안 됨
- 너트에 맞는 것을 사용함
- 너트에 렌치를 깊이 물려야 함
- 적당한 힘으로 볼트와 너트를 죄고 풀어야 함

56 복스렌치가 오픈렌치보다 많이 사용되는 이유 : 볼트, 너트 주위를 완전히 감싸게 되어 있어서 사용 중에 미끄러지지 않기 때문

57 먼지가 많이 발생하는 건설기계 작업장에서 사용하는 마스크
방진 마스크

58 장갑을 끼고 작업할 때 위험한 작업
드릴 작업, 해머 작업, 연삭 작업, 정밀기계 작업

59 화재의 분류
- A급화재 : 일반 가연물의 화재
- B급화재 : 유류화재
- C급화재 : 전기화재
- D급화재 : 금속화재

60 작업장의 안전수칙
- 작업장은 항상 청결하게 유지한다.
- 밀폐된 실내에서는 시동 걸지 않는다.
- 작업복과 안전장구를 반드시 착용한다.
- 연소하기 쉬운 물질은 특히 주의를 요한다.
- 각종 기계를 불필요하게 공회전시키지 않는다.
- 기계의 청소나 손질은 운전을 정지시킨 후 실시한다.
- 작업대 사이 또는 기계 사이의 통로는 안전을 위한 일정한 너비가 필요하다.
- 전원 콘센트 및 스위치 등에 물을 뿌리지 않는다.
- 작업 중 입은 부상은 즉시 응급조치하고 보고한다.
- 작업이 끝나면 사용공구는 정 위치에 정리 · 정돈한다.

쉽게 따는 必기 합격노트

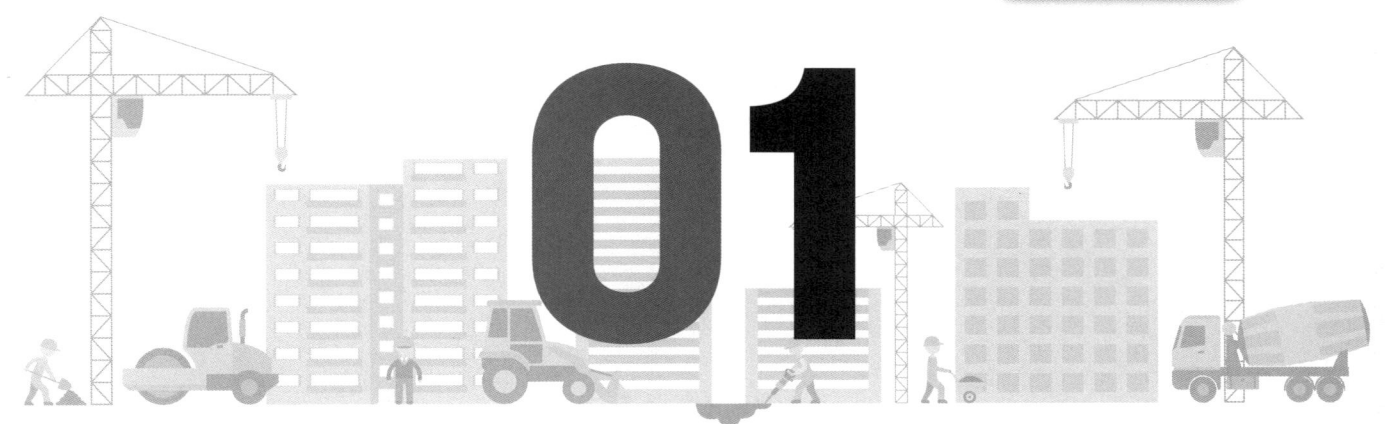

01 핵심요약정리

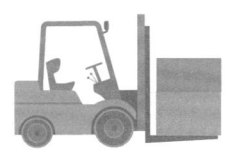

PART 01 안전관리 및 응급대처
PART 02 도로주행
PART 03 장비구조
PART 04 유압일반

※ 최신 출제기준을 반영하여 시험에 자주 나오는 핵심 내용을 4개 영역으로 나누어 요약 정리하였습니다.
　법령의 경우, 최근 개정된 사항은 개정 전후 내용을 알아두어야 합니다.

PART 01 안전관리 및 응급대처

제1장   안전관리

1. 산업안전 일반

(1) 산업안전
사업장의 생산 활동에서 발생되는 모든 위험으로부터 근로자의 신체와 건강을 보호하고 산업시설을 안전하게 유지하는 것

(2) 산업재해의 발생원리

① 산업재해의 정의

산업안전 보건법상의 정의	노무를 제공하는 사람이 업무에 관계되는 건설물·설비·원재료·가스·증기·분진 등에 의하거나 작업 또는 그 밖의 업무로 인하여 사망 또는 부상하거나 질병에 걸리는 것
국제노동기구 (ILO)의 정의	근로자가 물체나 물질, 타인과 접촉에 의해서 또는 물체나 작업 조건, 근로자의 작업동작 때문에 사람에게 상해를 주는 사건이 일어나는 것

② 산업재해 부상의 종류
  ㉠ 중상해 : 부상으로 인하여 2주 이상의 노동손실을 가져온 상해 정도
  ㉡ 경상해 : 부상으로 인하여 1일 이상 14일 미만의 노동손실을 가져온 상해 정도
  ㉢ 경미상해 : 부상으로 8시간 이하의 휴무 또는 작업에 종사하면서 치료를 받는 상해 정도

③ 재해의 발생 이론(도미노 이론)★ : 사고 연쇄의 5가지 요인들이 표시된 도미노 골패가 한쪽에서 쓰러지면 연속적으로 모두 쓰러지는 것과 같이 연쇄성을 이루고 있다는 것이다. 이들 요인 중 하나만 제거하면 재해는 발생하지 않으며, 특히 불안전한 행동과 불안전한 상태를 제거하는 것이 재해 예방을 위해 가장 바람직하다.

④ 사고의 요인★
  ㉠ 가정 및 사회적 환경(유전적)의 결함 : 빈부의 차나 감정의 영향, 주변 환경의 질적 요소 등은 인간의 성장 과정에서 성격 구성에 커다란 영향을 끼치며 교육적인 효과에도 좌우되고 유전이나 가정환경은 인간 결함의 주원인이 되기도 함
  ㉡ 개인적인 결함 : 유전이나 후천적인 결함 또는 무모, 신경질, 흥분성, 무분별, 격렬한 기질 등은 불안전 행동을 범하게 되고 기계적·물리적인 위험 존재의 원인이 됨
  ㉢ 불안전 행동 또는 불안전 상태 : 사고 발생의 직접 원인
  ㉣ 사고(Accident) : 인간이 추락, 비래물에 의한 타격 등으로 돌발적으로 발생한 사건
  ㉤ 재해(Injury) : 골절, 열상 등 사고로 인한 결과 피해를 가져온 상태

2. 보호구 및 안전표지

(1) 보호구

① 정의 : 외부의 유해한 자극물을 차단하거나 또는 그 영향을 감소시킬 목적을 가지고 작업자의 신체 일부 또는 전부에 장착하는 보조기구

② 구비조건 및 보관

구비 조건	• 착용이 간편하고 작업에 방해를 주지 않을 것 • 구조 및 표면 가공이 우수할 것 • 보호장구의 원재료의 품질이 우수할 것 • 유해·위험 요소에 대한 방호 성능이 완전할 것
보관	• 청결하고 습기가 없는 곳에 보관 • 주변에 발열체가 없도록 함 • 세척 후 그늘에서 완전히 건조시켜 보관 • 부식성 액체, 유기용제, 기름, 화장품, 산 등과 혼합하여 보관하지 않음 • 개인 보호구는 관리자 등에 일괄 보관하지 않음

③ 보호구의 종류별 특성★
  ㉠ 안전모 : 건설작업, 보수작업, 조선작업 등에서 물체의 낙하, 비래, 붕괴 등의 우려가 있는 작업이나 화물의 적재 및 하역작업 등에서 추락, 전락, 전도 등의 우려가 있는 작업에서 작업원의 안전을 위해 착용

선택 방법	• 작업성질에 따라 머리에 가해지는 각종 위험으로부터 보호할 수 있는 종류의 안전모 선택 • 규격에 알맞고 성능 검사 합격품 • 가볍고 성능이 우수하며 충격 흡수성이 좋아야 함
착용 대상 사업장	• 2m 이상 고소 작업 • 낙하 위험 작업 • 비계의 해체 조립 작업 • 차량계 운반 하역작업

> **자주나와요 꼭 암기**
> 1. 안전보호구의 종류는? 안전화, 안전장갑, 안전모, 안전대
> 2. 사고 발생이 많이 일어날 수 있는 원인에 대한 순서는?
>   불안전 행위 > 불안전 조건 > 불가항력
> 3. 산업재해 분류에서 사람이 평면상으로 넘어졌을 때(미끄러짐 포함)를 말하는 것은?
>   전도

> **신유형**
> 1. 재해의 원인 중 생리적인 원인에 해당되는 것은? 작업자의 피로
> 2. 산업재해의 발생 요인은? 인적 요인(관리상, 생리적, 심리적), 환경적 요인
> 3. 안전보호구 선택 시 유의사항은?
>   • 보호구 검정에 합격하고 보호성능이 보장될 것
>   • 작업 행동에 방해되지 않을 것
>   • 착용이 용이하고 크기 등 사용자에게 편리할 것

  ㉡ 안전대 : 추락에 의한 위험을 방지하기 위해 로프, 고리, 급정지기구와 근로자의 몸에 묶는 띠 및 그 부속품

착용 대상 사업장	• 2m 이상의 고소 작업 • 분쇄기 또는 혼합기의 개구부 • 슬레이트 지붕 위의 작업 • 비계의 조립, 해체 작업
안전대용 로프의 구비조건	• 내마모성이 높을 것 • 내열성이 높을 것 • 충격 및 인장 강도에 강할 것

  ㉢ 안전장갑 : 용접용 가죽제 보호장갑(불꽃, 용융금속 등으로부터 상해 방지), 전기용 고무장갑(7,000V 이하 전기회로 작업에서의 감전 방지), 내열(방열)장갑(로 작업 등에서 복사열로부터 보호), 산업위생 보호장갑(산, 알칼리 및 화학약품 등으로부터 피부장해 또는 피부 침투가 우려되는 물질을 취급하는 작업으로부터 보호), 방진장갑(진동공구 사용 시 진동장해가 발생되므로 착용)

ㄹ 안전화, 보안경, 보안면

구 분	기 능	구비조건
안전화	물체의 낙하, 충격, 날카로운 물체로 인한 위험으로부터 발 또는 발등을 보호하거나 감전 이나 정전기의 대전을 방지하기 위한 것	• 앞발가락 끝 부분에 선심을 넣어 압박 및 충격에 대하여 착용자의 발가락을 보호할 수 있는 구조일 것 • 선심의 내측은 헝겊, 가죽, 고무 또는 플라스틱 등으로 감쌀 것 • 착용감이 좋고 작업에 편리할 것 • 견고하게 제작하여 부분품의 마무리가 확실하고 형상은 균형이 있을 것
보안경	유해 약물의 침입을 막기 위해, 비산되는 칩에 의한 부상을 막기 위해, 유해 광선으로부터 눈을 보호하기 위하여 사용함	• 착용 시 편안하고 세척이 쉬울 것 • 내구성이 있고 충분히 소독이 되어 있을 것 • 특정한 위험에 대해서 적절한 보호를 할 수 있을 것 • 견고하게 고정되어 착용자가 움직이더라도 쉽게 탈락 또는 움직이지 않을 것
보안면	유해 광선으로부터 눈을 보호하고 용접 시 불꽃 또는 날카로운 물체에 의한 위험으로부터 안면을 보호하는 보호구	• 구조적으로 충분한 강도가 있고 가벼울 것 • 착용 시 피부에 해가 없고 수시로 세탁·소독이 가능할 것 • 금속은 방청 처리를 하고 플라스틱은 난연성일 것 • 투시부의 플라스틱은 광학적 성능을 가질 것

ㅁ 호흡용 보호구★

방진 마스크의 구비조건	• 여과 효율(분집·포집 효율)이 좋고 흡배기 저항이 낮을 것 • 사용적(유효공간)이 적을 것(180cm² 이하) • 중량이 가볍고 시야가 넓을 것 • 안면 밀착성이 좋고 피부 접촉 부위의 고무질이 좋을 것
방독 마스크 사용 시 유의 사항	• 수명이 지난 것은 절대로 사용하지 말 것 • 산소 결핍(일반적으로 16% 기준) 장소에서는 사용하지 말 것 • 가스의 종류에 따라 용도 이외의 것을 사용하지 말 것
호스 마스크	작업장 또는 작업 공간 내의 공기가 유해·유독 물질의 오염이나 산소 결핍 등으로 방진 마스크 또는 방독 마스크를 사용할 수 없는 불량한 작업 환경에서 주로 사용하는 보호구

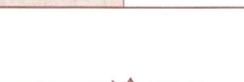

자주나와요 꼭 암기

1. 감전의 위험이 많은 작업현장에서 보호구로 가장 적절한 것은? 보호장갑
2. 보안경을 사용해야 하는 작업은? 장비 밑에서 정비작업할 때, 철분 및 모래 등이 날리는 작업을 할 때, 전기용접 및 가스용접 작업을 할 때
3. 안전장치 선정 시의 고려사항은?
   • 위험 부분에는 안전 방호 장치가 설치되어 있을 것
   • 강도나 기능면에서 신뢰도가 클 것, 작업하기에 불편하지 않은 구조일 것
4. 전기용접 작업 시 보안경을 사용하는 이유로 가장 적절한 것은?
   유해 광선으로부터 눈을 보호하기 위하여

신유형

1. 보호안경을 끼고 작업해야 하는 경우는?
   산소용접 작업 시, 그라인더 작업 시, 장비의 하부에서 점검 시, 정비 작업 시
2. 진동에 의한 건강장해의 예방방법은?
   저진동형 기계공구를 사용한다. 방진장갑과 귀마개를 착용한다. 휴식시간을 충분히 갖는다.

④ 작업장 안전수칙

• 작업복과 안전장구는 반드시 착용
• 좌·우측 통행 규칙을 엄수
• 각종 기계를 불필요하게 회전시키지 않음
• 중량물 이동에는 체인블록이나 호이스트를 사용

(2) 안전보건표지

① 종류와 형태★

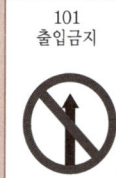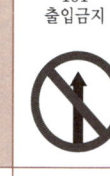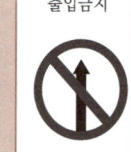

1. 금지 표지	101 출입금지	102 보행금지	103 차량통행금지	104 사용금지	105 탑승금지	106 금연
	107 화기금지	108 물체이동금지	2. 경고 표지	201 인화성물질 경고	202 산화성물질 경고	203 폭발성물질 경고	204 급성독성물질 경고
	205 부식성물질 경고	206 방사성물질 경고	207 고압전기 경고	208 매달린 물체 경고	209 낙하물 경고	210 고온 경고	211 저온 경고
	212 몸균형 상실 경고	213 레이저광선 경고	214 발암성·변이원성·생식독성·전신독성·호흡기과민성 물질 경고	215 위험장소 경고	3. 지시 표지	301 보안경 착용	302 방독마스크 착용
	303 방진마스크 착용	304 보안면 착용	305 안전모 착용	306 귀마개 착용	307 안전화 착용	308 안전장갑 착용	309 안전복 착용
4. 안내 표지	401 녹십자표지	402 응급구호표지	403 들것	404 세안장치	405 비상용기구	406 비상구
	407 좌측비상구	408 우측비상구				

자주나와요 꼭 암기

1. 산업안전보건법상 안전표지의 종류는?
   금지표지, 경고표지, 지시표지, 안내표지
2. 작업현장에서 사용되는 안전표지 색은?
   • 빨간색 – 방화 표시   • 노란색 – 충돌·추락 주의 표시
   • 녹색 – 비상구 표시

신유형

1. 응급구호표지의 바탕색은?
   녹색
2. 해당하는 안전보건표지는?
   사용금지, 레이저광선

② 안전보건표지의 색채, 색도 기준 및 색채 용도

색 채	색도 기준	용도	사용 예
빨간색	7.5R 4/14	금지	정지신호, 소화설비 및 그 장소, 유해행위의 금지
		경고	화학물질 취급장소에서의 유해·위험경고
노란색	5Y 8.5/12	경고	화학물질 취급장소에서의 유해·위험경고 이외의 위험경고, 주의표지 또는 기계방호물
파란색	2.5PB 4/10	지시	특정 행위의 지시 및 사실의 고지
녹색	2.5G 4/10	안내	비상구 및 피난소, 사람 또는 차량의 통행표지
흰색	N9.5		파란색 또는 녹색에 대한 보조색
검은색	N0.5		문자 및 빨간색 또는 노란색에 대한 보조색

3 기계·기기 및 공구의 안전

(1) 기계의 위험 및 안전 조건

① 기계 사고의 일반적 원인

인적 원인	교육적 결함	안전 교육 부족, 교육 미비, 표준화 및 통제 부족 등
	작업자의 능력 부족	무경험, 미숙련, 무지, 판단력 부족 등
	규율 부족	규칙, 작업 기준 불이행 등
	불안전 동작	서두름, 날림 동작 등
	정신적 결함	피로, 스트레스 등
	육체적 결함	체력 부족, 피로 등
물적 원인	환경 불량	조명, 청소, 청결, 정리, 정돈, 작업 조건 불량 등
	기계시설의 위험	가드(guard)의 불충분, 설계 불량 등
	구조의 불안전	방화 대책의 미비, 비상 출구의 불안전 등
	계획의 불량	작업 계획의 불량, 기계 배치 계획의 불량 등
	보호구의 부적합	안전 보호구, 보호의 결함 등
	기기의 결함	불량 기기·기구 등

② 기계 안전 일반

작업 복장 ★	• 작업 종류에 따라 규정된 복장, 안전모, 안전화 및 보호구 착용 • 작업복은 몸에 맞고 동작이 편해야 함 • 장갑은 작업용도에 따라 적합한 것을 착용하고 수건을 허리에 차거나 어깨·목 등에 걸지 않음 • 작업복의 소매와 바지의 단추를 풀면 안 되고 상의의 옷자락이 밖으로 나오지 않도록 함 • 오손되거나 지나치게 기름이 많은 작업복은 착용하지 않음 • 신발은 안전화를 착용하여 물체가 떨어져 부상당하거나 예리한 못이나 쇠붙이에 찔리지 않도록 함
통로의 안전	• 중요한 통로에는 통로표시를 하고 근로자가 안전하게 통행할 수 있게 할 것 • 옥내 통로를 설치 시 걸려 넘어지거나 미끄러지는 위험이 없을 것 • 통로 폭은 지게차 폭에 더해 최소 60cm를 확보한다. • 통로면으로부터 높이 2m 이내에는 장애물이 없도록 할 것 • 정상적인 통행을 방해하지 않는 정도의 채광·조명시설을 할 것
계단의 안전	• 계단 및 계단참을 설치할 때는 매 m²당 500kg 이상의 하중에 견딜 수 있는 강도를 가진 구조로 설치할 것 • 계단의 폭은 1m 이상으로 하고, 계단참은 높이가 3.7m를 초과하지 않도록 설치할 것

(2) 기계의 방호

① **방호장치** : 기계·기구 및 설비 또는 시설을 사용하는 작업자에게 상해를 입힐 우려가 있는 부분에 작업자를 보호하기 위해 일시적 또는 영구적으로 설치하는 기계적·물리적 안전장치

종류	• 위치제한형 방호장치 : 위험구역에서 일정거리 이상 떨어지게 하는 방호장치 • 접근반응형 방호장치 : 감지하여 작동 중인 기계를 즉시 정지, 꺼지도록 하는 장치 • 포집형 방호장치 : 작업자로부터 위험원을 차단하는 방호장치 • 격리형 방호장치 : 기계설비 외부에 차단벽이나 방호망을 설치하는 것

② 동력기계의 안전장치

종류	인터록 시스템(interlock system), 리미트 스위치(limit switch)
선정 시 고려 사항	• 안전장치의 사용에 따라 방호가 완전할 것 • 강도면·기능면에서 신뢰도가 클 것 • 현저히 작업에 지장을 가져오지 않을 것 • 보전성을 고려하여 소모 부품 등의 교환이 용이한 구조일 것 • 정기 점검 시 이외는 사람의 손으로 조정할 필요가 없을 것 • 안전장치를 제거하거나 기능의 정지를 용이하게 할 수 없을 것

③ 기계설비의 방호장치★

동력 전달 장치의 안전 대책	샤프트	세트 볼트, 귀, 머리 등의 돌출 부분은 회전 시 위험성이 높아서 노출되면 근로자의 몸, 복장이 말려들어 중대한 재해 발생
	벨트	• 벨트를 걸 때나 벗길 때는 기계를 정지한 상태에서 행함 • 운전 중인 벨트에는 접근하지 않도록 하고 벨트의 이음쇠는 풀리가 없는 구조로 하고 풀리에 감겨 돌아갈 때는 커버나 울로 덮개 설치
	기어	• 기어가 맞물리는 부분에 완전히 덮개를 함 • 원판형인 때에는 치차의 주위를 완전히 덮도록 기어 케이싱을 만들어야 하며, 플랜지가 붙은 밴드형 덮개를 해야 함
	풀리	상면 또는 작업대로부터 2.6m 이내에 있는 풀리는 방책 또는 덮개로 방호
	스프로킷 및 체인	동력으로 회전하는 스프로킷 및 체인은 그 위치에 따라 방호가 필요 없는 것을 제외하고는 완전히 덮어야 함
방호덮개		• 가공물, 공구 등의 낙하 비래에 의한 위험을 방지하고, 위험 부위에 인체의 접촉·접근을 방지하기 위한 것 • 기계의 주위를 청소 또는 수리하는 데 방해되지 않는 한 작업상으로부터 15cm 띄어 놓고 완전히 에워싸서 노출시키지 말 것
방호망		동력으로 작동되는 기계·기구의 돌기 부분, 동력 전달 및 속도 조절 부분에 설치

(3) 공작기계의 안전대책★

밀링머신	• 작업 전에 기계의 이상 유무를 확인하고 동력스위치를 넣을 때 두세 번 반복할 것 • 절삭 중에는 절대로 장갑을 끼지 말 것 • 가공물, 커터 및 부속장치 등을 제거할 때 시동레버를 건드리지 말 것 • 강력 절삭 시에는 일감을 바이스에 깊게 물릴 것
플레이너	• 일감을 견고하게 장치하고 볼트는 일감에 가깝게 하여 죔 • 바이트는 되도록 짧게 나오도록 설치하고 일감 고정 작업 중에는 반드시 동력스위치 끌 것
세이퍼	• 바이트는 되도록 짧게 고정, 보호안경 착용, 평형대 사용 • 작업공구를 정돈하고 알맞은 렌치나 핸들을 사용하고 시동하기 전에 행정 조정용 핸들을 빼놓을 것
드릴링머신	• 장갑을 끼고 작업하지 말 것 • 드릴을 끼운 뒤에 척 렌치를 반드시 빼고 전기 드릴 사용 시에는 반드시 접지할 것 • 드릴은 좋은 것을 골라 바르게 연마하여 사용하고 플레임 상처가 있거나 균열이 생긴 것은 사용하지 말 것
연삭기	• 치수 및 형상이 구조 규격에 적합한 숫돌 사용 • 작업 시작 전 1분 이상, 숫돌 교체 시 3분 이상 시운전 • 숫돌 측면 사용제한, 숫돌덮개 설치 후 작업 • 보안경과 방진마스크 착용 • 탁상용 연삭기에는 작업받침대(연삭숫돌과 3mm 이하 간격)와 조정편 설치 • 연삭기 사용 작업 시 발생할 수 있는 사고 : 회전하는 연삭숫돌의 파손, 작업자 발의 협착, 작업자의 손이 말려 들어감 • 연삭기에서 연삭칩의 비산을 막기 위한 안전방호장치 : 안전덮개
프레스	• 장갑을 사용하지 않을 것 • 작업 전에 공회전하여 클러치 상태 점검 • 작업대 교환한 후 반드시 시운전할 것 • 연속작업이 아닐 경우 스위치 끌 것 • 손질, 급유 작업 및 조정 시 기계를 멈추고 작업할 것 • 2명 이상 작업 시 서로 정확한 신호와 안전한 동작 할 것

> **신유형**
> 1. 전동공구 사용 시의 안전수칙은?
>   보안경과 안전화를 반드시 착용, ON, OFF를 확실히 확인, 전선코드의 취급을 안전하게 한다.
> 2. 연삭기 사용 작업 시
>   연삭기 사용 시 숫돌 측면 사용을 제한한다.

> **참고**
>
> **드릴 작업 시 주의사항**
> - 작업 시 면장갑의 착용 금지
> - 작업 중 칩 제거 금지 ⇒ 칩 제거 시 회전을 정지시키고 솔로 제거함
> - 균열이 있는 드릴 사용 금지
> - 칩을 털어낼 때 칩 털이를 사용
> - 작업이 끝나면 드릴을 척에서 빼놓음
> - 재료는 힘껏 조이거나 정지구로 고정

(4) 각종 위험 기계 · 기구의 안전대책

롤러기(Roller)		• 롤러기 주위 바닥은 평탄하고 돌출물이나 제거물이 있으면 안 되며 기름이 묻어 있으면 제거할 것 • 상면 또는 작업상으로부터 2.6m 이내에 있는 기계의 벨트, 커플링, 플라이휠, 치차, 피니언, 샤프트, 스프로킷, 기타 회전운동 또는 왕복운동을 하는 부분은 표준 방호덮개를 할 것
★ 가 스 용 접 작 업	아세틸렌 용접장치의 관리	• 발생기에서 5m 이내 또는 발생기실에서 3m 이내의 장소에서 흡연, 화기의 사용 또는 불꽃이 발생할 위험한 행위를 금지시킬 것
	가스 집합 용접장치의 관리	• 사용하는 가스의 명칭 및 최대 가스저장량을 가스 장치실의 보기 쉬운 장소에 게시할 것 • 가스용기 교환은 안전담당자의 참여 하에 할 것 • 가스집합장치의 설치 장소에는 적당한 소화설비를 설치할 것 ※ 이동식 아세틸렌 용접장치의 발생기와 이동식 가스집합용접 장치의 가스집합장치는 고온의 장소, 통풍 · 환기가 불충한 장소 또는 진동이 많은 장소에 설치하지 않을 것
	보일러	압력방출장치 및 압력제한 스위치 정상작동 여부를 점검하고, 고저 수위조절장치와 급수펌프와의 상호 기능 상태를 점검할 것
	압력용기	과압으로 인한 폭발을 방지하기 위해 압력방출장치를 설치할 것
	공기압축기	• 점검 및 청소는 반드시 전원을 차단한 후에 실시할 것 • 운전 중에 어떠한 부품도 건드려서는 안 됨 • 최대공기압력을 초과한 공기압력으로는 절대로 운전해서는 안 됨

> **참고**
>
> **가스용접의 안전사항**
> - 산소누설 시험에는 비눗물 사용
> - 용접가스를 들이마시지 않도록 함
> - 토치 끝으로 용접물의 위치를 바꾸거나 재를 제거하면 안 됨
> - 산소 봄베와 아세틸렌 봄베 가까이에서는 불꽃조정을 피해야 함
> - 가스용접 시 산소용 호스는 녹색, 아세틸렌용 호스는 적색

(5) 수공구의 안전수칙

① 일반 작업장의 안전수칙
  ㉠ 작업장은 항상 청결하게 유지한다.
  ㉡ 흡연장소로 정해진 곳에서 흡연한다.
  ㉢ 작업복과 안전장구를 반드시 착용한다.
  ㉣ 밀폐된 실내에서는 시동 걸지 않는다.
  ㉤ 연소하기 쉬운 물질은 특히 주의를 요한다.
  ㉥ 각종 기계를 불필요하게 공회전시키지 않는다.
  ㉦ 기계의 청소나 손질은 운전을 정지시킨 후 실시한다.
  ㉧ 위험한 작업장에는 안전수칙을 부착하여 사고예방을 한다.
  ㉨ 무거운 구조물은 인력으로 무리하게 이동하지 않는 것이 좋다.
  ㉩ 작업대 사이 또는 기계 사이의 통로는 안전을 위한 일정한 너비가 필요하다.
  ㉪ 전원 콘센트 및 스위치 등에 물을 뿌리지 않는다.
  ㉫ 작업 중 입은 부상은 즉시 응급조치하고 보고한다.
  ㉬ 통로나 마룻바닥에 공구나 부품을 방치하지 않는다.

  ⓗ 기름 묻은 걸레는 정해진 용기에 보관한다.
  ㉮ 작업이 끝나면 사용공구는 정 위치에 정리 · 정돈한다.

② 통상적인 수공구의 안전수칙
  ㉠ 공구는 작업에 적합한 것을 사용하여야 하며 규정된 작업 용도 이외에는 사용하지 말 것
  ㉡ 공구는 일정한 장소에 비치하여 사용하고 손이나 공구에 기름이 묻어 있을 때에는 완전히 제거하여 사용할 것
  ㉢ 공구는 확실히 손에서 손으로 전하고 작업 종료 시에는 반드시 공구 수량이나 파손 유무를 점검 · 정비하여 보관할 것
  ㉣ 전기 및 전기식 공구는 유자격자 및 감독자로부터 허가된 자만 사용할 것
  ㉤ 사용 후 기름이나 먼지를 깨끗이 닦아 공구실에 반납할 것

③ 각종 수공구의 안전수칙★

펀치 및 정	• 문드러진 펀치 날은 연마하여 사용할 것 • 정 작업 시에는 작업복 및 보호안경을 착용할 것 • 정의 머리는 항상 잘 다듬어져 있어야 함
스패너 및 렌치	• 사용 목적 외에 다른 용도로 절대 사용하지 말 것 • 힘을 주기적으로 가하여 회전시키고 옆으로 당겨서 사용할 것 • 파이프를 끼우거나 망치로 때려서 사용하지 말 것 • 스패너는 볼트 및 너트 두부에 잘 맞는 것을 사용할 것 • 너트 크기에 알맞은 렌치를 사용하고, 렌치는 몸 쪽으로 당기면서 볼트 · 너트를 조일 것 • 렌치의 종류 : 복스렌치, 소켓렌치, 토크렌치, 오픈엔드렌치
줄	• 균열의 유무를 충분히 점검할 것 • 줄의 손잡이가 줄 자루에 정확하고 단순하게 끼워져 있는지 확인할 것 • 줄 작업으로 생긴 쇳밥은 반드시 솔로 제거하고 줄의 손잡이가 일감에 부딪치지 않도록 할 것
해머	• 해머 자루는 단단히 박혀 있어야 함 • 해머의 고정상태 및 자루의 파손상태, 해머 면에 홈이 변형된 것은 없는지 사용 전에 점검함 • 기름이 묻은 해머는 즉시 닦은 후 작업하고 장갑을 착용하면 안 됨 • 좁은 장소, 발판이 불량한 곳에서는 반동에 주의할 것 • 공동으로 해머작업 시 호흡을 맞출 것
드라이버	• 공작물을 바이스(vise)에 고정할 것 • (−)드라이버 날 끝은 편평한 것이어야 함 • 전기작업 시에는 절연된 손잡이(자루)를 사용할 것 • 날 끝이 홈의 폭과 길이에 맞는 것을 사용할 것 • 자루가 쪼개졌거나 허술한 드라이버는 사용하지 않음 • 날 끝이 수평이어야 하며, 둥글거나 이가 빠진 것은 사용하지 않음 • 드라이버의 끝을 항상 양호하게 관리하여야 함

> **자주나와요 꼭 암기**
>
> 1. 복스렌치가 오픈렌치보다 많이 사용되는 이유는? 볼트 · 너트 주위를 완전히 감싸게 되어 있어 사용 중에 미끄러지지 않음
> 2. 벨트를 풀리에 걸 때 가장 올바른 방법은? 회전을 정지시킬 때
> 3. 수공구 취급 시 지켜야 할 안전수칙은? 해머 작업 시 손에 장갑을 착용하지 않는다. 정 작업 시 보안경을 착용한다. 기름 묻은 해머는 즉시 닦은 후 작업한다.
> 4. 가스용접 시 사용하는 산소용 호스의 색상은? 녹색

> **신유형**
>
> 1. 금속 표면이 거칠거나 각진 부분에 다칠 우려가 있어 매끄럽게 다듬질하고자 한다. 적합한 수공구는? 줄
> 2. 소켓렌치 사용에 대한 설명은? 큰 힘으로 조일 때 사용한다. 오픈렌치와 규격이 동일하다. 사용 중 잘 미끄러지지 않는다.
> 3. 토크렌치의 장점은? 현재 조이고 있는 토크를 나타내는 게이지가 있어 일정한 힘으로 볼트와 너트를 조임
> 4. 작업장에서 공동작업으로 물건을 들어 이동할 때는?
>   - 보조를 맞추어 들도록 할 것, 힘의 균형을 유지하여 이동할 것
>   - 불안전한 물건은 드는 방법에 주의할 것
>   - 명령과 지시는 한 사람이 할 것

4 화재안전

(1) 화재의 분류 및 소화방법 ★

분류	의미	소화방법
A급 화재 (일반화재)	목재, 종이, 석탄 등 재를 남기는 일반 가연물의 화재	포말소화기 사용
B급 화재 (유류화재)	가연성 액체, 유류 등 연소 후에 재가 거의 없는 화재(유류화재)	• 분말소화기 사용 • 모래를 뿌린다. • ABC소화기 사용
C급 화재 (전기화재)	통전 중인 전기기기 등에서 발생한 전기화재	이산화탄소 소화기 사용
D급 화재 (금속화재)	마그네슘, 티타늄, 지르코늄, 나트륨, 칼륨 등의 가연성 금속화재	건조사를 이용한 질식효과로 소화

(2) 소화방법
① 가연물질을 제거한다.
② 화재가 일어나면 화재 경보를 한다.
③ 배선 부근에 물을 뿌릴 때에는 전기가 통하는지 여부를 먼저 확인하도록 한다.
④ 가스밸브를 잠그고 전기스위치를 끈다.
⑤ 산소의 공급을 차단한다.
⑥ 점화원을 발화점 이하의 온도로 낮춘다.

자주나와요 꼭 암기

1. 목재, 종이, 석탄 등 일반 가연물의 화재는? A급 화재
2. 휘발유(액상 또는 기체상의 연료성 화재)로 인해 발생한 화재는? B급 화재
3. 유류화재 시 소화방법은?
   B급 화재 소화기를 사용한다. 모래를 뿌린다. ABC 소화기를 사용한다.
4. 자연발화가 일어나기 쉬운 조건은?
   주위 온도가 높다. 발열량이 크다. 열전도율이 작을 것.

신유형
1. 화재가 발생하기 위한 3가지 요소는? 가연성물질, 점화원, 산소
2. 가동하고 있는 엔진에서 화재가 발생하였다. 불을 끄기 위한 조치방법으로 가장 올바른 것은? 엔진 시동스위치를 끄고, ABC소화기를 사용한다.
3. 감전사고 예방요령은? 작업 시 절연장비 및 안전장구를 착용한다. 젖은 손으로는 전기기기를 만지지 않는다. 전력선에 물체가 접촉하지 않도록 한다.

제2장 응급대처

1 고장유형별 응급조치

(1) 시동이 꺼졌을 경우의 응급조치
후면 안전거리에 고장표시판을 설치한 후 고장내용을 점검한다.

(2) 제동불량 시 응급조치
① 주행 중 제동불량 원인 : 브레이크액 부족, 브레이크 연결 호스 및 라인 파손, 디스크 패드 마모, 휠 실린더 누유, 베이퍼 록 및 페이드 현상 등
② 브레이크 페달 유격이 크게 되어 제동력 불량일 경우에는 안전주차하고 후면 안전거리에 고장표시판을 설치한 후 고장 내용을 점검하고 아래와 같이 조치한다.
  ㉠ 브레이크 오일에 공기가 들어 있을 경우의 원인은 브레이크 오일 부족, 오일 파이프 파열, 마스트 실린더 내의 체결 밸브 불량으로 공기빼기를 실시하여 조치한다.

  ㉡ 브레이크 라인이 마멸된 경우 정비공장에 의뢰하여 수리·교환한다.
  ㉢ 브레이크 파이프에서 오일이 누유될 경우 정비공장에 의뢰하여 교환한다.
  ㉣ 마스트 실린더 및 휠 실린더 불량일 경우 정비공장에 의뢰하여 수리·교환한다.
  ㉤ 베이퍼 록 현상 시 엔진브레이크를 사용한다.
  ㉥ 페이드 현상이 발생 시에는 엔진 브레이크를 병용한다.
③ 베이퍼 록 현상의 원인
  ㉠ 브레이크 드럼의 과열
  ㉡ 지나친 브레이크 조작
  ㉢ 회로 내의 잔압 저하
  ㉣ 드럼과 라이닝의 간극 과소
  ㉤ 브레이크 오일의 비등점이 낮을 경우
④ 페이드 현상의 원인
  ㉠ 브레이크 페달 조작을 반복할 때 : 마찰력의 축적으로 드럼과 라이닝이 과열되어 제동력 감소
  ㉡ 과도한 브레이크 사용 : 드럼과 슈에 마찰력이 축적됨

(3) 타이어 펑크 시 응급조치
타이어 펑크 시 안전주차하고 후면 안전거리에 고장표시판을 설치한 후 정비사에게 지원 요청한다.

(4) 전·후진 주행장치 고장 시 응급조치
전·후진 주행장치 고장 시 안전주차하고 후면 안전거리에 고장표시판을 설치한 후 견인조치를 의뢰한다.

(5) 마스트 유압라인 고장 시 응급조치
① 마스트 유압라인 고장 시 안전주차하고 후면 안전거리에 고장표시판을 설치한 후 포크를 마스트에 고정하여 응급운행한다.
② 마스트 유입라인 고장 원인 : 리프트 실린더, 유압호스, 피스톤 실 파손, 틸트 실린더, 유압펌프, 방향전환 밸브, 압력조정 밸브 등의 고장
③ 마스트 유압라인 고장 시 응급운행 요령
  ㉠ 안전주차 후 후면의 고장표시판을 설치하고 포크를 마스트에 고정한다.
  ㉡ 주차 브레이크를 푼다.
  ㉢ 상용브레이크 페달을 놓는다.
  ㉣ 키 스위치를 OFF로 한다.
  ㉤ 방향조정 레버를 중립에 위치한다.
  ㉥ 지게차에 견인봉을 연결한다.
  ㉦ 바퀴 굄목을 들어내고 지게차를 서서히 견인한다.
  ㉧ 속도는 2km/h 이하로 유지한다.

자주나와요 꼭 암기

브레이크 장치의 베이퍼 록 발생원인은? 긴 내리막길에서 과도한 브레이크 사용, 드럼과 라이닝의 끌림에 의한 가열, 오일의 변질에 의한 비등점 저하

신유형
1. 브레이크에 페이드 현상이 일어났을 때의 조치방법은?
   작동을 멈추고 열이 식도록 한다.
2. 마스트 점검사항은?
   • 각종 볼트 및 클램프류의 풀림 상태를 점검한다.
   • 리프트 실린더의 로드 부위를 깨끗하게 유지한다.
   • 작동오일이 흐르는 부위의 피팅, 호스류들의 누유를 점검한다.
3. 베이퍼 록을 방지하려고 하는 좋은 운전방법은?
   엔진 브레이크를 사용한다.

2 사고유형별 대처방안

(1) 경사로에서 지게차가 넘어짐

공장 입구 경사로에서 운전자가 지게차(3.3톤)를 운행하여 올라가던 중 지게차가 중심을 잃고 옆으로 넘어지면서 운전자 상체가 지게차 헤드가드와 지면 사이에 끼여 사망

재해 발생 원인	재해 예방 대책
• 무자격자의 지게차 운행 • 좌석 안전띠 미착용 • 넘어짐 등 위험 방지조치 미흡 • 사전조사 및 작업계획서의 미작성	• 넘어짐 등의 위험 대비 – 유도자 배치 • 사전조사 및 작업계획서의 작성

(2) 지게차 포크 위에 탑승해 이동 중 떨어짐

지게차 포크에 파렛트를 끼운 다음 그 위에 드럼을 실어 운반작업을 마친 후 파렛트 위에 작업자를 태우고 지게차를 운행하던 중 작업자가 운행 중인 지게차에서 떨어지면서 지게차 앞바퀴에 치여 사망

재해 발생 원인	재해 예방 대책
• 운전석이 아닌 포크 위에 작업자가 탑승 • 작업계획서 미작성 및 작업지휘자 미지정 • 조종 면허 미소지자의 지게차 운전	• 운전석 외 탑승 금지 • 작업계획서 작성 및 작업지휘자 지정 • 유자격자 운전

(3) 지게차 운행 중 적재물 떨어짐

건물 신축공사현장에서 지게차를 이용해 도로상에 적재된 자재(합판 100장 다발, 1.8톤)를 인근지역으로 운반하던 중 지게차 조작 미숙으로 합판 다발이 아래로 쏟아지면서 지게차(적재능력 4.5톤)를 유도하던 근로자가 깔려 사망

재해 발생 원인	재해 예방 대책
• 하역운반기계 사용에 따른 작업계획서 미작성 • 지게차 등 건설기계 조작자의 자격 및 면허 미확인	• 작업계획서 작성 • 지게차 유도자 위치 확인 • 지게차 등 건설기계 조작자의 자격 및 교육 이수 여부 확인

(4) 마스트와 지게차 프레임 사이에 끼임

지게차 운전자가 지게차로 포장박스를 트럭에 싣던 중 포크 위에 쌓여 있던 박스들이 운전석 쪽으로 쏟아지려 하자 운전자가 운전석에서 일어나 손을 뻗어 박스를 잡으려는 과정에서 발로 조종레버를 잘못 작동하여 운전자가 마스트와 지게차 프레임 사이에 흉부가 끼여 사망

재해 발생 원인	재해 예방 대책
• 운전 위치 이탈 시의 조치 미이행 • 작업계획서 미작성	• 운전 위치 이탈 시의 조치 이행 • 작업계획서 작성

(5) 지게차 포크를 이용한 고소작업 중 떨어짐

지붕 설치작업을 하기 위해 지게차 포크 위에 파렛트를 쌓은 후 그 위에 패널을 적재하고 지면에서 약 4m 높이로 포크를 상승시킨 상태에서 작업자가 파렛트 위로 올라가 지붕 위에 있던 타 작업자에게 패널을 들어서 넘겨주는 작업을 하던 중 작업자가 몸의 균형을 잃고 패널과 함께 바닥으로 떨어져 사망

재해 발생 원인	재해 예방 대책
• 지게차의 용도 외 사용 • 운전석이 아닌 위치에 근로자가 탑승하여 작업 • 떨어짐 위험 방지를 위한 조치 미실시	• 지게차의 용도 이외 사용 금지 • 운전석 외의 탑승 제한 • 떨어짐 사고 방지를 위한 조치

3 교통사고 응급조치 및 긴급구호

(1) 사고 발생 시 응급조치 후 긴급구호 요청

① 차의 운전 등 교통으로 인하여 사람을 사상하거나 물건을 손괴(교통사고)한 경우에는 그 차의 운전자나 그 밖의 승무원은 즉시 정차하여 다음의 조치를 하여야 한다.
  ㉠ 사상자를 구호하는 등 필요한 조치
  ㉡ 피해자에게 인적 사항(성명·전화번호·주소 등을 말함) 제공
② 그 차의 운전자 등은 경찰공무원이 현장에 있을 때에는 경찰공무원에게, 경찰공무원이 현장에 없을 때에는 가장 가까운 국가경찰관서에 다음의 사항을 지체 없이 신고하여야 한다(차만 손괴된 것이 분명하고 도로에서의 위험방지와 원활한 소통을 위하여 필요한 조치를 한 경우에는 제외).
  ㉠ 사고가 일어난 곳   ㉡ 사상자 수 및 부상 정도
  ㉢ 손괴한 물건 및 손괴 정도   ㉣ 그 밖의 조치사항 등
③ 신고를 받은 국가경찰관서의 경찰공무원은 부상자의 구호와 그 밖의 교통위험 방지를 위하여 필요하다고 인정하면 경찰공무원(자치경찰공무원은 제외)이 현장에 도착할 때까지 신고한 운전자 등에게 현장에서 대기할 것을 명할 수 있다.
④ 경찰공무원은 교통사고를 낸 차의 운전자 등에 대하여 그 현장에서 부상자의 구호와 교통안전을 위하여 필요한 지시를 명할 수 있다.
⑤ 긴급자동차, 부상자를 운반 중인 차 및 우편물자동차 등의 운전자는 긴급한 경우에는 동승자로 하여금 조치나 신고를 하게 하고 운전을 계속할 수 있다.
⑥ 경찰공무원(자치경찰공무원은 제외)은 교통사고가 발생한 경우에는 대통령령으로 정하는 바에 따라 필요한 조사를 하여야 한다.

(2) 전복 시 생존 방법

① 항상 운전자 안전장치를 사용한다.
② 뛰어내리지 않는다.
③ 핸들을 꽉 잡는다.
④ 발을 힘껏 벌린다.
⑤ 상체를 전복되는 반대 방향으로 기울인다.
⑥ 머리와 몸을 앞쪽으로 기울인다.

자주나와요 꼭 암기

1. 교통사고 시 사상자가 발생하였을 때, 운전자가 즉시 취하여야 할 조치사항은?
   즉시 정차 – 사상자 구호 – 신고
2. 운전사고 시 안전조치 순서는?
   운행 중지 – 부상자 구조 – 응급구호조치 – 2차사고 예방
3. 현장에 경찰공무원이 없는 장소에서 인명사고와 물건의 손괴를 입힌 교통사고가 발생하였을 때 가장 먼저 취할 조치는?
   즉시 사상자를 구호하고 경찰공무원에게 신고한다.
4. 야간에 자동차를 도로에 정차 또는 주차하였을 때 켜야 하는 등화는? 미등 및 차폭등
5. 야간에 도로에서 차를 운행할 때 켜야 하는 등화의 종류 중 견인되는 자동차의 등화는?
   미등, 차폭등 및 번호등
6. 화상을 입었을 때 응급조치는? 빨리 찬물에 담갔다가 아연화 연고를 바른다.

신유형

1. 교통사고로 중상의 기준은? 3주 이상의 치료를 요하는 부상
2. 교통사고가 발생하였을 때 승무원으로 하여금 신고하게 하고 운전할 수 있는 경우는?
   긴급자동차, 긴급을 요하는 우편물 자동차, 위급한 환자를 운반 중인 구급차
3. 소화하기 힘든 정도로 화재가 진행된 현장에서 제일 먼저 취하여야 하는 것은?
   인명 구조

PART 02 도로주행

지게차 운전기능사

제1장 도로교통법

1. 목적

도로에서 일어나는 교통상의 모든 위험과 장해를 방지하고 제거하여 안전하고 원활한 교통을 확보함을 목적으로 한다.

2. 도로통행방법에 관한 사항

(1) 차량신호등의 종류 및 의미

신호의 종류		신호의 의미
원형 등화	녹색의 등화	• 차마는 직진 또는 우회전할 수 있음 • 비보호좌회전표지 또는 비보호좌회전표시가 있는 곳에서는 좌회전할 수 있음
	황색의 등화	• 차마는 정지선이 있거나 횡단보도가 있을 때에는 그 직전이나 교차로의 직전에 정지하여야 하며 이미 교차로에 차마의 일부라도 진입한 경우에는 신속히 교차로 밖으로 진행하여야 함 • 차마는 우회전할 수 있고 우회전하는 경우에는 보행자의 횡단을 방해하지 못함
	적색의 등화	차마는 정지선, 횡단보도 및 교차로의 직전에서 정지해야 하고, 신호에 따라 진행하는 다른 차마의 교통을 방해하지 않고 우회전할 수 있음
	황색등화의 점멸	차마는 다른 교통 또는 안전표지의 표시에 주의하면서 진행할 수 있음
	적색등화의 점멸	차마는 정지선이나 횡단보도가 있을 때에는 그 직전이나 교차로의 직전에 일시정지한 후 다른 교통에 주의하면서 진행할 수 있음
화살표 등화	녹색화살표의 등화	차마는 화살표시 방향으로 진행할 수 있음
	황색화살표의 등화	• 화살표시 방향으로 진행하려는 차마는 정지선이 있거나 횡단보도가 있을 때에는 그 직전이나 교차로의 직전에 정지하여야 함 • 이미 교차로에 차마의 일부라도 진입한 경우에는 신속히 교차로 밖으로 진행하여야 함
	적색화살표 등화의 점멸	차마는 정지선이나 횡단보도가 있을 때에는 그 직전이나 교차로의 직전에 일시정지한 후 다른 교통에 주의하면서 화살표시 방향으로 진행할 수 있음
	황색화살표 등화의 점멸	차마는 다른 교통 또는 안전표지의 표시에 주의하면서 화살표시 방향으로 진행할 수 있음

자주나와요 꼭 암기

1. 통행의 우선순위는? 긴급자동차 → 일반자동차 → 원동기장치자전거
2. 신호등에 녹색등화 시 차마의 통행방법은?
   차마는 직진할 수 있다. 차마는 좌회전을 하여서는 안 된다. 차마는 우회전할 수 있다.
3. 도로교통법상 가장 우선하는 신호는? 경찰공무원의 수신호

신유형

1. 도로교통법상 3색 등화로 표시되는 신호등의 신호순서는?
   녹색(적색 및 녹색화살표)등화, 황색등화, 적색등화의 순이다.
2. 건설기계를 운전하여 교차로 전방 20m 지점에 이르렀을 때 황색등화로 바뀌었을 경우 운전자의 조치방법은? 정지할 조치를 취하여 정지선에 정지한다.
3. 적색등화임에도 진행할 수 있는 경우는? 경찰공무원에 의한 교통정리가 있을 경우

(2) 차마의 통행방법

① 차마의 통행
  ㉠ 보도와 차도가 구분된 도로
    • 보도와 차도가 구분된 도로에서는 차도 통행
    • 도로 외의 곳에 출입 시 보도를 횡단하는 경우 차마의 운전자는 보도를 횡단하기 직전에 일시정지하여 좌측과 우측 부분 등을 살핀 후 보행자의 통행을 방해하지 않도록 횡단
    • 도로의 중앙 우측 부분 통행
  ㉡ 도로의 중앙이나 좌측 부분을 통행할 수 있는 경우
    • 도로가 일방통행인 경우
    • 도로의 파손, 도로공사나 그 밖의 장애 등으로 도로의 우측 부분을 통행할 수 없는 경우
    • 도로 우측 부분의 폭이 6미터가 되지 않는 도로에서 다른 차를 앞지르려는 경우
      ※ 예외 : 도로의 좌측 부분을 확인할 수 없는 경우, 반대 방향의 교통을 방해할 우려가 있는 경우, 안전표지 등으로 앞지르기를 금지하거나 제한하고 있는 경우
    • 도로 우측 부분의 폭이 차마의 통행에 충분하지 않은 경우
    • 가파른 비탈길의 구부러진 곳에서 교통의 위험을 방지하기 위해 시·도경찰청장이 필요하다고 인정하여 구간 및 통행방법을 지정하고 있는 경우에 그 지정에 따라 통행하는 경우

② 악천후 시의 감속운행

도로의 상태	감속운행속도
• 비가 내려 노면이 젖어 있는 경우 • 눈이 20mm 미만 쌓인 경우	최고속도의 20/100 감속
• 폭우, 폭설, 안개 등으로 가시거리가 100m 이내인 경우 • 노면이 얼어붙은 경우 • 눈이 20mm 이상 쌓인 경우	최고속도의 50/100 감속

③ 차로에 따른 통행차의 기준 : 모든 차는 다음의 표에서 지정된 차로보다 오른쪽에 있는 차로로 통행할 수 있다.
  ㉠ 고속도로 외의 도로

차로 구분	통행할 수 있는 차종
왼쪽 차로	승용자동차 및 경형·소형·중형 승합자동차
오른쪽 차로	대형승합·화물·특수자동차, 건설기계, 이륜자동차, 원동기장치자전거

  ㉡ 고속도로

도로	차로 구분	통행할 수 있는 차종
편도 2차로	1차로	• 앞지르기를 하려는 모든 자동차 • 도로상황으로 시속 80km 미만으로 통행할 수밖에 없는 경우에는 앞지르기를 하는 경우가 아니라도 통행할 수 있음
	2차로	모든 자동차
편도 3차로 이상	1차로	• 앞지르기를 하려는 승용자동차 및 앞지르기를 하려는 경형·소형·중형 승합자동차 • 도로상황으로 시속 80km 미만으로 통행할 수밖에 없는 경우에는 앞지르기를 하는 경우가 아니라도 통행할 수 있음
	왼쪽 차로	승용자동차 및 경형·소형·중형 승합자동차
	오른쪽 차로	대형 승합·화물·특수자동차, 건설기계

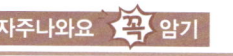 **참고**

왼쪽 차로와 오른쪽 차로

고속도로 외의 도로	왼쪽 차로	• 차로를 반으로 나눠 1차로에 가까운 부분의 차로 • 차로수가 홀수인 경우 가운데 차로 제외
	오른쪽 차로	왼쪽 차로를 제외한 나머지 차로
고속도로	왼쪽 차로	• 1차로를 제외한 차로를 반으로 나눠 그중 1차로에 가까운 부분의 차로 • 1차로를 제외한 차로의 수가 홀수인 경우 그중 가운데 차로 제외
	오른쪽 차로	1차로와 왼쪽 차로를 제외한 나머지 차로

자주나와요 꼭 암기

1. 최고속도의 100분의 20을 줄인 속도로 운행하여야 할 경우는?
   비가 내려 노면이 젖어 있는 경우, 눈이 20mm 미만 쌓인 경우
2. 노면의 결빙이나 폭설 시 평상시보다 얼마나 감속운행하여야 하는가? 100분의 50
3. 자동차전용 편도 4차로의 도로에서 굴착기와 지게차가 주행하는 차로는?
   3차로, 4차로

신유형

보도와 차도가 구분된 도로에서 중앙선이 설치되어 있는 경우 차마의 통행방법은?
중앙선 우측 부분 통행

④ **진로양보의 의무** : 모든 차(긴급자동차 제외)의 운전자는 뒤에서 따라오는 차보다 느린 속도로 가려는 경우에는 도로의 우측 가장자리로 피하여 진로양보(다만 통행 구분이 설치된 도로의 경우에는 그러하지 아니함)

⑤ **교통정리가 없는 교차로에서의 양보운전**
  ㉠ 교통정리를 하고 있지 않는 교차로에 들어가려고 하는 차의 운전자는 이미 교차로에 들어가 있는 다른 차가 있을 때에는 그 차에 진로양보
  ㉡ 교통정리를 하고 있지 않는 교차로에 들어가려고 하는 차의 운전자는 그 차가 통행하고 있는 도로의 폭보다 교차하는 도로의 폭이 넓은 경우에는 서행하고, 폭이 넓은 도로로부터 교차로에 들어가려고 하는 다른 차가 있을 때에는 그 차에 진로양보
  ㉢ 교통정리를 하고 있지 않는 교차로에 동시에 들어가려고 하는 차의 운전자는 우측도로의 차에 진로양보
  ㉣ 교통정리를 하고 있지 않는 교차로에서 좌회전하려고 하는 차의 운전자는 그 교차로에서 직진하거나 우회전하려는 다른 차가 있을 때에는 그 차에 진로양보

⑥ **횡단금지 및 안전거리 확보**

횡단금지	• 보행자나 다른 차마의 정상적인 통행을 방해할 우려가 있는 경우 차마를 운전하여 도로를 횡단하거나 유턴 또는 후진하면 안 됨 • 시 · 도경찰청장은 도로에서의 위험을 방지하고 교통의 안전과 원활한 소통을 확보하기 위해 특히 필요하다고 인정하는 경우에는 도로의 구간을 지정하여 차마의 횡단이나 유턴 또는 후진을 금지할 수 있음 • 길가의 건물이나 주차장 등에서 도로에 들어갈 때에는 일단 정지한 후에 안전한지 확인하면서 서행
안전거리 확보	• 같은 방향으로 가고 있는 앞차의 뒤를 따르는 경우에는 앞차가 갑자기 정지하게 되는 경우 그 앞차와의 충돌을 피할 수 있는 필요한 거리 확보 • 차의 진로를 변경하려는 경우에 그 변경하려는 방향으로 오고 있는 다른 차의 정상적인 통행에 장애를 줄 우려가 있을 때에는 진로를 변경하면 안 됨 • 위험방지를 위한 경우와 그 밖의 부득이한 경우가 아니면 운전하는 차를 갑자기 정지시키거나 속도를 줄이는 등의 급제동을 하면 안 됨

⑦ **앞지르기 및 끼어들기 ★**

앞지르기	방법	• 다른 차를 앞지르려면 앞차의 좌측으로 통행 • 앞지르려고 하는 모든 차의 운전자는 반대방향의 교통과 앞차 앞쪽의 교통에도 주의를 충분히 기울여야 하며, 앞차의 속도 · 진로와 그 밖의 도로상황에 따라 방향지시기 · 등화 또는 경음기를 사용하는 등 안전한 속도와 방법으로 앞지르기를 해야 함 • 앞지르기를 하는 차가 있을 때에는 속도를 높여 경쟁하거나 그 차의 앞을 가로막는 등의 방법으로 앞지르기를 방해하면 안 됨
	금지시기	• 앞차의 좌측에 다른 차가 앞차와 나란히 가고 있는 경우 • 앞차가 다른 차를 앞지르고 있거나 앞지르려고 하는 경우 • 도로교통법이나 도로교통법에 따른 명령에 따라 정지하거나 서행하고 있는 차 • 경찰공무원의 지시에 따라 정지하거나 서행하고 있는 차 • 위험을 방지하기 위하여 정지하거나 서행하고 있는 차
	금지장소	• 교차로 · 터널 안 · 다리 위 • 도로의 구부러진 곳, 비탈길의 고갯마루 부근 또는 가파른 비탈길의 내리막 등 시 · 도경찰청장이 안전표지로 지정한 곳
끼어들기 금지		도로교통법이나 도로교통법에 따른 명령 또는 경찰공무원의 지시에 따르거나 위험방지를 위해 정지 또는 서행하고 있는 다른 차 앞으로 끼어들지 못함

⑧ **철길건널목 및 교차로 ★**

철길 건널목의 통과	• 건널목 앞에서 일시정지하여 안전한지 확인한 후에 통과 (단, 신호기 등이 표시하는 신호에 따르는 경우에는 정지하지 않고 통과 가능) • 건널목의 차단기가 내려져 있거나 내려지려고 하는 경우 또는 건널목의 경보기가 울리고 있는 동안에는 그 건널목으로 들어가서는 안 됨 • 건널목을 통과하다가 고장 등의 사유로 건널목 안에서 차를 운행할 수 없게 된 경우에는 즉시 승객을 대피시키고 비상신호기 등을 사용하거나 그 밖의 방법으로 철도공무원이나 경찰공무원에게 그 사실을 알려야 함
교차로 통행방법	• 교차로에서 우회전 : 미리 도로의 우측 가장자리를 서행하면서 우회전 • 교차로에서 좌회전 : 미리 도로의 중앙선을 따라 서행하면서 교차로의 중심 안쪽을 이용하여 좌회전(단, 시 · 도경찰청장이 교차로의 상황에 따라 특히 필요하다고 인정하여 지정한 곳에서는 교차로의 중심 바깥쪽 통과 가능) • 우회전 또는 좌회전을 하기 위해 손이나 방향지시기 또는 등화로써 신호를 하는 차가 있는 경우에 그 뒤차의 운전자는 신호를 한 앞차의 진행을 방해하면 안 됨 • 신호기로 교통정리를 하고 있는 교차로에 들어가려는 경우에는 진행하려는 진로의 앞쪽에 있는 차의 상황에 따라 교차로(정지선이 설치되어 있는 경우에는 그 정지선을 넘은 부분)에 정지하게 되어 다른 차의 통행에 방해가 될 우려가 있는 경우에는 그 교차로에 들어가서는 안 됨 • 교통정리를 하고 있지 않고 일시정지나 양보를 표시하는 안전표지가 설치되어 있는 교차로에 들어가려고 할 때에는 다른 차의 진행을 방해하지 않도록 일시정지하거나 양보하여야 함

자주나와요 꼭 암기

1. 신호등이 없는 철길건널목 통과방법은?
   반드시 일시정지를 한 후 안전을 확인하고 통과한다.
2. 유도표시가 없는 교차로에서의 좌회전 방법은?
   교차로 중심 안쪽으로 서행한다.
3. 교차로 통과에서 가장 우선하는 것은? 경찰공무원의 수신호
4. 건널목 안에서 차가 고장이 나서 운행할 수 없게 되었다. 운전자의 조치사항은?
   철도 공무 중인 직원이나 경찰공무원에게 즉시 알려 차를 이동하기 위한 필요한 조치를 한다. 차를 즉시 건널목 밖으로 이동시킨다. 승객을 하차시켜 즉시 대피시킨다.
5. 보행자 보호를 위한 통행방법은? 보행자가 횡단보도를 통행하고 있거나 통행하려고 하는 때에는 보행자의 횡단을 방해하거나 위험을 주지 아니하도록 그 횡단보도 앞에서 일시정지하여야 한다.

⑨ 서행 또는 일시정지할 장소 ★

서행할 장소	• 도로가 구부러진 부근 • 교통정리를 하고 있지 않는 교차로 • 비탈길의 고갯마루 부근 • 가파른 비탈길의 내리막 • 시·도경찰청장이 안전표지로 지정한 곳
일시정지할 장소	• 교통정리를 하고 있지 않고 좌우를 확인할 수 없거나 교통이 빈번한 교차로 • 시·도경찰청장이 안전표지로 지정한 곳

⑩ 정차 및 주차금지 ★

㉠ 정차 및 주차금지 장소
- 교차로·횡단보도·건널목이나 보도와 차도가 구분된 도로의 보도
- 교차로의 가장자리나 도로의 모퉁이로부터 5m 이내인 곳
- 안전지대가 설치된 도로에서는 그 안전지대의 사방으로부터 각각 10m 이내인 곳
- 버스여객자동차의 정류지임을 표시하는 기둥이나 표지판 또는 선이 설치된 곳으로부터 10m 이내인 곳(단, 버스여객자동차의 운전자가 그 버스여객자동차의 운행시간 중에 운행노선에 따르는 정류장에서 승객을 태우거나 내리기 위해 차를 정차하거나 주차하는 경우 제외)
- 건널목의 가장자리 또는 횡단보도로부터 10m 이내인 곳
- 소방용수시설 또는 비상소화장치가 설치된 곳으로부터 5m 이내인 곳
- 소화설비, 경보설비, 피난구조설비, 소화용수설비, 그 밖에 소화활동설비로서 대통령령으로 정하는 시설이 설치된 곳으로부터 5m 이내인 곳
- 시·도경찰청장이 도로에서의 위험을 방지하고 교통의 안전과 원활한 소통을 확보하기 위해 필요하다고 인정하여 지정한 곳
- 시장 등이 지정한 어린이 보호구역

㉡ 주차금지의 장소
- 터널 안 및 다리 위
- 도로공사를 하고 있는 경우에는 그 공사 구역의 양쪽 가장자리로부터 5m 이내인 곳
- 다중이용업소의 영업장이 속한 건축물로 소방본부장의 요청에 의하여 시·도경찰청장이 지정한 곳으로부터 5m 이내인 곳
- 시·도경찰청장이 도로에서의 위험을 방지하고 교통의 안전과 원활한 소통을 확보하기 위하여 필요하다고 인정하여 지정한 곳

⑪ 차의 등화

㉠ 전조등·차폭등·미등과 그 밖의 등화를 켜야 하는 경우
- 밤에 도로에서 차를 운행하거나 고장이나 그 밖의 부득이한 사유로 도로에서 차를 정차 또는 주차하는 경우
- 안개가 끼거나 비 또는 눈이 올 때에 도로에서 차를 운행하거나 고장이나 그 밖의 부득이한 사유로 도로에서 차를 정차 또는 주차하는 경우

㉡ 밤에 차가 서로 마주보고 진행하거나 앞차의 바로 뒤를 따라가는 경우에는 등화의 밝기를 줄이거나 잠시 등화를 끄는 등의 필요한 조작을 할 것

⑫ 승차 또는 적재의 방법과 제한

㉠ 승차인원, 적재중량 및 적재용량에 관하여 운행상의 안전기준을 넘어서 승차시키거나 적재한 상태로 운전하여서는 안 됨(다만 출발지를 관할하는 경찰서장의 허가를 받은 경우에는 예외)

㉡ 시·도경찰청장은 도로에서의 위험을 방지하고 교통의 안전과 원활한 소통을 확보하기 위하여 필요하다고 인정하는 경우에는 차의 운전자에 대하여 승차인원, 적재중량 또는 적재용량을 제한할 수 있음

㉢ 안전기준을 넘는 화물의 적재허가를 받은 사람은 그 길이 또는 폭의 양끝에 너비 30cm, 길이 50cm 이상의 빨간 헝겊으로 된 표지를 달아야 함(단, 밤에 운행하는 경우에는 반사체로 된 표지)

자주나와요 꼭 암기

1. 모든 차가 반드시 서행하여야 할 곳은? 교통정리를 하고 있지 아니하는 교차로, 도로가 구부러진 부근, 비탈길의 고갯마루 부근, 가파른 비탈길의 내리막
2. 교차로의 가장자리 또는 도로의 모퉁이로부터 관련법상 몇 m 이내의 장소에 정차 주차를 해서는 안 되는가? 5m
3. 술에 취한 상태의 기준은? 혈중알코올농도 0.03% 이상
4. 교통사고로 인하여 사람을 사상하거나 물건을 손괴하는 사고가 발생했을 때 우선 조치사항은? 그 차의 운전자나 그 밖의 승무원은 즉시 정차하여 사상자를 구호하는 등 필요한 조치를 취해야 한다.
5. 승차인원·적재중량에 관하여 안전기준을 넘어서 운행하고자 하는 경우 누구에게 허가를 받아야 하는가? 출발지를 관할하는 경찰서장

신유형
1. 제1종 보통면허로 운전할 수 있는 것은? 승차정원 15인승의 승합자동차, 적재중량 11톤급의 화물자동차, 원동기장치자전거
2. '안전거리'에 대한 정의는? 앞차가 갑자기 정지하게 될 경우 그 앞차와의 추돌을 방지하기 위해 필요한 거리

참고
교통사고처리특례법상 12개 항목
- 신호·지시위반
- 속도위반(20km/h 초과)
- 철길건널목 통과방법 위반
- 무면허운전
- 보도침범·보도횡단방법 위반
- 어린이보호구역 내 안전운전의무 위반
- 중앙선 침범
- 앞지르기 방법 위반
- 보행자 보호의무 위반
- 주취운전·약물복용 운전(음주운전)
- 승객추락방지의무 위반
- 화물고정조치 위반

제2장 건설기계관리법

1 목적 및 용어

(1) 목 적

건설기계의 등록·검사·형식승인 및 건설기계사업과 건설기계조종사면허 등에 관한 사항을 정하여 건설기계를 효율적으로 관리하고 건설기계의 안전도를 확보하여 건설공사의 기계화를 촉진한다.

(2) 용 어 ★

건설기계		건설공사에 사용할 수 있는 기계
건설기계사업	건설기계 대여업	건설기계의 대여를 업으로 하는 것
	건설기계 정비업	건설기계를 분해·조립 또는 수리하고 그 부분품을 가공제작·교체하는 등 건설기계를 원활하게 사용하기 위한 모든 행위를 업으로 하는 것
	건설기계 매매업	중고건설기계의 매매 또는 그 매매의 알선과 그에 따른 등록사항에 관한 변경신고의 대행을 업으로 하는 것
	건설기계 해체재활용업	폐기 요청된 건설기계의 인수, 재사용 가능한 부품의 회수, 폐기 및 그 등록말소 신청의 대행을 업으로 하는 것
중고건설기계		건설기계를 제작·조립 또는 수입한 자로부터 법률행위 또는 법률의 규정에 따라 취득한 때부터 사실상 그 성능을 유지할 수 없을 때까지의 건설기계
건설기계형식		건설기계의 구조·규격 및 성능 등에 관해 일정하게 정한 것

② 건설기계의 등록·등록번호

(1) 건설기계의 등록

등록의 신청	건설기계 소유자의 주소지 또는 건설기계의 사용본거지를 관할하는 특별시장·광역시장·특별자치시장·도지사 또는 특별자치도지사에게 제출
등록 시 첨부서류	• 건설기계의 출처를 증명하는 서류 : 건설기계제작증(국내에서 제작한 건설기계), 수입면장 등 수입사실을 증명하는 서류(수입한 건설기계), 매수증서(행정기관으로부터 매수한 건설기계) • 건설기계의 소유자임을 증명하는 서류 • 건설기계제원표 • 보험 또는 공제 가입을 증명하는 서류
등록신청기간	• 건설기계를 취득한 날부터 2월 이내 • 판매를 목적으로 수입된 건설기계 : 판매한 날부터 2월 이내 • 전시·사변 기타 이에 준하는 국가비상사태 : 5일 이내

자주나와요 암기

1. 건설기계를 등록할 때 필요한 서류는?
   건설기계제작증, 수입면장, 매수증서
2. 건설기계 등록신청은 누구에게 하는가?
   건설기계 소유자의 주소지 또는 건설기계의 사용본거지를 관할하는 특별시장·광역시장·도지사 또는 특별자치도지사
3. 건설기계 등록신청은 건설기계를 취득한 날로부터 얼마의 기간 이내에 하여야 하는가?
   2월

(2) 미등록 건설기계의 사용 금지

임시운행 사유	임시운행 기간
• 등록신청을 하기 위해 건설기계를 등록지로 운행하는 경우 • 신규등록검사 및 확인검사를 받기 위해 건설기계를 검사장소로 운행하는 경우 • 수출을 하기 위해 건설기계를 선적지로 운행하는 경우 • 수출을 하기 위해 등록말소한 건설기계를 점검·정비의 목적으로 운행하는 경우 • 판매 또는 전시를 위해 건설기계를 일시적으로 운행하는 경우	15일 이내
신개발 건설기계를 시험·연구의 목적으로 운행하는 경우	3년 이내

(3) 등록사항의 변경신고 및 이전

변경신고자	• 건설기계의 소유자 또는 점유자 • 건설기계매매업자(매수인이 직접 변경신고하는 경우 제외)
변경신고기간	• 건설기계 등록사항에 변경이 있은 날부터 30일 이내 (상속의 경우에는 상속개시일부터 6개월) • 전시·사변 기타 이에 준하는 국가비상사태 : 5일 이내
변경신고 시 첨부서류	변경내용을 증명하는 서류, 건설기계등록증, 건설기계검사증(건설기계등록증, 건설기계검사증은 자가용 건설기계 소유자의 주소지 또는 사용본거지가 변경된 경우는 제외)
변경신고 및 서류 제출기관	시·도지사

등록이전	• 등록한 주소지 또는 사용본거지가 변경된 경우
	  (시·도 간의 변경이 있는 경우에 한함)
	• 그 변경이 있은 날부터 30일 이내
	  (상속의 경우에는 상속개시일부터 6개월)
	• 새로운 등록지를 관할하는 시·도지사에게 제출
	• 첨부서류 : 건설기계등록이전신고서, 소유자의 주소 또는 건설기계의 사용본거지의 변경사실을 증명하는 서류, 건설기계등록증 및 건설기계검사증

(4) 등록말소 사유 ★

구 분	사 유	등록말소 신청기한
시·도지사의 직권으로 등록말소	• 거짓이나 그 밖의 부정한 방법으로 등록을 한 경우 • 정기검사 명령, 수시검사 명령 또는 정비 명령에 따르지 아니한 경우 • 내구연한을 초과한 건설기계(정밀진단을 받아 연장된 경우는 그 연장기간을 초과한 건설기계)	–
그 소유자의 신청이나 시·도지사의 직권으로 등록말소할 수 있는 경우	• 건설기계를 폐기한 경우 • 건설기계가 천재지변 또는 이에 준하는 사고 등으로 사용할 수 없게 되거나 멸실된 경우 • 건설기계해체재활용업을 등록한 자에게 폐기를 요청한 경우 • 구조적 제작 결함 등으로 건설기계를 제작·판매자에게 반품한 경우 • 건설기계를 교육·연구 목적으로 사용하는 경우	사유가 발생한 날부터 30일 이내
	• 건설기계를 수출하는 경우	수출 전까지
	• 건설기계를 도난당한 경우	2개월 이내
	• 건설기계의 차대가 등록 시의 차대와 다른 경우 • 건설기계가 건설기계 안전기준에 적합하지 않게 된 경우 • 건설기계를 횡령 또는 편취당한 경우	–

(5) 등록의 표식 및 등록번호표

① 등록의 표식
   ㉠ 등록된 건설기계에는 등록번호표를 부착 및 봉인하고 등록번호를 새겨야 함
   ㉡ 건설기계소유자는 등록번호표 또는 그 봉인이 떨어지거나 알아보기 어렵게 된 경우에는 시·도지사에게 등록번호표의 부착 및 봉인을 신청하여야 함

② 등록번호표의 색칠 및 등록번호(2022.05.25.개정/2022.11.26.시행) ★

구 분		색 상	일련번호
비사업용	관용	흰색 바탕에 검은색 문자	0001~0999
	자가용		1000~5999
대여사업용		주황색 바탕에 검은색 문자	6000~9999

> ⚠ **참고**
>
> 등록번호표에 표시되는 모든 문자 및 외곽선은 1.5mm 튀어나와야 한다.

③ 특별표지판 부착 대상 대형건설기계 ★
   ㉠ 길이가 16.7m를 초과하는 건설기계
   ㉡ 너비가 2.5m를 초과하는 건설기계
   ㉢ 높이가 4.0m를 초과하는 건설기계
   ㉣ 최소 회전반경이 12m를 초과하는 건설기계
   ㉤ 총중량이 40톤을 초과하는 건설기계(굴착기, 로더 및 지게차는 운전중량이 40톤을 초과하는 경우)
   ㉥ 총중량 상태에서 축하중이 10톤을 초과하는 건설기계(굴착기, 로더 및 지게차는 운전중량 상태에서 축하중이 10톤을 초과하는 경우)

> ⚠ **참고**
>
> **건설기계의 안전기준 용어**
> • 자체중량 : 연료, 냉각수 및 윤활유 등을 가득 채우고 휴대 공구, 작업 용구 및 예비 타이어를 싣거나 부착하고 즉시 작업할 수 있는 상태에 있는 건설기계의 중량
> • 최대 적재중량 : 적재가 허용되는 물질을 허용된 장소에 최대로 적재하였을 때 적재된 물질의 중량
> • 총중량 : 자체중량에 최대 적재중량과 조종사를 포함한 승차인원의 체중(1명당 65kg)을 합한 것

자주나와요 꼭 암기

1. 건설기계 등록번호표 제작 등을 할 것을 통지·명령하여야 하는 것은?
   신규등록을 하였을 때, 등록번호의 식별이 곤란한 때
2. 시·도지사는 건설기계등록원부를 건설기계 등록말소한 날부터 몇 년간 보존? 10년
3. 건설기계 등록지를 변경한 때는 등록번호표를 시·도지사에게 며칠 이내에 반납하여야 하는가? 10일

신유형

1. 등록번호표 제작자는 등록번호표 제작 등의 신청을 받은 날로부터 며칠 이내에 제작하여야 하는가? 7일
2. 건설기계의 등록신청을 위해 등록지로 운행하는 경우 임시운행 기간은 몇일인가? 15일

③ 건설기계의 검사

(1) 검사의 종류 ★

신규등록검사	건설기계를 신규로 등록할 때 실시하는 검사
구조변경검사	건설기계의 주요 구조를 변경하거나 개조한 경우 실시하는 검사
정기검사	건설공사용 건설기계로서 3년의 범위에서 검사유효기간이 끝난 후에 계속하여 운행하려는 경우에 실시하는 검사와 운행차의 정기검사
수시검사	성능이 불량하거나 사고가 자주 발생하는 건설기계의 안전성 등을 점검하기 위해 수시로 실시하는 검사와 건설기계 소유자의 신청을 받아 실시하는 검사
검사의 명령	시·도지사는 정기검사, 수시검사, 정비의 명령을 함

참고

정기검사 유효기간 ★

기종	연식	검사유효기간
타워크레인	–	6개월
• 굴착기(타이어식) • 기중기 • 아스팔트살포기 • 천공기 • 항타 및 항발기 • 터널용 고소작업차	–	1년
• 덤프트럭 • 콘크리트 믹서트럭 • 콘크리트펌프(트럭적재식) • 도로보수트럭(타이어식) • 트럭지게차(타이어식)	20년 이하	1년
	20년 초과	6개월
• 로더(타이어식) • 지게차(1톤 이상) • 모터그레이더	20년 이하	2년
• 노면파쇄기(타이어식) • 노면측정장비(타이어식) • 수목이식기(타이어식)	20년 초과	1년
• 그 밖의 특수건설기계 • 그 밖의 건설기계	20년 이하	3년
	20년 초과	1년

건설기계 기종의 명칭 및 기종번호

01 : 불도저	02 : 굴착기
03 : 로더	04 : 지게차
05 : 스크레이퍼	06 : 덤프트럭
07 : 기중기	08 : 모터그레이더
09 : 롤러	10 : 노상안정기
11 : 콘크리트뱃칭플랜트	12 : 콘크리트피니셔
13 : 콘크리트살포기	14 : 콘크리트믹서트럭
15 : 콘크리트펌프	16 : 아스팔트믹싱플랜트
17 : 아스팔트피니셔	18 : 아스팔트살포기
19 : 골재살포기	20 : 쇄석기
21 : 공기압축기	22 : 천공기
23 : 항타 및 항발기	24 : 자갈채취기
25 : 준설선	26 : 특수건설기계
27 : 타워크레인	

(2) 검사의 연장·대행

검사연장	• 천재지변, 건설기계의 도난, 사고발생, 압류, 31일 이상에 걸친 정비 그 밖의 부득이한 사유로 검사신청기간 내에 검사를 신청할 수 없는 경우에는 그 기간을 연장할 수 있음 • 검사신청기간 만료일까지 검사연장신청서에 연장사유를 증명할 수 있는 서류를 첨부하여 시·도지사에게 제출하여야 함 (검사대행자를 지정한 경우에는 검사대행자에게 제출함) • 검사를 연장하는 경우에는 그 연장기간을 6개월 이내로 함
검사대행	국토교통부장관은 건설기계의 검사에 관한 시설 및 기술능력을 갖춘 자를 지정하여 검사의 전부 또는 일부를 대행하게 할 수 있음

참고

검사대행자 지정 취소 및 정지 사유, 정비 명령

지정 취소 및 사업 정지를 명할 수 있는 경우	• 국토교통부령으로 정하는 기준에 적합하지 아니하게 된 경우 • 검사대행자 또는 그 소속 기술인력이 준수사항을 위반한 경우 • 검사업무의 확인·점검을 위해 검사대행자에게 필요한 자료를 제출하지 않거나 거짓으로 제출한 경우 • 경영부실 등의 사유로 검사대행 업무를 계속하게 하는 것이 적합하지 않다고 인정될 경우 • 건설기계관리법을 위반하여 벌금 이상의 형을 선고받은 경우
지정 취소	• 거짓이나 그 밖의 부정한 방법으로 지정을 받은 경우 • 사업정지명령을 위반하여 사업정지기간 중에 검사를 한 경우
정비 명령	시·도지사는 검사에 불합격한 건설기계에 대해 31일 이내의 기간을 정하여 소유자에게 검사를 완료한 날(대행의 경우 검사결과를 보고받은 날)로부터 10일 이내에 정비 명령을 해야 함

자주나와요 꼭 암기

1. 건설기계검사의 종류는? 신규등록검사, 정기검사, 구조변경검사, 수시검사
2. 덤프트럭을 신규등록한 후 최초 정기검사를 받아야 하는 시기는? 1년
3. 정기검사연기신청을 하였으나 불허통지를 받은 자는 언제까지 검사를 신청하여야 하는가? 정기검사신청기간 만료일부터 10일 이내
4. 건설기계의 구조변경 범위에 속하는 것은?
   건설기계의 길이·너비·높이 등의 변경, 조종장치의 형식변경, 수상작업용 건설기계 선체의 형식변경

신유형

1. 지게차 중 특수건설기계인 것은? 트럭지게차
2. 건설기계검사를 연장 받을 수 있는 기간은?
   • 해외임대를 위하여 일시 반출된 경우 – 반출기간 이내
   • 압류된 건설기계의 경우 – 압류기간 이내
   • 건설기계사업을 휴업(휴지)하는 경우 – 해당 사업의 개시신고를 하는 때까지 (휴지기간 이내)

④ 건설기계사업

(1) 등록

건설기계사업	건설기계사업을 하려는 자는 사업의 종류별로 시장·군수 또는 구청장에게 등록
건설기계정비업	건설기계정비업의 등록을 하려는 자는 사무소의 소재지를 관할하는 시장·군수 또는 구청장에게 건설기계정비업 등록신청서를 제출 : 종합건설기계정비업, 부분건설기계정비업, 전문건설기계정비업
건설기계대여업	건설기계대여업을 등록하려는 자는 건설기계대여업을 영위하는 사무소의 소재지를 관할하는 시장·군수 또는 구청장에게 건설기계대여업 등록신청서를 제출
건설기계매매업	건설기계매매업을 등록하려는 자는 사무소의 소재지를 관할하는 시장·군수 또는 구청장에게 건설기계매매업 등록신청서를 제출
건설기계해체재활용업	건설기계해체재활용업의 등록을 하려는 자는 시장·군수 또는 구청장에게 건설기계해체재활용 등록신청서를 제출

지게차 운전기능사   PART 02 도로주행

(2) 건설기계사업자의 변경신고 등

건설기계 사업자의 변경신고	• 변경신고 사유가 발생한 날부터 30일 이내에 건설기계사업자 변경신고서에 변경사실을 증명하는 서류와 등록증을 첨부하여 건설기계사업의 등록을 한 시장·군수 또는 구청장에게 제출 • 신고를 받은 시장·군수 또는 구청장은 그 신고내용에 따라 등록증의 기재사항을 변경하여 교부하거나 보관 또는 폐기할 것
건설기계사업의 휴업·폐업 등의 신고	건설기계사업자가 그 사업의 전부 또는 일부를 휴업 또는 폐업하려는 때에는 건설기계사업휴업(폐업)신고서를 시장·군수 또는 구청장에게 제출

자주나와요 꼭 암기

건설기계관리법에 의한 건설기계사업은?
건설기계대여업, 건설기계매매업, 건설기계해체재활용업, 건설기계정비업

신유형

건설기계사업자가 영업의 양도를 할 때, 시장이나 군수는 건설기계사업자의 지위를 승계한 자의 신고수리 여부를 신고받은 날로부터 며칠 이내에 통지하는가? 10일

⑤ 건설기계조종사 면허

(1) 건설기계조종사 면허의 취득 ★

건설기계를 조종하려는 사람은 시장·군수 또는 구청장에게 건설기계조종사 면허를 받아야 함

도로교통법에 따른 제1종 대형면허 받아야 하는 건설기계	• 덤프트럭 • 아스팔트살포기 • 노상안정기 • 콘크리트믹서트럭 • 콘크리트펌프 • 천공기(트럭적재식) • 특수건설기계 중 국토교통부장관이 지정하는 건설기계
소형건설기계의 조종에 관한 교육과정의 이수로 기술자격의 취득을 대신할 수 있는 건설기계	• 5톤 미만의 불도저 • 5톤 미만의 로더 • 5톤 미만의 천공기(트럭적재식 제외) • 3톤 미만의 지게차 • 3톤 미만의 굴착기 • 3톤 미만의 타워크레인 • 공기압축기 • 콘크리트펌프(이동식에 한정) • 쇄석기 • 준설선

(2) 건설기계조종사 면허의 결격사유

① 18세 미만인 사람
② 건설기계 조종상의 위험과 장해를 일으킬 수 있는 정신질환자 또는 뇌전증환자로서 국토교통부령으로 정하는 사람
③ 앞을 보지 못하는 사람, 듣지 못하는 사람, 그 밖에 국토교통부령으로 정하는 장애인
④ 건설기계 조종상의 위험과 장해를 일으킬 수 있는 마약·대마·향정신성의약품 또는 알코올중독자로서 국토교통부령으로 정하는 사람
⑤ 건설기계조종사 면허가 취소된 날부터 1년이 지나지 않았거나 건설기계조종사 면허의 효력정지 처분기간 중에 있는 사람(거짓 그 밖의 부정한 방법으로 건설기계조종사 면허를 받았거나 건설기계조종사 면허의 효력정지기간 중 건설기계를 조종하여 취소된 경우에는 2년)

(3) 건설기계조종사 면허의 종류

면허의 종류	조종할 수 있는 건설기계
불도저	불도저
5톤 미만의 불도저	5톤 미만의 불도저
굴착기	굴착기
3톤 미만의 굴착기	3톤 미만의 굴착기
로더	로더

3톤 미만의 로더	3톤 미만의 로더
5톤 미만의 로더	5톤 미만의 로더
지게차	지게차
3톤 미만의 지게차	3톤 미만의 지게차
기중기	기중기
롤러	롤러, 모터그레이더, 스크레이퍼, 아스팔트피니셔, 콘크리트피니셔, 콘크리트살포기 및 골재살포기
이동식 콘크리트펌프	이동식 콘크리트펌프
쇄석기	쇄석기, 아스팔트믹싱플랜트 및 콘크리트뱃칭플랜트
공기압축기	공기압축기
천공기	천공기(타이어식, 무한궤도식 및 굴진식을 포함한다. 다만 트럭적재식은 제외), 항타 및 항발기
5톤 미만의 천공기	5톤 미만의 천공기(트럭적재식 제외)
준설선	준설선 및 자갈채취기
타워크레인	타워크레인
3톤 미만의 타워크레인	3톤 미만의 타워크레인 중 세부 규격에 적합한 타워크레인

(4) 건설기계조종사 면허의 취소·정지 ★

① 면허취소 사유
    ㉠ 거짓이나 그 밖의 부정한 방법으로 건설기계조종사 면허를 받은 경우
    ㉡ 건설기계조종사 면허의 효력정지기간 중 건설기계를 조종한 경우
    ㉢ 정기적성검사를 받지 아니하고 1년이 지난 경우
    ㉣ 정기적성검사 또는 수시적성검사에서 불합격한 경우
② 면허취소 또는 1년 이내의 면허효력을 정지시킬 수 있는 사유
    ㉠ 정신질환자 또는 뇌전증환자, 앞을 보지 못하는 사람·듣지 못하는 사람 및 그 밖에 국토교통부령으로 정하는 장애인, 마약·대마·향정신성의약품 또는 알코올중독자
    ㉡ 건설기계의 조종 중 고의 또는 과실로 중대한 사고를 일으킨 경우
    ㉢ 국가기술자격법에 따른 해당 분야의 기술자격이 취소되거나 정지된 경우
    ㉣ 건설기계조종사 면허증을 다른 사람에게 빌려 준 경우
    ㉤ 술에 취하거나 마약 등 약물을 투여한 상태 또는 과로·질병의 영향이나 그 밖의 사유로 정상적으로 조종하지 못할 우려가 있는 상태에서 건설기계를 조종한 경우
③ 건설기계의 조종 중 고의 또는 과실로 중대한 사고를 일으킨 경우의 처분기준

위반사항		처분기준
인명 피해	고의로 인명피해(사망, 중상, 경상 등)를 입힌 경우	취소
	과실로 중대재해가 발생한 경우	
	사망 1명마다	면허효력정지 45일
	중상 1명마다	면허효력정지 15일
	경상 1명마다	면허효력정지 5일
재산 피해	피해금액 50만 원마다	면허효력정지 1일 (90일을 넘지 못함)
건설기계의 조종 중 고의 또는 과실로 가스공급시설을 손괴하거나 기능에 장애를 입혀 가스의 공급을 방해한 경우		면허효력정지 180일

④ 면허증의 반납
    ㉠ 사유 : 면허의 취소, 효력이 정지, 재교부를 받은 후 잃어버린 면허증을 발견한 때
    ㉡ 반납 : 사유가 발생한 날부터 10일 이내에 시장·군수 또는 구청장에게 그 면허증을 반납

14

자주나와요 꼭 암기

1. 건설기계조종사 면허증의 반납사유는?
   면허의 효력이 정지된 때, 면허증의 재교부를 받은 후 잃어버린 면허증을 발견한 때, 면허가 취소된 때
2. 건설기계조종사 면허취소 또는 효력정지를 시킬 수 있는 자는?
   시장 · 군수 또는 구청장
3. 고의로 경상 1명의 인명피해를 입힌 건설기계조종사 처분기준은? 면허취소

신유형
1. 과실로 경상 6명의 인명피해를 입힌 건설기계조종사의 처분기준? 면허효력정지 30일
2. 건설기계조종사 면허증 발급 신청 시 첨부서류는?
   국가기술자격증 정보, 신체검사서, 소형건설기계 조종교육이수증(소형면허 신청 시), 증명사진
3. 건설기계조종사의 정기적성검사는 65세 미만인 경우 몇 년마다 받아야 하는가?
   10년(65세 이상인 경우는 5년)

6 벌 칙 ★

(1) 2년 이하의 징역 또는 2천만 원 이하의 벌금
① 등록되지 않았거나 말소된 건설기계를 사용하거나 운행한 자
② 시 · 도지사의 지정을 받지 않고 등록번호표를 제작하거나 등록번호를 새긴 자
③ 등록을 하지 않고 건설기계사업을 하거나 거짓으로 등록을 한 자
④ 건설기계의 주요 구조나 원동기, 동력전달장치, 제동장치 등 주요 장치를 변경 또는 개조한 자
⑤ 무단 해체한 건설기계를 사용 · 운행하거나 타인에게 유상 · 무상으로 양도한 자
⑥ 등록이 취소되거나 사업의 전부 또는 일부가 정지된 건설기계업자로서 건설기계사업을 한 자

(2) 1년 이하의 징역 또는 1천만 원 이하의 벌금
① 거짓이나 그 밖의 부정한 방법으로 등록을 한 자
② 등록번호를 지워 없애거나 그 식별을 곤란하게 한 자
③ 구조변경검사 또는 수시검사를 받지 아니한 자
④ 정비명령을 이행하지 아니한 자
⑤ 형식승인, 형식변경승인 또는 확인검사를 받지 아니하고 건설기계의 제작 등을 한 자
⑥ 사후관리에 관한 명령을 이행하지 아니한 자
⑦ 매매용 건설기계를 운행하거나 사용한 자
⑧ 폐기인수 사실을 증명하는 서류의 발급을 거부하거나 거짓으로 발급한 자
⑨ 폐기요청을 받은 건설기계를 폐기하지 아니하거나 등록번호표를 폐기하지 아니한 자
⑩ 건설기계조종사 면허를 받지 아니하고 건설기계를 조종한 자
⑪ 건설기계조종사 면허를 거짓이나 그 밖의 부정한 방법으로 받은 자
⑫ 소형건설기계의 조종에 관한 교육과정의 이수에 관한 증빙서류를 거짓으로 발급한 자
⑬ 건설기계조종사 면허가 취소되거나 건설기계조종사 면허의 효력정지처분을 받은 후에도 건설기계를 계속하여 조종한 자
⑭ 건설기계를 도로나 타인의 토지에 버려둔 자

(3) 300만 원 이하의 과태료
① 정기적성검사 또는 수시적성검사를 받지 아니한 자
② 시설 또는 업무에 관한 보고를 하지 아니하거나 거짓으로 보고한 자
③ 소속 공무원의 검사 · 질문을 거부 · 방해 · 기피한 자

(4) 100만 원 이하의 과태료
① 등록번호표를 부착 · 봉인하지 아니하거나 등록번호를 새기지 아니한 자
② 등록번호표를 가리거나 훼손하여 알아보기 곤란하게 한 자 또는 그러한 건설기계를 운행한 자 (1차 위반 시 50만 원, 2차 위반 시 70만 원, 3차 위반 시 100만 원)

(5) 50만 원 이하의 과태료
① 임시번호표를 붙이지 아니하고 운행한 자
② 변경신고를 하지 아니하거나 거짓으로 변경신고한 자
③ 등록번호표를 반납하지 아니한 자
④ 등록의 말소를 신청하지 아니한 자

자주나와요 꼭 암기

1. 건설기계조종사 면허를 받지 않고 건설기계를 조종한 자에 대한 벌칙은?
   1년 이하의 징역 또는 1천만 원 이하의 벌금
2. 정비명령을 이행하지 아니한 자에 대한 벌칙은?
   1,000만 원 이하의 벌금

신유형
과태료 처분에 대하여 불복이 있는 경우 며칠 이내에 이의를 제기하여야 하는가?
처분의 고지를 받은 날부터 60일 이내

(6) 과징금 · 과태료의 부과기준
① 과징금의 부과기준(영 별표2의2. 2022.8. 2 신설)
   ㉠ 건설기계 등록번호표 제작자에 대한 부과기준

위반사항	과징금 금액		
	1차 위반	2차 위반	3차 위반
거짓이나 그 밖의 부정한 방법으로 등록번호표를 제작하거나 등록번호를 새긴 경우	300만 원	–	–
정당한 사유 없이 등록번호표의 제작 또는 등록번호의 새김을 거부한 경우	100만 원	300만 원	–

② 과태료의 부과기준(영 별표3. 2023. 4. 25 개정)

위반사항	과태료 금액		
	1차 위반	2차 위반	3차 위반
임시번호표를 부착하지 않고 운행한 경우	20만 원	30만 원	50만 원
등록의 말소를 신청하지 않은 경우	20만 원	30만 원	50만 원
등록번호표를 부착하지 않거나 봉인하지 않은 건설기계를 운행한 경우	100만 원	200만 원	300만 원
정기검사를 받지 않은 경우	10만 원(신청기간 만료일부터 30일을 초과하는 경우 3일 초과 시마다 10만 원을 가산한다)		
건설기계임대차 등에 관한 계약서를 작성하지 않은 경우	200만 원	250만 원	300만 원
정기적성검사를 받지 않은 경우	5만 원(검사기간 만료일부터 30일을 초과하는 경우 3일 초과 시마다 5만 원을 가산한다)		
수시적성검사를 받지 않은 경우	2만 원	3만 원	5만 원
	3일 초과 시마다 1만 원 가산	3일 초과 시마다 2만 원 가산	3일 초과 시마다 5만 원 가산
	검사기간 만료일부터 30일을 초과하는 경우 3일 초과 시마다 5만 원을 가산한다.		
안전교육 등을 받지 않고 건설기계를 조종한 경우	50만 원	70만 원	100만 원
건설기계를 주택가 주변의 도로 · 공터 등에 세워 두어 생활환경을 침해한 경우	5만 원	10만 원	30만 원

PART 03 장비구조

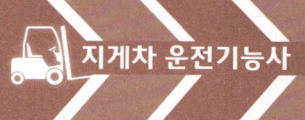 지게차 운전기능사

제1장 엔진(기관)구조

① 엔진(기관) 일반

(1) 열기관 : 열에너지를 기계적인 에너지로 변환시키는 장치

(2) 열기관의 분류

① 외연기관 : 기관 외부에 설치된 연소장치에서 연료를 연소시켜 얻은 열에너지를 실린더 내부로 도입하여 피스톤에 압력을 가해 기계적인 에너지를 얻는 방식

② 내연기관 : 연료를 실린더 내에서 연소·폭발시켜 피스톤에 압력을 가함으로써 기계적인 에너지를 얻는 방식

(3) 내연기관의 분류

사용 연료에 따른 분류	가솔린 기관	• 휘발유를 연료로 하는 기관 • 공기와 연료의 혼합기를 흡입, 압축하여 전기적인 불꽃으로 점화 • 소음이 적고 고속·경쾌하여 자동차 및 건설기계 일부에서 사용
	디젤 기관	• 경유를 연료로 하는 기관 • 공기만을 흡입, 압축한 후 연료를 분사시켜 압축열에 의해서 착화 • 열효율이 높고 출력이 커서 건설기계, 대형차량, 선박, 농기계의 기관으로 많이 사용
	LPG 기관	• LPG를 연료로 사용하는 기관 • 가솔린기관의 고압용기에 들어 있는 LPG를 감압 기화장치를 통해 기화기로부터 기관에 흡입시켜 점화 • 연료비가 싸고 연소실이나 윤활유의 더러움이 적고 엔진수명이 길며 배기가스 속의 유해가스도 적어 자동차나 일부 대형차량에서 사용 증가
작동방식에 ★ 따른 분류		• 2행정 사이클기관 : 일부 소형엔진(이륜차), 저속운전 불가능 • 4행정 사이클기관 : 승용차, 화물차, 저속운전 가능
점화방식에 따른 분류		• 전기점화기관 : 가솔린·LPG·로터리기관 점화방식 • 자기착화기관(압축착화기관) : 디젤기관 점화방식
연소방식에 따른 분류		• 정적사이클(오토사이클) : 가솔린기관 기본 사이클 • 정압사이클(디젤사이클) : 저속·중속 디젤기관 기본 사이클 • 복합사이클(사바테사이클) : 고속 디젤기관 기본 사이클
실린더 배열에 따른 분류		직렬형, 수평대향형, V형, 방사선형
밸브 배치에 따른 분류		SV형, OHV형, OHC형

② 기관 본체

(1) 실린더와 크랭크 케이스

① 실린더블록 : 기관의 기초 구조물로, 위쪽에는 실린더헤드가, 아래 중앙부에는 평면 베어링을 사이에 두고 크랭크축이 설치

② 실린더(기통) : 피스톤이 기밀을 유지하면서 왕복운동을 하여 열에너지를 기계적 에너지로 바꿔 동력 발생

실린더 라이너	• 건식 : 라이너가 냉각수와 직접 접촉하지 않고 실린더블록을 거쳐 냉각 • 습식 : 라이너의 바깥 둘레가 냉각수와 직접 접촉
실린더 ★ 마멸 원인	• 가속 및 공회전 • 윤활유 사용의 부적절 • 피스톤링과 링홈 및 실린더와 피스톤 사이의 간극 불량 • 피스톤링 절개 부분의 간극이 매우 좁은 경우 • 피스톤핀의 끼워 맞춤이 너무 단단하거나 커넥팅 로드가 휜 경우 • 공기청정기 엘리먼트가 불량하거나 습식의 경우 오일의 양이 부족할 때

③ 크랭크 케이스

㉠ 크랭크축을 지지하는 기관의 일부로 윤활유의 저장소 역할과 윤활유 펌프와 필터를 지지함

㉡ 상부는 실린더블록의 일부로 주조되고, 하부는 오일팬으로 실린더블록에 고착됨

> **자주나와요 꼭 암기**
>
> 1. 4행정 디젤기관에서 동력행정을 뜻하는 것은? **폭발행정**
> 2. 4행정 사이클기관의 행정순서는? **흡입 → 압축 → 동력 → 배기**
> 3. 4행정 사이클기관에서 엔진이 4000rpm일 때 분사펌프의 회전수는? **2000rpm**
> 4. 실린더 마모(마멸) 원인은?
>   **연소 생성물(카본)에 의한 마모, 흡입 공기 중의 먼지·이물질 등에 의한 마모, 실린더 벽과 피스톤 및 피스톤링의 접촉에 의한 마모**
> 5. 기관에서 실린더 마모가 가장 큰 부분은? **실린더 윗부분**
> 6. 피스톤과 실린더 사이의 간극이 너무 클 때 일어나는 현상은? **엔진오일의 소비증가**

(2) 실린더헤드

구 성	• 개스킷을 사이에 두고 실린더블록에 볼트로 설치되며 피스톤, 실린더와 함께 연소실 형성 • 헤드 아래쪽에 연소실과 밸브 시트가 있고, 위쪽에 예열플러그 및 분사노즐 설치 구멍과 밸브 개폐기구의 설치 부분이 있음
실린더헤드 개스킷의 역할	• 실린더헤드와 블록의 접합면 사이에 끼워져 양면을 밀착시켜서 압축가스, 냉각수 및 기관오일의 누출을 방지하기 위해 사용하는 석면계열의 물질 • 실린더 헤드 개스킷에 대한 구비조건 : 강도가 적당할 것, 기밀 유지가 좋을 것, 내열성과 내압성이 있을 것
연소실의 구비조건	• 연소실 체적이 최소가 되게 하고 가열되기 쉬운 돌출부가 없을 것 • 밸브면적을 크게 하여 흡·배기작용을 원활히 할 것 • 압축행정 끝에 와류가 일어날 것 • 화염 전파에 요하는 시간을 최소로 짧게 할 것

(3) 피스톤

① 구비조건 ★

㉠ 가스 및 오일 누출 없을 것

㉡ 폭발압력을 유효하게 이용할 것

㉢ 마찰로 인한 기계적 손실 방지

㉣ 기계적 강도 클 것

㉤ 열전도율 좋고 열팽창률 적을 것

㉥ 고온·고압가스에 잘 견딜 것

② 구조

피스톤 헤드	연소실의 일부로, 안쪽에 리브를 설치하여 피스톤 헤드의 열을 피스톤링이나 스커트부에 신속히 전달, 피스톤 보강
링홈	피스톤링을 끼우기 위한 홈(압축링, 오일링 설치)
랜드	피스톤링을 끼우기 위한 링홈과 홈 사이
스커트부	피스톤의 아래쪽 끝부분으로 피스톤이 상하 왕복운동할 때 측압을 받는 부분
보스	피스톤핀에 의해 피스톤과 커넥팅 로드의 소단부를 연결하는 부분
히트 댐	피스톤 헤드와 제1링홈 사이에 가느다란 홈을 만들어 피스톤 헤드부의 열을 스커트부에 전달되지 않도록 함

③ 피스톤 간극★

피스톤 간극이 작을 경우	오일 간극의 저하로 유막이 파괴되어 마찰·마멸 증대, 마찰열에 의해 피스톤과 실린더가 눌어붙는 현상 발생
피스톤 간극이 클 경우	압축압력 저하, 블로우 바이(실린더와 피스톤 사이에서 미연소가스가 크랭크 케이스로 누출되는 현상) 및 피스톤 슬랩 발생, 연소실 기관오일 상승, 기관 기동성 저하, 기관 출력 감소, 엔진오일의 소비 증가

> **참고**
> **피스톤 고착의 원인**
> • 냉각수의 양이 부족할 때 • 기관오일이 부족할 때
> • 기관이 과열되었을 때 • 피스톤의 간극이 적을 때

(4) 피스톤링과 피스톤핀

① 피스톤링★

3대 작용		기밀 유지작용(밀봉작용), 열전도작용(냉각작용), 오일 제어작용
구비조건		• 열팽창률 적고 고온에서 탄성 유지할 것 • 실린더 벽에 동일한 압력을 가하고, 실린더 벽보다 약한 재질일 것 • 오래 사용하여도 링 자체나 실린더의 마멸이 적을 것
종류	압축링	블로우 바이 방지 및 폭발행정에서 연소가스 누출 방지
	오일링	압축링 밑의 링홈에 1~2개가 끼워져 실린더 벽을 윤활하고 남은 과잉의 기관오일을 긁어내려 실린더 벽의 유막 조절
피스톤링 이음부 간극 클 때		• 블로우 바이 발생 • 기관오일 소모 증가
피스톤링 이음부 간극 작을 때		• 링 이음부가 접촉하여 눌어붙음 • 실린더 벽을 긁음

② 피스톤핀

기능	• 피스톤 보스에 끼워져 피스톤과 커넥팅 로드 소단부 연결 • 피스톤이 받은 폭발력을 커넥팅 로드에 전달
구비조건	강도 크고, 무게 가볍고, 내마멸성 우수할 것

(5) 크랭크축

기능	피스톤의 직선운동을 회전운동으로 바꿔 기관의 출력을 외부로 전달하고 동시에 흡입·압축·배기행정에서 피스톤에 운동을 전달
형식	직렬 4기통기관, 직렬 6기통기관, 직렬 8기통기관, V-8기통기관
비틀림 진동 방지기	• 크랭크축 앞 끝에 크랭크축 풀리와 일체로 설치하여 진동 흡수 • 비틀림 진동은 회전력이 클수록, 속도가 빠를수록 큼

> **참고**
> **6기통 기관이 4기통 기관보다 좋은 점**
> • 가속이 원활하고 신속함
> • 기관진동이 적음
> • 저속회전이 용이하고 출력이 높음

(6) 커넥팅 로드

기능	피스톤의 왕복운동을 크랭크축에 전달
구조	피스톤을 연결하는 소단부, 크랭크핀에 연결되는 대단부
커넥팅 로드 길이가 짧은 경우	• 기관의 높이가 낮아지고 무게를 줄일 수 있음 • 실린더 측압이 커져 기관 수명이 짧아지고 기관의 길이가 길어짐
커넥팅 로드 길이가 긴 경우	• 실린더 측압이 작아져 실린더 벽 마멸이 감소하여 수명이 길어짐 • 강도가 낮아지고 무게가 무거워지고 기관의 높이가 높아짐

(7) 플라이휠

기관의 맥동적인 회전을 플라이휠의 관성력을 이용하여 원활한 회전으로 바꿔 줌

(8) 베어링

지지방법	• 베어링 돌기 : 베어링을 캡 또는 하우징에 있는 홈과 맞물려 고정시키는 역할 • 베어링 스프레드 : 베어링을 장착하지 않은 상태에서 바깥 지름과 하우징의 지름의 차이, 조립 시 밀착을 좋게 하고 크러시의 압축에 의한 변형 방지 • 베어링 크러시 : 베어링을 하우징과 완전 밀착시켰을 때 베어링 바깥 둘레가 하우징 안쪽 둘레보다 약간 큰데, 이 차이를 크러시라 하며 볼트로 압착시키면 차이는 없어지고 밀착된 상태로 하우징에 고정
필수조건	• 마찰계수 작고 고온 강도 크고 길들임성 좋을 것 • 내피로성·내부식성·내마멸성 클 것 • 매입성, 추종 유동성, 하중 부담 능력 있을 것

(9) 밸브기구

① 기능 : 실린더에 흡·배기되는 공기와 연소가스를 알맞은 시기에 개폐
② 밸브기구의 형식 : 오버헤드 밸브기구(캠축, 밸브 리프터, 푸시 로드, 로커암 축 어셈블리 및 밸브 등으로 구성), 오버헤드 캠축 밸브기구(캠축을 실린더헤드 위에 설치하고 캠이 직접 로커암을 움직여 밸브를 열게 하는 형식)
③ 캠과 캠축

캠	• 밸브 리프터를 밀어주는 역할을 하며, 캠의 수는 밸브의 수와 같음 • 종류 : 접선 캠, 원호 캠, 등가속 캠 등
캠축	• 엔진의 밸브 수와 동일한 캠이 배열됨 • 구동 방식 : 기어 구동식, 체인 구동식, 벨트 구동식

④ 밸브

기능	• 연소실에 설치된 흡·배기 구멍을 각각 개폐하고 공기를 흡입하며 연소가스 내보냄 • 압축과 폭발행정에서는 밸브 시트에 밀착되어 연소실 내의 가스 누출 방지
구비조건	• 밸브 헤드 부분의 열전도율이 클 것 • 고온에서의 충격과 부하에 견디고 고온가스에 부식되지 않을 것 • 가열이 반복되어도 물리적 성질이 변화하지 않을 것 • 관성을 작게 하기 위해 무게가 가볍고 내구성 클 것 • 흡·배기가스 통과에 대한 저항 적은 통로로 만들 것

밸브 주요부 기능	• 밸브 헤드 : 고온 · 고압 가스에 노출되어 높은 열적 부하를 받는 부분 • 밸브 마진 : 기밀 유지를 위한 보조 충격에 대해 지탱력을 가지며 밸브의 재사용 여부 결정 • 밸브 면 : 밸브 시트에 접촉되어 기밀 유지 및 밸브 헤드의 열을 시트에 전달하고 밸브 헤드의 열을 75% 냉각 • 밸브 스템 : 그 일부가 밸브 가이드에 끼워져 밸브 운동을 보호하며 밸브 헤드의 열을 가이드를 통하여 25% 냉각 • 밸브 스템 엔드 : 밸브에 캠의 운동을 전달하는 로커암과 충격적으로 접촉하는 부분
밸브 시트	• 기능 : 밸브 면과 밀착되어 연소실의 기밀 유지작용과 밸브 헤드의 냉각작용 • 밸브 시트 폭 넓은 경우 : 밸브의 냉각효과는 크지만 압력이 분산되어 기밀 유지 불량 • 밸브 시트 폭 좁은 경우 : 밀착압력이 커 기밀 유지는 양호하나 냉각효과 감소
★ 밸브 간극	• 밸브 스템 엔드와 로커암 사이의 간극 • 밸브 간극 클 때 　– 소음이 심하고 밸브 개폐기구에 충격 줌 　– 정상작동 온도에서 밸브가 완전하게 열리지 못함 　– 흡입밸브의 간극이 크면 흡입량 부족 초래 　– 배기밸브의 간극 크면 배기 불충분으로 기관 과열 • 밸브 간극 작을 때 　– 블로우 바이로 인해 기관 출력 감소 　– 밸브 열림 기간 길어짐 　– 흡입밸브의 간극이 작으면 역화 및 실화 발생 　– 배기밸브의 간극이 작으면 후화 발생 용이
밸브 가이드	• 밸브의 상하운동 및 밸브 면과 시트의 밀착이 바르게 되도록 밸브 스템 안내 • 가이드 간극 클 때 : 오일의 연소실 유입, 시트와 밀착 불량 • 가이드 간극 작을 때 : 스틱 현상 발생
밸브 스프링	압축과 폭발행정에서는 밸브 면과 시트를 밀착시켜 기밀을 유지시키고 흡입과 배기행정에서는 캠의 형상에 따라서 밸브가 열리도록 작동
밸브 오버랩	피스톤이 TDC에 있을 때 흡입 및 배기밸브가 동시에 열려 있는 것

> **신유형**
> 기관에서 밸브스템엔드와 로커암(태핏) 사이의 간극은?
> **밸브 간극**

❸ 연료장치

(1) 디젤기관의 장단점★

① 장점
　㉠ 가솔린기관에 비해 구조가 간단하여 열효율이 높고 연료 소비율 적음
　㉡ 연료의 인화점이 높은 경유를 사용하여 취급 · 저장 · 화재의 위험성이 적음
　㉢ 배기가스에 함유되어 있는 유해성분이 적고, 저속에서 큰 회전력 발생
　㉣ 점화장치가 없어 고장률이 적음

② 단점
　㉠ 평균 유효 압력 및 회전속도가 낮음
　㉡ 마력당 무게와 형체, 운전 중 진동과 소음 큼
　㉢ 연소 압력이 커 기관 각부를 튼튼하게 해야 함
　㉣ 압축비가 높아 큰 출력의 시동전동기 필요
　㉤ 연료 분사장치가 매우 정밀하고 복잡하여 제작비 비쌈

> **참고**
> **디젤기관의 진동원인★**
> • 연료의 분사압력, 분사량, 분사시기 등의 불균형이 심할 때
> • 다기관에서 한 실린더의 분사노즐이 막혔을 때
> • 피스톤 커넥팅 로드 어셈블리 중량 차이가 클 때
> • 크랭크축 무게가 불평형이거나 실린더 내경(안지름)의 차가 심할 때
> • 연료공급 계통에 공기 침입

(2) 디젤노크

정 의	착화 지연 기간 중에 분사된 다량의 연료가 화염 전파 기간 중에 일시적으로 연소하여 실린더 내의 압력이 급격히 증가함으로써 피스톤이 실린더 벽을 타격하여 소음이 발생하는 현상
발생 원인	• 연료의 분사압력이 낮을 때 • 연소실의 온도가 낮을 때 • 착화지연시간이 길 때 • 노즐의 분무상태가 불량할 때 • 기관이 과도하게 냉각되어 있을 때 • 세탄가가 낮은 연료 사용 시
노크가 기관에 미치는 영향★	• 기관 과열 및 출력의 저하 • 배기가스 온도의 저하 • 실린더 및 피스톤의 손상 또는 고착의 발생
노크의 방지책	• 기관의 온도와 회전속도 높임 • 압축비, 압축압력 및 압축온도 높임 • 분사시기 알맞게 조정 • 착화성이 좋은 경유 사용 • 연소실 벽의 온도를 높게 유지함 • 착화기간 중의 분사량을 적게 함

(3) 디젤기관의 시동 보조기구★

① 감압장치
　㉠ 디젤기관에서 캠축의 회전과 관계없이 흡 · 배기밸브를 열어주어 압축압력을 감소시킴으로써 시동을 쉽게 할 수 있도록 함
　㉡ 종류 : 홈형식, 조정 스크루식
② 예열장치
　㉠ 디젤기관은 압축착화 방식이므로 한랭상태에서는 경유가 잘 착화하지 못해 시동이 어려우므로 예열장치는 흡입 다기관이나 연소실 내의 공기를 미리 가열하여 시동을 쉽도록 하는 장치
　㉡ 종류 : 예열플러그 방식, 흡기가열 방식(흡기 히터와 히트 레인지)

> **참고**
> **디젤기관에서 시동이 되지 않는 원인**
> • 연료계통에 공기가 들어 있을 때
> • 배터리 방전으로 교체가 필요한 상태일 때
> • 연료분사 펌프의 기능이 불량할 때
> • 연료가 부족할 때

(4) 디젤기관의 연소실 및 연료장치

① 연소실★

종 류	직접분사실식, 예연소실식, 와류실식, 공기실식
구비조건	• 평균 유효 압력이 높고 기관 시동이 쉬울 것 • 연료 소비율과 디젤기관 노크 발생이 적을 것 • 분사된 연료를 가능한 한 짧은 시간 내에 완전연소시킬 것 • 고속회전에서의 연소상태가 좋을 것

② 연료장치

연료의 공급 순서	연료탱크 → 연료 공급펌프 → 연료 필터 → 연료 분사펌프 → 분사노즐
연료탱크	건설기계의 주행 및 작업에 소요되는 경유를 저장하는 탱크

연료 파이프	연료장치의 각 부품을 연결하는 통로
연료 공급펌프	연료탱크 내의 연료를 일정한 압력(약 2~3kgf/cm²)을 가하여 분사펌프에 공급하는 장치로 분사펌프 옆에 설치되어 분사펌프 캠축에 의해 구동
연료 여과기	연료 속에 들어 있는 먼지와 수분을 제거, 분리하며 경유는 분사펌프 플런저 배럴과 플런저 및 분사노즐의 윤활도 겸하므로 여과 성능이 높아야 함
연료 분사펌프	• 연료 공급펌프와 여과기로부터 공급받은 연료를 고압으로 압축하여 폭발 순서에 따라 각 실린더의 분사노즐로 압송 • 분사펌프 구조 : 펌프 하우징, 캠축, 태핏, 플런저 배럴, 플런저
분사량 조절기구	가속 페달이나 조속기의 움직임을 플런저로 전달하는 기구 (가속 페달 → 제어래크 → 제어피니언 → 제어슬리브 → 플런저 회전)
딜리버리밸브	• 플런저의 상승행정으로 배럴 내의 압력이 규정값(약 10kgf/cm²)에 도달하면 이 밸브가 열려 연료를 분사 파이프로 압송 • 연료 역류 및 분사노즐 후적 방지
연료 분사시기 조정기(타이머)	기관의 부하 및 회전속도에 따라 연료 분사시기 조정
조속기 (거버너)	기관의 회전속도나 부하변동에 따라 자동적으로 래크를 움직여 분사량을 조절하는 것으로서 최고 회전속도를 제어하고 저속운전을 안정시킴
분배형 분사펌프	소형 고속 디젤기관의 발달과 함께 개발된 것으로 연료를 하나의 펌프 엘리먼트로 각 실린더에 공급하도록 한 형식
연료 분사 파이프	분사펌프의 각 펌프 출구와 분사노즐을 연결하는 고압 파이프
분사노즐★	분사펌프에서 보내온 고압의 연료를 미세한 안개 모양으로 연소실 내에 분사

자주나와요 꼭 암기

1. 연소실 구조가 간단하며 에너지 효율이 높고 냉각 손실이 적은 분사방식은? **직접분사식**
2. 연료탱크의 연료를 분사펌프 저압부까지 공급하는 것은? **연료 공급펌프**
3. 다음은 어느 구성품을 형태에 따라 구분한 것인가? **연소실**
   직접분사실식, 예연소실식, 와류실식, 공기실식
4. 디젤기관에서 공급하는 연료의 압력을 높이는 것으로 조속기와 분사시기를 조절하는 장치가 설치되어 있는 것은? **연료 분사펌프**

신유형
커먼레일 디젤기관의 공기유량센서(AFS)로 많이 사용되는 방식은?
열막 방식

4 흡·배기장치

(1) 흡입(기)장치

역할	공기를 실린더 내로 이끌어 들이는 장치	
구성	공기 청정기	• 실린더에 흡입되는 공기를 여과하고 소음을 방지하며 역화 시에 불길 저지 • 실린더와 피스톤의 마멸 및 오일의 오염과 베어링의 소손 방지
	흡기 다기관	• 공기를 실린더 내로 안내하는 통로 • 헤드 측면에 설치
	터보차저 (과급기)	• 흡기관과 배기관 사이에 설치 • 실린더 내의 흡입 공기량 증가 • 기관출력의 증가 • 체적 효율의 증대 • 평균유효압력과 회전력 상승 • 기관이 고출력일 때 배기가스의 온도 낮춤 • 고지대에서 운전 시 기관의 출력 저하 방지

참고

건식 공기청정기
• 설치 또는 분해조립이 간단함
• 작은 입자의 먼지나 오물을 여과할 수 있음
• 기관 회전속도의 변동에도 안정된 공기청정 효율을 얻을 수 있음

습식 공기청정기
• 청정효율은 공기량이 증가할수록 높아짐
• 회전속도가 빠르면 효율이 좋아짐
• 흡입공기는 오일로 적셔진 여과망을 통과하여 여과
• 공기청정기 케이스 밑에는 일정량의 오일이 들어 있음

(2) 배기장치

역할	실린더 내에서 연소된 배기가스를 대기 중으로 배출하는 장치	
구성	배기 다기관	엔진의 각 실린더에서 배출되는 배기가스를 모으는 것
	배기 파이프	배기다기관에서 나오는 배기가스를 대기 중으로 내보내는 강관
	소음기	배기가스를 대기 중에 방출하기 전에 압력과 온도를 저하시켜 급격한 팽창과 폭음을 억제하기 위한 구조

자주나와요 꼭 암기

1. 에어클리너가 막혔을 때 발생되는 현상은? **배기색은 검은색이며, 출력은 저하됨**
2. 과급기를 부착하는 주된 목적은? **출력의 증대**
3. 터보차저(과급기)에 사용하는 오일은? **기관오일**

5 윤활장치

(1) 윤활유

윤활의 기능	마멸 방지, 냉각작용, 방청작용, 세척작용, 밀봉작용, 응력 분산 작용	
윤활유	정의	윤활에 사용되는 오일(기관오일)
	구비 조건	• 비중과 점도가 적당하고 청정력 클 것 • 인화점 및 자연발화점 높고 기포 발생 적을 것, 유성이 좋을 것 • 응고점이 낮고 열과 산에 대한 저항력 클 것

(2) 윤활장치의 구성

오일팬	기관오일이 담겨지는 용기, 냉각작용
오일 스트레이너	고운 스크린으로 되어 있으므로 펌프 내에 오일을 흡입할 때 입자가 큰 불순물을 제거하여 오일펌프에 유도하는 작용
유압조절 밸브	• 윤활 회로 내를 순환하는 유압이 과도하게 상승하는 것을 방지하여 유압이 일정하게 유지되도록 하는 작용 • 유압이 규정값 이상일 경우에는 유압조절밸브가 열리고 규정값 이하로 내려가면 다시 닫힘 • 스프링의 장력을 받고 있는 유압조절밸브의 유압이 스프링의 장력보다 커지면 유압조절밸브가 열려 과잉압력을 오일팬으로 되돌아가게 함
오일펌프	• 오일을 스트레이너를 거쳐 흡입한 후 가압하여 각 윤활 부분으로 압송하는 기구 • 종류 : 기어 펌프, 로터리펌프, 플런저 펌프, 베인 펌프
오일여과기★	• 오일 속의 수분, 연소 생성물, 금속 분말, 오일 슬러지 등의 미세한 불순물 제거 • 여과기에 들어온 오일이 엘리먼트(여과지, 면사 등을 사용)를 거쳐 가운데로 들어간 후 출구로 나가면 엘리먼트를 거칠 때 오일에 함유된 불순물을 여과하고 제거된 불순물은 케이스 밑바닥에 침전 • 오일의 색깔 : 검정(심하게 오염), 붉은색(가솔린 혼입), 우유색(냉각수 혼입), 회색(금속분말 혼입) • 오일 오염의 원인 : 오일 질 및 오일여과기 불량, 피스톤링 장력 약함, 크랭크 케이스 환기장치 막힘

유면 표시기	• 오일팬 내의 오일량을 점검할 때 사용하는 금속막대 • 오일량은 항상 F선 가까이 있어야 하며 F선보다 높으면 많은 양의 오일이 실린더 벽에 뿌려져 오일이 연소하고 L선보다 훨씬 낮으면 오일 공급량 부족으로 윤활이 불완전
유압계	윤활장치 내를 순환하는 오일 압력을 운전자에게 알려주는 계기
유압경고등	기관이 작동되는 도중 유압이 규정값 이하로 떨어지면 경고등 점등
오일냉각기	주로 라디에이터 아래쪽에 설치되며 기관오일이 냉각기를 거쳐 흐를 때 기관 냉각수로 냉각되거나 가열되어 윤활 부분으로 공급

참고

유압 상승 및 하강 원인

유압 상승	• 윤활유의 점도가 높음 • 윤활 회로의 일부 막힘(오일여과기가 막히면 유압 상승) • 기관온도가 낮아 오일 점도 높음 • 유압조절밸브 스프링의 장력 과다
유압 하강	• 기관오일의 점도가 낮고 윤활유의 양이 부족 • 기관 각부의 과다 마모 • 오일펌프의 마멸 또는 윤활 회로에서 오일 누출 • 유압조절밸브 스프링 장력이 약하거나 파손 • 윤활유의 압력 릴리프 밸브가 열린 채 고착

자주나와요 암기

1. 엔진오일이 많이 소비되는 원인은?
   피스톤링의 마모가 심할 때, 실린더의 마모가 심할 때, 밸브 가이드의 마모가 심할 때
2. 오일여과기에 대한 설명은? 여과기가 막히면 유압이 높아진다. 작업조건이 나쁘면 교환 시기를 빨리 한다. 여과능력이 불량하면 부품의 마모가 빠르다.

신유형

1. 기관에 사용되는 윤활유 사용 방법으로 옳은 것은?
   여름용은 겨울용보다 SAE 번호가 크다.
2. 계기판을 통하여 엔진오일의 순환 상태를 알 수 있는 것은? 오일 압력계
3. 윤활유에 첨가하는 첨가제의 사용 목적은?
   거품 방지제(소포제), 유동점 강하제, 산화 방지제, 점도지수 향상제 등
4. 여과기 종류 중 원심력을 이용하여 이물질을 분리시키는 형식은? 원심식 여과기
5. 기관의 엔진오일여과기가 막히는 것을 대비하여 설치하는 것은? 바이패스밸브
6. 펌프 내에 오일을 흡입할 때 입자가 큰 불순물을 제거하는 것은? 오일 스트레이너

6 냉각장치

(1) 냉각장치의 역할 및 구분

역할		작동 중인 기관이 폭발행정을 할 때 발생되는 열(1,500~2,000℃)을 냉각시켜 일정 온도(75~80℃)가 되도록 함
기관 과열 시 발생 현상		• 작동 부분의 고착 및 변형 발생 • 조기점화 또는 노크 발생 • 냉각수 순환 불량 및 금속 산화 촉진 • 윤활이 불충분하여 각 부품 손상
구분	공랭식	• 기관을 대기와 직접 접촉시켜서 냉각시키는 방식 • 장점 : 냉각수 보충·동결·누수 염려 없음, 구조가 간단하여 취급 용이 • 단점 : 기후·운전상태 등에 따라 기관의 온도가 변화하기 쉬움, 냉각이 불균일하여 과열되기 쉬움
	수랭식	실린더블록과 실린더헤드에 냉각수 통로를 설치하여 이곳에 냉각수를 순환시켜 기관을 냉각시키는 방식

참고

기관 과열의 원인

• 라디에이터의 코어 막힘
• 냉각수의 부족
• 정온기가 닫힌 상태로 고장이 났을 때
• 무리한 부하운전을 할 때
• 냉각장치 내부에 물때가 끼었을 때
• 물펌프의 밸트가 느슨해졌을 때
• 냉각팬의 벨트가 느슨해졌을 때(유격이 클 때)

(2) 냉각장치의 구성

물재킷 (물 통로)	• 실린더블록과 실린더헤드에 설치된 냉각수가 순환하는 물 통로 • 실린더 벽, 밸브 시트, 밸브 가이드 및 연소실 등과 접촉되어 혼합기가 연소 시에 발생된 고온을 흡수하여 냉각
워터펌프	• 구동벨트에 의해 구동되어 물재킷 내로 냉각수를 순환시키는 펌프 • 기관 회전수의 1.2~1.6배로 회전하며 펌프의 효율은 냉각수 온도에 반비례하고 압력에 비례
구동벨트	• 장력이 팽팽할 때 : 각 풀리의 베어링 마멸 촉진, 워터펌프의 고속회전으로 기관 과냉 • 장력이 헐거울 때 : 발전기 출력 저하, 워터펌프 회전속도가 느려 기관 과열 용이, 소음 발생, 구동벨트 손상 촉진
냉각팬	• 워터펌프 축과 일체로 회전하며 라디에이터를 통해 공기를 흡입함으로써 라디에이터 통풍을 도움 • 팬 클러치 : 냉각팬의 회전을 자동적으로 조절하여 냉각팬의 구동으로 소비되는 기관의 출력을 최대한으로 줄이고 기관의 과냉이나 냉각팬의 소음을 감소시킴
냉각수	• 기관에서 사용하는 냉각수 : 빗물, 수돗물, 증류수 등의 연수 • 열을 잘 흡수하지만 100℃에서 비등하고 0℃에서 얼며 스케일이 생김
부동액	• 냉각수가 동결되는 것을 방지하기 위해 냉각수와 혼합하여 사용하는 액체 예 메탄올, 글리세린, 에틸렌글리콜 • 구비조건 : 침전물 없고 물과 쉽게 혼합될 것, 부식성이 없을 것, 팽창계수 작을 것, 순환 잘되고 휘발성 없을 것, 비등점이 물보다 높고 빙점은 물보다 낮을 것
수온조절기	• 실린더헤드 물재킷 출구 부분에 설치되어 냉각수 온도에 따라 냉각수 통로를 개폐하여 기관의 온도를 알맞게 유지하는 기구 • 냉각수의 온도가 차가울 때는 수온조절기가 닫혀서 라디에이터 쪽으로 냉각수가 흐르지 못하게 하고 냉각수가 가열되면 점차 열리기 시작하며 정상온도가 되면 완전히 열려서 냉각수가 라디에이터로 순환 • 펠릿형은 냉각장치에서 왁스실에 왁스를 넣어 온도가 높아지면 팽창축을 열게 하는 방식이고, 벨로즈형은 벨로즈 안에 에테르를 밀봉한 방식
★ 라디에이터 (방열기)	• 실린더블록과 실린더헤드의 냉각수 통로에서 열을 흡수한 냉각수를 냉각하고 기관에서 뜨거워진 냉각수를 방열판에 통과시켜 공기와 접촉하게 함으로써 냉각시킴 • 라디에이터 구비조건 : 공기 흐름 저항과 냉각수 흐름 저항이 적을 것, 단위면적당 방열량과 강도가 클 것, 작고 가벼울 것 • 라디에이터 캡 – 냉각수 주입구 뚜껑으로 냉각장치 내의 비등점을 높이고 냉각 범위를 넓히기 위하여 압력식 캡 사용 – 압력이 낮을 때 압력밸브와 진공밸브는 스프링의 장력으로 각각 시트에 밀착되어 냉각장치 기밀 유지

자주나와요 암기

1. 방열기의 캡을 열어 보았더니 냉각수에 기름이 떠 있을 때, 그 원인은?
   헤드가스켓 파손
2. 기관에 온도를 일정하게 유지하기 위해 설치된 물 통로에 해당되는 것은?
   워터재킷(물재킷)
3. 냉각장치에서 냉각수의 비등점을 올리기 위한 것은? 압력식 캡
4. 기관에서 워터펌프의 역할은? 기관의 냉각수를 순환시킨다.
5. 압력식 라디에이터 캡에 대한 설명은?
   냉각장치 내부압력이 부압이 되면 진공밸브는 열린다.
6. 냉각팬의 벨트 유격이 너무 클 때 일어나는 현상은? 기관 과열의 원인이 된다.
7. 기관에서 팬벨트 장력 점검 방법은?
   정지된 상태에서 벨트의 중심을 엄지손가락으로 눌러서 점검

신유형

1. 엔진의 냉각장치에서 수온조절기의 열림 온도가 낮을 때 발생하는 현상은?
   엔진의 워밍업 시간이 길어진다.
2. 가압식 라디에이터의 장점은? 냉각수에 압력을 가하여 비등점을 높일 수 있음, 방열기를 작게 할 수 있음, 냉각장치의 효율을 높일 수 있음

제2장 전기장치

1 전기 일반

(1) 전류, 전압 및 저항

전 류	• 전자가 (-)쪽에서 (+)쪽으로 이동하는 것 • 측정단위 : 암페어(Ampere ; A)
전 압	• 전기적인 높이를 전위, 그 차이를 전위차 또는 전압 • 측정단위 : 볼트(voltage ; V)
저 항	• 물질 속을 전류가 흐르기 쉬운가, 어려운가를 표시하는 것 • 측정단위 : 옴(Ohm ; Ω) • 옴의 법칙(V : 전압, I : 전류, R : 저항) : $V = I \times R$

(2) 전력과 전력량

전 력	• 전기가 단위시간 동안에 한 일의 양으로 전등, 전동기 등에 전압을 가하여 전류를 흐르게 하면 열이 나고 기계적 에너지를 발생시켜 여러 가지 일을 할 수 있도록 함 • 단위 : 와트(W)
전력량	• 전류가 어떤 시간 동안에 한 일의 총량으로 전력에 전력을 사용한 시간을 곱한 것으로 나타냄 • 단위 : Ws, kWh

(3) 직류(DC)와 교류(AC)★

직류 전기	• 시간의 변화에 따라 전류 및 전압이 일정 값을 유지하며 전류가 한 방향으로만 흐르는 전기 • 건설기계의 축전지 충전기는 입력을 교류로 사용하지만 정류용 다이오드를 이용하여 직류전기로 바꿔 충전
교류 전기	• 시간의 흐름에 따라 전류 및 전압이 변화되고 전류가 정방향과 역방향으로 반복되어 흐르는 전기 • 건설기계에서는 직류전기를 사용하므로 발전기에 정류용 실리콘 다이오드를 설치하여 교류전기를 직류전기로 변화시켜 사용

(4) 전기와 자기

① 전류가 만드는 자장

솔레노이드	전선을 원형으로 굽혀서 만든 코일에 전류가 흐르면 코일 내부에는 자장이 생김 → 코일을 서로 밀접하게 통형으로 감음 → 전류가 흐르면 자장이 축에 코일의 감긴 수만큼 겹쳐서 발생 → 코일 내부의 자장은 코일의 감긴 수에 비례 → 막대자석과 같은 작용을 함
오른나사의 법칙	• 오른쪽 나사가 진행하는 방향으로 전류가 흐르면 → 오른쪽 나사가 회전하는 방향으로 자력선이 생김 • 나사가 회전하는 방향으로 전류가 흐르면 → 진행하는 방향으로 자력선이 생김
오른손 엄지 손가락의 법칙	• 오른손의 엄지손가락을 다른 네 손가락과 직각이 되게 펴고 네 손가락 끝을 전류가 흐르는 방향과 일치시켜 잡으면 엄지손가락의 방향이 솔레노이드 내부에 생기는 자력선의 방향(N극)이 됨 • 코일 및 전자석의 자장의 방향을 알아내는 데 이용

② 자장과 전류 사이에 작용하는 힘

전자력	자계 속에 도체를 직각으로 놓고 전류를 흐르게 할 때 자계와 전류 사이에서 발생되는 힘(시동전동기, 전류계 및 전압계)
플레밍의 왼손 법칙	자계 속의 도체에 전류를 흐르게 하였을 때 도체에 작용하는 힘의 방향을 가리키는 법칙

③ 전자유도작용 : 자계 속에 도체를 자력선과 직각으로 넣고 도체를 자력선과 교차시키면 도체에 유도전기력이 발생되는 현상

2 축전지

(1) 축전지

정 의	양극판, 음극판 및 전해액이 가지는 화학적 에너지를 전기적 에너지로 꺼낼 수 있고 전기적 에너지를 주면 화학적 에너지로 저장할 수 있는 장치 (용량단위 : Ah)
기 능	• 시동전동기의 작동 • 시동 시의 전원으로 사용 • 주행 중 필요한 전류 공급 • 발전기의 여유 출력 저장 • 발전기의 출력 부족 시 전류 공급
구비조건	• 다루기 쉽고 심한 진동에 잘 견딜 것 • 소형·경량, 저렴하고 수명이 길 것 • 배터리의 용량이 클 것 • 전기적 절연이 완전할 것 • 전해액의 누설방지가 완전할 것

(2) 납산 축전지★

정 의	전해액으로 묽은 황산을, (+)극판에는 과산화납을, (-)극판에는 순납을 사용하는 축전지

특 성	• 기전력 : 전해액 온도 및 비중 저하, 방전량이 많은 경우 조금씩 낮아짐
	• 방전종지전압 : 축전지를 방전종지전압 이하로 방전하면 극판이 손상되어 축전지 기능 상실
	• 자기방전 : 충전된 축전지를 사용하지 않아도 자연적으로 방전되어 용량 감소
	• 축전지 연결에 따른 용량과 전압의 변화
	  - 직렬연결 : 같은 전압, 같은 용량의 축전지 2개 이상을 (+) 단자 기둥과 다른 축전지의 (-)단자 기둥에 서로 연결하는 방식, 전압은 연결한 개수만큼 증가되지만 용량은 1개일 때와 같음
	  - 병렬연결 : 같은 전압, 같은 용량의 축전지 2개 이상을 (+) 단자 기둥을 다른 축전지의 (+)단자 기둥에, (-)단자 기둥은 (-)단자 기둥에 접속하는 방식, 용량은 연결한 개수만큼 증가하지만 전압은 1개일 때와 같음

전해액의 비중	• 표준 비중 : 20℃에서 완전 충전됐을 때(1.280) • 완전 방전됐을 때 비중 : 1.050 정도 • 온도가 상승하면 비중이 작아지고 온도가 낮아지면 비중이 커짐 • 온도가 1℃ 변화함에 따라 비중은 0.0007씩 변화 • 전해액 비중과 충전상태 : 축전지를 방전상태로 오랫동안 방치해 두면 극판이 영구 황산납이 되거나 여러 가지 고장을 유발하여 축전지 기능 상실 → 비중이 1.200 (20℃) 정도 되면 보충충전을 실시
보충충전	• 자기방전에 의하거나 사용 중에 소비된 용량을 보충하기 위해 실시하는 충전으로, 보통 전해액 비중을 20℃로 환산해서 비중이 1.200 이하로 됐을 때 실시 • 보충충전이 요구되는 경우 : 주행거리가 짧아 충분히 충전되지 않았을 때, 주행충전만으로 충전량이 부족할 때, 사용하지 않고 보관 중인 축전지는 15일에 1번씩 보충충전
충전 시 주의 사항	• 축전지는 방전상태로 두지 말고 즉시 통풍이 잘되는 곳에서 충전 • 충전 중 전해액의 온도를 45℃ 이상으로 상승시키지 않을 것 • 과다충전하지 말고(산화방지) 충전 중인 축전지 근처에서 불꽃을 일으키지 말 것 • 축전지 2개 이상 충전 시 반드시 직렬접속 • 축전지와 충전기를 서로 역접속하지 말고 각 셀의 벤트 플러그를 열어 놓을 것
탈거와 설치	접지단자(-)를 먼저 탈거하고, 설치할 때에는 접지단자(-)를 나중에 연결

지게차 운전기능사

PART 03 장비구조

자주나와요 꼭 암기

1. 겨울철 축전지 전해액의 비중이 낮아지면 전해액이 얼기 시작하는 온도는? **높아진다.**
2. 납산 축전지의 용량은 어떻게 결정되는가? **극판의 크기, 극판의 수, 황산의 양에 의해 결정된다.**
3. 축전지가 서서히 방전이 되다가 일정 전압 이하로 방전될 경우 방전을 멈추는데 이때의 전압은? **방전종지전압**
4. 납산 축전지의 일반적인 충전방법으로 가장 많이 사용되는 것은? **정전류 충전**
5. 12V 축전지의 구성(셀수)은? **약 2V의 셀이 6개로 구성되어 있다.**

---

3 시동장치

(1) 시동장치의 정의와 구성요소

① 정의 : 기관을 시동시키기 위해 최초의 흡입과 압축행정에 필요한 에너지를 외부로부터 공급하여 기관을 회전시키는 장치
② 구성요소 : 회전력을 발생시키는 부분, 그 회전력을 기관의 크랭크 축 링기어에 전달하는 부분, 피니언 기어를 접동시켜 링기어에 물리게 하는 부분

(2) 시동전동기★

① 종류 : 직권전동기(건설기계 시동모터), 분권전동기(건설기계 전동 팬 모터, 히터팬 모터), 복권전동기(건설기계 윈드 실드 와이퍼 모터)
② 구조와 기능

전동기 부분	전기자	회전력을 발생하는 부분으로 전자기축 양쪽이 베어링으로 지지되어 자계 내에서 회전
	계철	자력선의 통로와 시동전동기의 틀이 되는 부분
	계자 철심	주위에 코일을 감아 전류가 흐르면 전자석이 되어 자계 형성, 자속이 통하기 쉽게 하고 계자 코일을 유지
	계자 코일	계자 철심에 감겨져 전류가 흐르면 자력을 일으켜 계자 철심을 자화시키는 역할
	브러시	정류자를 통해 전기자 코일에 전류를 출입시킴
	브러시 홀더	브러시를 지지하는 곳
	브러시 스프링	브러시를 정류자에 압착시켜 홀더 내에서 접동하도록 함
	베어링	전기자 지지
동력 전달 기구	역할	시동전동기에서 발생한 회전력을 관 플라이휠 링기어로 전달하여 크랭킹시킴
	피니언을 링기어에 물리는 방식	벤딕스식, 피니언 접동식(전자식), 전기자 접동식

③ 시동전동기가 회전하지 않는 원인 : 시동전동기의 소손, 축전지 전압이 낮음, 배선과 스위치 손상, 브러시와 정류자의 밀착 불량
④ 시동전동기의 취급 시 주의사항
　㉠ 항상 건조하고 깨끗이 사용할 것
　㉡ 브러시의 접촉은 전면적의 80% 이상 되도록 할 것
　㉢ 기관이 시동한 다음 시동전동기 스위치를 닫으면 안 됨
　㉣ 시동전동기의 조작은 5~15초 이내로 작동하며, 시동이 걸리지 않았을 때는 30초~2분을 쉬었다가 다시 시작

참고

전동기의 종류와 그 특성
• 직권전동기는 계자 코일과 전기자 코일이 직렬로 연결된 것이다.
• 분권전동기는 계자 코일과 전기자 코일이 병렬로 연결된 것이다.
• 복권전동기는 직권전동기와 분권전동기의 특성을 합한 것이다.

자주나와요 꼭 암기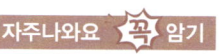

1. 엔진이 시동되었을 때 시동스위치를 계속 ON 위치로 할 때 미치는 영향은? **시동전동기의 수명이 단축된다.**
2. 겨울철에 시동전동기 크랭킹 회전수가 낮아지는 원인은? **엔진오일의 점도 상승, 온도에 의한 축전지의 용량 감소, 기온저하로 기동부하 증가**
3. 일반적으로 건설기계장비에 설치되는 좌·우 전조등 회로의 연결방법은? **병렬**

---

4 충전장치

충전장치는 건설기계 운행 중 각종 전기장치에 전력을 공급하는 전원인 동시에 축전지에 충전 전류를 공급하는 장치로서 기관에 의해 구동되는 발전기, 발전 전압 및 전류를 조정하는 발전 조정기, 충전 상태를 알려주는 전류계로 구성되어 있다.

구 분	직류(DC) 발전기	교류(AC) 발전기
정 의	계자 철심에 남아 있는 잔류 자기를 기초로 하여 발전기 자체에서 발생한 전압으로 계자 코일을 여자하는 자려자식 발전기	자계를 형성하는 로터 코일에 축전지 전류를 공급하여 도체를 고정하고 자석을 회전시켜 발전하는 타려자식 발전기
구 조	전기자, 정류자, 계철, 계자 철심, 계자 코일, 브러시	스테이터, 로터, 슬립링, 브러시, 정류기, 다이오드
조정기의 기능 및 구조	• 기능 : 계자 코일에 흐르는 전류의 크기를 조절하여 발생되는 전압과 전류 조정 • 구조 : 컷아웃 릴레이, 전압조정기, 전류조정기	교류 발전기 조정기에는 다이오드가 사용되므로 컷아웃 릴레이가 필요 없고 발전기 자체가 전류를 제한하므로 전압조정기만 있으면 됨
중 량	무겁다	가볍고 출력이 크다
브러시 수명	짧다	길다
정 류	정류자와 브러시	실리콘 다이오드
공회전 시	충전 불가능	충전 가능
사용 범위	고속회전에 부적합	고속회전에 적합
소 음	라디오에 잡음이 들어감	잡음이 적다
정 비	정류자의 정비 필요	슬립링의 정비 필요 없음

참고

발전기의 출력이 일정하지 않거나 낮은 이유
• 정류자의 오손
• 밸트가 풀리에서 미끄러짐
• 정류자와 브러시의 접촉 불량
• 정류자의 편마멸

동일한 축전지 2개를 연결 시 전압과 용량
• 직렬로 연결 시 전압은 개수만큼 증가하지만 용량은 1개일 때와 같다.
• 병렬로 연결 시 용량은 개수만큼 증가하지만 전압은 1개일 때와 같다.

자주나와요 꼭 암기

1. 발전기의 전기자에 발생되는 전류는? **교류**
2. AC 발전기에서 작동 중 소음 발생의 원인은? **베어링이 손상되었다. 고정볼트가 풀렸다. 벨트 장력이 약하다.**
3. AC와 DC 발전기의 조정기에서 공통으로 가지고 있는 것은? **전압조정기**
4. 교류 발전기의 특징은? **브러시의 수명이 길다. 저속회전 시 충전이 양호하다. 경량이고 출력이 크다.**
5. AC발전기에서 다이오드의 역할은? **교류를 정류하고 역류를 방지한다.**

신유형

1. 교류(AC) 발전기에서 전류가 발생되는 곳은? **스테이터**
2. 건설기계에 주로 사용되는 전동기의 종류는? **직류직권 전동기**
3. 12V 축전지에 3Ω, 4Ω, 5Ω 저항을 직렬로 연결하였을 때 회로내에 흐르는 전류는? **1A**

22

5 계기장치

속도계	건설기계의 주행 속도를 km/h로 나타내는 계기
유압계	기관 가동 중 작동되는 유압을 나타내는 계기
온도계	기관의 물재킷 내의 온도를 나타내는 계기
연료계	연료탱크 내의 잔류 연료량을 나타내는 계기
전압계	축전지 전압을 나타내는 계기

6 등화장치

(1) 종류

조명용	전조등, 안개등, 후진등, 실내등, 계기등
신호용	방향지시등, 제동등
지시용	차고등, 주차등, 차폭등, 번호등, 미등
경고용	유압등, 충전등, 연료등, 브레이크오일등

(2) 전조등의 종류

★ 실드빔식	• 반사경에 필라멘트를 붙이고 여기에 렌즈를 녹여 붙인 후 내부에 불활성가스를 넣어 그 자체가 1개의 전구가 되도록 한 것 • 대기의 조건에 따라 반사경이 흐려지지 않고 사용에 따르는 광도의 변화가 적으며 필라멘트가 끊어지면 렌즈나 반사경에 이상이 없어도 전조등 전체 교환
세미 실드빔식	• 렌즈와 반사경은 일체이고, 전구는 교환이 가능한 것 • 필라멘트가 끊어지면 전구만 교환하면 되지만 전구 설치 부분으로 공기 유통이 있어 반사경이 흐려지기 쉽고 최근에는 전구로 할로겐램프를 주로 사용

(3) 전조등의 회로

① 퓨즈, 라이트스위치, 딤머스위치, 필라멘트
② 배선 방식

단선식	(+)선만 회로 구성, (−)선은 직접 차체에 접속
복선식	(+), (−)선 모두를 구성한 것(전류 소모 적음)

7 안전장치

방향지시기	• 방향 전환 및 비상시 등에 점멸하도록 플래셔 유닛을 두어 구성한 것 • 점멸횟수 : 분당 60~120회
경음기	• 소리를 내는 진동판을 전자석이나 공기를 이용, 진동시켜 작동하는 것 • 경음 : 전방 2m에서 90~115dB
윈드 실드 와이퍼	비 또는 눈이 내릴 때 운전자의 시계가 방해받는 것을 막기 위해 앞면 또는 뒷면 유리를 닦아내는 작용을 하는 것

자주나와요 암기

1. 전조등의 좌우 램프 간 회로에 대한 설명으로 옳은 것은? **병렬로 되어 있다.**
2. 방향지시등의 한쪽 등 점멸이 빠르게 작동하고 있을 때, 운전자가 가장 먼저 점검하여야 할 곳은? **전구(램프)**
3. 운전 중 갑자기 계기판에 충전경고등이 점등되었다. 그 현상으로 맞는 것은? **충전이 되지 않고 있음을 나타낸다.**
4. 최고속도 15km/h 미만의 타이어식 건설기계가 필히 갖추어야 할 조명장치는? **후부반사기**

신유형

1. 고장진단 및 테스트용 출력단자를 갖추고 있으며 항상 시스템을 감시하고 필요하면 운전자에게 경고신호를 보내주거나 고장점검 테스트용 단자가 있는 것은? **자기진단기능**
2. 야간작업 시 헤드라이트가 한쪽만 점등되었다. 고장원인은? **전구접지 불량, 한쪽 회로의 퓨즈 단선, 전구 불량**

제3장 전·후진 주행장치

1 동력전달장치

(1) 클러치

① 기능과 구비조건

기능	• 플라이휠과 변속기의 사이에 설치되어 변속기에 전달되는 기관의 동력을 필요에 따라 단속하는 장치 • 기관 시동 및 기어 변속 시에는 기관과의 연결을 차단하고, 출발 시에는 기관의 동력 연결
구비조건	• 회전 관성이 작고 회전 부분의 평형이 좋을 것 • 내열성이 좋고 방열이 잘되는 구조일 것 • 구조가 간단하고 조작이 쉬우며 고장이 적을 것 • 동력 전달 시 미끄럼을 일으키면서 서서히 전달되고 전달 후에는 미끄러지지 않을 것

② 종류

마찰 클러치	원판 클러치(기관의 동력 전달용), 원뿔 클러치(일반기계용)
자동 클러치	유체클러치(자동변속기용), 전자클러치(에어컨 압축기 클러치)

③ 구조

클러치판 (클러치 디스크)	• 기관의 동력을 변속기 입력축을 통하여 변속기로 전달하는 마찰판 • 구조 : 페이싱(라이닝), 토션 스프링(회전 충격 흡수), 쿠션 스프링(접촉 충격을 흡수하고 서서히 동력 전달, 클러치의 편마멸·변형·파손 방지)
클러치축 (변속기 입력축)	클러치 디스크가 받은 기관의 동력을 변속기로 전달
클러치 커버	압력판, 릴리스 레버, 클러치 스프링 등이 조립되어 플라이 휠에 함께 설치되는 부분
클러치 페달	• 자유간극(유격) : 페달을 밟은 후부터 릴리스 베어링이 릴리스 레버에 닿을 때까지 페달이 이동한 거리 • 자유간극이 너무 작으면 클러치가 미끄러지며 이 미끄럼으로 인해 클러치 디스크가 과열되어 손상 • 자유간극이 너무 크면 클러치 차단이 불량하여 변속기의 기어 변속 시 소음이 발생하고 기어가 손상 • 자유간극을 두는 이유 : 변속기어의 물림 용이, 클러치판의 미끄럼 방지, 클러치판의 마멸 감소
클러치 스프링	압력판에 압력을 발생시키는 작용
압력판	클러치 페달을 놓으면 클러치 스프링의 장력에 의해 클러치판을 플라이휠에 밀어붙이는 역할
릴리스 베어링	페달을 밟았을 때 릴리스 포크에 의해 변속기 입력축 길이 방향으로 이동하여 회전 중인 릴리스 레버를 눌러 기관의 동력을 차단
릴리스 포크	릴리스 베어링 컬러에 끼워져 릴리스 베어링에 페달의 조작력을 전달하는 작용

④ 조작기구

기계식	페달을 밟는 힘을 케이블을 거쳐 릴리스 포크로 전달하여 릴리스 베어링을 이동시키는 방식
유압식	클러치 페달을 밟으면 유압이 발생하는 마스터 실린더와 이 유압을 받아서 릴리스 포크를 이동시키는 슬레이브 실린더 등으로 구성

⑤ 이상현상★

클러치가 미끄러지는 이유	• 클러치 라이닝, 클러치판, 압력판 마멸 • 클러치판의 오일 부착 및 클러치 페달의 자유간극 작음 • 클러치 스프링의 장력이 약하거나 자유 높이 감소
클러치 차단 불량 원인	• 클러치 페달의 자유간극 큼 • 유압 계통에 공기 침입 • 클러치판의 흔들림이 큼 • 릴리스 베어링의 손상·파손 • 클러치 각 부의 심한 마멸
클러치의 떨림 원인	• 클러치 링키지 이상 • 댐퍼 스프링 및 쿠션 스프링 파손
클러치의 소음 원인	• 릴리스 베어링 마멸 • 클러치 허브 스플라인부 헐거움

(2) 변속기

① 기능 및 구비조건

기능	클러치와 추진축 또는 클러치와 종감속 기어장치 사이에 설치되어 기관의 동력을 건설기계의 주행상태에 알맞도록 회전력과 속도를 바꿔 구동바퀴에 전달하는 장치
구비조건	• 단계 없이 연속적으로 변속될 것 • 소형·경량이고 조작이 쉬울 것 • 신속·정확·정숙하게 작동할 것 • 전달 효율이 좋고 수리하기 쉬울 것

② **변속기 조작기구** : 로킹볼(기어 빠짐 방지), 스프링, 인터 로크(기어 이중 물림 방지), 후진 오조작 방지 기구 등이 설치

③ **트랜스퍼 케이스** : 험한 도로 및 구배 도로에서 구동력을 증가시키기 위해 기관의 동력을 앞뒤 모든 차축에 전달하도록 하는 장치로 앞바퀴 구동레버와 고속 및 저속 변속레버로 구성

④ **오버드라이브** : 평탄한 도로의 주행 시 기관의 여유 출력을 이용하여 추진축의 회전속도를 기관의 회전속도보다 빠르게 하는 장치

⑤ 변속기의 이상

기어 변속이 잘 안 되는 원인	• 클러치 페달 유격의 과대 • 싱크로나이저 링의 마멸 • 변속 레버 선단과 스플라인 홈의 마모
주행 중 변속기어가 잘 빠지는 원인	• 각 기어의 과도한 마멸 • 시프트 포크의 마멸 • 인터로크 및 로킹볼의 마모 • 베어링 또는 부싱의 마멸 • 기어축이 휘었거나 물림이 약한 경우
주행 중 변속기에서 소음이 나는 원인	• 기어 및 축 지지 베어링의 심한 마멸 • 기어오일 및 윤활유가 부족하거나 규정품이 아닌 경우

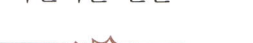 자주나와요 꼭 암기

1. 기계식 변속기가 장착된 건설기계장비에서 클러치가 미끄러지는 원인은?
   클러치 압력판 스프링이 약해짐, 클러치 페달의 자유간극(유격)이 작음, 클러치판(디스크)의 마멸이 심함
2. 건설기계에서 변속기의 구비조건은? 전달효율이 좋아야 한다.
3. 변속기의 필요성은? 기관의 회전력을 증대시킨다. 시동 시 장비를 무부하 상태로 한다. 장비의 후진 시 필요하다. 주행저항에 따라 기관 회전속도에 대한 구동바퀴의 회전속도를 알맞도록 변경해 준다.

신유형

1. 수동변속기가 장착된 건설기계에서 기어의 이중 물림을 방지하는 장치는?
   인터록 장치
2. 기계식 변속기의 클러치에서 릴리스 베어링과 릴리스 레버가 분리되어 있을 때로 맞는 것은? 클러치가 연결되어 있을 때
3. 지게차 클러치판의 변형을 방지하는 것은? 쿠션스프링

(3) 자동변속기

① 자동변속기의 장단점

장점	• 기어의 변속 조작을 하지 않아도 되므로 운전 편리 • 조작 미숙에 의한 기관 정지가 적어 운전자 피로 감소 • 출발, 가속 및 감속이 원활하고 주행 시 진동·충격 흡수 • 과부하가 걸려도 직접 기관에 가해지지 않으므로 기관을 보호하고 각 부분의 수명 연장
단점	• 구조가 복잡하고 값이 비싸며, 연료 소비율이 약 10% 정도 많아짐 • 건설기계를 밀거나 끌어서 시동할 수 없음

② 유체클러치★

기능		기관의 회전력을 오일의 운동에너지로 바꾸고 이 에너지를 다시 동력으로 바꿔 변속기에 전달하는 장치
구조	펌프(임펠러)	크랭크축에 연결되어 플라이휠과 함께 회전하며 유체의 구동펌프 역할
	터빈(러너)	펌프의 유체 구동을 받아 회전하며 변속기에 동력 전달
	가이드링	오일의 와류를 방지하여 전달 효율 증가

③ **토크컨버터** : 유체클러치를 개량하여 유체클러치보다 회전력의 변화를 크게 한 것으로 스테이터, 펌프, 터빈 등이 상호운동을 하여 회전력을 변환

 자주나와요 꼭 암기

유체클러치에서 와류를 감소시키는 장치는? 가이드링

신유형

토크컨버터의 3대 구성요소는? 스테이터, 펌프, 터빈

④ **유성 기어장치** : 토크컨버터의 토크 변환능력을 보조하고 후진 조작을 하기 위한 장치로 토크컨버터의 뒷부분에 결합되어 있고 유압제어장치에 의해 차의 주행상태에 따라 자동적으로 변속

변속 기구	다판 디스크 클러치	한쪽의 회전 부분과 다른 한쪽의 회전 부분을 연결하거나 차단하는 작용
	브레이크 밴드와 서보기구	유성 기어장치의 선기어, 유성기어 캐리어 및 링기어의 회전운동을 필요에 따라 고정시키기 위해 브레이크 밴드를 사용하며 서보기구에 의해 작동
	프리휠	오직 한쪽 방향으로만 회전(일방향 클러치)

⑤ 유압조절기구

오일펌프	자동변속기가 요구하는 적당한 유량과 유압을 제공하고 윤활과 작동유압을 발생시키는 부분으로 주로 내접형 기어 펌프 사용
밸브 보디	• 오일펌프에서 공급된 유압을 각 부로 공급하는 유압회로 형성 • 종류 : 매뉴얼밸브(오일 회로 단속), 스로틀밸브(스로틀 압력 발생), 시프트밸브(제어기구에 오일을 단속), 거버너밸브(속도에 알맞은 유압 형성), 압력조정밸브(토크컨버터에서의 오일 역류 방지), 어큐뮬레이터(변속 충격 흡수)

(4) 드라이브 라인

기능		뒤차축 구동방식의 건설기계에서 변속기의 출력을 구동축에 전달하는 장치
구조	추진축	변속기로부터 종감속 기어까지 동력을 전달하는 축으로서 강한 비틀림을 받으면서 고속회전하므로 비틀림이나 굽힘에 대한 저항력이 크고 두께가 얇은 강관의 원형 파이프 사용
	슬립 이음	추진축 길이의 변동을 흡수하여 추진축의 길이 방향에 변화를 주기 위해 사용
	자재 이음	• 두 축이 일직선상에 있지 않고 어떤 각도를 가진 2개의 축 사이에 동력을 전달할 때 사용하여 각도 변화에 대응 • 회전속도의 변화를 상쇄하기 위해 추진축 앞뒤에 둠

(5) 뒤차축 어셈블리

종감속 기어	구동 피니언과 링기어로 구성되어 변속기 및 추진축에서 전달되는 회전력을 직각 또는 직각에 가까운 각도로 바꿔 앞차축 및 뒤차축에 전달하고 동시에 최종적으로 감속
LSD (자동 제한 차동 기어장치)	미끄럼으로 공전하고 있는 바퀴의 구동력을 감소시키고 반대쪽 저항이 큰 구동바퀴에 공전하고 있는 바퀴의 감소된 분량만큼의 동력을 더 전달시킴으로써 미끄럼에 따른 공회전 없이 주행할 수 있도록 하는 장치
차동 기어장치	양쪽 바퀴의 회전수 변화를 가능케 하여 울퉁불퉁한 도로를 전진 및 선회할 때 무리 없이 원활히 회전하게 하는 장치
액슬축(차축)	• 바퀴를 통하여 차량의 중량을 지지하는 축 • 구동축(동력을 바퀴로 전달하고 노면에서 받는 힘을 지지)과 유동축(차량의 중량만 지지)이 있음
액슬 하우징	종감속 기어, 차동 기어장치 및 액슬축을 포함하는 튜브 모양의 고정축

2 조향장치

(1) 정의 및 기능

정의	차량의 진행 방향을 운전자가 의도하는 바에 따라 임의로 조작할 수 있는 장치로 조향핸들을 조작하면 조향기어에 그 회전력이 전달되며 조향기어에 의해 감속하여 앞바퀴의 방향을 바꿀 수 있도록 되어 있음(지게차 일반적 뒷바퀴 조향방식)
기능	• 조향핸들을 돌려 원하는 방향으로 조향 • 운전자의 핸들 조작력이 바퀴를 조작하는 데 필요한 조향력으로 증강 • 선회 시 좌우 바퀴의 조향각에 차이가 나도록 함 • 선회 시 저항이 적고 옆방향으로 미끄러지지 않도록 함 • 노면의 충격이 핸들에 전달되지 않도록 함

(2) 조향장치기구의 분류

① 역할에 따른 분류★

조향 조작 기구	조향핸들 (조향휠)	스포크나 림의 내부에는 강이나 경합금 심이 들어 있고 바깥쪽은 합성수지로 성형
	조향축	조향핸들의 회전을 조향기어의 웜으로 전하는 축, 35~50°의 경사를 두고 설치
	탄성체 이음	조향기어와 축의 연결 시 오차를 완화하고 노면으로부터의 충격을 흡수하여 조향핸들로 전달되지 않도록 하기 위해 조향핸들과 축 사이에 설치된 장치
조향기어기구		조작력의 방향을 바꿔줌과 동시에 회전력을 증대하여 조향 링크기구에 전달
조향 링크 기구	피트먼암	조향핸들의 움직임을 드래그링크나 센터링크로 전달하는 것
	드래그링크	일체차축방식 조향기구에서 피트먼암과 너클암(제3암)을 연결하는 로드로, 피트먼암을 중심으로 원호운동을 함
	센터링크	독립차축방식 조향기구에서 좌·우 타이로드와 연결
	타이로드	• 독립차축방식 조향기구에서는 센터링크의 운동을 양쪽 너클암으로 전달하며 2개로 나누어져 볼이음으로 각각 연결 • 일체차축방식 조향기구에서는 1개의 로드로 되어 있고 너클암의 움직임을 반대쪽의 너클암으로 전달하여 양쪽 바퀴의 관계를 바르게 유지
	너클암 (제3암)	일체차축방식 조향기구에서 드래그링크의 운동을 조향 너클에 전달하는 기구
	조향 너클	킹핀을 통해 앞차축과 연결되는 부분과 바퀴 허브가 설치되는 스핀들 부로 되어 있어 킹핀을 중심으로 회전하여 조향 작용
	킹핀	차축과 조향너클을 조립하는 굵은 핀

② 차축방식에 따른 분류
  ㉠ 일체차축방식 : 조향핸들, 조향축, 조향기어박스, 너클암, 드래그링크, 타이로드, 피트먼암 등
  ㉡ 독립차축방식 : 일체차축방식과 다른 점은 드래그링크가 없고 타이로드가 둘로 나누어짐

참고
조향핸들★

조향핸들이 무거운 원인	조향핸들이 한쪽으로 쏠리는 원인
• 조향기어의 백래시 작음 • 앞바퀴 정렬 상태 불량 • 타이어의 공기 압력 부족 • 타이어의 마멸 과다 • 조향기어박스 내의 오일 부족 • 유압계통 내의 공기 혼합	• 앞바퀴 정렬 상태 및 쇼크업소버의 작동 상태 불량 • 타이어의 공기 압력 불균일 • 허브 베어링의 마멸 과다 • 앞 액슬축 한쪽 스프링 파손 • 뒤 액슬축이 차량 중심선에 대하여 직각이 되지 않았음

자주나와요 꼭 암기

1. 조향바퀴의 토인을 조정하는 곳은? 타이로드
2. 조향핸들의 조작을 가볍고 원활하게 하는 방법은?
   동력조향 사용, 바퀴의 정확한 정렬, 공기압을 적정압으로 조정

(3) 동력조향장치

기능		기관의 동력으로 오일펌프를 구동시켜 발생한 유압을 이용하는 동력장치를 설치하여 조향핸들의 조작력을 가볍게 하는 장치
이점		• 조향 조작이 경쾌·신속 • 노면으로부터 진동이나 충격을 흡수하여 조향휠에 전달되는 것을 방지 • 앞바퀴 시미현상 방지
분류	링키지형	동력 실린더를 조향 링키지 중간에 둔 것
	일체형	동력 실린더를 조향기어박스 내에 설치한 형식
구조	동력부	• 동력원이 되는 유압을 발생시키는 부분 • 구성 : 오일펌프, 제어밸브, 압력조절밸브
	작동부	• 유압을 기계적 에너지로 바꿔 앞바퀴의 조향력을 발생하는 부분 • 복동식 동력 실린더 사용
	제어부	• 조향핸들의 조작으로 작동장치의 오일 회로를 개폐하는 부분 • 안전체크밸브 : 제어밸브 속에 있으며, 기관이 정지된 경우, 오일펌프의 고장, 회로에서의 오일 누출 등의 원인으로 유압이 발생하지 못할 때 조향핸들의 조작을 수동으로 할 수 있도록 해주는 밸브

(4) 앞바퀴 정렬

① 필요성
  ㉠ 조향핸들에 복원성을 주고, 조향핸들의 조작을 확실하게 하고 안전성을 줌
  ㉡ 타이어 마멸 감소

② 요소

구분	의미	역할
캠버	차량을 앞에서 보면 그 앞 바퀴가 수직선에 대해 어떤 각도를 두고 설치되어 있는 것	• 앞차축의 처짐 및 회전 반지름을 적게 하고 조향핸들의 조작을 가볍게 함 • 볼록 노면에 대하여 앞바퀴를 직각으로 둘 수 있음
캐스터	차량의 앞바퀴를 옆에서 보면 조향너클과 앞차축을 고정하는 킹핀이 수직선과 어떤 각도를 두고 설치되는 것	• 주행 중 조향바퀴에 방향성을 부여 • 조향 시 직진 방향으로의 복원력을 줌

구분	의미	역할
킹핀 경사각 (조향축 경사각)	차량을 앞에서 보면 킹핀의 중심선이 수직에 대하여 어떤 각도를 두고 설치되는 것	• 조향핸들의 조작력을 적게 함 • 앞바퀴 시미현상 방지 • 조향 시에 앞바퀴의 복원성을 부여하여 조향휠의 복원이 용이
토 인	차량의 앞바퀴를 위에서 내려다 보면 바퀴 중심선 사이의 거리가 앞쪽이 뒤쪽보다 약간 좁게 되어 있는 것	• 앞바퀴 사이드슬립과 타이어 마멸 방지 • 캠버, 조향 링키지 마멸 및 주행 저항과 구동력의 반력에 의한 토 아웃 방지 • 앞바퀴를 평행하게 회전시킴

❸ 현가장치

(1) 현가장치의 구조와 기능★

정 의		차축과 차체 사이에 스프링을 두고 연결하여 주행할 때 차축이 노면에서 받는 진동이나 충격을 차체에 직접 전달되지 않도록 하여 차체나 화물의 손상을 방지하고 승차감을 좋게 하는 장치
구 성	섀시 스프링	스프링은 차축과 프레임 사이에 설치되어 바퀴에 가해지는 충격이나 진동을 완화하고 차체에 전달되지 않게 함 예 판 스프링, 코일 스프링, 토션바 스프링, 고무 스프링, 공기 스프링
	쇼크업 소버	• 건설기계가 주행할 때 스프링이 받는 충격에 의해 발생하는 고유진동을 흡수하고 진동을 빨리 감쇠시켜 승차감을 좋게 하며 상하 운동에너지를 열로 바꾸는 작용 • 유압식 쇼크업소버 : 유체에 의한 저항을 이용하여 진동의 감쇠작용
	스태빌라이저	건설기계의 롤링을 작게 하고 가능한 빨리 평형상태를 유지하도록 하는 것

(2) 앞현가장치

프레임과 차축 사이를 연결하여 차의 중량을 지지하고, 바퀴의 진동을 흡수함과 동시에 조향기구의 일부를 설치하고 있는 장치

구분	형식	특징
독립 현가식	• 프레임에 컨트롤 암을 설치하고 이것에 조향너클을 결합한 형식 • 소형차(승용차)에서 많이 사용	• 차의 높이를 낮게 할 수 있어서 차의 안정성 향상 • 조향바퀴에 옆방향으로 요동하는 진동이 잘 일어나지 않고 타이어와 노면의 접지성이 좋아짐 • 스프링 아래 무게가 가벼워 승차감이 좋아짐 • 휠 얼라이먼트가 변하기 쉬우며 타이어가 빨리 마모
차축 현가식	• 좌우의 바퀴가 1개의 차축으로 연결된 일체차축식 앞 차축을 스프링으로 차체와 연결시킨 형식 • 강도가 크고 구조가 간단하여 건설기계(대형트럭), 버스에서 많이 사용	• 차축의 위치를 정하는 링크나 로드가 필요하지 않아 부품수가 적고 구조 간단 • 선회 시 차체의 기울기 적음 • 스프링 정수가 너무 작은 것은 사용할 수 없고 스프링 및 질량이 커서 승차감이 좋지 않음

(3) 뒤현가장치

차축 현가식	평행판 스프링식	• 언더형 현가방식 : 차축을 스프링 위에 설치 • 오버형 현가방식 : 차축을 스프링 아래에 설치
	토크 튜브식	• 승용차 등에서 뒤차축에 토크 튜브를 설치하고 그 앞쪽 끝을 프레임이나 변속기의 뒷부분에 볼 소킷을 이용하여 연결한 방식 • 토크 튜브가 뒤차축이 받는 반동 회전력이나 전후 방향의 힘을 받기 때문에 유연한 스프링을 사용할 수 있음

차축 현가식	코일 스프링식	트레일링 링크식에 속하는 것으로, 차축이 받는 반동 회전력이나 전후 방향의 힘은 컨트롤 로드를 통해 차체로 전달되고 옆방향의 힘은 래터럴 로드를 통해 차체에 전달하는 구조
독립 현가식	특징	뒤현가장치를 독립현가식으로 하면 스프링 아래 무게를 가볍게 할 수 있어 승차감이나 로드 홀딩이 좋아지고 보디의 바닥을 낮출 수 있어 실내공간이 커짐
	스윙 차축식	차축을 중앙에서 2개로 분할하여 분할한 점을 중심으로 하여 좌우 바퀴가 상하운동을 하도록 한 것으로 코일 스프링을 많이 사용
	트레일링 암식	앞바퀴 구동차의 뒤현가장치로 많이 사용하며 뒷바퀴 구동차에서는 별로 사용되지 않음
	세미트레일링 암식	트레일링 암식과 스윙 차축식의 중간적인 현가장치
	다이애거널 링크식	일체식 암을 사용하고 그 끝으로 차축을 지지

(4) 공기현가장치

기능	하중이 감소하여 차 높이가 높아지면 레벨링밸브가 작용하여 공기 스프링 안의 공기가 방출되고 하중이 증가하여 차 높이가 낮아지면 공기탱크에서 공기를 보충하여 차 높이를 일정하게 유지하도록 함
특징	• 고주파 진동을 잘 흡수하고, 하중의 변화에 따라 스프링 상수가 자동적으로 변함 • 하중의 증감에 관계없이 고유 진동수는 거의 일정하게 유지 • 하중의 증감에 관계없이 차의 높이가 항상 일정하게 유지되어 차량이 전후좌우로 기우는 것을 방지 • 승차감이 좋고 진동을 완화하기 때문에 자동차의 수명이 길어짐

❹ 제동장치

(1) 역할과 구비조건

역할	주행하고 있는 건설기계 속도를 감속·정지시키며 정차 중인 건설기계가 스스로 움직이지 않도록 하기 위한 장치
구비 조건	• 작동이 확실하고 제동효과·신뢰성·내구성이 클 것 • 운전자에 피로감을 주지 말고 점검·정비가 쉬울 것

(2) 유압 브레이크

구 성		유압을 발생시키는 마스터 실린더, 이 유압을 받아서 브레이크 슈(또는 패드)를 드럼(또는 디스크)에 압착시켜 제동력을 발생시키는 휠 실린더(또는 캘리퍼) 및 마스터 실린더와 휠 실린더 사이를 연결하여 유압회로를 형성하는 파이프와 플렉시블 호스 등
특 징		• 마찰 손실 적고 페달 조작력이 작아도 됨 • 제동력이 모든 바퀴에 동일하게 작용 • 유압회로 내에 공기가 침입하면 제동력 감소 • 유압회로가 파손되어 오일이 누출되면 제동 기능 상실
구 조	브레이크 페달	• 조작력을 경감시키기 위해 지렛대 원리 이용 • 구비조건 : 밑판 간극, 페달 높이, 페달 유격 적당
	브레이크 파이프	마스터 실린더에서 휠 실린더로 브레이크액을 유도하는 관
	브레이크 호스	프레임에 결합된 파이프와 차축이나 바퀴 등을 연결하는 것 (=플렉시블 호스)
	마스터 실린더	• 브레이크 페달을 밟는 것에 의해 유압을 발생시킴 • 체크밸브 : 오일이 한쪽으로만 흐르게 하는 밸브로서 오일이 휠 실린더 쪽으로 나가게 하지만 유압과 장력이 평형이 되면 체크밸브와 시트가 접촉되어 오일 라인에 잔압을 형성하여 유지시킴 • 잔압을 두는 이유 : 조작을 신속히 해주고 휠 실린더로 오일 누출 방지 및 베이퍼 록 방지

구조	휠 실린더	마스터 실린더에서 압송된 유압을 받아 브레이크 슈를 드럼에 압착시킴
	브레이크 슈	휠 실린더의 피스톤에 의해 드럼과 접촉하여 제동력을 발생하는 부분
	브레이크 라이닝	브레이크 드럼과 직접 접촉하여 브레이크 드럼의 회전을 멈추고 운동에너지를 열에너지로 바꾸는 마찰재
	브레이크 드럼	바퀴와 함께 고속으로 회전하고 슈의 마찰력을 받아 제동력을 발생시키는 부분

참고

베이퍼 록
- 브레이크 회로 내의 오일이 비등하여 오일의 압력 전달 작용을 방해하는 현상
- 원인 : 브레이크 드럼과 라이닝의 끌림에 의한 가열, 긴 내리막길에서 과도한 풋 브레이크 사용 시, 브레이크오일 변질에 의한 비점의 저하 및 불량한 오일 사용 시

페이드 현상★
브레이크를 연속하여 자주 사용하면 브레이크 드럼이 과열되어 마찰계수가 떨어지고 브레이크가 잘 듣지 않는 것으로, 짧은 시간 내에 반복 조작이나, 내리막길을 내려갈 때 브레이크 효과가 나빠지는 현상

(3) 디스크 · 배력식 · 공기 · 주차 브레이크

구 분	특 징
디스크 브레이크	• 바퀴와 함께 회전하는 브레이크 디스크 양쪽에서 제동 패드를 유압에 의해 눌러서 제동하고 디스크가 대기 중에 노출되어 회전하므로 페이드 현상이 작은 자동 조정 브레이크 형식 • 부품의 평형이 좋고 한쪽만 제동되는 일이 없음 • 디스크에 물이 묻어도 제동력의 회복이 크고 디스크에 이물질이 쉽게 부착 • 자기 작동작용이 없어 고속에서 반복적으로 사용하여도 제동력 변화 적음 • 종류 : 대향 피스톤 고정 캘리퍼형, 싱글 실린더 플로팅 캘리퍼형
배력식 브레이크	• 오일 브레이크의 제동력을 강하게 하기 위한 보조 역할 • 종류 : 진공식 배력장치(흡입다기관의 진공과 대기 압력차 이용), 공기식 배력장치(압축공기와 대기 압력차 이용)
공기 브레이크	• 압축공기의 압력을 이용해서 브레이크 슈를 드럼에 압착시켜 제동을 하는 장치(대형 트럭, 건설기계, 트레일러 등에 많이 사용) • 차량 중량에 제한을 받지 않고 베이퍼 록의 발생 염려 없음 • 공기가 다소 누출되어도 제동 성능이 현저하게 저하되지 않음 • 구조가 복잡하고 값이 비싸며 페달 밟는 양에 따라 제동력 조절 • 공기 압축기 구동에 기관의 출력 일부 소모
주차 브레이크	• 센터 브레이크식 : 추진축에 설치된 브레이크 드럼을 제동, 보통 트럭이나 건설기계에 사용, 변속기 뒷부분에 설치 • 뒷바퀴 브레이크식 : 뒷바퀴 제동, 승용차에 사용, 일반적으로 풋 브레이크용 슈를 링크나 와이어 등을 이용하여 벌려 제동하는 형식

참고

브레이크의 이상 현상★

원인	결과
브레이크 페달을 밟았을 때 차량이 한쪽으로 쏠리는 경우	• 라이닝 간극 조정 불량 • 앞바퀴 정렬 불량 • 드럼의 변형 • 드럼슈에 그리스나 오일이 묻었을 때 • 쇼크업소버 작동 불량 • 좌우 타이어의 공기 압력 불균일
진공 배력식 브레이크에서 페달 조작이 무거운 경우	• 진공 파이프에 공기 유입 • 릴레이밸브 및 피스톤의 작동 불량 • 진공 및 공기밸브, 하이드로릭 피스톤, 진공 체크밸브 작동 불량
제동력이 불충분한 경우	• 브레이크 오일 부족 • 브레이크 라인 막힘 • 브레이크 계통 내에 공기 혼입 • 패드나 라이닝에 오일이 묻었거나 접촉 불량 • 휠 실린더, 마스터 실린더 오일 누출 • 브레이크 배력장치 작동 불량 • 휠실린더 오일 누출

자주나와요 꼭 암기

1. 유압브레이크에서 잔압을 유지시키는 역할을 하는 것은? **체크밸브**
2. 긴 내리막길을 내려갈 때 베이퍼 록을 방지하는 운전방법은? **엔진 브레이크의 사용**

5 트랙장치와 바퀴

(1) 트랙장치★

	역 할	트랙에 의해 건설기계를 이동시키는 장치
	트랙 프레임	위에는 상부 롤러, 아래에는 하부 롤러, 앞에는 유동륜을 설치
	트랙 아이들러 (전부 유동륜)	트랙의 진행 방향을 유도하고 요크를 지지하는 축 끝에 조정 실린더가 연결되어 트랙 유격 조정

구 성	트랙	• 프런트 아이들러, 상·하부 롤러, 스프로킷에 감겨져 있고 스프로킷에서 동력을 받아 구동
		• 트랙 유격(상부 롤러와 트랙 사이의 간격)
		  – 유격이 규정값보다 크면 트랙이 벗겨지기 쉽고 롤러 및 트랙 링크의 마멸이 촉진되고 반대로 유격이 너무 적으면 암석지 작업을 할 때 트랙이 절단되기 쉬우며 각종 롤러, 트랙 구성 부품의 마멸 촉진
		  – 유격 조정방법 : 조정너트를 렌치로 돌려서 조정(구형의 경우), 프런트 아이들러 요크축에 설치된 그리스 실린더에 그리스(GAA)를 주유하면 트랙 유격이 작아지고 그리스를 배출시키면 유격이 커짐

	상부 롤러	트랙 아이들러와 스프로킷 사이에서 트랙이 처지는 것을 방지하고 동시에 트랙의 회전 위치를 정확하게 유지
	하부 롤러	트랙터의 전중량을 균등하게 트랙 위에 분배하면서 전동하고 트랙의 회전 위치를 정확히 유지
	리코일 스프링	주행 중 트랙 전면에서 오는 충격을 완화하여 차체의 파손을 방지하고 원활한 운전이 될 수 있도록 함
	스프로킷 (기동륜, 구동륜)	종감속 기어를 거쳐 전달된 동력을 최종적으로 트랙에 전달해 줌

자주나와요 꼭 암기

1. 무한궤도식 건설기계에서 트랙의 구성품으로 맞는 것은?
   슈, 슈볼트, 링크, 부싱, 핀
2. 무한궤도식 건설기계에서 트랙 장력 조정은?
   장력 조정 실린더

(2) 타이어

① 기능 및 요건 : 휠에 끼워져 일체로 회전하며 주행 중 노면에서의 충격을 흡수하고 제동, 구동 및 선회할 때에 노면과의 미끄럼이 적어야 함
② 분류
   ㉠ 공기 압력 : 고압 타이어($4.2〜6.3kgf/cm^2$)
                  저압 타이어($2.1〜2.5kgf/cm^2$)
   ㉡ 튜브 유무 : 튜브 있는 타이어, 튜브 없는 타이어
   ㉢ 형상 : 보통(바이어스) 타이어, 레디얼 타이어, 스노우 타이어, 편평 타이어
③ 호칭 치수
   ㉠ 보통 타이어 : 고압 타이어(타이어 외경×타이어 폭－플라이 수(PR) 예 32×6－8PR), 저압 타이어(타이어 폭－타이어 내경－플라이 수(PR) 예 7.00－16－10PR)
   ㉡ 레디얼 타이어

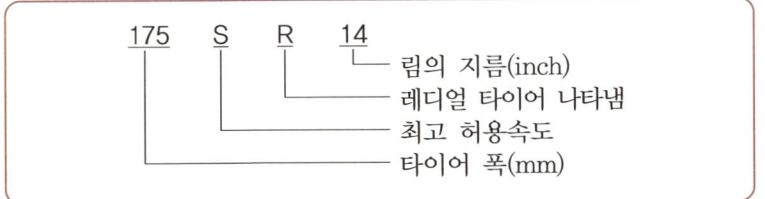

175　S　R　14
- 림의 지름(inch)
- 레디얼 타이어 나타냄
- 최고 허용속도
- 타이어 폭(mm)

④ 구조★

카커스	튜브의 고압 공기에 견디고 하중·충격에 변형되어 완충작용을 함
브레이커	외부로부터의 충격을 흡수하고 트레드에 생긴 상처가 카커스에 미치는 것을 방지
비드	• 타이어가 림과 접하는 부분 • 와이어가 서로 접촉하여 손상되는 것을 막고 비드 부분의 늘어남을 방지하여 타이어가 림에서 벗어나지 않도록 함
트레드	• 노면과 접촉되는 부분으로, 내부의 카커스와 브레이커를 보호하기 위해 내마모성이 큰 고무층으로 되어 있고 노면과 미끄러짐을 방지하고 방열을 위한 홈(트레드 패턴)이 파져 있음 • 트레드 패턴의 필요성 : 타이어 내부에서 발생한 열을 방산, 구동력이나 선회 성능 향상, 트레드에서 생긴 절상 등의 확대 방지, 타이어의 옆방향 및 전진 방향의 미끄럼 방지

⑤ 스탠딩 웨이브 현상 : 고속주행 시 공기가 적을 때 트레드가 받는 원심력과 공기 압력에 의해 트레드가 노면에서 떨어진 직후 찌그러짐이 생기는 현상(방지책 : 공기압 10~13% 높임)
⑥ 수막현상(하이드로 플래닝) : 비가 올 때 노면의 빗물에 의해 타이어가 노면에 직접 접촉되지 않고 수막만큼 떠 있는 상태
⑦ 휠 밸런스 : 회전하는 바퀴에 평형이 잡혀 있지 않으면 원심력에 의해 진동이 발생하고 타이어의 편마모 및 조향휠의 떨림이 발생

(3) 휠

① 기능 : 타이어를 지지하는 림과 림을 허브에 지지하는 부분으로 구성되어 허브와 림 사이를 연결
② 요건 : 휠 타이어와 함께 차량의 전중량을 분담 지지하고 제동 및 주행 시의 회전력, 노면으로부터의 충격, 선회할 때의 원심력, 차량이 기울었을 때 발생하는 옆방향의 힘 등에 견디고 가벼워야 함

자주나와요 꼭 암기

1. 타이어의 구조에서 직접 노면과 접촉되어 마모에 견디고 적은 슬립으로 견인력을 증대시키는 부분의 명칭은? **트레드(tread)**
2. 트랙에서 스프로킷이 이상 마모되는 원인은? **트랙의 이완**
3. 타이어의 트레드에 대한 설명은?
   • 트레드가 마모되면 구동력과 선회능력이 저하된다.
   • 타이어의 공기압이 높으면 트레드의 양단부보다 중앙부의 마모가 크다.
   • 트레드가 마모되면 열의 발산이 불량하게 된다.

신유형

1. 지게차에서 저압타이어를 사용하는 이유는? **현가스프링을 사용하지 않기 때문이다.**
2. 지게차에서 자동차와 같이 스프링을 사용하지 않는 이유를 설명한 것은?
   롤링이 생기면 적하물이 떨어지기 때문이다.
3. 저압 타이어의 호칭 치수 표시는?
   타이어 폭 – 타이어의 내경 – 플라이 수
4. 타이어 트레드 패턴의 필요성은?
   제동력, 견인력 증가와 조향성, 안정성 향상, 배수 성능 향상 등
5. 타이어의 뼈대와 같은 역할을 하고 전체의 하중을 지지하며 주행 중 노면 충격에 따라 변형되어 완충 작용을 하는 부분은?
   카커스

참고

튜브리스(Tubeless) 타이어
• 펑크 발생 시 급격한 공기누설이 없으므로 안정성이 좋고, 고속 주행하여도 발열이 적음
• 튜브가 없으므로 방열이 좋으며 수리가 간편함

타이어 림(Tire Rim)
휠의 일부로 타이어가 부착된 부분으로 경미한 균열 및 손상이라도 교환을 해야 함

플라이 수
카커스를 구성하는 코드층의 수를 말한다. 플라이 수가 많을수록 큰 하중을 견딜 수 있음

제4장 작업장치

1 지게차의 기능 및 분류

(1) 기능

주로 가벼운 화물의 단거리 운반 및 적재, 적하를 위한 건설기계로 앞바퀴 구동, 뒷바퀴 조향 형식을 취하고 있다.

(2) 분류

바퀴 설치	단륜식	앞바퀴가 1개로 주로 기동성을 위주로 사용
	복륜식	앞바퀴가 2개이고 안쪽 바퀴에 브레이크가 설치된 것으로 주로 중량이 무거운 화물을 들어올릴 때 사용
작업 용도	하이 마스트	• 포크의 승강이 빠르고 높은 능률을 발휘할 수 있는 표준형의 마스트 • 높은 위치의 작업에 적당하며 작업 공간을 최대한 활용할 수 있음
	사이드 시프트 마스트	지게차의 방향을 바꾸지 않고도 백레스트와 포크를 좌우로 움직여 지게차 중심에서 벗어난 파렛트의 화물을 용이하게 적재·적하할 수 있음
	프리 리프트 마스트	창고의 출입문이나 천정이 낮은 공장 내에서 화물의 적재·적하 작업에 이용
	트리플 스테이지 마스트	마스트가 3단으로 되어 있어 천정이 높은 장소와 출입구가 제한되어 있는 장소에서의 적재·적하 작업에 이용
	로드★ 스태빌라이저	평탄하지 않은 노면이나 경사지 등에서 깨지기 쉬운 화물이나 불안전한 화물의 낙하 방지를 위해 포크 상단에 상하로 작동 가능한 압력판을 부착
	로테이팅 포크	포크를 좌우로 360° 회전시켜서 용기에 들어있는 액체 또는 제품을 운반하거나 붓는 작업에 이용
	★ 로테이팅 클램프 마스트	• 원추형 화물을 좌우로 죄거나 회전시켜 운반하고 적재하는 데 이용 • 클램프 안에 붙어 있는 화물에 손상이 없으며, 받침과 클램프 안쪽에 고무판이 붙어 있어 제품이 빠지는 것을 방지
	힌지★ 포크·버킷	• 힌지 포크 : 원목이나 파이프 등의 화물의 운반·적재용 • 힌지 버킷 : 석탄, 소금, 모래, 비료 등 흘러내리기 쉬운 화물의 운반용

자주나와요 꼭 암기

1. 지게차의 일반적인 조향 방식은? **뒷바퀴 조향 방식**
2. 지게차의 조향장치 원리는 무슨 형식인가? **애커먼 장토식**
3. 지게차를 작업용도에 따라 분류할 때 원추형 화물을 조이거나 회전시켜 운반 또는 적재하는 데 적합한 것은? **로테이팅 클램프**

신유형

1. 지게차 포크의 수직면으로부터 포크 위에 놓인 화물의 무게중심까지의 거리는?
   하중중심
2. 지게차의 앞축의 중심부로부터 뒤축의 중심부까지의 수평거리는?
   축간거리
3. 지게차의 종류 중 동력원에 따른 종류는? **LPG지게차, 전동지게차, 디젤지게차**
4. 지게차 계기판의 구성은? **연료 잔량 표시, 냉각수 온도 표시, 충전 경고등, 엔진오일 경고등, 가동시간 표시, 주차브레이크 적용 표시등, 이상 고장 경고등, 전·후방작업등 동작표시등**
5. 깨지기 쉬운 화물이나 불안전한 화물의 낙하를 방지하기 위하여 포크상단에 상하 작동할 수 있는 압력판을 부착한 지게차는?
   로드 스태빌라이저
6. 지게차의 조향 및 작업장치에 대한 그리스 주입은?
   마스트 서포트(2개소), 틸트 실린더 핀(4개소), 킹 핀(4개소), 조향 실린더 링크(4개소) 등

2 지게차의 구조 및 작업장치 기능

(1) 주요 구조 및 기능

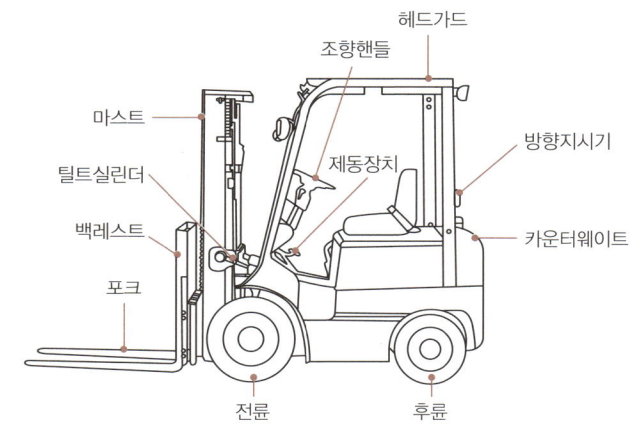

동력전달장치	클러치	• 단판 클러치(소형 지게차) • 토크컨버터(중형 이상 지게차)
	변속기	• 대부분 자동변속기 사용 • 변속 시 충격이 커지는 원인 : 완충스프링의 파손, 스풀 작동의 불량, 완충장치 피스톤의 자동 결함
	액슬축	• 앞 액슬축 : 하중지지와 구동 역할 • 뒤 액슬축 : 하중지지와 조향 역할
	조향장치	뒷바퀴 조향 형식으로 주로 유압식 사용(애커먼 장토식)
	제동장치	앞바퀴만 주로 제동작용이 이루어지고 진공 서보 형식이 사용됨
	유압장치	지게차의 유압은 오일탱크에 있는 작동유가 오일 파이프를 통해 오일펌프로 들어가, 오일펌프에서 압력이 상승되어 호이스트로 들어가 포크를 움직임
작업장치	마스트	백레스트가 가이드 롤러(또는 리프트 롤러)를 통하여 상하 미끄럼 운동을 할 수 있는 레일
	포크★	핑거 보드에 체결되어 화물을 받쳐 드는 부분으로 L자형의 2개가 있음(단동식 유압 실린더 방식)
	핑거 보드	포크가 설치되는 곳으로 백레스트에 지지되어 있으며 리프트 체인의 한쪽 끝이 부착됨
	백레스트	포크의 화물 뒤쪽을 받쳐주는 부분
	리프트 체인 (트랜스퍼 체인)	포크의 좌우 수평 높이 조정 및 리프트 실린더와 함께 포크의 상하작용 도움, 엔진오일을 주유
	틸트 실린더	마스트를 전경 또는 후경시킴, 복동식 유압 실린더
	리프트 실린더	포크를 상승 및 하강시킴
	평형추 (카운터 웨이트)	지게차 맨 뒤쪽에 설치되어 차체 앞쪽에 화물을 실었을 때 쏠리는 것을 방지
	조종 레버★	• 전후진레버 : 전진(앞으로 밂), 후진(뒤로 당김) • 리프트레버 : 포크의 하강(밂), 상승(당김) • 틸트레버 : 마스트 앞으로 기울임(밂), 마스트 뒤로 기울어짐(당김) • 주차레버 : 포크 하강(밂), 주차(당김) • 변속레버 : 기어의 변속을 위한 레버

(2) 동력전달장치

① 클러치 형식 : 기관 → 클러치 → 변속기 → 종감속 기어 및 차동장치 → 앞구동축 → 앞바퀴
② 토크컨버터 형식 : 기관 → 토크컨버터 → 변속기 → 프로펠러축과 유니버설조인트 → 종감속 기어 및 차동장치 → 앞구동축 → 최종 감속장치 → 차륜
③ 유압조작 형식 : 기관 → 토크컨버터 → 파워 시프트 → 변속기 → 차동장치 → 앞구동축 → 앞바퀴
④ 전동 형식 : 축전지 → 컨트롤러 → 구동 모터 → 변속기 → 종감속 기어 및 차동장치 → 앞구동축 → 앞바퀴

자주나와요 꼭 암기

1. 지게차의 유압 브레이크와 브레이크 페달은 어떤 원리를 이용한 것인가?
파스칼 원리, 지렛대 원리
2. 지게차 작업장치의 포크가 한쪽이 기울어지는 가장 큰 원인은? 한쪽 체인이 늘어짐
3. 작업할 때 안정성 및 균형을 잡아주기 위해 지게차 장비 뒤쪽에 설치되어 있는 것은?
카운터 웨이트
4. 지게차의 일상점검 사항은?
타이어 손상 및 공기압 점검, 틸트 실린더의 오일누유 상태, 작동유의 양
5. 지게차에서 리프트 실린더의 상승력이 부족한 원인은?
오일 필터의 막힘, 유압펌프의 불량, 리프트 실린더에서 유압유 누출
6. 운전자 위쪽에서 적재물이 떨어져 운전자가 다치는 상황을 방지하는 구조는?
오버헤드가드
7. 리프트 체인의 일상점검사항은? 좌우 리프트 체인의 유격, 리프트 체인 연결부의 균열 점검, 리프트 체인 급유 상태 확인

신유형

1. 지게차의 마스트를 기울일 때 갑자기 시동이 정지되면 무슨 밸브가 작동하여 그 상태를 유지하는가? 틸트록밸브
2. 지게차의 리프트 실린더 작동회로에 사용되는 플로우 레귤레이터(슬로우 리턴) 밸브의 주된 사용 이유는? 포크의 하강속도를 조절하여 포크가 천천히 내려오도록 한다.
3. 지게차 포크의 주된 역할은? 화물을 받친다.
4. 지게차 유니버설 조인트의 등속조인트의 종류는?
제파조인트, 이중십자조인트, 더블오프셋조인트, 벨타입조인트
5. 카운터밸런스 지게차의 전경각과 후경각의 안전기준은?
전경각 6도 이하, 후경각 12도 이하
6. 지게차의 마스트용 체인의 최소파단하중비는? 5 이상
7. 지게차의 리프트 실린더에서 사용되는 유압 실린더의 형식은? 단동 실린더
8. 포크의 높이를 최저 위치에서 최고 위치로 올릴 수 있는 경우의 높이는?
프리 리프트 높이

참고

마스트의 전경각과 후경각
• 마스트의 전경각은 지게차의 기준 무부하 상태에서 지게차의 마스트를 포크 쪽으로 최대로 기울인 경우 마스트가 수직면에 대하여 이루는 기울기를 말한다.
• 마스트의 후경각은 지게차의 기준 무부하 상태에서 지게차의 마스트를 조종실 쪽으로 최대로 기울인 경우 마스트가 수직면에 대하여 이루는 기울기를 말한다.
• 마스트의 전경각 및 후경각은 다음의 기준에 맞아야 한다.
 – 카운터밸런스 지게차의 전경각은 6° 이하, 후경각은 12° 이하일 것
 – 사이드 포크형 지게차의 전경각 및 후경각은 각각 5° 이하일 것

마스트 기울기의 변화량 등
• 지게차의 유압펌프의 오일온도가 섭씨 50도인 상태에서 지게차가 최대하중을 싣고 엔진을 정지한 경우 마스트가 수직면에 대하여 이루는 기울기의 변화량은 정지한 후 최초 10분 동안 5도(마스트의 전경각이 5도 이하일 경우는 최초 5분 동안 2.5도) 이하
• 지게차의 유압펌프의 오일온도가 섭씨 50도인 상태에서 지게차가 최대하중을 싣고 엔진을 정지한 경우 쇠스랑이 자체중량 및 하중에 의하여 내려가는 거리는 10분당 100mm 이하
• 지게차의 기준부하상태에서 쇠스랑을 들어 올린 경우 하강작업 또는 유압 계통의 고장에 의한 쇠스랑의 하강속도는 초당 0.6m 이하

최소 회전 반지름 및 최소 선회 반지름
• 최소 회전 반지름(최소 회전 반경) : 바퀴가 그리는 반지름을 말하는 것으로 무부하 상태에서 최대 조향각으로 서행한 경우, 가장 바깥 쪽 바퀴의 접지자국 중심점이 그리는 원의 반지름이다.
• 최소 선회 반지름 : 차체가 그리는 반지름을 말하는 것으로 무부하 상태에서 최대 조향각으로 서행한 경우 차체의 가장 바깥부분이 그리는 궤적의 반지름을 말한다.

지게차의 체인장력 조정법
• 좌우 체인이 동시에 평행한가를 확인한다.
• 포크를 지상에서 10~15cm 올린 후 조정한다.
• 손으로 체인을 눌러보아 양쪽이 다르면 조정 너트로 조정한다.
• 체인의 장력을 조정한 후에는 반드시 로크 너트를 고정시킨다.

지게차의 기본 제원
• 축간거리 : 앞바퀴의 중심에서 뒷바퀴의 중심까지 거리
• 윤거 : 타이어식 건설기계의 마주보는 바퀴 폭의 중심에서 다른 바퀴의 중심까지의 최단거리

③ 작업방법

(1) 화물 적재작업

① 운반하려고 하는 화물 가까이 가면 속도를 줄인다.
② 화물 앞에서는 일단 정지한다.
③ 포크는 화물의 받침대 속에 정확히 들어갈 수 있도록 조작한다.
④ 가벼운 것은 위로, 무거운 것은 밑으로 적재한다.
⑤ 무거운 물건의 중심 위치는 하부에 두는 것이 안전하다.
⑥ 포크로 물건을 찌르거나 끌어서 올리지 않는다.
⑦ 화물을 올릴 때는 포크를 수평으로 한다.
⑧ 화물을 올릴 때는 가속페달을 밟는 동시에 레버를 조작한다.
⑨ 화물을 싣고 포크를 15~20cm 정도 올린 후 마스트를 뒤로 젖힌다.
⑩ 지게차를 화물 쪽으로 반듯하게 향하고 포크가 파렛트를 마찰하지 않도록 주의한다.
⑪ 화물이 무너지거나 파손 등의 위험성 여부를 확인한다.
⑫ 적재 후 포크를 지면에 내려놓고 화물 적재 상태의 이상 유무를 확인한 후 주행한다.

(2) 화물 하역작업

① 리프트 레버 사용 시 눈은 마스트를 주시한다.
② 짐을 내릴 때 가속 페달은 사용하지 않는다.
③ 짐을 내릴 때는 마스트를 앞으로 약 4° 정도 기울인다.
④ 포크를 삽입하고자 하는 곳과 평행하게 한다.
⑤ 화물 앞에서 정지한 후 마스트가 수직이 되도록 기울여야 한다.
⑥ 마스트를 수직 또는 앞으로 숙인 채 후진하여 화물에서 포크를 뺀다.
⑦ 하역하는 상태에서는 절대로 차에서 내리거나 이탈해서는 안 된다.
⑧ 파렛트에 실은 화물이 안정되고 확실하게 실려 있는가를 확인한다.
⑨ 포크를 200~300mm 정도 올린 다음 마스트가 뒤로 기울게 하여 다음 작업 장소로 이동한다.

(3) 화물 운반작업

① 내리막은 후진으로, 오르막은 전진으로 운행한다.
② 완충 스프링이 없으므로 노면이 좋지 않을 때는 저속으로 운행한다.
③ 마스트를 4° 정도 뒤로 경사시켜 운반한다.
④ 내리막길에서는 브레이크를 밟으면서 서서히 주행한다.
⑤ 틸트는 적재물이 백레스트에 완전히 닿도록 한 후 운행한다.
⑥ 주행 방향을 바꿀 때에는 완전 정지 또는 저속에서 운행한다.
⑦ 운반거리는 65m 이내에서 작업하는 것이 능률적이다.
⑧ 경사지를 오르거나 내려올 때는 급회전을 금해야 한다.
⑨ 급유 중은 물론 운전 중에도 화기를 가까이 하지 않는다.
⑩ 화물을 적재하고 주행 시 포크와 지면과의 간격은 20~30cm 정도 높이를 유지한다.
⑪ 적하 장치에 사람을 태워서는 안 된다.
⑫ 짐을 싣고 주행할 때는 절대로 속도를 내서는 안 된다.
⑬ 운반물을 적재하여 경사지를 주행할 때는 짐이 언덕 위로 향하도록 한다.
⑭ 화물을 적재하고 경사지를 내려갈 때는 후진으로 운행해야 한다.
⑮ 화물을 많이 실어 전방의 시야가 가릴 경우에는 후진 운행하여야 한다.
⑯ 지게차의 주행속도는 10km/h를 초과할 수 없다.
⑰ 운행경로에 있는 장애물은 운행전 반드시 치우도록 한다.
⑱ 좁은 장소에서 방향을 전환시킬 때에는 뒷바퀴 회전에 주의한다.
⑲ 창고 출입 시 출입문 폭, 천장 높이, 상부장애물 등을 확인하고, 얼굴·손·발 등을 지게차 밖으로 내밀지 않는다.

(4) 주차 시 안전조치

① 포크를 지면(바닥)에 완전히 내려놓는다.
② 기관(엔진)을 정지한 후 주차브레이크를 작동(결속)시킨다.
③ 포크의 선단이 지면에 닿도록 마스트를 전방으로 적절히 경사시킨다.
④ 전·후진 레버를 중립에 놓는다. 핸드 브레이크 레버를 당긴다.
⑤ 경사면에는 주차하지 않는다.
⑥ 시동을 끈 후 시동스위치의 키(열쇠)는 빼내서 보관한다.

🪖 참고

지게차의 작업 전 점검사항
• 제동장치 및 조종장치 기능의 이상 유무
• 하역장치 및 유압장치 기능의 이상 유무
• 바퀴의 이상 유무
• 전조등·후미등·방향지시기 및 경보장치 기능의 이상 유무

지게차 작업 시 안전수칙
• 주차 시에는 포크를 완전히 지면에 내려야 한다.
• 경사로에서 화물을 적재하지 않는다.
• 화물을 적재하고 경사지를 내려갈 때는 운전 시야 확보를 위해 후진으로 운행해야 한다.
• 포크를 이용하여 사람을 싣거나 들어 올리지 않아야 한다.
• 경사지를 오르거나 내려올 때는 급회전을 금해야 한다.
• 지게차의 운전석에는 운전자 이외의 사람은 탑승하지 않는다.

지게차 작업 후 점검사항
• 기름 누설 부위가 있는지 점검
• 타이어의 손상 여부를 점검
• 연료의 잔존량 점검

지게차 운전 종료 후 취해야 할 안전사항
• 각종 레버는 중립에 둔다.
• 모든 조종장치는 기본 위치에 둔다.
• 주차브레이크를 작동시킨다.
• 전원스위치를 차단시킨다.

자주나와요 ⭐ 꼭 암기

1. 지게차에서 주행 중 핸들이 떨리는 원인은?
   노면에 요철이 있을 때, 휠이 휘었을 때, 타이어 밸런스가 맞지 않을 때
2. 평탄한 노면에서의 지게차 운전 하역 시 올바른 방법은?
   • 화물 앞에서 정지한 후 마스트가 수직이 되도록 기울인다.
   • 파렛트를 사용하지 않고 밧줄로 짐을 걸어 올릴 때에는 포크에 잘 맞는 고리를 사용한다.
   • 파렛트에 실은 짐이 안정되고 확실하게 실려 있는가를 확인한다.
   • 포크는 상황에 따라 안전한 위치로 이동한다.
3. 지게차로 화물을 운반할 때 포크의 높이는 얼마 정도가 안전하고 적합한가?
   지면으로부터 20~30cm 정도 높이를 유지한다.

신유형

1. 지게차 운행 중 점검할 수 있는 사항은? 계기판에서 연료량 경고등, 충전 경고등, 냉각수 온도 경고등을 통해 현재의 상태를 점검
2. 지게차가 화물을 싣고 언덕길을 내려올 때의 방법은? 포크에 화물을 싣고 뒤로 천천히 내려온다.
3. 지게차의 작업 전 점검사항은? 타이어의 손상 및 공기압 체크, 오일·냉각수의 누유·누수 상태 체크, 리프트 체인의 유격 상태 체크 등
4. 지게차의 화물 운반작업 방법은?
   • 운반 중 마스트를 뒤로 4~6° 가량 경사시킨다.
   • 경사지 화물 운반 시 내리막 시는 후진으로, 오르막 시는 전진으로 운행한다.
   • 운전 중 포크를 지면에서 20~30cm 정도 유지한다.
5. 지게차 작업 운행 시 유의사항은?
   • 운반하려고 하는 화물 가까이 가면 속도를 줄인다.
   • 화물 앞에서는 일단 정지한다.
   • 운반 중 마스트를 뒤로 약 4~6° 정도 경사시킨다.

PART 04 유압일반

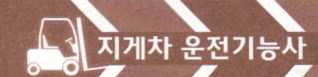
지게차 운전기능사

제1장 유압유

1. 유압의 역할과 장단점

역할	• 액체에 능력을 주어 요구된 일을 시키는 것 • 기관이나 전동기가 가진 동력에너지를 실제 일에너지로 변화시키기 위한 에너지 전달 기관
장점	• 힘의 조정이 쉽고 정확 · 작동이 부드럽고 진동 적음 • 원격조작과 무단변속 가능 · 내구성이 좋고 힘이 강함 • 과부하 방지에 유리 · 동력의 분배 및 집중 용이
단점	• 오일의 온도에 따라 기계 속도 달라짐 • 오일이 가연성이므로 화재 위험 있음 • 호스 등의 연결이 정밀해야 하며 오일 누출 용이 • 기계적 에너지를 유압에너지로 바꾸는 데 따르는 에너지 손실 많음

2. 작동유(유압유)

(1) 기능 및 구비조건

기능	동력 전달, 마찰열 흡수, 움직이는 기계요소 윤활, 필요한 기계 요소 사이 밀봉
구비조건	• 비압축성일 것 • 내열성이 크고 거품 적을 것 • 점도 지수 높을 것 • 불순물과 분리 잘 될 것 • 방청 및 방식성이 있을 것 • 적당한 유동성과 점성이 있을 것 • 실(seal) 재료와의 적합성 좋을 것 • 온도에 의한 점도 변화 적을 것 • 체적탄성계수 크고 밀도 작을 것 • 화학적 안정성 및 윤활 성능 클 것 • 유압장치에 사용되는 재료에 대해 불활성일 것
작동유 첨가제	소포제, 유동점 강하제, 산화방지제, 점도지수 향상제 등

(2) 이상현상

작동유 과열 원인	• 작동유 노후화 · 작동유 부족 • 작동유 점도 불량 • 유압장치 내에서의 작동유 누출 • 오일냉각기 성능 불량 · 오일냉각기 불량 • 고열의 물체에 작동유 접촉 • 과부하로 연속 작업 하는 경우 • 유압회로에서 유압 손실 클 경우 • 작동유에 공동현상 발생 • 점도가 서로 다른 오일을 혼합
작동유 온도의 과도 상승 시 나타나는 현상	• 점도 저하 · 밸브 기능 저하 • 기계적 마모 발생 · 열화 촉진 • 온도변화에 의한 유압기기의 열변형 • 작동유의 산화작용 촉진 • 실린더 작동 불량 · 유압기 작동 불량 • 작동유 누출 증가 · 유압펌프 효율 저하
작동유 점도가 너무 클 때 나타나는 현상	• 유압이 높아짐 • 동력 손실이 커짐 • 열 발생의 원인이 됨 • 파이프 내의 마찰 손실 커짐 • 소음이나 공동현상 발생
공기가 작동유 관 내에 들어갔을 경우	**실린더 숨돌리기 현상**: 작동유의 공급이 부족할 때 발생하는 현상 → 피스톤 작동 불안정, 작동시간 지연, 작동유 공급이 부족해져 서지압력 발생 **작동유의 열화 촉진**: 유압회로에 공기가 기포로 있으면 오일은 비압축성이나 공기는 압축성이므로 공기가 압축되면 열이 발생되고 온도 상승 → 상승압력과 오일의 공기 흡수량이 증가하고 오일 온도가 상승하면 작동유가 산화작용을 촉진하여 중압이나 분해가 일어나고 고무 같은 물질이 생겨서 펌프, 밸브, 실린더의 작동 불량 초래 **공동현상(캐비테이션)**: • 작동유 속에 공기가 혼입되어 있을 때 펌프나 밸브를 통과하는 유압회로에 압력 변화가 생겨 저압부에서 기포가 포화상태가 되어 혼입되어 있던 기포가 분리되어 오일 속에 공동부가 생기는 현상 • 결과 : 오일 순환 불량, 유온 상승, 용적 효율 저하, 소음·진동·부식 등 발생, 액추에이터 효율 감소, 체적 감소 • 방지방법 : 적당한 점도의 작동유 선택, 흡입 구멍의 양정 1m 이하, 수분 등의 이물질 유입 방지, 정기적인 오일필터 점검 및 교환 **공기★ 제거 방법**: • 유압모터는 한 방향으로 2~3분간 공전시킨 후 공기빼기 • 공기가 잔류되기 쉬운 상부의 배관을 조금 풀고 유압펌프를 움직여서 공기빼기 • 유압펌프를 시동하여 회로 내의 오일이 모두 순환하도록 각 액추에이터 5~10분 정도 가동

자주나와요 꼭 암기

1. 사용 중인 작동유의 수분함유 여부를 현장에서 판정하는 것으로 적절한 방법은?
오일을 가열한 철판 위에 떨어뜨려 본다.
2. 유압장치에서 오일에 거품이 생기는 원인은?
오일이 부족할 때, 오일탱크와 펌프 사이에서 공기가 유입될 때, 펌프축 주위의 토출측 실(seal)이 손상되었을 때
3. 온도변화에 따라 점도변화가 큰 오일의 점도지수는?
점도지수가 낮은 것이다.
4. 유압유의 점검 사항은? 점도, 윤활성, 소포성
5. 오일의 무게를 맞게 계산하는 방법은?
부피 L에다 비중을 곱하면 kgf가 된다.
6. 유압 작동부에서 오일이 새고 있을 때 가장 먼저 점검해야 하는 것은? 실(seal)
7. 유압실린더의 숨돌리기 현상이 생겼을 때 일어나는 현상은?
작동 지연 현상이 생긴다. 서지압이 발생한다. 피스톤 작동이 불안정하게 된다.
8. 작동유의 열화 판정 방법은? 색깔, 냄새, 점도 등 작동유의 외관

신유형

1. 필터의 여과 입도수(mesh)가 너무 높을 때 발생할 수 있는 현상으로 가장 적절한 것은? 캐비테이션 현상
2. 윤활유가 열 때문에 건유되어 다량의 탄소잔류물이 생기는 현상은? 탄화
3. 유압유의 내부 누설과 관련이 있는 것은? 유압유의 오염도, 유압유의 압력, 유압유의 온도
4. 건설기계에 사용되는 유압장치의 작동 원리는? 파스칼의 원리
5. 유압유의 점도 단위 표시는? 일반적으로 mm²/s(cSt : SI 단위)로 표시

31

제2장 유압기기

1 유압장치

(1) 유압장치의 기본 구조

유압 발생장치	• 유압펌프나 전동기에 의해 유압을 발생하는 부분 • 작동유 탱크, 유압펌프, 오일필터, 압력계, 오일펌프 구동용 전동기(유압모터) 등으로 구성
유압기기 구동장치	• 유체 압력에너지를 기계적 에너지로 변환시키고 액추에이터에 의해 왕복운동 또는 회전운동을 하는 부분 • 유압실린더, 유압전동기 등으로 구성
유압 제어장치	• 작동유의 필요한 압력, 유량, 방향을 제어하는 부분 • 압력제어밸브, 유량제어밸브, 방향제어밸브 등으로 구성

(2) 유압펌프

기관이나 전동기 등의 기계적 에너지를 받아서 유압에너지로 변환시키는 장치로 작동유의 유압 송출

① 종류 및 특징

구 분	기어 펌프	베인 펌프	플런저 펌프 ★ (피스톤 펌프)
최고 압력	170~210kgf/cm²	140~170kgf/cm²	250~350kgf/cm²
최고 회전수	2,000~3,000rpm	2,000~3,000rpm	2,000~2,500rpm
전체 효율	80~85	80~85	85~90
장 점	• 소형, 구조 간단하여 고장이 적음 • 고속회전 가능 • 가격 저렴 • 부하 및 회전변동이 큰 가혹한 조건에도 사용 가능 • 흡입력이 좋아 탱크에 가압을 하지 않아도 펌프질이 잘 됨	• 소음과 진동 적음 • 로크가 안정 • 고속회전 가능 • 정비와 관리 용이 • 수명은 보통 • 유압탱크에 가압을 가하지 않아도 펌프질 가능	• 가변 용량 가능 • 가장 고압, 고효율 • 다른 펌프에 비해 수명 깅
단 점	• 수명 짧음 • 소음 및 진동 큼 • 구동되는 펌프 회전속도가 변화하면 흐름 용량이 바뀜	• 최고압력 및 흡입 성능 낮음 • 구조가 약간 복잡	• 흡입 성능 나쁘고 구조 복잡 • 소음 크고 최고 회전속도 약간 낮음

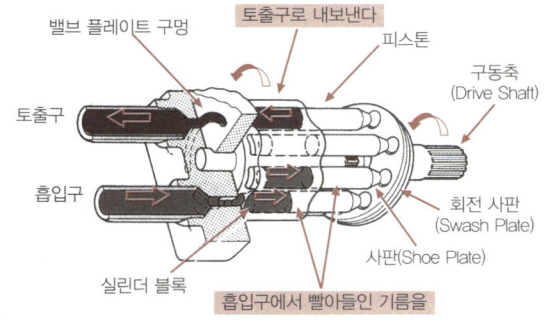

▌플런저 펌프 ▌

> 🔔 **참고**
>
> **베인 펌프의 주요 구성요소**
> 베인(Vane), 캠 링(Cam Ring), 회전자(Rotor)

② 유압펌프의 이상현상

유압펌프 고장 시 나타나는 현상	• 작동 중 소음 큼 • 작동유의 배출 압력 낮음 • 샤프트 실(seal)에서 오일 누설 있음 • 작동유의 흐르는 양 · 압력 부족
유압펌프의 소음 발생 원인	• 흡입 라인 막힘 • 작동유 양 적고, 점도 너무 높음 • 유압펌프의 베어링 마모 • 작동유 속에 공기가 들어 있을 때 • 스트레이너 용량이 너무 작음 • 관과 펌프축 사이의 편심 오차 큼 • 흡입관 접합부분으로부터 공기 유입
유압펌프가 작동유를 배출하지 못하는 원인	• 작동유의 점도가 너무 높음 • 흡입관으로 공기 유입 • 오일탱크의 작동유 보유량 부족
유압펌프에서 오일은 배출되나 압력이 상승하지 않는 원인	• 유압펌프 내부의 이상으로 작동유가 누출될 때 • 릴리프밸브의 설정 압력이 낮거나 작동이 불량할 때 • 유압회로 중의 밸브나 작동기구에서 작동유가 누출될 때

(3) 유압 액추에이터(작동기구)★

	기능	유압에너지를 이용하여 연속적으로 회전운동을 시키는 기기
유압 모터	종 류	• 기어모터 : 외접 기어모터, 내접 기어모터 • 플런저 모터 : 액시얼 플런저 모터, 레디얼 플런저 모터
	장 점	• 무단 변속 용이 • 변속 · 역전 제어 용이 • 속도나 방향 제어 용이 • 소형 · 경량으로서 큰 출력을 냄 • 작동이 신속 · 정확 • 신호 시에 응답 빠름 • 관성이 작고 소음 적음
	단 점	• 작동유가 인화하기 쉬움 • 공기, 먼지가 침투하면 성능에 영향을 줌 • 작동유의 점도 변화에 의해 유압모터의 사용에 제약이 있음 • 작동유에 먼지나 공기가 침입하지 않도록 보수에 주의
유압 실린더		• 유압에너지를 이용하여 직선운동의 기계적인 일을 하는 장치(동력 실린더) • 실린더의 누설 : 내부누설(최고압력에 상당하는 정하중을 로드에 작용시킬 때 피스톤 이동 0.5mm/min), 외부누설(1종 · 2종 · 3종 누설) • 실린더 쿠션기구 : 작동을 하고 있는 피스톤이 그대로의 속도로 실린더 끝부분에 충돌하면 큰 충격이 가해지는데, 이를 완화시키기 위하여 설치한 것

> **자주나와요** ⭐ **암기**
>
> 1. 유압장치의 구성요소는? **제어밸브, 오일탱크, 펌프**
> 2. 일반적으로 유압펌프 중 가장 고압, 고효율인 것은? **플런저 펌프**
> 3. 유압모터의 장점은? **소형, 경량으로서 큰 출력을 낼 수 있다. 변속 · 역전의 제어도 용이하다. 속도나 방향의 제어가 용이하다.**
> 4. 유압모터의 용량을 나타내는 것은? **입구압력(kgf/cm²)당 토크**
> 5. 유압실린더에서 실린더의 과도한 자연낙하 현상이 발생하는 원인은? **컨트롤밸브 스풀의 마모, 릴리프밸브의 조정 불량, 실린더 내 피스톤 실(Seal)의 마모**
> 6. 겨울철 연료탱크 내에 연료를 가득 채워두는 이유는? **공기 중의 수분이 응축되어 물이 생기기 때문**
>
> **신유형**
>
> 1. 안쪽 로터가 회전하면 바깥쪽 로터도 동시에 회전하는 유압펌프는? **트로코이드 펌프(trochoid pump)**
> 2. 유압회로 내에서 서지압(surge pressure)이란? **과도하게 발생하는 이상 압력의 최댓값**
> 3. 유압기기장치에 사용하는 유압호스로 가장 큰 압력에 견딜 수 있는 것은? **나선 와이어 브레이드**
> 4. 유압장치에서 불순물을 제거하기 위해 사용되는 부품은? **스트레이너**
> 5. 유압펌프를 통하여 송출된 에너지를 사용하여 직선운동이나 회전운동의 기계적 일을 하는 기기를 무엇이라고 하는가? **액추에이터(작업장치)**

(4) 유압제어밸브 ★

① 압력제어밸브

기능	회로 내의 오일 압력을 제어하여 일의 크기를 결정하거나 유압회로 내의 유압을 일정하게 유지하여 과도한 유압으로부터 회전의 안전을 지켜줌
릴리프밸브	회로 압력을 일정하게 하거나 최고압력을 규제해서 각부 기기를 보호
감압밸브 (리듀싱밸브)	유압회로에서 분기회로의 압력을 주회로의 압력보다 저압으로 해서 사용하고 싶을 때 이용
시퀀스밸브	2개 이상의 분기회로를 갖는 회로 내에서 작동순서를 회로의 압력 등에 의해 제어하는 밸브
언로드밸브 (무부하밸브)	유압회로 내의 압력이 설정압력에 이르면 연쇄적으로 펌프로부터의 전유량이 직접 탱크로 환류하도록 하여 펌프가 무부하 운전상태가 되도록 하는 제어밸브
카운터 밸런스밸브	윈치나 유압실린더 등의 자유낙하를 방지하기 위해 배압을 유지하는 제어밸브

② 유량제어밸브

기능	회로 내에 흐르는 유량을 변화시켜서 액추에이터의 움직이는 속도를 바꾸는 밸브
교축밸브 (스로틀밸브)	조정핸들을 조작함에 따라 내부의 스로틀밸브가 움직여서 유도 면적을 바꿈으로써 유량이 조정되는 밸브
분류밸브	하나의 통로를 통해 들어온 유량을 2개의 액추에이터에 동등한 유량으로 분배하여 그 속도를 동기시키는 경우에 사용
압력 보상부 유량제어밸브	밸브의 입구와 출구의 압력차가 변해도 유량 조정은 변하지 않도록 보상 피스톤이 출구 쪽의 압력 변화를 민감하게 감지하여 미세한 운동을 하면서 유량 조정(=플로우 컨트롤밸브)
특수 유량제어밸브	특수 유량제어밸브와 방향전환밸브를 조합한 복합밸브

③ 방향제어밸브

기능	유압펌프에서 보내온 오일의 흐름 방향을 바꾸거나 정지시켜서 액추에이터가 하는 일의 방향을 변화·정지시키는 제어밸브
스풀밸브	1개의 회로에 여러 개의 밸브 면을 두고 직선운동이나 회전 운동으로 작동유의 흐름 방향을 변환시키는 밸브
체크밸브	유압의 흐름을 한 방향으로 통과시켜 역류를 방지하기 위한 밸브
셔틀밸브	출구가 최고 압력쪽 입구를 선택하는 기능을 가지는 밸브
감속밸브	유압실린더나 유압모터를 가속, 감속 또는 정지하기 위해 사용하는 밸브(=디셀러레이션밸브)
멀티플 유닛밸브	배관을 최소한으로 절약하기 위해 몇 개의 방향제어밸브를 그 회로에 필요한 릴리프밸브와 체크밸브를 포함하여 1개의 유닛으로 모은 밸브

④ 특수밸브

기능	건설기계의 특수성과 소형, 경량화하기 위해 그 기계에 적합한 밸브를 만들 필요가 있는데, 이를 위해 특별히 설계된 밸브
브레이크밸브	부하의 관성에너지가 큰 곳에 주로 사용하는 밸브
원격조작밸브	대형 건설기계의 수동 조작의 어려움을 제거하여 보다 간단한 조작을 위해 사용하는 밸브
클러치밸브	유압크레인의 권상 윈치 등의 클러치를 조작하는 데 사용하는 밸브

(5) 기타 부속장치

작동유 탱크	적정 유량 저장, 적정 유온 유지, 작동유의 기포 발생 방지 및 제거(구성품 : 유면계, 배플, 드레인 플러그, 스트레이너)
배관	유압장치상의 배관은 펌프와 밸브 및 실린더를 연결하고 동력을 전달
오일필터 ★ (여과기)	• 오일이 순환하는 과정에서 함유하게 되는 수분, 금속 분말, 슬러지 등 제거 • 종류 : 흡입 스트레이너(밀폐형 오일탱크 내에 설치하여 주로 큰 불순물 등 제거), 고압필터, 저압필터, 자석 스트레이너(펌프에 자성 금속 흡입 방지)
축압기 ★ (어큐뮬레이터)	• 유압펌프에서 발생한 유압을 저장하고 맥동을 소멸시키는 장치 • 축압기는 고압 질소가스를 충전하므로 취급 시에 주의하고 운반 및 유압장치의 수리 시에는 완전히 가스를 뽑아 둠 • 기능 : 압력 보상, 에너지 축적, 유압회로 보호, 체적 변화 보상, 맥동 감쇠, 충격 압력 흡수 및 일정 압력 유지 • 축압기 사용 시의 이점 : 유압펌프 동력 절약, 작동유 누출 시 이를 보충, 갑작스런 충격 압력 보호, 충격된 압력에너지의 방출 사이클 시간 연장, 유압펌프의 정지 시 회로 압력 유지, 유압펌프의 대용 사용 가능 및 안전장치로서의 역할 수행
패킹	실린더용 패킹	• U패킹 : 저압~고압까지 넓은 범위에서 사용 • 피스톤링(슬리퍼 실) : O링과 테프론을 조합한 것으로 피스톤 실에 많이 쓰임 • V패킹 : 절단면이 V형

패킹		
	O링	고무제품으로 유압기기·고압기기에 널리 사용
	더스트 실 (dust seal)	유압실린더의 로드 패킹 외측에 장착되므로 윤활성이 좋지 않고 외기의 온도와 햇빛에 직접 노출되어 손상되기 쉬움 (=스크레이퍼)
	오일 실	유압회로의 작동유의 누출 방지를 위해 펌프, 모터축의 실에 사용되는 것

오일냉각기	• 유압의 적정온도인 40~60℃를 초과하면 점도 저하에 따른 유막의 단절, 누설량의 증대에 따른 기능 저하를 유발하여 유압장치의 작동을 원활하게 하지 못함 • 온도 상승의 원인은 회로 내의 동력 손실인데 손실이 적을 경우에는 자연발화에 의해 온도 상승을 방지할 수 있으나 손실이 많은 경우 오일냉각기를 설치하여 온도 조정

자주나와요 꼭 암기

1. 유압회로 내의 유압을 설정압력으로 일정하게 유지하기 위한 압력제어밸브는?
 릴리프밸브
2. 방향제어밸브를 동작시키는 방식은? 전자식, 수동식, 전자 유압 파일럿식
3. 역류를 방지하는 밸브는? 체크밸브
4. 오일펌프의 압력조절밸브를 조정하여 스프링 장력을 높게 하면 어떻게 되는가?
 유압이 높아진다.
5. 축압기의 용도는? 유압에너지의 저장, 충격흡수, 압력보상
6. 유압실린더의 움직임이 느리거나 불규칙할 때의 원인은?
 피스톤링이 마모되었다. 유압유의 점도가 너무 높다. 회로 내에 공기가 혼입되고 있다.
7. 분기회로에 사용되는 밸브는? 리듀싱(감압)밸브, 시퀀스밸브
8. 직동형 릴리프밸브에서 자주 일어나며 볼(ball)이 밸브의 시트(seat)를 때려 소음을 발생시키는 현상은? 채터링(chattering) 현상
9. 유압장치에서 작동 유압에너지에 의해 연속적으로 회전운동을 함으로써 기계적인 일을 하는 것은? 유압모터

신유형

1. 액추에이터를 순서에 맞추어 작동시키기 위하여 설치한 밸브는? **시퀀스밸브**
2. 건설기계기관에 설치되는 오일냉각기의 주 기능은?
 오일 온도를 정상 온도로 일정하게 유지한다.
3. 지게차 체크밸브는 어디에 속하는가? **방향제어밸브**
4. 가스형 축압기(어큐뮬레이터)에 가장 널리 이용되는 가스는? **질소**
5. 유압장치에서 작동 및 움직임이 있는 곳의 연결관으로 이용되는 것은?
 플렉시블 호스
6. 유압 오일실(seal) O-링의 구비조건은? **내압성과 내열성이 클 것, 피로강도가 크고, 비중이 적을 것, 탄성이 양호하고, 압축변형이 적을 것, 설치하기가 쉬울 것 등**

2 유압회로 및 유압 기호

(1) 유압회로

구 성	유압펌프, 유압밸브, 유압실린더, 유압모터, 오일필터, 축압기 등
기본 유압회로	개방회로(오픈회로), 밀폐회로(클로즈드 회로), 탠덤회로, 병렬회로, 직렬회로
속도제어 회로	미터 인 회로, 미터 아웃 회로, 블리드 오프 회로
유압제어 회로	2개의 릴리프밸브를 사용하는 회로, 압력을 단계적으로 변화시키는 회로, 압력을 연속적으로 제어하는 회로
축압기 회로	• 보조 유압원으로 사용되고 이에 의해 동력을 크게 절약할 수 있으며 유압장치의 내구성을 향상시킬 수 있음 • 사용 목적 : 압력 유지, 급속 작동, 충격 압력 제거, 맥동 발생 방지, 유압펌프 보조, 비상용 유압원 등
시퀀스 회로	전기방식, 기계방식, 압력방식
무부하 회로	• 펌프에서 발생한 유량이 필요 없게 되었을 때 이 작동유를 저압으로 탱크로 복귀시키는 회로 • 특징 : 동력 절약, 열 발생 감소, 펌프 수명 연장, 전체 유압장치의 효율 증대

(2) 유압장치의 기호 회로도에 사용되는 유압 기호의 표시방법

① 기호에는 흐름의 방향을 표시한다.
② 각 기기의 기호는 정상상태 또는 중립상태를 표시한다.
③ 기호에는 각 기기의 구조나 작용압력을 표시하지 않는다.
④ 오해의 위험이 없을 때는 기호를 뒤집거나 회전할 수 있다.
⑤ 기호가 없어도 정확히 이해할 수 있을 때는 드레인 관로는 생략할 수 있다.

(3) 유압 기호

			상시 닫힘	상시 열림
압력 제어 밸브	기본표시			
	릴리프밸브★			
	언로드밸브(무부하밸브)★			
	시퀀스밸브			
	감압밸브			
유량 제어 밸브	유량조절밸브			
	가변 스로틀 밸브 고정형			
	가변형	내부 드레인식		
		외부 드레인식		
체크 밸브	체크밸브			
	파일럿식 체크밸브			
	셔틀밸브			
부속 기관	오일탱크			
	스톱밸브			
	압력스위치			
	어큐뮬레이터			

부속 기관	전동기			
	압력원			
	필터			
	냉각기			
	압력계			
	온도계			
	유량계 순간지시식			
펌프 및 모터 기호	구 분		1방향	2방향
	정용량형 유압펌프			
	가변용량형 유압펌프★			
	정용량형 유압모터			
	가변용량형 유압모터			
	가변펌프 · 모터			

⚠ **참고**

어큐뮬레이터(축압기)의 종류
1. 스프링식
2. 공기압축식(가스오일식)
   • 피스톤형 : 실린더 속에 피스톤을 삽입하여 질소 가스와 유압유를 격리시켜 놓은 것
   • 블래더형(고무주머니형) : 압력용기 상부에 고무주머니를 설치하여 기체실과 유체실을 구분
3. 다이어프램형 : 격판이 압력 용기 사이에 고정되어 기체실과 유체실을 구분. 기체실에는 질소가스가 충진되어 있음

신유형

1. 다음 그림이 의미하는 밸브는?

   • 시퀀스 밸브
2. 유압 · 공기압 도면기호에서 다음의 기호표시는?

   • 압력스위치

쉽게 따는 必기 합격노트

02
기출분석문제

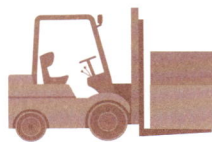

CBT 상시기출분석문제
2025년 기출분석문제(제2회)
2025년 기출분석문제(제1회)
2024년 기출분석문제(제2회)
2024년 기출분석문제(제1회)
2023년 기출분석문제(제2회)
2023년 기출분석문제(제1회)
2022년 기출분석문제
2021년 기출분석문제
2020년 기출분석문제
2019년 기출분석문제
2018년 기출분석문제
2017년 기출분석문제
2016년 기출분석문제

2025 제2회 기출분석문제

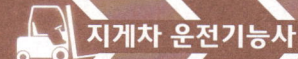
지게차 운전기능사

01 다음 중 지시표지에 해당하는 것은?
① 안전모 착용
② 사용금지
③ 낙하물 경고
④ 비상구

해설 지시표지 : 보호구 착용을 지시하는 등의 표지이다.
② 금지표지
③ 경고표지
④ 안내표지

02 동력전달장치의 동력 전달 순서로 옳은 것은?
① 엔진 → 마찰 클러치 → 변속기 → 차동장치 → 최종감속기 → 바퀴
② 엔진 → 변속기 → 마찰 클러치 → 최종감속기 → 차동장치 → 바퀴
③ 엔진 → 차동장치 → 변속기 → 마찰 클러치 → 최종감속기 → 바퀴
④ 엔진 → 마찰 클러치 → 최종감속기 → 차동장치 → 변속기 → 바퀴

03 지게차에 짐을 싣고 창고를 출입할 때의 주의사항으로 틀린 것은?
① 팔이나 몸을 밖으로 내밀지 않는다.
② 차폭과 출입구의 폭은 확인할 필요가 없다.
③ 주위 장애물 상태를 확인 후 이상이 없을 때 출입한다.
④ 짐이 출입구 높이에 닿지 않도록 주의한다.

04 유압 작동유의 구비조건으로 틀린 것은?
① 내마모성이 작을 것
② 방청·방식성이 있을 것
③ 불순물과 분리가 잘 될 것
④ 비압축성일 것

해설 유압 작동유의 구비조건
- 적당한 유동성과 점성을 가질 것
- 실(seal) 재료와 적합성이 좋을 것
- 체적 탄성 계수가 크고 밀도가 작을 것
- 내열성이 크고 거품이 적을 것
- 화학적 안정성 및 높은 윤활 성능과 밀봉성을 가질 것

05 지게차 마스트 경사각 기준에서 사이드포크형 지게차의 후경각은 몇 ° 이하인가?
① 3° 이하
② 5° 이하
③ 7° 이하
④ 10도° 이하

해설 법령상 지게차 마스트 경사각 기준
- 카운터밸런스 지게차 : 전경각(6° 이하), 후경각(12° 이하)
- 사이드포크형 지게차 : 전경각(5° 이하), 후경각(5° 이하)

06 건설기계 도난 시 그 소유자는 몇 개월 이내에 등록의 말소를 신청해야 하는가?
① 3개월
② 2개월
③ 1개월
④ 6개월

07 다음은 어느 구성품을 형태에 따라 구분한 것인가?

> 직접분사식, 예연소실식, 와류실식, 공기실식

① 동력전달장치
② 연소실
③ 연료분사장치
④ 기관구성

08 실드빔식 전조등에 대한 설명으로 맞지 않는 것은?
① 대기조건에 따라 반사경이 흐려지지 않는다.
② 내부에 불활성 가스가 들어 있다.
③ 사용에 따라 광도의 변화가 적다.
④ 필라멘트를 갈아 끼울 수 있다.

해설 필라멘트를 교환할 수 있는 것은 세미 실드빔식 전조등이다.

09 지게차의 포크를 상승·하강시키는 작용을 하는 것은?
① 리프트 실린더
② 조향 실린더
③ 틸트 실린더
④ 마스터 실린더

해설 리프트 실린더는 포크를 상승·하강시키는 작용을 하고, 틸트 실린더는 마스트를 전경 또는 후경시키는 작용을 한다.

정답 01.① 02.① 03.② 04.① 05.② 06.② 07.② 08.④ 09.①

지게차 운전기능사

10 건설기계에서 변속기의 구비조건으로 가장 적절한 것은?

① 대형이고 고장이 없어야 한다.
② 조작이 쉬우므로 신속할 필요는 없다.
③ 연속적 변속에는 단계가 있어야 한다.
④ 전달 효율이 좋아야 한다.

🔍**해설** 변속기 구비조건
• 소형, 경량이고 조작이 쉬울 것
• 단계 없이 연속적으로 변속될 것
• 신속 정확하고 정숙하게 작동될 것
• 전달 효율이 좋고 수리하기 쉬울 것

11 작업장에서 물건을 공동으로 운반할 때 가장 거리가 먼 것은?

① 힘의 균형을 유지하며 이동한다.
② 최대한 빠르게 이동한다.
③ 불안전한 물건은 드는 방법에 주의한다.
④ 보조를 맞추어 들도록 한다.

🔍**해설** 작업장에서 물건을 공동으로 운반할 때는 최대한 안전에 유의하여 이동을 해야 한다.

12 다음 그림이 의미하는 밸브는?

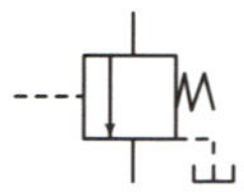

① 시퀀스 밸브   ② 감압 밸브
③ 릴리프 밸브   ④ 무부하 밸브

🔍**해설** ② 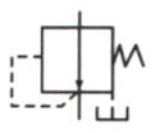   ③ 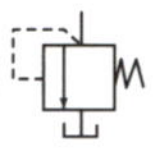   ④

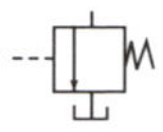

13 지게차에서 자동차와 같이 현가스프링를 사용하지 않는 이유로 가장 적절한 것은?

① 조향을 쉽도록 하기 위함
② 롤링으로 인한 적하물 추락 방지
③ 화물에 가해지는 충격의 완화
④ 앞차축이 구동축이기 때문

14 건설기계조종사 면허의 취소 사유에 해당하지 않는 것은?

① 건설기계 조종 중 고의로 사망 사고를 일으킨 경우
② 건설기계조종사면허의 효력정지기간 중 건설기계를 조종한 경우
③ 정기적성검사를 받지 아니하고 1년이 지난 경우
④ 30만 원의 과태료를 부과받은 경우

🔍**해설** 건설기계조종사 면허의 취소 사유(건설기계관리법 제28조)
• 거짓이나 그 밖의 부정한 방법으로 건설기계조종사면허를 받은 경우
• 건설기계조종사면허의 효력정지기간 중 건설기계를 조종한 경우
• 정기적성검사를 받지 아니하고 1년이 지난 경우
• 정기적성검사 또는 수시적성검사에서 불합격한 경우
④ 건설기계를 주택가 주변의 도로 · 공터 등에 세워 두어 생활 환경을 침해한 경우에 1차 위반 시 5만 원, 2차 위반 시 10만 원, 3차 위반 시 30만 원의 과태료가 부과된다(건설기계관리법 시행령 별표3).

15 지게차의 틸트 실린더 헤드에 있으며 이물질의 유입을 막는 것은?

① 스트레이너   ② 슬리퍼 실(seal)
③ 더스트 실(seal)   ④ 필터

🔍**해설** 지게차의 틸트 실린더 헤드에 있는 더스트 실(seal)은 외부로부터 먼지 등의 이물질이 실린더 내로 들어가지 않도록 한다.

16 작업장에서의 안전 작업 복장과 거리가 먼 것은?

① 작업복은 몸에 맞고 동작이 편해야 한다.
② 작업의 종류에 따라 규정된 복장을 착용한다.
③ 수건은 허리에 차거나 어깨 · 목 등에 걸도록 한다.
④ 팔이나 발이 노출되지 않는 것이 좋다.

🔍**해설** 작업장에서 수건을 허리에 차거나 어깨 · 목 등에 걸지 않아야 한다.

17 대형 건설기계의 특별표지 부착 대상으로 틀린 것은?

① 총중량 40톤을 초과하는 건설기계
② 길이가 16.7미터를 초과하는 건설기계
③ 너비가 2.0미터를 초과하는 건설기계
④ 높이가 4.0미터를 초과하는 건설기계

🔍**해설** 너비가 2.5미터를 초과하는 건설기계가 특별표지 부착 대상이다.

18 유압펌프를 통하여 송출된 에너지를 사용하여 직선운동이나 회전운동의 기계적 일을 하는 기기를 무엇이라고 하는가?

① 오일쿨러   ② 제어 밸브
③ 액추에이터   ④ 어큐뮬레이터

🔍**해설** 액추에이터(작업장치)는 유압 펌프로부터 공급된 작동유의 유압에너지를 기계적인 일로 변환시키는 장치이다.

19 엔진 · 배기관에 카본이 많이 쌓였을 때 나타나는 증상과 거리가 먼 것은?

① 엔진이 과열될 수 있다.
② 출력이 떨어진다.
③ 엔진 소음이 커진다.
④ 매연과 같은 배기가스가 감소한다.

🔍**해설** 카본은 연소를 방해하고, 그 결과 매연과 같은 배기가스가 증가한다.

20 검사소 이외의 장소에서 출장검사를 받을 수 있는 경우가 아닌 것은?

① 최고 속도가 25km/h 미만인 경우
② 도서지역에 있는 경우
③ 자체중량이 40톤을 초과하는 경우
④ 너비가 2m를 초과하는 경우

🔍**해설** 건설기계가 위치한 장소에서 검사할 수 있는 경우
• 도서지역에 있는 경우
• 자체중량이 40톤을 초과하거나 축중이 10톤을 초과하는 경우
• 최고 속도가 35km/h 미만인 경우
• 너비가 2.5m를 초과하는 경우

정답 10.④ 11.② 12.① 13.② 14.④ 15.③ 16.③ 17.③ 18.③ 19.④ 20.④

21. 렌치 사용 시 유의사항으로 틀린 것은?

① 렌치의 입이 너트보다 큰 것을 사용한다.
② 잡아당길 수 있는 위치에서 작업하도록 한다.
③ 자루에 파이프를 이어서 사용해서는 안된다.
④ 지렛대용으로 사용하지 않는다.

해설 렌치, 스패너 작업 시 볼트, 너트에 맞는 것을 사용해야 한다.

22. 라디에이터 구비조건으로 틀린 것은?

① 공기 흐름 저항이 적을 것
② 냉각수 흐름 저항이 적을 것
③ 가볍고 작으며, 강도가 클 것
④ 단위면적당 방열량이 적을 것

해설 단위면적당 방열량이 커야 한다.

23. 정차 및 주차금지 장소에 해당하는 것은?

① 건널목의 가장자리 또는 횡단보도로부터 15m 이내의 곳
② 교차로의 가장자리나 도로의 모퉁이로부터 10m 이내의 곳
③ 안전지대가 설치된 도로에서는 그 안전지대의 사방으로부터 15m 이내인 곳
④ 교차로 · 횡단보도 · 건널목이나 보도와 차로가 구분된 도로의 보도

해설
① 건널목의 가장자리 또는 횡단보도로부터 10m 이내의 곳
② 교차로의 가장자리나 도로의 모퉁이로부터 5m 이내의 곳
③ 안전지대가 설치된 도로에서는 그 안전지대의 사방으로부터 10m 이내인 곳

24. 건설기계 조종사 면허를 받지 아니하고 건설기계를 조종한 자에 대한 처벌 기준은?

① 1년 이하의 징역 또는 1천만 원 이하의 벌금
② 6개월 이하의 징역 또는 100만 원 이하의 벌금
③ 300만 원 이하의 벌금
④ 50만 원 이하의 과태료

해설 건설기계 조종사 면허를 받지 아니하고 건설기계를 조종한 자는 1년 이하의 징역 또는 1천만 원 이하의 벌금에 처한다.

25. 윤활장치에 사용되고 있는 오일펌프로 적합하지 않은 것은?

① 기어 펌프
② 로터리 펌프
③ 베인 펌프
④ 나사 펌프

26. 체인이나 벨트, 풀리 등에서 일어나는 사고로 기계의 운동 부분 사이에 신체가 끼이는 사고는?

① 충격
② 전도
③ 협착
④ 접촉

해설 협착 : 기계의 움직이는 부분 사이 또는 움직이는 부분과 고정부분 사이에 신체 또는 신체의 일부분이 끼이거나, 물리는 것을 말한다.

27. 다음 중 도로명판이 아닌 것은?

① 종로 200m Jong-ro
②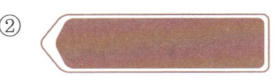
③ 중앙로 Jungang-ro 437
④ 92 중앙로 Jungang-ro 96

해설 ③은 일반용 건물번호판이다.

28. 납축전지 터미널의 녹 제거 후 조치로 가장 적합한 것은?

① 물걸레로 닦아내고 더 조인다.
② (+)와 (−)터미널을 서로 교환한다.
③ 소량의 그리스를 상부에 도포한다.
④ 엔진오일을 도포하고 확실히 더 조인다.

29. 자동변속기의 토크 컨버터에서 오일의 방향을 바꾸어 회전력을 증대시키는 것은?

① 펌프(임펠러)
② 스테이터
③ 터빈
④ 가이드링

해설 토크 컨버터는 유체 클러치에서 펌프, 터빈 사이에 스테이터를 설치하여 전달 토크를 크게 한 것이다.
① 펌프(임펠러) : 크랭크축에 연결되어 엔진과 같은 회전수로 회전한다.
③ 터빈 : 변속기 입력축의 스플라인에 결합

30. 지게차의 화물 운반작업 방법 중 틀린 것은?

① 운반 중 마스트를 뒤로 4~6° 가량 경사시킨다.
② 경사지 화물 운반 시 내리막 시는 후진으로, 오르막 시는 전진으로 운행한다.
③ 운전 중 포크를 지면에서 20~30cm 정도 유지한다.
④ 화물 적재 운반 시는 항상 후진으로 운행한다.

해설 지게차가 언덕에서 내려올 때에는 화물이 떨어지는 것을 방지하기 위해 화물을 언덕 방향으로 하고 후진하여 내려온다.

31 긴 내리막을 내려갈 때 베이퍼 록을 방지하려고 하는 좋은 운전 방법은?

① 변속레버를 중립으로 놓고 브레이크 페달을 밟고 내려간다.

② 시동을 끄고 브레이크 페달을 밟고 내려 간다.

③ 엔진 브레이크를 사용한다.

④ 클러치를 끊고 브레이크 페달을 계속 밟고 속도를 조정하며 내려간다.

해설 베이퍼 록 현상은 긴 내리막길에서 과도한 풋 브레이크 사용 시 그 원인이 될 수 있으므로 내리막길에서 엔진브레이크를 이용하여 이를 방지하는 것이 좋은 운전 방법이 된다.

32 실린더에 마모가 생겼을 때 나타나는 현상이 아닌 것은?

① 압축효율 저하

② 크랭크실 내의 윤활유 오염 및 소모

③ 출력 저하

④ 조속기의 작동 불량

해설 실린더에 마모가 생겼을 때 밀폐작용이 제대로 이루어지지 않게 되므로 압축효율이 저하되어 출력이 떨어지게 된다. 크랭크실 내의 윤활유가 오염되며 윤활유가 타게 되어 소모량도 많아진다.

33 적재 능력 규격은 마스트를 몇 °(도)로 세운 상태로 들어 올릴 수 있는 하물의 최대 무게인가?

① 30°　　　　② 60°

③ 45°　　　　④ 90°

해설 지게차의 적재 능력
- 마스트를 90도로 세운 상태로 하중중심의 범위 내에서 포크를 들어 올릴 수 있는 하물의 최대 무게
- 표준하중 몇 mm에서 몇 kg으로 표시

34 직류 발전기 구성품이 아닌 것은?

① 로터 코일과 실리콘 다이오드

② 전기자 코일과 정류자

③ 계철과 계자철심

④ 계자코일과 브러시

해설 로터 코일과 실리콘 다이오드는 교류 발전기 구성품이다.

35 에어 동력 공구 사용 시의 주의사항으로 옳지 않은 것은?

① 규정 공기압력을 유지한다.

② 안전방호구를 착용하지 않아도 된다.

③ 압축공기 중의 수분을 제거하여 준다.

④ 에어 그라인더는 회전 시 소음과 진동의 상태를 점검한 후 사용한다.

36 동력전달장치에 사용되는 차동기어장치에 대한 설명으로 틀린 것은?

① 선회할 때 좌·우 구동바퀴의 회전속도를 다르게 한다.

② 선회할 때 바깥쪽 바퀴의 회전속도를 증대시킨다.

③ 보통 차동기어장치는 노면의 저항을 적게받는 구동바퀴가 더 많이 회전하도록 한다.

④ 기관의 회전력을 크게 하여 구동바퀴에 전달한다.

해설 차동기어장치는 양쪽 구동바퀴가 각각 다른 회전수로 돌 수 있도록 해 주는 장치이다.

37 지게차 틸트 레버의 작동과 관련하여 가장 거리가 먼 것은?

① 당기면 마스트는 뒤로 기운다.

② 마스트를 앞뒤로 기울인다.

③ 밀면 마스트는 앞쪽으로 기운다.

④ 화물이 마스트 후방으로 낙하는 것을 방지한다.

해설 틸트 레버는 팔레트에 적재된 화물을 포크에 탑재하거나, 포크에서 떨어짐을 방지하기 위해 포크를 지지하는 마스트를 전후로 기울이는 작업을 한다.
④ 백레스트 : 포크 위에 올려진 화물이 마스트 후방으로 낙하하는 것을 방지하기 위한 짐받이 틀을 말한다.

38 플런저형 모터에 해당하는 것은?

① 구조가 간단하다.　　② 가격이 저렴하다.

③ 고압 대출력이다.　　④ 소형, 경량이다.

해설 플런저형 모터(피스톤형 모터)는 구조가 복잡하고 대형이며 가격도 비싸다. 펌프의 최고 토출압력, 평균효율이 가장 높아 고압 대출력에 사용하는 유압모터이다. 종류로는 레이디얼형, 액시얼형(축류형) 등이 있다.

39 다음 중 그리스 주입과 거리가 먼 것은?

① 공기빼기 니쁠　　② 킹핀

③ 마스트 서포트　　④ 조향 실린더 링크

해설 그리스 주입 : 마스트 서포트, 틸트 실린더 핀, 킹핀, 조향 실린더 링크 등에 솔이나 헝겊으로 닦은 후 그리스를 주입한다.

40 지게차 운전 종사자의 준수사항으로 옳지 않은 것은?

① 후진 시에는 반드시 뒤를 살핀다.

② 전·후진 변속 시는 정지된 상태에서 한다.

③ 주차 시 포크는 바닥에 내려놓는다.

④ 주차 시 키를 꽂아 놓고 내려온다.

해설 지게차의 키는 시동을 끈 후 시동 스위치에서 빼내어 보관해야 한다.

41 유압장치에서 사용되는 오일의 점도가 너무 낮을 경우에 나타날 수 있는 현상이 아닌 것은?

① 펌프 효율 저하　　② 오일 누설

③ 시동 시 저항 증가　　④ 계통 내의 압력 저하

해설 유압장치에서 사용되는 오일의 점도가 너무 낮을 경우
- 펌프 효율 저하
- 계통 내의 압력 저하
- 실린더 및 컨트롤 밸브에서 오일 누설

정답 31.③ 32.④ 33.④ 34.① 35.② 36.④ 37.④ 38.③ 39.① 40.④ 41.③

42 연삭기 사용과 관련하여 옳지 않은 것은?

① 치수 및 형상이 구조 규격에 적합한 숫돌 사용
② 작업 시작 전 1분 이상, 숫돌 교체 시 3분 이상 시운전
③ 숫돌 덮개 설치 후 숫돌 측면을 사용하여 작업
④ 보안경, 방진마스크 착용

해설 연삭기 사용 시 숫돌 측면 사용을 제한한다.

43 지게차의 정지 상태에서 작동할 수 있는 것과 거리가 먼 것은?

① 전진 레버
② 인칭 페달
③ 후진 레버
④ 전·후진 레버

해설 인칭 페달은 브레이크와 유압 작동을 동시에 제어할 수 있도록 만든 페달이다. 주로 클러치와 브레이크 기능을 겸하는 역할을 하는 것으로 미세한 전진 또는 후진 조작이 필요할 때 사용한다.

44 성능이 불량하거나 사고가 자주 발생하는 건설기계의 안정성 등을 점검하기 위해 수시로 실시하는 검사는?

① 정기검사
② 구조변경검사
③ 수시검사
④ 임시검사

45 압력제어 밸브의 종류가 아닌 것은?

① 릴리프 밸브
② 스로틀 밸브
③ 시퀀스 밸브
④ 감압 밸브

해설 압력제어 밸브에는 릴리프 밸브, 리듀싱 밸브, 시퀀스 밸브, 언로드 밸브, 카운터 밸런스 밸브 등이 있다.
② 스로틀 밸브 : 유량제어 밸브로서 오일이 통과하는 관로를 줄여 오일량을 조절하는 밸브이다.

46 타이어의 뼈대와 같은 역할을 하고 전체의 하중을 지지하며 주행 중 노면 충격에 따라 변형되어 완충 작용을 하는 부분은?

① 비드
② 트레드
③ 카커스
④ 브레이커

해설 카커스는 튜브의 고압 공기에 견디고 하중·충격에 변형되어 완충 작용을 한다.
① 비드 : 림과 접촉하는 부분
② 트레드 : 직접 노면과 접촉되는 부분으로 내부의 카커스와 브레이커를 보호하기 위해 내마모성이 큰 고무층으로 되어 있다.
④ 브레이커 : 외부로부터의 충격을 흡수하고 트레드에 생긴 상처가 카커스에 미치는 것을 방지

47 지게차 운행 시 내리막에서는 후진, 오르막에서는 전진으로 운행하는 주된 이유는?

① 시야를 확보하기 위해
② 속도를 줄이기 위해
③ 화물이 떨어지는 것 방지
④ 급회전과 급제동의 방지

48 도로교통법상 서행할 장소가 아닌 곳은?

① 도로가 구부러진 부근
② 비탈길의 고갯마루 부근
③ 2차선 도로의 다리 위
④ 가파른 비탈길의 내리막

해설 도로교통법상 서행할 장소
- 도로가 구부러진 부근
- 비탈길의 고갯마루 부근
- 가파른 비탈길의 내리막
- 교통정리를 하고 있지 아니하는 교차로
- 지방경찰청장이 필요하다고 인정하여 안전표지로 지정한 곳

49 벨트 취급에 대한 안전사항 중 틀린 것은?

① 벨트 교환 시 회전을 완전히 멈춘 상태에서 한다.
② 벨트의 회전을 정지시킬 때 손으로 잡는다.
③ 벨트에는 적당한 장력을 유지하도록 한다.
④ 고무벨트에는 기름이 묻지 않도록 한다.

해설 벨트 회전을 정지시킬 때 손을 사용하는 것은 매우 위험한 동작이다. 벨트의 마찰에 의한 화상이나 벨트 가드에 손이 끼이게 되어 상해를 입을 수 있기 때문에 절대 하지 말아야 한다.

50 유압모터에 대한 설명으로 틀린 것은?

① 유압에너지를 기계적 일로 변환한다.
② 속도는 오일의 흐름량에 의해 결정된다.
③ 직선운동을 하는 작동기(Actuator)이다.
④ 용량은 입구압력(kgf/cm^2)당 토크로 결정된다.

해설 유압모터는 유압장치에서 작동 유압 에너지에 의해 연속적으로 회전운동을 함으로서 기계적인 일을 하는 것이다.

51 소화기 사용 방법의 순서로 옳은 것은?

A. 안전핀을 뽑는다.
B. 노즐을 잡고 불 쪽으로 향하도록 한다.
C. 손잡이를 계속 움켜쥔다.
D. 바람을 등지고 분사한다.

① A → B → C → D
② B → C → D → A
③ C → A → D → B
④ B → A → C → D

52 노면이 얼어붙은 경우 또는 폭설로 가시거리가 100m 이내인 경우 최고속도의 얼마를 감속운행하여야 하는가?

① 50/100
② 30/100
③ 40/100
④ 20/100

해설 폭우·폭설·안개 등으로 가시거리가 100m 이내인 경우, 노면이 얼어붙은 경우, 눈이 20mm 이상 쌓인 경우에는 최고속도 100분의 50을 줄인 속도로 운행하여야 한다.

정답 42.③ 43.② 44.③ 45.② 46.③ 47.③ 48.③ 49.② 50.③ 51.① 52.①

53 대여사업용 건설기계 등록번호표의 색상으로 옳은 것은?

① 초록색 바탕에 빨간색 글자
② 검정색 바탕에 흰색 글자
③ 주황색 바탕에 검정색 글자
④ 흰색 바탕에 검은색 글자

해설 등록번호표의 색칠 및 등록번호

구분		색상	일련번호
비사업용	관용	흰색 바탕에 검은색 문자	0001~0999
	자가용		1000~5999
대여사업용		주황색 바탕에 검은색 문자	6000~9999

54 유압탱크의 기능이 아닌 것은?

① 계통 내의 필요한 압력을 조절한다.
② 격판에 의한 기포를 분리하고 제거한다.
③ 탱크 외벽의 방열에 의해 적정온도를 유지한다.
④ 회로 내 불순물 혼입 방지로 작동유 수명을 연장한다.

해설 유압탱크는 계통 내의 필요한 유량을 확보한다.

55 지게차 조종 레버에 대한 설명으로 옳지 않은 것은?

① 리프트 레버를 당기면 포크가 올라간다.
② 틸트 레버를 밀면 마스트가 앞으로 기울어진다.
③ 틸트 레버를 놓으면 자동으로 중립 위치로 복원된다.
④ 리프트 레버를 놓으면 자동으로 중립 위치로 복원되지 않는다.

해설 리프트 레버를 놓으면 자동으로 중립 위치로 복원된다.

56 사용한 공구를 정리 보관할 때 가장 옳은 것은?

① 사용 시 기름이 묻은 공구는 물로 깨끗이 씻어서 보관한다.
② 사용한 공구는 면 걸레로 깨끗이 닦아서 공구상자 또는 공구보관으로 지정된 곳에 보관한다.
③ 사용한 공구는 종류별로 묶어서 보관한다.
④ 사용한 공구는 녹슬지 않게 기름칠을 잘해서 작업대 위에 진열해 놓는다.

해설 공구는 대부분 쇠붙이로 만들기 때문에 습기를 피해야 한다. 습기에 의해 녹이 슨 공구는 안전사고의 원인이 될 수 있다.

57 디젤기관에서 노크 방지 방법으로 틀린 것은?

① 착화성이 좋은 연료를 사용한다.
② 연소실 벽 온도를 높게 유지한다.
③ 압축비를 낮춘다.
④ 착화기간 중의 분사량을 적게 한다.

해설 디젤기관에서 노크 방지를 위해서 압축비, 압축압력 및 압축온도를 상승시킨다.

58 시동전동기가 회전하지 않는 원인과 거리가 먼 것은?

① 시동전동기의 소손
② 축전지 전압이 낮음
③ 세탄가가 높은 연료를 사용
④ 브러시와 정류자의 밀착 불량

해설 세탄가가 높을수록 연료의 점화 지연이 줄어들어 저온 시동성이 향상된다.

59 교류 발전기에서 발생된 교류 전기를 직류로 정류하는 부품은?

① 전기자
② 다이오드
③ 조정기
④ 릴레이

해설 교류 발전기에서는 실리콘 다이오드를 정류기로 사용하고, 축전지에서 발전기로 전류가 역류하는 것을 방지한다.

60 브레이크 드럼 구비조건 중 틀린 것은?

① 회전 불평형이 유지되어야 한다.
② 충분한 강성을 가지고 있어야 한다.
③ 방열이 잘 되어야 한다.
④ 가벼워야 한다.

해설 브레이크 드럼은 바퀴와 함께 고속으로 회전하고 슈의 마찰력을 받아 제동력을 발생시키는 부분이다.

정답 53.③ 54.① 55.④ 56.② 57.③ 58.③ 59.② 60.①

2025 제1회 기출분석문제

01 디젤기관에서 시동이 되지 않는 원인과 가장 거리가 먼 것은?
① 연료가 부족하다.
② 기관의 압축압력이 높다.
③ 연료 공급펌프가 불량하다.
④ 연료계통에 공기가 혼입되어 있다.

해설) 디젤기관에서 시동이 잘 되게 하는 방법
· 예열플러그를 충분히 가열
· 압축비를 높임
· 흡기온도를 상승시킴

02 2개 이상의 분기회로가 있는 회로에서 순차 작동시키고자 할 때 사용하는 밸브는?
① 릴리프 밸브
② 감압 밸브
③ 체크 밸브
④ 시퀀스 밸브

해설) 시퀀스 밸브는 2개 이상의 분기회로가 있는 회로에서 작동 순서를 회로의 압력 등으로 제어하는 밸브이다.

03 다음 교통안전표지에 대한 설명으로 맞는 것은?

① 차중량 제한 표지
② 차높이 제한 표지
③ 차폭 제한 표지
④ 차간거리 확보 표지

04 지게차 작업 운행 시 유의사항으로 틀린 것은?
① 운반하려고 하는 화물 가까이 가면 속도를 줄인다.
② 화물 앞에서는 일단 정지한다.
③ 운반 중 마스트를 뒤로 약 6° 정도 경사시킨다.
④ 포크는 지면으로부터 60~80cm 정도 높이를 유지한다.

해설) 화물을 높이 들어 올리면 떨어뜨릴 위험이 있으므로 주행 시 포크와 지면과의 간격은 20~30cm를 유지하도록 한다.

05 건설기계의 등록 말소 시 등록번호표는 며칠 이내에 반납해야 하는가?
① 5일
② 10일
③ 15일
④ 30일

해설) 건설기계의 등록이 말소된 경우 등록된 건설기계의 소유자는 10일 이내에 등록번호표를 시·도지사(국토교통부령으로 정함)에게 반납해야 한다.

06 축전지의 구비조건으로 가장 거리가 먼 것은?
① 축전지의 용량이 클 것
② 가급적 크고 무거울 것
③ 전기적 절연이 완전할 것
④ 전해액의 누설방지가 완전할 것

해설) 축전지는 다루기 쉽고 소형, 경량이어야 한다.

07 토크 컨버터의 구성 부품이 아닌 것은?
① 펌프
② 터빈
③ 스테이터
④ 밸브바디

해설) 토크 컨버터는 크랭크축에 펌프, 입력축에 터빈을 두고 있고, 오일의 흐름 방향을 바꿔 주는 스테이터가 변속기 케이스에 일방향 클러치를 통하여 설치되어 있다.

08 공장안에서 중량물을 이동하려고 할 때 가장 좋은 방법은?
① 여러 사람이 협동해서 옮긴다.
② 로프를 묶고 살며시 잡아당긴다.
③ 호이스트나 체인 블록을 사용한다.
④ 지렛대를 이용한다.

09 다음 중 지게차 작업장치에 해당하지 않는 것은?
① 리퍼
② 포크
③ 리프트 체인
④ 마스트

해설) ① 리퍼 : 불도저 뒤쪽에 장착되는 긴 발톱과 같은 장치이다.

10 화재의 분류 가운데 유류화재에 해당하는 것은?
① A급 화재
② B급 화재
③ C급 화재
④ D급 화재

해설) B급 화재는 가연성 액체, 유류 등 연소 후에 재가 거의 없는 화재이다. 소화방법은 모래를 뿌리거나 분말소화기, ABC소화기 등을 사용한다.

정답 01.② 02.④ 03.① 04.④ 05.② 06.② 07.④ 08.③ 09.① 10.②

지게차 운전기능사 | 2025년 제1회 기출분석문제

11 건설기계가 멸실된 경우 그 소유자는 몇일 이내에 시 · 도지사에게 등록 말소를 신청해야 하는가?

① 10일
② 20일
③ 60일
④ 30일

🖊해설 그 소유자의 신청이나 시 · 도지사의 직권으로 등록을 말소할 수 있는 경우 : 사유가 발생한 날로부터 30일 이내(건설기계관리법 제6조)
• 건설기계가 천재지변 또는 이에 준하는 사고 등으로 사용할 수 없게 되거나 멸실된 경우
• 건설기계해체재활용업을 등록한 자에게 폐기를 요청한 경우
• 구조적 제작 결함 등으로 건설기계를 제작자 또는 판매자에게 반품한 경우
• 건설기계를 교육 · 연구 목적으로 사용하는 경우

12 유압오일의 온도가 상승할 때 나타날 수 있는 결과가 아닌 것은?

① 점도 저하
② 펌프 효율 저하
③ 오일 누설의 저하
④ 밸브류의 기능 저하

🖊해설 유압오일의 온도가 상승할 때 작동유 누출이 증가한다.

13 교차로에서 우회전을 하려는 경우로 옳지 않은 것은?

① 미리 도로의 우측 가장자리를 서행하면서 우회전하여야 한다.
② 적색 신호에 일시정지 뒤 보행자에 주의하면서 서행해야 한다.
③ 통행하고 있거나 통행하려고 하는 보행자가 없으면 서행한다.
④ 통행하는 보행자가 있으면 보행자의 통행에 방해하지 않도록 하면서 서행한다.

🖊해설 보행자의 보호
모든 차 또는 노면전차의 운전자는 교통정리를 하고 있는 교차로에서 좌회전이나 우회전을 하려는 경우에는 신호기 또는 경찰공무원등의 신호나 지시에 따라 도로를 횡단하는 보행자의 통행을 방해하여서는 아니 된다(도로교통법 제27조).
④ 우회전을 하고자 할 때 통행하는 보행자가 있으면 일시정지하여 보행자가 지나갈 때 까지 기다린 후 서행한다.

14 지게차의 포크가 한쪽으로 기울어지는 가장 큰 원인은?

① 한쪽 체인(chain)이 늘어짐
② 한쪽 로울러(side roller)가 마모
③ 한쪽 실린더(cylinder)의 작동유 부족
④ 한쪽 리프트 실린더(lift cylinder)가 마모

15 압력제어밸브 중 상시 닫혀있다가 일정 조건이 되면 열려서 작동하는 밸브가 아닌 것은?

① 릴리프 밸브
② 언로드 밸브
③ 감압 밸브
④ 시퀀스 밸브

🖊해설 감압 밸브는 상시 개방 상태로 되어 있다가 출구의 압력이 감압 밸브의 설정 압력보다 높아지면 밸브가 작용하여 유로를 닫는다.

16 물체의 낙하 또는 인체의 추락의 위험으로부터 머리를 보호하는 안전보호구는?

① 보안경
② 공기 마스크
③ 안전벨트
④ 안전모

17 디젤기관의 연료분사노즐에서 섭동 면의 윤활은 무엇으로 하는가?

① 그리스
② 연료
③ 윤활유
④ 기어오일

🖊해설 디젤기관 연료장치는 연료가 윤활작용을 겸한다.

18 전기회로의 안전사항으로 설명이 잘못된 것은?

① 전기장치는 반드시 접지하여야 한다.
② 퓨즈는 용량이 맞는 것을 끼워야 한다.
③ 전선의 접속은 접촉저항을 크게 하는 것이 좋다.
④ 모든 계기 사용 시 최대 측정범위를 초과하지 않도록 해야 한다.

🖊해설 접촉저항(contact resistance)이 없거나 적을수록 전류의 흐름이 원활하다.

19 조종사 면허의 적성검사 기준으로 틀린 것은?

① 2년마다 정기적성검사를 받아야 한다.
② 두 눈을 동시에 뜨고 잰 시력이 0.7 이상이다.
③ 언어분별력이 80% 이상이다.
④ 55데시빌의 소리를 들을 수 있어야 한다.

🖊해설 건설기계조종사는 10년마다(65세 이상인 경우는 5년마다) 시장 · 군수 또는 구청장이 실시하는 정기적성검사를 받아야 한다.

20 지게차 주행 시 주의해야 할 사항으로 틀린 것은?

① 짐을 싣고 주행할 때는 절대로 속도를 내서는 안 된다.
② 노면의 상태에 충분한 주의를 하여야 한다.
③ 적하장치에 사람을 태워서는 안된다.
④ 포크의 끝을 밖으로 경사지게 한다.

🖊해설 포크의 끝은 항상 안쪽으로 경사지게 하여 화물을 안정적으로 받쳐 들 수 있도록 해야 한다.

21 엔진의 유압이 낮은 원인이 아닌 것은?

① 윤활유 펌프의 각부 마멸이 심하다.
② 기관 각부의 마모가 심하다.
③ 윤활유의 점도가 너무 높다.
④ 윤활유량이 부족하다.

🖊해설 윤활유의 점도가 높으면 유압이 올라갈 수 있다.

정답 11.④ 12.③ 13.④ 14.① 15.③ 16.④ 17.② 18.③ 19.① 20.④ 21.③

22. 다음 그림과 같은 안전표지판이 나타내는 것은?

① 비상구
② 보안경 착용
③ **출입금지**
④ 인화성 물질 경고

23. 어큐뮬레이터(축압기)의 기능으로 적합하지 않은 것은? ★★★

① 충격 흡수
② 압력 보상
③ **유량 분배 및 제어**
④ 유압에너지의 저장

해설 어큐뮬레이터(축압기)
유압펌프에서 발생한 유압을 저장하고 맥동을 소멸시키는 장치로 압력 보상, 에너지 축적, 유압회로의 보호, 맥동감쇠, 충격압력 흡수, 일정압력 유지 등의 기능을 한다.

24. 교차로의 가장자리나 도로의 모퉁이로부터 관련법상 몇 m 이내의 장소에 주차 및 정차가 금지되는가?

① 3m
② **5m**
③ 10m
④ 15m

해설 교차로의 가장자리나 도로의 모퉁이로부터 5m 이내의 곳에서는 차를 정차하거나 주차하여서는 아니 된다(도로교통법 제32조).

25. 라디에이터의 보조탱크의 기능으로 옳지 않은 것은? ★

① 장기간 냉각수 보충이 필요하지 않다.
② **냉각수의 온도를 알맞게 유지시킨다.**
③ 오버플로우가 발생하면 증기만 배출한다.
④ 냉각수의 부피가 팽창하는 것을 흡수한다.

해설 냉각수의 온도를 유지하는 것은 수온조절기의 기능이다.

26. 수동식 클러치에서 미끄럼 발생이 현저하게 나타나는 시기는?

① 고속 주행 시
② 공회전 시
③ 저속 운전 시
④ **가속 시**

해설 클러치의 미끄러짐은 가속 시 현저하게 나타난다.

27. 엔진오일이 많이 소비되는 원인이 아닌 것은? ★★★

① **기관의 압축압력이 높을 때**
② 피스톤링의 마모가 심할 때
③ 실린더의 마모가 심할 때
④ 밸브 가이드의 마모가 심할 때

해설 윤활유 소비의 원인은 연소와 누설이다. 피스톤링, 실린더가 마모되면 윤활유가 연소실 내로 들어가 타게 되며 밸브 가이드가 마모되면 윤활유가 누출된다.

28. 건설기계의 구조 변경 범위에 속하지 않는 것은? ★★

① 건설기계의 길이, 너비, 높이 변경
② **적재함의 용량 증가를 위한 변경**
③ 조종장치의 형식 변경
④ 수상작업용 건설기계 선체의 형식변경

해설 건설기계의 기종 변경, 육상 작업용 건설기계 규격의 증가 또는 적재함의 용량 증가를 위한 구조 변경은 할 수 없다.

29. 마스트를 따라 캐리지를 올리고 내리는 기능을 하는 것은?

① **리프트 체인**
② 리프트 실린더
③ 틸트 실린더
④ 백레스트

30. 안전기준을 초과하는 화물의 적재허가를 받은 자는 그 길이 또는 그 폭의 양 끝에 몇 cm 이상의 빨간 헝겊으로 된 표지를 달아야 하는가?

① 10cm × 30cm
② 20cm × 40cm
③ **30cm × 50cm**
④ 40cm × 60cm

해설 안전기준을 넘는 화물의 적재허가를 받은 사람은 그 길이 또는 폭의 양 끝에 너비 30센티미터, 길이 50센티미터 이상의 빨간 헝겊으로 된 표지를 달아야 한다. 다만, 밤에 운행하는 경우에는 반사체로 된 표지를 달아야 한다(도로교통법 시행규칙 제26조제3항).

31. 작업장에서 기계장치를 불안전하게 취급할 때 사고가 발생하는 원인으로 틀린 것은?

① **너무 넓은 장소에 설치되어 있을 때**
② 안전장치가 잘 되어 있지 않을 때
③ 적합한 공구를 사용하지 않을 때
④ 정리 정돈 및 조명장치가 잘 되어 있지 않을 때

해설 장소가 좁은 공간에 기계장치를 설치할 경우 작업자의 이동공간이나 동작공간이 좁아져서 사고가 발생할 확률이 높아진다.

정답 22.③ 23.③ 24.② 25.② 26.④ 27.① 28.② 29.① 30.③ 31.①

지게차 운전기능사

2025년 제1회 기출분석문제

32 건설기계 조종 중 고의로 경상 1명의 인명피해를 입힌 건설기계조종사에 대한 처분 기준은?

① 면허효력정지 7일
② 면허 취소
③ 면허효력정지 15일
④ 면허효력정지 30일

✎해설 건설기계 조종 중 고의로 사망·중상·경상 등의 인명피해를 입힌 경우에는 면허 취소이다.

★★★
33 예연소실식 디젤기관에서 연소실 내의 공기를 직접 예열하는 방식은?

① 맵 센서식
② 예열플러그식
③ 공기량 계측기식
④ 흡기가열식

34 전동공구 사용 시의 안전수칙과 가장 거리가 먼 것은?

① 회전을 유지한 채 작업대에 놓는다.
② 보안경과 안전화를 반드시 착용한다.
③ ON, OFF를 확실히 확인한다.
④ 전선코드의 취급을 안전하게 한다.

✎해설 전동공구 사용 시 작업 중 잠시 중단할 경우에라도 반드시 전원을 OFF 상태로 하여 회전이 멈춘 것을 확인한 다음에 안전하게 작업대에 놓아야 한다.

★
35 방향지시등의 전류를 일정한 주기로 단속·점멸하는 장치는?

① 플래셔 유닛
② 릴레이
③ 스위치
④ 배터리

✎해설 플래셔 유닛은 방향지시등에 흐르는 전류를 일정 주기로 단속·점멸하여 자동차의 주행 방향을 알리는 장치이다.

36 지게차 주차 방법으로 틀린 것은?

① 포크를 지면에 완전히 내린다.
② 시동을 끈 이후에는 키를 꽂아놓고 내린다.
③ 기관을 정지한 후 주차 브레이크를 작동시킨다.
④ 포크의 선단이 지면에 닿도록 마스트를 전방으로 적절히 경사시킨다.

37 다음 중 검사의 종류에 해당하지 않는 것은?

① 정기검사
② 기준검사
③ 신규등록검사
④ 수시검사

✎해설 건설기계 검사의 종류로는 신규등록검사, 정기검사, 구조변경검사, 수시검사 등이 있다.

★★★
38 에어클리너가 막혔을 때 배기가스의 색깔과 출력은?

① 검은색 배기가스 배출과 출력은 무관하다.
② 검은색 배기가스 배출과 출력이 감소한다.
③ 흰색 배기가스 배출과 출력은 무관하다.
④ 흰색 배기가스 배출과 출력은 증가한다.

✎해설 에어클리너(공기청정기)가 막히면 공기흡입량이 줄어들어 엔진의 출력이 저하되고, 농후한 혼합비로 인한 불완전연소로 검은색 배기가스가 배출된다.

★★★★
39 브레이크 구비조건에 해당하지 않는 것은?

① 작동이 확실하고 잘 되어야 한다.
② 신뢰성과 내구성이 뛰어나야 한다.
③ 큰힘으로 작동되어야 한다.
④ 점검 및 조정이 용이해야 한다.

✎해설 제동장치는 작은 힘으로도 작동되어야 한다.

40 지게차의 용도에 따른 분류로 적합한 것은?

① 토목 작업
② 운반 작업
③ 인양 작업
④ 굴삭 작업

★★
41 유압회로 내에 기포가 발생하면 일어나는 현상과 관련없는 것은?

① 소음 증가
② 공동 현상 발생
③ 작동유의 누설 저하
④ 액추에이터의 작동 불량

42 유성기어 장치의 구성 부품에 해당하지 않는 것은?

① 유성기어
② 선기어
③ 헬리컬기어
④ 링기어

✎해설 유성기어 장치의 구성 부품으로는 선기어, 링기어, 유성기어, 유성캐리어 등이 있다. 헬리컬기어는 기어의 형식을 말한다.

★★★
43 다음 보기의 내용에 해당하는 것은?

> 보기
> • 백레스트에 지지되어 포크를 설치하는 수평판
> • 리프트 체인이 연결되어 있음

① 마스트
② 백레스트
③ 카운터 웨이트
④ 핑거보드

정답 32.② 33.② 34.① 35.① 36.② 37.② 38.② 39.③ 40.② 41.③ 42.③ 43.④

44. 기어펌프에 대한 설명으로 틀린 것은?
① 소형이며 구조가 간단하다.
② **플런저 펌프에 비해 흡입력이 나쁘다.**
③ 플런저 펌프에 비해 효율이 낮다.
④ 초고압에는 사용이 곤란하다.

해설 기어 펌프는 흡입 성능이 우수하다.

45. 재해조사 목적으로 가장 적절한 것은?
① **재해 예방**
② 작업 능률 향상
③ 책임 추궁
④ 재해 통계 작성

46. 유압펌프에서 소음과 관계없는 것은?
① 오일의 양 적을 때
② **펌프의 속도가 느릴 때**
③ 오일 속에 공기의 혼입 때
④ 오일의 점도가 너무 높을 때

해설 펌프의 회전이 너무 빠를 때 소음이 발생할 수 있다.

47. 하중 10t 이하 리치형 지게차 전경각은?
① 5°
② 4°
③ **3°**
④ 2°

해설 하중 10t 이하 리치형 지게차 전경각은 3°, 후경각은 5°이다.

48. 타이어 트래드 패턴의 필요성과 관련없는 것은?
① 제동력, 견인력 증가
② 조향성, 안정성 향상
③ **편평률 증가**
④ 배수 성능 향상

해설 타이어의 트래드 패턴은 타이어가 굴러가는 방향에 직각으로 새겨진 무늬 형태를 띤 패턴을 말한다. 패턴의 파인 부분은 물을 배출시키고, 튀어나온 부분은 지면과 닿아 제동력, 구동력, 견인력, 조향성, 안정성에 영향을 미친다.
③ 편평률은 편평한 정도를 나타내는 양이다.

49. 해머 작업 시 안전수칙 설명으로 틀린 것은?
① 열처리된 재료는 해머로 때리지 않도록 주의한다.
② 녹이 있는 재료를 작업할 때는 보호안경을 착용해야 한다.
③ 자루가 불안정한 것은 사용하지 않는다.
④ **손에 장갑을 끼고서 작업을 한다.**

해설 해머를 사용할 때는 손에 장갑을 끼지 않는다.

50. 시동전동기에서 마그네틱 스위치는?
① **전자석 스위치이다.**
② 전류 조절기이다.
③ 전압 조절기이다.
④ 저항 조절기이다.

51. 지게차의 조종 레버 조작에 대한 설명으로 틀린 것은?
① **전후진 레버를 앞으로 밀면 후진이 된다.**
② 틸트 레버를 뒤로 당기면 마스트는 뒤로 기운다.
③ 리프트 레버를 앞으로 밀면 포크가 내려간다.
④ 전후진 레버를 뒤로 당기면 후진이 된다.

해설 전후진 레버를 앞으로 밀면 전진하고, 뒤로 당기면 후진한다.

52. 유압·공기압 도면기호에서 다음의 기호표시는?

① 필터
② **압력스위치**
③ 체크 밸브
④ 축압기

해설

필터	체크 밸브	축압기
◇	◇	◯

53. 지게차의 조향장치 원리는 어떠한 형식인가?
① 전부동식
② 허리꺾기 방식
③ **애커먼 장토식**
④ 앞바퀴 조향 방식

해설 지게차의 조향원리는 애커먼 장토식이 사용된다.

54. 다음 중 유압모터의 종류에 해당하는 것은?
① **플런저 모터**
② 디젤 모터
③ 가솔린 모터
④ 보올 모터

55. 먼지가 많은 장소에서 착용하여야 하는 마스크는?
① 방독마스크
② 비말마스크
③ 송기마스크
④ **방진마스크**

해설 방진마스크는 분진, 미스트, 미세먼지 등이 호흡기를 통하여 체내에 유입되는 것을 방지하기 위한 보호구이다.

정답 44.② 45.① 46.② 47.③ 48.③ 49.④ 50.① 51.① 52.② 53.③ 54.① 55.④

지게차 운전기능사

2025년 제1회 기출분석문제

56 건설기계조종사 면허의 결격사유에 해당하지 않는 자는?

① 18세 미만인 사람

② 정신질환자 또는 뇌전증 환자

③ 면허가 취소된 날부터 3년 6개월이 지나지 아니한 사람

④ 향정신성의약품 또는 알코올중독자

📝**해설** 건설기계조종사면허가 취소된 날부터 1년이 지나지 아니하였거나 건설기계조종사면허의 효력정지처분 기간 중에 있는 사람이 결격사유에 해당한다.

★★
57 지게차의 카운터 웨이터의 역할로 옳은 것은?

① 접지압 향상

② 접지면적 확대

③ 안정성 및 균형 기능

④ 중량물 증강

📝**해설** 카운터 웨이트(평형추)는 지게차 맨 뒤쪽에 설치되어 작업을 할 때 안정성 및 균형을 잡아주는 기능을 한다.

★
58 기관을 점검하는 요소 중 디젤기관과 관계없는 것은?

① 예열장치　　　　　② 점화장치

③ 연료장치　　　　　④ 압축장치

📝**해설** 점화장치는 가솔린 기관, LPG 기관, 로터리 기관의 점화방식에 쓰인다.

59 스페너 작업 시 주의사항으로 옳지 않은 것은?

① 해머 대신에 사용하지 않아야 한다.

② 당기지 말고 밀어서 작업을 해야 한다.

③ 볼트, 너트에 맞는 것을 사용하도록 한다.

④ 힘을 주기적으로 가하여 회전을 시킨다.

📝**해설** 스패너나 렌치는 항상 당기면서 작업해야 안전하다.

60 유압장치의 구성 요소가 아닌 것은?

① 유압 펌프　　　　　② 오일 탱크

③ 제어 밸브　　　　　④ 차동장치

📝**해설** 차동장치는 바퀴의 회전수를 다르게 하여 회전을 원활하게 하도록 하는 장치이다.

정답　56.③　57.③　58..②　59..②　60.④

48

2024 제2회 기출분석문제

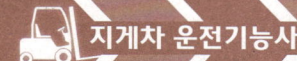

01 작업장의 안전관리와 관련하여 옳지 않은 것은?
① 위험한 작업장에는 안전수칙을 부착하여 사고 예방을 한다.
② 폐유를 바닥에 뿌려 먼지가 발생하지 않도록 한다.
③ 작업대 사이, 기계 사이의 통로는 일정한 너비를 확보한다.
④ 작업이 끝나면 모든 사용 공구는 정 위치에 정리정돈 한다.

해설 작업장 바닥에 폐유를 뿌리는 것은 화재 발생의 위험이 있는 행위이다.

02 정차 및 주차의 금지에 해당하는 곳이 아닌 것은?
① 교차로의 가장자리로부터 5m 이내인 곳
② 건널목의 횡단보도로부터 10미터 이내인 곳
③ 안전지대의 사방으로부터 각각 10미터 이내인 곳
④ 전봇대가 설치된 곳으로부터 20m 이내인 곳

해설 건널목의 가장자리로부터 10미터 이내인 곳, 버스여객자동차의 정류지임을 표시하는 표지판으로부터 10미터 이내인 곳, 교차로의 가장자리나 도로의 모퉁이로부터 5미터 이내인 곳에서는 차를 정차하거나 주차하여서는 아니 된다(도로교통법 제32조).

03 디젤기관의 연료 점화 방법에 해당하는 것은?
① 마그넷 점화   ② 압축 착화
③ 전기 점화   ④ 전기 착화

해설 디젤기관은 공기만을 실린더 내로 흡입하여 고압축비로 압축한 후, 압축열에 연료를 분사시켜 자연 착화를 시킨다.

04 기동전동기가 작동하지 않는 원인과 관계없는 것은?
① 연료 압력이 낮다.
② 배터리의 출력이 낮다.
③ 기동전동기가 소손되었다.
④ 배선과 스위치가 손상되었다.

해설 기동전동기가 작동하지 않거나 회전력이 약한 원인
• 배터리의 전압이 낮음
• 배터리 단자와 터미널의 접촉 불량
• 배선과 시동스위치가 손상 또는 접촉 불량
• 엔진 내부 피스톤 고착

05 지게차 조종석의 계기판 사용 중 틀리게 설명한 것은?
① 엔진오일압력 경고등 – 엔진의 윤활유 압력상태를 나타내는 것이다.
② 충전 경고등 – 발전기의 발전상태를 나타내는 것이다.
③ 연료계 – 바늘지침이 "E"를 가르키면 연료가 거의 없는 것이다.
④ 수온계 – 바늘지침이 녹색(혹은 백색) 범위를 벗어나면 정상이다.

해설 냉각수 수온계는 엔진 열을 내려주는 냉각수의 온도를 나타낸다. 수온계의 지침이 C(cold)와 H(hot) 사이의 정상범위를 벗어나지 않는 것이 정상이다.

06 건설기계에 사용되는 유압장치의 작동 원리는?
① 베르누이의 정리   ② 파스칼의 원리
③ 지렛대의 원리   ④ 후크의 법칙

해설 파스칼의 원리란 밀폐된 용기 내에 액체를 가득 채우고 그 용기에 힘을 가하면 그 내부압력은 용기의 각 면에 수직으로 작용하며, 용기 내의 어느 곳이든지 똑같은 압력으로 작용한다는 원리로 유압실린더 기기의 가장 기본이 되는 원리이다.

07 깨지기 쉬운 화물이나 불안전한 화물의 낙하를 방지하기 위하여 포크 상단에 상하 작동할 수 있는 압력판을 부착한 지게차는?
① 로드 스태빌라이저   ② 하이 마스트
③ 로테이팅 포크   ④ 힌지드 포크

해설 ② 하이 마스트 : 일반 지게차로 작업이 어려운 높은 위치에 물건을 쌓거나 내리는데 적합하다.
③ 로테이팅 포크 : 포크를 좌우로 360° 회전시켜서 용기에 들어있는 액체 또는 제품을 운반하거나 붓는데 적합하다.
④ 힌지드 포크 : 원목 및 파이프 등의 적재 작업에 적합하며, 펠릿 작업도 가능하다.

08 지게차의 작업장치에서 포크의 기능은?
① 화물이 마스트 후방으로 낙하하는 것을 방지한다.
② 작업할 때 안정성 및 균형을 잡아준다.
③ 마스트를 따라 캐리지를 올리고 내린다.
④ 화물을 떠받쳐 운반하는 역할을 한다.

해설 포크는 L자형으로 2개이며, 핑거 보드에 체결되어 화물을 떠받쳐 운반하는 역할을 한다. 적재하는 화물의 크기에 따라 간격을 조정할 수 있다.
① 백레스트
② 카운터 웨이트
③ 리프트 체인

09 토크 컨버터의 최대 회전력을 무엇이라 하는가?
① 회전력   ② 토크 변환비
③ 종 감속비   ④ 변속 기어비

해설 토크 변환비는 토크 컨버터의 최대 회전력을 말한다.

정답 01.② 02.④ 03.② 04.① 05.④ 06.② 07.① 08.④ 09.②

지게차 운전기능사　　　　　　　　　　　　　　　　　　　　　　　2024년 제2회 기출분석문제

★
10 건설기계 운전면허의 효력정지 사유가 발생한 경우 관련법상 효력정지 기간으로 맞는 것은?

① 1년 이내　　　　　　② 6월 이내
③ 5년 이내　　　　　　④ 3년 이내

✎해설 시장·군수·구청장은 국토교통부령으로 정하는 바에 따라 건설기계조종사 면허를 취소하거나 1년 이내의 기간을 정하여 건설기계조종사 면허의 효력을 정지시킬 수 있다(건설기계관리법 제28조).

---

11 해머 작업 시의 내용으로 옳지 않은 것은?

① 손에 장갑을 착용하지 않고서 작업을 한다.
② 작업 중에는 수시로 해머 상태를 확인한다.
③ 강한 타격이 필요할 때는 연결대를 사용한다.
④ 공동으로 해머 작업 시는 호흡을 맞추도록 한다.

✎해설 작업 시 원심력에 의해 해머가 연결대에서 빠질 경우에는 사고가 발생할 수 있다.

★★
12 시·도지사가 직권으로 등록말소할 수 있는 사유가 아닌 것은?

① 건설기계가 멸실된 경우
② 거짓이나 그 밖의 부정한 방법으로 등록을 한 경우
③ 방치된 건설기계를 시·도지사가 강제로 폐기한 경우
④ 건설기계를 사 간 사람이 소유권 이전등록을 하지 아니한 때

✎해설 시·도지사가 직권으로 등록의 말소(건설기계관리법 제6조)
　• 건설기계의 차대가 등록 시의 차대와 다른 경우
　• 건설기계가 법 규정에 따른 건설기계안전기준에 적합하지 아니하게 된 경우
　• 건설기계를 수출하는 경우
　• 건설기계를 도난당한 경우
　• 건설기계를 교육·연구목적으로 사용하는 경우
　• 정기검사 유효기간이 만료된 날부터 3월 이내에 시·도지사의 최고를 받고 지정된 기한까지 정기점사를 받지 아니한 경우

---

13 유압실린더 내 피스톤의 충돌을 완화시키기 위해서 설치된 기구는?

① 쿠션기구　　　　　　② 밸브기구
③ 유량제어기구　　　　④ 셔틀기구

✎해설 실린더 쿠션기구 : 작동을 하고 있는 피스톤이 그대로의 속도로 실린더 끝부분에 충돌하면 큰 충격이 가해진다. 이것을 완화시키기 위하여 설치한 것이 쿠션기구이다.

---

14 조향장치의 구성품이 아닌 것은?

① 유니버설 조인트　　② 너클 암
③ 타이로드　　　　　　④ 피트먼 암

✎해설 조향장치의 조향 링키지로는 피트먼 암, 드래그 링크, 너클 암. 타이로드와 타이로드 엔드 등이 있다. 유니버설 조인트는 변속기에서 나오는 동력을 바퀴에 전달하는 추진축인 드라이브 라인의 구성품이다.

★★★
15 지게차의 부가 작업장치에 해당하지 않는 것은?

① 힌지드 리퍼　　　　② 힌지드 포크
③ 로드 스태빌라이저　④ 힌지드 버킷

✎해설 지게차 작업장치의 종류
하이 마스트, 사이드 시프트 마스트, 프리리프트 마스트, 트리플 스테이지 마스트, 로드 스태빌라이저, 로테이팅 클램프 마스트, 힌지드 포크, 힌지드 버킷 등

---

16 유압유의 점도 단위에 해당하는 것은?

① sec　　　　　　　　② mm²/s
③ kg　　　　　　　　④ g/cm

✎해설 유압작동유의 점도단위는 일반적으로 mm²/s(cSt : SI 단위)로 표시된다.

---

17 지게차의 작업 전 점검사항과 가장 거리가 먼 것은?

① 타이어의 손상 및 공기압 체크
② 오일·냉각수의 누유·누수 상태 체크
③ 리프트 체인의 유격 상태 체크
④ 휠 볼트와 너트의 풀림상태 체크

✎해설 ④ 휠 볼트와 너트의 풀림상태 체크는 작업 후 점검 내용에 해당한다.

---

18 클러치 라이닝의 구비조건 중 틀린 것은?

① 내마멸성, 내열성이 적을 것
② 알맞은 마찰계수를 갖출 것
③ 온도에 의한 변화가 적을 것
④ 내식성이 클 것

✎해설 클러치 라이닝은 마모에 강해야 하고 부식이 잘 되지 않아야 하며 마찰로 인해 발생하는 고열을 잘 견뎌낼 수 있어야 한다.

★★★
19 교류발전기(AC)에서 축전지로부터 발전기로 전류가 역류하는 것을 방지하는 것은?

① 스테이터　　　　　② 로터
③ 다이오드(정류기)　④ 브러시

✎해설 다이오드는 스터에터 코일에 발생한 교류 전기를 정류하여 직류로 변환시키는 역할과 축전지로부터 발전기로 전류가 역류하는 것을 방지한다.

★★
20 건설기계의 등록번호표를 가리거나 훼손하여 알아보기 곤란하게 한 경우에 1차 위반 시 과태료 금액은?

① 50만 원　　　　　　② 70만 원
③ 100만 원　　　　　④ 300만 원

✎해설 건설기계의 등록번호표를 가리거나 훼손하여 알아보기 곤란하게 한 자 또는 그러한 건설기계를 운행한 자에게는 1차 위반 시 50만 원, 2차 위반 시 70만 원, 3차 위반 시 100만 원의 과태료를 부과한다(건설기계관리법 시행령 별표3).

정답 10.① 11.③ 12.④ 13.① 14.① 15.① 16.② 17.④ 18.① 19.③ 20.①

21 보행자 보호를 위한 통행방법으로 옳지 않은 것은?

① 보행자가 횡단보도를 통행하고 있거나 통행하려고 하는 때에는 보행자의 횡단을 방해하거나 위험을 주지 아니하도록 그 횡단보도 앞에서 일시정지하여야 한다.
② 교통정리를 하고 있지 아니하는 교차로 또는 그 부근의 도로를 횡단하는 보행자의 통행을 방해하여서는 아니 된다.
③ 보행자의 옆을 지나는 경우에는 안전한 거리를 두고 서행하여야 하며, 보행자의 통행에 방해가 될 때에는 서행하거나 일시정지하여 보행자가 안전하게 통행할 수 있도록 하여야 한다.
④ 어린이 보호구역 내에 설치된 횡단보도 중 신호기가 설치되지 아니한 횡단보도 앞에서는 보행자의 횡단이 없을 때는 서행을 해야 한다.

📝해설 어린이 보호구역 내에 설치된 횡단보도 중 신호기가 설치되지 아니한 횡단보도 앞(정지선이 설치된 경우에는 그 정지선을 말한다)에서는 보행자의 횡단 여부와 관계없이 일시정지하여야 한다(도로교통법 제27조).

22 디젤기관에서 연료 분사량을 조절하여 기관의 회전속도를 제어하는 것은?

① 딜리버리 밸브
② 타이머
③ 조속기
④ 연료공급 펌프

📝해설 조속기(거버너)는 연료 분사량을 조절하여 기관의 회전속도를 제어하는 역할을 한다. 엔진의 회전 속도나 부하의 변동에 따라 제어 슬리브와 피니언의 관계 위치를 변화시켜 조정을 한다.

23 기관의 냉각장치에서 부동액의 구비 조건이 아닌 것은?

① 물과 쉽게 혼합될 것
② 비등점이 물보다 낮을 것
③ 부식성이 없을 것
④ 침전물의 발생이 없을 것

📝해설 부동액은 기관의 과열을 방지하기 위해서 비등점이 물보다 높아야 한다.
부동액의 구비조건
• 응고점이 낮을 것
• 순환성이 좋을 것
• 휘발성이 없을 것
• 팽창계수가 작을 것

24 지게차 작업장치의 포크가 한쪽으로 기울어지는 이유는?

① 한쪽 체인(chain)이 늘어짐
② 한쪽 롤러(side roller)가 마모
③ 한쪽 실린더(cylinder)의 작동유 부족
④ 한쪽 리프트 실린더(lift cylinder)가 마모

📝해설 지게차의 한쪽 체인(chain)이 늘어지면 포크가 한쪽으로 기울어지게 된다.

25 유압장치의 구성요소에 해당하지 않는 것은?

① 제어 밸브
② 펌프
③ 오일탱크
④ 차동장치

📝해설 차동장치는 동력전달장치의 일종으로 양 바퀴의 회전 수 차이를 보상해 주는 장치를 말한다.

26 다음 그림의 안전표지판이 나타내는 것은?

① 보행금지
② 작업금지
③ 사용금지
④ 출입금지

📝해설 ① 보행금지: ④ 출입금지:

27 기관 출력이 낮을 때의 원인이 아닌 것은?

① 연료 분사량이 적을 때
② 클러치가 불량할 때
③ 실린더 내의 압력이 낮을 때
④ 흡·배기 계통이 막혔을 때

📝해설 클러치 불량은 주행 시 동력의 전달과 차단, 가속, 속도에 영향을 미친다.

28 건설기계기관에서 이물질 여과와 관련이 없는 것은?

① 인젝션 타이머
② 스트레이너
③ 연료 필터
④ 공기청정기

📝해설 인젝션 타이머는 분사시기 조정장치이다.

29 지게차의 동력원 종류에 따른 구분이 아닌 것은?

① 전동 지게차
② LPG 지게차
③ 분류식 지게차
④ 디젤 지게차

30 유압 오일실(seal) 가운데 O-링의 구비조건이 아닌 것은?

① 내열성이 클 것
② 탄성이 양호할 것
③ 비중이 클 것
④ 압축변형이 적을 것

📝해설 **O-링의 구비조건**
• 내압성과 내열성이 클 것
• 피로강도가 크고, 비중이 적을 것
• 탄성이 양호하고, 압축변형이 적을 것
• 설치하기가 쉬울 것

정답 21.④ 22.③ 23.② 24.① 25.④ 26.③ 27.② 28.① 29.③ 30.③

지게차 운전기능사

2024년 제2회 기출분석문제

---

31 연삭기에서 연산칩의 비산을 막기 위한 안전방호장치는?

① 안전덮개
② 급정지 장치
③ 양수 조작식 방호장치
④ 광전자식 안전 방호장치

✎해설 ③, ④는 프레스 방호장치에 해당한다.

★★
32 건설기계의 검사 종류에 해당하지 않은 것은?

① 수시검사
② 예비검사
③ 정기검사
④ 신규등록검사

✎해설 건설기계의 소유자는 그 건설기계에 대하여 국토교통부령으로 정하는 바에 따라 국토교통부장관이 실시하는 검사를 받아야 한다. 검사의 종류에는 신규등록검사, 정기검사, 구조변경검사, 수시검사 등이 있다.

★
33 도로교통법상 서행해야 할 장소로 지정된 곳이 아닌 것은?

① 2차선 다리 위
② 도로가 구부러진 부근
③ 가파른 비탈길의 내리막
④ 비탈길의 고갯마루 부근

✎해설 서행 또는 일시정지할 장소(도로교통법 제31조)
1. 교통정리를 하고 있지 아니하는 교차로
2. 도로가 구부러진 부근
3. 비탈길의 고갯마루 부근
4. 가파른 비탈길의 내리막
5. 시·도경찰청장이 도로에서의 위험을 방지하고 교통의 안전과 원활한 소통을 확보하기 위하여 필요하다고 인정하여 안전표지로 지정한 곳

34 기관에서 밸브스템엔드와 로커암(태핏) 사이의 간극은?

① 스탬 간극
② 밸브 간극
③ 캠 간극
④ 로커암 간극

✎해설 밸브 간극은 정상온도 운전 시 열팽창될 것을 고려하여 흡·배기 밸브에 간극을 둔 것을 말한다.

밸브 간극이 클 때	• 소음이 심하고 밸브개폐 기구에 충격을 줌 • 정상작동 온도에서 밸브가 완전하게 열리지 못함 • 흡입밸브의 간극이 크면 흡입량 부족 초래 • 배기밸브의 간극이 크면 배기 불충분으로 기관 과열
밸브 간극이 작을 때	• 블로우 바이로 인해 기관 출력 감소 • 밸브 열림 기간 길어짐 • 흡입밸브의 간극이 작으면 역화 및 실화 발생 • 배기밸브의 간극이 작으면 후화 발생 용이

35 12V 80Ah 축전지 2개를 직렬로 연결하였을 때의 전압과 용량은?

① 12V 80Ah
② 12V 160Ah
③ 24V 80Ah
④ 24V 160Ah

✎해설 동일한 축전지 2개를 직렬로 연결시 전압은 개수만큼 증가하지만 용량은 1개일 때와 같다. 병렬로 연결하면 용량은 개수만큼 증가하지만 전압은 1개일 때와 같다.

★★★
36 건설기계에 사용되는 저압 타이어의 호칭 치수 표시 순서는?

① 타이어 외경 – 타이어 폭 – 플라이 수
② 타이어 내경 – 플라이 수 – 타이어 폭
③ 타이어 폭 – 타이어의 내경 – 플라이 수
④ 플라이 수 – 타이어 외경 – 타이어 폭

✎해설 저압 타이어 호칭 및 치수는 타이어 폭 – 타이어의 내경 – 플라이 수(PR)로 표시되며 단위는 인치이다.

---

37 일반화재 발생 시 대피 요령으로 맞는 것을 모두 고르시오.

> ㄱ. 머리카락, 피부 등이 불에 닿지 않도록 한다.
> ㄴ. 젖은 수건으로 코와 입 등을 막고 대피한다.
> ㄷ. 몸을 가능한 낮은 자세로 하여 대피한다.
> ㄹ. 옷에 물을 적시고 대피한다.

① ㄱ
② ㄱ, ㄴ
③ ㄱ, ㄴ, ㄷ
④ ㄱ, ㄴ, ㄷ, ㄹ

★★★★
38 건설기계의 구조변경이 가능한 경우가 아닌 것은?

① 동력전달장치의 형식변경
② 건설기계의 길이·너비·높이 등의 변경
③ 적재함의 용량증가를 위한 구조변경
④ 수상작업용 건설기계의 선체의 형식변경

✎해설 건설기계의 구조변경이 불가능한 경우
• 건설기계의 기종변경
• 육상작업용 건설기계 규격의 증가 또는 적재함의 용량 증가를 위한 구조변경

39 경음기 스위치를 작동하지 않았는데 계속 울리는 고장의 원인에 해당하는 것은?

① 배터리의 과충전
② 경음기 접지선이 단선
③ 경음기 접원 공급선이 단선
④ 경음기 릴레이의 접점이 용착

40 구동 차축에 대한 설명으로 옳지 않은 것은?

① 종감속 기어 및 차동 장치와 연결되어 있다.
② 앞 액슬축은 하중지지와 구동 역할을 수행한다.
③ 뒤 액슬축은 하중지지와 조향역할을 수행한다.
④ 선회할 때 바깥쪽 바퀴의 회전속도를 증대시킨다.

✎해설 ④ 차동기어장치가 하부 추진체가 휠로 되어 있는 건설기계장비에서 커브를 돌 때 선회를 원활하게 해주는 장치이다.

★★
41 지게차의 리프트 실린더에서 사용되는 유압 실린더의 형식은?

① 단동 실린더
② 복동 실린더
③ 왕복 실린더
④ 스프링 실린더

✎해설 지게차의 리프트 실린더는 단동 실린더로 되어 있다. 틸트 실린더는 마스트와 프레임 사이에 설치된 2개의 복동식 유압실린더이다.

★★★
42 유량 제어밸브와 관계가 없는 것은?

① 분류 밸브
② 체크 밸브
③ 교축 밸브
④ 니들 밸브

✎해설 유량 제어밸브는 회로에 공급되는 유량을 조절하여 액추에이터의 운동 속도를 제어하는 역할을 한다.
② 체크 밸브는 방향 제어밸브이다.

정답 31.① 32.② 33.① 34.② 35.③ 36.③ 37.④ 38.③ 39.④ 40.④ 41.① 42.②

52

43. 지게차 화물 운반 작업의 위험 요인과 가장 거리가 먼 것은?
① 지게차의 전도
② 지게차의 부딪힘
③ 화물의 화재
④ 화물의 낙하

44. ★★ 지게차 조향핸들의 조작이 무거운 원인에 해당하는 것은?
① 앞바퀴의 공기압이 낮다.
② 뒷바퀴의 공기압이 낮다.
③ 앞바퀴의 공기압이 높다.
④ 뒷바퀴의 공기압이 높다.

✎해설 지게차는 뒷바퀴를 움직여 조향하는 방식을 사용하기 때문에 뒷바퀴의 공기압이 너무 낮을 때 조향핸들의 조작이 무거울 수 있다.

조향핸들의 조작이 무거운 원인
- 유압이 낮을 때
- 유압계통 내에 공기가 유입되었을 때
- 조향 펌프에 오일이 부족할 때

45. 지게차의 동력전달순서로 맞는 것은?
① 엔진 → 변속기 → 토크 컨버터 → 종감속 기어 및 차동장치 → 최종 감속기 → 앞 구동축 → 차륜
② 엔진 → 변속기 → 토크 컨버터 → 종감속 기어 및 차동장치 → 앞 구동축 → 최종 감속기 → 차륜
③ 엔진 → 토크 컨버터 → 변속기 → 앞 구동축 → 종감속 기어 및 차동장치 → 최종 감속기 → 차륜
④ 엔진 → 토크 컨버터 → 변속기 → 종감속 기어 및 차동장치 → 앞 구동축 → 최종 감속기 → 차륜

46. ★★★ 건설기계와 전선로와의 이격 거리에 대한 설명으로 옳지 않은 것은?
① 바람이 강할수록 멀어져야 한다.
② 전압에는 관계없이 일정하다.
③ 애자수가 많을수록 멀어져야 한다.
④ 전선이 굵을수록 멀어져야 한다.

✎해설 전압이 높을수록 멀어져야 한다. 전선은 바람에 흔들리게 되므로 바람이 강할수록 이격거리를 증가시켜야 하며, 전선의 굵기가 굵을수록, 애자의 개수가 많을수록 전압은 높아진다.

47. ★ 작업복에 대한 유의사항으로 옳지 않은 것은?
① 작업복은 항상 깨끗한 상태로 입어야 한다.
② 작업복 상의의 옷자락은 밖으로 내어서 입는다.
③ 기름이 묻은 작업복은 가능한 착용하지 않는다.
④ 주머니가 너무 많지 않고, 소매가 단정한 것이 좋다.

✎해설 상의의 옷자락은 밖으로 나오지 않도록 해야 한다.

48. ★★ 건설기계관리법상 출장검사를 받을 수 있는 경우가 아닌 것은?
① 자체중량이 30톤을 초과하는 경우
② 너비가 2.5m를 초과하는 경우
③ 최고속도가 시간당 35km 미만인 경우
④ 도서 지역에 있는 경우

✎해설 ① 자체중량이 40톤을 초과하거나 축하중이 10톤을 초과하는 경우에 해당한다(건설기계관리법 시행규칙 제32조제2항).

49. 벨트 취급에 대한 안전사항 중 옳지 않은 것은?
① 고무벨트에는 기름이 묻지 않도록 한다.
② 벨트 교환 시 회전을 완전히 멈춘 상태에서 한다.
③ 벨트의 회전을 정시시킬 때는 손으로 잡아서 한다.
④ 벨트에는 적당한 장력을 유지하도록 한다.

✎해설 벨트 회전을 정지시킬 때 손을 사용하는 것은 매우 위험한 동작이다. 벨트의 마찰에 의한 화상이나 벨트 가드에 손이 끼이게 되어 상해를 입을 수 있기 때문에 절대 하지 말아야 한다.

50. ★★★★ 고압 대출력에 사용하는 유압 모터로 가장 적절한 것은?
① 기어 모터
② 베인 모터
③ 플런저 모터
④ 트로코이드 모터

✎해설 플런저 모터(피스톤형 모터)는 펌프의 최고 토출압력, 평균효율이 가장 높아 고압 대출력에 사용하는 유압 모터이다.

51. ★★★ 어큐뮬레이터(축압기)의 기능이 아닌 것은?
① 충격압력 흡수
② 유압에너지의 저장
③ 유량 분배 및 제어
④ 압력 보상

✎해설 **축압기의 기능**
압력 보상, 에너지 축적, 유압회로 보호, 체적변화 보상, 맥동 감쇠, 충격압력 흡수 및 일정 압력 유지

52. 체인블록을 이용하여 무거운 물체를 이동시키고자 할 때 가장 안전한 방법은?
① 작업의 효율을 위해 굵기가 가는 체인을 사용한다.
② 체인이 느슨하지 않도록 시간적 여유를 가지고 작업한다.
③ 내릴 때는 하중 부담을 줄이기 위해 최대한 빠른 속도로 한다.
④ 빠른 시간 내 이동을 하기위해 무조건 최단거리의 코스로 간다.

✎해설 체인이 느슨한 상태에서 급격히 잡아당기면 재해가 발생할 수 있으므로 시간적 여유를 가지고 작업을 해야 한다.

정답 43.③ 44.② 45.④ 46.② 47.② 48.① 49.③ 50.③ 51.③ 52.②

53 수직면에 대하여 지게차의 마스트를 포크 쪽으로 기울인 최대경사각은?

① 전경각
② 후경각
③ 최대각
④ 최소각

해설 마스트 경사각은 기준 무부하 상태에서 마스트를 앞과 뒤로 기울일 때 수직면에 대하여 이루는 각으로 전경각(보통 5~6°의 범위)은 지게차의 마스트를 포크 쪽으로 기울인 최대경사각이고, 후경각은 지게차의 마스트를 조종실 쪽으로 기울인 최대경사각(약 10~12°의 범위)을 말한다.

54 유압장치에서 피스톤 로드에 있는 이물질이 실린더 내로 혼입되는 것은 방지하는 것은?

① 스트레이너
② 필터
③ 더스트 실
④ 실린더 커버

해설 유압 실린더의 구성부품으로는 피스톤, 피스톤 로드, 실린더, 실(Seal), 쿠션기구 등이 있다. 더스트 실은 이물질 침입을 방지한다.

★★
55 검사신청을 받은 검사대행자는 신청을 받은 날부터 몇일 이내에 검사일시와 장소를 지정하여 소유자에게 통지하여야 하는가?

① 5일
② 7일
③ 15일
④ 30일

해설 정기검사의 신청은 검사 유효기간의 만료일 전후 각각 31일 이내에 신청을 하며 검사신청을 받은 시·도지사 또는 검사대행자는 신청을 받은 날부터 5일 이내에 검사일시와 검사장소를 지정하여 신청인에게 통지하여야 한다.

56 렌치 중 볼트의 머리를 완전히 감싸고 너트를 꽉 조여 미끄러질 위험이 적은 것은?

① 오픈 렌치
② 복스 렌치
③ 소켓 렌치
④ 파이프 렌치

해설 복스 렌치 : 오픈 렌치를 사용할 수 없는 오목한 부분의 볼트, 너트를 조이고 풀 때 사용한다. 볼트, 너트의 머리를 감쌀 수 있어 미끄러지지 않는다.

★★★★
57 노면이 폭설로 가시거리 100m 이내인 경우 최고속도의 얼마를 감속 운행하여야 하는가?

① 최고속도의 100분의 70을 줄인 속도
② 최고속도의 100분의 60을 줄인 속도
③ 최고속도의 100분의 50을 줄인 속도
④ 최고속도의 100분의 30을 줄인 속도

해설 폭우·폭설·안개 등으로 가시거리가 100m 이내인 경우, 노면이 얼어붙은 경우, 눈이 20mm 이상 쌓인 경우에는 최고속도의 100분의 50을 줄인 속도로 운행해야 한다(도로교통법 시행규칙 제19조제2항).

58 지게차의 작업장치가 아닌 것은?

① 마스트
② 붐
③ 리프트 실린더
④ 틸트 실린더

해설 붐은 굴착기의 상부회전체에 풋 핀에 의해 연결되어 있는 작업장치이다.

★★
59 유압장치의 기호 회로도에 사용되는 유압기호의 표시방법으로 적합하지 않은 것은?

① 기호에는 흐름의 방향을 표시한다.
② 기호는 어떠한 경우에도 회전하여서는 안 된다.
③ 각 기기의 기호는 정상상태 또는 중립상태를 표시한다.
④ 기호에는 각 기기의 구조나 작용 압력을 표시하지 않는다.

해설 유압기호의 표시방법
• 기호에는 흐름의 방향을 표시한다.
• 각 기기의 기호는 정상상태 또는 중립상태를 표시한다.
• 오해의 위험이 없을 때는 기호를 뒤집거나 회전할 수 있다.
• 기호에는 각 기기의 구조나 작용 압력을 표시하지 않는다.
• 기호가 없어도 정확히 이해할 수 있을 때는 드레인 관로는 생략할 수 있다.

60 지게차의 조향 및 작업장치에 대한 그리스 주입으로 옳지 않은 것은?

① 포크와 핑거바
② 틸트 실린더 핀
③ 마스트 서포트
④ 조향 실린더 링크

해설 포크와 핑거바 사이의 미끄럼부에 그리스를 바른다.
그리스 주입
• 마스트 서포트 – 2개소
• 틸트 실린더 핀 – 4개소
• 킹 핀 – 4개소
• 조향 실린더 링크 – 4개소

정답 53.① 54.③ 55.① 56.② 57.③ 58..② 59..② 60.①

2024 제1회 기출분석문제

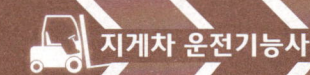
지게차 운전기능사

01 엔진에서 노킹이 발생되었을 때 디젤기관에 미치는 영향과 가장 거리가 먼 것은?
① 연소실 온도가 상승한다.
② 기관의 RPM이 높아진다.
③ 출력이 저하된다.
④ 엔진에 손상이 발생할 수 있다.

해설 RPM(Revolution Per Minute)은 엔진의 분당 회전수를 말한다.

★★★★★
02 지게차로 화물취급 작업 시 준수해야 할 사항으로 틀린 것은?
① 화물 앞에서 일단 정지해야 한다.
② 화물의 근처에 왔을 때에는 가속 페달을 살짝 밟는다.
③ 파렛트에 실려 있는 물체의 안전한 적재 여부를 확인한다.
④ 지게차를 화물 쪽으로 반듯하게 향하고 포크가 파렛트를 마찰하지 않도록 주의한다.

해설 지게차가 적재하고자 하는 화물의 바로 앞에 도달하면 안전한 속도로 감속한다.
지게차 화물취급 방법
- 포크는 화물의 받침대 속에 정확히 들어갈 수 있도록 조작한다.
- 운반물을 적재하여 경사지를 주행할 때는 짐이 언덕 위로 향하도록 한다.
- 운반 중 마스트를 뒤로 약 4° 정도 경사시킨다.

03 건설기계가 멸실된 경우의 조치로 옳은 것은?
① 소유자가 등록이전 신고를 한다.
② 소유자가 2월 이내에 등록신청을 하여야 한다.
③ 시·도지사의 직권으로 신규로 등록 한다.
④ 시·도지사의 직권으로 등록을 말소할 수 있다.

해설 **시·도지사가 직권으로 등록의 말소(건설기계관리법 제6조)**
- 건설기계의 차대가 등록 시의 차대와 다른 경우
- 건설기계가 법 규정에 따른 건설기계안전기준에 적합하지 아니하게 된 경우
- 건설기계를 수출하는 경우
- 건설기계를 도난당한 경우
- 건설기계를 교육·연구목적으로 사용하는 경우
- 정기검사 유효기간이 만료된 날부터 3월 이내에 시·도지사의 최고를 받고 지정된 기한까지 정기점사를 받지 아니한 경우

★
04 지게차가 주행 중 변속 레버가 빠질 수 있는 원인에 해당하는 것은?
① 변속기의 오일이 부족할 때
② 기어가 충분히 물리지 않았을 때
③ 클러치의 유격이 너무 클 때
④ 릴리스 베어링이 파손되었을 때

해설 ①, ③은 변속기어의 소음 원인이고, ④는 동력의 전달 및 차단 작용과 관계가 있다.
변속기 기어가 빠지는 원인
- 기어가 충분히 물리지 않았을 때
- 기어의 마모가 심할 때
- 변속기의 록 장치가 불량할 때
- 로크 스프링의 장력이 약할 때

05 타이어에서 트레드 패턴과 관계없는 것은?
① 제동력, 구동력 및 견인력
② 조향성, 안정성
③ 편평율
④ 타이어의 배수효과

해설 편평율은 회전 타원체의 편평도를 나타내는 양이다.

★★★
06 지게차의 용도에 따른 분류로 가장 적합한 것은?
① 흙(토사) 굴착작업
② 토목작업
③ 운반작업
④ 흙(토사) 적재작업

07 전조등에 대한 설명이다. ( )에 들어갈 내용으로 옳은 것은?

> 인적이 드문 산길이나 가로등이 없는 고속도로를 주행할 때 (A) 켜서 시야를 확보하는 것이 안전하며 해가 지거나 비가 와서 시야 확보가 어려울 때 (B) 사용하면 차선을 더 잘 볼 수 있다. 피조면의 밝기 정도를 나타내는 것은 (C)이다.

① A – 하향등
② B – 상향등
③ C – 광도
④ C – 조도

해설 A – 상향등, B – 하향등, C – 조도
광도는 어떤 방향의 빛의 세기를 말한다.

★★★
08 유압장치에서 유압탱크의 기능이 아닌 것은?
① 계통 내의 필요한 유량 확보
② 배플에 의해 기포발생 방지 및 소멸
③ 탱크 외벽의 방열에 의해 적정온도 유지
④ 계통 내에 필요한 압력 설정

해설 **오일탱크의 기능**
- 오일을 담아두는 용기로서의 기능
- 발생한 열을 냉각, 적정온도 유지
- 흡입 작동유 여과(스트레이너)
- 응축수 및 찌꺼기 배출(드레인 플러그)
- 이물질 침입 방지(밀폐)

★★
09 다음 중 화재의 분류가 옳게 된 것은?
① 일반 가연물 화재 – A급 화재
② 전기 화재 – D급 화재
③ 유류 화재 – C급 화재
④ 금속 화재 – B급 화재

해설 유류 화재는 B급 화재, 전기 화재는 C급 화재, 금속 나트륨이나 금속칼륨 등의 금속 화재는 D급 화재이다.

정답 01.② 02.② 03.④ 04.② 05.③ 06.③ 07.④ 08.④ 09.①

10 축전지의 전해액으로 가장 적합한 것은?

① 묽은 황산　　　② 증류수
③ 엔진오일　　　④ 식용유

11 변속기의 필요성과 관계가 없는 것은?

① 환향을 빠르게 한다.
② 장비의 후진 시 필요하다.
③ 기관의 회전력을 증대시킨다.
④ 시동 시 장비를 무부하 상태로 한다.

📝**해설** 변속기의 필요성
• 엔진과 액슬축 사이에서 회전력을 증대시키기 위해
• 엔진 시동 시 무부하 상태(중립)로 두기 위해
• 건설기계의 후진을 위해

12 포크의 높이를 최저 위치에서 최고 위치로 올릴 수 있는 경우의 높이는?

① 프리 리프트 높이　　　② 전고
③ 최저 지상고　　　④ 최대올림 높이

📝**해설** 프리 리프트 높이는 마스트의 높이를 변화시키지 않은 상태에서 포크의 높이를 최저 위치에서 최고 위치로 올릴 수 있는 경우의 높이를 말한다.
② 전고 : 지게차의 가장 위쪽 끝이 만드는 수평면에서 지면까지의 최단거리
③ 최저 지상고 : 포크와 타이어를 제외하고 지면으로부터 지게차의 가장 낮은 부위까지의 높이
④ 최대올림 높이 : 지게차의 기준무부하상태에서 지면과 수평상태로 포크를 가장 높이 올렸을 때 지면에서 포크 윗면까지의 높이

13 유압 작동유의 구비조건으로 옳은 것은?

① 점도지수가 높을 것　　　② 인화점이 낮을 것
③ 압축성이 좋을 것　　　④ 내마모성이 작을 것

📝**해설** 유압 작동유의 구비조건
• 점도지수가 높을 것
• 비압축성일 것
• 내열성이 크고 거품이 적을 것

14 작업장의 안전수칙 중 틀린 것은?

① 불필요한 행동을 하지 않도록 한다.
② 빠른 작업 시에는 공구를 던져서 전달한다.
③ 각종 기계를 불필요하게 공회전시키지 않는다.
④ 기계의 청소나 손질은 운전을 정지시킨 후 실시한다.

📝**해설** 작업장에서 공구를 전달할 때 던져주면 작업자가 위험할 수 있으며 공구가 손상될 수도 있다.

15 정차 및 주차의 금지 장소가 아닌 곳은?

① 건널목　　　② 횡단보도
③ 교차로　　　④ 다리위

📝**해설** 정차 및 주자의 금지(도로교통법 제32조)
• 교차로 · 횡단보도 · 건널목이나 보도와 차도가 구분된 도로의 보도
• 교차로의 가장자리나 도로의 모퉁이로부터 5미터 이내인 곳
• 안전지대가 설치된 도로에서는 그 안전지대의 사방으로부터 각각 10미터 이내인 곳
• 건널목의 가장자리 또는 횡단보도로부터 10미터 이내인 곳
• 「소방기본법」 제10조에 따른 소방용수시설 또는 비상소화장치가 설치된 곳 5m 이내
• 시 · 도경찰청장이 도로에서의 위험을 방지하고 교통의 안전과 원활한 소통을 확보하기 위하여 필요하다고 인정하여 지정한 곳
• 시장등이 제12조제1항에 따라 지정한 어린이 보호구역
④ 주차금지 장소(도로교통법 제33조)

16 기관의 상사점과 하사점과의 거리는?

① 피스톤의 길이　　　② 피스톤의 행정
③ 실린더의 넓이　　　④ 실린더 벽의 상하 길이

📝**해설** 기관에서 피스톤의 행정이란 상사점과 하사점과의 거리를 말한다.

17 교류발전기에서 직류발전기의 계자철심 기능과 같은 역할을 하는 것은?

① 로터　　　② 스테이터
③ 브러시　　　④ 다이오드

📝**해설** 교류발전기의 로터는 브러시를 통해 들어온 전류에 의해 전자석이 된다. 직류발전기의 계자철심과 계자코일의 역할과 같다.

18 지게차의 구성요소가 아닌 것은?

① 마스트　　　② 암
③ 리프트 실린더　　　④ 밸런스 웨이트

📝**해설** 암은 굴착기의 작업장치 중 하나로 붐과 버킷 사이의 연결부위를 말한다.

19 다음 중 베인 펌프의 주요 구성 요소에 해당하는 것은?

ㄱ. 베인(vane)
ㄴ. 경사판(swash plate)
ㄷ. 격판(baffle plate)
ㄹ. 회전자(rotor)
ㅁ. 캠링(cam ring)

① ㄱ, ㄴ, ㄷ, ㄹ　　　② ㄴ, ㄷ, ㅁ
③ ㄱ, ㄹ, ㅁ　　　④ ㄱ, ㄴ, ㄹ, ㅁ

📝**해설** 베인 펌프의 주요 구성 요소 : 베인(vane), 회전자(rotor), 캠링(cam ring)

정답 10.① 11.① 12.① 13.① 14.② 15.④ 16.② 17.① 18.② 19.③

20. 다음의 안전보호표지판에 해당하는 것은?

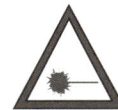

① 위험장소 경고 ② 고압전기 경고
③ 방사성물질 경고 ④ **레이저광선 경고**

해설

위험한 경고	고압전기 경고	방사성물질 경고
⚠	⚡	☢

21. 교통안전시설이 표시하고 있는 신호와 경찰공무원의 수신호가 다른 경우 통행방법으로 옳은 것은?

① 신호기 신호를 우선적으로 따른다.
② 수신호는 보조신호이므로 따르지 않아도 좋다.
③ 자기가 판단하여 위험이 없다고 생각되면 아무 신호에 따라도 좋다.
④ **경찰공무원의 수신호에 따른다.**

해설: 도로를 통행하는 보행자, 차마 또는 노면전차의 운전자는 교통안전시설이 표시하는 신호 또는 지시와 교통정리를 하는 경찰공무원 또는 경찰보조자(이하 "경찰공무원 등"이라 한다)의 신호 또는 지시가 서로 다른 경우에는 경찰공무원 등의 신호 또는 지시에 따라야 한다(도로교통법 제5조제2항).

22. 흰색 바탕에 검은색 문자의 건설기계등록번호표는?

① **자가용** ② 영업용
③ 수출용 ④ 렌트용

해설: 등록번호표의 색칠 및 등록번호

구분		색상	번호
비사업용	관용	흰색 바탕에 검은색 문자	0001~0999
	자가용		1000~5999
대여사업용		주황색 바탕에 검은색 문자	6000~9999

23. 유압 실린더 지지방식 중 트러니언형 지지 방식이 아닌 것은?

① 헤드측 지지형 ② 캡측 지지형
③ 센터 지지형 ④ **캡측 플랜지 지지형**

해설: 트러니언형 지지 방식의 종류에는 헤드측 지지형, 캡측 지지형, 센터 지지형 등이 있다.

24. 겨울철 시동이 잘 걸리지 않을 때 미리 가열하여 시동을 쉽도록 하는 장치는?

① 감압장치 ② 냉각장치
③ 배기장치 ④ **예열장치**

해설: 디젤기관은 압축착화 방식이므로 한랭상태에서는 경유가 잘 착화하지 못해 시동이 어려울 수 있다. 예열장치는 흡입 다기관이나 연소실 내의 공기를 미리 가열하여 시동을 쉽도록 한다.

25. 지게차 조종 레버에 대한 설명으로 옳지 않은 것은?

① 리프트 레버를 당기면 포크가 올라간다.
② 틸트 레버를 밀면 마스트가 앞으로 기울어진다.
③ 틸트 레버를 놓으면 자동으로 중립 위치로 복원된다.
④ **리프트 레버를 놓으면 자동으로 중립 위치로 복원되지 않는다.**

해설: 리프트 레버를 놓으면 자동으로 중립 위치로 복원된다.

26. 유압오일의 온도가 상승할 때 나타날 수 있는 결과가 아닌 것은?

① 점도 저하
② 펌프 효율 저하
③ **오일 누설의 저하**
④ 밸브류의 기능 저하

해설: 작동유 온도의 과도 상승 시 나타나는 현상
- 밸브들의 기능이 저하한다.
- 기계적인 마모가 생긴다.
- 중합이나 분해가 일어난다.
- 작동유의 산화 작용을 촉진한다.
- 유압기기의 작동이 불량해진다.
- 실린더의 작동 불량이 생긴다.
- 작동유 누출이 증가한다.

27. 지게차 운전 전 점검사항에 해당하는 것은?

① 붐 실린더 오일 누유 여부를 확인한다.
② 버킷의 투스 상태를 확인한다.
③ **좌·우 리프트 체인의 유격 상태를 확인한다.**
④ 블레이드의 손상 여부를 확인한다.

해설: ①, ②는 굴착기 작업장치, ④는 불도저의 작업장치와 관련된 내용이다.

28. 다음 중 토크컨버터의 구성 부품에 해당하지 않는 것은?

① 펌프 ② 터빈
③ 스테이터 ④ **오버러닝 클러치**

해설: 토크컨버터는 유체클러치를 개량하여 유체클러치보다 회전력의 변화를 크게 한 것이다. 토크컨버터의 3대 구성 요소는 펌프, 터빈, 스테이터로서 펌프는 크랭크축에 연결되어 엔진과 같은 회전수로 회전하고, 스테이터는 오일의 방향을 바꾸어 회전력을 증대시킨다. 그리고 터빈은 변속기 입력축의 스플라인에 결합되어 있다.

29. 운전 중인 기관의 에어크리너가 막혔을 때 나타나는 현상으로 가장 적당한 것은?

① **배출가스 색은 검고, 출력은 저하된다.**
② 배출가스 색은 희고, 출력은 정상이다.
③ 배출가스 색은 청백색이고, 출력은 증가된다.
④ 배출가스 색은 무색이고, 출력과는 무관하다.

해설: 에어크리너(공기청정기)가 막히면 공기흡입량이 줄어들어 엔진의 출력이 저하되고, 농후한 혼합비로 인한 불완전 연소로 검은색 배기가스가 배출된다.

정답: 20.④ 21.④ 22.① 23.④ 24.④ 25.④ 26.③ 27.③ 28.④ 29.①

30 건설기계 조종사의 적성검사 기준으로 틀린 것은?

① 시각은 150도 이상일 것

② 두 눈을 동시에 뜨고 잰 시력은 0.7 이상일 것

③ 두 눈 중 한쪽 눈의 시력은 0.6 이상일 것

④ 보청기를 사용하는 사람은 40데시벨의 소리를 들을 수 있을 것

해설 두 눈을 동시에 뜨고 잰 시력(교정시력을 포함)이 0.7 이상이고, 두 눈의 시력이 각각 0.3 이상일 것이다.

31 안전기준을 초과하는 화물의 적재허가를 받은 자는 그 길이 또는 그 폭의 양 끝에 몇 cm 이상의 빨간 헝겊으로 된 표지를 달아야 하는가?

① 너비 25cm, 길이 30cm   ② 너비 20cm, 길이 40cm

③ 너비 30cm, 길이 50cm   ④ 너비40cm , 길이 60cm

해설 안전기준을 초과하는 화물의 적재허가를 받은 자는 그 길이 또는 그 폭의 양 끝에 너비 30cm, 길이 50cm 이상의 빨간 헝겊으로 된 표지를 달아야 한다. 다만 밤에 운행하는 경우에는 반사체로 된 표지를 달아야 한다(도로교통법 시행규칙 제26조).

32 교차로 통행방법으로 틀린 것은?

① 교차로에서는 정차하지 못한다.

② 교차로에서는 다른 차를 앞지르지 못한다.

③ 좌 · 우 회전 시에는 방향지시기 등으로 신호를 하여야 한다.

④ 교차로에서는 반드시 경음기를 울려야 한다.

해설 ① 교차로 · 횡단보도 · 건널목이나 보도와 차도가 구분된 도로의 보도에서는 차를 정차하거나 주차하여서는 아니 된다(도로교통법 제32조).
② 모든 차의 운전자는 교차로, 터널 안, 다리 위, 도로의 구부러진 곳, 비탈길의 고갯마루 부근 또는 가파른 비탈길의 내리막 등에서는 다른 차를 앞지르지 못한다(도로교통법 제22조제3항).
③ 모든 차의 운전자는 좌회전 · 우회전 · 횡단 · 유턴 · 서행 · 정지 또는 후진을 하거나 같은 방향으로 진행하면서 진로를 바꾸려고 하는 경우에는 손이나 방향지시기 또는 등화로써 그 행위가 끝날 때까지 신호를 하여야 한다(도로교통법 제38조제1항).

33 감전사고 예방요령으로 가장 옳지 않은 것은?

① 작업 시 절연장비 및 안전장구를 착용한다.

② 젖은 손으로는 전기기기를 만지지 않는다.

③ 전력선에 물체가 접촉하지 않도록 한다.

④ 코드를 뺄때는 선을 잡고서 빼도록 한다.

해설 콘센트에서 코드를 뺄 때에는 반드시 플러그의 몸체를 잡고 빼도록 해야 한다.

34 다음 중 '관공서용 건물번호판'에 해당하는 것은?

①

②
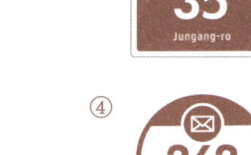

③
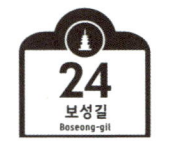

④

해설 ① 일반용 오각형 건물번호판
② 일반용 사각형 건물번호판
③ 문화재 · 관광용 건물번호판

35 다음 중 조종사 면허의 결격사유에 해당하지 않은 것은?

① 면허가 취소된 날부터 2년 6개월이 경과하지 아니한 경우

② 정신질환자 또는 뇌전증 환자

③ 알코올중독자

④ 18세 미만인 사람

해설 건설기계조종사 면허의 결격사유(건설기계관리법 제27조)
1. 18세 미만인 사람
2. 건설기계 조종상의 위험과 장해를 일으킬 수 있는 정신질환자 또는 뇌전증환자로서 국토교통부령으로 정하는 사람
3. 앞을 보지 못하는 사람, 듣지 못하는 사람, 그 밖에 국토교통부령으로 정하는 장애인
4. 건설기계 조종상의 위험과 장해를 일으킬 수 있는 마약 · 대마 · 향정신성의약품 또는 알코올중독자로서 국토교통부령으로 정하는 사람
5. 제28조제1호부터 제7호까지의 어느 하나에 해당하는 사유로 건설기계조종사 면허가 취소된 날부터 1년(같은 조 제1호 또는 제2호의 사유로 취소된 경우에는 2년)이 지나지 아니하였거나 건설기계조종사면허의 효력정지처분 기간 중에 있는 사람

36 디젤기관에서 연료가 정상적으로 공급되지 않아 시동이 꺼지는 현상이 발생할 때의 원인으로 적합하지 않은 것은?

① 연료파이프 손상   ② 프라이밍 펌프 고장

③ 연료 필터 막힘   ④ 연료탱크 내 오물 과다

해설 연료가 정상적으로 공급되지 않는 경우는 연료 파이프가 손상되었거나 연료 필터가 막히는 경우 등이 있다. 프라이밍 펌프는 엔진 정지 시 연료장치 회로 내의 공기빼기 등을 위하여 수동으로 작동시키는 펌프이다.

37 유성기어 장치의 주요 부품에 해당하지 않는 것은?

① 헬리컬기어   ② 선기어

③ 링기어   ④ 유성기어

해설 유성기어 장치의 주요 부품으로는 선기어, 링기어, 유성기어, 유성캐리어로 등으로 구성이 있다. 헬리컬기어는 기어의 형식을 말한다.

38 조종사 보호를 위한 지게차의 안전장치와 가장 거리가 먼 것은?

① 헤드 가드   ② 백 레스트

③ 안전띠   ④ 아웃트리거

해설 리치형 지게차(입식형)는 차체 전방으로 튀어나온 아웃트리거(앞바퀴)에 의해 차제의 안정을 유지하고 그 아웃트리거 안을 포크가 전후방으로 움직이며 작업을 하도록 되어 있다.

39 지게차가 화물을 싣고 언덕길을 내려올 때의 방법으로 가장 적절한 것은?

① 포크에 화물을 싣고 앞으로 천천히 내려온다.

② 포크에 화물을 싣고 뒤로 천천히 내려온다.

③ 포크에 화물을 싣고 기어의 변속을 중립에 놓고 내려온다.

④ 포크에 화물을 싣고 지그재그로 회전하여 내려온다.

해설 지게차로 화물을 운반할 때 적재물이 앞으로 쏟아지지 않게 하기 위해 언덕길에서는 화물을 위쪽으로 가게 한 후 후진으로 내려오는 것이 좋다. 또한 경사지에서는 브레이크를 사용하는 것보다 저속 기어로 변속하여 기어 브레이크를 사용해야 한다.

정답 30.③ 31.③ 32.④ 33.④ 34.④ 35.① 36.② 37.① 38.④ 39.②

40. 다음 중 유압모터의 종류에 해당하는 것은?
① 가솔린 모터
② 디젤 모터
③ 보올 모터
④ 플런저 모터

해설 유압모터는 유압에너지를 이용하여 연속적으로 회전운동을 시키는 장치로 기어 모터, 플런저 모터(회전피스톤형), 베인 모터 등이 있다.

41. 작업복의 의미로 가장 옳은 것은?
① 작업장의 질서 확립
② 작업자의 안전 보호
③ 작업 능률의 향상
④ 작업자의 복장 통일

해설 작업복을 입는 근본적인 목적은 작업장에서 작업자의 안전을 보호하기 위한 것이다.

42. 엔진이 과열되는 원인으로 가장 거리가 먼 것은?
① 냉각수의 부족
② 라디에이터의 코어 막힘
③ 오일의 품질 불량
④ 정온기가 닫힌 상태로 고장

해설 ③ 오일의 품질 불량 시에는 실린더 내에서 노킹하는 소리가 난다.
기관 과열의 원인 : 라디에이터의 코어 막힘, 냉각장치 내부에 물때가 낌, 냉각수의 부족, 물펌프의 벨트가 느슨해짐, 정온기가 닫힌 상태로 고장, 냉각팬의 벨트가 느슨해 짐 등이 있다.

43. 타이어식 건설기계장비에서 동력전달장치에 속하지 않는 것은?
① 클러치
② 종감속 장치
③ 과급기
④ 타이어

해설 건설기계장비의 동력전달장치는 기관에서 발생한 동력을 구동바퀴까지 전달하는데 필요한 장치를 말한다. 클러치, 변속기, 추진축, 드라이브 라인, 종감속 기어, 차동장치, 액슬축 및 구동바퀴 등으로 구성이 된다.
③ 과급기는 흡기장치에 속한다.

44. 다음은 지게차의 어느 부분을 설명한 것인가?

- 마스트와 프레임 사이에 설치된다.
- 마스트를 전경 또는 후경시키는 작용을 한다.
- 레버를 밀면 마스트가 앞으로 기울고, 당기면 마스트가 뒤로 기울어진다.

① 리프트 실린더
② 마스트 실린더
③ 틸트 실린더
④ 슬라이딩 실린더

해설 틸트 실린더는 마스트를 전경 또는 후경시키는 작용을 한다. 그리고 리프트 실린더는 포크를 상승·하강시키는 작용을 한다.

45. 지게차의 조향장치 원리는 어떠한 형식인가?
① 앞바퀴 조향 방식
② 전부동식
③ 애커먼 장토식
④ 허리꺾기 방식

해설 지게차의 조향원리는 애커먼 장토식이 사용된다.

46. 해머작업 시의 안전수칙으로 가장 거리가 먼 것은?
① 작업에 알맞은 무게의 해머를 사용한다.
② 장갑을 끼지 않고 처음에는 약하게, 점점 강하게 때린다.
③ 높은 강도를 필요로 하는 작업에서는 연결대를 끼워서 한다.
④ 열처리된 재료는 해머로 때리지 않도록 주의를 한다.

해설 연결대는 해머가 빠져서 사고가 날 위험이 있으므로 사용해서는 안된다.

47. 연소의 3요소에 해당되지 않는 것은?
① 가연물
② 점화원
③ 공기
④ 물

해설 연소가 이루어지려면 태워야 할 물질인 가연물이 있어야 하고, 가연물에 불을 붙일 점화원이 있어야 하며, 연소 시 산소를 공급할 공기가 있어야 한다.

48. 건설기계정비업의 범위에서 제외되는 행위가 아닌 것은?
① 오일의 보충
② 브레이크 부품 교체
③ 타이어의 점검
④ 창유리의 교환

해설 건설기계정비업의 범위에서 제외되는 행위(건설기계관리법 시행규칙 제1조의2)
1. 오일의 보충
2. 에어클리너엘리먼트 및 휠터류의 교환
3. 배터리·전구의 교환
4. 타이어의 점검·정비 및 트랙의 장력 조정
5. 창유리의 교환

49. 냉각장치에서 밀봉 압력식 라디에이터 캡을 사용하는 것으로 가장 적합한 것은?
① 엔진온도를 높일 때
② 엔진온도를 낮게 할 때
③ 압력밸브가 고장일 때
④ 냉각수의 비등점을 높일 때

해설 라디에이터 캡은 냉각수 주입구 뚜껑으로 냉각장치 내의 비등점을 높이고 냉각 범위를 넓히기 위하여 압력식 캡을 사용한다. 압력이 낮을 때 압력밸브와 진공밸브는 스프링의 장력으로 각각 시트에 밀착되어 냉각장치의 기밀을 유지하게 된다.

50. 지게차의 카운터 웨이터 기능에 대한 설명으로 옳은 것은?
① 접지압을 높여 준다.
② 접지면적을 높여 준다.
③ 화물을 실었을 때 쏠리는 것을 방지한다.
④ 더욱 무거운 중량을 들 수 있도록 조절해 준다.

해설 카운터 웨이트(평형추)는 지게차 맨 뒤쪽에 설치되어 작업을 할 때 안정성 및 균형을 잡아주는 기능을 한다.

정답 40.④ 41.② 42.③ 43.③ 44.③ 45.③ 46.③ 47.④ 48.② 49.④ 50.③

지게차 운전기능사

2024년 제1회 기출분석문제

51 ★★★
긴 내리막길을 내려갈 때 베이퍼 록을 방지하려고 하는 좋은 운전 방법은?

① 변속레버를 중립으로 놓고 브레이크 페달을 밟고 내려간다.
② 시동을 끄고 브레이크 페달을 밟고 내려간다.
③ **엔진 브레이크를 사용한다.**
④ 클러치를 끊고 브레이크 페달을 계속 밟고 속도를 조정하며 내려간다.

해설 베이퍼 록(vapor lock)은 브레이크 회로 내의 오일이 비등하여 오일의 압력 전달 작용을 방해하는 현상을 말한다. 이는 브레이크 드럼과 라이닝의 마찰에 의해 가열이 일어나거나 브레이크 오일 열화, 오일 불량 등의 원인에 의해 일어난다. 베이퍼 록을 방지하려면 내리막길에서 엔진 브레이크를 적절히 사용하는 것이 좋다.

52
방향 제어밸브에 대한 설명으로 옳은 것은?

① 유압을 일정하게 조절하여 일의 크기를 결정한다.
② **유체의 흐르는 방향을 제어한다.**
③ 작동체의 속도를 바꾸어 준다.
④ 유압 장치의 과부하를 방지한다.

해설 ①, ④ 압력 제어밸브, ③ 유량 제어밸브
유압의 제어방법
• 압력제어 : 일의 크기 제어
• 방향제어 : 일의 방향 제어
• 유량제어 : 일의 속도 제어

53
다음 중 안전의 제일 이념에 해당하는 것은?

① 재산 보호
② 품질 향상
③ **인명 보호**
④ 생산성 향상

해설 안전의 목적에 있어서 사람의 생명이 가장 우선되는 것은 당연한 것이다.

54 ★★
건설기계 등록자가 다른 시·도로 변경되었을 경우 해야 할 사항은?

① 등록사항 변경신고를 하여야 한다.
② **등록이전 신고를 하여야 한다.**
③ 등록증을 당해 등록처에 제출한다.
④ 등록증과 검사증을 등록처에 제출한다.

해설 건설기계의 소유자는 등록한 주소지 또는 사용본거지가 변경된 경우(시·도 간의 변경이 있는 경우에 한함)에는 건설기계등록이전신고서를 새로운 등록지를 관할하는 시·도지사에게 제출하여야 한다(건설기계관리법 시행령 제6조).

55
유압회로에서 유량제어를 통하여 작업속도를 조절하는 방식에 속하지 않는 것은?

① 미터 인(meter in) 방식
② **블리드 온(bleed on) 방식**
③ 미터 아웃(meter out) 방식
④ 블리드 오프(bleed off) 방식

해설 유압회로에서 속도 제어회로에는 미터 인(meter in circuit), 미터 아웃 회로(meter out circuit), 블리드 오프 회로(bleed off circuit) 등이 있다.

56 ★★★
고의로 경상 2명의 인명피해를 입힌 건설기계조종사에 대한 처분 기준은?

① 면허효력정지 5일
② 면허효력정지 15일
③ 면허효력정지 45일
④ **면허 취소**

해설 건설기계 조종 중 고의로 사망·중상·경상 등의 인명피해를 입힌 경우에는 면허 취소이다.

57
렌치 작업 시 주의사항으로 옳지 않은 것은?

① 볼트, 너트에 맞는 것을 사용하여 작업을 한다.
② **당기면서 하는 것보다 밀어서 작업을 한다.**
③ 자루에 파이프 등을 끼워서 사용해서는 안 된다.
④ 해머 대신에 사용하거나 해머로 두드리면 안 된다.

해설 렌치나 스패너는 항상 당기면서 작업해야 안전하다. 밀면서 작업할 경우에는 너트나 볼트가 갑자기 느슨해졌을 때 순간적인 힘을 제어하기 어려워 손등을 주변에 부딪치는 사고가 발생할 수 있다.

58
호이스트형 유압호스 연결부분에 가장 많이 사용하는 방식은?

① 니플 방식
② 소켓 방식
③ 엘보 방식
④ **유니언 방식**

해설 유니온 조인트(Union joint)는 관과 관을 접속할 때 흔히 쓰이는 관 이음쇠의 일종으로 호이스트형 유압호스 연결부에 가장 많이 사용을 한다.

59 ★
벨트를 풀리에 걸 때 올바른 방법은?

① 저속 회전 중
② 중속 회전 중
③ **회전 정지 중**
④ 고속 회전 중

해설 벨트를 풀리에 걸 때는 완전히 회전이 정지된 상태에서 하는 것이 철칙이다. 회전 운동이 있는 동안은 속도 크기에 상관없이 안전사고가 발생할 수 있다.

60
유압·공기압 도면기호에서 다음의 기호표시는?

① **필터**
② 체크 밸브
③ 축압기
④ 압력계

해설

체크 밸브	축압기	압력계

정답 51.③ 52.② 53.③ 54.② 55.② 56.④ 57.② 58.④ 59.③ 60.①

2023 제2회 기출분석문제

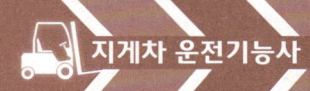

01 다음 중 기관오일의 여과 방식이 아닌 것은?
① 자력식 ② 분류식
③ 전류식 ④ 샨트식

해설 ② 분류식 : 오일펌프에서 나온 오일의 일부만 여과하여 오일팬으로 보내고 나머지는 그대로 윤활 부분에 전달하는 방식
③ 전류식 : 오일펌프에서 나온 오일 전부를 여과기를 거쳐 여과한 후 윤활 부분으로 전달하는 방식
④ 샨트식 : 오일펌프에서 나온 오일의 일부만 여과하고 나머지 여과되지 않은 오일과 합쳐져서 공급되는 방식

★★★
02 지게차의 조종레버로 포크로 물건을 올리고 내리는 데 사용하는 것은?
① 사이드 레버 ② 리프트 레버
③ 틸트 레버   ④ 변속 레버

해설 지게차의 포크는 리프트 레버와 틸트 레버를 사용해서 움직일 수 있다. 리프트 레버는 포크를 올리고 내리는 데 사용하며, 틸트 레버는 포크를 앞뒤로 기울이는 데 사용을 한다.

03 다음의 안전보건표지에 해당하는 것은?

① 출입금지 ② 보행금지
③ 사용금지 ④ 탑승금지

해설 보행을 금지하는 표지이다.

출입금지 사용금지 탑승금지

★★★★
04 지게차의 앞바퀴 정렬과 거리가 먼 것은?
① 캠버 ② 토인
③ 부스터 ④ 캐스터

해설 부스터는 공기압, 유압, 전압 등을 가압하여 승압시키거나 증폭·확대하는 장치이다. 엔진의 터보차저, 제동장치의 배력장치, 점화장치의 점화코일 등이 해당된다.
① 캠버 : 앞에서 보면 그 앞바퀴가 수직선에 대해 어떤 각도를 두고 설치되어 있는 것
② 토인 : 앞바퀴를 위에서 내려다보면 바퀴 중심선 사이의 거리가 앞쪽이 뒤쪽보다 약간 좁게 되어 있는 것
④ 캐스터 : 앞바퀴를 옆에서 보면 조향너클과 앞차축을 고정하는 킹핀이 수직선과 어떤 각도를 두고 설치되는 것

05 12V 축전지에 3Ω, 4Ω, 5Ω 저항을 직렬로 연결하였을 때 회로내에 흐르는 전류는?
① 1A ② 2A
③ 3A ④ 4A

해설 전류(I) = $\frac{전압(V)}{저항(R)}$ 이므로 $\frac{12}{3+4+5}$ = 1(A)이다.

06 편도 2차로 일반도로에서 건설기계가 통행해야 하는 차로는?
① 2차로 ② 1차로
③ 갓길   ④ 통행불가

해설 일반도로 편도 2차로에서 건설기계는 오른쪽 차로(2차로)로 통행할 수 있다.

★★★
07 유압펌프의 종류가 아닌 것은?
① 포막 펌프 ② 기어 펌프
③ 베인 펌프 ④ 플런저 펌프

해설 유압펌프는 기관이나 전동기의 기계적 에너지를 받아 유압에너지로 변환시키는 장치이다. 기어 펌프, 베인 펌프, 플런저 펌프 등이 있다.

★
08 건설기계조종사의 면허취소 사유가 아닌 것은?
① 건설기계 조종 중 고의로 1명에게 경상의 피해를 입혔다.
② 건강 문제로 2년동안 휴식으로 건설기계를 조종하지 않았다.
③ 건설기계조종사 면허의 효력정지기간 중 건설기계를 조종하였다.
④ 건설기계조종사 면허증을 다른 사람에게 빌려 주었다.

해설 건설기계조종사가 개인의 건강 문제로 인하여 2년 동안 휴식을 목적으로 건설기계를 조종하지 않은 경우는 건설기계조종사 면허취소 사유와 관계가 없다.

★★
09 클러치 구비조건으로 옳지 않은 것은?
① 회전부분의 평형이 좋을 것
② 장비가 단순하고 조작이 쉬울 것
③ 방열이 잘 되어 과열되지 않을 것
④ 회전 관성이 클 것

해설 클러치의 회전 관성이 클 경우, 동력 연결 시 충격이 크게 발생한다.

정답 01.① 02.② 03.② 04.③ 05.① 06.① 07.① 08.② 09.④

10 작업복에 대한 설명으로 가장 거리가 먼 것은?

① 작업의 용도에 적합해야 한다.
② 작업에 따라 보호구 등을 착용할 수 있어야 한다.
③ 작업자의 몸에 꼭 맞도록 해야 한다.
④ 단추가 많지 않고, 소매가 단정해야 한다.

✎해설 작업복은 작업자의 몸에 알맞고, 동작이 편해야 한다.

11 다음 중 착화성 지수를 나타내는 것은?

① 세탄가
② 수막지수
③ 점도지수
④ 옥탄가

✎해설 연료의 착화성은 연소실 내에 분사된 연료가 착화할 때까지의 시간으로 표시되며, 이 시간이 짧을수록 착화성이 좋다고 한다. 착화성을 정량적으로 표시하는 것으로 세탄가, 디젤지수, 임계 압축비 등이 있다.

12 ★★★ 지게차 운행 중 점검할 수 있는 사항과 가장 거리가 먼 것은?

① 연료량
② 윤활유
③ 냉각수
④ 배터리

✎해설 지게차의 계기판에서 연료량 경고등, 충전 경고등, 냉각수 온도 경고등을 통하여 현재의 상태를 점검할 수 있다.

13 ★★ 좌회전을 하기 위하여 교차로에 진입되었을 때 황색 등화로 바뀌면 어떻게 해야 하는가?

① 그 자리에 정지하여야 한다.
② 정지하여 정지선까지 후진한다.
③ 신속히 좌회전하여 교차로 밖으로 진행한다.
④ 좌회전을 중단하고 횡단보도 앞 정지선까지 후진하여야 한다.

✎해설 차마는 황색 등화의 경우 정지선이 있거나 횡단보도가 있을 때에는 그 직전이나 교차로의 직전에 정지하여야 하며 이미 교차로에 차마의 일부라도 진입한 경우에는 신속히 교차로 밖으로 진행하여야 한다.

14 건설기계의 브레이크 장치 구비조건으로 옳지 않은 것은?

① 제동효과가 확실해야 한다.
② 신뢰성 · 내구성이 커야 한다.
③ 점검과 정비가 쉬워야 한다.
④ 큰 힘으로 작동되어야 한다.

✎해설 브레이크는 조작이 간단하고 작은 힘으로도 작동될 수 있어야 한다. 제동 작용이 확실하고 점검 · 조정이 쉬워야 하며 운전자에게 피로감을 주지 않아야 한다.

15 ★ 보안경을 사용해야 하는 작업장과 가장 거리가 먼 것은?

① 장비 밑에서 하는 정비 작업장
② 철분, 모래 등이 날리는 작업장
③ 공기가 부족한 작업장
④ 전기용접 및 가스용접 작업장

✎해설 보안경은 낙하하거나 날아오는 물체에 의한 위험 또는 위험물, 유해 광선에 의한 시력 장애를 방지하기 위해 사용하는 보호구이다.
③ 공기 부족 시에는 호스 마스크를 사용해야 한다.

16 유압탱크에 대한 설명으로 틀린 것은?

① 적정 유량을 저장하고, 적정 유온을 유지한다.
② 작동유의 기포 발생 방지, 제거 역할을 한다.
③ 유면계가 설치되어 있어 유량을 점검할 수 있다.
④ 계통 내에 필요한 압력을 제어하는 역할을 한다.

✎해설 회로 내의 오일 압력 제어와 유압 유지 등의 역할은 압력제어밸브를 통해서 이루어진다.

17 ★★ 건설기계 등록의 말소 사유에 해당하지 않는 것은?

① 건설기계를 폐기한 경우
② 건설기계의 구조를 변경한 경우
③ 건설기계를 수출하는 경우
④ 건설기계의 차대가 등록 시의 차대와 다른 경우

✎해설 ② 건설기계의 구조 변경은 등록 말소 사유에 해당하지 않는다. 건설기계의 길이 · 너비 · 높이 등의 변경, 조종장치의 형식 변경, 수상작업용 건설기계 선체의 형식 변경 등이 구조 변경 범위에 속한다.

18 축전지의 용량 단위로 맞는 것은?

① Ah
② N
③ KW
④ lb

✎해설 N(Newton)은 힘, W(Watt)는 전력 · 유효전력(소비전력), lb(파운더, pound)는 중량을 의미한다.

19 ★★★★ 사이드 포크형 지게차의 전경각은 몇 도 이하인가?

① 6°
② 20°
③ 5°
④ 10°

✎해설 마스트의 전경각 및 후경각
• 사이드 포크형 지게차의 전경각 및 후경각은 각각 5° 이하일 것
• 카운터밸런스 지게차의 전경각은 6° 이하, 후경각은 12° 이하일 것

20 드릴 작업의 안전수칙으로 옳지 않은 것은?

① 장갑을 끼고 작업하지 않는다.
② 드릴을 끼운 뒤 척 렌치는 빼두도록 한다.
③ 구멍을 뚫을 때 일감은 손으로 잡아 단단하게 고정시킨다.
④ 칩을 제거할 때에는 회전을 중지한 상태에서 솔로 제거한다.

✎해설 일감을 손으로 잡고 구멍을 뚫는 것은 안전사고의 위험이 있다.

21 ★★★★ 오일탱크의 구성품이 아닌 것은?

① 스트레이너
② 배플
③ 릴리프 밸브
④ 드레인 플러그

✎해설 오일탱크는 작동유의 적정 유량을 저장하고, 적정 유온을 유지하며 작동유의 기포 발생 및 제거 역할을 한다. 주입구, 흡입구와 리턴구, 유면계, 배플 플레이트, 스트레이너, 드레인플러그 등의 부속장치가 있다.

정답 10.③ 11.① 12.② 13.③ 14.④ 15.③ 16.④ 17.② 18.① 19.③ 20.③ 21.③

22. 유압장치에서 불순물을 제거하기 위해 사용하는 부품으로 옳은 것은?

① 어큐뮬레이터
② 배플
③ **스트레이너**
④ 드레인 플러그

해설 스트레이너는 유체에서 고체물질을 걸러내는 부품으로 여과를 담당한다.

23. 교차로에서 왼쪽으로 좌회전하는 방법으로 가장 적절한 것은?

① 운전자 편리한 대로 운전한다.
② 교차로 중심 바깥쪽으로 서행한다.
③ **교차로 중심 안쪽으로 서행한다.**
④ 앞차의 주행방향으로 따라가면 된다.

해설 모든 차의 운전자는 교차로에서 좌회전을 하려는 경우에는 미리 도로의 중앙선을 따라 서행하면서 교차로의 중심 안쪽을 이용하여 좌회전하여야 한다. 다만 시·도경찰청장이 교차로의 상황에 따라 특히 필요하다고 인정하여 지정한 곳에서는 교차로의 중심 바깥쪽을 통과할 수 있다(도로교통법 제25조).

24. 다음 괄호 안에 들어갈 알맞은 말은?

> 일반적으로 건설기계에 설치되는 좌·우 전조등은 (　　)로 연결된 복선식 구성이다.

① 직렬
② **병렬**
③ 직렬 후 병렬
④ 병렬 후 직렬

해설 일반적으로 건설기계 전조등은 병렬로 연결된 복선식 구성으로 좌·우에 1개씩 설치되어 있다.

25. 유압장치의 기호 회로도에 사용되는 유압기호의 표시방법으로 적합하지 않은 것은?

① 기호에는 흐름의 방향을 표시한다.
② 각 기기의 기호는 정상상태 또는 중립상태를 표시한다.
③ **기호는 반드시 회전하여서는 안 된다.**
④ 기호에는 각 기기의 구조나 작용 압력을 표시하지 않는다.

해설 **유압기호의 표시방법**
- 기호에는 흐름의 방향을 표시한다.
- 각 기기의 기호는 정상상태 또는 중립상태를 표시한다.
- 오해의 위험이 없을 때는 기호를 뒤집거나 회전할 수 있다.
- 기호에는 각 기기의 구조나 작용 압력을 표시하지 않는다.
- 기호가 없어도 정확히 이해할 수 있을 때는 드레인 관로는 생략할 수 있다.

26. 동력전달장치 계통에서 지켜야 할 안전수칙으로 틀린 것은?

① 기어가 회전하고 있는 곳은 뚜껑으로 잘 덮어 위험을 방지한다.
② 회전하고 있는 벨트나 기어에 불필요한 접근을 금한다.
③ **천천히 회전하는 풀리에는 손으로 벨트를 잡아 걸을 수 있다.**
④ 동력절단기를 사용할 때는 안전방호장치를 장착하고 작업을 한다.

해설 벨트를 풀리에 걸때는 완전히 회전이 정지된 상태에서 하는 것이 원칙이다. 회전운동이 있는 동안은 속도 크기에 상관없이 안전사고가 발생할 수 있다.

27. 지게차에서 자동차와 달리 스프링 사용하지 않는 이유로 옳은 것은?

① **롤링시 적하물이 낙하할 수 있기 때문이다.**
② 앞차축이 구동축이기 때문이다.
③ 현가장치가 있으면 조향이 어렵기 때문이다.
④ 조종수가 정밀한 작업을 수행할 수 있기 때문이다.

해설 지게차에서 자동차와 같이 스프링을 사용하게 되면 작업 시 롤링이 생겨 적하물이 떨어질 수 있기 때문이다.

28. 건설기계의 구조변경이 가능한 것은?

① **원동기 및 전동기의 형식변경**
② 건설기계의 기종변경
③ 적재함의 용량증가를 위한 구조변경
④ 육상작업용 건설기계 규격의 증가

해설 **건설기계의 구조변경이 가능한 경우(건설기계관리법 시행규칙 제42조)**
- 동력전달장치의 형식변경
- 제동장치, 주행장치, 유압장치, 조종장치, 조향장치, 작업장치의 형식변경
- 건설기계의 길이·너비·높이 등의 변경
- 수상작업용 건설기계의 선체의 형식변경
- 타워크레인 설치기초 및 전기장치의 형식변경

29. 디젤기관에서 연소실 내의 공기를 가열하여 가동이 쉽도록 하는 장치는?

① **예열장치**
② 연료장치
③ 점화장치
④ 감압장치

해설 디젤기관은 압축착화방식이므로 한랭상태에서는 경유가 잘 착화하지 못해 시동이 어려울 수 있기 때문에 예열장치가 흡입 다기관이나 연소실 내의 공기를 미리 가열하여 기동이 쉽도록 한다.

30. 지게차 점검 중 그리스(윤활유)를 칠하지 않는 부분은?

① 틸트 실린더
② 마스트 실린더
③ **조종 핸들과 레버**
④ 스티어링 액슬

해설 지게차에는 유압을 사용해서 큰 힘을 낼수 있게 해주는 부품인 실린더가 각 장치마다 있다. 또한, 뒷바퀴로 조향을 하기 때문에 조향과 관련된 부분에도 실린더가 있어 이러한 곳에 그리스를 주입해야 한다.

31. 작업자의 신체부위가 위험한계로 들어오게 되면 이를 감지하여 작동 중인 기계를 즉시 정지시키거나 스위치가 꺼지도록 하는 기능을 가진 것은?

① 위치제한형 방호장치
② **접근반응형 방호장치**
③ 포집형 방호장치
④ 격리형 방호장치

해설
① 위치제한형 방호장치 : 조작자의 신체부위가 위험한계 밖에 있도록 기계의 조작장치를 위험구역에서 일정거리 이상 떨어지게 한 방호장치
③ 포집형 방호장치 : 위험장소에 설치하여 위험원이 비산하거나 튀는 것을 방지하는 등 작업자로부터 위험원을 차단하는 방호장치
④ 격리형 방호장치 : 작업자가 작업점에 접촉되어 재해를 당하지 않도록 기계설비 외부에 차단벽이나 방호망을 설치하는 것으로 작업장에서 가장 많이 사용하는 방식

정답 22.③ 23.③ 24.② 25.③ 26.③ 27.① 28.① 29.① 30.③ 31.②

지게차 운전기능사

32 지게차의 포크를 앞뒤로 기울이는 데 사용하는 조종레버는?

① 전후진 레버

② 틸트 레버

③ 변속 레버

④ 리프트 레버

🖎해설 틸트 레버를 밀면 포크가 앞으로 기울어지고, 당기면 포크가 뒤로 기울어진다.

★★★
33 도로교통법상 횡단보도로부터 주·정차가 금지된 거리는 몇 m 이내인가?

① 5m

② 10m

③ 15m

④ 20m

🖎해설 모든 차의 운전자는 건널목의 가장자리 또는 횡단보도로부터 10m 이내인 곳에서는 차를 정차하거나 주차하여서는 아니 된다(도로교통법 제32조).

★★
34 디젤기관에 과급기를 부착하는 주된 목적은?

① 배기의 정화

② 냉각효율의 증대

③ 출력의 증대

④ 윤활성의 증대

🖎해설 과급기는 흡기 다기관을 통해 각 실린더의 흡입 밸브가 열릴 때마다 신선한 공기가 다량으로 들어갈 수 있도록 해주는 장치이다. 과급기의 부착으로 실린더의 흡입 효율이 좋아져 출력이 증대된다.

35 지게차의 운전 요령으로 틀린 것은?

① 방향을 바꿀 때는 완전 정지 또는 저속으로 운전한다.

② 내리막길에서는 브레이크를 밟으면서 서서히 내려온다.

③ 화물이 커서 시야를 가릴 때 후진으로 내려오면 안된다.

④ 경사지를 오를 때는 화물이 언덕 위로 향하도록 한다.

🖎해설 화물이 커서 시야를 가릴 경우에는 후진으로 주행을 한다.

36 스패너 사용 시의 주의사항으로 틀린 것은?

① 스패너 손잡이에 파이프를 이어서 사용해서는 안 된다.

② 스패너의 입이 너트의 치수에 맞는 것을 사용해야 한다.

③ 스패너는 당기지 말고 밀어서 사용해야 한다.

④ 스패너와 너트 사이에 쐐기를 끼워서 사용해서는 안 된다.

🖎해설 스패너 작업 시 너트에 스패너를 깊이 물리도록 하여 조금씩 앞으로 당기는 식으로 풀고 조이도록 해야 한다.

★★★
37 유압모터에서 소음과 진동이 발생할 때의 원인이 아닌 것은?

① 내부 부품의 파손

② 체결 볼트의 이완

③ 작동유 속에 공기의 혼입

④ 펌프의 최고 회전속도 저하

🖎해설 유압모터가 정상적으로 작동하는 상태에서 펌프의 회전속도는 소음과 진동이 발생하는 원인과 관계가 없다.

★★
38 건설기계정비업의 범위에서 제외되는 행위가 아닌 것은?

① 오일의 보충

② 브레이크 부품 교체

③ 휠터의 교환

④ 전구의 교환

🖎해설 건설기계정비업의 범위에서 제외되는 행위(건설기계관리법 시행규칙 제1조의2)
1. 오일의 보충
2. 에어클리너엘리먼트 및 휠터류의 교환
3. 배터리·전구의 교환
4. 타이어의 점검·정비 및 트랙의 장력 조정
5. 창유리의 교환

39 디젤기관에서 부조 발생의 원인이 아닌 것은?

① 발전기 고장

② 거버너 작용 불량

③ 분사시기 조정 불량

④ 연료의 압송 불량

🖎해설 연료라인에 공기가 혼입되면 연료가 불규칙하게 공급되어 부조가 발생한다.
① 발전기는 축전지 충전장치이다.

40 지게차가 주행 중 핸들이 흔들리는 이유와 거리가 먼 것은?

① 노면에 요철이 있을 때

② 휠이 휘었을 때

③ 타이어 밸런스가 맞지 않았을 때

④ 포크가 휘어졌을 때

🖎해설 주행 중 핸들이 떨리는 것은 조향장치의 이상이 주원인이다.

★
41 기계장치에 대한 안전사항으로 사고 발생 원인과 거리가 먼 것은?

① 적합한 공구를 사용하지 않을 때

② 안전장치 및 보호장치가 잘 되어 있지 않을 때

③ 정리 정돈 및 조명장치가 잘 되어 있지 않을 때

④ 기계장치가 너무 넓은 장소에 설치되어 있을 때

🖎해설 기계 및 기계장치 사고의 일반적 원인

인적 원인		물적 원인	
• 교육적 결함	• 작업자의 능력 부족	• 환경 불량	• 기계시설의 위험
• 규율 부족	• 불안전 동작	• 구조의 불안전	• 보호구의 부적합
• 정신적 결함	• 육체적 결함	• 기기의 결함	

42 2줄 걸이로 화물을 인양할 때 각도가 커질 때 걸리는 장력은?

① 장소에 따라 달라진다.

② 증가한다.

③ 관계없다.

④ 감소한다.

🖎해설 각도가 커지면 커질수록 장력이 커진다.

정답 32.② 33.② 34.③ 35.③ 36.③ 37.④ 38.② 39.① 40.④ 41.④ 42.②

43. 건설기계조종사의 적성검사 기준에 적합하지 않은 것은?
① 두 눈의 시력이 각각 0.5 이상일 것
② 시야각은 150° 이상일 것
③ 언어분별력이 80% 이상일 것
④ 55db(보청기를 사용하는 사람은 40db)의 소리를 들을 수 있을 것

해설) 두 눈을 동시에 뜨고 잰 시력(교정시력 포함)이 0.7 이상이고 두 눈의 시력이 각각 0.3 이상일 것. 그밖에 정신질환자 또는 뇌전증환자, 마약·대마·향정신성의 약품 또는 알코올 중독자가 아닐 것 등이다.

44. 지게차에 짐을 싣고 창고 등을 출입할 시의 주의사항으로 틀린 것은?
① 짐이 출입구 높이에 닿지 않도록 한다.
② 손이나 발을 차체 밖으로 내밀지 않는다.
③ 주변의 장애물 상태를 확인하고 나서 출입한다.
④ 출입구의 폭과 차폭을 고려하지 않는다.

해설) 출입구의 폭과 차폭을 확인하여 통행 시에 부딪히지 않도록 해야 한다.

45. 라디에이터 압력식 캡의 사용 목적으로 옳은 것은?
① 엔진온도를 높인다.
② 공기밸브를 작동하게 한다.
③ 냉각수의 비등점을 높인다.
④ 물재킷을 열어준다.

해설) 라디에이터 압력식 캡은 냉각수 주입구 뚜껑으로 냉각장치 내의 비등점을 높이고 냉각 범위를 넓히기 위함으로 압력이 낮을 때 압력밸브와 진공밸브는 스프링의 장력으로 각각 시트에 밀착되어 냉각장치 기밀을 유지하게 한다.

46. 유압실린더 등이 중력에 의한 자유낙하를 방지하기 위해 배압을 유지하는 압력제어밸브는?
① 릴리프밸브   ② 감압밸브
③ 카운터 밸런스밸브   ④ 시퀀스밸브

해설) 카운터 밸런스밸브는 유압회로 내의 오일 압력을 제어하는 압력제어밸브의 일종으로, 원치나 유압실린더 등의 자유낙하를 방지하기 위하여 배압을 유지하는 제어밸브이다.

47. 건설기계의 겨울철 주행 요령으로 옳지 않은 것은?
① 빙판길에서는 신속히 통과를 한다.
② 출발은 부드럽게 천천히 한다.
③ 주행 시 충분한 차간거리를 확보한다.
④ 다른 차량과 나란히 주행하지 않는다.

해설) 겨울철 노면이 얼어붙은 경우에는 최고속도의 50/100 감속하여 안전 운행을 해야 한다.

48. 여러 사람이 물건을 공동으로 운반할 때의 안전사항과 거리가 먼 것은?
① 명령과 지시는 한 사람이 한다.
② 최소한 한 손으로는 물건을 받친다.
③ 앞사람에게 적게 부하가 걸리도록 한다.
④ 긴 화물은 같은 쪽의 어깨에 올려서 운반한다.

해설) 여러 사람이 물건을 운반할 때에는 통일된 동작을 위해 한 사람만이 지시를 내려야 하고, 모든 사람이 동일한 부하를 담당해야 한다. 또한 두 손을 모두 한 방향을 잡는 데 쓰지 않고 최소한 한 손은 물건을 받치는 데 써야 한다.

49. 지게차 운전 종사자 준수사항으로 틀린 것은?
① 기관 시동 전 유압유의 유량과 상태를 점검한다.
② 시동 후 각종 레버와 페달의 작동 상태를 점검한다.
③ 운전 중 경고등이 점등하면 즉시 정차 후 점검한다.
④ 운전을 마친 다음에는 시동을 끄고 키는 꽂아 놓는다.

해설) 지게차 운행 종료 이후에는 반드시 키를 빼서 지정된 보관 장소에 둔다.

50. 직류발전기에 비교하여 교류발전기의 장점이 아닌 것은?
① 소형이며 경량이다.
② 브러시의 수명이 길다.
③ 전류조정기만 있으면 된다.
④ 저속 시에도 충전이 가능하다.

해설) **교류발전기의 장점**
• 소형이며 경량이다.
• 브러시의 수명이 길다.
• 전압조정기만 있으면 된다.
• 저속 시에도 충전이 가능하다.
• 출력이 크고 고속회전에 잘 견딘다.

51. 틸트 레버를 운전수 몸 쪽으로 당기면 지게차는 어떻게 작동하는가?
① 포크의 경사각이 아래로 내려간다.
② 포크의 경사각이 위로 올라간다.
③ 포크가 아래로 내려간다.
④ 포크가 위로 올라간다.

해설) 틸트 레버는 포크의 경사를 조절하여 적재물이 떨어지지 않게 하는 레버이다. 앞으로 밀면 포크의 경사각이 바깥쪽(아래로)으로 향하고, 뒤로 잡아당기면 경사각이 안쪽(위로)으로 향한다. 그리고 리프트 레버는 앞으로 밀면 포크가 아래로 내려가고, 뒤로 잡아 당기면 포크가 위로 올라가게 된다.

지게차 운전기능사　　　　　　　　　　　　　　　　　　　　　　　　　2023년 제2회 기출분석문제

★★
52 다음 도로명판(Jong-ro 200m)에 대한 설명으로 옳은 것은?

> **종로　200m**
> Jong-ro

① 현위치는 종로 도로 끝점이 200m에 있음
② 현위치는 종로 200m 전방에 교차로 있음
③ **현위치에서 200m 전방에 종로가 있음**
④ 현위치에서 우측으로 200m 우회전하면 종로

✎해설 예고용 도로명판이다.

★★
53 지게차 중 특수건설기계에 해당하는 것은?
① 리치지게차
② 전동식 지게차
③ **트럭지게차**
④ 텔레스코픽 지게차

✎해설 트럭지게차 : 운전석이 있는 주행차대에 별도의 조종석을 포함한 들어올림 장치를 가진 차이다.

★
54 지게차의 타이어 트레드에 대한 설명으로 옳지 않은 것은?
① 트레드가 마모되면 열의 발산이 불량하게 된다.
② 타이어의 공기압이 높으면 트레드의 양단부보다 중앙부의 마모가 크다.
③ **트레드가 마모되면 지면과 접촉 면적이 크게 됨으로써 마찰력이 증대되어 제동성능은 좋아진다.**
④ 트레드가 마모되면 구동력과 선회능력이 저하된다.

✎해설 트레드가 마모되면 타이어 마찰을 증대시켜 주던 요철부분이 없어지게 되므로 미끄러질 위험이 많아지게 되어 제동성능이 떨어진다.

★★★
55 액추에이터의 의미로 맞는 것은?
① 유체에너지 생성
② 유체에너지 축적
③ **유체에너지를 기계적 에너지로 전환**
④ 유체에너지를 전기적 에너지로 전환

✎해설 액추에이터는 유체에너지를 이용하여 기계적인 작업을 하는 기기를 말한다.

56 중량물을 들어 올리거나 내릴 때 손이나 발이 중량물과 지면 등에 끼어 발생하는 재해는?
① 낙하　　　　　　　　② **협착**
③ 충돌　　　　　　　　④ 전도

✎해설 낙하는 떨어지는 물체에 맞는 경우, 충돌은 사람이나 장비가 정지한 물체에 부딪히는 경우, 전도는 사람이나 장비가 넘어지는 경우를 말한다.

★★
57 깨지기 쉬운 화물이나 불완전한 화물의 낙하를 방지하기 위하여 포크 상단에 상하 작동할 수 있는 압력판을 부착한 지게차는?
① 하이 마스트
② **로드 스태빌라이저**
③ 사이드 시프트 마스트
④ 3단 마스트

✎해설 로드 스태빌라이저란 평탄하지 않은 노면이나 경사지 등에서 깨지기 쉬운 화물이나 불완전한 화물의 낙하 방지를 위해 포크 상단에 상하로 작동 가능한 압력판을 부착한 것이다.

★★
58 건설기계 조종 중 고의로 인명피해를 입힌 경우 처분으로 옳은 것은?
① 면허효력정지 30일
② 면허효력정지 15일
③ **면허취소**
④ 면허효력정지 60일

✎해설 건설기계 조종 중 고의로 사망 · 중상 · 경상 등 인명피해를 입힌 경우에는 면허취소이다.

★★★★
59 지게차의 일상 점검사항이 아닌 것은?
① 타이어 손상 및 공기압 점검
② 틸트 실린더의 오일 누유 상태
③ **토크 컨버터의 오일 점검**
④ 작동유의 양

✎해설 토크 컨버터는 유체클러치에서 오일에 의해 엔진의 동력을 변속기로 전달하는 장치이다. 특수 정비사항에 해당한다.

60 유압제어밸브에 해당하지 않은 것은?
① **교축 밸브**
② 릴리프 밸브
③ 카운터밸런스 밸브
④ 시퀀스 밸브

✎해설 교축 밸브(스로틀밸브)는 유량제어밸브로서 내부의 스로틀밸브가 움직여져 유도 면적을 바꿈으로써 유량이 조정되는 밸브이다.
② 릴리프 밸브 : 회로 압력을 일정하게 하거나 최고압력을 규제해서 각부 기기를 보호한다.
③ 카운터밸런스 밸브 : 배압을 유지하는 제어밸브이다.
④ 시퀀스 밸브 : 2개 이상의 분기회로를 갖는 회로 내에서 작동순서를 회로의 압력 등에 의해 제어하는 밸브이다.

정답　52.③　53.③　54.③　55.③　56.②　57.②　58.③　59.③　60.①

2023 제1회 기출분석문제

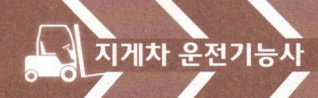
지게차 운전기능사

01 다음 중 '안전거리'에 대한 정의로 옳은 것은?
① 위험을 발견하고 브레이크가 작동되어 차량이 정지할 때까지의 거리
② 앞차가 갑자기 정지하게 될 경우 그 앞차와의 추돌을 방지하기 위해 필요한 거리
③ 옆 차로의 차량이 끼어들기를 했을 때 충돌을 피할 수 있는 거리
④ 위험을 발견하고 브레이크 페달을 밟아 브레이크가 작동하는 순간 까지의 거리

해설 ① 제동거리
④ 공주거리

02 다음 중 경유를 연료로 하는 기관은?
① 디젤기관 ② 랭킨기관
③ 재열·재생기관 ④ 가솔린기관

해설 디젤기관은 경유를 연료로 사용한다. 열효율이 높고 출력이 커서 건설기계, 대형차량, 선박, 농기계의 기관으로 많이 사용되고 있다.

03 타이어식 건설기계에서 앞바퀴 정렬의 장점과 거리가 먼 것은?
① 브레이크의 수명을 길게 한다.
② 타이어 마모를 최소로 한다.
③ 방향 안정성을 준다.
④ 조향핸들의 조작을 작은 힘으로 쉽게 할 수 있다.

해설 타이어식 건설기계에서 앞바퀴 정렬의 요소는 토인, 캠버, 캐스터, 킹핀 경사각 등으로 브레이크의 수명과는 관련이 없다.

04 건설기계를 검사유효기간 만료 후에 계속 운행하고자 할 때는 어느 검사를 받아야 하는가?
① 정기검사 ② 계속검사
③ 수시검사 ④ 신규등록검사

해설 건설공사용 건설기계로서 3년의 범위에서 국토교통부령으로 정하는 검사유효 기간이 끝난 후에 계속하여 운행하고자 할 때에는 정기검사를 받아야 한다.

05 산업재해의 요인 중 성격이 다른 것은?
① 작업장의 환경 불량 ② 시설물의 불량
③ 작업 방법의 불량 ④ 공구의 불량

해설 산업재해의 발생 요인은 인적(관리상, 생리적, 심리적) 요인과 환경적 요인으로 나눌 수 있다. ①, ②, ④는 환경적 요인에 해당한다.

06 시동전동기에서 전기자 철심을 여러 층으로 겹쳐서 만드는 이유는?
① 자력선 감소
② 코일 발열 방지
③ 맴돌이 전류 감소
④ 자력선 통과 차단

해설 전기자 철심은 자력선을 원활하게 통과시키고, 맴돌이 전류를 감소시키기 위해 0.35~1.00mm의 얇은 철판을 각각 절연하여 겹쳐 만든다.

07 지게차 전면부 마스트 주변을 구성하는 부품이 아닌 것은?
① 포크 ② 카운터 웨이트
③ 백레스트 ④ 핑거 보드

해설 카운터 웨이트는 지게차의 맨 뒤쪽에 설치되는 평형추로서 화물의 중량으로 인하여 균형이 앞으로 쏠리는 것을 방지하는 역할을 한다.

08 유압유의 구비조건으로 틀린 것은?
① 비압축성일 것
② 인화점이 낮을 것
③ 점도지수가 높을 것
④ 방청 및 방식성이 있을 것

해설 유압 작동유의 구비조건
• 비압축성일 것
• 내열성이 크고 거품이 적을 것
• 점도지수가 높을 것
• 방청 및 방식성이 있을 것
• 적당한 유동성과 점성이 있을 것
• 온도에 의한 점도 변화 적을 것
• 인화점이 높을 것

09 유체의 에너지를 이용하여 기계적인 일로 변환하는 기기는?
① 유압모터 ② 근접 스위치
③ 유압탱크 ④ 유압펌프

해설 유압모터는 유압에너지를 이용하여 기계적인 일로 변환하여 연속적으로 회전운동을 시키는 기기이다.

10 지게차의 전경각과 후경각을 조절하는 레버는?
① 리프트 레버 ② 틸트 레버
③ 변속 레버 ④ 전후진 레버

정답 01.② 02.① 03.① 04.① 05.③ 06.③ 07.② 08.② 09.① 10.②

지게차 운전기능사

2023년 제1회 기출분석문제

11 안전보건표지의 지시표지이다. 해당하는 것은?

① 귀마개 착용　　　　② 보안면 착용
③ **보안경 착용**　　　　④ 안전모 착용

✎해설 산업안전보건법상 안전보건표지의 종류는 금지표지, 경고표지, 지시표지, 안내표지 등이 있다.

12 클러치 디스크 라이닝의 구비조건으로 틀린 것은?

① **내마멸성, 내열성이 적을 것**
② 알맞은 마찰계수를 갖출 것
③ 온도에 의한 변화가 적을 것
④ 내식성이 클 것

✎해설 클러치 디스크 라이닝(페이싱)은 마모에 강해야 하고, 부식이 잘 되지 않아야 하며 마찰로 인해 발생하는 고열을 잘 견뎌낼 수 있어야 한다.

★★
13 디젤기관의 장점에 대한 설명으로 틀린 것은?

① 연료 소비량이 가솔린기관보다 적다.
② 열효율이 가솔린기관보다 높다.
③ 연료의 인화점이 높아 취급이 용이하다.
④ **운전 중 진동과 소음이 작다.**

✎해설 디젤기관은 가솔린기관에 비해 평균 압력 및 회전속도가 낮으며 운전 중 진동과 소음이 큰 단점이 있다.

★★★
14 다음 중 유량제어밸브에 해당하는 것으로만 묶인 것은?

| ㄱ. 리듀싱밸브 | ㄴ. 분류밸브 |
| ㄷ. 스로틀밸브 | ㄹ. 체크밸브 |

① ㄱ, ㄴ, ㄹ　　　　② **ㄴ, ㄷ**
③ ㄴ, ㄷ, ㄹ　　　　④ ㄷ, ㄹ

✎해설 유량제어밸브는 회로 내에 흐르는 유량을 변화시켜서 액추에이터의 움직이는 속도를 바꾸는 밸브이다. 대표적으로 스로틀밸브(교축밸브), 분류밸브, 압력 보상부 유량제어밸브 등이 있다.
ㄱ. 리듀싱밸브 : 압력제어밸브
ㄹ. 체크밸브 : 방향제어밸브

15 지게차의 체인장력 조정법으로 틀린 것은?

① 좌 · 우 체인이 동시에 평행한가를 확인한다.
② 포크를 지상에서 10~15cm 올린 후 조정한다.
③ 손으로 체인을 눌러 양쪽이 다르면 조정 너트로 조정한다.
④ **체인장력 조정 후에는 로크 너트를 풀어둔다.**

✎해설 체인의 장력을 조정한 후에는 반드시 로크 너트를 고정시켜야 한다.

★
16 시 · 도지사는 정기검사에 불합격된 건설기계의 소유자에게 몇일 이내에 정비명령을 해야하는가?

① 5일　　　　　　② **10일**
③ 30일　　　　　　④ 60일

✎해설 시 · 도지사는 검사에 불합격된 건설기계에 대해서는 31일 이내의 기간을 정하여 해당 건설기계의 소유자에게 검사를 완료한 날(검사를 대행하게 한 경우에는 검사결과를 보고받은 날)부터 10일 이내에 정비명령을 해야 한다(건설기계관리법 시행규칙 제31조제1항).

★★★★★
17 지게차 주행 시 포크의 높이로 가장 적절한 것은?

① **지면으로부터 20~30cm 정도 높인다.**
② 지면으로부터 50~60cm 정도 높인다.
③ 지면으로부터 70~80cm 정도 높인다.
④ 지면으로부터 최대한 높이도록 한다.

✎해설 지게차의 포크를 높이 들어 올리면 화물을 떨어뜨리는 등의 사고를 유발할 수 있으므로 주행 시 지면으로부터 20~30cm 정도 높이를 유지해야 한다.

18 유압장치에서 작동 및 움직임이 있는 곳의 연결관으로 적합한 것은?

① PVC 호스
② 구리 파이프
③ **플렉시블 호스**
④ 납 파이프

✎해설 유압장치에서 연결관은 움직임이 많은 곳에서 자유롭게 구부러질 수 있는 플렉시블 호스가 이용된다.

19 전동식 지게차 동력전달의 순서로 맞는 것은?

① 축전지 → 구동모터 → 변속기 → 종감속 기어 및 차동장치 → 컨트롤러 → 앞구동축 → 앞바퀴
② 축전지 → 구동모터 → 변속기 → 종감속 기어 및 차동장치 → 컨트롤러 → 뒤구동축 → 뒷바퀴
③ **축전지 → 컨트롤러 → 구동모터 → 변속기 → 종감속 기어 및 차동장치 → 앞구동축 → 앞바퀴**
④ 축전지 → 컨트롤러 → 구동모터 → 변속기 → 종감속 기어 및 차동장치 → 뒤구동축 → 뒷바퀴

★★
20 유압펌프 중 플런저 펌프에 대한 설명으로 틀린 것은?

① 가변 용량이 가능하다.
② 가장 고압, 고효율이다.
③ **다른 펌프에 비해 수명이 짧다.**
④ 부피가 크고 무게가 많이 나간다.

✎해설 플런저 펌프의 장단점

장점	단점
• 가변 용량 가능	• 흡입 성능 나쁘고, 구조 복잡
• 가장 고압, 고효율	• 소음이 큼
• 다른 펌프에 비해 수명 길다.	• 최고 회전속도 약간 낮음

정답 11.③　12.①　13.④　14.②　15.④　16.②　17.①　18.③　19.③　20.③

68

21. 등록전 건설기계의 임시운행 허가 사유에 해당하지 않은 것은?

① 건설기계에 대한 교육을 목적으로 운행하는 경우
② 수출을 하기 위하여 등록말소한 건설기계를 정비의 목적으로 운행하는 경우
③ 수출을 하기 위해 선적지로 운행하는 경우
④ 판매 또는 전시를 위하여 일시적으로 운행하는 경우

해설 건설기계를 교육·연구 목적으로 사용하는 경우는 그 소유자의 신청이나 시·도지사의 직권으로 등록을 말소할 수 있다(건설기계관리법 제6조).

22. 다음에 해당하는 원형등화 신호의 종류로 맞는 것은? ★★

> 차마는 정지선이나 횡단보도가 있을 때에는 그 직전이나 교차로의 직전에 일시정지한 후 다른 교통에 주의하면서 진행할 수 있다.

① 황색의 등화
② 적색의 등화
③ 황색등화의 점멸
④ 적색등화의 점멸

23. 작업과 안전 보호구의 연결이 잘못된 것은?

① 산소 부족 장소 – 공기 마스크 착용
② 10m 높이에서 작업 – 안전벨트 착용
③ 그라인딩 작업 – 보안경 착용
④ 아크 용접 – 도수없는 투명 보안경

해설 아크 용접을 할 때는 다량의 자외선이 포함된 강한 빛이 발생하기 때문에 눈이 상할 수 있다. 그러므로 헬멧이나 실드를 사용해야 하며 보안경을 선택할 때는 차광 기능이 포함된 것을 사용해야 한다.

24. 4행정 사이클기관에서 엔진이 4,000rpm일 때 분사펌프의 회전수는?

① 8,000rpm
② 4,000rpm
③ 1,000rpm
④ 2,000rpm

해설 4행정 사이클기관에서는 엔진이 두 바퀴 돌 동안 한 번의 폭발이 일어난다. 즉, 한 번의 폭발을 위해서는 한 번의 연료 분사가 필요하므로 엔진이 두 바퀴 돌 동안 한 번의 연료 분사가 일어난다.

25. 캐리지에 달려있는 2개의 L자형 작업장치는? ★★★

① 포크
② 리프트 체인
③ 마스트
④ 카운터 웨이트

해설 지게차의 포크는 핑거 보드에 체결되어 화물을 받쳐 드는 부분으로 L자형으로 2개가 있다.

26. 건설기계의 조종 중 사고로 경상2명의 인명피해가 발생하였을 경우 처분은? ★

① 면허효력정지 5일
② 면허효력정지 10일
③ 면허효력정지 15일
④ 면허효력정지 45일

해설 경상 1명마다 면허효력정지 5일의 처분을 받는다. 경상 2명의 처분은 면허효력정지 10일이다.
중상 1명마다는 면허효력정지 15일, 사망 1명마다는 면허효력정지 45일의 처분이 적용된다.

27. 유압유에 함유된 불순물을 제거하기 위해 설치된 장치는?

① 부스터
② 여과기
③ 축압기
④ 냉각기

해설 여과기(오일필터)는 유압유가 순환하는 과정에서 함유하게 되는 수분, 금속 분말, 슬러지 등을 제거한다. 흡입 스트레이너, 고압필터, 저압필터, 자석 스트레이너 등이 있다.

28. 옴의 법칙은? (V : 전압, I : 전류, R : 저항)

① $R = V \times I$
② $V = I \times R$
③ $I = R \times V$
④ $V = I - R$

해설 전류의 세기는 두 점 사이의 전위차에 비례하고, 전기저항에 반비례한다는 법칙이다.
$I = \dfrac{V}{R}$, $V = IR$, $R = \dfrac{V}{I}$

29. 해머 작업 시의 안전수칙으로 틀린 것은? ★★

① 면장갑을 끼고 강하게 시작하여 점차 약하게 타격한다.
② 작업에 알맞은 무게의 해머를 사용한다.
③ 자루가 불안정한 것은 사용하지 않는다.
④ 열처리된 재료는 해머로 때리지 않도록 주의한다.

해설 해머 작업 시 기름이 묻은 해머는 즉시 닦은 후 작업하고, 면갑을 착용하면 안 된다. 처음에는 약하게 시작하여 점점 강하게 타격을 해야 한다.

30. 지게차의 조종 레버에 대한 설명으로 틀린 것은? ★★★★

① 틸팅(tilting) – 짐을 기울일 때 사용
② 로어링(lowering) – 짐을 내릴 때 사용
③ 덤핑(dumping) – 짐을 옮길 때 사용
④ 리프팅(lifting) – 짐을 올릴 때 사용

해설 로어링과 리프팅은 리프트 레버로 포크를 내리거나 올리는 조작이며, 틸팅은 틸트 레버로 마스트를 전경 또는 후경시키는 조작이다.

정답 21.① 22.④ 23.④ 24.④ 25.① 26.② 27.② 28.② 29.① 30.③

지게차 운전기능사

2023년 제1회 기출분석문제

31 피스톤의 구비조건이 아닌 것은?

① 고온 · 고압에 잘 견딜 것
② 열팽창률이 적을 것
③ 피스톤의 중량이 클 것
④ 오일의 누출이 없을 것

해설 ③ 피스톤의 무게가 가벼워 관성력이 작아야 한다.

★★★ 32 건설기계등록의 말소를 신청하고자 할 때 제출서류가 아닌 것은?

① 건설기계등록증
② 건설기계제작증
③ 건설기계검사증
④ 등록말소 신청사유를 확인할 수 있는 서류

해설 건설기계제작증은 건설기계를 등록할 때 필요한 서류이다.
시 · 도지사가 건설기계의 등록을 말소하는 경우에는 건설기계등록원부의 등록원부등본교부란에 말소에 관한 사항을 기재하고 등록사항변경란을 붉은선으로 지워야 한다(건설기계관리법 시행규칙 제9조제2항).

33 클러치가 전달할 수 있는 토크 용량으로 적합한 것은?

① 1.5~2.5배 정도
② 2.5~3.5배 정도
③ 3.5~4.5배 정도
④ 4.5~5.5배 정도

해설 클러치가 전달할 수 있는 토크 용량은 보통 엔진의 최대 토크 보다 1.5~2.5배 정도이다. 용량이 너무 크면 클러치 조작이 어렵고 동력 연결 시 충격으로 인해 엔진이 정지하기 쉬우며 반대로 용량이 너무 작으면 클러치가 미끄러져 동력을 충분히 전달할 수 없다.

★ 34 12V 축전지의 구성(셀수)은 어떻게 되는가?

① 약 4V의 셀이 3개로 되어 있다.
② 약 3V의 셀이 4개로 되어 있다.
③ 약 2V의 셀이 6개로 되어 있다.
④ 약 6V의 셀이 2개로 되어 있다.

해설 일반적으로 12V 축전지의 셀은 6개로 구성되어 있다.

35 안전상 면장갑을 착용하고 작업할 경우 위험성이 높은 작업은?

① 용접 작업
② 판금 작업
③ 줄 작업
④ 해머 작업

해설 안전상 선반 작업, 드릴 작업, 목공기계 작업, 그라인더 작업 등은 면장갑 착용을 금지한다.

36 가스 누설을 가장 적확하게 알아낼 수 있는 방법으로 가장 적합한 것은?

① 기름을 발라본다.
② 비눗물을 발라본다.
③ 냄새를 맡아본다.
④ 촛불을 대어본다.

해설 가스누설 위험 부위에 비눗물을 칠하면 거품이 발생하게 되어 누설 부위를 확인할 수 있다.

★★★★ 37 도로교통법상 서행해야할 장소로 틀린 것은?

① 가파른 비탈길의 내리막
② 도로가 구부러진 부근
③ 다리위를 통행할 때
④ 교통정리를 하고 있지 않는 교차로

해설 서행해야 할 장소
• 도로가 구부러진 부근
• 교통정리를 하고 있지 않는 교차로
• 비탈길의 고갯마루 부근
• 가파른 비탈길의 내리막
• 시 · 도경찰청장이 안전표지로 지정한 곳

38 지게차에서 리프트 실린더의 주된 역할은?

① 포크를 위, 아래로 이동시킨다.
② 포크를 앞 · 뒤로 기울게 한다.
③ 마스트를 틸트시킨다.
④ 마스트를 이동시킨다.

해설 지게차의 작업장치 가운데 리프트 실린더는 포크를 상승 및 하강시키는 역할을 한다.

★★ 39 다음 중 유압모터의 장점이 아닌 것은?

① 공기, 먼지 침투에 영향을 받지 않는다.
② 무단 변속이 용이하다.
③ 속도나 방향제어가 용이하다.
④ 소형 · 경량으로서 큰 출력을 낼 수 있다.

해설 유압모터의 장 · 단점

장 점	단 점
• 무단 변속이 용이하다. • 속도나 방향제어가 용이하다. • 소형 · 경량으로서 큰 출력을 낼 수 있다. • 자동 원격조작이 가능하다. • 관성이 작고 소음이 적다.	• 작동유가 인화하기 쉽다. • 공기, 먼지가 침투하면 성능에 영향을 준다. • 작동유의 점도 변화에 의해 유압모터의 사용에 제약이 있다.

★★★★★ 40 건설기계 대여사업용 등록번호표 색에 해당하는 것은?

① 녹색 바탕에 흰색문자
② 적색 바탕에 흰색문자
③ 흰색 바탕에 검은색 문자
④ 주황색 바탕에 검은색 문자

해설 건설기계 등록번호표 색상이 비사업용(관용/자가용)은 흰색 바탕에 검은색 문자, 대여사업용은 주황색 바탕에 검은색 문자를 기준으로 한다(2022.05.25. 개정/2022.11.26.시행).

41 기관에 사용되는 윤활유의 구비조건으로 옳지 않은 것은?

① 온도에 의하여 점도가 변하지 않아야 한다.
② 자연발화점이 높고 기포 발생이 적어야 한다.
③ 인화점이 낮아야 한다.
④ 응고점이 낮아야 한다.

해설 윤활유의 구비조건
• 비중과 점도가 적당하고 청정력이 클 것
• 인화점 및 자연발화점 높고 기포 발생 적을 것
• 응고점이 낮고 열과 산에 대한 저항력 클 것

정답 31.③ 32.② 33.① 34.③ 35.④ 36.② 37.③ 38.① 39.① 40.④ 41.③

42. 토크컨버터의 구성요소가 아닌 것은? ★★

① 스테이터
② **오버러닝 클러치**
③ 터빈
④ 펌프

해설 토크컨버터는 유체클러치를 개량하여 유체클러치보다 회전력의 변화를 크게 한 것이다. 스테이터, 터빈, 펌프는 토크컨버터의 3대 구성요소로 크랭크축에 펌프를, 변속기 입력 축에 터빈을 두고 있으며, 오일의 흐름 방향을 바꿔주는 스테이터가 변속기 케이스에 일방향 클러치를 통해 부착되어 있다.

43. 목재, 종이, 석탄 등 재를 남기는 일반 가연물의 화재에 대한 분류로 적합한 것은?

① **A급 화재**
② B급 화재
③ C급 화재
④ D급 화재

해설 화재의 분류 : 일반화재(A급 화재), 유류 화재(B급 화재), 전기 화재(C급 화재), 금속 화재(D급 화재)

44. 최고속도의 100분의 50을 줄인 속도로 운행해야 하는 경우가 아닌 것은?

① 노면이 얼어붙은 경우
② 눈이 20mm 이상 쌓인 경우
③ 폭우, 폭설, 안개 등으로 가시거리가 100m 이내인 경우
④ **비가 내려 노면이 젖어 있는 경우**

해설 비가 내려 노면이 젖어 있는 경우와 눈이 20mm 미만 쌓인 경우는 최고속도의 100분의 20을 줄인 속도로 운행해야 한다(도로교통법 시행규칙 제19조제2항)

45. 둥근목재, 파이프 등의 화물을 운반 및 적재하는 데 적합한 장치는? ★★★

① 로드 스태빌라이저
② 힌지 버킷
③ **힌지 포크**
④ 로테이팅 클램프

해설
① 로드 스태빌라이저 : 포크 상단에 상하로 작동 가능한 압력판을 부착하여 안전하게 화물을 운반 적재할 수 있다.
② 힌지 버킷 : 석탄, 소금, 비료, 모래 등 흘러내리기 쉬운 화물의 운반용이다.
④ 로테이팅 클램프 : 원추형의 화물을 좌우로 조이거나 회전시켜 운반하고 적재하는데 이용한다.

46. 디젤기관에서 감압장치의 기능으로 가장 적절한 것은?

① 크랭크축을 느리게 회전시킬 수 있다.
② 타이밍 기어를 원활하게 회전시킬 수 있다.
③ 캠축을 원활히 회전시킬 수 있는 장치이다.
④ **밸브를 열어주어 가볍게 회전시킨다.**

해설 감압장치는 기관을 시동할 때 감압시켜 시동전동기에 무리가 가는 것을 방지하고, 기관 등의 고장을 점검하고자 할 때 크랭크축을 가볍게 회전시킬 수 있도록 한다.

47. 건설기계관리법상 '건설기계형식' 정의로 옳은 것은?

① 건설기계의 구조
② 건설기계의 규격
③ 건설기계의 구조 · 규격
④ **건설기계의 구조 · 규격 및 성능**

해설 '건설기계형식'이란 건설기계의 구조 · 규격 및 성능 등에 관하여 일정하게 정한 것을 말한다(건설기계관리법 제2조제9호).

48. 사이드 포크형 지게차의 후경각은 몇° 이하인가? ★★★★

① 8°
② 10°
③ 1°
④ **5°**

해설 사이드 포크형 지게차의 전경각 및 후경각은 각각 5° 이하일 것이며 카운터밸런스 지게차의 전경각은 6° 이하, 후경각은 12° 이하여야 한다(건설기계 안전기준에 관한 규칙 제20조제3항).

49. 유압 도면기호에서 압력스위치를 나타낸 것은? ★★

①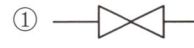
②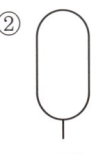
③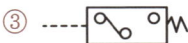
④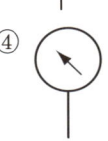

해설
① 스톱밸브 기호
② 어큐뮬레이터 기호
③ 압력스위치
④ 유압압력계 기호

50. 건설기계의 높이를 정의한 것이다. 가장 적당한 것은? ★

① **지면에서 가장 윗부분까지의 수직 높이**
② 지면에서부터 적재할 수 있는 최고의 높이
③ 뒷바퀴의 윗부분에서 가장 윗부분까지의 수직 높이
④ 앞 차축의 중심에서 가장 윗부분까지의 높이

해설 ① "높이"란 작업장치를 부착한 자체중량 상태의 건설기계의 가장 위쪽 끝이 만드는 수평면으로부터 지면까지의 최단거리를 말한다(건설기계안전기준규칙 제2조).

51. 연삭작업에 대한 설명으로 옳지 않은 것은?

① 누를 때 힘이 들어가지 않도록 한다.
② 옆면을 사용하지 않는다.
③ 숫돌의 측면에 서서 작업을 한다.
④ **연삭기의 덮개를 벗긴 채 사용을 한다.**

해설 연삭 작업을 할 때 구조규격에 맞는 덮개를 설치하고 작업을 해야 한다. 연삭 숫돌 설치 후 약 3분 정도 공회전하여 안전한지를 살펴야 하며 연삭 숫돌과 받침대의 간격은 3mm 이내로 유지해야 한다. 또한, 보안경과 분진의 흡입을 막기 위해 방진마스크를 착용해야 한다.

정답 42.② 43.① 44.④ 45.③ 46.④ 47.④ 48.④ 49.③ 50.① 51.④

52 교통사고로 사상자 발생 시 운전자가 취해야할 조치 순서는?

① 즉시정차 – 위해방지 – 신고
② 즉시정차 – 사상자 구호 – 신고
③ 즉시정차 – 신고 – 위해방지
④ 증인확보 – 정차 – 사상자 구호

해설 사고발생 시의 조치(도로교통법 제54조)
① 차의 운전 등 교통으로 인하여 사람을 사상하거나 물건을 손괴(이하 "교통사고"한 경우에는 그 차의 운전자나 그 밖의 승무원(이하 "운전자 등")은 즉시 정차하여 다음 각 호의 조치를 하여야 한다.
　1. 사상자를 구호하는 등 필요한 조치
　2. 피해자에게 인적 사항(성명, 전화번호, 주소 등) 제공
② 제1항의 경우 그 차의 운전자 등은 경찰공무원이 현장에 있을 때에는 그 경찰공무원에게, 경찰공무원이 현장에 없을 때에는 가장 가까운 국가경찰관서(지구대, 파출소 및 출장소를 포함)에 지체 없이 신고하여야 한다.

53 안전기준을 초과하는 화물의 적재허가를 받은 자는 그 길이 또는 그 폭의 양 끝에 몇cm이상의 빨간 헝겊으로 된 표지를 달아야 하는가?

① 너비 5cm, 길이 10cm　② 너비 10cm, 길이 20cm
③ 너비 30cm, 길이 50cm　④ 너비 50cm, 길이 100cm

해설 너비 30cm, 길이 50cm 이상의 빨간 헝겊으로 된 표지를 달아야 한다. 단, 밤에 운행하는 경우에는 반사체로 된 표지를 달아야 한다(도로교통법 시행규칙 제26조 3항).

54 야간작업시 헤드라이트가 한 쪽만 점등되었다. 고장 원인으로 가장 거리가 먼 것은?(단, 헤드램프 퓨즈가 좌, 우측으로 구성됨)

① 전구 불량　② 전구 접지 불량
③ 회로의 퓨즈 단선　④ 헤드라이트 스위치 불량

해설 일반적으로 건설기계에 설치되는 좌·우 전조등은 병렬로 연결된 복선식 구성으로 되어있다. 헤드라이트 스위치 불량일 경우에는 전체가 점등이 되지 않는다.

55 계기판 구성 내용에 해당하지 않는 것은?

① 연료량 게이지　② 냉각수 온도 게이지
③ 실린더 압력계　④ 충전 경고등

해설 지게차 계기판의 구성은 연료 잔량 표시, 냉각수 온도 표시, 충전 경고등, 엔진오일 경고등, 가동시간 표시, 주차브레이크 적용 표시등, 이상 고장 경고등, 전·후 방작업등, 동작표시등 등으로 되어 있다.

56 다음 도로명판에 대한 설명으로 옳지 않은 것은?

> 1 ← 65　**대명로23번길**

① 대명로 시작점 부근에 설치된다.
② 대명로는 총 650m이다.
③ 대명로 종료지점에 설치된다.
④ 대명로 시작지점에서부터 230m지점에서 왼쪽으로 분기된 도로이다.

해설 제시된 도로명판은 대명로 종료지점에 설치된다.

57 정비 작업에서 렌치 사용에 대한 설명으로 틀린 것은?

① 너트에 렌치를 깊이 물린다.
② 렌치를 해머로 두드려서는 안 된다.
③ 너트보다 큰 치수를 사용한다.
④ 높거나 좁은 장소에서는 몸을 안전하게 하고 작업한다.

해설 렌치는 너트 크기에 알맞은 렌치를 사용하고, 작업 시 몸 쪽으로 당기면서 볼트·너트를 조이도록 한다.

58 지게차의 조향핸들의 조작이 무거울 때 가볍고 원활하게 하는 방법과 가장 거리가 먼 것은?

① 종감속 장치를 사용한다.
② 바퀴의 정렬을 정확히 한다.
③ 타이어의 공기압을 적정압으로 한다.
④ 동력조향을 사용한다.

해설 타이어식 조향핸들의 조작을 무겁게 하는 원인은 타이어의 공기압이 적정압보다 낮아졌거나 바퀴 정렬 즉, 얼라인먼트가 제대로 이루어지지 않았기 때문이다. 또한 동력조향을 이용하면 핸들 조작은 쉽게 가벼워질 수 있다. 종감속 장치는 동력 전달 계통에서 사용한다.

59 현장에서 오일의 열화현상에 대한 점검사항으로 거리가 먼 것은?

① 오일의 점도　② 오일의 유동
③ 오일의 색　④ 오일의 냄새

해설 현장에서 오일의 열화는 점도의 확인, 자극적인 악취 냄새 유무 확인, 색깔의 변화나 수분·침전물의 유무 확인, 흔들었을 때 거품이 없는지 등을 확인해야 한다.

60 작업 전 지게차의 워밍업 운전 및 점검사항으로 틀린 것은?

① 틸트 레버를 사용하여 전 행정으로 전후 경사운동 2~3회 정도 실시한다.
② 리프크 레버를 사용하여 상승, 하강 운동을 전 행정으로 2~3회 정도 실시한다.
③ 시동 후 작동유의 유온을 정상 범위 내에 도달하도록 고속으로 전 후진 주행을 2~3회 정도 실시한다.
④ 엔진 작동 후 5분간 저속 운전을 실시한다.

해설 워밍업은 차가운 엔진을 정상범위의 온도에 도달하게 하기 위한 과정이다. 갑자기 차가운 엔진을 고속으로 회전시키면 엔진에 손상이 가해 질수 도 있다.

정답 52.② 53.③ 54.④ 55.③ 56.① 57.③ 58.① 59.② 60.③

2022 기출분석문제

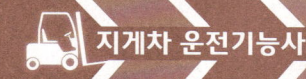

01 지게차를 운전하여 화물 운반 시 주의사항으로 적합하지 않은 것은?
① 노면이 좋지 않을 때는 저속으로 운행한다.
② 경사지 운전 시 화물을 위쪽으로 한다.
③ **화물 운반 거리는 5m 이내로 한다.**
④ 노면에서 약 20~30cm 상승 후 이동한다.

해설 지게차는 주로 가벼운 화물의 단거리 운반 및 적재, 적하를 위한 건설기계이다. 그렇다고 해서 운반 거리를 5m 이하로 하는 주의사항은 적용되지 않는다. 다만 노면 상태에 따라 하부에 지게차 포크 등이 걸리지 않도록 20~30cm 올려 운반해야 한다.

02 무한궤도식에 리코일 스프링을 이중 스프링으로 사용하는 이유로 가장 적합한 것은?
① 강한 탄성을 얻기 위해서
② **서징 현상을 줄이기 위해서**
③ 스프링이 잘 빠지지 않게 하기 위해서
④ 강력한 힘을 축적하기 위해서

해설 리코일 스프링은 주행 중 트랙 전면에서 오는 충격을 완화하여 차체의 파손을 방지하고 원활한 운전이 될 수 있도록 한다. 스프링을 이중으로 하면 공진 현상을 완화하여 서징 현상을 줄일 수 있다.

03 다음 중 건설기계정비업의 등록구분이 맞는 것은?
① **종합건설기계정비업, 부분건설기계정비업, 전문건설기계정비업**
② 종합건설기계정비업, 단종건설기계정비업, 전문건설기계정비업
③ 부분건설기계정비업, 전문건설기계정비업, 개별건설기계정비업
④ 종합건설기계정비업, 특수건설기계정비업, 전문건설기계정비업

해설 건설기계정비업의 등록은 종합건설기계정비업, 부분건설기계정비업, 전문건설기계정비업의 구분에 따라 한다.

04 건설기계의 임시운행 사유에 해당되는 것은?
① 작업을 위하여 건설현장에서 건설기계를 운행할 때
② 정기검사를 받기 위하여 건설기계를 검사장소로 운행할 때
③ **등록신청을 위하여 건설기계를 등록지로 운행할 때**
④ 등록말소를 위하여 건설기계를 폐기장으로 운행할 때

해설 미등록 건설기계의 임시운행
- 등록신청을 하기 위하여 건설기계를 등록지로 운행하는 경우
- 신규등록검사 및 확인검사를 받기 위하여 건설기계를 검사장소로 운행하는 경우
- 수출을 하기 위하여 건설기계를 선적지로 운행하는 경우
- 수출을 하기 위하여 등록말소한 건설기계를 점검·정비의 목적으로 운행하는 경우
- 신개발 건설기계를 시험·연구의 목적으로 운행하는 경우
- 판매 또는 전시를 위하여 건설기계를 일시적으로 운행하는 경우

05 타이어식 건설기계 정비에서 토인에 대한 설명으로 틀린 것은?
① 토인은 반드시 직진 상태에서 측정해야 한다.
② 토인은 직진성을 좋게 하고 조향을 가볍도록 한다.
③ **토인은 좌·우 앞바퀴의 간격이 앞보다 뒤가 좁은 것이다.**
④ 토인 조정이 잘못되었을 때 타이어가 편마모된다.

해설 토인은 차량의 앞바퀴를 위에서 내려다보면 앞쪽이 뒤쪽보다 약간 좁게 되어 있는 것을 말한다.

06 장비의 운행 중 변속 레버가 빠질 수 있는 원인에 해당되는 것은?
① **기어가 충분히 물리지 않을 때**
② 클러치 조정이 불량할 때
③ 릴리스 베어링이 파손되었을 때
④ 클러치 연결이 분리되었을 때

해설 변속 레버는 변속기를 조정하기 위해 달려 있는 스틱이다. 장비 운행 중 변속 레버가 빠진다는 것은 변속 기어 간의 물림 상태가 헐거워 탈거되는 현상이다. 즉, 기어가 충분히 물리지 않았기 때문에 일어난다.

07 야간에 차가 서로 마주보고 진행하는 경우의 등화조작 중 맞는 것은?
① 전조등, 보호등, 실내조명등을 조작한다.
② 전조등을 켜고 보조등을 끈다.
③ **전조등을 하향으로 한다.**
④ 전조등을 상향으로 한다.

해설 모든 차의 운전자는 밤에 서로 마주보고 진행할 때에는 전조등의 밝기를 줄이거나 불빛의 방향을 아래로 향하게 하거나 잠시 전조등을 꺼야 한다. 다만, 도로의 상황으로 보아 마주보고 진행하는 차의 교통을 방해할 우려가 없는 경우에는 그러하지 아니하다.

08 유압장치의 금속가루 또는 불순물을 제거하기 위한 것으로 맞게 짝지어진 것은?
① 여과기와 어큐뮬레이터
② 스크레이퍼와 필터
③ **필터와 스트레이너**
④ 어큐뮬레이터와 스트레이너

해설 오일필터는 오일이 순환하는 과정에서 함유되는 수분, 금속 분말, 슬러지 등을 제거하고 흡입필터(흡입 스트레이너)는 밀폐형 오일탱크 내에 설치하여 큰 불순물을 제거한다.

정답 01.③ 02.② 03.① 04.③ 05.③ 06.① 07.③ 08.③

09 유압 건설기계의 고압 호스가 자주 파열되는 원인으로 가장 적합한 것은?

① 유압펌프의 고속회전
② 오일의 점도 저하
③ 릴리프밸브의 설정 압력 불량
④ 유압모터의 고속회전

✎해설 유압 건설기계의 고압 호스가 자주 파열된다. 유압펌프로부터 높은 압력으로 밀려 들어오는 작동유의 압력을 견디지 못해서 이것을 조절해 주는 것이 릴리프밸브이므로 설정 압력이 불량하기 때문이라는 것이 가장 타당하다.

10 라디에이터 캡을 열었을 때 냉각수에 오일이 섞여 있는 경우의 원인은?

① 실린더블록이 과열되었다.
② 수냉식 오일 쿨러가 파손되었다.
③ 기관의 윤활유가 너무 많이 주입되었다.
④ 라디에이터가 불량하다.

✎해설 오일과 냉각수가 섞일 수 있는 곳은 냉각수와 오일이 근접해 지나는 곳일 확률이 가장 높다. 오일 쿨러 부분에서는 냉각수가 오일을 식히기 위해 인접하여 흐르게 된다. 이 부분에서 누수가 일어난 것으로 볼 수 있다.

11 수동변속기가 장착된 건설기계에 기어의 이중물림을 방지하는 장치에 해당되는 것은?

① 인젝션 장치
② 인터쿨러 장치
③ 인터록 장치
④ 인터널 기어 장치

✎해설 변속기 조작기구에는 로킹볼(기어 빠짐 방지)과 스프링, 인터록(기어 이중 물림 방지), 후진 오조작 방지기구 등이 설치되어 있다.

12 다음 중 통행의 우선순위로 옳은 것은?

① 긴급자동차 → 원동기장치자전거 → 승합자동차
② 긴급자동차 → 일반자동차 → 원동기장치자전거
③ 건설기계 → 긴급자동차 → 일반자동차
④ 승합자동차 → 건설기계 → 긴급자동차

✎해설 도로에서 통행우선 순위는 긴급자동차 → 긴급자동차 외 자동차 → 원동기장치자전거 → 그 외 차마 순이다.

13 수동변속기가 장착된 건설기계장비에서 클러치가 연결된 상태에서 기어변속을 하였을 때 발생할 수 있는 현상으로 맞는 것은?

① 클러치 디스크가 마멸된다.
② 변속 레버가 마모된다.
③ 기어에서 소리가 나고 기어가 손상될 수 있다.
④ 종감속기어가 손상된다.

✎해설 클러치가 연결된 상태에서 기어변속을 하게 되면 본래 기관에 소리가 나고, 맞물려 돌아가는 기어를 무리하게 바꾸게 되므로 기어가 상하게 된다.

14 그림과 같이 조정렌치의 힘이 작용되도록 사용하는 이유로 맞는 것은?

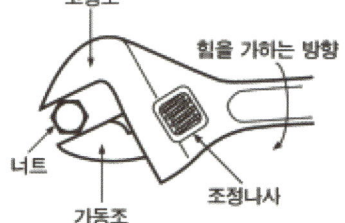

① 볼트나 너트의 나사산의 손상을 방지하기 위하여
② 작은 힘으로 풀거나 조이기 위하여
③ 렌치의 파손을 방지하고, 안전한 자세이기 때문임
④ 규정토크로 조이기 위하여

✎해설 아래턱 방향으로 힘이 작용되도록 사용하면 힘을 받는 부분이 고정조가 되므로 안전하다.

15 4행정 사이클 기관의 행정순서로 맞는 것은?

① 압축 → 동력 → 흡입 → 배기
② 흡입 → 동력 → 압축 → 배기
③ 압축 → 흡입 → 동력 → 배기
④ 흡입 → 압축 → 동력 → 배기

✎해설 4행정 사이클 기관은 크랭크축이 2회전하면 캠축은 1회전하여 1사이클을 완성하는 기관이다. 4행정 사이클 기관의 행정순서는 흡입→압축→동력→배기의 순이다.

16 건설기계장비의 축전지 케이블 탈거에 대한 설명으로 적합한 것은?

① 절연되어 있는 케이블을 먼저 탈거한다.
② 아무 케이블이나 먼저 탈거한다.
③ ⊕케이블을 먼저 탈거한다.
④ 접지되어 있는 케이블을 먼저 탈거한다.

✎해설 축전지를 탈거할 때는 접지단자(-)를 먼저 탈거하고, 설치할 때에는 접지단자(-)를 나중에 연결한다.

★★★
17 지게차에서 자동차와 같이 스프링을 사용하지 않는 이유를 설명한 것으로 옳은 것은?

① 화물에 충격을 주기 위함이다.
② 앞차축이 구동축이기 때문이다.
③ 롤링이 생기면 적하물이 떨어지기 때문이다.
④ 현가장치가 있으면 조향이 어렵기 때문이다.

✎해설 지게차에서 자동차와 같이 스프링을 사용하게 되면 롤링이 생겨 적하물이 떨어지기 때문이다.

18 지게차의 구조 중 틀린 것은?

① 마스트
② 밸런스 웨이트
③ 틸트 레버
④ 레킹 볼

✎해설 레킹 볼은 크레인에 매달아 건물을 철거할 때 사용하는 쇳덩어리를 말한다.

정답 09.③ 10.② 11.③ 12.② 13.③ 14.③ 15.④ 16.④ 17.③ 18.④

19 지게차의 토인 조정은 무엇으로 하는가?
① 드래그 링크 ② 스티어링 휠
③ 타이로드 ④ 조향기어

해설: 토인은 조향바퀴의 사이드 슬립과 타이어의 마멸을 방지하고 앞바퀴를 평행하게 회전시키기 위한 것이다. 지게차의 토인은 타이로드 길이로 조정한다.

20 지게차의 화물 운반 작업 중 가장 적당한 것은?
① 댐퍼를 뒤로 3° 정도 경사시켜서 운반한다.
② 마스트를 뒤로 4° 정도 경사시켜서 운반한다.
③ 바이브레이터를 뒤로 8° 정도 경사시켜서 운반한다.
④ 샤퍼를 뒤로 6° 정도 경사시켜서 운반한다.

해설: 화물을 운반할 때에는 마스트를 뒤로 4° 정도 경사시키고, 화물을 부릴 때는 마스트를 앞으로 4° 정도 경사시킨다.

21 지게차의 앞바퀴는 어디에 설치되는가?
① 섀클 핀에 설치된다.
② 직접 프레임에 설치된다.
③ 너클 암에 설치된다.
④ 등속이음에 설치된다.

해설: 지게차의 앞바퀴는 직접 프레임에 설치된다.

22 다음은 지게차의 조향 휠이 정상보다 돌리기 힘들 때 원인이다. 가장 거리가 먼 것은?
① 오일펌프 벨트 파손 ② 파워 스티어링 오일 부족
③ 오일 호스 파손 ④ 타이어 공기압 과다

해설: 타이어 공기압이 낮으면 지게차의 조향 휠이 정상보다 돌리기 힘들다.

★ 23 지게차의 운반방법 중 틀린 것은?
① 운반 중 마스트를 뒤로 4°가량 경사시킨다.
② 화물 운반 시 내리막길은 후진, 오르막길은 전진한다.
③ 화물 적재 운반 시 항상 후진으로 운반한다.
④ 운반 중 포크는 지면에서 20~30cm가량 띄운다.

해설: 지게차에 화물을 싣고 올라갈 때는 전진 주행, 내려올 때는 후진 주행으로 이동한다.

24 지게차의 하역방법 설명 중 틀린 것은?
① 짐을 내릴 때 가속페달은 사용하지 않는다.
② 짐을 내릴 때는 마스트를 앞으로 약 4° 정도 기울인다.
③ 리프트 레버 사용 시 눈은 마스트를 주시한다.
④ 짐을 내릴 때 틸트 레버 조작은 필요 없다.

해설: 지게차에서 화물을 내릴 때는 틸트 레버를 밀어 마스트를 수직으로 하고 서서히 포크를 내린다.

25 지게차 운전 후 점검사항과 가장 관계없는 것은?
① 기름 누설 부위가 있는지 점검한다.
② 연료를 보충한다.
③ 각종 게이지를 점검한다.
④ 타이어의 손상 여부를 확인한다.

해설: 각종 게이지의 체크는 운전 전 점검사항이다.

26 지게차에 짐을 싣고 창고나 공장을 출입할 때의 주의사항 중 틀린 것은?
① 짐이 출입구 높이에 닿지 않도록 주의한다.
② 팔이나 몸을 차체 밖으로 내밀지 않는다.
③ 주위 장애물 상태를 확인 후 이상이 없을 때 출입한다.
④ 차폭과 출입구의 폭은 확인할 필요가 없다.

해설: 출입구보다 차폭이 크면 위험하기 때문에 확인하고 출입해야 한다.

27 지게차 기관의 시동용으로 사용하는 일반적인 전동기는?
① 직권식 전동기 ② 분권식 전동기
③ 복권식 전동기 ④ 교류 전동기

해설: 직권식 전동기는 건설기계의 시동모터로 사용한다.

28 운전 중 좁은 장소에서 지게차를 방향 전환시킬 때 가장 주의할 점으로 맞는 것은?
① 뒷바퀴 회전에 주의하여 방향 전환한다.
② 포크 높이를 높게 하여 방향 전환한다.
③ 앞바퀴 회전에 주의하여 방향 전환한다.
④ 포크가 땅에 닿게 내리고 방향 전환한다.

해설: 지게차의 조향장치는 뒷바퀴와 연결되어 동작된다. 그러므로 뒷바퀴의 움직임에 신경을 써야 한다.

29 수동식 변속기 건설기계를 운행 중 급가속시켰더니 기관의 회전은 상승하는데, 차속이 증속되지 않았다. 그 원인에 해당되는 것은?
① 클러치 파일럿 베어링의 파손
② 릴리스 포크의 마모
③ 클러치 페달의 유격 과대
④ 클러치 디스크 과대 마모

해설: 클러치 장치가 엔진의 회전력을 제대로 전달해 주지 못하기 때문이다. 클러치 디스크가 과대 마모되면 엔진의 회전 변화가 이후 동력전달장치로 제대로 이행되지 않는다.

정답 19.③ 20.② 21.② 22.④ 23.③ 24.④ 25.③ 26.④ 27.① 28.① 29.④

30 유압모터의 특징으로 맞는 것은?

① 가변체인구동으로 유량 조정을 한다.
② 오일의 누출이 많다.
③ 밸브 오버랩으로 회전력을 얻는다.
④ 무단 변속이 용이하다.

해설 유압모터의 장점
• 무단 변속이 용이하다.
• 관성이 작고 소음이 작다.
• 작동이 신속하고 정확하다.
• 변속이나 역전 제어가 용이하다.
• 속도나 방향의 제어가 용이하다.
• 소형, 경량으로서 큰 출력을 낸다.

31 기관의 출력을 저하시키는 직접적인 원인이 아닌 것은?

① 노킹이 일어날 때   ② 클러치가 불량할 때
③ 연료분사량이 적을 때   ④ 실린더 내 압력이 낮을 때

해설 클러치 불량은 주행 시 동력의 전달과 차단, 가속, 속도에 영향을 미친다.

32 안전의 3요소에 해당되지 않는 것은?

① 기술적 요소   ② 자본적 요소
③ 교육적 요소   ④ 관리적 요소

33 유압식 밸브 리프터의 장점이 아닌 것은?

① 밸브 간극 조정이 필요하지 않다.
② 밸브 개폐 시기가 정확하다.
③ 구조가 간단하다.
④ 밸브기구의 내구성이 좋다.

해설 ③ 밸브개폐기구가 복잡하다.

34 고의로 경상 1명의 인명피해를 입힌 건설기계조종사에 대한 면허의 취소, 정지처분 기준으로 맞는 것은?

① 면허효력정지 45일   ② 면허효력정지 30일
③ 면허효력정지 90일   ④ 면허취소

해설 건설기계 조종 중 고의로 사망·중상·경상 등 인명피해를 입힌 경우에 면허취소이다.

★★★★
35 스패너 또는 렌치 작업 시 주의할 사항이다. 맞지 않는 것은?

① 해머 필요시 대용으로 사용할 것
② 너트와 꼭 맞게 사용할 것
③ 조금씩 돌릴 것
④ 몸 앞으로 잡아당길 것

해설 공구는 작업에 적합한 것을 사용해야 하며, 규정된 작업 용도 이외에는 사용하지 않는다.

★
36 디젤엔진의 연소실에는 연료가 어떤 상태로 공급되는가?

① 기화기와 같은 기구를 사용하여 연료를 공급한다.
② 노즐로 연료를 안개와 같이 분사한다.
③ 가솔린 엔진과 동일한 연료 공급펌프로 공급한다.
④ 액체 상태로 공급한다.

해설 디젤엔진의 노즐은 연료의 압축에 의한 발화가 잘 일어나도록 하기 위해 안개와 같은 상태로 실린더 내로 흩뿌려 주는 역할을 한다.

37 세미 실드빔 형식의 전조등을 사용하는 건설기계장비에서 전조등이 점등되지 않을 때 가장 올바른 조치 방법은?

① 렌즈를 교환한다.   ② 전조등을 교환한다.
③ 반사경을 교환한다.   ④ 전구를 교환한다.

해설 고장 시 세미 실드빔형은 전구만 따로 교환이 가능하다.

38 무한궤도식 장비에서 프론트 아이들러의 작용에 대한 설명으로 가장 적당한 것은?

① 회전력을 발생하여 트랙에 전달한다.
② 트랙의 진로를 조정하면서 주행방향으로 트랙을 유도한다.
③ 구동력을 트랙으로 전달한다.
④ 파손을 방지하고 원활한 운전을 할 수 있도록 하여준다.

해설 아이들러는 트랙의 진로를 조정해 주어 주행방향으로 트랙을 유도한다.

★
39 건설기계등록번호표를 가리거나 훼손하여 알아보기 곤란하게 한 자 또는 그러한 건설기계를 운행한 자에게 부과하는 과태료로 옳은 것은?

① 50만 원 이하   ② 100만 원 이하
③ 300만 원 이하   ④ 1,000만 원 이하

해설 건설기계등록번호표를 가리거나 훼손하여 알아보기 곤란하게 한 자 또는 그러한 건설기계를 운행한 자에게는 100만 원 이하의 과태료를 부과한다(건설기계관리법 제44조제2항).

합격 Tip!
1차 위반 시 50만 원, 2차 위반 시 70만 원, 3차 이상 위반 시 100만 원의 과태료를 부과한다(건설기계관리법 시행령 별표3 2023.04.25. 개정).

40 액추에이터를 순서에 맞추어 작동시키기 위하여 설치한 밸브는?

① 메이크업 밸브(make up valve)
② 리듀싱 밸브(reducing valve)
③ 시퀀스 밸브(sequence valve)
④ 언로드 밸브(unload valve)

해설 시퀀스 밸브는 2개 이상의 분기회로가 있는 회로에서 작동순서를 회로의 압력 등으로 제어하는 밸브이다.

정답 30.④ 31.② 32.② 33.③ 34.④ 35.① 36.② 37.④ 38.② 39.② 40.③

41. 기어펌프에 대한 설명으로 맞는 것은?
① 가변용량 펌프이다.
② 정용량 펌프이다.
③ 비정용량 펌프이다.
④ 날개깃에 의해 펌핑 작용을 한다.

해설 기어펌프는 토출압력이 바뀌어도 토출유량이 크게 변하지 않는 정용량 펌프이다.

42. 축전지 케이스와 커버 세척에 가장 알맞은 것은?
① 솔벤트와 물
② 소금과 물
③ 가솔린과 물
④ 소다와 물

해설 축전지 케이스와 커버를 세척하기 위해서는 세제 역할을 해주는 소다와 물을 혼합하여 사용하는 것이 좋다.

43. 작업복에 대한 설명으로 적합하지 않은 것은?
① 작업복은 몸에 알맞고 동작이 편해야 한다.
② 착용자의 연령, 성별 등에 관계없이 일률적인 스타일을 선정해야 한다.
③ 작업복은 항상 깨끗한 상태로 입어야 한다.
④ 주머니가 너무 많지 않고, 소매가 단정한 것이 좋다.

해설 작업복은 작업을 편하게 하기 위한 목적뿐만 아니라 작업 중 일어날 수 있는 안전사고에 미리 대비할 수 있는 것이어야 한다. 작업복의 스타일은 작업 내용별로 구분하는 등 목적에 맞게 구사할 수 있다.

★ 44. 유압펌프가 작동 중 소음이 발생할 때의 원인으로 틀린 것은?
① 릴리프밸브 출구에서 오일이 배출되고 있다.
② 스트레이너가 막혀 흡입용량이 너무 작아졌다.
③ 펌프흡입관 접합부로부터 공기가 유입된다.
④ 펌프축의 편심 오차가 크다.

해설 유압펌프의 소음 발생 원인
- 흡입 라인이 막혔을 때
- 펌프축의 편심 오차가 클 때
- 작동유 속에 공기가 들어 있을 때
- 유압펌프의 베어링이 마모되었을 때
- 작동유의 양이 적고 점도가 너무 높을 때

45. 건설기계 범위 중 틀린 것은?
① 이동식으로 20kW의 원동기를 가진 쇄석기
② 혼합장치를 가진 자주식인 콘크리트믹서 트럭
③ 정지장치를 가진 자주식인 모터그레이더
④ 적재용량 5톤의 덤프트럭

해설 덤프트럭은 적재용량 12톤 이상인 것이다. 다만, 적재용량 12톤 이상 20톤 미만의 것으로 화물운송에 사용하기 위해 자동차관리법에 의한 자동차로 등록된 것은 제외한다.

46. 유압장치에서 피스톤 로드에 있는 먼지 또는 오염물질 등이 실린더 내로 혼입되는 것을 방지하는 것은?
① 필터(filter)
② 더스트 실(dust seal)
③ 밸브(valve)
④ 실린더 커버(cylinder cover)

해설 더스트 실은 유압실린더의 피스톤 로드 패킹 외측에 장착되어 피스톤 로드에 있는 먼지 또는 오염물질 등이 실린더 내로 혼입되는 것을 방지한다.

★ 47. 교류 발전기에서 전류가 발생되는 것은?
① 스테이터
② 전기자
③ 로터
④ 정류자

해설 스테이터는 전류가 발생하는 부분이다.

★ 48. 클러치 라이닝의 구비조건 중 틀린 것은?
① 내마멸성, 내열성이 적을 것
② 알맞은 마찰계수를 갖출 것
③ 온도에 의한 변화가 적을 것
④ 내식성이 클 것

해설 클러치 라이닝은 마모에 강해야 하고 부식이 잘 되지 않아야 하며 마찰로 인해 발생하는 고열을 잘 견뎌낼 수 있어야 한다.

49. 도로의 중앙선이 황색 실선과 황색 점선인 복선으로 설치된 때의 설명으로 맞는 것은?
① 어느 쪽에서나 중앙선을 넘어서 앞지르기를 할 수 있다.
② 점선 쪽에서만 중앙선을 넘어서 앞지르기를 할 수 있다.
③ 어느 쪽에서나 중앙선을 넘어서 앞지르기를 할 수 없다.
④ 실선 쪽에서만 중앙선을 넘어서 앞지르기를 할 수 있다.

해설 실선과 점선의 복선으로 설치되어 있을 때는 점선 쪽에서만 중앙선을 넘어 앞지르기를 할 수 있다.

50. 안전수칙을 지킴으로써 발생될 수 있는 효과로 거리가 가장 먼 것은?
① 기업의 신뢰도를 높여준다.
② 기업의 이직률이 감소된다.
③ 기업의 투자경비가 늘어난다.
④ 상하 동료 간의 인간관계가 개선된다.

정답 41.② 42.④ 43.② 44.① 45.④ 46.② 47.① 48.① 49.② 50.③

지게차 운전기능사

2022년 기출분석문제

51 도로교통법상 반드시 서행하여야 할 장소로 지정된 곳으로 가장 적절한 것은?

① 교통정리가 행하여지고 있는 교차로
② 안전지대 우측
③ 비탈길의 고갯마루 부근
④ 교통정리가 행하여지고 있는 횡단보도

🖎해설 모든 차의 운전자는 교통정리를 하고 있지 아니하는 교차로, 도로가 구부러진 부근, 비탈길의 고갯마루 부근, 가파른 비탈길의 내리막, 시·도경찰청장이 도로에서의 위험을 방지하고 교통의 안전과 원활한 소통을 확보하기 위하여 필요하다고 인정하여 안전표지로 지정한 곳에서는 서행하여야 한다.

52 유압유의 점도를 틀리게 설명한 것은?

① 온도가 상승하면 점도는 저하된다.
② 점성의 정도를 나타내는 척도이다.
③ 온도가 내려가면 점도는 높아진다.
④ 점성계수를 밀도로 나눈 값이다.

🖎해설 점도란 점도계에 의해 얻어지는 오일의 묽고 진한 상태를 나타내는 수치이다. 오일이 온도의 변화에 따라 점도가 변하는 정도를 수치로 표시한 것이 점도지수로 값이 클수록 온도에 의한 변화가 적은 것을 나타낸다. 온도가 상승하면 점도는 저하되고 하강하면 높아진다.

★
53 벨트 취급에 대한 안전사항 중 틀린 것은?

① 벨트 교환 시 회전을 완전히 멈춘 상태에서 한다.
② 벨트의 회전을 정지시킬 때 손으로 잡는다.
③ 벨트는 적당한 장력을 유지하도록 한다.
④ 고무벨트에는 기름이 묻지 않도록 한다.

🖎해설 벨트의 회전을 정지할 때 손을 사용하는 것은 매우 위험한 일이다. 벨트의 마찰에 의한 화상이나 벨트 가드에 손이 끼이게 되어 상해를 입을 수 있다.

54 앞지르기를 할 수 없는 경우에 해당되는 것은?

① 앞차의 좌측에 다른 차가 나란히 진행하고 있을 때
② 앞차가 우측으로 진로를 변경하고 있을 때
③ 앞차가 그 앞차와의 안전거리를 확보하고 있을 때
④ 앞차가 양보 신호를 할 때

🖎해설 모든 차의 운전자는 앞차의 좌측에 다른 차가 앞차와 나란히 가고 있는 경우, 앞차가 다른 차를 앞지르고 있거나 앞지르려고 하는 경우에는 앞차를 앞지르지 못한다.

55 유압회로의 압력을 점검하는 위치로 가장 적합한 것은?

① 실린더에서 직접 점검
② 유압펌프에서 컨트롤밸브 사이
③ 실린더에서 유압 오일 탱크 사이
④ 유압 오일 탱크에서 직접 점검

🖎해설 유압을 점검해야 하는 위치는 작동을 위해 고압이 걸리는 유압펌프와 이를 제어하는 컨트롤밸브 사이여야 한다.

56 다음 기호는 무엇을 의미하는가?

① 유압실린더
② 어큐뮬레이터
③ 오일탱크
④ 유압실린더 로드

57 건설기계관리법상 건설기계 소유자는 건설기계를 도난당한 날로부터 얼마 이내에 등록말소를 신청해야 하는가?

① 30일 이내
② 2개월 이내
③ 3개월 이내
④ 6개월 이내

🖎해설 건설기계의 소유자는 건설기계를 도난당한 경우에는 2개월 이내에 시·도지사에게 등록말소를 신청하여야 한다.

58 지게차의 종류 중 동력원에 따른 종류가 아닌 것은?

① LPG 지게차
② 전동 지게차
③ 복륜식 지게차
④ 디젤 지게차

🖎해설 동력원에 따른 지게차의 종류에는 디젤 지게차, LPG/가솔린 지게차, 전동 지게차가 있다.

★
59 산업재해를 예방하기 위한 재해예방 4원칙으로 적당치 못한 것은?

① 대량 생산의 원칙
② 예방 가능의 원칙
③ 원인 계기의 원칙
④ 대책 선정의 원칙

🖎해설 재해예방 4원칙은 손실 우연의 원칙, 원인 계기의 원칙, 예방 가능의 원칙, 대책 선정의 원칙이다.

★★
60 수공구를 사용하여 일상정비를 할 경우의 필요사항으로 가장 부적합한 것은?

① 수공구를 서랍 등에 정리할 때는 잘 정돈한다.
② 수공구는 작업 시 손에서 놓치지 않도록 주의한다.
③ 용도 외의 수공구는 사용하지 않는다.
④ 작업성을 빠르게 하기 위해서 장비 위에 놓고 사용하는 것이 좋다.

🖎해설 공구는 일정한 장소에 비치하여 사용해야 한다. 장비 위에 놓고 사용하다가 장비의 주요 부품에 떨어져 망가뜨릴 수도 있고 기계 및 기구의 오작동을 유발해 안전사고가 발생할 수 있다.

정답 51.③ 52.④ 53.② 54.① 55.② 56.② 57.② 58.③ 59.① 60.④

2021 기출분석문제

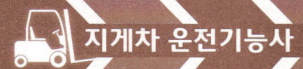

01 볼트나 너트를 규정된 힘으로 조일 때 사용하는 도구는?
① 복스렌치　　② 소켓렌치
③ 토크렌치　　④ 오픈엔드렌치

해설. 토크렌치는 현재 조이고 있는 토크를 나타내는 게이지가 있어 일정한 힘으로 볼트나 너트를 조일 수 있다.

02 해머 작업의 안전수칙으로 옳지 않은 것은?
① 장갑을 끼고 작업하지 않는다.
② 강한 타격력이 필요할 시에는 연결대를 끼워서 작업한다.
③ 처음에는 약하게, 점점 강하게 때린다.
④ 작업에 알맞은 무게의 해머를 사용한다.

해설. 연결대는 해머가 빠져서 사고가 날 위험이 있으므로 사용하지 않는다.

03 드릴 작업의 안전수칙으로 옳지 않은 것은?
① 구멍을 뚫을 때 일감은 손으로 잡아 단단하게 고정시킨다.
② 장갑을 끼고 작업하지 않는다.
③ 칩을 제거할 때에는 회전을 정지시키고 솔로 제거한다.
④ 드릴을 끼운 뒤 척 렌치는 빼두도록 한다.

해설. 손으로 잡고 구멍을 뚫는 것은 안전사고의 위험이 있다.

04 작업장에 대한 안전수칙으로 옳지 않은 것은?
① 작업장은 항상 청결하게 유지한다.
② 인화물질은 철제상자에 보관한다.
③ 작업대 사이에 일정한 너비를 확보한다.
④ 작업장 바닥에는 폐유를 뿌려 먼지가 일어나지 않도록 한다.

해설. 작업장 바닥에 폐유를 뿌리는 것은 화재 발생의 위험이 있는 행위이다.

05 유류화재가 발생했을 시 소화방법으로 옳지 않은 것은?
① 물을 분무하여 소화한다.
② 모래를 뿌려서 소화한다.
③ B급 화재 소화기를 이용하여 진화한다.
④ ABC 분말소화기를 이용하여 진화한다.

해설. 유류화재 진화 시 물을 사용하면 오히려 화재가 더 번질 수 있다.

06 다음 안전보건표지가 나타내는 것은?

① 사용금지　　② 출입금지
③ 보행금지　　④ 화기금지

해설. 금지표지 중 사용금지표지이다.

07 가스용접 시 사용하는 산소용 호스의 색상은?
① 녹색　　② 적색
③ 황색　　④ 청색

해설. 산소용 호스는 녹색, 아세틸렌용 호스는 적색이다.

08 진동에 의한 건강장해의 예방 방법으로 적절하지 않은 것은?
① 저진동형 기계공구를 사용한다.
② 방진장갑과 귀마개를 착용한다.
③ 휴식시간을 충분히 갖는다.
④ 실외에서 작업을 진행한다.

해설. 진동에 의한 건강장해의 예방 방법
• 낮은 속력에서 작동할 수 있는 저진동 장비를 작업자가 최대한 적게 접촉하도록 사용한다.
• 적절한 진동보호구를 착용하고 기구의 점검 및 유지보수를 한다.
• 매 1시간 연속 진동노출마다 10분씩의 휴식을 갖도록 한다.

09 전기 용접의 아크로 인해 눈이 충혈되었을 시의 조치로 적절한 것은?
① 눈을 감고 안정을 취한다.
② 안약을 넣고 작업을 계속한다.
③ 차가운 습포를 눈 위에 올려놓고 안정을 취한다.
④ 소금물로 눈을 세정한다.

해설. 전기 용접 아크로 눈이 충혈되면 화상의 우려가 있으므로 냉습포 찜질로 응급처치한 후 안정을 취하도록 하며, 경과가 나쁘면 병원을 방문해야 한다.

정답 01.③ 02.② 03.① 04.④ 05.① 06.① 07.① 08.④ 09.③

지게차 운전기능사   2021년 기출분석문제

★★★
10 다음 중 적색 등화임에도 진행할 수 있는 경우는?

① 국가경찰공무원에 의한 교통정리가 있을 때
② 다른 차마의 진행을 방해하지 않을 때
③ 앞 차가 교차로를 통과하는 경우
④ 도로가 잡상인 등으로 인해 혼잡한 경우

해설 신호기와 수신호가 다른 경우 수신호를 우선한다.

11 자동차가 도로 이외의 장소를 출입하기 위해 보도를 지나야 하는 경우의 통행방법으로 옳은 것은?

① 보행자가 없으면 서행해서 진입한다.
② 보행자보다 우선하여 진입한다.
③ 보도 직전에 일시정지하여 보행자의 통행을 방해하지 않는다.
④ 도로 외의 곳으로 출입하더라도 보도는 횡단할 수 없다.

해설 도로 외의 곳으로 출입할 때 차마의 운전자는 보도를 횡단하기 직전에 일시정지하여 좌측과 우측 부분 등을 살핀 후 보행자의 통행을 방해하지 아니하도록 횡단하여야 한다(도로교통법 제13조).

★★★
12 다음 중 통행의 우선순위로 옳은 것은?

① 긴급자동차 → 원동기장치자전거 → 승합자동차
② 긴급자동차 → 일반자동차 → 원동기장치자전거
③ 건설기계 → 긴급자동차 → 일반자동차
④ 승합자동차 → 건설기계 → 긴급자동차

해설 도로에서 통행우선 순위는 긴급자동차 → 긴급자동차 외 자동차 → 원동기장치자전거 → 그 외 차마 순이다.

★★★
13 교통정리가 행해지지 않는 교차로에서 동시에 교차로에 진입한 차량의 우선순위는?

① 우측도로의 차 우선   ② 좌측도로의 차 우선
③ 폭이 넓은 도로의 차 우선   ④ 원동기장치자전거 우선

해설 교통정리를 하고 있지 아니하는 교차로에 동시에 들어가려고 하는 차의 운전자는 우측도로의 차에 진로를 양보하여야 한다(도로교통법 제26조제3항).

★★★
14 도로교통법상 모든 차의 운전자가 서행해야 하는 장소가 아닌 것은?

① 도로가 구부러진 부근   ② 편도 2차로 이상의 다리 위
③ 가파른 비탈길의 내리막   ④ 비탈길 고갯마루 부근

해설 모든 차의 운전자는 교통정리를 하고 있지 아니하는 교차로, 도로가 구부러진 부근, 비탈길의 고갯마루 부근, 가파른 비탈길의 내리막, 시·도경찰청장이 도로에서의 위험을 방지하고 교통의 안전과 원활한 소통을 확보하기 위하여 필요하다고 인정하여 안전표지로 지정한 곳에서는 서행하여야 한다(도로교통법 제31조).

15 진로를 변경하고자 할 때 운전자가 지켜야 할 사항이 아닌 것은?

① 진로변경 신호는 진로변경이 끝날 때까지 유지한다.
② 가능하면 빠르게 진로를 변경한다.
③ 방향지시기로 신호를 한다.
④ 불가피한 경우 수신호를 이용할 수 있다.

해설 진로 변경 시에는 규정 속도를 준수하며, 주변 차량이 상황을 충분히 인지할 수 있도록 여유 있게 진로를 변경해야 한다.

16 다음 중 1종 보통면허로 운전할 수 없는 차량은?

① 원동기장치자전거
② 승차정원 12인승 승합자동차
③ 적재중량 15톤 화물자동차
④ 3톤 미만의 지게차

해설 승용자동차, 승차정원 15명 이하의 승합자동차, 적재중량 12톤 미만의 화물자동차, 건설기계(도로를 운행하는 3톤 미만의 지게차로 한정), 총중량 10톤 미만의 특수자동차(대형견인차, 소형견인차 및 구난차 외), 원동기장치자전거는 제1종 보통면허로 운전할 수 있다(도로교통법 시행규칙 별표18).

17 지게차의 아워미터의 설치 목적이 아닌 것은?

① 가동시간에 맞춰 예방정비를 한다.
② 가동시간에 맞춰 오일을 교환한다.
③ 각 부위에 주유를 정기적으로 한다.
④ 하차 만료 시간을 나타낸다.

해설 아워미터는 장비의 가동시간에 따라 적절한 정비를 할 수 있도록 설치한다.

★
18 지게차 틸트 실린더에 사용하는 유압 실린더 형식은?

① 단동식   ② 다동식
③ 복동식   ④ 편동식

해설 틸트 실린더는 마스트를 전경 또는 후경시키며 복동실린더로 되어 있다.

19 지게차의 전후진 레버에 대한 설명으로 옳은 것은?

① 레버를 밀면 후진한다.
② 레버를 당기면 전진한다.
③ 레버는 지게차가 완전히 멈췄을 때 조작한다.
④ 주차 시 레버는 전진 또는 후진에 놓는다.

해설 전후진 레버는 밀면 전진하고 당기면 후진한다. 주차 시에는 중립에 위치시킨다.

정답 10.① 11.③ 12.② 13.① 14.② 15.② 16.③ 17.④ 18.③ 19.③

80

20 지게차에 관한 설명으로 틀린 것은?

① 짐을 싣기 위해 마스트를 약간 전경시키고 포크를 끼워 물건을 싣는다.
② 틸트 레버는 앞으로 밀면 마스터가 앞으로 기울고 따라서 포크가 앞으로 기운다.
③ 포크를 상승시킬 때는 리프트 레버를 뒤쪽으로, 하강시킬 때는 앞쪽으로 민다.
④ 목적지에 도착 후 물건을 내리기 위해 틸트 실린더를 후경시켜 전진한다.

해설 목적지에 도착하여 물건을 내리기 위해서는 마스트를 앞쪽으로 기울여야 한다. 즉, 틸트 실린더를 전경시켜야 한다.

21 지게차에 짐을 싣고 창고 등을 출입할 시의 주의사항으로 옳지 않은 것은?

① 짐이 출입구 높이에 닿지 않도록 한다.
② 팔이나 몸을 차체 밖으로 내밀지 않는다.
③ 주위 장애물 상태를 확인하며 주행한다.
④ 출입구의 폭에 대해서는 고려하지 않는다.

해설 차폭과 출입구의 폭을 확인하여 통행 시에 부딪히지 않도록 해야 한다.

22 지게차의 주차방법에 대한 설명으로 옳지 않은 것은?

① 레버는 중립에 놓고 주차브레이크를 체결한다.
② 시동키는 다시 사용할 수 있으므로 꽂아 둔다.
③ 포크는 바닥에 완전히 내려놓는다.
④ 경사가 있다면 고임목을 사용한다.

해설 시동키는 뽑아서 보관하도록 한다.

23 경사가 있는 곳에서의 지게차 주행방법으로 옳은 것은?

① 공차 시에는 포크를 경사의 아래쪽으로 향하게 한 채로 올라간다.
② 공차 시에는 포크를 경사의 위쪽으로 향하게 한 채로 내려간다.
③ 적재 시 화물을 경사의 아래쪽으로 향하게 한 채로 올라간다.
④ 적재 시 화물을 경사의 아래쪽으로 향하게 한 채로 내려간다.

해설 공차 시에는 포크가 경사의 아래쪽을 향하게 한 채 오르내리고, 적재 시에는 화물을 경사의 위쪽을 향하게 한 채로 오르내려야 한다.

24 화물을 적재하고 주행할 시 포크와 지면과의 간격으로 가장 적합한 것은?

① 지면에 밀착
② 20~30cm
③ 40~50cm
④ 70~80cm

해설 화물을 적재했다면 포크는 20~30cm 정도 지면에서 띄운 상태로 주행한다.

25 지게차 운행경로에 대한 설명으로 옳지 않은 것은?

① 지게차 하중과 화물의 하중을 견딜 수 있어야 한다.
② 주행도로는 지정된 곳만 주행한다.
③ 경로상의 물건은 따로 치우지 않는다.
④ 통로 폭은 지게차 폭에 더해 최소 60cm를 확보한다.

해설 운행경로에 있는 장애물은 운행 전 반드시 치워야 한다.

26 지게차의 적재물이 전방 시야를 가릴 경우 대처방법으로 적절하지 않은 것은?

① 신호수의 유도에 따른다.
② 후진으로 운행한다.
③ 포크를 높이 들어 시야를 확보한다.
④ 서행하여 장애물을 회피한다.

해설 화물 운반 시에는 포크를 적정 높이로 유지해야 하며, 높이 드는 것은 적절하지 않다.

27 성능이 불량하거나 사고가 자주 발생하는 건설기계에 대한 수시검사를 명령할 수 있는 권한자는?

① 지방경찰청장
② 시·도지사
③ 행정안전부장관
④ 국토교통부장관

해설 시·도지사는 성능이 불량하거나 사고가 자주 발생하는 건설기계의 안전성 등을 점검하기 위하여 국토교통부령으로 정하는 바에 따라 수시검사를 받을 것을 명령할 수 있다(건설기계관리법 제13조제6항).

28 건설기계조종사의 면허취소 사유가 아닌 것은?

① 건설기계 조종 중 고의로 1명에게 경상을 입힌 경우
② 정기적성검사를 받지 않은 경우
③ 거짓이나 그 밖의 부정한 방법으로 건설기계조종사 면허를 받은 경우
④ 건설기계 조종 중 과실로 인한 사고로 5인에게 중상을 입힌 경우

해설 건설기계의 조종 중 과실로 인명피해를 입힌 경우는 면허효력정지 처분이 내려진다.

29 정기검사를 받지 아니하고 검사기간 만료일로부터 30일 이내인 경우 부과되는 과태료는?

① 1만 원
② 2만 원
③ 5만 원
④ 10만 원

해설 검사기간 만료일로부터 30일 이내인 경우에는 2만 원이 부과되고, 검사기간 만료일부터 30일을 초과하는 경우 3일 초과 시마다 1만 원을 가산한다(건설기계관리법 시행령 별표3).

합격 Tip! 정기검사를 받지 아니하고 신청기간 만료일부터 30일 이내인 경우의 과태료가 '2만 원'에서 '10만 원'으로 변경되었습니다(2022.08.22.개정). 개정 전후 내용을 반드시 알아두세요!!!!

정답 20.④ 21.④ 22.② 23.① 24.② 25.③ 26.③ 27.② 28.④ 29.②

지게차 운전기능사   2021년 기출분석문제

★★
30 정기검사에 불합격한 건설기계의 정비명령 기간은?

① 1개월 이내   ② 2개월 이내
③ 3개월 이내   ④ 4개월 이내

해설 시·도지사는 검사에 불합격된 건설기계에 대해서는 31일 이내의 기간을 정하여 해당 건설기계의 소유자에게 검사를 완료한 날(검사를 대행하게 한 경우에는 검사결과를 보고받은 날)부터 10일 이내에 정비명령을 해야 한다(건설기계관리법 시행규칙 제31조제1항).

★★
31 건설기계관리법상 국토교통부령으로 정하는 바에 따른 등록번호표를 부착 및 봉인하지 않은 건설기계 운행을 1회 위반했을 시 과태료는?

① 10만 원   ② 30만 원
③ 50만 원   ④ 100만 원

해설 등록번호표를 부착·봉인하지 아니하거나 등록번호를 새기지 아니한 경우 1차 위반 시 과태료 금액은 100만 원이다(건설기계관리법 시행령 별표3).

★★
32 편도 4차로 일반도로에서 4차로가 버스 전용차로라면 건설기계가 통행해야 하는 차로는?

① 1차로   ② 2차로
③ 3차로   ④ 4차로

해설 일반도로 편도 4차로에서 건설기계는 오른쪽 차로(3차로, 4차로)로 통행할 수 있다. 편도 4차로에서 4차로가 버스 전용차로라면 3차로를 이용해야 한다.

★★★★
33 건설기계정비업의 등록 구분으로 옳지 않은 것은?

① 종합건설기계정비업   ② 부분건설기계정비업
③ 전문건설기계정비업   ④ 일반건설기계정비업

해설 건설기계정비업의 등록은 다음의 구분에 따라 한다(건설기계관리법 시행령 제14조).
1. 종합건설기계정비업
2. 부분건설기계정비업
3. 전문건설기계정비업

★★★
34 건설기계관리법상 자동차 1종 대형면허로 조종할 수 없는 건설기계는?

① 덤프트럭   ② 콘크리트믹서트럭
③ 아스팔트살포기   ④ 롤러

해설 덤프트럭, 아스팔트살포기, 노상안정기, 콘크리트믹서트럭, 콘크리트펌프, 천공기(트럭적재식), 특수건설기계 중 국토교통부장관이 지정하는 건설기계는 도로교통법에 의한 운전면허를 받아 조종하여야 한다(건설기계관리법 시행규칙 제73조).

★★
35 전류가 잘 흐르는 전기 회로의 조건으로 볼 수 없는 것은?

① 저항이 크다.   ② 전압이 높다.
③ 병렬접속되어 있다.   ④ 직렬접속되어 있다.

해설 저항은 전류의 흐름을 방해하는 것으로 저항이 크면 전류가 잘 흐르지 않는다.

★★★★
36 축전지의 구비조건으로 가장 거리가 먼 것은?

① 배터리의 용량이 클 것
② 가급적 크고 다루기가 쉬울 것
③ 전기적 절연이 완전할 것
④ 전해액의 누설방지가 완전할 것

해설 축전지의 구비조건
• 다루기 편리할 것
• 진동에 견딜 수 있을 것
• 전기적 절연이 완전할 것
• 소형, 경량이고 수명이 길 것
• 전해액의 누설방지가 완전할 것
• 배터리의 용량이 크고 저렴할 것

★★★★
37 12V 축전지 4개를 병렬로 연결한다면 전압은?

① 6V   ② 12V
③ 24V   ④ 48V

해설 동일한 전압의 배터리를 병렬연결 시에는 전압은 변하지 않는다.

★★
38 건설기계에 주로 사용되는 전동기의 종류는?

① 교류 전동기   ② 직류복권 전동기
③ 직류직권 전동기   ④ 직류분권 전동기

해설 건설기계에서는 전기자 코일과 계자 코일을 직렬로 연결하는 직류직권 전동기를 주로 사용한다.

★★
39 디젤 기관의 연소실에 대한 설명으로 옳지 않은 것은?

① 단실식과 복실식이 있다.
② 단실식으로 공기실식, 직접분사실식이 있다.
③ 예연소실식은 복실식이다.
④ 단실식은 열효율이 높고 연료소비율이 적다.

해설 공기실식은 복실식이다.

★★★
40 디젤기관 연료여과기에 설치된 오버플로 밸브의 기능으로 적절하지 않은 것은?

① 여과기의 보호   ② 소음 발생 억제
③ 연료분사 제어   ④ 연료계통의 공기 배출

해설 오버플로 밸브의 기능
• 연료계통 공기의 배출
• 연료필터 기관의 보호
• 분사펌프의 압송 압력 증압
• 연료공급 펌프의 소음 발생 방지

정답 30.①   31.④   32.③   33.④   34.④   35.①   36.②   37.②   38.③   39.②   40.③

41 디젤기관 분사펌프에 대한 설명으로 옳지 않은 것은?
① 디젤기관에만 있는 부품이다.
② 분사펌프의 윤활은 경유로 한다.
③ 연료를 고압으로 압축하여 분사노즐로 송출하는 기능을 한다.
④ 연료 속의 이물질을 여과하고 오버플로 밸브가 장착되어 있다.

해설 ④는 연료필터에 대한 설명이다.

42 디젤기관 운전 중 흑색의 배기가스가 배출되는 원인으로 옳지 않은 것은?
① 압축 불량
② 노즐 불량
③ 공기청정기 고장
④ 오일링 마모

해설 흑색 배기가스는 불완전 연소로 인해 발생한다. 원인으로는 공기청정기 필터의 막힘, 연료필터의 고장, 압축 및 노즐 불량 등이 있다.

43 ★★★ 디젤기관의 직접 분사실식의 장점으로 볼 수 없는 것은?
① 냉각손실이 적다.
② 열효율이 높다.
③ 연료누출 염려가 적다.
④ 연료소비가 적다.

해설 직접 분사실식은 구조가 간단하고 열효율이 높으며, 연료소비율과 열 변형이 적고 연소실 체적이 작아 냉각손실이 적다.

44 ★★★ 라디에이터 압력식 캡에 대한 설명으로 옳지 않은 것은?
① 진공밸브가 내장되어 있다.
② 냉각수를 순환시키는 기능을 한다.
③ 압력을 통해 냉각수의 비등점을 높인다.
④ 냉각수를 주입하는 곳의 뚜껑 역할을 한다.

해설 ② 냉각수의 순환은 펌프의 역할이다.

45 엔진오일이 연소실로 역류하는 가장 주된 원인은?
① 크랭크축의 마모
② 피스톤 링의 마모
③ 피스톤 핀의 마모
④ 커넥팅 로드의 마모

해설 피스톤 링, 실린더 벽이 마모되어 밀폐되지 못하면 오일이 연소실로 유출될 수 있다.

46 ★★★ 유압장치의 어큐뮬레이터의 기능으로 옳지 않은 것은?
① 일정 압력을 유지한다.
② 오일의 누출을 방지한다.
③ 유압유의 압력 에너지를 저장한다.
④ 유압펌프에서 발생하는 맥동압력을 흡수한다.

해설 어큐뮬레이터의 기능
- 압력 보상
- 에너지 축적
- 유압회로 보호
- 체적 변화 보상
- 맥동 감쇠
- 충격 압력 흡수 및 일정 압력 유지

47 ★★ 유압장치에서 불순물을 제거하기 위해 사용하는 부품으로 옳은 것은?
① 어큐뮬레이터
② 스트레이너
③ 드레인 플러그
④ 배플

해설 스트레이너는 유체에서 고체물질을 걸러내는 부품으로 여과를 담당한다.

48 ★★★★ 유압회로에서 방향제어 밸브의 기능으로 옳지 않은 것은?
① 액추에이터의 작동 속도를 제어한다.
② 유체의 흐르는 방향을 전환한다.
③ 유압모터의 작동 방향을 바꾼다.
④ 유체가 흐르는 방향을 한쪽으로 제한한다.

해설 액추에이터의 작동 속도는 유량제어 밸브에 의해 조절된다.

49 ★★ 유압장치에서 작동 및 움직임이 있는 곳의 연결관으로 적절한 것은?
① 플렉시블 호스
② PVC 호스
③ 구리 파이프
④ 납 파이프

해설 현가장치 등 움직임이 많은 곳에는 자유롭게 구부러질 수 있는 플렉시블 호스를 이용해야 한다.

50 ★★★ 유압모터의 특징으로 적절하지 않은 것은?
① 구조가 간단하다.
② 무단변속에 용이하다.
③ 크기에 비해 강한 힘을 낼 수 있다.
④ 정회전과 역회전의 변화는 불가능하다.

해설 유압모터는 정회전과 역회전 모두 가능하다.

51 유압유의 내부 누설과 반비례하는 것은?
① 유압유의 오염도
② 유압유의 점도
③ 유압유의 압력
④ 유압유의 온도

해설 오일의 점도가 상승하면 누설은 줄어든다.

52 ★★★ 타이어의 구조에서 골격을 이루는 부분은?
① 트레드
② 카커스
③ 사이드 월
④ 브레이커

해설 카커스는 타이어의 골격이며, 차체의 하중을 지지하고, 끊임없는 굴곡운동에도 충분히 견딜 수 있도록 만들어졌다.

정답 41.④ 42.④ 43.③ 44.② 45.② 46.② 47.② 48.① 49.① 50.④ 51.② 52.②

지게차 운전기능사

2021년 기출분석문제

---

53 ★ 지게차의 조향핸들이 쏠리는 원인으로 볼 수 없는 것은?

① 바퀴의 정렬이 불량할 때

② 허브 베어링의 마모가 심할 때

③ 타이어의 공기압이 너무 낮을 때

④ 타이어 공기압이 양쪽이 다를 때

🖋해설 타이어의 공기압이 너무 낮은 경우에는 조향 핸들이 무거워지며 한쪽으로 쏠리는 것과는 무관하다.

---

54 ★★★ 지게차 작업장치의 동력전달기구가 아닌 것은?

① 리프트 체인 ② 리프트 실린더

③ 틸트 실린더 ④ 틸트 레버

🖋해설 틸트 레버는 조작 레버로 지게차의 운전석에 위치한다.

---

55 ★ 지게차의 구조에서 운전자 위쪽에서 적재물이 떨어져 운전자가 다치는 상황을 방지하는 구조는?

① 마스트 ② 오버헤드가드

③ 카운터웨이트 ④ 백레스트

🖋해설 ① 마스트는 백레스트가 상하운동을 하는 레일이다.
③ 카운터웨이트는 지게차의 균형을 잡아주는 추이다.
④ 백레스트는 포크의 화물 뒤쪽을 받쳐 낙하를 방지하는 부분이다.

---

56 ★★★ 지게차의 마스트를 앞뒤로 기울이는 부속은?

① 틸트 실린더 ② 리프트 실린더

③ 리프트 체인 ④ 리닝 레버

🖋해설 틸트 실린더는 마스트를 전경, 후경시키는 복동 실린더이다.

---

57 ★★★ 자동변속기의 과열 원인이 아닌 것은?

① 메인 압력이 높다.

② 오일이 규정량보다 많다.

③ 과부하 운전을 계속하였다.

④ 변속기 오일 쿨러가 막혔다.

🖋해설 오일의 양이 규정량보다 적으면 냉각이 제대로 이루어지지 않아 과열이 일어날 수 있다.

---

58 리프트 체인의 일상점검사항이 아닌 것은?

① 리프트 체인 강도 점검

② 좌우 리프트 체인의 유격

③ 리프트 체인 급유 상태 확인

④ 리프트 체인 연결부의 균열 점검

🖋해설 일상점검은 매일 간단하게 점검할 수 있는 내용으로 체인의 강도는 해당하지 않는다.

---

59 다음 표지가 있는 교차로를 향해 북쪽으로 진입 중일 때에 대한 설명으로 옳지 않은 것은?

① 차량을 좌회전하는 경우 불광역 방면 통일로로 진입한다.

② 차량을 우회전하는 경우 서울역 방면 통일로로 진입한다.

③ 차량을 좌회전하는 경우 통일로의 건물번호는 커진다.

④ 150m 전방에서 교차로가 나타난다.

🖋해설 북쪽 방면에 위치한 교차로이므로 불광역 방면은 서쪽, 서울역 방면은 동쪽이 된다. 도로번호는 서쪽에서 동쪽으로 설정되므로 불광역에서 서울역으로 갈수록 통일로의 건물번호는 커진다. 따라서 좌회전을 할 경우 통일로의 건물번호는 점차 작아진다.

---

60 ★★★ 다음 중 문화재 또는 관광지용 건물번호판은?

🖋해설 ①, ② 일반용 건물번호판
③ 관공서용 건물번호판

정답 53.③ 54.④ 55.② 56.① 57.② 58.① 59.③ 60.④

84

2020 기출분석문제

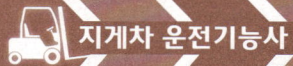

01 창고나 공장에 출입할 때 주의사항으로 틀린 것은?
① 주변의 안전 상태를 확인하고 나서 출입한다.
② 부득이 포크를 올려서 출입하는 경우에 출입구 높이에 주의한다.
③ 손이나 발을 차체 밖으로 내밀어 목적지 방향 상태를 확인한다.
④ 차폭과 입구의 폭을 확인한다.

해설 표준작업안전수칙에서는 지게차로 창고나 공장에 출입 시 손이나 발을 차 밖으로 내밀어서는 안 된다고 하고 있다.

02 디젤기관 연료 계통의 공기빼기작업이 필요한 경우가 아닌 것은?
① 연료 필터를 교환할 경우
② 예열플러그를 교환할 경우
③ 연료탱크 내의 연료가 결핍되어 보충을 해야 할 경우
④ 연료 호스나 파이프를 교환할 경우

해설 연료 계통에 공기가 침입하는 원인
• 연료 계통 부품(연료 필터, 연료 파이프, 분사펌프 등)을 교환할 때
• 연료가 결핍되었을 때
• 연료 계통 각 부분의 조임이 느슨할 때

03 공구 사용법에 대한 설명으로 틀린 것은?
① 볼트머리나 너트에 맞는 렌치를 사용하여 작업한다.
② 조정 렌치는 고정 조가 있는 부분으로 힘이 가해지게 하여 사용한다.
③ 스패너 작업은 당기면서 하는 것보다 밀어서 작업하는 것이 안전하다.
④ 스패너에 파이프 등을 끼워서 사용해서는 안 된다.

해설 스패너나 렌치는 항상 당기면서 작업해야 안전하다. 밀면서 작업할 경우에는 너트나 볼트가 갑자기 느슨해졌을 때 순간적인 힘을 제어하기 어려워 손등을 주변에 부딪치는 사고가 발생할 수 있다.

04 건설기계 안전기준에 관한 규칙에서 카운터밸런스 지게차의 전경각은 몇 도 이하로 규정하고 있는가?(단, 철판 코일을 들어 올릴 수 있는 특수한 구조 또는 안전경보장치 등을 설치한 경우는 제외)
① 6도　② 8도
③ 10도　④ 12도

해설 카운터밸런스 지게차의 전경각은 6도 이하, 후경각은 12도 이하여야 한다(건설기계 안전기준에 관한 규칙 제20조제3항).

05 경고표지로 사용되지 않는 것은?
① 인화성물질 경고
② 방진마스크 경고
③ 낙하물 경고
④ 급성독성물질 경고

해설 방진마스크에 대한 안전·보건표지는 방진마스크의 착용을 요구하는 지시표지로 경고표지는 아니다.

06 기관의 오일펌프 유압이 낮아지는 원인이 아닌 것은?
① 베어링의 오일 간극이 클 때
② 윤활유의 양이 부족할 때
③ 윤활유 점도가 너무 높을 때
④ 오일펌프의 마모가 심할 때

해설 기관의 오일펌프 유압이 낮아지는 원인
• 오일펌프의 마모가 심할 때
• 유압조절밸브 스프링의 장력이 약화되었을 때
• 윤활유가 누출되어 양이 부족할 때
• 윤활유가 희석되는 등의 이유로 점도가 낮아졌을 때
• 베어링의 오일 간극이 클 때
• 윤활유 라인에 공기가 유입되었을 때

07 지게차의 조향장치 원리는 무슨 형식인가?
① 포토 레스형　② 전부동식
③ 빌드업형　④ 애커먼 장토식

해설 지게차는 뒷바퀴를 움직여 주행 방향을 전환하며 조향 원리로 애커먼 장토식을 사용한다.

08 다음 중 전압에 대한 설명으로 옳은 것은?
① 물질에 전류가 흐를 수 있는 정도를 나타낸다.
② 전기적인 높이, 즉 전기적인 압력을 말한다.
③ 도체의 저항에 의해 발생되는 열을 나타낸다.
④ 자유전자가 도선을 통하여 흐르는 것을 말한다.

해설
① 전기전도도에 대한 설명이다.
③ 전류가 저항에 의해 소비하는 에너지가 열로 전환되는 전류의 발열작용에 대한 설명이다.
④ 전기는 자유전자의 흐름에 의해 발생하며 자유전자와 반대 방향으로 이동하는 전하의 흐름은 전류라고 한다.

정답 01.③ 02.② 03.③ 04.① 05.② 06.③ 07.④ 08.②

09 일반적인 작업장에서 지켜야 할 안전사항으로 가장 거리가 먼 것은?
① 해머는 반드시 장갑을 착용하고 사용한다.
② 장비의 청소 작업은 기계를 정지 후 실시한다.
③ 안전모를 착용한다.
④ 주유 시 장비의 시동을 끈다.

해설 해머 작업 중 장갑 착용은 손잡이의 미끄러짐을 유발할 수 있다. 따라서 해머 작업은 기름이 묻지 않은 손으로 하며, 장갑을 착용하는 경우에는 미끄럼 방지 처리가 되어 있는 장갑을 착용해야 한다.

10 지게차 전면부 마스트 주변을 구성하는 부품이 아닌 것은?
① 카운터 웨이트　　② 포크
③ 백 레스트　　④ 핑거 보드

해설 카운터 웨이트는 지게차의 맨 뒤쪽에 설치되는 평형추로 화물의 중량 때문에 균형이 앞으로 쏠리는 것을 방지하는 역할을 한다.

11 다음 중 도로교통법에서 주차를 금지하고 있는 장소가 아닌 것은?
① 교차로의 가장자리로부터 5m 이내인 곳
② 소방용수시설 또는 소화설비, 경보설비 등 소방시설이 설치된 곳으로부터 5m 이내인 곳
③ 전신주로부터 20m 이내인 곳
④ 터널 안 및 다리 위

해설 **정차 및 주차의 금지**(도로교통법 제32조)
1. 교차로·횡단보도·건널목이나 보도와 차도가 구분된 도로의 보도(노상주차장은 제외)
2. 교차로의 가장자리나 도로의 모퉁이로부터 5미터 이내인 곳
3. 안전지대가 설치된 도로에서는 그 안전지대의 사방으로부터 각각 10미터 이내인 곳
4. 버스여객자동차의 정류지임을 표시하는 기둥이나 표지판 또는 선이 설치된 곳으로부터 10미터 이내인 곳
5. 건널목의 가장자리 또는 횡단보도로부터 10미터 이내인 곳
6. 소방용수시설 또는 비상소화장치가 설치된 곳, 대통령령으로 정하는 소방시설이 설치된 곳으로부터 5미터 이내인 곳
7. 시·도경찰청장이 도로에서의 위험을 방지하고 교통의 안전과 원활한 소통을 확보하기 위하여 필요하다고 인정하여 지정한 곳
8. 시장 등이 지정한 어린이 보호구역

주차금지의 장소(도로교통법 제33조)
• 터널 안 및 다리 위
• 도로공사를 하고 있는 경우에는 그 공사 구역의 양쪽 가장자리로부터 5미터 이내인 곳
• 다중이용업소의 영업장이 속한 건축물로 소방본부장의 요청에 의하여 시·도경찰청장이 지정한 곳으로부터 5미터 이내인 곳
• 시·도경찰청장이 도로에서의 위험을 방지하고 교통의 안전과 원활한 소통을 확보하기 위하여 필요하다고 인정하여 지정한 곳

12 지게차의 작동레버로 포크로 물건을 올리고 내리는 데 사용하는 것은?
① 사이드 레버　　② 리프트 레버
③ 틸트 레버　　④ 변속 레버

해설 포크는 리프트 레버와 틸트 레버를 통해 움직일 수 있다. 리프트 레버는 포크를 올리고 내리는 데 사용하며, 틸트 레버는 포크를 앞뒤로 기울이는 데 사용한다.

13 유압장치에서 가변용량형 유압펌프를 나타내는 기호는?

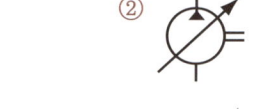

① ② ③ ④

해설
① 정용량형 유압모터
③ 단동 실린더
④ 유량조절밸브(가변교축밸브)

14 지게차 중 특수건설기계에 해당하는 것은?
① 텔레스코픽 지게차　　② 리치스태커식 지게차
③ 전동식 지게차　　④ 트럭지게차

해설 국토교통부에서 고시한 특수건설기계의 지정에 따라 운전석이 있는 주행차대에 별도의 조종석을 포함한 장치를 가진 것을 트럭지게차라 하며, 특수건설기계로 분류한다.

15 도로에서 차의 신호에 대한 설명으로 옳지 않은 것은?
① 방향전환을 할 시에는 신호를 하여야 한다.
② 진로변경의 행위가 다른 차의 통행에 장애를 줄 경우 진로를 변경해서는 안 된다.
③ 신호의 시기 및 방법은 운전자가 편한 대로 한다.
④ 진로변경 시에는 손이나 등화로 신호할 수 있다.

해설 ③ 신호를 하는 시기와 방법은 대통령령으로 정한다(도로교통법 제38조제2항).

16 드릴 작업 시 주의해야 할 사항으로 틀린 것은?
① 드릴을 끼운 후 척 렌치는 그대로 둔다.
② 칩을 제거할 때는 회전을 중지한 상태에서 솔로 제거한다.
③ 일감은 견고하게 고정시키며, 손으로 잡고 구멍을 뚫지 않도록 주의한다.
④ 머리가 긴 사람은 묶어서 드릴에 말리지 않도록 주의한다.

해설 드릴을 끼운 후 척 렌치(척키)는 반드시 빼두어야 한다.

17 인력으로 운반 작업을 할 때 틀린 것은?
① 드럼통과 LPG 봄베는 굴려서 운반한다.
② 긴 물건은 앞쪽을 위로 올린다.
③ 공동운반에서는 서로 협조를 하여 작업한다.
④ 무리한 몸가짐으로 물건을 들지 않는다.

해설 LPG 봄베는 넘어짐 등으로 인한 충격이 가해졌을 때 사고를 유발할 수 있으므로 굴려서 운반하면 안 된다.

정답 09.① 10.① 11.③ 12.② 13.② 14.④ 15.③ 16.① 17.①

18. 지게차의 포크를 상승 및 하강시키는 유압 실린더의 방식은?
① 복동식
② 틸트식
③ 왕복식
④ **단동식**

해설 포크는 상승 시에만 유압이 공급되고, 하강 시에는 중력의 힘을 이용하는 단동식 유압 실린더에 의해 움직인다.

19. 유압 액추에이터의 역할로 옳은 것은? ★★
① **유압을 일로 바꾸는 장치**
② 유압의 오염을 방지하는 장치
③ 유압의 방향을 바꾸는 장치
④ 유압의 빠르기를 조정하는 장치

해설 유압 액추에이터는 유압펌프로부터 공급된 작동유의 유압을 기계적인 일로 변환시키는 장치이다.

20. 축전지의 구비조건으로 가장 거리가 먼 것은? ★★★★
① 배터리의 용량이 클 것
② 전기적 절연이 완전할 것
③ **가급적 크고 다루기가 쉬울 것**
④ 전해액의 누설방지가 완전할 것

해설 축전지의 구비조건
- 소형, 경량이고 수명이 길 것
- 배터리의 용량이 크고 저렴할 것
- 진동에 견딜 수 있을 것
- 전해액의 누설방지가 완전할 것
- 전기적 절연이 완전할 것
- 다루기 편리할 것

21. 유압장치의 구성요소가 아닌 것은? ★★★★
① 제어밸브
② **차동장치**
③ 유압모터
④ 유압펌프

해설 차동장치는 주행 중 선회할 시 안쪽과 바깥쪽 바퀴의 회전수를 조정해 주는 장치로 유압계통과 관련이 없다.

22. 지게차의 이동작업 중 주의사항으로 틀린 것은?
① 화물 아래에 사람이 서 있거나 지나가게 해서는 안 된다.
② 보행자와 장애물을 주의하여 운전한다.
③ **경사면에서 운행할 때는 화물을 경사면 아래쪽을 향하게 한다.**
④ 경사면에서 운행할 때는 화물을 경사면 위쪽으로 향하게 한다.

해설 화물을 적재한 지게차로 경사면을 운행할 시 화물은 항상 위쪽을 향하도록 해야 한다. 만약 화물을 싣고 경사 아래로 내려가야 한다면 후진으로 내려온다.

23. 기관에 사용되는 시동모터가 회전이 안 되거나 회전력이 약한 원인이 아닌 것은? ★
① **브러시가 정류자에 잘 밀착되어 있다.**
② 배터리 전압이 낮다.
③ 시동스위치 접촉 불량이다.
④ 배터리 단자와 터미널의 접촉이 나쁘다.

해설 브러시와 정류자의 밀착이 불량하면 시동모터의 회전에 문제가 발생할 수 있다.

24. 유압모터의 특징이 아닌 것은? ★★★
① **관성력이 크며, 소음이 크다.**
② 광범위한 무단변속을 얻을 수 있다.
③ 급정거를 쉽게 할 수 있다.
④ 작동이 신속, 정확하다.

해설 유압모터는 관성력이 작고 소음이 작다.

25. 지게차가 완충장치(현가스프링)을 사용하지 않는 이유는?
① **롤링 시 적하물이 떨어지기 때문이다.**
② 작업 능률이 저하되기 때문이다.
③ 리프트 실린더가 포크를 상승, 하강시키기 때문이다.
④ 후륜 조향장치이기 때문이다.

해설 현가스프링을 사용하면 롤링(좌우 진동)이 발생하여 적하물이 떨어질 수 있기 때문이다.

26. 마스트 점검 사항으로 틀린 것은?
① 각종 볼트 및 클램프류의 풀림 상태를 점검한다.
② 리프트 실린더의 로드 부위를 깨끗하게 유지한다.
③ **작업을 하지 않을 때는 포크를 약 30cm 올려놓아야 한다.**
④ 작동 오일이 흐르는 부위의 피팅, 호스류들의 누유를 점검한다.

해설 지게차의 포크는 주차 시 바닥까지 완전히 내리며 주행 시에도 20cm 이상 들어 올리지 않도록 한다.

27. 소형 또는 대형 건설기계조종사 면허증 발급 신청 시 첨부하는 서류의 종류가 아닌 것은?
① 국가기술자격증 정보
② 신체검사서
③ 소형건설기계 조종교육이수증(소형면허 신청 시)
④ **주민등록등본**

해설 건설기계조종사 면허(건설기계관리법 시행규칙 제71조)
① 건설기계조종사 면허를 받고자 하는 자는 건설기계조종사 면허증 발급신청서에 다음의 서류를 첨부하여 시장·군수 또는 구청장에게 제출하여야 한다.
  1. 신체검사서
  2. 소형건설기계 조종교육이수증(소형건설기계조종사면허증을 발급신청하는 경우에 한정)
  3. 건설기계조종사 면허증(건설기계조종사 면허를 받은 자가 면허의 종류를 추가하고자 하는 때에 한함)
  4. 6개월 이내에 촬영한 모자를 쓰지 않은 상반신 사진 2매
② 제1항의 경우 시장·군수 또는 구청장은 행정정보의 공동이용을 통하여 다음의 정보를 확인하여야 하며, 신청인이 확인에 동의하지 아니하는 경우에는 해당 서류의 사본을 첨부하여야 한다.
  1. 국가기술자격증 정보(소형건설기계조종사 면허증을 발급신청하는 경우는 제외)
  2. 자동차운전면허 정보(3톤 미만의 지게차를 조종하려는 경우에 한정)

정답 18.④ 19.① 20.③ 21.② 22.③ 23.① 24.① 25.① 26.③ 27.④

지게차 운전기능사

2020년 기출분석문제

★★★★★
28 건설기계검사의 종류에 해당되는 것은?

① 계속검사　　　　② 임시검사
③ 예비검사　　　　④ 수시검사

✎해설 건설기계의 검사에는 신규등록검사, 정기검사, 구조변경검사, 수시검사가 있다.

★★
29 안전기준을 초과하는 화물의 적재허가를 받은 자는 그 길이 또는 그 폭의 양 끝에 몇cm 이상의 빨간 헝겊으로 된 표지를 달아야 하는가?

① 너비 5cm, 길이 10cm
② 너비 10cm, 길이 20cm
③ 너비 100cm, 길이 200cm
④ 너비 30cm, 길이 50cm

✎해설 안전기준을 넘는 화물의 적재허가를 받은 사람은 그 길이 또는 폭의 양끝에 너비 30센티미터, 길이 50센티미터 이상의 빨간 헝겊으로 된 표지를 달아야 한다. 다만 밤에 운행하는 경우에는 반사체로 된 표지를 달아야 한다(도로교통법 시행규칙 제26조제3항).

★★★
30 도로교통법상 모든 차의 운전자가 서행해야 하는 장소에 해당하지 않는 곳은?

① 편도 2차로 이상의 다리
② 비탈길의 고갯마루
③ 도로가 구부러진 부근
④ 가파른 비탈길의 내리막길

✎해설 서행해야 하는 장소(도로교통법 제31조)
1. 교통정리를 하고 있지 않는 교차로
2. 도로가 구부러진 부근
3. 비탈길의 고갯마루 부근
4. 가파른 비탈길의 내리막
5. 시·도경찰청장이 안전표지로 지정한 곳

★★★★★
31 둘 이상의 분기회로를 가질 때 각 유압 실린더를 일정한 순서로 순차 작동시키고자 할 때 사용하는 것은?

① 체크 밸브　　　　② 교축 밸브
③ 언로드 밸브　　　　④ 시퀀스 밸브

✎해설 시퀀스 밸브는 2개 이상의 분기회로가 있는 회로에서 작동 순서를 회로의 압력 등으로 제어하는 밸브이다.

32 지게차 브레이크 장치가 갖추어야 할 조건으로 틀린 것은?

① 신뢰성과 내구성이 뛰어날 것
② 점검 및 조정이 쉬울 것
③ 작동이 확실할 것
④ 큰 힘으로 작동될 것

✎해설 제동에는 큰 마찰력이 필요하지만 브레이크는 그 마찰력의 크기보다 아주 작은 힘으로도 작동할 수 있어야 한다.

★★★★
33 가연물에 따라 화재를 분류할 때, 다음 중 유류화재는?

① D급 화재　　　　② C급 화재
③ B급 화재　　　　④ A급 화재

✎해설 화재의 종류
・A급 화재 : 일반화재　　・B급 화재 : 유류화재
・C급 화재 : 전기화재　　・D급 화재 : 금속화재
・E급 화재 : 가스화재　　・K급 화재 : 주방화재

34 지게차의 조향 릴리프 압력에 대한 설명으로 틀린 것은?

① 압력 측정은 조향 핸들을 한쪽 방향으로 완전히 꺾고 측정한다.
② 압력을 규정치 이상으로 조정하면 유압라인이 파손될 수 있다.
③ 압력 게이지는 메인 유압펌프의 게이지 포트에 설치한다.
④ 압력 측정은 엔진 회전수가 낮을 때 측정한다.

✎해설 압력을 측정할 때 엔진의 회전수는 주행 시의 수준까지 올려야 한다.

35 유압펌프에서 소음이 발생하는 원인이 아닌 것은?

① 펌프에 이물질 혼입　　② 흡입 라인의 막힘
③ 유압유 내의 공기 혼입　　④ 엔진의 출력 저하

✎해설 유압펌프의 소음 발생원인
・흡입 라인 막힘
・유압유 양이 적고 점도가 너무 높음
・유압유 내에 공기 혼입
・유압펌프의 베어링 마모
※ 이물질의 유입은 베어링을 비롯한 내부부품의 마모와 작동불량을 유발한다.

★★★
36 건설기계관리법상 조종사 면허를 받은 자가 면허의 효력이 정지된 때는 그 사유가 발생한 날부터 며칠 이내에 주소지를 관할하는 시장·군수 또는 구청장에게 그 면허증을 반납해야 하는가?

① 60일 이내　　　　② 100일 이내
③ 10일 이내　　　　④ 30일 이내

✎해설 건설기계조종사 면허를 받은 사람은 면허가 취소된 때, 면허의 효력이 정지된 때, 면허증의 재교부를 받은 후 잃어버린 면허증을 발견한 때에는 그 사유가 발생한 날부터 10일 이내에 시장·군수 또는 구청장에게 그 면허증을 반납해야 한다(건설기계관리법 시행규칙 제80조제1항).

★★
37 유압 작동유가 갖춰야 할 조건으로 옳은 것은?

① 산화작용이 잘 일어나야 한다.
② 유동점이 높아야 한다.
③ 점도지수가 높아야 한다.
④ 소포성이 낮아야 한다.

✎해설 유압 작동유의 주요 구비조건
・내열성이 크고 거품이 적을 것(높은 소포성)
・높은 화학적 안정성(산화방지)
・높은 점도지수
・적정한 유동성과 점성
・온도에 의한 점도 변화 적음
・방청 및 방식성

정답 28.④　29.④　30.①　31.④　32.④　33.③　34.④　35.④　36.③　37.③

38 기관의 크랭크축 베어링의 구비조건으로 볼 수 없는 것은?
① 내피로성이 있을 것
② 매입성이 있을 것
③ **마찰 계수가 클 것**
④ 추종 유동성이 있을 것

해설
크랭크축 베어링의 필수조건
- 마찰 계수가 작을 것
- 고온 강도가 크고 길들임성이 좋을 것
- 내피로성, 내부식성, 내마멸성이 클 것
- 매입성, 추종 유동성, 하중 부담 능력이 있을 것

39 수동변속기가 장착된 지게차의 변속기 설치 이유와 거리가 먼 것은?
① 기관 시동 시 기관을 무부하 상태로 하기 위해
② 지게차의 전체 중량을 감소시키기 위해
③ 전진과 후진을 위해
④ **기어 변속 시 기관의 동력을 차단하기 위해**

해설 기어 변속 시 기관의 동력을 차단하는 것은 클러치의 역할이다.

40 지게차 주행 시 포크의 높이로 가장 적절한 것은?
① **지면으로부터 20~30cm 정도 높인다.**
② 지면으로부터 90cm 정도 높인다.
③ 지면으로부터 60~70cm 정도 높인다.
④ 최대한 높이를 올리는 것이 좋다.

해설 포크를 높이 들어 올리면 화물을 떨어뜨리는 등의 사고를 유발할 수 있으므로 20~30cm 정도 높이도록 한다.

41 건설기계사업자가 영업의 양도를 할 때, 시장이나 군수는 건설기계사업자의 지위를 승계한 자의 신고수리 여부를 신고를 받은 날로부터 며칠 이내에 통지하여야 하는가?
① 14일
② 5일
③ 7일
④ **10일**

해설 시장·군수 또는 구청장은 건설기계사업자의 지위를 승계한 자의 신고를 받은 날부터 10일 이내에 신고수리 여부를 신고인에게 통지하여야 한다(건설기계관리법 제24조의2제5항).

42 작업장에서 안전모, 작업화, 작업복을 착용하도록 하는 이유는?
① 작업자의 복장을 통일하기 위하여
② 작업자의 정신 통일을 위하여
③ 공장의 미관을 위하여
④ **작업자의 안전을 위하여**

해설 안전모와 작업화, 작업복은 재해로부터 작업자의 신체를 보호하기 위해서 착용해야 한다.

43 지게차의 작업장치를 나열한 것으로 틀린 것은?
① 틸트실린더, 포크
② 백레스트, 리프트 실린더
③ **변속기, 클러치**
④ 마스트, 캐리지

해설 변속기와 클러치는 동력전달장치이다.

44 교류발전기에서 교류를 직류로 바꾸어주는 것은?
① 계자
② **다이오드**
③ 브러시
④ 슬립링

해설 교류발전기에서 다이오드는 정류기 역할을 하여 교류를 직류로 변환시킨다.

45 디젤기관 냉각장치에서 냉각수의 비등점을 높여주기 위해 설치된 부품으로 옳은 것은?
① 코어
② 보조탱크
③ 냉각핀
④ **압력식 캡**

해설 압력식 캡은 냉각수에 압력을 가해 비등점(끓는점)을 높인다.

46 소유자의 신청이나 시·도지사의 직권으로 건설기계의 등록을 말소할 수 있는 사유에 해당하지 않는 것은?
① 건설기계를 수출하는 경우
② 건설기계를 폐기한 경우
③ 건설기계를 교육·연구 목적으로 사용하는 경우
④ **건설기계를 장기간 운용하지 않을 경우**

해설 시·도지사는 등록된 건설기계가 다음의 하나에 해당하는 경우에는 그 소유자의 신청이나 시·도지사의 직권으로 등록을 말소할 수 있다. 다만, 제1호, 제5호, 제8호(제34조의2제2항에 따라 폐기한 경우로 한정한다) 또는 제12호에 해당하는 경우에는 직권으로 등록을 말소하여야 한다(건설기계관리법 제6조제1항).
1. 거짓이나 그 밖의 부정한 방법으로 등록을 한 경우
2. 건설기계가 천재지변 또는 이에 준하는 사고 등으로 사용할 수 없게 되거나 멸실된 경우
3. 건설기계의 차대가 등록 시의 차대와 다른 경우
4. 건설기계가 건설기계안전기준에 적합하지 않게 된 경우
5. 정기검사 명령, 수시검사 명령 또는 정비 명령에 따르지 아니한 경우
6. 건설기계를 수출하는 경우
7. 건설기계를 도난당한 경우
8. 건설기계를 폐기한 경우
9. 건설기계해체재활용업자에게 폐기를 요청한 경우
10. 구조적 제작 결함 등으로 건설기계를 제작자, 판매자에게 반품한 경우
11. 건설기계를 교육·연구 목적으로 사용하는 경우
12. 내구연한을 초과한 건설기계(정밀진단을 받아 연장된 경우는 그 연장기간을 초과한 건설기계)
13. 건설기계를 횡령 또는 편취당한 경우

47 해머 작업의 안전수칙으로 가장 거리가 먼 것은?
① 면장갑을 끼고 해머 작업을 하지 말 것
② 공동으로 해머 작업 시 호흡을 맞출 것
③ 해머를 사용할 때 자루 부분을 확인할 것
④ **강한 타격력이 요구될 때에는 연결대를 끼워서 작업할 것**

해설 원심력에 의해 해머가 연결대에서 빠질 경우 큰 사고가 발생할 수 있다.

48 지게차의 조종 레버에 대한 설명으로 틀린 것은?
① 로어링 : 짐을 내릴 때 사용
② **덤핑 : 짐을 옮길 때 사용**
③ 리프팅 : 짐을 올릴 때 사용
④ 틸팅 : 짐을 기울일 때 사용

해설 로어링과 리프팅은 리프트 레버로 포크를 내리거나 올리는 조작이며, 틸팅은 틸트 레버로 마스트를 전경 또는 후경시키는 조작이다.

정답 38.③ 39.④ 40.① 41.④ 42.④ 43.③ 44.② 45.④ 46.④ 47.④ 48.②

49 유압오일에서 온도에 따른 점도 변화 정도를 표시하는 것은?

① 점도지수 ② 관성력
③ 윤활성 ④ 점도분포

해설 점도지수는 오일이 온도의 변화에 따라 점도가 변하는 정도를 수치로 나타낸 것이다.

50 디젤기관의 노킹 발생원인과 다른 것은?

① 기관이 과도하게 냉각되어 있다.
② 노즐의 분무상태가 불량하다.
③ 착화기간 중 분사량이 많다.
④ 세탄가가 높은 연료를 사용하였다.

해설 세탄가가 높은 연료를 사용하면 착화성이 좋아져 노킹이 방지된다.

51 지게차 작업장치의 동력전달기구가 아닌 것은?

① 틸트 실린더 ② 리프트 실린더
③ 리프트 체인 ④ 트렌치호

해설 트렌치호는 기중기나 굴착기가 도랑 파기 작업에 사용하는 작업장치이다.

52 중량물을 들어 올리거나 내릴 때 손이나 발이 중량물과 지면 등에 끼어 발생하는 재해는?

① 협착 ② 전도
③ 낙하 ④ 충돌

해설 전도는 사람이나 장비가 넘어지는 경우, 낙하는 떨어지는 물체에 맞는 경우, 충돌은 사람이나 장비가 정지한 물체에 부딪히는 경우를 말한다.

53 유압유의 흐름을 한쪽으로만 허용하고 반대방향의 흐름을 제어하는 밸브는?

① 매뉴얼 밸브 ② 릴리프 밸브
③ 카운터 밸런스 밸브 ④ 체크 밸브

해설 체크 밸브는 방향제어 밸브의 일종으로 유압의 흐름을 한 방향으로만 통과시키며 역방향의 흐름을 막는다.

54 건설기계 등록번호표의 색칠 기준으로 틀린 것은?

① 영업용 – 주황색 판에 흰색 문자
② 자가용 – 녹색 판에 흰색 문자
③ 관용 – 흰색 판에 검은색 문자
④ 수입용 – 적색 판에 흰색 문자

해설 건설기계 등록번호표의 색칠 기준 : 자가용–녹색 판에 흰색 문자, 영업용–주황색 판에 흰색 문자, 관용–흰색 판에 검은색 문자

합격Tip!

건설기계 등록번호표 색상이 비사업용(관용/자가용)은 흰색 바탕에 검은색 문자, 대여사업용은 주황색 바탕에 검은색 문자로 변경되었습니다(2022.05.25. 개정/2022.11.26.시행). 개정 전후 내용을 반드시 알아두세요!!!!

55 카운터밸런스 지게차 마스트 후경각의 일반적인 최대치는?

① 15° ② 9°
③ 6° ④ 12°

해설 카운터밸런스 지게차의 전경각은 6도 이하, 후경각은 12도 이하여야 한다(건설기계 안전기준에 관한 규칙 제20조제3항).

56 유압탱크의 부속장치가 아닌 것은?

① 배유구 ② 피스톤 로드
③ 유면계 ④ 배플 플레이트

해설 피스톤 로드는 액추에이터 및 실린더를 구성하는 부속장치이다.

57 유압장치의 일상점검항목이 아닌 것은?

① 오일의 양 점검 ② 탱크 내부 점검
③ 변질상태 점검 ④ 오일의 누유 여부 점검

해설 탱크 내부의 점검은 일상점검보다는 반기나 연간 단위로 정기점검을 하는 것이 적절하다.

58 디젤기관의 과급기에 대한 설명으로 틀린 것은?

① 흡입 공기에 압력을 가해 공기를 공급한다.
② 배기 터빈과급기는 주로 원심식이 가장 많이 사용된다.
③ 과급기를 설치하면 엔진 중량과 출력이 감소된다.
④ 체적효율을 높이기 위해 인터쿨러를 사용한다.

해설 과급기는 엔진에 고밀도 공기를 공급하고 더 많은 산소를 공급하여 연소 효율을 높이는 장치로 과급기를 설치하면 엔진의 중량이 약간 증가하고 출력은 중량 증가분에 비해 큰 폭으로 상승한다.

59 지게차의 타이어 트레드에 대한 설명으로 틀린 것은?

① 타이어의 공기압이 높으면 가장자리보다 중앙부의 마모가 크다.
② 트레드가 마모되면 구동력과 선회력이 저하된다.
③ 트레드가 마모되면 열의 발산이 불량하게 된다.
④ 트레드가 마모되면 지면과 접촉 면적이 크게 됨으로써 마찰력이 증대되어 제동성능은 좋아진다.

해설 트레드가 마모된 타이어는 마른 노면에서는 더 좋은 제동성능을 보이지만, 젖은 노면에서는 수막현상을 일으켜 제동성능이 크게 떨어지므로 반드시 교체해야 한다.

60 건설기계관리법상 건설기계사업에 해당하는 것이 아닌 것은?

① 건설기계매매업 ② 건설기계제작업
③ 건설기계대여업 ④ 건설기계정비업

해설 건설기계관리법상의 건설기계사업은 건설기계대여업, 건설기계정비업, 건설기계매매업, 건설기계해체재활용업을 말한다.

정답 49.① 50.④ 51.④ 52.① 53.④ 54.④ 55.④ 56.② 57.② 58.③ 59.④ 60.②

2019 기출분석문제

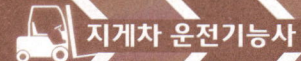

01 도로교통법상 어린이와 유아는 몇 살 미만의 사람을 말하는가?
① 12세 – 6세   ② 13세 – 7세
③ 13세 – 6세   ④ 12세 – 7세

해설 도로교통법상 어린이는 13세 미만인 사람을, 영유아는 6세 미만인 사람을 말한다.

02 지게차로 화물을 운반할 때 마스트를 몇 도 정도 기울여야 하는가?
① 3°   ② 6°
③ 10°   ④ 12°

해설 운반 중 마스트를 뒤로 약 6° 정도 경사시킨다.

03 건설기계대여업의 등록을 하려는 자는 국토교통부령이 정하는 서류를 첨부하여 어디에 등록신청서를 제출하여야 하는가?
① 국토교통부장관   ② 도지사
③ 시장, 군수 또는 구청장   ④ 고용노동부장관

해설 건설기계대여업의 등록을 하려는 자는 건설기계대여업등록신청서에 국토교통부령이 정하는 서류를 첨부하여 시장·군수 또는 구청장에게 제출하여야 한다(건설기계관리법 시행령 제13조).

04 지게차의 카운터 웨이트 기능에 대한 설명으로 옳은 것은?
① 작업 시 안정성을 주고 장비의 밸런스를 잡아 준다.
② 접지면적을 높여 준다.
③ 접지압을 높여 준다.
④ 더욱 무거운 중량을 들 수 있도록 임의로 조절해 준다.

해설 평형추(카운터 웨이트)는 지게차 맨 뒤쪽에 설치되어 차체 앞쪽에 화물을 실었을 때 쏠리는 것을 방지한다.

05 직류발전기와 비교한 교류발전기의 특징으로 틀린 것은?
① 전류조정기만 있으면 된다.
② 브러시의 수명이 길다.
③ 소형이며 경량이다.
④ 저속 시에도 충전이 가능하다.

해설 교류발전기의 특징
저속에서 충전이 가능, 전압조정기만 필요함, 소형 경량, 브러시 수명이 김, 출력이 크고 고속회전에 잘 견딤

06 다음의 기호가 의미하는 것은?

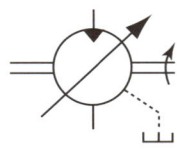

① 유압모터   ② 유압 펌프
③ 공기압 모터   ④ 요동 모터

07 디젤기관에서 연료라인에 공기가 혼입되었을 때의 현상으로 맞는 것은?
① 분사압력이 높아진다.
② 디젤 노크가 일어난다.
③ 연료 분사 량이 많아진다.
④ 기관 부조 현상이 발생된다.

해설 연료라인에 공기가 혼입되면 연료가 불규칙하게 공급되어 부조가 발생한다.

08 건설기계장비가 시동되지 않아 시동장치를 점검하려고 한다. 적절하지 않은 것은?
① 시동전동기의 손상 및 파손 여부 점검
② 축전지의 단선 및 접촉상태 점검
③ 발전기의 성능 점검
④ 마그넷 스위치 점검

해설 발전기는 축전지 충전장치이다.

09 지게차의 조종 레버에 대한 설명으로 옳지 않은 것은?
① 리프트 레버를 당기면 포크가 올라간다.
② 틸트 레버를 밀면 마스트가 앞으로 기울어진다.
③ 틸트 레버를 놓으면 자동으로 중립 위치로 복원된다.
④ 리프트 레버를 놓으면 자동으로 중립 위치로 복원되지 않는다.

해설 리프트 레버를 놓으면 자동으로 중립 위치로 복원된다.

10 화물을 적재하고 주행할 때 포크와 지면과의 간격으로 가장 적합한 것은?
① 지면에 밀착   ② 20~30cm
③ 50~55cm   ④ 60~75cm

해설 화물을 적재하고 주행할 경우에는 포크와 지면의 간격이 너무 낮거나 높지 않도록 20~30cm를 유지한다.

정답 01.③ 02.② 03.③ 04.① 05.① 06.① 07.④ 08.③ 09.④ 10.②

지게차 운전기능사

11 지게차에서 리프트 실린더의 상승력이 부족한 원인과 거리가 먼 것은?

① 리프트 실린더에서 유압유 누출

② 오일필터의 막힘

③ 틸트로크 밸브의 밀착 불량

④ 유압 펌프의 불량

✏️해설 기관이 정지했을 때 틸트로크 밸브가 유압회로를 차단하여 틸트 레버를 밀어도 마스트가 경사되지 않게 한다.

12 수공구 작업 시 옳지 않은 행동은?

① 펀치 작업 시 문드러진 펀치 날은 연마하여 사용한다.

② 줄 작업 시 줄의 손잡이가 줄 자루에 정확하고 단순하게 끼워져 있는지 확인한다.

③ 정 작업 시에는 작업복 및 보호안경을 착용한다.

④ 스패너 사용 시 스패너로 볼트를 죌 때는 앞으로 당기고 풀 때는 뒤로 민다.

✏️해설 스패너를 죄고 풀 때는 항상 앞으로 당긴다. 몸 쪽으로 당길 때 힘이 걸리도록 한다.

13 지게차가 커브를 돌 때 장비의 회전을 원활히 하는 장치는?

① 차동기어장치

② 유니버설 조인트

③ 변속기

④ 최종 구동기어

✏️해설 차동기어장치는 차량의 좌우 바퀴 회전수 변화를 가능하게 하여 요철이 심한 길이나 도로를 선회할 때 무리 없이 회전할 수 있게 한다.

14 지게차 운전 중 다음과 같은 경고등이 점등되었다. 경고등의 명칭은?

① 배터리 경고등

② 에어크리너 경고등

③ 차량방전 경고등

④ 연료 없음 경고등

15 건설기계의 조종 중 고의로 인명피해를 입힌 경우 처분으로 옳은 것은?

① 면허효력정지 15일

② 면허효력정지 30일

③ 면허효력정지 45일

④ 면허취소

✏️해설 건설기계의 조종 중 고의로 인명피해를 입힌 때 : 면허취소

16 건설기계조종사 면허가 취소되거나 효력정지 처분을 받은 후에도 건설기계를 계속하여 조종한 자에 대한 벌칙은?

① 50만 원 이하의 벌금

② 100만 원 이하의 벌금

③ 1년 이하의 징역 또는 1천만 원 이하의 벌금

④ 2년 이하의 징역 또는 2천만 원 이하의 벌금

✏️해설 건설기계조종사 면허가 취소되거나 건설기계조종사면허의 효력정지처분을 받은 후에도 건설기계를 계속하여 조종한 자는 1년 이하의 징역 또는 1천만 원 이하의 벌금에 처한다(건설기계관리법 제41조).

17 건설기계의 등록이 말소된 경우 등록번호표와 봉인을 떼어낸 후 며칠 이내에 시 · 도지사에게 반납해야 하는가?

① 5일 이내

② 10일 이내

③ 15일 이내

④ 20일 이내

✏️해설 등록된 건설기계의 소유자는 건설기계의 등록이 말소된 경우에는 10일 이내에 등록번호표의 봉인을 떼어낸 후 그 등록번호표를 국토교통부령으로 정하는 바에 따라 시 · 도지사에게 반납하여야 한다(건설기계관리법 제9조).

18 지게차에 화물을 적재하고 주행할 때의 주의사항이다. 바르지 못한 것은?

① 경사진 길을 내려갈 때는 브레이크를 자주 밟게 되어 베이퍼 록이 발생하므로 변속레버를 중립에 두고 내려간다.

② 적재한 화물로 인해 전방시야가 확보되지 않은 경우에는 후진으로 천천히 진행하거나 유도자의 도움을 받는다.

③ 경사진 곳에서 화물을 운반할 때는 오르막에서는 전진으로 내리막에서는 후진으로 운행한다.

④ 적재물이 백레스트에 완전히 닿도록 한 후 운행한다.

✏️해설 경사진 곳을 주행할 때 베이퍼 록을 방지하는 가장 좋은 방법은 엔진브레이크를 사용하는 것이다.

19 다음 중 유압모터의 장점이 될 수 없는 것은?

① 공기와 먼지 등이 침투하여도 성능에는 영향을 주지 않는다.

② 소형 경량으로서 큰 출력을 낼 수 있다.

③ 속도나 방향 제어가 용이하다.

④ 무단변속이 용이하다.

✏️해설 **유압모터의 장점**
• 무단변속이 용이하다.
• 소형, 경량으로서 큰 출력을 낼 수 있다.
• 속도나 방향 제어가 용이하다.
• 자동 원격조작이 가능하다

유압모터의 단점
• 작동유가 누출되면 작업 성능에 지장이 있다.
• 작동유의 점도변화로 유압모터의 사용에 제약이 따를 수 있다.
• 작동유에 먼지나 공기가 침입하지 않도록 특히 보수에 신경 써야 한다.

정답 11.③ 12.④ 13.① 14.② 15.④ 16.③ 17.② 18.① 19.①

20 다음은 지게차의 어느 부분을 설명한 것인가?

- 마스트와 프레임 사이에 설치된다.
- 마스트를 전경 또는 후경시키는 작용을 한다.
- 레버를 밀면 마스트가 앞으로 기울고, 당기면 마스트가 뒤로 기울어진다.

① 틸트 실린더 ② 리프트 실린더
③ 마스트 실린더 ④ 슬라이딩 실린더

해설 리프트 실린더는 포크를 상승·하강시키는 작용을 하며 틸트 실린더는 마스트를 전경 또는 후경시키는 작용을 한다.

21 교차로에서의 좌회전 방법으로 가장 적절한 것은?

① 운전자 편리한 대로 운전한다.
② 교차로 중심 바깥쪽으로 서행한다.
③ 교차로 중심 안쪽으로 서행한다.
④ 앞차의 주행방향으로 따라가면 된다.

해설 모든 차의 운전자는 교차로에서 좌회전을 하려는 경우에는 미리 도로의 중앙선을 따라 서행하면서 교차로의 중심 안쪽을 이용하여 좌회전하여야 한다. 다만 시·도경찰청장이 교차로의 상황에 따라 특히 필요하다고 인정하여 지정한 곳에서는 교차로의 중심 바깥쪽을 통과할 수 있다(도로교통법 제25조).

22 도로교통법상 가장 우선하는 신호체계는?

① 운전자의 수신호 ② 안전표지의 지시사항
③ 신호기의 신호 ④ 경찰공무원의 수신호

해설 도로를 통행하는 보행자, 차마 또는 노면전차의 운전자는 교통안전시설이 표시하는 신호 또는 지시와 교통정리를 하는 경찰공무원 또는 교통보조자(이하 "경찰공무원 등"이라 한다)의 신호 또는 지시가 서로 다른 경우에는 경찰공무원 등의 신호 또는 지시에 따라야 한다(도로교통법 제5조제2항).

23 안전보호구 선택 시 유의사항이 아닌 것은?

① 작업하는 데 방해가 되지 않아야 한다.
② 착용이 용이하고 사용자에게 편리해야 한다.
③ 식별하기 쉽도록 제작되었다면 품질이 다소 떨어져도 무방하다.
④ 보호구 검정에 합격하고 보호성능이 보장되어야 한다.

해설 안전보호구는 위험요인으로부터 작업자를 완벽하게 방호할 수 있을 정도의 최상의 품질로 제작되어야 하고 그러한 제품을 사용해야 한다.

24 다음 표지판이 나타내는 의미는?

① 차 중량 제한 ② 차폭 제한
③ 차 높이 제한 ④ 차간거리 확보

25 오토기관에 비해 디젤기관의 장점이 아닌 것은?

① 화재의 위험이 적다.
② 열효율이 높다.
③ 가속성이 좋고 운전이 정숙하다.
④ 연료 소비율이 낮다.

해설 디젤기관은 가솔린기관에 비하여 열효율이 높고 연료 소비율이 적다. 연료의 인화점이 높아 그 취급이나 저장에 위험이 적고 대형기관의 제작을 가능하게 한다.

26 지게차를 주차할 때 취급사항으로 틀린 것은?

① 포크를 지면에 완전히 내린다.
② 기관을 정지한 후 주차 브레이크를 작동시킨다.
③ 시동을 끈 후 시동스위치의 키는 그대로 둔다.
④ 포크의 선단이 지면에 닿도록 마스트를 전방으로 적절히 경사시킨다.

해설 지게차를 주차시킬 때 기관이 완전히 정지된 것을 확인한 후 시동스위치 키를 빼내 안전한 장소에 보관한다.

27 다음 괄호 안에 들어갈 알맞은 말은?

일반적으로 건설기계에 설치되는 좌·우 전조등은 ( )로 연결된 복선식 구성이다.

① 직렬 ② 병렬
③ 직렬 후 병렬 ④ 병렬 후 직렬

해설 전조등은 좌·우에 1개씩 설치되어 있어야 하고, 일반적으로 건설기계에 설치되는 좌·우 전조등은 병렬로 연결된 복선식 구성이다.

28 디젤기관에서 연소실 내의 공기를 가열하여 기동이 쉽도록 하는 장치는?

① 연료장치 ② 예열장치
③ 감압장치 ④ 점화장치

해설 디젤기관은 압축착화방식이므로 한랭상태에서는 경유가 잘 착화하지 못해 시동이 어려우므로 예열장치가 흡입 다기관이나 연소실 내의 공기를 미리 가열하여 기동이 쉽도록 한다.

29 지게차 운전방법으로 옳지 않은 것은?

① 지게차는 완충 스프링이 없으므로 노면이 좋지 않을 때는 저속으로 운행하여야 한다.
② 창고 출입 시 출입문의 크기를 알기 위해서 팔을 밖으로 내밀고 운전한다.
③ 틸트는 적재물이 백레스트에 완전히 닿도록 한 후 운행한다.
④ 주행 방향을 바꿀 때에는 완전 정지 또는 저속에서 운행한다.

해설 지게차에 짐을 싣고 창고나 공장을 출입할 때는 팔이나 몸을 차체 밖으로 내밀지 않는다.

30 경사진 지역에서 지게차 운전방법으로 옳지 않은 것은?

① 경사지를 오르거나 내려올 때는 급회전을 금해야 한다.
② 운반물을 적재하여 경사지를 주행할 때는 짐이 언덕 위로 향하도록 한다.
③ 운반물을 적재하여 경사지를 주행할 때는 짐이 언덕 아래로 향하도록 한다.
④ 화물을 적재하고 경사지를 내려갈 때는 후진으로 운행해야 한다.

해설 경사지에서는 저속기어로 변속하여 기어 브레이크를 사용하는 것이 좋고, 적재물이 앞으로 쏟아지지 않게 하기 위해서는 화물을 위쪽으로 가게 한 후 주행해야 한다. 또한 후진으로 내려오는 것이 좋다.

31 유압장치에서 고압 소용량, 저압 대용량 펌프를 조합 운전할 때, 작동압이 규정 압력 이상으로 상승 시 동력 절감을 하기 위해 사용하는 밸브는?

① 감압 밸브
② 릴리프 밸브
③ 시퀀스 밸브
④ 무부하 밸브

해설 무부하(언로드) 밸브는 유압회로의 압력이 설정 압력에 도달했을 때 유압펌프로부터 전체 유량을 작동유 탱크로 복귀시키는 밸브이다.

32 다음 엔진오일 중 오일점도가 가장 낮은 것은?

① SAE #40
② SAE #10
③ SAE #20
④ SAE #30

해설 SAE(미국 자동차기술협회) 번호가 클수록 점도가 높고, 번호가 작을수록 점도가 낮은 오일이다.

33 엔진식 지게차의 일반적인 조향 방식은?

① 앞바퀴 조향방식이다.
② 뒷바퀴 조향방식이다.
③ 허리꺾기 조향방식이다.
④ 작업조건에 따라 가변적이다.

해설 지게차는 앞바퀴에 하중이 실리게 되어 앞바퀴 조향을 하게 되면 효율이 떨어지고 연료소모가 많아질 수 있으므로 뒷바퀴로 조향한다.

34 작업장에서 작업복을 착용하는 가장 주된 이유는?

① 작업장의 질서를 확립시키기 위해서이다.
② 작업 능률을 올리기 위해서이다.
③ 재해로부터 작업자의 몸을 보호하기 위해서이다.
④ 작업자의 복장 통일을 위해서이다.

해설 작업복은 작업장에서 일을 할 때 방해가 되지 않는 편한 옷차림을 위한 목적도 있지만 작업자의 안전을 보호하기 위한 목적이 더욱 근본적인 것이다.

35 조명 스위치가 실내에 있으면 안 되는 곳은?

① 공구 보관소
② 카바이드 보관소
③ 건설기계 장비 차고
④ 기계류 저장소

해설 카바이드 저장소는 가스가 발생하기 때문에 실내에 조명 스위치나 화기가 있으면 위험하다.

36 지게차의 유압 브레이크와 브레이크 페달은 어떤 원리를 이용한 것인가?

① 랙크 피니언 원리, 베르누이의 정리
② 랙크 피니언 원리, 애커먼 장토식 원리
③ 지렛대 원리, 애커먼 장토식 원리
④ 파스칼 원리, 지렛대 원리

해설 파스칼의 원리란 밀폐된 용기 내에 액체를 가득 채우고 그 용기에 힘을 가하면 그 내부 압력은 용기의 각 면에 수직으로 작용하며 용기 내의 어느 곳이든지 똑같은 압력으로 작용한다는 원리로, 유압 브레이크의 기본이 되는 원리이다. 브레이크 페달은 지렛대 원리를 이용한다.

37 일반적으로 오일탱크의 구성품이 아닌 것은?

① 스트레이너
② 배플
③ 드레인 플러그
④ 압력조절기

해설 오일탱크는 작동유의 적정 유량을 저장하고, 적정 유온을 유지하며 작동유의 기포 발생 및 제거 역할을 한다. 주입구, 흡입구와 리턴구, 유면계, 배플, 스트레이너, 드레인플러그 등의 부속장치가 있다.

38 자연발화가 일어나기 쉬운 조건이 아닌 것은?

① 표면적이 넓다.
② 주위 온도가 높다.
③ 발열량이 크다.
④ 열전도율이 크다.

해설 열전도율은 작아야 한다.

39 동력전달장치 중 재해가 가장 많이 일어날 수 있는 것은?

① 기어
② 차축
③ 벨트
④ 커플링

해설 벨트(belt), 풀리(pully)는 회전부가 기관 외부에 노출되어 있기 때문에 점검·정비 중에 사고발생률이 높다.

40 라디에이터(Radiator)에 대한 설명으로 틀린 것은?

① 라디에이터의 재료 대부분은 알루미늄 합금이 사용된다.
② 단위면적당 방열량이 커야 한다.
③ 냉각 효율을 높이기 위해 방열 핀이 설치된다.
④ 공기 흐름 저항이 커야 냉각 효율이 높다.

해설 라디에이터 구비조건
• 공기 흐름 저항이 적을 것
• 냉각수 흐름 저항이 적을 것
• 단위면적당 방열량이 클 것
• 가볍고 작으며 강도가 클 것

정답 30.③ 31.④ 32.② 33.② 34.③ 35.② 36.④ 37.④ 38.④ 39.③ 40.④

41. 건설기계를 등록할 때 필요한 서류가 아닌 것은?
① 건설기계제작증
② 수입면장
③ 매수증서
④ 건설기계검사증 등본원부

해설 건설기계 등록 시 필요한 서류(건설기계관리법 시행령 제3조)
건설기계의 출처를 증명하는 서류(건설기계제작증, 수입면장 등 수입 사실을 증명하는 서류, 매수증서), 건설기계의 소유자임을 증명하는 서류, 건설기계제원표, 보험 또는 공제의 가입을 증명하는 서류

42. 다음 지게차 중 특수건설기계인 것은?
① 트럭형 지게차
② 카운터 밸런스형 지게차
③ 사이드형 지게차
④ 스트래들형 지게차

해설 특수건설기계의 지정
도로보수트럭, 노면파쇄기, 노면측정장비, 콘크리트 믹스트레일러, 아스팔트 콘크리트재생기, 수목이식기, 터널용 고소작업차, 트럭지게차

43. 건설기계의 점검 및 작업 시 지켜야 할 사항으로 가장 거리가 먼 것은?
① 엔진과 같은 중량물을 탈착할 때에는 반드시 밑에서 잡아주도록 한다.
② 유압계통을 점검하기 전에 작동유가 식었는지를 확인한다.
③ 주행 시 가능하면 평탄면을 이용하도록 하고 운전석을 떠날 때는 기관을 정지한다.
④ 엔진 가동 시에는 소화기를 비치하도록 한다.

해설 무게가 나가는 중량물에 대한 작업이 이루어질 때는 중량물의 밑을 지나가거나 밑에서 받쳐주는 행위를 해서는 절대로 안 된다. 중량물이 낙하하여 큰 사고로 이어질 수 있기 때문이다.

44. 벨트 작업에 대한 설명으로 옳지 않은 것은?
① 벨트 교환 시 회전을 완전히 멈춘 상태에서 한다.
② 벨트의 회전을 정지시킬 때 손으로 잡는다.
③ 벨트에는 적당한 장력을 유지하도록 한다.
④ 고무벨트에는 기름이 묻지 않도록 한다.

해설 벨트 회전을 정지할 때 손을 사용하는 것은 매우 위험한 일로, 벨트의 마찰에 의한 화상이나 벨트 가드에 손이 끼이게 되어 상해를 입을 수 있다.

45. 연소에 필요한 공기를 실린더로 흡입할 때, 먼지 등의 불순물을 여과하여 피스톤 등의 마모를 방지하는 역할을 하는 장치는?
① 과급기(super charger)
② 에어 클리너(air cleaner)
③ 냉각장치(cooling system)
④ 플라이휠(fly wheel)

해설 공기청정기(air cleaner)는 흡입공기의 먼지 등을 여과하는 작용 이외에 흡기소음을 감소시키며 역화가 발생할 때 불길을 저지하는 기능을 한다.

46. 유압에너지의 저장, 충격 흡수 등에 이용되는 것은?
① 오일 냉각기
② 축압기
③ 스트레이너
④ 펌프

해설 축압기(accumulator)는 유압펌프에서 발생한 유압을 저장하고 맥동을 소멸시키는 장치로 압력보상, 에너지 축적, 유압회로의 보호, 맥동감쇠, 충격압력 흡수, 일정 압력 유지 등의 기능을 한다.

47. <보기>에서 작업자의 올바른 안전 자세로 모두 짝지어진 것은?

보기
a. 자신의 안전과 타인의 안전을 고려한다.
b. 작업에 임해서는 아무런 생각 없이 작업한다.
c. 작업장 환경 조성을 위해 노력한다.
d. 작업 안전 사항을 준수한다.

① a, b, c
② a, c, d
③ a, b, d
④ a, b, c, d

해설 작업자는 안전수칙을 준수하고, 작업요령에 주의하면서 작업하도록 한다.

48. 디젤기관의 예열장치에서 코일형 예열플러그와 비교한 실드형 예열플러그의 설명 중 틀린 것은?
① 발열량이 크고 열용량도 크다.
② 예열플러그들 사이의 회로는 병렬로 결선되어 있다.
③ 기계적 강도 및 가스에 의한 부식에 약하다.
④ 예열플러그 하나가 단선되어도 나머지는 작동된다.

해설 ③ 코일형 예열플러그

49. 타이어의 트레드에 대한 설명으로 틀린 것은?
① 트레드가 마모되면 구동력과 선회능력이 저하된다.
② 트레드가 마모되면 지면과 접촉 면적이 크게 됨으로써 마찰력이 증대되어 제동성능은 좋아진다.
③ 타이어의 공기압이 높으면 트레드의 양단부보다 중앙부의 마모가 크다.
④ 트레드가 마모되면 열의 발산이 불량하게 된다.

해설 트레드가 마모되면 타이어 마찰을 증대시켜 주던 요철부분이 없어지게 되므로 미끄러질 위험이 많아 제동성능이 떨어진다.

50. 시동전동기 취급 시 주의사항으로 틀린 것은?
① 기관이 시동된 상태에서 시동스위치를 켜서는 안 된다.
② 전선 굵기는 규정 이하의 것을 사용하면 안 된다.
③ 시동전동기의 회전속도가 규정 이하이면 오랜 시간 연속 회전시켜도 시동이 되지 않으므로 회전속도에 유의해야 한다.
④ 시동전동기의 연속 사용시간은 60초 정도로 한다.

해설 기동(시동)전동기의 연속 사용시간은 10초 정도로 하고, 불가피한 경우라도 손상 방지를 위하여 최대 연속 사용시간은 30초 이내로 제한해야 한다.

정답 41.④ 42.① 43.① 44.② 45.② 46.② 47.② 48.③ 49.② 50.④

지게차 운전기능사 　　　　　　　　　　　　　　　　　　　　　　　　　　2019년 기출분석문제

★
51 다음 중 유압회로에서 속도제어회로가 아닌 것은?

① 미터 인 회로　　　　　② 블리드 오프 회로
③ 미터 아웃 회로　　　　④ 블리드 온 회로

해설 유압회로의 속도제어회로에는 미터 인 회로, 미터 아웃 회로, 블리드 오프 회로가 있다.

★★
52 안전기준을 초과하는 화물의 적재허가를 받은 자는 그 길이 또는 그 폭의 양 끝에 몇 cm 이상의 빨간 헝겊으로 된 표지를 달아야 하는가?

① 너비 15cm, 길이 30cm　　② 너비 20cm, 길이 40cm
③ 너비 30cm, 길이 50cm　　④ 너비 60cm, 길이 90cm

해설 안전기준을 넘는 화물의 적재허가를 받은 사람은 그 길이 또는 폭의 양끝에 너비 30cm, 길이 50cm 이상의 빨간 헝겊으로 된 표지를 달아야 한다. 다만 밤에 운행하는 경우에는 반사체로 된 표지를 달아야 한다(도로교통법 시행규칙 제26조).

★★
53 건설기계의 구조변경이 가능한 경우는?

① 건설기계의 기종변경
② 적재함의 용량증가를 위한 구조변경
③ 수상작업용 건설기계의 선체의 형식변경
④ 육상작업용 건설기계 규격의 증가

해설 건설기계의 구조변경이 가능한 경우(건설기계관리법 시행규칙 제42조)
• 원동기 및 전동기의 형식변경
• 동력전달장치의 형식변경
• 제동장치, 주행장치, 유압장치, 조종장치, 조향장치, 작업장치의 형식변경
• 건설기계의 길이 · 너비 · 높이 등의 변경
• 수상작업용 건설기계의 선체의 형식변경
• 타워크레인 설치기초 및 전기장치의 형식변경
구조변경이 불가능한 경우
• 건설기계의 기종변경
• 육상작업용 건설기계 규격의 증가 또는 적재함의 용량 증가를 위한 구조변경

★★
54 유압유의 구비조건이 아닌 것은?

① 비압축성일 것
② 온도에 의한 점도 변화가 적을 것
③ 방청 및 방식성이 있을 것
④ 체적 탄성계수가 크고 밀도가 높을 것

해설 유압 작동유의 구비조건
• 비압축성일 것
• 내열성이 크고 거품이 적을 것
• 점도지수가 높을 것
• 방청 및 방식성이 있을 것
• 체적 탄성계수가 크고 밀도가 작을 것

55 지게차 주행 시 주의해야 할 사항으로 틀린 것은?

① 짐을 싣고 주행할 때는 절대로 속도를 내서는 안 된다.
② 노면의 상태에 충분한 주의를 하여야 한다.
③ 적하 장치에 사람을 태워서는 안 된다.
④ 포크의 끝을 밖으로 경사지게 한다.

해설 지게차 주행 시 포크는 지면에서 20~30cm 정도 올린 다음 마스트가 뒤로 4° 정도 기울게 하여 이동한다.

★
56 지게차의 스프링 장치에 대한 설명으로 맞는 것은?

① 텐덤 드라이브 장치이다.　② 코일스프링 장치이다.
③ 판스프링 장치이다.　　　④ 스프링 장치가 없다.

해설 지게차에는 현가스프링이 없어 주로 저압 타이어를 사용한다.

★
57 클러치식 지게차 동력 전달 순서는?

① 엔진 → 클러치 → 변속기 → 종감속 기어 및 차동장치 → 앞 구동축 → 차륜
② 엔진 → 변속기 → 클러치 → 종감속 기어 및 차동장치 → 앞 구동축 → 차륜
③ 엔진 → 클러치 → 종감속 기어 및 차동장치 → 변속기 → 앞 구동축 → 차륜
④ 엔진 → 변속기 → 클러치 → 앞 구동축 → 종감속 기어 및 차동장치 → 차륜

해설 클러치식 지게차 동력전달순서
엔진 → 클러치 → 변속기 → 종감속 기어 및 차동장치 → 앞 구동축 → 차륜

58 다음 중 안전사고가 일어나는 가장 큰 원인은?

① 열악한 작업환경　　　② 작업자의 미숙
③ 불안전한 작업 지시　　④ 불가항력

해설 안전사고 발생의 원인
개인의 불안전한 행위 88%, 불안전한 환경 10%, 불가항력 2%

★★
59 유압유에 점도가 서로 다른 2종류의 오일을 혼합하였을 경우에 대한 설명으로 맞는 것은?

① 오일 첨가제의 좋은 부분만 작동하므로 오히려 더욱 좋다.
② 점도가 달라지나 사용에는 전혀 지장이 없다.
③ 혼합은 권장 사항이며 사용에는 전혀 지장이 없다.
④ 열화현상을 촉진한다.

해설 점도가 다른 두 오일을 혼합하게 되면 전체적인 작동유의 점도가 불량하게 되어 과열의 원인이 된다.

★
60 기어 펌프에 대한 설명으로 틀린 것은?

① 소형이며 구조가 간단하다.
② 플런저 펌프에 비해 흡입력이 나쁘다.
③ 플런저 펌프에 비해 효율이 낮다.
④ 초고압에는 사용이 곤란하다.

해설 기어 펌프의 특징
• 구조가 간단하고 흡입 성능이 우수하다.
• 다루기 쉽고 가격이 저렴하다.
• 플런저 펌프(피스톤 펌프)에 비해 효율은 떨어진다.
• 오일의 오염에 비교적 강한 편이다.
• 가변 용량형으로 만들기가 곤란하다.

정답　51.④　52.③　53.③　54.④　55.④　56.④　57.①　58.②　59.④　60.②

2018 기출분석문제

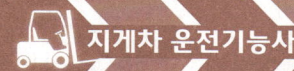
지게차 운전기능사

01 지게차의 마스트를 앞 또는 뒤로 기울도록 작동시키는 것은?
① 포크　　② 틸트 레버
③ 마스트　　④ 리프트 레버

해설 틸트 레버
- 마스트 앞으로 기울어짐(민다)
- 마스트 뒤로 기울어짐(당긴다)

02 지게차 운전 시 주의사항으로 가장 거리가 먼 것은?
① 화물을 실어 전방이 안 보이면 후진으로 주행한다.
② 후진 시에는 경광등, 후진경고등, 경적 등을 사용한다.
③ 경사길에서 내려올 때는 후진으로 진행한다.
④ 동승자를 태우고 교통상황을 확인하며 주행한다.

해설 지게차 주행 시 사람을 태우고 작업하거나 운행하면 안 된다.

03 응급구호표지의 바탕색으로 옳은 것은?
① 흰색　　② 노랑
③ 주황　　④ 녹색

해설 응급구호표지의 바탕은 녹색, 관련 부호 및 그림은 흰색을 사용한다.

04 안전관리상 보안경을 사용해야 하는 작업과 가장 거리가 먼 것은?
① 장비 밑에서 정비작업을 할 때
② 산소 결핍 발생이 쉬운 장소에서 작업을 할 때
③ 철분, 모래 등이 날리는 작업을 할 때
④ 전기용접 및 가스용접 작업을 할 때

해설 산소 결핍 발생이 쉬운 장소에서 작업할 경우에는 산소탱크와 산소마스크 등의 기구를 이용하여 작업한다.

05 건설기계의 등록을 말소할 수 있는 사유에 해당하지 않는 것은?
① 건설기계를 폐기한 경우
② 건설기계를 수출하는 경우
③ 건설기계를 장기간 운행하지 않게 된 경우
④ 건설기계를 교육·연구 목적으로 사용하는 경우

해설 건설기계를 장기간 운행하지 않게 된 경우는 말소 사유에 해당하지 않는다.

06 건설기계의 구조 변경 범위에 속하지 않는 것은?
① 건설기계의 길이, 너비, 높이 변경
② 적재함의 용량 증가를 위한 변경
③ 조종장치의 형식변경
④ 수상작업용 건설기계 선체의 형식변경

해설 건설기계의 기종변경, 육상작업용 건설기계 규격의 증가, 적재함의 용량증가를 위한 구조변경의 경우에는 건설기계관리법 시행규칙에서 규정해 놓은 구조변경이 불가하다(건설기계관리법 시행규칙 제42조 참조).

07 유압기계의 장점이 아닌 것은?
① 속도제어가 용이하다.
② 에너지 축적이 가능하다.
③ 유압장치는 점검이 간단하다.
④ 힘의 전달 및 증폭이 용이하다.

08 다음 중 유압모터 종류에 속하는 것은?
① 플런저 모터　　② 보올 모터
③ 터빈 모터　　④ 디젤 모터

해설 유압모터는 유압에너지를 이용하여 연속적으로 회전운동을 시키는 장치로 기어 모터, 플런저 모터(회전피스톤형), 베인 펌프 등으로 구분한다.

09 건설기계를 검사유효기간 만료 후에 계속 운행하고자 할 때는 어느 검사를 받아야 하는가?
① 신규등록검사　　② 계속검사
③ 수시검사　　④ 정기검사

해설 정기검사
건설공사용 건설기계로서 3년의 범위에서 국토교통부령으로 정하는 검사유효 기간이 끝난 후에 계속하여 운행하려는 경우에 실시하는 검사와 「대기환경보전법」제62조 및 「소음·진동관리법」제37조에 따른 운행차의 정기검사(건설기계관리법 제13조제1항)

10 수공구 작업 시 옳지 않은 행동은?
① 펀치 작업 시 문드러진 펀치 날은 연마하여 사용한다.
② 줄 작업 시 줄의 손잡이가 줄 자루에 정확하고 단순하게 끼워져 있는지 확인한다.
③ 정 작업 시에는 작업복 및 보호안경을 착용한다.
④ 스패너 사용 시 스패너로 볼트를 죌 때는 앞으로 당기고 풀 때는 뒤로 민다.

해설 스패너를 죄고 풀 때는 항상 앞으로 당기며 몸 쪽으로 당길 때 힘이 걸리도록 한다.

정답 01.② 02.④ 03.④ 04.② 05.③ 06.② 07.③ 08.① 09.④ 10.④

지게차 운전기능사

2018년 기출분석문제

11 지게차에 부하가 걸릴 때 토크 컨버터의 터빈 속도는 어떻게 되는가?

① 일정하다.　　　　② 관계없다.
③ 빨라진다.　　　　④ 느려진다.

해설 장비에 부하가 걸리면 변속기 입력축의 터빈에 하중이 작용하므로 속도가 느려진다.

12 타이어에서 트레드 패턴과 관계없는 것은?

① 제동력　　　　② 구동력 및 견인력
③ 편평률　　　　④ 타이어의 배수효과

해설 트레드의 패턴은 편평률과는 관계가 없다.
트레드 : 노면과 접촉되는 부분으로 내부의 카커스와 브레이커를 보호하기 위해 내마모성이 큰 고무층으로 되어 있고 노면과 미끄러짐을 방지하고 방열을 위한 홈(트레드 패턴)이 파져 있다.

★★
13 토크변환기가 설치된 지게차의 기동 요령은?

① 브레이크 페달을 밟고 저·고속레버를 저속위치로 한다.
② 클러치 페달을 조작할 필요 없이 가속페달을 서서히 밟는다.
③ 클러치 페달에서 서서히 발을 떼면서 가속페달을 밟는다.
④ 클러치 페달을 밟고 저·고속 레버를 저속위치로 한다.

해설 토크변환기(converter)는 엔진의 회전력(토크)을 2~3배로 강하게 하는 역할과 클러치 기능을 한다.

14 건설기계에 사용되는 12볼트(V), 80암페어(A) 축전지 2개를 병렬로 연결하면 전압과 전류는 어떻게 변하는가?

① 24볼트(V), 160암페어(A)가 된다.
② 12볼트(V), 80암페어(A)가 된다.
③ 24볼트(V), 80암페어(A)가 된다.
④ 12볼트(V), 160암페어(A)가 된다.

해설 병렬로 연결하면 용량은 개수만큼 증가하지만 전압은 1개일 때와 같다.

15 기관의 속도에 따라 자동적으로 분사시기를 조정하여 운전을 안정되게 하는 것은?

① 타이머　　　　② 노즐
③ 과급기　　　　④ 디콤프

해설 타이머(분사시기 조정기)는 디젤기관의 분사펌프를 구성하는 기계요소로 기관의 회전속도 및 부하에 따라 연료의 분사시기를 조절하여 엔진동작이 조화롭게 이루어지도록 한다.

16 건설기계조종사 결격사유에 해당하지 않는 것은?

① 18세 미만인 사람
② 정신질환자 또는 간질환자(뇌전증환자)
③ 마약 또는 알코올중독자
④ 파산자로서 복권되지 않은 자

★★★★
17 건설기계조종사 면허를 받지 아니하고 건설기계를 조종한 자에게 부과하는 벌금으로 옳은 것은?

① 100만 원 이하　　　　② 300만 원 이하
③ 500만 원 이하　　　　④ 1,000만 원 이하

해설 건설기계조종사 면허를 받지 아니하고 건설기계를 조종한 자는 1년 이하의 징역 또는 1천만 원 이하의 벌금에 처한다(건설기계관리법 제41조).

★★★
18 벨트를 풀리(pully)에 걸 때는 어떤 상태에서 걸어야 하는가?

① 저속으로 회전시키면서 건다.
② 중속으로 회전시키면서 건다.
③ 고속으로 회전시키면서 건다.
④ 회전을 중지시킨 후 건다.

해설 벨트를 풀리에 걸 때는 완전히 회전이 정지된 상태에서 하는 것이 철칙이다. 회전운동이 있는 동안은 속도 크기에 상관없이 안전사고가 발생할 수 있다.

19 기계의 회전부분(기어, 벨트, 체인)에 덮개를 설치하는 이유는?

① 좋은 품질의 제품을 얻기 위해
② 회전부분의 속도를 높이기 위해
③ 제품의 제작과정을 숨기기 위해
④ 회전부분과 신체의 접촉을 방지하기 위해

해설 **방호덮개**
• 가공물, 공구 등의 낙하 비래에 의한 위험을 방지하기 위한 것
• 위험 부위에 인체의 접촉 또는 접근을 방지하기 위한 것

20 유압오일 내에 기포(거품)가 형성되는 이유로 가장 적합한 것은?

① 오일 속의 수분혼입　　　　② 오일의 열화
③ 오일 속의 공기혼입　　　　④ 오일의 누설

해설 혼입된 공기가 오일 내에서 기포를 형성하게 되는데 이 기포를 그대로 방치하게 되면 공동현상(캐비테이션)에 의해 유압기기의 표면을 훼손시키거나 국부적인 고압 또는 소음을 발생하게 된다.

21 다음 중 지게차 후경각은?

① 16~18° 정도의 범위이다.　　② 7~9° 정도의 범위이다.
③ 13~15° 정도의 범위이다.　　④ 10~12° 정도의 범위이다.

22 기계식 변속기가 설치된 지게차에서 클러치판의 비틀림 코일 스프링의 역할은?

① 클러치판이 더욱 세게 부착되게 한다.
② 클러치 작동 시 충격을 흡수한다.
③ 클러치의 회전력을 증가시킨다.
④ 클러치 압력판의 마멸을 방지한다.

해설 클러치가 갑자기 작동할 때 축에 충격을 주게 되는데, 중간에 완충할 수 있는 장치가 없다면 변속기어나 기타 동력전달장치에 충격을 주게 되고 승차감이 좋지 않게 된다. 따라서 이를 방지하기 위해 비틀림 코일스프링을 설치한다.

정답 11.④ 12.③ 13.② 14.④ 15.① 16.④ 17.④ 18.④ 19.④ 20.③ 21.④ 22.②

23. 지게차 유니버설 조인트의 등속조인트 종류가 아닌 것은?
① 제파 조인트
② 이중 십자 조인트
③ 더블 오프셋 조인트
④ 훅형

해설 등속조인트의 종류
제파 조인트, 이중 십자 조인트, 더블 오프셋 조인트, 벨 타입 조인트 등

24. 지게차의 일상 점검사항이 아닌 것은? ★
① 토크 컨버터의 오일 점검
② 타이어 손상 및 공기압 점검
③ 틸트 실린더 오일 누유 상태
④ 작동유의 양

해설 토크 컨버터의 오일점검은 특수 정비사항이다.

25. 냉각장치에서 냉각수의 비등점을 올리기 위한 것으로 맞는 것은? ★★
① 진공식 캡
② 압력식 캡
③ 라디에이터
④ 물재킷

해설 냉각장치 내의 비등점을 높이고 냉각 범위를 넓히기 위하여 압력식 캡을 사용한다.

26. 다음 중 습식 공기청정기에 대한 설명으로 틀린 것은?
① 청정효율은 공기량이 증가할수록 높아지며 회전속도가 빠르면 효율이 좋고 낮으면 저하된다.
② 흡입공기는 오일로 적셔진 여과망을 통과시켜 여과시킨다.
③ 공기청정기 케이스 밑에는 일정한 양의 오일이 들어 있다.
④ 공기청정기는 일정기간 사용 후 무조건 신품으로 교환한다.

해설 습식 공기청정기는 세척유로 세척하여 사용한다.

27. 기어식 유압펌프의 특징이 아닌 것은?
① 구조가 간단하다.
② 유압 작동유의 오염에 비교적 강한 편이다.
③ 플런저 펌프에 비해 효율이 떨어진다.
④ 가변 용량형 펌프로 적당하다.

해설 가변 용량형 펌프는 플런저 펌프가 가장 적당하다.

28. 산업공장에서 재해의 발생을 적게 하기 위한 방법 중 틀린 것은?
① 폐기물은 정해진 위치에 모아둔다.
② 공구는 소정의 장소에 보관한다.
③ 소화기 근처에 물건을 적재한다.
④ 통로나 창문 등에 물건을 세워 놓아서는 안 된다.

해설 소화기는 유사시에 즉시 사용해야 하는 물건이기 때문에 주변에 물건을 적재해 놓지 않아야 필요시 방해 받지 않고 사용할 수 있다.

29. 세척작업 중 알칼리 또는 산성 세척유가 눈에 들어갔을 경우에 응급처치로 가장 먼저 조치하여야 하는 것은?
① 산성 세척유가 눈에 들어가면 병원으로 후송하여 알칼리성으로 중화시킨다.
② 알칼리성 세척유가 눈에 들어가면 붕산수를 구입하여 중화시킨다.
③ 눈을 크게 뜨고 바람 부는 쪽을 향해 눈물을 흘린다.
④ 먼저 수돗물로 씻어낸다.

해설 중화작업은 가해지는 물질에 의해 오히려 해를 입을 수 있으므로 함부로 하지 말아야 한다. 가장 먼저 조치해야 하는 것은 흐르는 물에 눈을 씻어내는 것이다.

30. 야간에 자동차를 도로에 정차 또는 주차하였을 때 켜야 하는 등화로 가장 적절한 것은?
① 전조등을 켜야 한다.
② 방향지시등을 켜야 한다.
③ 실내등을 켜야 한다.
④ 미등 및 차폭등을 켜야 한다.

해설 차의 운전자가 밤에 도로에서 정차하거나 주차할 때 켜야 하는 등화의 종류
- 자동차(이륜자동차는 제외) : 자동차안전기준에서 정하는 미등 및 차폭등
- 이륜자동차 및 원동기장치자전거 : 미등(후부 반사기를 포함)

31. 건설기계조종사 면허증의 반납 사유에 해당하지 않는 것은? ★★★
① 면허가 취소된 때
② 면허의 효력이 정지된 때
③ 건설기계 조종을 하지 않을 때
④ 면허증의 재교부를 받은 후 잃어버린 면허증을 발견한 때

32. 다음 중 화재의 분류가 옳게 된 것은? ★★★★
① A급 화재 – 일반 가연물화재
② B급 화재 – 금속화재
③ C급 화재 – 유류화재
④ D급 화재 – 전기화재

해설
- A급 화재 : 일반화재, 연소 후 재를 남김, 나무, 종이, 섬유 등의 가연물 화재가 속함
- B급 화재 : 유류화재, 기름, 타르, 페인트, 가스 등에 난 불이며, 재가 남지 않음
- C급 화재 : 전기화재, 전기 설비 등에서 발생하는 화재, 수변전 설비, 전선로의 화재가 속함

33. 건설기계에 사용되는 유압펌프의 종류가 아닌 것은? ★★
① 베인 펌프
② 플런저 펌프
③ 포막 펌프
④ 기어 펌프

해설 유압펌프는 기관이나 전동기의 기계적 에너지를 받아 유압에너지로 변환시키는 장치이며, 유압탱크 내의 오일을 흡입·가압하여 작동자에 유압유를 공급한다. 기어식, 플런저식, 베인식 등이 있다.

정답 23.④ 24.① 25.② 26.④ 27.④ 28.③ 29.④ 30.④ 31.③ 32.① 33.③

34 작업 전 지게차의 워밍업 운전 및 점검사항으로 틀린 것은?

① 틸트 레버를 사용하여 전 행정으로 전후 경사운동 2~3회 정도 실시한다.

② 리프트 레버를 사용하여 상승, 하강 운동을 전 행정으로 2~3회 정도 실시한다.

③ 시동 후 작동유의 유온을 정상 범위 내에 도달하도록 고속으로 전 후진 주행을 2~3회 정도 실시한다.

④ 엔진 작동 후 5분간 지속 운전을 실시한다.

해설 워밍업은 차가운 엔진을 정상범위의 온도에 도달하게 하기 위한 과정으로, 차가운 엔진을 고속으로 회전시키면 엔진에 손상을 입게 된다.

35 지게차 체크 밸브는 어디에 속하는가?

① 압력제어 밸브 ② 속도제어 밸브

③ 방향제어 밸브 ④ 유량제어 밸브

해설 체크 밸브는 유압의 흐름을 한 방향으로 통과시켜 역방향의 흐름을 막는 밸브이다.

★★★★
36 지게차로 화물취급 작업 시 준수해야 할 사항으로 틀린 것은?

① 화물 앞에서 일단 정지해야 한다.

② 화물의 근처에 왔을 때에는 가속 페달을 살짝 밟는다.

③ 파렛트에 실려 있는 물체의 안전한 적재 여부를 확인한다.

④ 지게차를 화물 쪽으로 반듯하게 향하고 포크가 파렛트를 마찰하지 않도록 주의한다.

해설 지게차 화물취급 방법
• 포크는 화물의 받침대 속에 정확히 들어갈 수 있도록 조작한다.
• 운반물을 적재하여 경사지를 주행할 때는 짐이 언덕 위로 향하도록 한다.
• 운반 중 마스트를 뒤로 약 4~6° 정도 경사시킨다.
• 마스트를 서서히 앞으로 기울인 후 포크가 지면에 평행이 되도록 작동시키면서 싣고자 하는 화물에 저속으로 접근한다.

★
37 디젤기관의 감압장치 설명으로 맞는 것은?

① 크랭킹을 원활히 해준다. ② 냉각팬을 원활히 회전시킨다.

③ 흡·배기 효율을 높인다. ④ 엔진 압축압력을 높인다.

해설 감압장치
크랭킹할 때 흡입밸브나 배기밸브를 캠축의 운동과는 관계없이 강제로 열어 실린더 내의 압축압력을 낮춤으로써 엔진의 기동을 도와주며 디젤 엔진의 작동을 정지시킬 수도 있는 장치

★★
38 유압유에 점도가 서로 다른 2종류의 오일을 혼합하였을 경우에 대한 설명으로 맞는 것은?

① 오일 첨가제의 좋은 부분만 작동하므로 오히려 더욱 좋다.

② 점도가 달라지나 사용에는 전혀 지장이 없다.

③ 혼합은 권장 사항이며, 사용에는 전혀 지장이 없다.

④ 열화 현상을 촉진시킨다.

해설 점도가 다른 두 오일을 혼합하게 되면 전체적인 작동유의 점도가 불량하게 되어 과열의 원인이 된다.

★★
39 지게차의 운전을 종료했을 때 취해야 할 안전사항이 아닌 것은?

① 각종 레버는 중립에 둔다.

② 연료를 빼낸다.

③ 주차브레이크를 작동시킨다.

④ 전원 스위치를 차단시킨다.

해설 지게차의 운전을 종료했을 때 취해야 할 안전사항
• 모든 조종장치를 기본 위치에 둔다.
• 스위치를 차단시킨다.
• 변속장치는 중립에 둔다.

★★★
40 건설기계를 운전하여 교차로 전방 20m 지점에 이르렀을 때 황색 등화로 바뀌었을 경우 운전자의 조치방법은?

① 일시정지하여 안전을 확인하고 진행한다.

② 정지할 조치를 취하여 정지선에 정지한다.

③ 그대로 계속 진행한다.

④ 주위의 교통에 주의하면서 진행한다.

해설 교차로에 진입하기 전 황색 또는 적색 등화 신호를 받았을 때에는 정지해야 한다.

★★
41 승차인원·적재중량에 관하여 안전기준을 넘어서 운행하고자 하는 경우 누구에게 허가를 받아야 하는가?

① 출발지를 관할하는 경찰서장

② 시·도지사

③ 절대 운행불가

④ 국토교통부장관

해설 모든 차의 운전자는 승차인원·적재중량 및 적재용량에 관하여 대통령령으로 정하는 운행상의 안전기준을 넘어서 승차시키거나 적재한 상태로 운전하여서는 안된다. 다만 출발지를 관할하는 경찰서장의 허가를 받은 경우에는 그러하지 않다(도로교통법 제39조제1항).

42 체인이나 벨트, 풀리 등에서 일어나는 사고로 기계의 운동 부분 사이에 신체가 끼는 사고는?

① 협착 ② 접촉

③ 충격 ④ 얽힘

해설 산업 안전사고에는 감전, 화재, 폭발, 추락, 기계설비 사고 등이 있으며 기계 장치에 손물림, 벨트 장치에 손물림, 절단기 및 굽힘 기계에 손끼임 등은 협착에 의한 사고이다.

★★
43 유압 도면기호에서 압력스위치를 나타내는 것은?

①   ②

③   ④

해설 ① 어큐뮬레이터 기호 ② 스톱밸브 기호
③ 압력스위치 기호 ④ 유압압력계 기호

정답 34.③ 35.③ 36.② 37.① 38.④ 39.② 40.② 41.① 42.① 43.③

44 지게차를 전후진 방향으로 서서히 화물에 접근시키거나 빠른 유압 작동으로 신속히 화물을 상승 또는 적재시킬 때 사용하는 것은?

① 인칭조절 페달
② 액셀레이터 페달
③ 디셀레이터 페달
④ 브레이크 페달

해설 지게차에서 인칭페달은 차량을 전후진시키면서 빠른 하역작업을 하게 하여 작업 능력을 향상시키고 브레이크 마모를 줄여준다.

45 지게차 작업장치의 동력전달기구가 아닌 것은?

① 트랜치 호
② 틸트 실린더
③ 리프트 실린더
④ 유압펌프

해설 트렌치 호는 기중기 작업장치로, 도랑파기작업 등에 쓰인다.

46 압력제어밸브 중 상시 닫혀 있다가 일정조건이 되면 열려서 작동하는 밸브가 아닌 것은?

① 릴리프 밸브
② 리듀싱 밸브
③ 시퀀스 밸브
④ 언로더 밸브

해설 시퀀스 밸브는 2개 이상의 분기회로가 있는 회로에서 작동 순서를 회로의 압력 등으로 제어하는 밸브이다.

47 작업장에서 작업복을 착용하는 가장 주된 이유는?

① 작업장의 질서를 확립시키기 위해서이다.
② 작업 능률을 올리기 위해서이다.
③ 재해로부터 작업자의 몸을 보호하기 위해서이다.
④ 작업자의 복장 통일을 위해서이다.

해설 작업복은 작업장에서 일할 때 방해되지 않는 편한 옷차림을 위한 목적도 있지만 작업자의 안전을 보호하는 것이 근본적인 목적이다.

48 도로교통법상 차마의 통행을 구분하기 위한 중앙선에 대한 설명으로 옳은 것은?

① 백색 실선 또는 황색 점선으로 되어 있다.
② 백색 실선 또는 백색 점선으로 되어 있다.
③ 황색 실선 또는 황색 점선으로 되어 있다.
④ 황색 실선 또는 백색 점선으로 되어 있다.

해설 중앙선이란 차마의 통행 방향을 명확하게 구분하기 위해 도로에 황색 실선이나 황색 점선 등의 안전표지로 표시한 선 또는 중앙분리대나 울타리 등으로 설치한 시설물을 말한다(도로교통법 제2조제5호).

49 지게차 운전방법으로 옳지 않은 것은?

① 지게차는 완충 스프링이 없으므로 노면이 좋지 않을 때는 저속으로 운행하여야 한다.
② 창고 출입 시 출입문의 크기를 알기 위해서 팔을 밖으로 내밀고 운전한다.
③ 틸트는 적재물이 백레스트에 완전히 닿도록 한 후 운행한다.
④ 주행 방향을 바꿀 때에는 완전 정지 또는 저속에서 운행한다.

해설 지게차에 짐을 싣고 창고나 공장을 출입할 때는 팔이나 몸을 차체 밖으로 내밀지 않는다.

50 지게차의 체인 장력 조정법으로 틀린 것은?

① 좌우 체인이 동시에 평행한가를 확인한다.
② 포크를 지상에 조금 올린 후 조정한다.
③ 손으로 체인을 눌러보아 양쪽이 다르면 조정 너트로 조정한다.
④ 조정 후 로크 너트를 풀어둔다.

해설 체인의 장력을 조정한 후에는 반드시 로크 너트를 고정시켜야 한다.

51 직류 발전기와 비교한 교류 발전기의 특징으로 틀린 것은?

① 전류조정기만 있으면 된다.
② 브러시의 수명이 길다.
③ 소형이며 경량이다.
④ 저속 시에도 충전이 가능하다.

해설 교류 발전기의 특징
- 저속에서 충전이 가능하다.
- 전압조정기만 필요하다(컷아웃 릴레이나 전류제한기 불필요).
- 소형 경량이다.
- 브러시 수명이 길다.
- 출력이 크고 고속회전에 잘 견딘다.

52 오토기관에 비해 디젤기관의 장점이 아닌 것은?

① 화재의 위험이 적다.
② 열효율이 높다.
③ 가속성이 좋고 운전이 정숙하다.
④ 연료 소비율이 낮다.

해설 디젤기관은 가솔린기관에 비하여 열효율이 높고 연료 소비율이 적은 장점이 있다. 또한 연료의 인화점이 높아 그 취급이나 저장에 위험이 적고 대형기관의 제작을 가능하게 한다.

53 지게차의 리프트 체인에 주유하는 가장 적합한 오일은?

① 자동변속기 오일
② 작동유
③ 엔진오일
④ 솔벤트

해설 리프트 체인은 포크의 좌우 수평 높이 조정 및 리프트 실린더와 함께 포크의 상하작용을 도와주는 작업장치로, 엔진오일을 주유한다.

정답 44.① 45.① 46.③ 47.③ 48.③ 49.② 50.④ 51.① 52.③ 53.③

지게차 운전기능사

2018년 기출분석문제

54 지게차 작업장치의 포크가 한쪽으로 기울어지는 가장 큰 원인은?

① 한쪽 체인(chain)이 늘어짐
② 한쪽 롤러(side roller)가 마모
③ 한쪽 실린더(cylinder)의 작동유가 부족
④ 한쪽 리프트 실린더(lift cylinder)가 마모

★★★★★
55 순차작동 밸브라고도 하며, 각 유압 실린더를 일정한 순서로 순차 작동시키고자 할 때 사용하는 것은?

① 릴리프 밸브
② 감압 밸브
③ 시퀀스 밸브
④ 언로드 밸브

✎해설 시퀀스 밸브는 2개 이상의 분기회로가 있는 회로에서 작동 순서를 회로의 압력 등으로 제어하는 밸브이다.

★
56 지게차의 틸트 실린더에서 사용하는 유압 실린더의 형식으로 옳은 것은?

① 단동식
② 스프링식
③ 복동식
④ 왕복식

✎해설 지게차의 틸트 실린더는 복동식 실린더를 사용한다.

★
57 기관의 오일펌프 유압이 낮아지는 원인이 아닌 것은?

① 윤활유 점도가 너무 높을 때
② 베어링의 오일 간극이 클 때
③ 윤활유의 양이 부족할 때
④ 오일 스트레이너가 막힐 때

✎해설 윤활유의 점도가 높으면 유압이 올라갈 수 있다.

★
58 자연발화가 일어나기 쉬운 조건이 아닌 것은?

① 표면적이 넓다.
② 주위 온도가 높다.
③ 발열량이 크다.
④ 열전도율이 크다.

✎해설 열전도율은 작아야 자연발화가 일어나기 쉽다.

★
59 라디에이터(Radiator)에 대한 설명으로 틀린 것은?

① 라디에이터의 재료 대부분은 알루미늄 합금이 사용된다.
② 단위면적당 방열량이 커야 한다.
③ 냉각 효율을 높이기 위해 방열핀이 설치된다.
④ 공기 흐름 저항이 커야 냉각 효율이 높다.

✎해설 라디에이터 구비조건
• 공기 흐름 저항이 적을 것
• 냉각수 흐름 저항이 적을 것
• 단위면적당 방열량이 클 것
• 가볍고 작으며 강도가 클 것

60 다음 중 도로명판이 아닌 것은?

① 사임당로 Saimdang-ro 250 ↑ 92
② 강남대로 Gangnam-daero 1 → 699
③ 중앙로 Jungang-ro 437
④ 92 중앙로 Jungang-ro 96

✎해설 ③은 일반용 건물번호판이다.

정답 54.① 55.③ 56.③ 57.① 58.④ 59.④ 60.③

102

2017 기출분석문제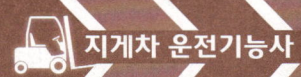

01 2개 이상의 분기회로를 갖는 회로 내에서 작동순서를 회로의 압력 등에 의하여 제어하는 밸브는?

① 체크 밸브
② 시퀀스 밸브
③ 한계 밸브
④ 서보 밸브

해설 유압제어 밸브에는 릴리프 밸브, 감압 밸브, 시퀀스 밸브, 카운터 밸런스 밸브, 언로드 밸브 등이 있다. 시퀀스 밸브는 2개 이상의 분기회로가 있는 회로에서 작동 순서를 회로의 압력 등으로 제어하는 밸브이다.

02 교통사고 사상자 발생 시 조치 순서는?

① 증인확보 – 정차 – 사상자 구호
② 즉시 정차 – 신고 – 위해방지
③ 즉시 정차 – 위해방지 – 신고
④ 즉시 정차 – 사상자 구호 – 신고

해설 사고발생 시의 조치(도로교통법 제54조)
① 차의 운전 등 교통으로 인하여 사람을 사상하거나 물건을 손괴(이하 "교통사고"라 한 경우에는 그 차의 운전자나 그 밖의 승무원(이하 "운전자 등")은 즉시 정차하여 다음 각 호의 조치를 하여야 한다.
  1. 사상자를 구호하는 등 필요한 조치
  2. 피해자에게 인적 사항(성명, 전화번호, 주소 등) 제공
② 제1항의 경우 그 차의 운전자 등은 경찰공무원이 현장에 있을 때에는 그 경찰공무원에게, 경찰공무원이 현장에 없을 때에는 가장 가까운 국가경찰관서(지구대, 파출소 및 출장소를 포함)에 지체 없이 신고하여야 한다.

03 유압유의 주요 기능이 아닌 것은?

① 필요한 요소 사이를 밀봉한다.
② 동력을 전달한다.
③ 움직이는 기계요소를 마모시킨다.
④ 열을 흡수한다.

해설 유압유의 기능
- 동력 전달
- 마찰열 흡수
- 움직이는 기계 요소 윤활
- 필요한 기계 요소 사이를 밀봉

04 지게차의 마스트를 앞뒤로 기울이는 작동은 무엇으로 조작하는가?

① 틸트 레버
② 포크
③ 리프트 레버
④ 변속 레버

해설 지게차의 마스트는 틸트 레버로 조작한다.

05 유압모터의 특징 중 가장 거리가 먼 것은?

① 무단변속이 가능하다.
② 속도나 방향의 제어가 용이하다.
③ 작동유의 점도변화에 의하여 유압모터의 사용에 제약이 있다.
④ 작동유가 인화되기 어렵다.

해설 유압모터의 장단점

장점	단점
• 무단변속 용이	• 유압유 점도변화에 민감해 사용상 제약이 있음
• 소형, 경량으로 대 출력 가능	• 유압유가 인화하기 쉬움
• 변속, 역전제어 용이	• 유압유에 먼지, 공기가 혼입되면 성능 저하
• 속도, 방향제어 용이	

06 유압펌프 중 가장 고압이며 고효율인 것은?

① 베인 펌프
② 플런저 펌프
③ 2단 베인 펌프
④ 기어 펌프

해설 플런저 펌프의 장단점

장점	단점
• 가변용량 가능(배출량의 변화 범위가 넓음)	• 흡입성능이 나쁨
• 체적효율이 가장 높음(고압에서 누설이 적음)	• 소음이 크고 회전속도가 낮은 편임
• 비교적 수명이 긺	• 구조가 복잡하고, 가격이 비쌈

07 지게차로 흔들리는 화물을 운송하는 방법으로 옳지 않은 것은?

① 흔들리는 화물을 사람이 직접 잡고 운반한다.
② 제한속도를 유지하여 주행한다.
③ 주행방향을 바꿀 때는 완전히 정지하거나 저속에서 운행한다.
④ 중량 이상의 물건을 싣지 않는다.

해설 지게차 운행 시에 사람이 직접 포크나 화물 위로 올라가서는 안 된다.

08 유압회로의 압력을 점검하는 위치로 가장 적당한 것은?

① 실린더에서 유압오일 탱크 사이
② 유압오일 탱크에서 유압펌프 사이
③ 유압오일 탱크에서 직접 점검
④ 유압펌프에서 컨트롤 밸브 사이

해설 유압펌프와 컨트롤 밸브(제어 밸브) 사이에 존재하는 릴리프 밸브는 회로 내의 오일 압력을 제어하는 기능을 한다. 따라서 유압회로의 압력을 점검하기 위해서는 릴리프 밸브를 활용한다.

정답 01.② 02.④ 03.③ 04.① 05.④ 06.② 07.① 08.④

지게차 운전기능사

2017년 기출분석문제

09 화재에 대한 설명으로 옳지 않은 것은?
① 연소의 3요소는 가연물, 점화원, 공기이다.
② B급 화재는 유류 등의 화재로 포말 소화기를 이용한다.
③ D급 화재는 전자기기로 인한 화재이다.
④ 화재란 사람의 의도에 반하거나 고의에 의해 발생하는 연소현상이다.

해설 D급 화재는 마그네슘, 티타늄, 지르코늄, 나트륨, 칼륨 등의 가연성 금속화재이다.

★★★★
10 건설기계의 정기검사를 받지 않고 신청기간 만료일부터 30일 이내일 경우 과태료는?
① 1만 원 ② 2만 원
③ 3만 원 ④ 5만 원

해설 정기검사를 받지 않은 경우 과태료 2만 원을 부과하며 신청기간 만료일부터 30일을 초과하는 경우 3일 초과 시마다 1만 원을 가산한다(건설기계관리법 시행령 별표3).

합격 Tip!
정기검사를 받지 아니하고 신청기간 만료일부터 30일 이내인 경우의 과태료가 '2만 원'에서 '10만 원'으로 변경되었습니다(2022.08.22.개정). 개정 전후 내용을 반드시 알아두세요!!!!

11 출입구가 제한되어 있거나 높은 곳에 있는 물건을 운반하기에 적합한 작업장치는?
① 하이 마스트 ② 3단 마스트
③ 힌지드 포크 ④ 사이드 시프트

해설 3단 마스트는 천정이 높은 장소와 출입구가 제한되어 있는 장소에서 적재·적하 작업을 하는 데 이용한다.

12 라디에이터를 다운 플로우 형식과 크로스 플로우 형식으로 나누는 기준은?
① 냉각수 흐름 방향 ② 냉각수 온도
③ 공기 유입 유무 ④ 라디에이터 크기

해설 다운 플로우는 냉각수가 아래로 흐르고, 크로스 플로우는 냉각수가 옆으로 흐른다.

★
13 도로교통법상 1차로의 의미로 적절한 것은?
① 좌, 우로부터 첫 번째 차로
② 중앙선으로부터 첫 번째 차로
③ 우측 차로 끝에서 3번째 차로
④ 좌측 차로 끝에서 2번째 차로

해설 차로의 순위는 도로의 중앙선 쪽에 있는 차로부터 1차로로 한다. 다만 일방 통행 도로에서는 도로의 왼쪽부터 1차로로 한다(도로교통법 시행규칙 제16조제3항).

14 지게차가 무부하 상태에서 최저속도, 최소회전할 때 가장 바깥 부분이 그리는 원의 반경은?
① 최소 선회반경 ② 최소 회전반경
③ 최저 지상고 ④ 윤간거리

해설 최소 회전반경은 무부하 상태에서 지게차의 최저속도로 최소회전을 할 때 지게차의 가장 바깥부분이 그리는 원의 반경을 말한다.

★★★
15 건설기계관리법규에서 건설기계조종사 면허의 취소처분 기준이 아닌 것은?
① 건설기계 조종 중 고의로 1명에게 경상을 입힌 때
② 건설기계 조종 중 고의 또는 과실로 가스공급시설의 기능에 장애를 입혀 가스의 공급을 방해한 때
③ 거짓 그 밖의 부정한 방법으로 건설기계조종사의 면허를 받은 때
④ 건설기계조종사 면허의 효력정지기간 중 건설기계를 조종한 때

해설 건설기계의 조종 중 고의 또는 과실로 가스공급시설을 손괴하거나 가스공급시설의 기능에 장애를 입혀 가스의 공급을 방해한 경우에는 면허효력정지 180일이다.

★★
16 건설기계조종사의 적성검사에 대한 설명으로 옳은 것은?
① 60세까지만 적성검사를 받는다.
② 적성검사를 받지 않으면 운전면허를 받을 수 없다.
③ 두 눈의 시력이 각각 0.5 이상이어야 한다.
④ 언어변별력이 90% 이상이어야 한다.

해설 건설기계조종사의 적성검사 기준(건설기계관리법 시행규칙 제76조)
1. 두 눈을 동시에 뜨고 잰 시력이 0.7 이상이고 두 눈의 시력이 각각 0.3 이상일 것
2. 55dB(보청기를 사용하는 사람은 40dB)의 소리를 들을 수 있고, 언어분별력이 80% 이상일 것
3. 시각은 150° 이상일 것
4. 정신질환자 또는 뇌전증환자, 마약·대마·향정신성의약품 또는 알코올중독자가 아닐 것

17 지게차 작업 전 점검사항으로 모두 옳은 것은?

㉠ 포크의 균열상태	㉡ 타이어의 공기압
㉢ 림의 변형	㉣ 조향장치 작동

① ㉠, ㉡ ② ㉠, ㉣
③ ㉠, ㉡, ㉢ ④ ㉢, ㉣

해설 조향장치의 작동 여부는 작업 중 점검사항이다.

★★★
18 벨트를 풀리에 걸 때 가장 올바른 방법은?
① 회전을 정지시킨 상태에서 한다.
② 저속으로 회전하는 상태에서 한다.
③ 중속으로 회전하는 상태에서 한다.
④ 고속으로 회전하는 상태에서 한다.

해설 벨트를 풀리에 걸 때는 완전히 회전이 정지된 상태에서 하는 것이 철칙이다. 회전운동이 있는 동안은 속도 크기에 상관없이 안전사고가 발생할 수 있다.

정답 09.③ 10.② 11.② 12.① 13.② 14.② 15.② 16.② 17.③ 18.①

19. 지게차의 등록번호표에 기재하는 사항이 아닌 것은?
① 등록관청 ② 기종 ③ 용도 ④ 등록일시

해설 건설기계등록번호표에는 등록관청, 용도, 기종 및 등록번호를 표시하여야 한다 (건설기계관리법 시행규칙 제13조).

20. 안전상 장갑을 끼고 작업할 경우 위험성이 높은 작업은?
① 판금 작업 ② 용접 작업 ③ 해머 작업 ④ 줄 작업

해설 면장갑 착용 금지 작업
선반 작업, 드릴 작업, 목공기계 작업, 그라인더 작업, 해머 작업, 기타 정밀기계 작업 등

21. 보안경을 착용해야 하는 작업과 가장 거리가 먼 것은?
① 연삭 작업 시 ② 건설기계 운전 시 ③ 전기용접 작업 시 ④ 그라인더 작업 시

해설 보안경은 날아오는 물체에 의한 위험 또는 위험물, 유해 광선에 의한 시력 장애를 방지하기 위한 것이다.

22. 연삭 작업에 대한 설명으로 옳지 않은 것은?
① 분진의 흡입을 막기 위해 마스크를 착용한다.
② 연삭숫돌에 충격을 주지 않아야 한다.
③ 연삭숫돌과 받침대 간격은 30mm 이내로 유지한다.
④ 연삭숫돌 설치 후 약 3분 정도 공회전하여 안전한지 살핀다.

해설 연삭숫돌과 받침대 간격은 3mm 이내로 유지해야 한다.

23. 건설기계의 개조 범위에 속하지 않는 것은?
① 건설기계의 길이, 너비, 높이 변경
② 적재함의 용량 증가를 위한 변경
③ 조종장치의 형식변경
④ 수상작업용 건설기계 선체의 형식변경

해설 **구조변경 범위**(건설기계관리법 시행규칙 제42조)
주요 구조의 변경 및 개조의 범위는 다음 각호와 같다. 다만 건설기계의 기종변경, 육상작업용 건설기계 규격의 증가 또는 적재함의 용량 증가를 위한 구조변경은 이를 할 수 없다.
1. 원동기 및 전동기의 형식변경
2. 동력전달장치의 형식변경
3. 제동장치의 형식변경
4. 주행장치의 형식변경
5. 유압장치의 형식변경
6. 조종장치의 형식변경
7. 조향장치의 형식변경
8. 작업장치의 형식변경(단, 가공작업을 수반하지 아니하고 작업장치를 선택 부착하는 경우에는 작업장치의 형식변경으로 보지 아니함)
9. 건설기계의 길이·너비·높이 등의 변경
10. 수상작업용 건설기계의 선체의 형식변경
11. 타워크레인 설치기초 및 전기장치의 형식변경

24. 점검주기에 따른 건설기계 검사로 옳은 것은?
① 구조변경검사 ② 운행검사 ③ 정기검사 ④ 신규등록검사

해설
③ 정기검사 : 건설공사용 건설기계로서 3년의 범위에서 국토교통부령으로 정하는 검사유효기간이 끝난 후에 계속해서 운행하려는 경우에 실시하는 검사와 대기환경보전법 및 소음·진동관리법에 따른 운행차의 정기검사
① 구조변경검사 : 건설기계의 주요 구조를 변경하거나 개조한 경우 실시하는 검사
④ 신규등록검사 : 건설기계를 신규로 등록할 때 실시하는 검사

25. 방향지시등의 전류를 일정한 주기로 단속, 점멸하는 장치는?
① 배터리 ② 플래셔 유닛 ③ 스위치 ④ 릴레이

해설 플래셔 유닛은 방향지시등에 흐르는 전류를 일정 주기로 단속, 점멸하여 자동차의 주행 방향을 알리는 장치이다.

26. 지게차의 구성요소가 아닌 것은?
① 마스트 ② 암 ③ 리프트 실린더 ④ 밸런스 웨이트

해설 암은 굴착기의 작업장치 중 하나로 붐과 버킷 사이의 연결부위를 말한다.

27. 평탄한 노면에서 지게차를 운전하여 하역작업을 할 때 올바른 방법이 아닌 것은?
① 파렛트에 실은 짐이 안정되고 확실하게 실려 있는가를 확인한다.
② 포크를 삽입하고자 하는 곳과 평행하게 한다.
③ 불안전한 적재의 경우에는 빠르게 작업을 진행시킨다.
④ 화물 앞에서 정지한 후 마스트가 수직이 되도록 기울여야 한다.

해설 불안전한 적재와 안전조치 없는 작업의 강행은 사고 발생의 원인이다.

28. 지게차 유압유 온도 상승의 원인에 해당하지 않는 것은?
① 작동유의 점도가 너무 높을 때
② 유압유가 부족할 때
③ 유량이 과다할 때
④ 오일 냉각기의 냉각핀이 손상되었을 때

해설 유압유 온도가 상승하는 원인
- 기관의 온도가 낮아 오일의 점도가 높음
- 윤활회로의 일부가 막힘(특히 오일 필터가 막히면 유압상승의 원인이 됨)
- 유압조절밸브 스프링의 장력 과다, 고착
- 오일 쿨러(냉각기) 불량
- 고속운행과 연속된 과부하 작업
- 유압유가 부족함

정답 19.④ 20.③ 21.② 22.③ 23.② 24.③ 25.② 26.② 27.③ 28.③

29 축전지 충전에 대한 설명으로 옳지 않은 것은?

① 표준용량 – 축전지 용량의 10%
② 최소용량 – 축전지 용량의 5%
③ 최대용량 – 축전지 용량의 30%
④ 급속용량 – 축전지 용량의 50%

해설 정전류 충전 시 충전 전류
• 최대용량 : 축전지 용량의 20%
• 표준용량 : 축전지 용량의 10%
• 최소용량 : 축전지 용량의 5%

30 에어클리너가 막혔을 때 배기가스의 색깔과 출력은?

① 배기가스의 색깔은 검은색이고 출력은 감소한다.
② 배기가스의 색깔은 검은색이고 출력은 무관하다.
③ 배기가스의 색깔은 흰색이고 출력은 무관하다.
④ 배기가스의 색깔은 흰색이고 출력은 증가한다.

해설 에어클리너(공기청정기)가 막히면 공기흡입량이 줄어들어 엔진의 출력이 저하되고, 농후한 혼합비로 인한 불완전연소로 검은색 배기가스가 배출된다.

31 유압회로에서 오일을 한쪽 방향으로만 흐르게 하는 밸브는?

① 릴리프 밸브
② 파일럿 밸브
③ 체크 밸브
④ 시퀀스 밸브

해설 체크 밸브는 유압의 흐름을 한 방향으로 통과시켜 역방향의 흐름을 막는 밸브이다.

32 유압실린더 등이 중력에 의한 자유낙하를 방지하기 위해 배압을 유지하는 압력제어 밸브는?

① 감압 밸브
② 체크 밸브
③ 릴리프 밸브
④ 카운터 밸런스 밸브

해설 카운터 밸런스 밸브는 유압회로 내의 오일 압력을 제어하는 압력제어 밸브의 일종으로, 윈치나 유압실린더 등의 자유낙하를 방지하기 위하여 배압을 유지하는 제어밸브이다.

33 지게차로 미끄러지기 쉽거나 떨어트리기 쉬운 물건을 운반할 때 적합한 것은?

① 하이 마스트
② 사이드 시프트 마스트
③ 로드 스태빌라이저
④ 3단 마스트

해설 로드 스태빌라이저는 평탄하지 않은 노면이나 경사지 등에서 깨지기 쉬운 화물이나 불안전한 화물의 낙하 방지를 위해 포크 상단에 상하로 작동 가능한 압력판을 부착한 것이다.

34 조종사를 보호하기 위한 지게차의 안전장치가 아닌 것은?

① 백레스트
② 헤드가드
③ 안전벨트
④ 아웃트리거

해설 백레스트는 포크의 화물 뒤쪽을 받쳐주는 부분이다.

35 그림과 같은 실린더의 명칭은?

① 단동 실린더
② 단동 다단실린더
③ 복동 실린더
④ 복동 이중실린더

해설 복동 실린더
출력이 피스톤의 양쪽 방향 모두에서 발생하고 유압이 작동되는 반대쪽의 작동유는 작동유 탱크나 유압펌프로 되돌아간다. 유압 파이프나 호스 연결구가 2개이면 복동식이고, 1개이면 단동식이다.

36 렌치 중 볼트의 머리를 완전히 감싸고 너트를 꽉 조여 미끄러질 위험이 적은 것은?

① 복스 렌치
② 오픈 렌치
③ 멍키 렌치
④ 파이프 렌치

해설 복스 렌치(box wrench) : 오픈 렌치를 사용할 수 없는 오목한 부분의 볼트, 너트를 조이고 풀 때 사용한다. 볼트, 너트의 머리를 감쌀 수 있어 미끄러지지 않는다.

37 지게차의 하중을 지지해 주는 것은?

① 마스터 실린더
② 구동 차축
③ 차동 장치
④ 최종 구동장치

해설 구동 차축은 액슬 하우징 속에 종감속 기어 및 차동 장치와 연결되어 있다. 앞 액슬축은 하중지지와 구동 역할을 수행하고, 뒤 액슬축은 하중지지와 조향역할을 수행한다.

38 작업장 안전사항과 거리가 먼 것은?

① 연료통의 연료를 비우지 않고 용접을 해도 된다.
② 작업 종류 후 장비의 전원을 끈다.
③ 전원콘센트 및 스위치 등에 물을 뿌리지 않는다.
④ 운전 전 점검을 시행한다.

해설 용접 시 발생하는 불꽃에 의해 연료통 내부에서 화재가 발생할 수 있다.

39 라디에이터 보조탱크의 기능으로 옳지 않은 것은?

① 장기간 냉각수 보충이 필요하지 않다.
② 냉각수의 온도를 알맞게 유지시킨다.
③ 오버플로우가 발생하면 증기만 배출한다.
④ 냉각수의 부피가 팽창하는 것을 흡수한다.

해설 냉각수의 온도가 차가울 때는 수온조절기가 닫혀서 라디에이터 쪽으로 냉각수가 흐르지 못하게 하고 냉각수가 가열되면 점차 열리기 시작하여 정상온도가 되면 완전히 열려서 냉각수가 라디에이터로 순환된다. 따라서 냉각수의 온도를 유지하는 것은 수온조절기의 기능이다.

정답 29.③ 30.① 31.③ 32.④ 33.③ 34.① 35.③ 36.① 37.② 38.① 39.②

40 정기검사 연기신청을 하였으나 불허통지를 받은 자는 언제까지 정기검사를 신청하여야 하는가?

① 불허통지를 받은 날부터 5일 이내
② 불허통지를 받은 날부터 10일 이내
③ 정기검사신청기간 만료일부터 5일 이내
④ **정기검사신청기간 만료일부터 10일 이내**

해설 검사·명령이행 기간 연장 불허통지를 받은 자는 정기검사등의 신청기간 만료일부터 10일 이내에 검사신청을 해야 한다(건설기계관리법 시행규칙 제31조의2).

41 ★★ 건설기계 소유자의 주민등록번호나 성명, 국적의 변경사항이 있을 경우 그 사실이 발생한 날로부터 며칠 이내에 신고해야 하는가?

① 10일 ② 15일
③ 20일 ④ **30일**

해설 건설기계조종사는 성명, 주소, 주민등록번호 및 국적의 변경이 있는 경우에는 그 사실이 발생한 날부터 30일 이내에 기재사항변경신고서를 주소지를 관할하는 시·도지사에게 제출하여야 한다(건설기계관리법 시행규칙 제82조).

> 합격 Tip! 위 문제 관련 법 내용은 2016.07.20. 삭제되었습니다.

42 ★★ 대형 지게차의 마스트를 기울일 때 갑자기 시동이 정지되면 어떤 밸브가 작동하여 그 상태를 유지하는가?

① **틸트록 밸브** ② 스로틀 밸브
③ 리프트 밸브 ④ 틸트 밸브

해설 **틸트록 밸브**: 엔진 정지 시 틸트 실린더의 작동을 억제

43 디젤기관의 연료분사노즐에서 섭동 면의 윤활은 무엇으로 하는가?

① 윤활유 ② **연료**
③ 그리스 ④ 기어오일

해설 디젤기관 연료장치는 연료가 윤활작용을 겸한다.

44 ★ 클러치식 지게차 동력 전달 순서는?

① 엔진 → 변속기 → 클러치 → 종감속기어 및 차동장치 → 앞구동축 → 차륜
② **엔진 → 클러치 → 변속기 → 종감속기어 및 차동장치 → 앞구동축 → 차륜**
③ 엔진 → 클러치 → 종감속기어 및 차동장치 → 변속기 → 앞구동축 → 차륜
④ 엔진 → 변속기 → 클러치 → 앞구동축 → 종감속기어 및 차동장치 → 차륜

해설 클러치식 지게차 동력 전달 순서
엔진 → 클러치 → 변속기 → 종감속기어 및 차동장치 → 앞 구동축 → 차륜

45 완전연소 시 배출되는 가스 중 가장 인체에 무해한 가스는?

① CO ② **CO_2**
③ HC ④ NOx

해설
① CO : 일산화탄소는 무색무취의 기체로 사람의 폐에 들어가면 혈액 속의 헤모글로빈과 결합하여 산소 운반을 방해해 사망에 이를 수 있다.
③ HC : 탄화수소는 이산화질소와 반응하여 광학스모그 현상을 일으킨다.
④ NOx : 질소산화물은 급성중독 시 폐수종을 일으켜 사망에 이를 수 있다.

46 지게차의 유압탱크 유량을 점검하기 전 포크의 적절한 위치는?

① **포크를 지면에 내려놓고 점검한다.**
② 최대적재량의 하중으로 포크는 지상에서 떨어진 높이에서 점검한다.
③ 포크를 최대로 높여 점검한다.
④ 포크를 중간높이에 두고 점검한다.

해설 지게차의 유량점검을 위해서는 포크를 최하단부인 지면에 내려놓아야 한다. 포크를 최대한 높이거나 중간위치에 두게 되면 작동유가 유압 실린더 내에 잔류하기 때문에 정확한 유량점검이 불가능하다.

47 다음 도로명판에 대한 설명으로 옳지 않은 것은?

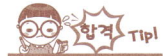
1 ← 65 대명로23번길

① **대정로 시작점 부근에 설치된다.**
② 대정로 종료지점에 설치된다.
③ 대정로는 총 650m이다.
④ 대정로 시작점에서 230m에 분기된 도로이다.

해설 제시된 도로명판은 대정로 종료지점에 설치된다.

48 지게차 타이어에 적힌 것으로 [9.00-20-14PR]에서 20이 의미하는 것은?

① 타이어의 폭 ② 타이어의 높이
③ **타이어의 내경** ④ 타이어의 외경

해설 순서대로 '타이어의 폭-타이어의 내경-플라이수'를 의미한다.

49 지게차의 유니버설 조인트 중 등속조인트는?

① **이중 십자형 자재이음** ② 부등속 자재이음
③ 플렉시블 자재이음 ④ 슬립이음

해설 유니버설 조인트 중 등속조인트는 이중 십자형 자재이음과 볼 자재이음이 있다.

50 제동 유압장치의 작동원리는 어느 이론에 바탕을 둔 것인가?

① 열역학 제1법칙 ② 보일의 법칙
③ **파스칼의 원리** ④ 가속도 법칙

해설 **파스칼의 원리**: 밀폐된 용기에 액체를 가득 채우고 힘을 가하면 그 내부의 압력은 용기의 모든 면에 수직으로 작용하며 동일한 압력으로 작용한다는 원리

정답 40.④ 41.④ 42.① 43.② 44.② 45.② 46.① 47.① 48.③ 49.① 50.③

지게차 운전기능사   2017년 기출분석문제

51 지게차의 브레이크를 자주 사용해 마찰열의 축적으로 드럼과 라이닝이 과열되어 제동력이 낮아지는 현상은?

① 노킹 현상   ② 페이드 현상

③ 하이드로플래닝 현상   ④ 채팅 현상

✏️**해설** 페이드 현상은 마찰열이 축적되어 마찰계수의 저하로 제동력이 감소되는 현상을 말한다.

52 전기자 철심을 두께 0.35~1.0mm의 얇은 철판을 각각 절연하여 겹쳐 만든 주된 이유는?

① 열 발산을 방지하기 위해

② 코일의 발열을 방지하기 위해

③ 맴돌이 전류를 감소시키기 위해

④ 자력선의 통과를 차단시키기 위해

✏️**해설** 전기자 철심은 자력선을 원활하게 통과시키고 맴돌이 전류를 감소시키기 위해 0.35~1.00mm의 얇은 철판을 각각 절연하여 겹쳐 만들었다.

53 지게차의 주된 구동방식은?

① 앞바퀴 구동   ② 뒷바퀴 구동

③ 전후 구동   ④ 중간 차축 구동

✏️**해설** 지게차 구조의 특징은 전륜(앞바퀴) 구동에 뒷바퀴(후륜) 조향방식이다.

★★★★★
54 지게차로 화물을 적재하고 주행할 때 포크와 지면과의 간격으로 가장 적합한 것은?

① 지면에 밀착   ② 20~30cm

③ 40~60cm   ④ 높이는 관계없이 작업한다.

✏️**해설** 화물을 적재하고 주행할 경우, 포크와 지면과의 간격이 너무 낮거나 너무 높지 않도록 20~30cm를 유지하는 것이 좋다. 너무 높으면 주행 안정성이 떨어진다.

55 기관에 사용되는 오일여과기에 대한 사항으로 틀린 것은?

① 여과기가 막히면 유압이 높아진다.

② 엘리먼트 청소는 압축공기를 사용한다.

③ 여과능력이 불량하면 부품의 마모가 빠르다.

④ 작업조건이 나쁘면 교환시기를 빨리한다.

✏️**해설** 오일여과기의 엘리먼트는 여과지나 면사 등으로 구성되어 있어 청소를 통해 유지하기 보다는 기능 한계를 넘게 될 경우 교환해야 하는 소모성 부품이다. 압축공기로 청소하는 것은 건식 공기청정기이다.

56 가스관련법상 가스배관 주위를 굴착하고자 할 때 가스배관 주위 몇 m 이내를 인력으로 굴착하여야 하는가?

① 0.3   ② 0.5

③ 1   ④ 2

✏️**해설** 도시가스배관 주위를 굴착하는 경우 도시가스배관의 좌우 1m 이내 부분은 인력으로 굴착할 것(도시가스사업법 시행규칙 별표16)

57 전기선로 주변에서 크레인, 지게차, 굴착기 등으로 작업 중 활선에 접촉하여 사고가 발생하였을 경우 조치 요령으로 가장 거리가 먼 것은?

① 발생개소, 정돈, 진척상태를 정확히 파악하여 조치한다.

② 이상상태 확대 및 재해 방지를 위한 조치, 강구 등의 응급조치를 한다.

③ 사고 당사자가 모든 상황을 처리한 후 상사인 안전담당자 및 작업관계자에게 통보한다.

④ 재해가 더 이상 확대되지 않도록 응급 상황에 대처한다.

✏️**해설** 활선 접촉 사고는 큰 인명 및 재산 피해로 이어질 수 있으며 재해 구호 관련 전문가의 신속한 투입이 필요하다. 사고 당사자가 상황 파악 및 응급조치와 같은 대처를 하는 것은 당연하지만 모든 상황을 처리하는 것은 피해를 확대시킬 가능성이 크다.

58 디젤기관에서 타이머의 역할로 가장 적합한 것은?

① 분사량 조절   ② 자동변속 단(저속~고속)조절

③ 연료 분사시기 조절   ④ 기관속도 조절

✏️**해설** 타이머는 디젤기관의 분사펌프를 구성하는 기계요소로 기관의 회전속도 및 부하에 따라 연료의 분사시기를 조절하여 엔진동작이 조화롭게 이루어지도록 한다.

★
59 운전 중 갑자기 계기판에 충전 경고등(빨간불)이 점등되었다. 그 현상으로 맞는 것은?

① 정상적으로 충전이 되고 있음을 나타낸다.

② 충전이 되지 않고 있음을 나타낸다.

③ 충전계통에 이상이 없음을 나타낸다.

④ 주기적으로 점등되었다가 소등되는 것이다.

✏️**해설** 충전 경고등은 정상적으로 충전과정이 이루어지지 않을 때 점등되게 되어 있다. 즉, 충전계통에 문제점이 발생했다는 경고등이다.

60 클러치가 연결된 상태에서 기어변속을 하면 일어나는 현상은?

① 기어에서 소리가 나고 기어가 상한다.

② 변속레버가 마모된다.

③ 클러치 디스크가 마멸된다.

④ 변속이 원활하다.

✏️**해설** 클러치가 연결된 상태에서 기어변속을 하게 되면 본래 기관에 소리가 나고, 맞물려 돌아가는 기어를 무리하게 바꾸게 되므로 기어가 상하게 된다.

정답 51.② 52.③ 53.① 54.② 55.② 56.③ 57.③ 58.③ 59.② 60.①

2016 기출분석문제

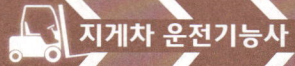
지게차 운전기능사

01 기관에서 크랭크축을 회전시켜 엔진을 가동시키는 장치는?
① 시동장치　② 예열장치
③ 점화장치　④ 충전장치

02 엔진오일에 대한 설명으로 맞는 것은?
① 엔진을 시동한 상태에서 점검한다.
② 겨울보다 여름에는 점도가 높은 오일을 사용한다.
③ 엔진오일에는 거품이 많이 들어있는 것이 좋다.
④ 엔진오일 순환상태는 오일레벨 게이지로 확인한다.

해설
- 겨울철용 엔진오일 : 기온이 낮아서 낮은 점도의 오일이 필요하다. 점도가 높은 오일을 사용하면 크랭크축의 회전저항이 커져 기동이 어렵다.
- 여름철용 엔진오일 : 기온이 높으므로 기관오일의 점도가 높아야 한다.

03 다음 중 교차로에서 금지된 것은?
① 좌회전　② 앞지르기
③ 우회전　④ 서행 또는 일시정지

해설 앞지르기 금지장소
- 교차로, 터널 안, 다리 위
- 도로의 구부러진 곳, 비탈길의 고갯마루 부근 또는 가파른 비탈길의 내리막 등 시·도경찰청장이 도로에서의 위험을 방지하고 교통의 안전과 원활한 소통을 확보하기 위하여 필요하다고 인정하는 곳으로서 안전표지로 지정한 곳

04 지게차의 구성부품이 아닌 것은?
① 리프트 실린더　② 버킷
③ 마스트　④ 포크

해설 버킷은 굴착기, 로더 등에서 토사 등을 굴착하기 위해 절삭날을 부착한 것이다.

05 지게차 포크의 수직면으로부터 포크 위에 놓인 화물의 무게중심까지의 거리는?
① 자유인상 높이　② 하중중심
③ 최대인상 높이　④ 마스트 최대 높이

해설 하중중심(Load center)은 포크의 수직면으로부터 화물의 무게중심까지의 거리이다.

06 측압을 받지 않는 스커트부의 일부를 절단하여 중량과 피스톤 슬랩을 경감시켜 스커트부와 실린더 벽과의 마찰 면적을 줄여주는 피스톤은?
① 오프셋 피스톤(Off-set Piston)
② 솔리드 피스톤(Solid Piston)
③ 슬리퍼 피스톤(Slipper Piston)
④ 스플릿 피스톤(Split Piston)

해설
① 피스톤핀의 위치를 중심으로부터 편심하여 상사점에서 경사변화시기를 늦어지게 한 피스톤
② 스커트부에 홈이 없고 스커트부는 상, 중, 하의 지름이 동일한 통으로 된 피스톤
④ 측압이 작은 쪽의 스커트 상부에 세로로 홈을 두어 스커트부로 열이 전달되는 것을 제한한 구조의 피스톤

07 디젤기관 연료여과기에 설치된 오버플로우 밸브(overflow valve)의 기능이 아닌 것은?
① 여과기 각 부분 보호　② 연료공급 펌프 소음 발생 억제
③ 운전 중 공기배출 작용　④ 인젝터의 연료분사 시기 제어

해설 오버플로우 밸브의 기능
- 여과기 각 부분을 보호
- 여과기의 성능을 향상시킴
- 운전 중 공기빼기 작용을 함
- 연료공급펌프의 소음 발생 억제
- 공급펌프와 분사펌프 내의 연료 균형 유지

08 건설기계에 사용되는 저압 타이어의 호칭 치수 표시는?
① 타이어의 외경-타이어의 폭-플라이 수
② 타이어의 폭-타이어의 내경-플라이 수
③ 타이어의 폭-림의 지름-플라이 수
④ 타이어의 내경-타이어의 폭-플라이 수

해설 저압 타이어의 호칭 및 치수는 타이어 폭-타이어 내경-플라이 수(PR)로 표시되며 단위는 인치이다.

09 먼지가 많이 발생하는 건설기계 작업장에서 사용하는 마스크로 가장 적합한 것은?
① 산소 마스크　② 가스 마스크
③ 방독 마스크　④ 방진 마스크

해설 방진 마스크는 먼지가 많은 곳에서 사용하는 보호구로 여과 효율이 좋고 흡배기 저항이 낮아야 하며 중량이 가볍고 시야가 넓어야 한다. 또한 안면 밀착성이 좋고 피부 접촉 부위의 고무 질이 좋아야 한다.

10 건설기계가 받지 않아도 되는 검사는?
① 정기검사　② 수시검사
③ 예비검사　④ 신규등록검사

해설 건설기계검사 : 신규등록검사, 정기검사, 구조변경검사, 수시검사 등

정답 01.① 02.② 03.② 04.② 05.② 06.③ 07.④ 08.② 09.④ 10.③

11
12V 축전지에 3Ω, 4Ω, 5Ω의 저항을 직렬로 연결하였을 때 전류는 얼마인가?

① 1A ② 2A
③ 3A ④ 4A

해설 전류(I) = $\dfrac{\text{전압(V)}}{\text{저항(R)}}$ 이므로 $\dfrac{12}{3+4+5}$ = 1(A)이다.

12
감전의 위험이 많은 작업현장에서 보호구로 가장 적절한 것은?

① 보안경 ② 구급용품
③ 로프 ④ 보호장갑

해설 감전을 방지하기 위해서 절연체로 만들어진 보호장갑을 착용한다.

13
안전보건표지의 종류와 형태에서 그림의 표지로 맞는 것은?

① 보행금지 ② 몸균형 상실 경고
③ 안전복 착용 ④ 방독 마스크 착용

해설 금지신호의 경우 사선이 그려져 있어야 하며 경고표시는 삼각형 모양의 표지를 사용한다. 원 내부 그림은 안전복 착용을 지시하는 것임을 쉽게 알 수 있다.

보행금지	몸균형 상실 경고	방독 마스크 착용

14
다음 중 전조등 회로의 구성으로 맞는 것은?

① 전조등 회로는 직렬로 연결되어 있다.
② 전조등 회로는 퓨즈와 병렬로 연결되어 있다.
③ 전조등 회로는 직렬과 병렬로 연결되어 있다.
④ 전조등 회로 전압은 5V 이하이다.

해설 전조등은 좌·우에 1개씩 설치되어 있어야 하고, 일반적으로 건설기계에 설치되는 좌·우 전조등은 병렬로 연결된 복선식 구성이다.

15
기관에 사용되는 윤활유의 성질 중 가장 중요한 것은?

① 온도 ② 점도
③ 습도 ④ 건도

해설 윤활유의 작용은 실린더 내 기밀 유지작용, 냉각작용, 열전도 작용, 응력 분산작용, 충격 완화작용, 부식 방지작용, 마찰 감소 및 마멸 방지작용, 청정작용이다. 이와 같은 윤활유의 작용이 원활하게 이루어지려면 윤활유의 점도가 적당해야 하며 온도에 따른 점성 변화가 작게 유지되어야 한다.

16
다음 기초번호판에 대한 설명으로 옳지 않은 것은?

종 로
Jong-ro
2345

① 도로명과 건물번호를 나타낸다.
② 도로의 시작 지점에서 끝 지점 방향으로 기초번호가 부여된다.
③ 표지판이 위치한 도로는 종로이다.
④ 건물이 없는 도로에 설치된다.

해설 ① 도로명과 기초번호를 나타낸다.

17
전기회로의 안전사항으로 설명이 잘못된 것은?

① 전기장치는 반드시 접지하여야 한다.
② 전선의 접속은 접촉저항을 크게 하는 것이 좋다.
③ 퓨즈는 용량이 맞는 것을 끼워야 한다.
④ 모든 계기 사용 시 최대 측정범위를 초과하지 않도록 해야 한다.

해설 접촉저항(contact resistance)이 없거나 적을수록 전류의 흐름이 원활하다.

18
브레이크를 밟았을 때 차가 한쪽 방향으로 쏠리는 원인으로 가장 거리가 먼 것은?

① 브레이크 오일회로에 공기 혼입
② 타이어의 좌우 공기압이 틀릴 때
③ 드럼 슈에 그리스나 오일이 묻었을 때
④ 드럼의 변형

해설 브레이크 쏠림현상 원인
• 라이닝 간극 조정 불량
• 좌우 타이어 공기압 불균일 및 전륜 정렬 불량
• 휠 실린더 작동 불량
• 브레이크 드럼 변형 및 쇽 업소버 작동 불량

19
지게차 운전 중 아래와 같은 경고등이 점등되었다. 경고등의 명칭은?

① 연료 게이지 ② 엔진 회전수 게이지
③ 미션 온도 게이지 ④ 냉각수 온도 게이지

해설 냉각수 온도 게이지를 나타낸다.

정답 11.① 12.④ 13.③ 14.② 15.② 16.① 17.② 18.① 19.④

20 지게차를 작업용도에 따라 분류할 때 원추형 화물을 조이거나 회전시켜 운반 또는 적재하는 데 적합한 것은?

① 힌지 버킷
② 힌지 포크
③ 로테이팅 클램프
④ 로드 스태빌라이저

해설 로테이팅 클램프는 수평으로 잡아 주는 구조물이 달려 있어 양쪽에서 화물을 조일 수 있다. 로테이팅 클램프를 사용하면 화물을 수평으로 조이거나 회전시킬 수 있다.

21 지게차의 적재방법으로 틀린 것은?

① 포크로 물건을 찌르거나 물건을 끌어서 올리지 않는다.
② 화물이 무거우면 사람이나 중량물로 밸런스 웨이트를 삼는다.
③ 화물을 올릴 때는 포크를 수평으로 한다.
④ 화물을 올릴 때는 가속페달을 밟는 동시에 레버 조작을 한다.

해설 정해진 용량과 크기 이상의 화물을 실을 경우 안전상 매우 위험하며, 장비에 무리를 초래해 고장을 촉진한다.

22 기어 펌프의 특징이 아닌 것은?

① 구조가 간단하다.
② 고장이 많다.
③ 가격이 저렴하다.
④ 효율이 낮다.

해설 기어 펌프의 특징
• 소형이고 경량이다.
• 구조가 간단하여 고장이 적다.
• 고속 회전이 가능하고 가격이 저렴하다.
• 부하 변동 및 회전 변동이 큰 가혹한 조건에도 사용이 가능하다.
• 흡입력이 좋아 탱크에 가압을 하지 않아도 다른 것에 비하여 펌프질이 잘 된다.
• 수명이 짧고 소음 및 진동이 크다.
• 초고압이 곤란하다.
• 플런저 펌프에 비해 효율이 낮다.

23 유압 실린더 중 피스톤의 양쪽에 유압유를 교대로 공급하여 양방향의 운동을 유압으로 작동시키는 형식은?

① 단동식
② 복동식
③ 다동식
④ 편동식

해설 유압 파이프나 호스 연결구가 2개이면 복동식이고, 1개이면 단동식이다.

24 성능이 불량하거나 사고가 빈발하는 건설기계의 성능을 점검하기 위하여 국토교통부장관 또는 시·도지사의 명령에 따라 수시로 실시하는 검사는?

① 신규등록검사
② 정기검사
③ 수시검사
④ 구조변경검사

해설 건설기계의 검사(건설기계관리법 제13조제1항)
1. 신규등록검사 : 건설기계를 신규로 등록할 때 실시하는 검사
2. 정기검사 : 건설공사용 건설기계로서 3년의 범위 내에서 국토교통부령으로 정하는 검사유효기간이 끝난 후에 계속하여 운행하려는 경우에 실시하는 검사와 「대기환경보전법」 제62조 및 「소음·진동관리법」 제37조에 따른 운행차의 정기검사
3. 구조변경검사 : 건설기계의 주요 구조를 변경하거나 개조한 경우 실시하는 검사
4. 수시검사 : 성능이 불량하거나 사고가 자주 발생하는 건설기계의 안전성 등을 점검하기 위하여 수시로 실시하는 검사와 건설기계소유자의 신청을 받아 실시하는 검사

25 도로교통법상 서행 또는 일시정지할 장소로 지정된 곳은?

① 안전지대 우측
② 가파른 비탈길의 내리막
③ 좌우를 확인할 수 있는 교차로
④ 교량 위를 통행할 때

해설 서행 또는 일시정지할 장소(도로교통법 제31조)
1. 교통정리를 하고 있지 아니하는 교차로
2. 도로가 구부러진 부근
3. 비탈길의 고갯마루 부근
4. 가파른 비탈길의 내리막
5. 시·도경찰청장이 도로에서의 위험을 방지하고 교통의 안전과 원활한 소통을 확보하기 위해 필요하다고 인정하여 안전표지로 지정한 곳

26 다음 중 드라이버 사용방법으로 틀린 것은?

① 날 끝 홈의 폭과 깊이가 같은 것을 사용한다.
② 전기작업 시 자루는 모두 금속으로 되어 있는 것을 사용한다.
③ 날 끝이 수평이어야 하며 둥글거나 빠진 것은 사용하지 않는다.
④ 작은 공작물이라도 한손으로 잡지 않고 바이스 등으로 고정하고 사용한다.

해설 전기작업 시 절연된 자루(손잡이)를 사용한다.

27 산업재해의 통상적인 분류 중 통계적 분류를 설명한 것으로 틀린 것은?

① 사망 – 업무로 인해서 목숨을 잃게 되는 경우
② 중상해 – 부상으로 인하여 30일 이상의 노동 상실을 가져온 상해 정도
③ 경상해 – 부상으로 1일 이상 7일 이하의 노동 상실을 가져온 상해 정도
④ 무상해 사고 – 응급처치 이하의 상처로 작업에 종사하면서 치료를 받는 상해 정도

해설 중상해 : 부상으로 8일 이상의 노동 상실을 가져온 상해 정도

28 도로교통법상 차마의 통행을 구분하기 위한 중앙선에 대한 설명으로 옳은 것은?

① 백색 및 회색의 실선 및 점선으로 되어 있다.
② 백색의 실선 및 점선으로 되어 있다.
③ 황색의 실선 또는 황색 점선으로 되어 있다.
④ 황색 및 백색의 실선 및 점선으로 되어 있다.

해설 중앙선이란 차마의 통행 방향을 명확하게 구분하기 위하여 도로에 황색 실선이나 황색 점선 등의 안전표지로 표시한 선 또는 중앙분리대나 울타리 등으로 설치한 시설물을 말한다. 다만 가변차로가 설치된 경우에는 신호기가 지시하는 진행 방향의 가장 왼쪽에 있는 황색 점선을 말한다(도로교통법 제2조제5호).

정답 20.③ 21.② 22.② 23.② 24.③ 25.② 26.② 27.② 28.③

29 디젤기관에 과급기를 부착하는 주된 목적은?

① 출력의 증대
② 냉각효율의 증대
③ 배기의 정화
④ 윤활성의 증대

✎해설 과급기는 흡기 다기관을 통해 각 실린더의 흡입 밸브가 열릴 때마다 신선한 공기가 다량으로 들어갈 수 있도록 해주는 장치로, 실린더의 흡입 효율이 좋아져 출력이 증대된다.

30 아세틸렌 용접기의 방호장치는?

① 덮개
② 안전기
③ 스위치
④ 밸브

✎해설 아세틸렌 용접장치 또는 가스집합 용접장치의 방호장치 : 안전기

31 수동변속기가 설치된 건설기계에서 클러치가 미끄러지는 원인과 가장 거리가 먼 것은?

① 클러치 페달 자유간극 과소
② 압력판의 마멸
③ 클러치판의 오일 부착
④ 클러치판의 런아웃 과다

✎해설 동력전달장치의 하나인 클러치는 기관과 변속기 사이에 부착되며 기관의 동력을 차단하거나 연결하는 역할을 한다. 클러치 면이 마멸되거나 오일과 같은 이물질이 붙을 경우, 클러치 페달의 자유간극이 작거나 클러치 압력판 스프링이 손상된 경우, 릴리스 레버의 조정이 불량하면 클러치가 미끄러지게 된다.

32 라디에이터의 구비조건이 아닌 것은?

① 단위면적당 방열량이 커야 한다.
② 공기 흐름 저항이 커야 한다.
③ 냉각수 흐름 저항이 적어야 한다.
④ 가볍고 작으며, 강도가 커야 한다.

✎해설 공기의 유동 저항이 적어야 한다.

33 작업할 때 안전성 및 균형을 잡아주기 위해 지게차 장비 뒤쪽에 설치되어 있는 것은?

① 변속기
② 기관
③ 클러치
④ 카운터 웨이트

✎해설 카운터 웨이트(평형추)는 지게차 맨 뒤쪽에 설치되어 차체 앞쪽에 화물을 실었을 때 쏠리는 것을 방지하는 역할을 한다.

34 지게차로 화물을 운반할 때 포크의 높이는 얼마 정도가 안전하고 적합한가?

① 가능하면 포크를 최대한 높게 유지한다.
② 지면으로부터 20~30cm 정도 높이를 유지한다.
③ 지면으로부터 60~80cm 정도 높이를 유지한다.
④ 지면과 가까이 붙어서 가볍게 접촉할 정도의 높이를 유지한다.

✎해설 화물을 높이 들어 올리면 떨어트릴 위험이 있으므로 주행 시 포크와 지면과의 간격은 20~30cm를 유지하도록 한다.

35 지게차의 조종 레버에 대한 설명으로 틀린 것은?

① 전후진 레버를 앞으로 밀면 후진이 된다.
② 틸트 레버를 뒤로 당기면 마스트는 뒤로 기운다.
③ 리프트 레버를 앞으로 밀면 포크가 내려간다.
④ 전후진 레버를 뒤로 당기면 후진이 된다.

✎해설 전후진 레버를 앞으로 밀면 전진하고, 뒤로 당기면 후진한다.

36 차의 신호에 대한 설명 중 틀린 것은?

① 신호는 그 행위가 끝날 때까지 하여야 한다.
② 신호의 시기 및 방법은 운전자가 편리한 대로 한다.
③ 방향전환, 횡단, 유턴, 서행, 정지 또는 후진 시 신호를 하여야 한다.
④ 진로 변경 시에는 손이나 등화로서 할 수 있다.

✎해설 ② 신호를 하는 시기와 방법은 대통령령으로 정한다(도로교통법 제38조).

37 지게차의 운전을 종료했을 때 취해야 할 안전사항이 아닌 것은?

① 각종 레버는 중립에 둔다.
② 연료를 빼낸다.
③ 주차 브레이크를 작동시킨다.
④ 전원 스위치를 차단시킨다.

✎해설 지게차의 운전을 종료했을 때 취해야 할 안전사항
• 모든 조종장치를 기본 위치에 둔다.
• 스위치를 차단시킨다.
• 변속장치는 중립에 둔다.

38 수동식 변속기가 장착된 장비에서 클러치 페달에 유격을 두는 이유는?

① 클러치 용량을 크게 하기 위해
② 클러치의 미끄럼을 방지하기 위해
③ 엔진 출력을 증가시키기 위해
④ 제동 성능을 증가시키기 위해

✎해설 클러치 페달의 자유간극(유격)이 작으면 클러치가 미끄러져 출발 또는 주행 중 가속했을 때 기관의 회전속도는 증가하지만 출발이 잘 안 되거나 주행속도가 증속되지 않는다.

39 건설기계관리법상 건설기계형식이 의미하는 것은?

① 건설기계의 구조
② 건설기계의 규격
③ 건설기계의 구조 · 규격
④ 건설기계의 구조 · 규격 및 성능

✎해설 건설기계형식이란 건설기계의 구조 · 규격 및 성능 등에 관하여 일정하게 정한 것을 말한다(건설기계관리법 제2조제9호).

정답 29.① 30.② 31.④ 32.② 33.④ 34.② 35.① 36.② 37.② 38.② 39.④

40 화재 시 소화원리에 대한 설명으로 틀린 것은?
① 기화소화법은 가연물을 기화시키는 것이다.
② 냉각소화법은 열원을 발화온도 이하로 냉각하는 것이다.
③ 질식소화법은 가연물에 산소공급을 차단하는 것이다.
④ 제거소화법은 가연물을 제거하는 것이다.

해설 연소가 이루어지려면 태워야 할 물질, 즉 가연물이 있어야 하고 가연물에 불을 붙일 점화원이 있어야 하며 연소 시 산소를 공급할 공기가 있어야 한다. 이때 가연물, 점화원, 공기를 연소의 3요소라 일컫는다. 소화 작업의 기본 요소는 연소의 3요소를 차단하는 것이다.

41 건설기계조종사의 적성검사 기준으로 가장 거리가 먼 것은?
① 두 눈을 동시에 뜨고 잰 시력이 0.7 이상이고, 두 눈의 시력이 각각 0.3 이상일 것
② 시각은 150° 이상일 것
③ 언어분별력이 80% 이상일 것
④ 교정시력의 경우는 시력이 2.0 이상일 것

해설 건설기계조종사의 적성검사 기준(건설기계관리법 시행규칙 제76조)
1. 두 눈을 동시에 뜨고 잰 시력(교정시력 포함)이 0.7 이상이고 두 눈의 시력이 각각 0.3 이상일 것
2. 55dB(보청기를 사용하는 사람은 40dB)의 소리를 들을 수 있고, 언어분별력이 80% 이상일 것
3. 시각은 150° 이상일 것
4. 정신질환자 또는 뇌전증환자, 마약·대마·향정신성의약품 또는 알코올 중독자가 아닐 것

42 유압장치의 기호 회로도에 사용되는 유압기호의 표시방법으로 적합하지 않은 것은?
① 기호에는 흐름의 방향을 표시한다.
② 각 기기의 기호는 정상상태 또는 중립상태를 표시한다.
③ 기호는 어떠한 경우에도 회전하여서는 안 된다.
④ 기호에는 각 기기의 구조나 작용 압력을 표시하지 않는다.

해설 유압기호의 표시방법
- 기호에는 흐름의 방향을 표시한다.
- 각 기기의 기호는 정상상태 혹은 중립상태를 표시한다.
- 오해의 위험이 없을 때는 기호를 뒤집거나 회전할 수 있다.
- 기호에는 각 기기의 구조나 작용 압력을 표시하지 않는다.
- 기호가 없어도 정확히 이해할 수 있을 때는 드레인 관로는 생략할 수 있다.

43 지게차의 일상 점검사항이 아닌 것은?
① 토크 컨버터의 오일 점검
② 타이어 손상 및 공기압 점검
③ 틸트 실린더의 오일 누유 상태
④ 작동유의 양

해설 토크 컨버터는 유체클러치에서 오일에 의해 엔진의 동력을 변속기로 전달하는 장치이다. 토크 컨버터의 오일점검은 특수 정비사항이다.

44 유압펌프의 종류에 포함되지 않는 것은?
① 기어 펌프
② 진공 펌프
③ 베인 펌프
④ 플런저 펌프

해설 유압펌프는 기관이나 전동기의 기계적 에너지를 받아 유압에너지로 변환시키는 장치이며 유압탱크 내의 오일을 흡입 가압하여 작동자(액추에이터)에 유압유를 공급한다. 기어식, 플런저식, 베인식 등이 있다.

45 사고 원인으로서 작업자의 불안전한 행위는?
① 안전 조치의 불이행
② 작업장 환경 불량
③ 물적 위험상태
④ 기계의 결함상태

46 건설기계조종사 면허가 취소되거나 효력정지처분을 받은 후에도 건설기계를 계속하여 조종한 자에 대한 벌칙은?
① 50만 원 이하의 벌금
② 100만 원 이하의 벌금
③ 1년 이하의 징역 또는 1천만 원 이하의 벌금
④ 2년 이하의 징역 또는 2천만 원 이하의 벌금

해설 건설기계조종사 면허가 취소되거나 건설기계조종사 면허의 효력정지처분을 받은 후에도 건설기계를 계속하여 조종한 자는 1년 이하의 징역 또는 1천만 원 이하의 벌금에 처한다(건설기계관리법 제41조).

47 순차 작동 밸브라고도 하며, 각 유압 실린더를 일정한 순서로 순차 작동시키고자 할 때 사용하는 것은?
① 릴리프 밸브
② 감압 밸브
③ 시퀀스 밸브
④ 언로드 밸브

해설 시퀀스 밸브는 2개 이상의 분기회로가 있는 회로에서 작동 순서를 회로의 압력 등으로 제어하는 밸브이다.

48 축압기의 용도로 적합하지 않은 것은?
① 충격 흡수
② 압력 보상
③ 유량 분배 및 제어
④ 유압에너지의 저장

해설 축압기(어큐뮬레이터)
유압펌프에서 발생한 유압을 저장하고 맥동을 소멸시키는 장치로 압력보상, 에너지 축적, 유압회로의 보호, 맥동감쇠, 충격압력 흡수, 일정압력 유지 등의 기능을 한다.

49 압력스위치를 나타내는 것은?

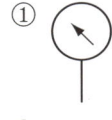
①

②

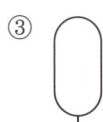
③

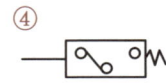
④

해설 ① 압력계, ② 스톱밸브, ③ 어큐뮬레이터

지게차 운전기능사

2016년 기출분석문제

★★★

50 건설기계조종사 면허의 반납 사유로 틀린 것은?

① 면허가 취소된 때

② 면허의 효력이 정지된 때

③ 면허증의 재교부를 받은 후 분실된 면허증을 발견한 때

④ **주소를 이전했을 때**

📝**해설** 건설기계조종사 면허를 받은 자가 면허가 취소된 때, 면허의 효력이 정지된 때, 면허증 재교부를 받은 후 잃어버린 면허증을 발견한 때에는 그 사유가 발생한 날부터 10일 이내에 시장·군수 또는 구청장에게 면허증을 반납하여야 한다(건설기계관리법 시행규칙 제80조).

★

51 유류화재 시 소화방법으로 부적절한 것은?

① 모래를 뿌린다.　　　② **다량의 물을 부어 끈다.**

③ ABC소화기를 사용한다.　④ B급 화재 소화기를 사용한다.

📝**해설** 유류화재 시 물을 부을 경우 기름이 물에 뜨면서 화재가 확산될 수 있으므로 모래나 ABC소화기, B급 화재 전용소화기를 이용하여 진압해야 한다.

★★

52 지게차로 적재작업을 할 때 유의사항으로 틀린 것은?

① 운반하려고 하는 화물 가까이 가면 속도를 줄인다.

② 화물 앞에서는 일단 정지한다.

③ 화물이 무너지거나 파손 등의 위험성 여부를 확인한다.

④ **화물을 높이 들어 올려 아랫부분을 확인하며 천천히 출발한다.**

📝**해설** 화물적재 시 포크를 지면으로부터 20~30cm 정도 들고 천천히 주행한다.

53 다음에서 설명하는 지게차의 작업장치는?

> L자형으로 2개이며, 핑거 보드에 체결되어 화물을 받쳐 드는 부분이다.

① 마스트　　　　② 백레스트

③ 평형추　　　　④ **포크**

📝**해설**
① 마스트 : 백레스트가 가이드 롤러(리프트 롤러)를 통하여 상하 미끄럼 운동을 할 수 있는 레일
② 백레스트 : 포크의 화물 뒤쪽을 받쳐주는 부분
③ 평형추(카운터 웨이트) : 지게차 맨 뒤쪽에 설치되어 차체 앞쪽에 화물을 실었을 때 쏠리는 것을 방지

★

54 지게차의 틸트 실린더에서 사용하는 유압 실린더의 형식으로 옳은 것은?

① 단동식　　　　② 스프링식

③ **복동식**　　　　④ 왕복식

📝**해설** 지게차의 틸트 실린더는 복동식이다.

★

55 조종사를 보호하기 위한 지게차의 안전장치가 아닌 것은?

① **백레스트**　　　② 헤드가드

③ 안전띠　　　　④ 아웃트리거

📝**해설** **지게차 안전장치** : 안전벨트, 헤드가드, 아웃트리거 등

56 유압장치에 사용되는 오일 실(seal)의 종류 중 O-링이 갖추어야 할 조건은?

① 체결력이 작을 것　② **압축변형이 적을 것**

③ 작동 시 마모가 클 것　④ 오일의 입·출입이 가능할 것

📝**해설** O-링은 탄성이 양호하고 압축변형이 적어야 한다.

57 지게차 조향장치에서 유압 조향 실린더 작동기와 벨크랭크 사이에 설치되는 것은?

① 타이로드　　　　② 피트먼 암

③ 조향 암　　　　④ **드래그링크**

📝**해설** 드래그링크
• 일체차축방식 조향기구에서 피트먼 암과 너클 암(제3암)을 연결하는 로드
• 피트먼 암을 중심으로 원호운동을 함

58 다음 중 석탄, 소금, 비료, 모래 등 흘러내리기 쉬운 화물 운반용으로 가장 적합한 것은?

① **힌지 버킷**　　　② 로테이팅 클램프 마스트

③ 스키드 포크　　　④ 로드 스태빌라이저

📝**해설** 힌지 포크는 원목이나 파이프 등의 화물의 운반·적재용이고, 힌지 버킷은 석탄, 소금, 모래, 비료 등 흘러내리기 쉬운 화물의 운반용이다.

59 지하차도 교차로 표지로 옳은 것은?

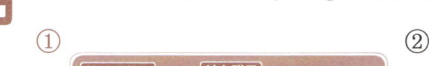
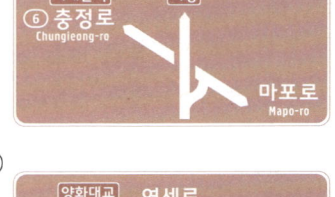
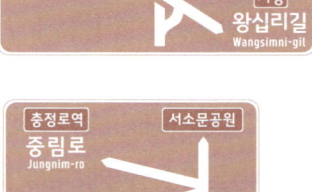
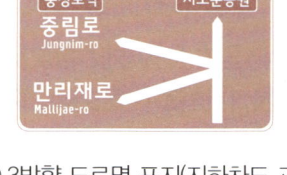

📝**해설**
① 3방향 도로명 표지(지하차도 교차로)
② 3방향 도로명 표지(고가차도 교차로)
③ 3방향 도로명 표지(K자형 교차로)
④ 다지형 교차로 도로명 표지

★★★

60 깨지기 쉬운 화물이나 불안전한 화물의 낙하를 방지하기 위하여 포크 상단에 상하 작동할 수 있는 압력판을 부착한 지게차는?

① 하이 마스트　　　② 사이드 스프트 마스트

③ **로드 스태빌라이저**　④ 3단 마스트

📝**해설** 로드 스태빌라이저란 평탄하지 않은 노면이나 경사지 등에서 깨지기 쉬운 화물이나 불안전한 화물의 낙하 방지를 위해 포크 상단에 상하로 작동 가능한 압력판을 부착한 것이다.

정답 50.④ 51.② 52.④ 53.④ 54.③ 55.① 56.② 57.④ 58.① 59.① 60.③

지게차 운전기능사
기출문제집

2026년 1월 12일　개정8판 발행
2009년 1월 20일　초판 발행
편 저 자　JH건설기계자격시험연구회
발 행 인　전 순 석
발 행 처　정훈사
주　　소　서울특별시 중구 마른내로 72, 421호 A
등　　록　2-3884
전　　화　(02) 737-1212
팩　　스　(02) 737-4326

본서의 무단전재·복제를 금합니다.

한 권으로 시작하는 취미생활!

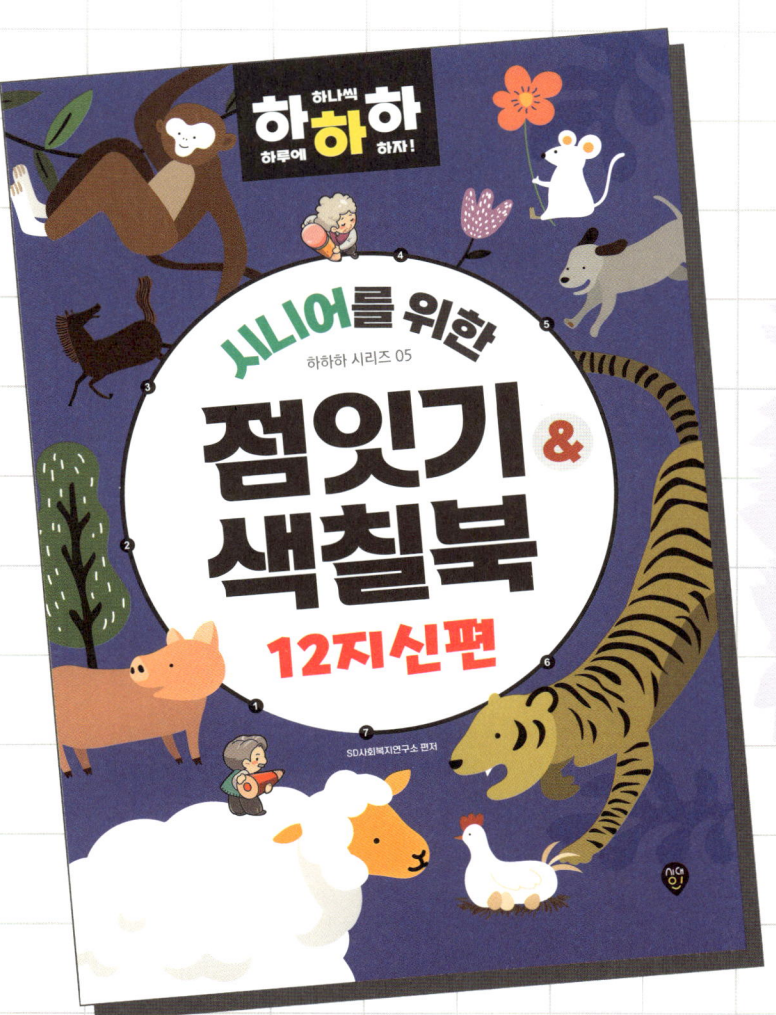

05
점잇기&색칠북
12지신편

- 멋있고, 귀여운 12지신 그림!
- 숫자를 세고 점을 이으면 인지기능과 집중력 향상!
- 색칠하기로 소근육 단련!
- 펜만 있으면 할 수 있는 쉽고 간단한 취미생활!

06
색칠북
병풍 만들기편

- 다양한 주제와 난이도의 병풍 그림!
- 색칠도구만 있으면 어디서나 할 수 있는 취미생활!
- 색칠하기로 소근육 단련과 집중력 향상!
- 색칠 후 접어서 세우면 병풍 완성!

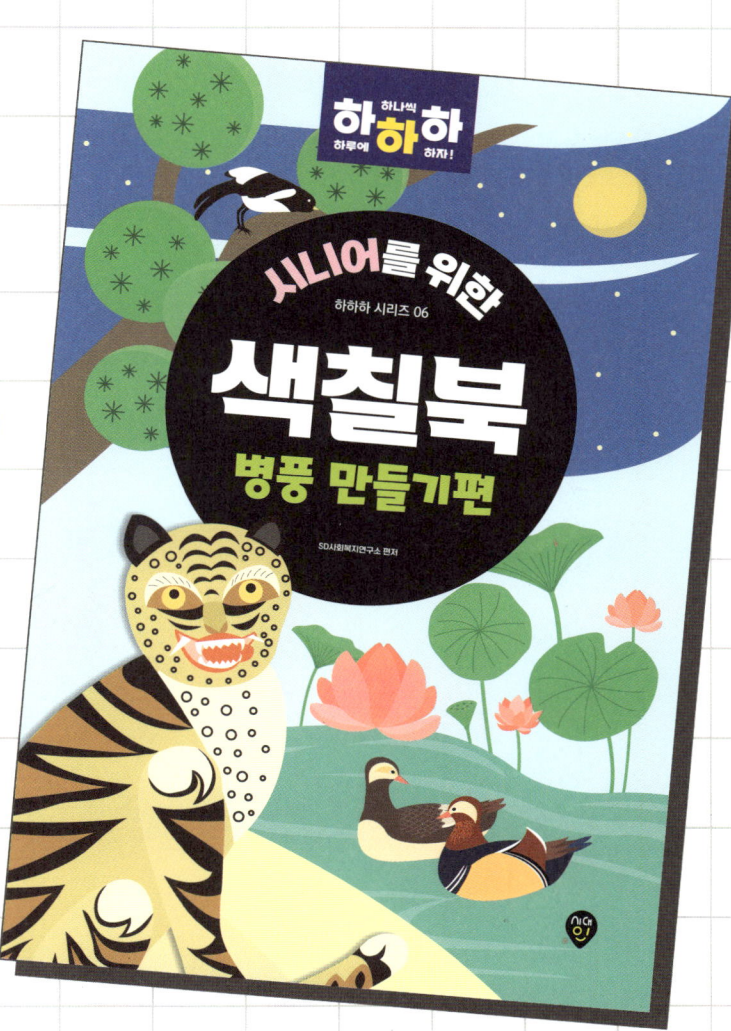

한 권으로 시작하는 취미생활!

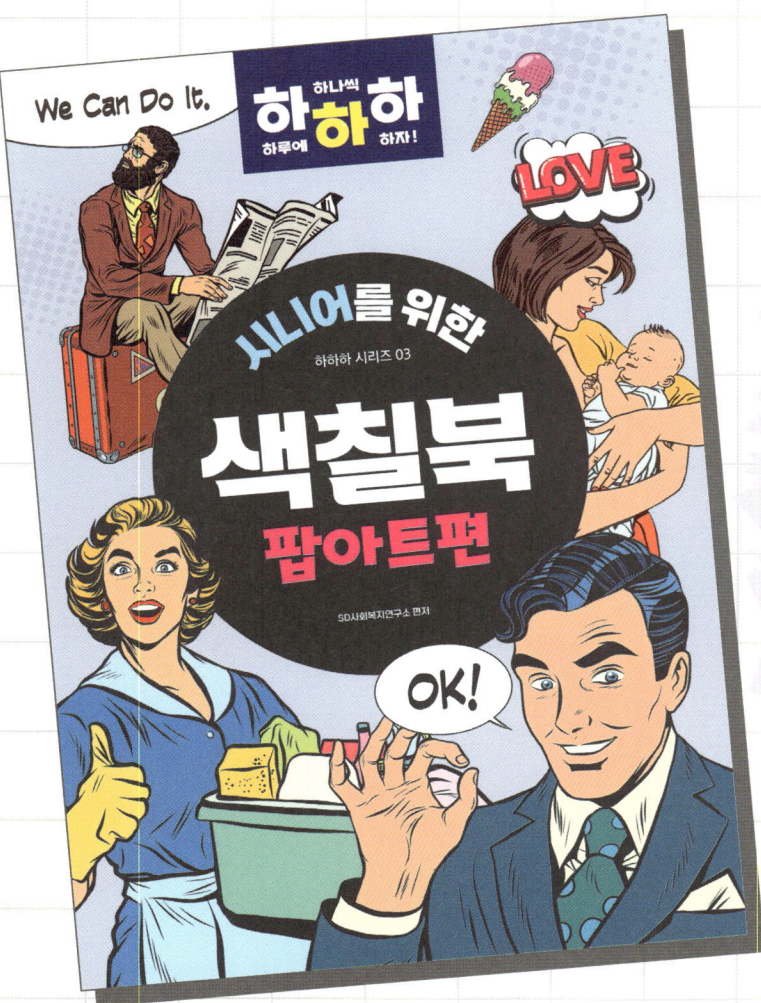

03
색칠북
팝아트편

- 시선을 사로잡는 유쾌한 팝아트 그림!
- 어디서나 할 수 있는 간단한 취미생활!
- 스트레스를 해소해 주는 즐거운 활동!
- 색칠하기 쉬운 그림과 원본 크기의 견본 그림 수록!

04
퍼즐&색칠북
학창시절편

- 추억을 떠올리게 하는 글과 그림!
- 가위질로 소근육을 단련할 수 있는 활동!
- 스트레스를 해소해 주는 간단한 취미생활!
- 퍼즐을 맞추며 인지기능과 집중력 향상!

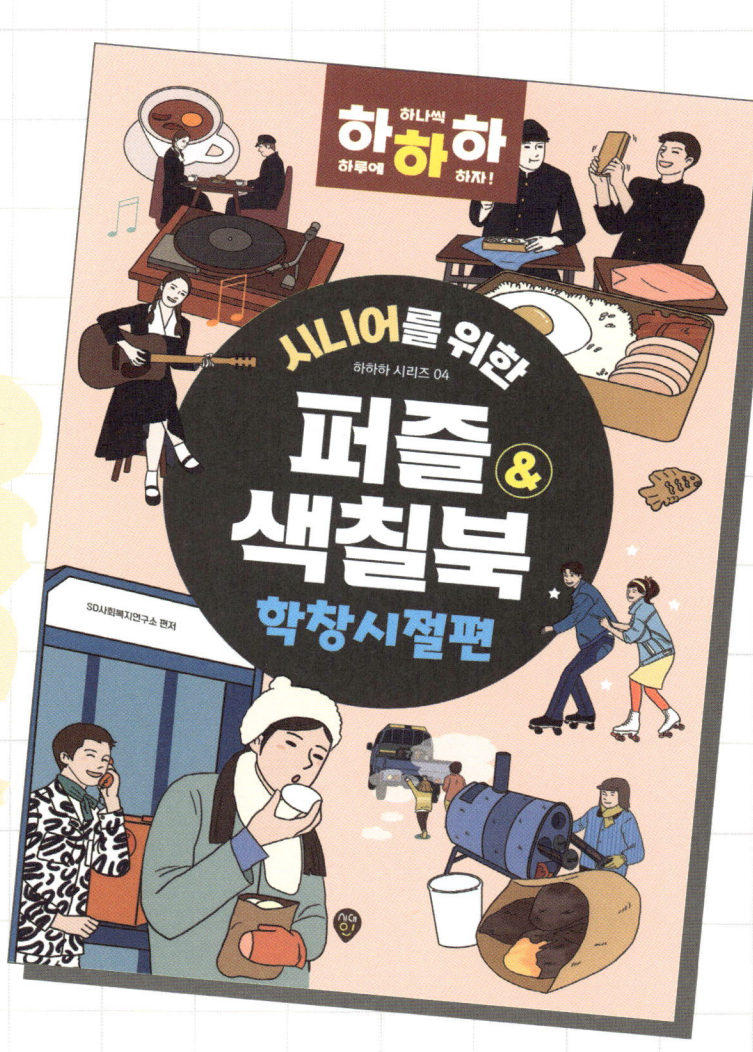

시니어를 위한 하하하 시리즈 도서
하루에 하나씩 하자!

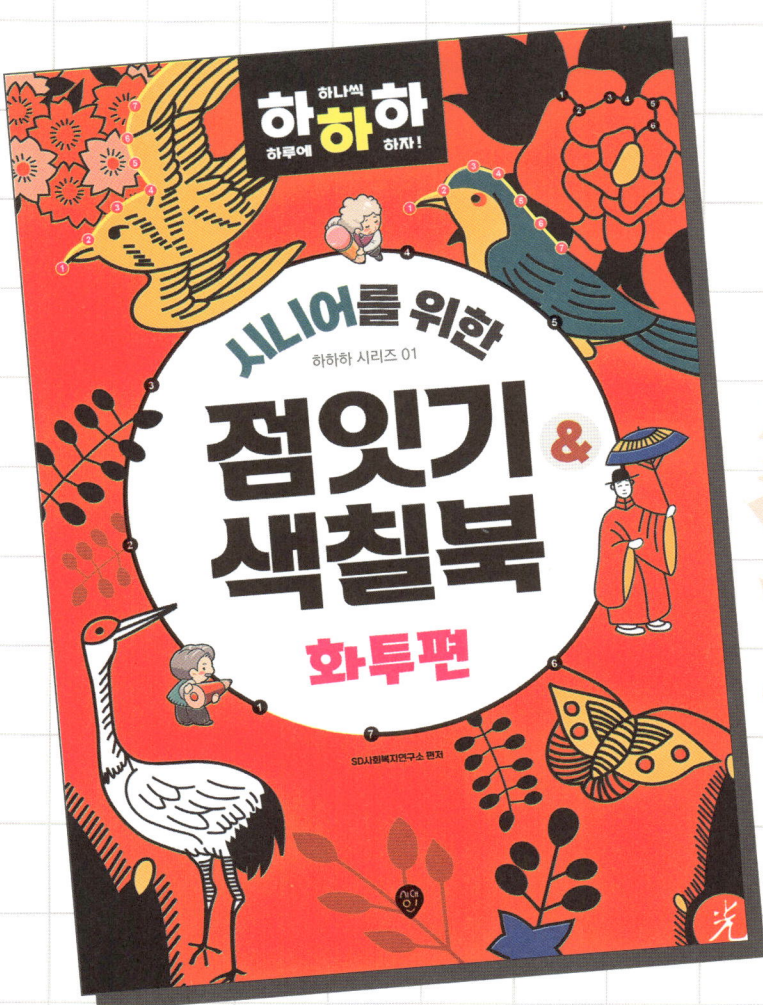

01
점잇기&색칠북
화투편

- 시니어에게 익숙한 화투 그림!
- 숫자를 세고 점을 이으면 인지기능과 집중력이 향상!
- 펜만 있으면 할 수 있는 쉽고 간단한 취미생활!
- 잘 보이는 큰 글자와 깔끔한 그림!

02
퍼즐&색칠북
어린시절편

- 어린시절 추억을 회상하게 하는 그림!
- 가위로 자르고 퍼즐을 맞추면 완성!
- 인지기능과 집중력을 향상할 수 있는 활동!
- 색칠하기와 가위질로 소근육 단련!

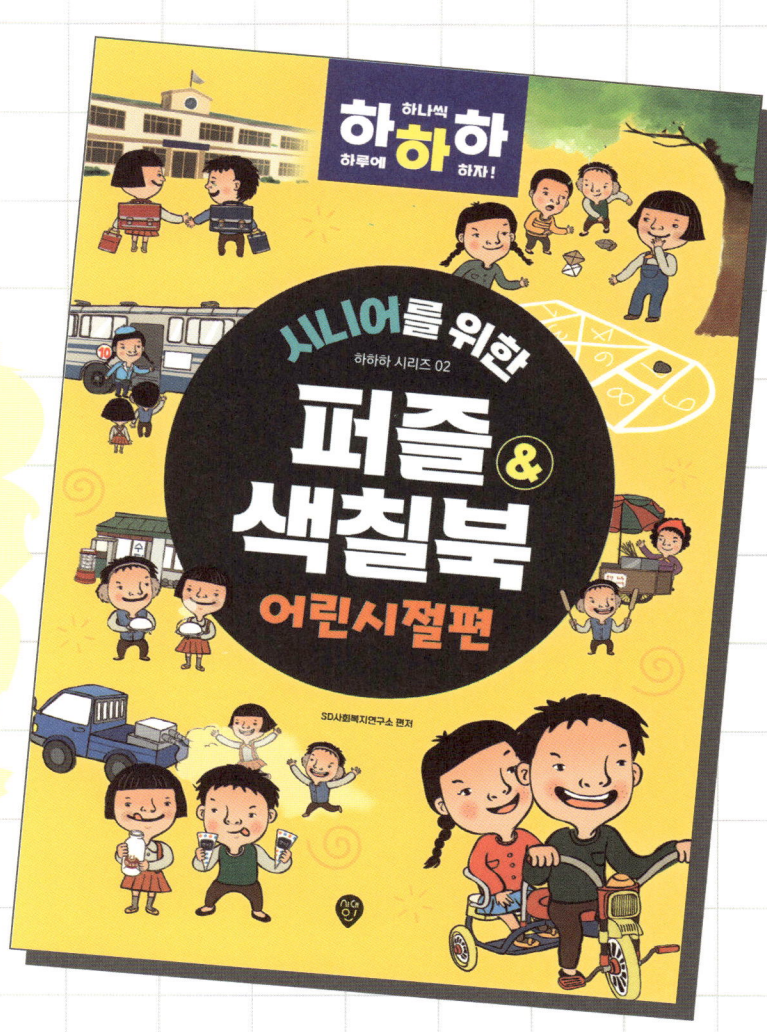

시니어 취미 활동북 시리즈

시니어를 위한 하하하
하루에 하나씩 하자!

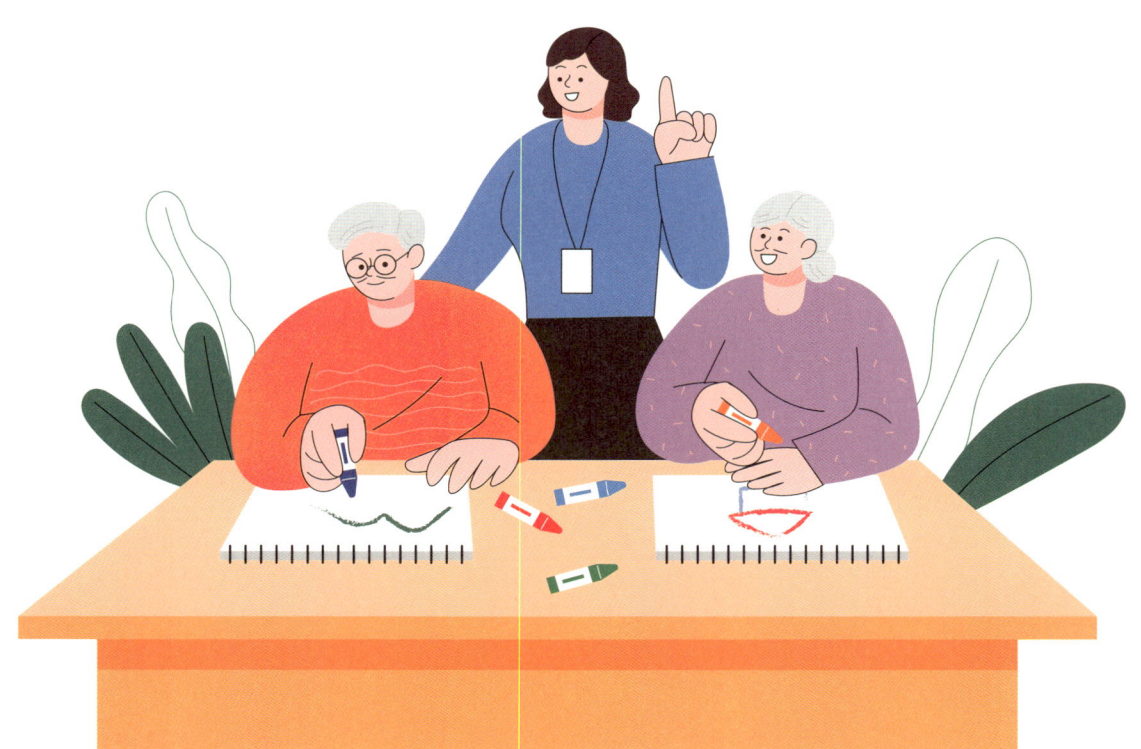

뇌 신경세포 자극으로 인지기능 향상과 치매 예방!

퍼즐, 색칠 등 다양한 두뇌 자극 활동으로
인지기능을 향상하고 치매를 예방할 수 있어요!

☆ 인지기능 향상

- 사고 속도 향상
- 단기 기억력 향상
- 주의력, 집중력 향상

☆ 삶의 만족도 향상

- 수면의 질 향상
- 스트레스 해소 및 기분 관리
- 손가락 운동으로 소근육 단련

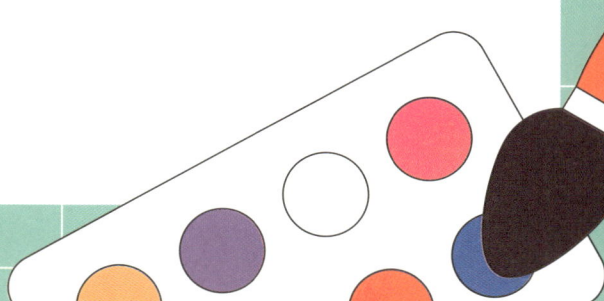

좋은 책을 만드는 길, 독자님과 함께 하겠습니다.

시니어를 위한 하하하 06 색칠북 병풍 만들기편

초 판 발 행	2024년 01월 10일 (인쇄 2023년 09월 04일)
발 행 인	박영일
책 임 편 집	이해욱
편 저	SD사회복지연구소
편 집 진 행	노윤재 · 윤소진
표지디자인	박수영
편집디자인	임아람 · 하한우
발 행 처	(주)시대고시기획
출 판 등 록	제 10-1521호
주 소	서울시 마포구 큰우물로 75 [도화동 538 성지 B/D] 9F
전 화	1600-3600
팩 스	02-701-8823
홈 페 이 지	www.sdedu.co.kr
I S B N	979-11-383-5602-2
정 가	12,000원

※ 이 책은 저작권법의 보호를 받는 저작물이므로 동영상 제작 및 무단전재와 배포를 금합니다.
※ 잘못된 책은 구입하신 서점에서 바꾸어 드립니다.

절취선

절취선

절취선

절취선

절취선

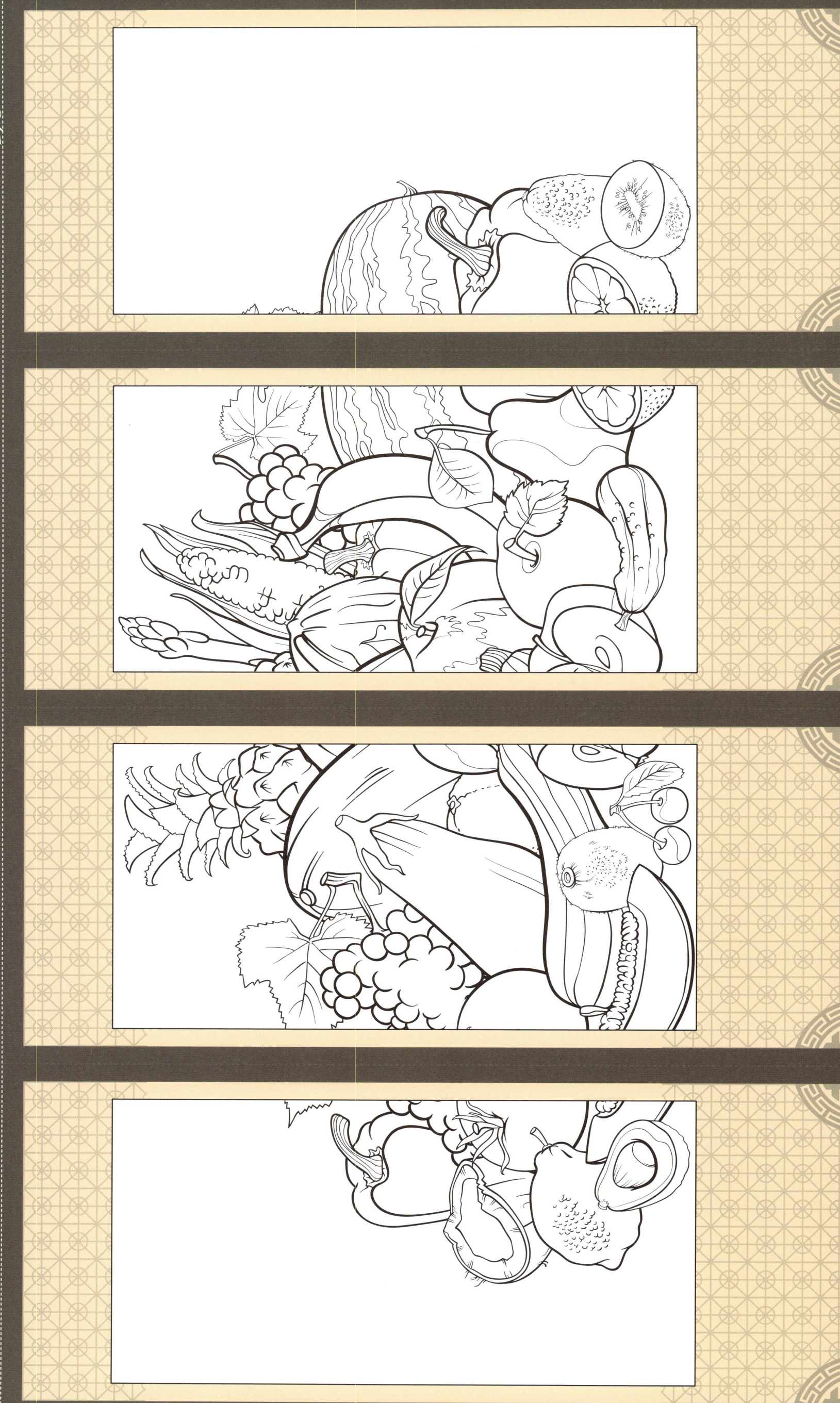

절취선

절취선

절취선

절취선

절취선

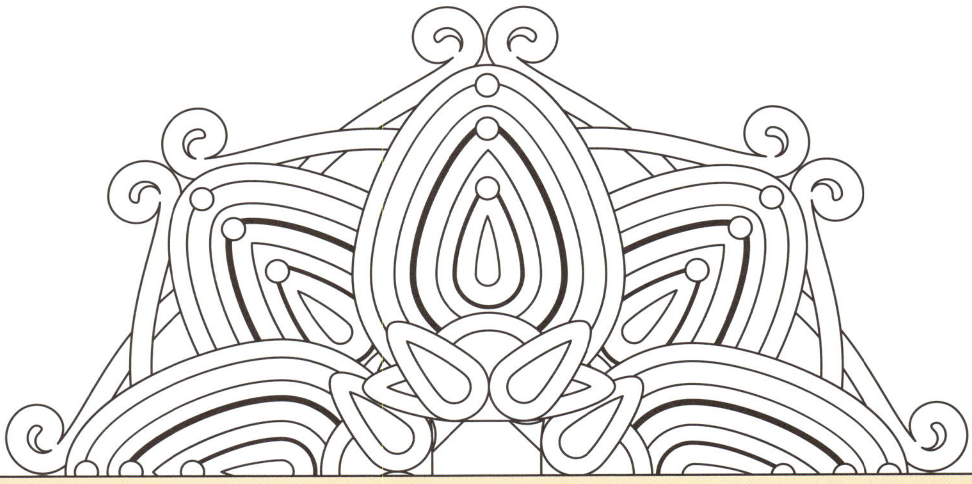

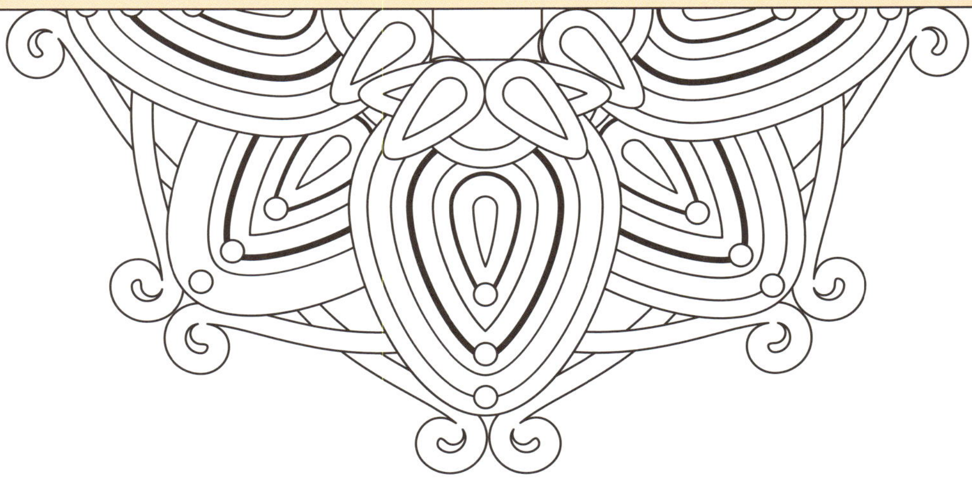

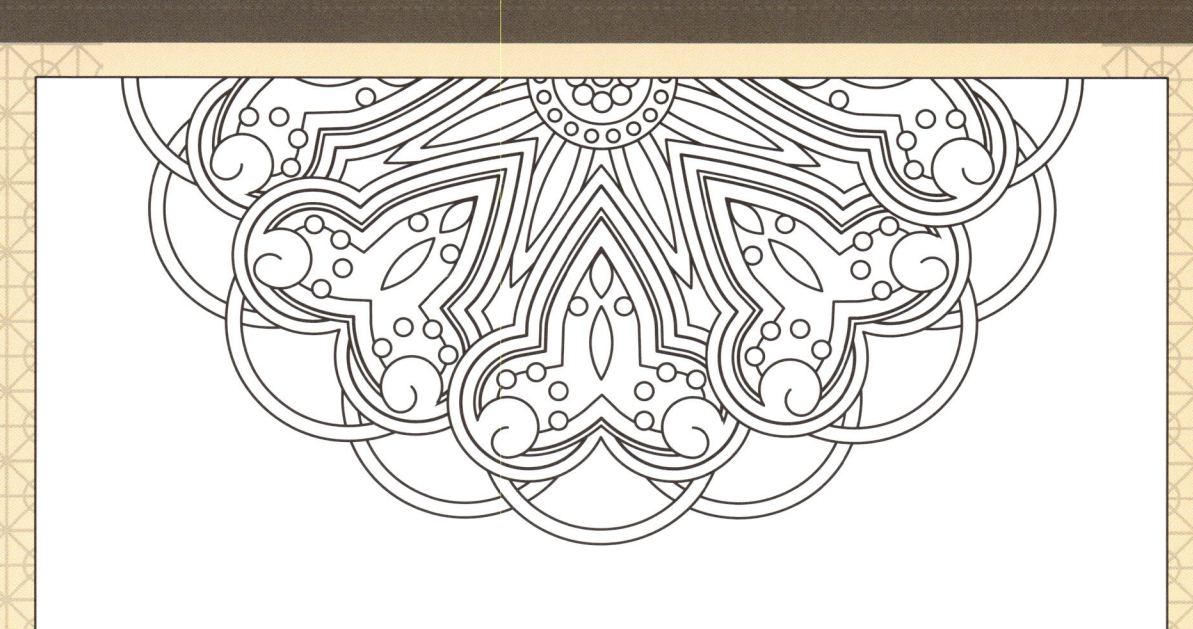

절취선

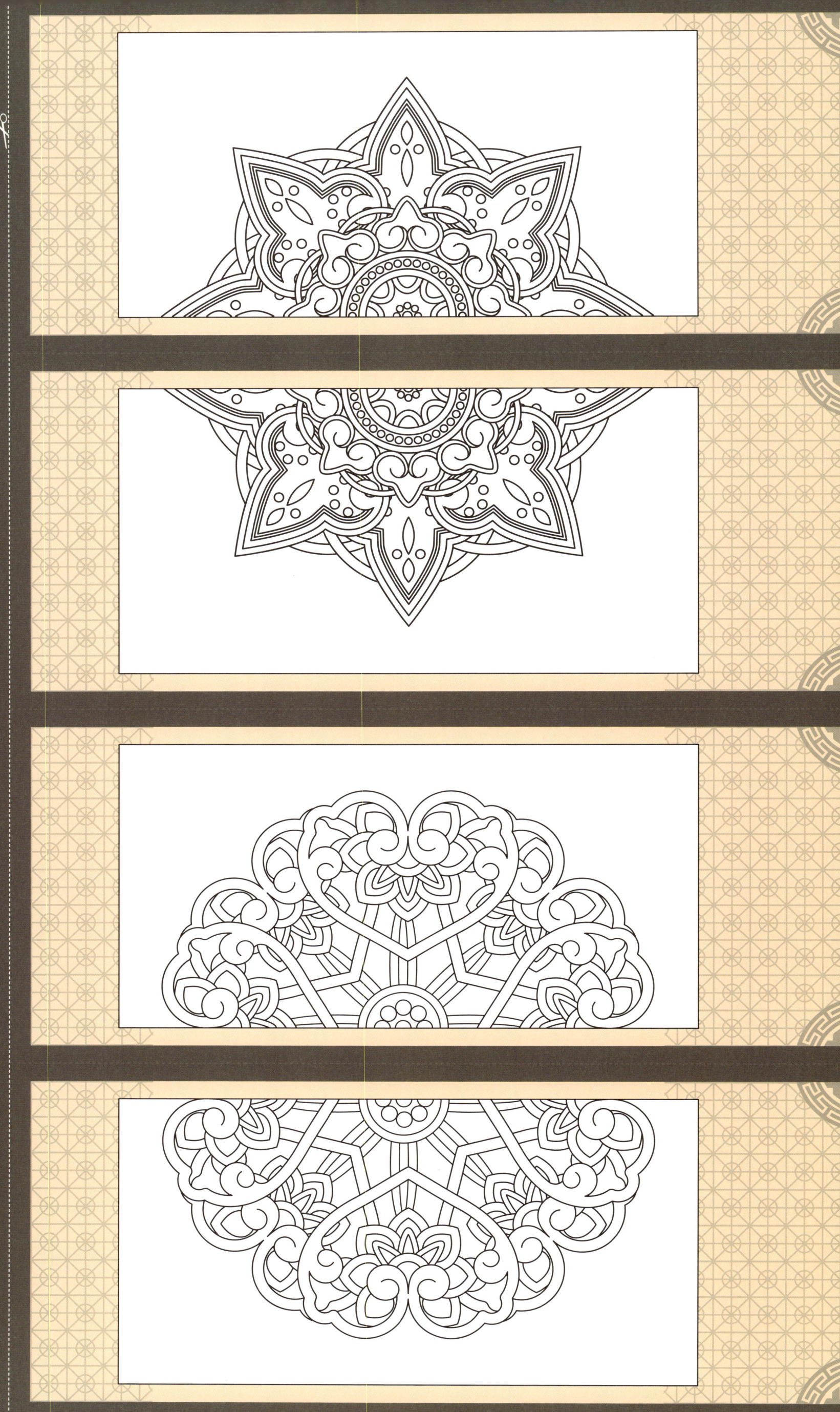

절취선

절취선

절취선

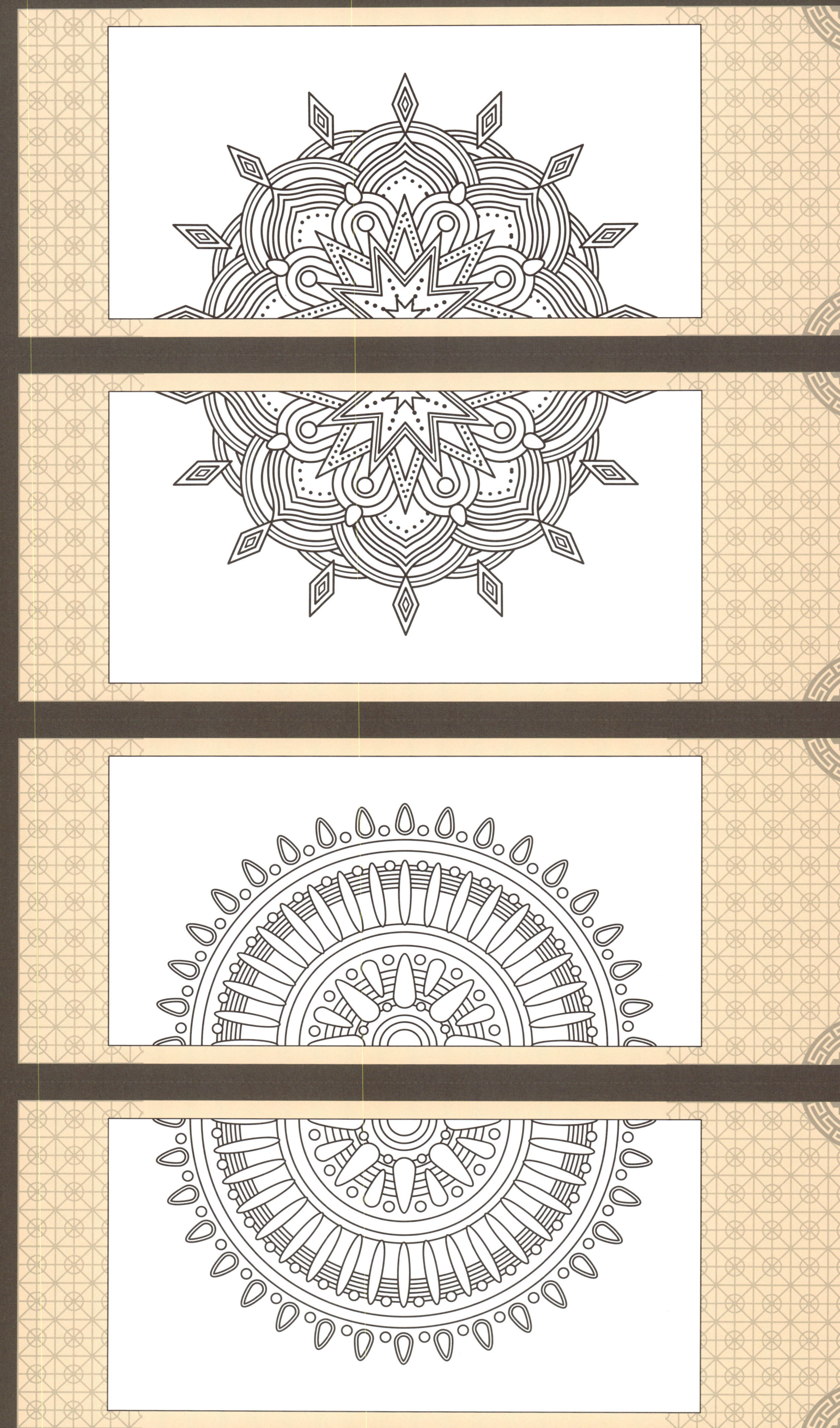

절취선

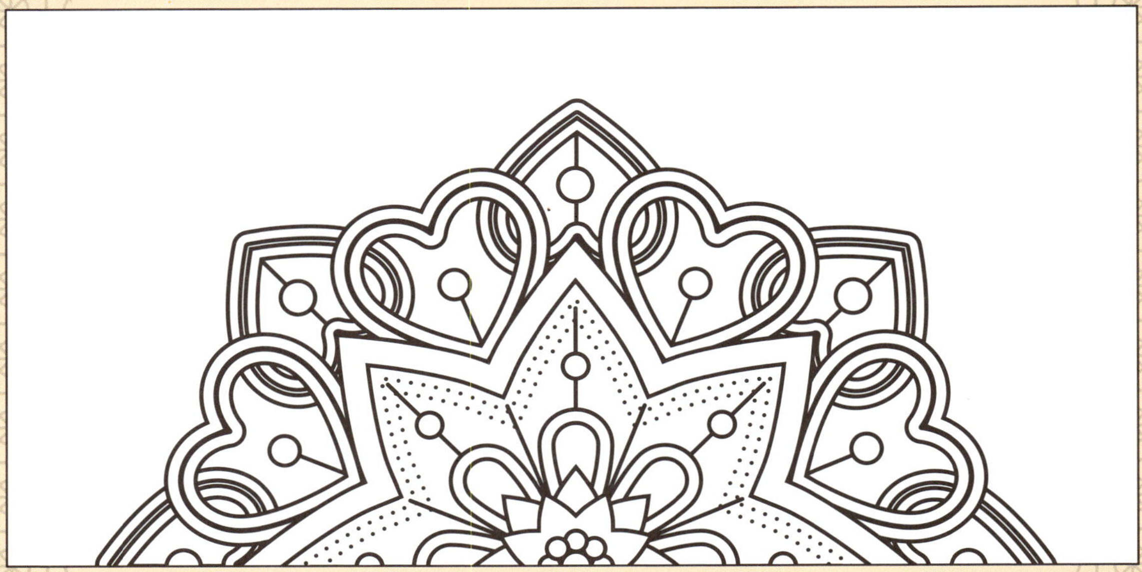

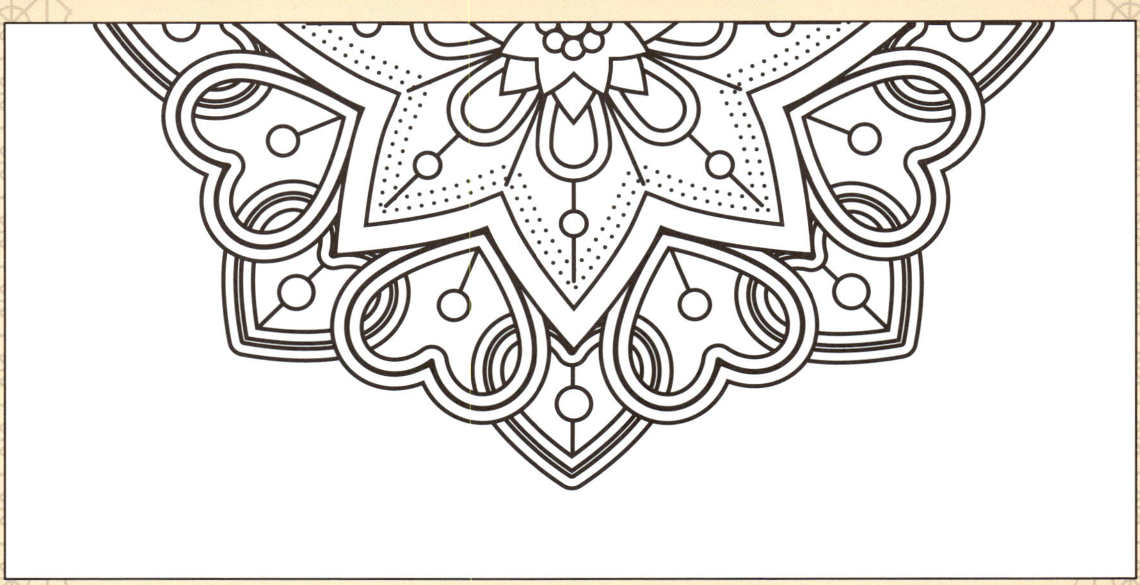

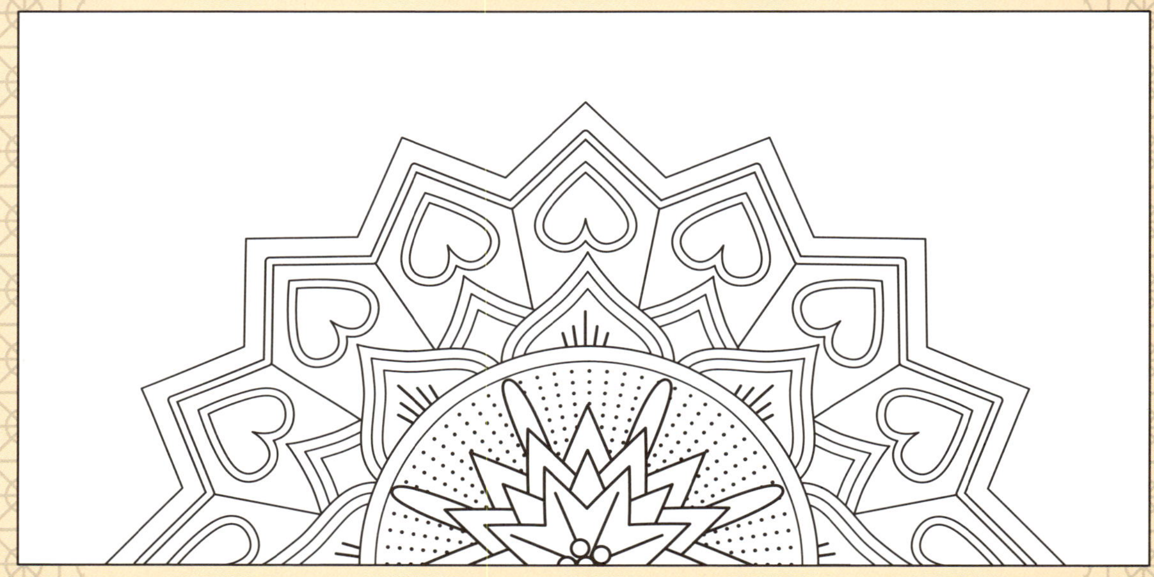

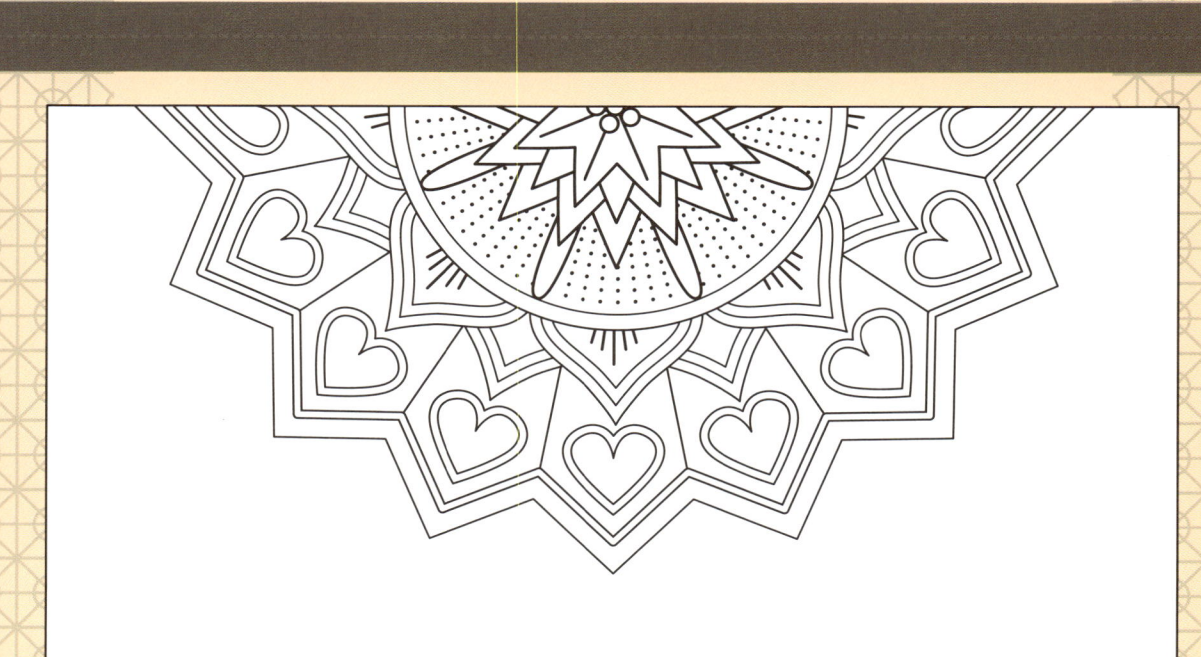

절취선

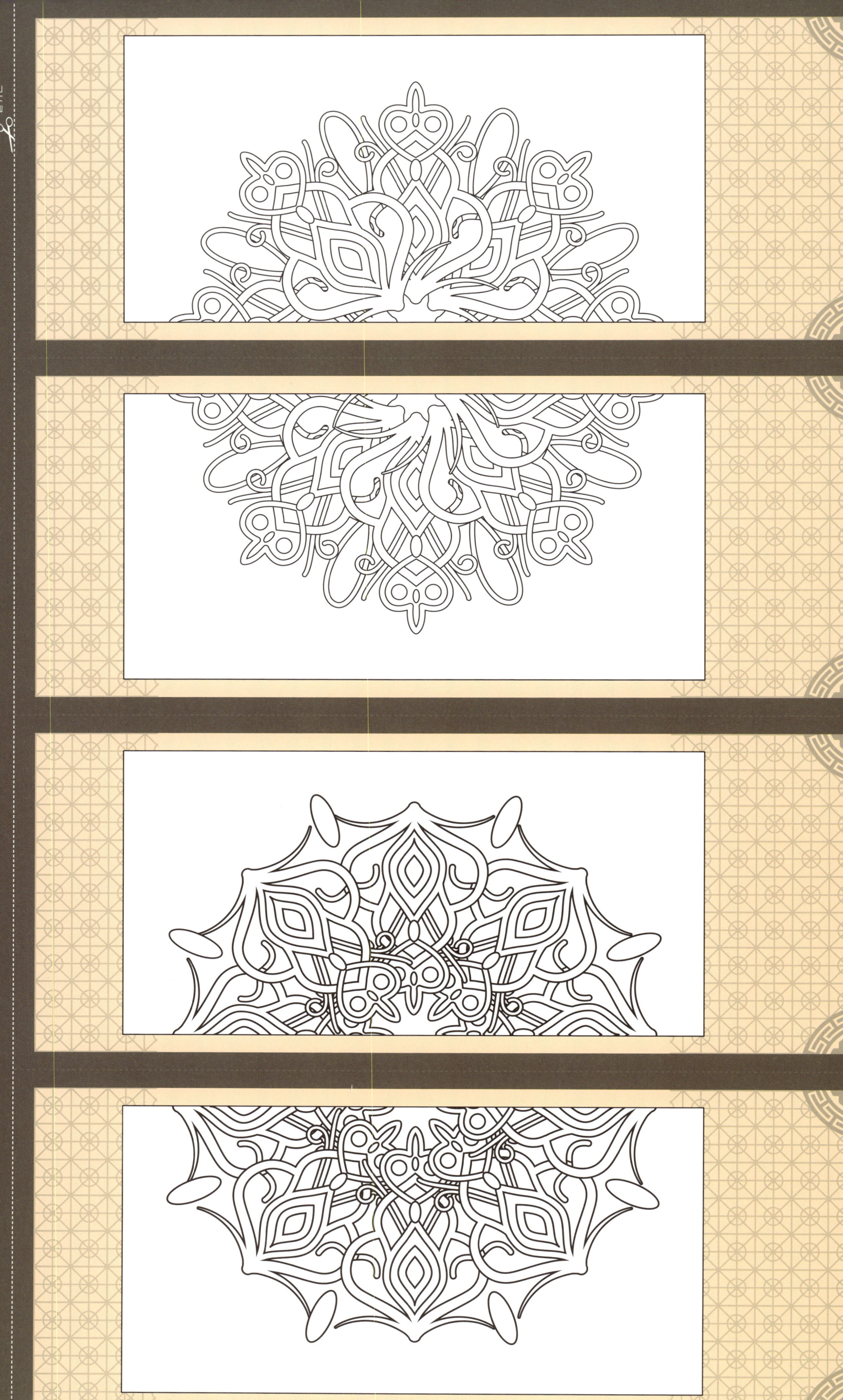

절취선

절취선

절취선

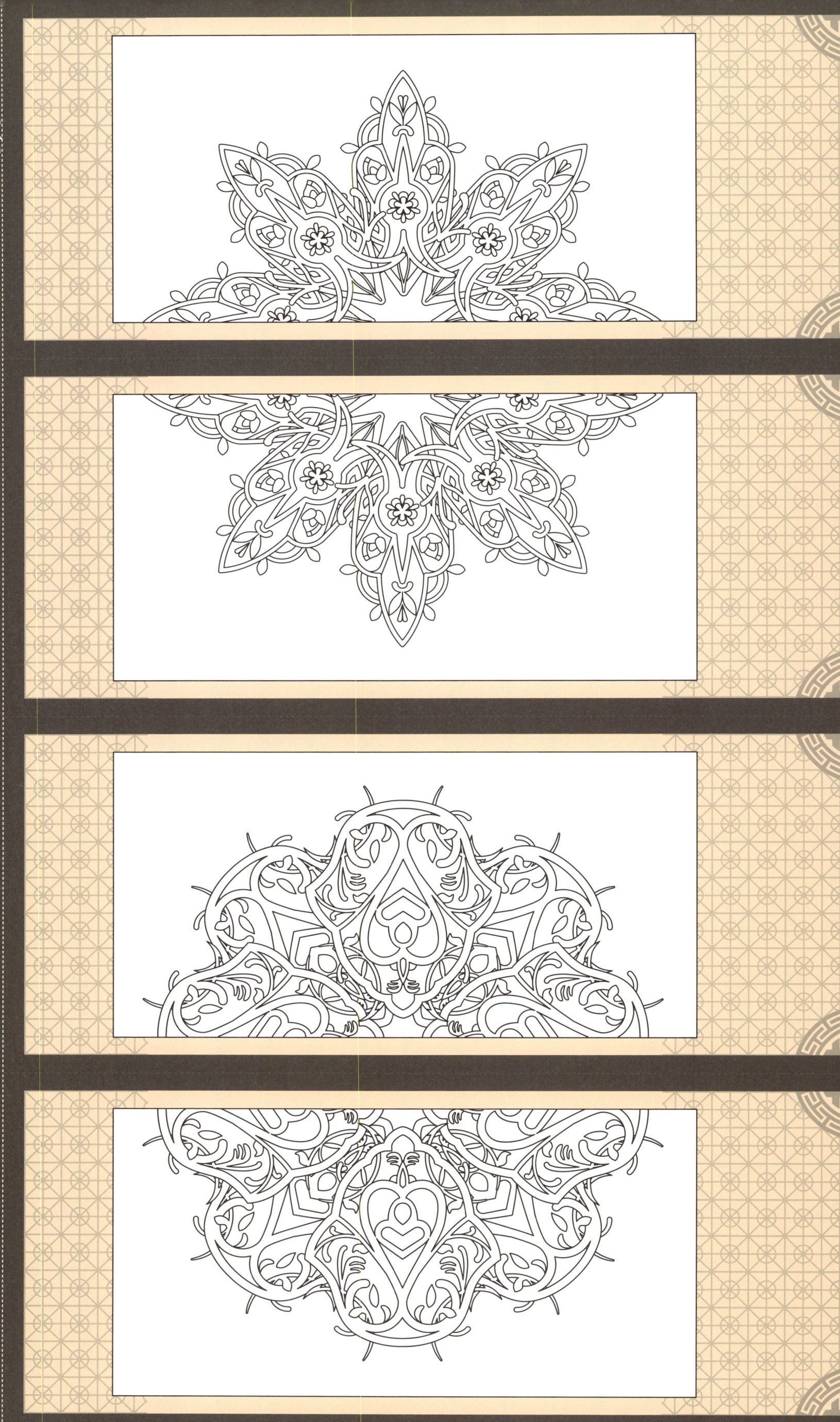

절취선

절취선

절취선

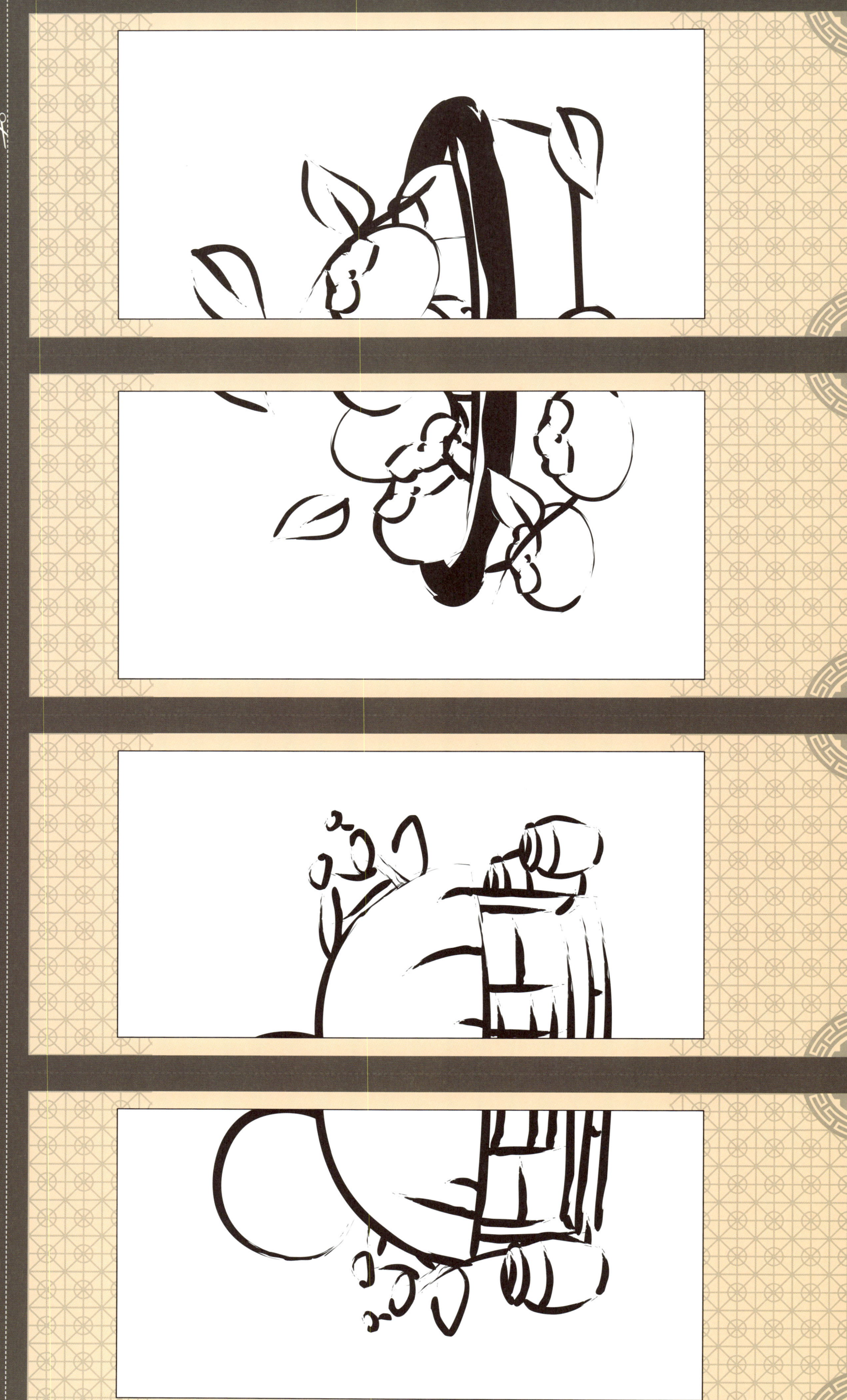

절취선

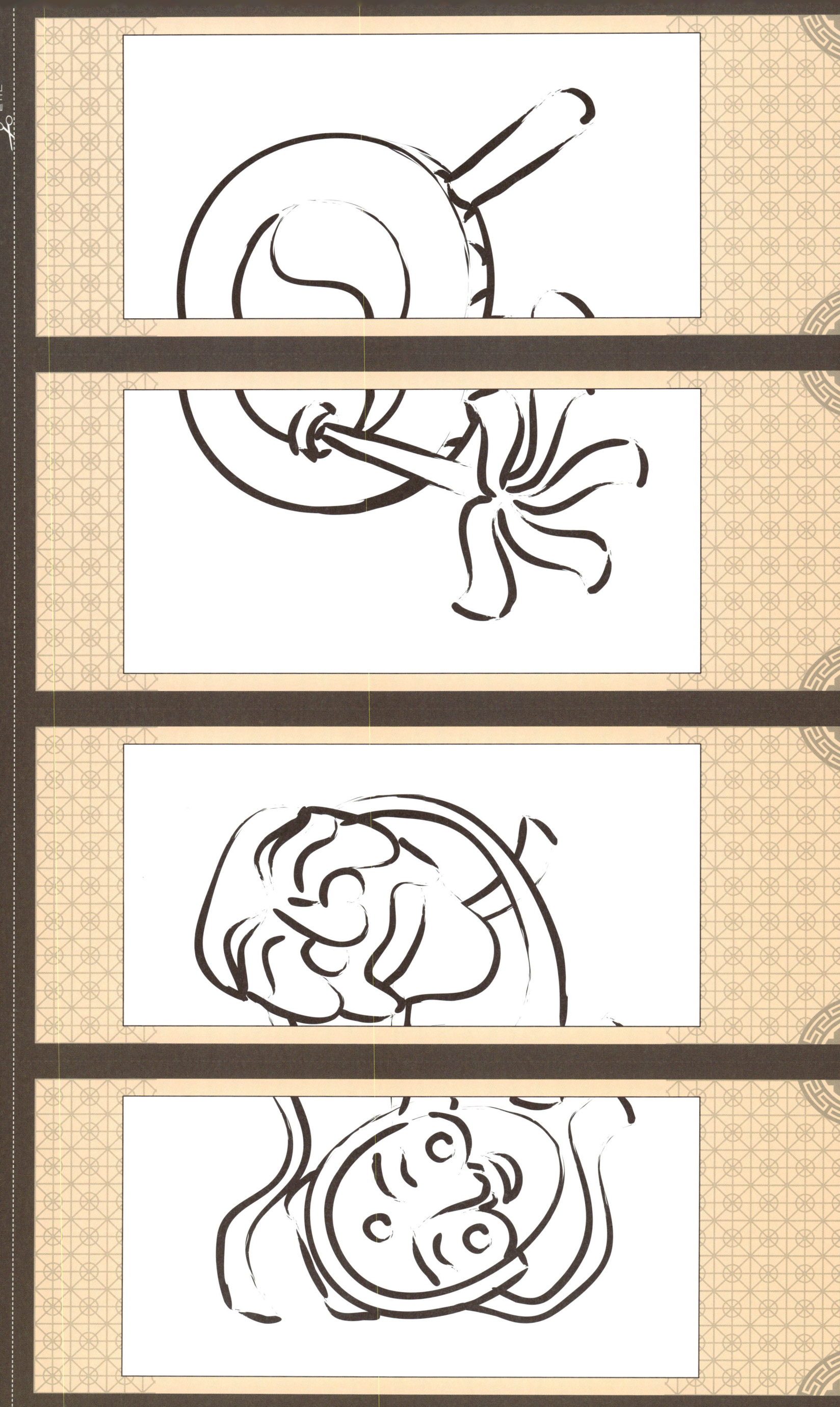

절취선

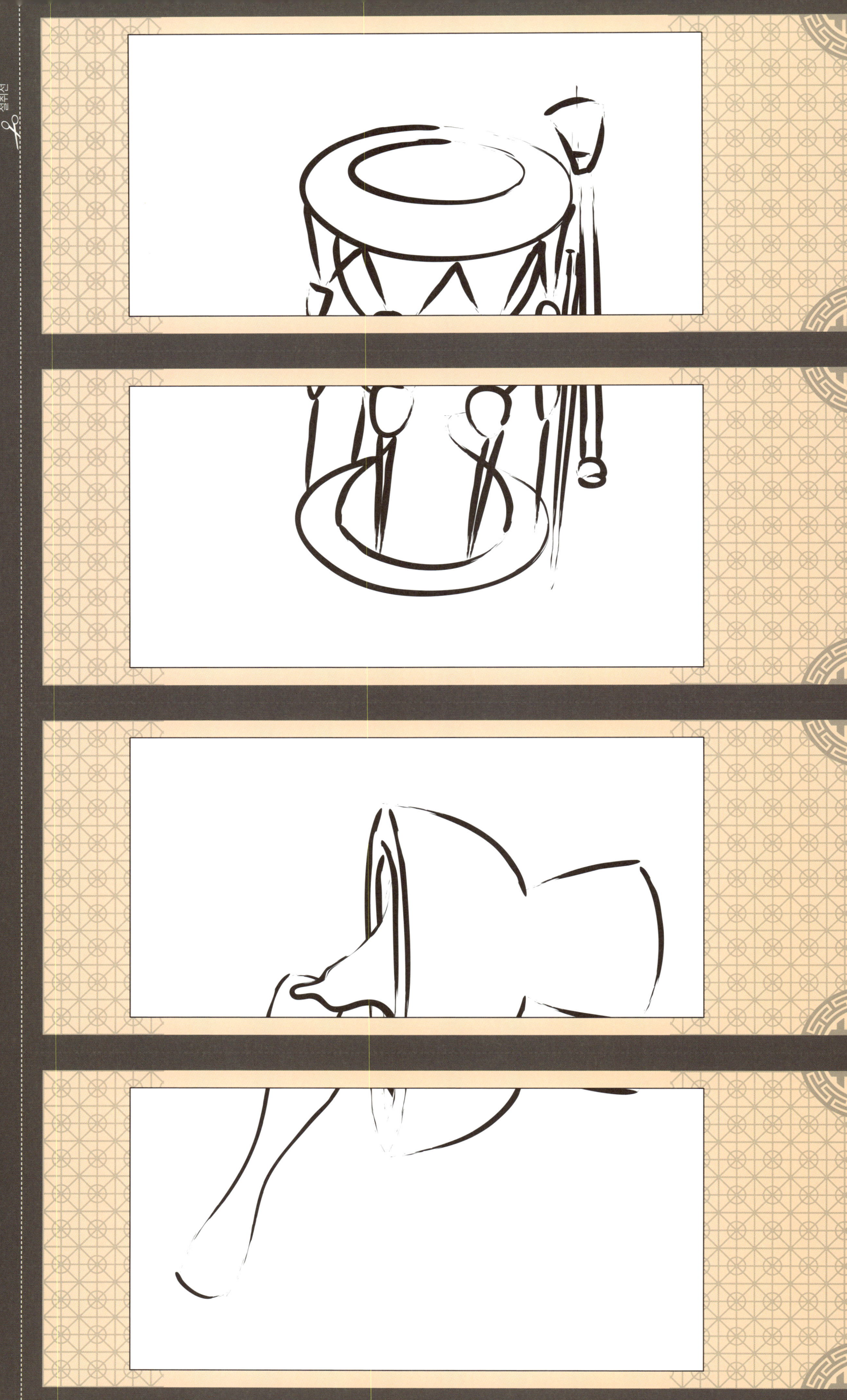

절취선

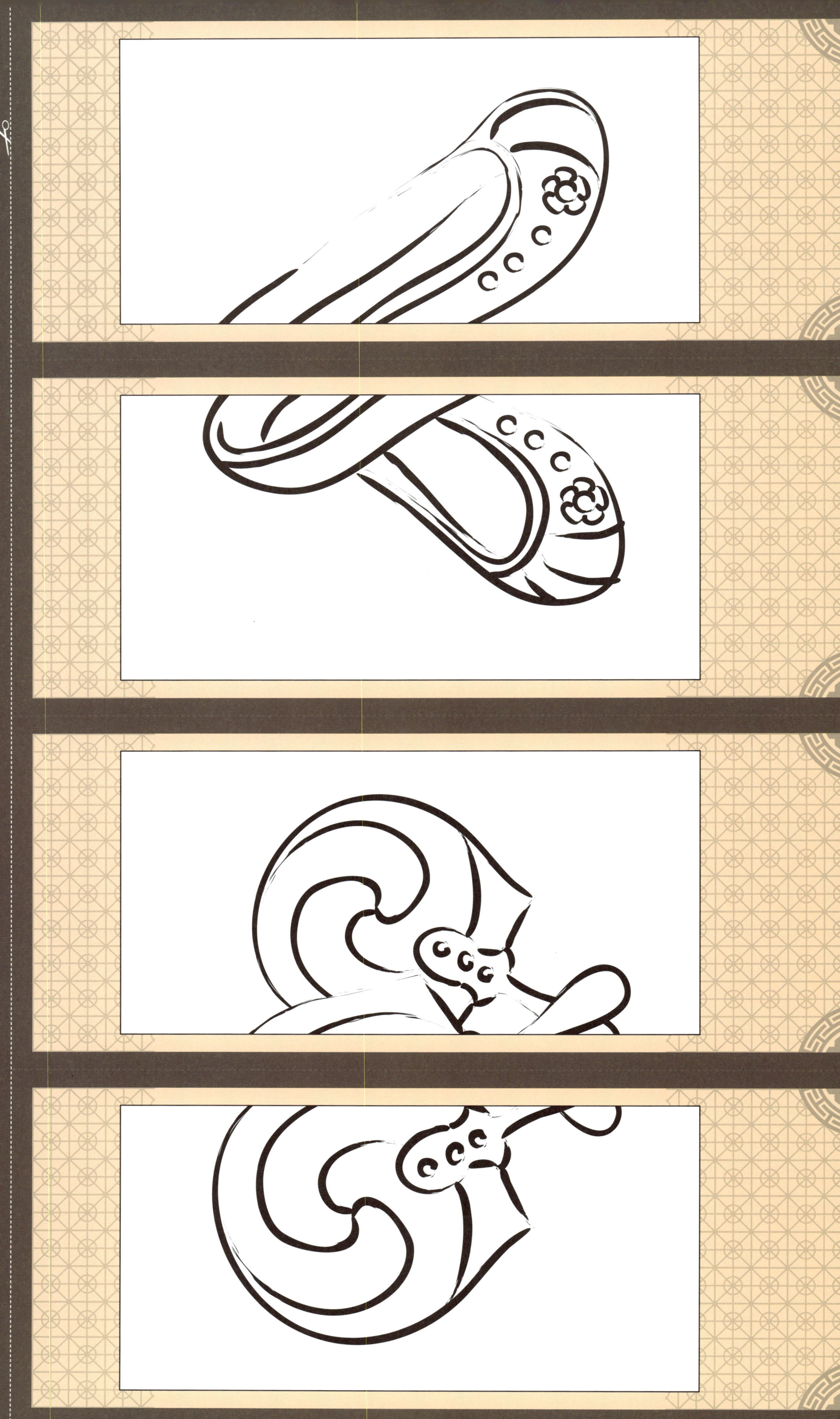

절취선

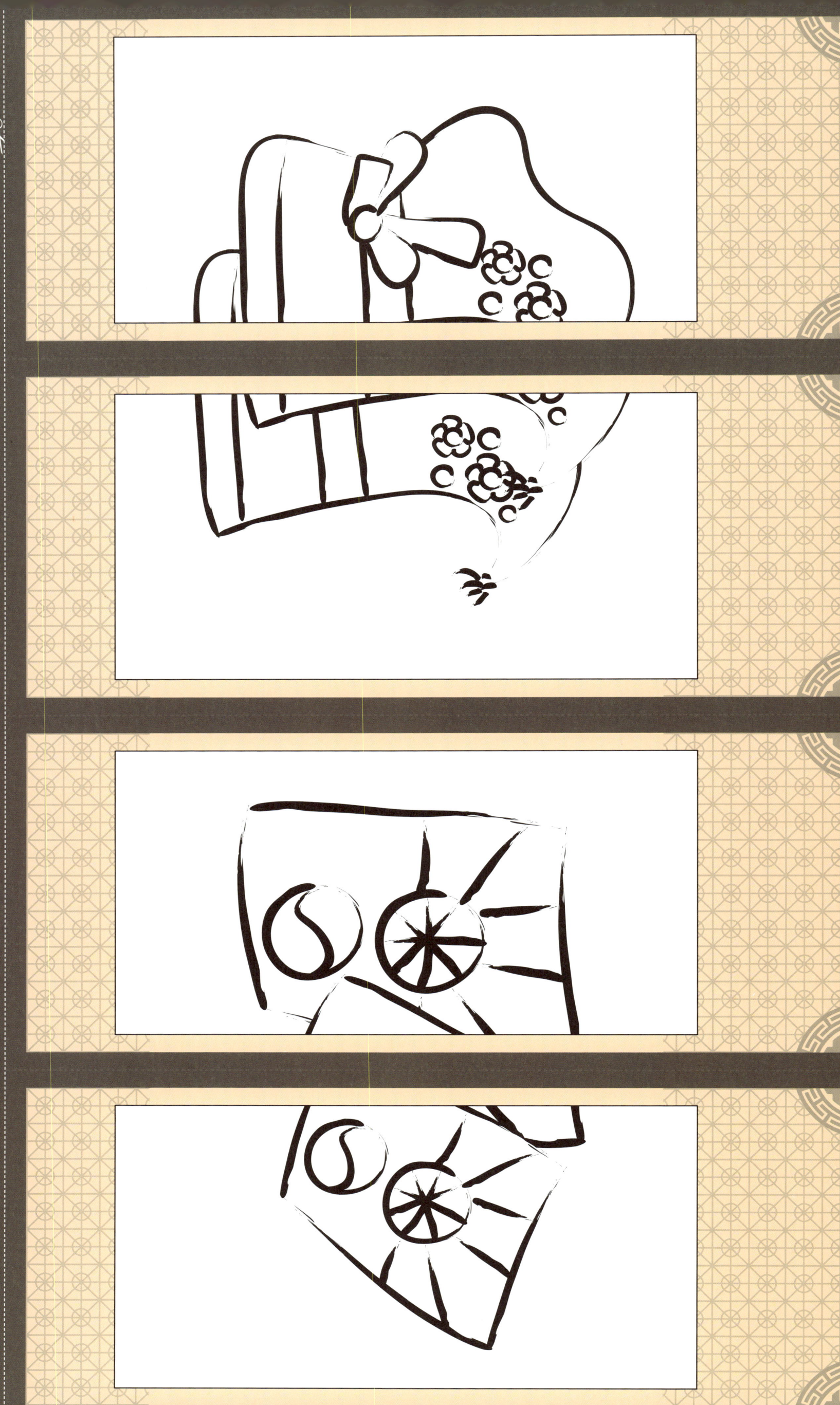

절취선

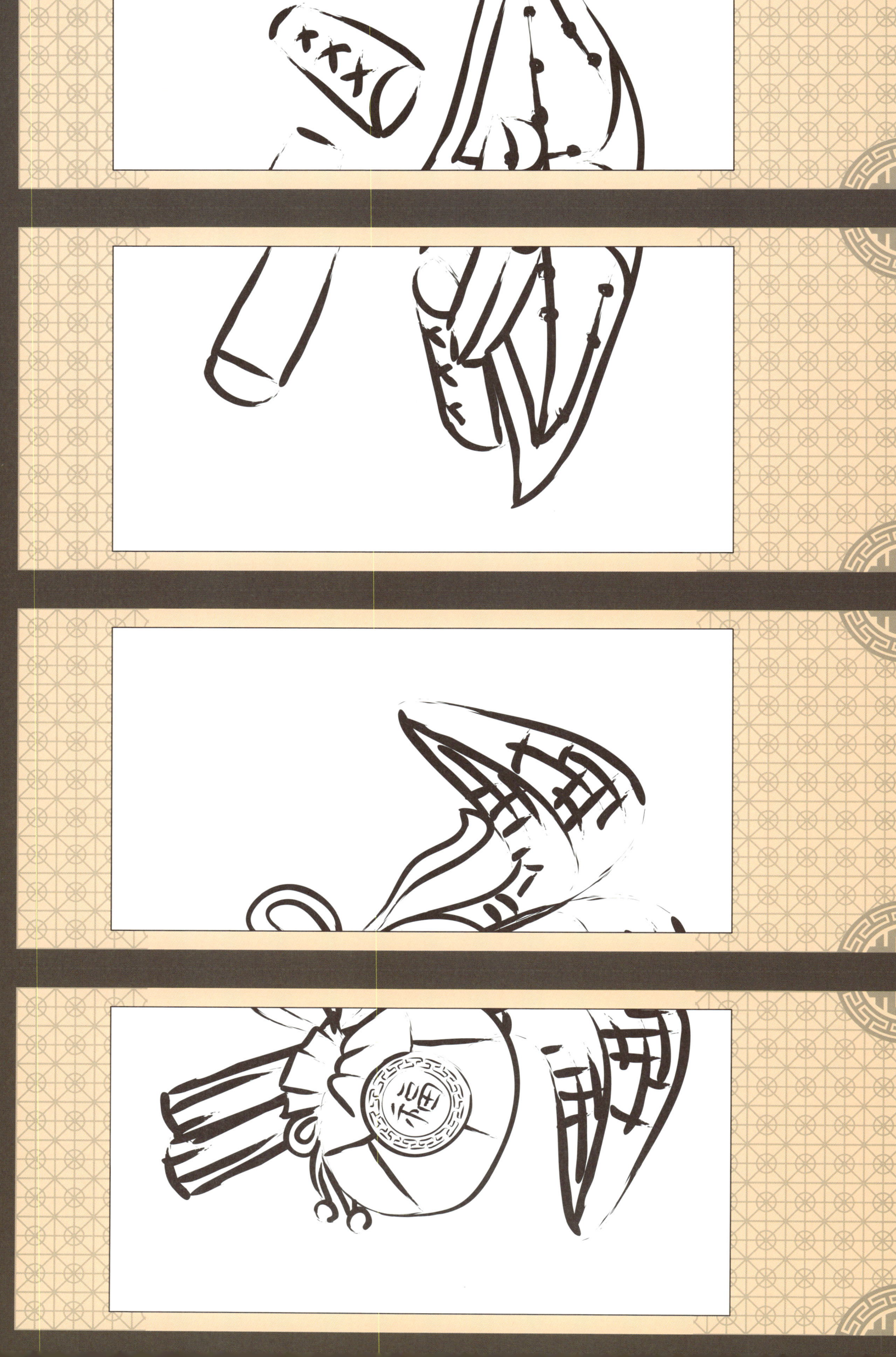

절취선

절취선

절취선

절취선

절취선

절취선

절취선

절취선

절취선

절취선

절취선

절취선

절취선

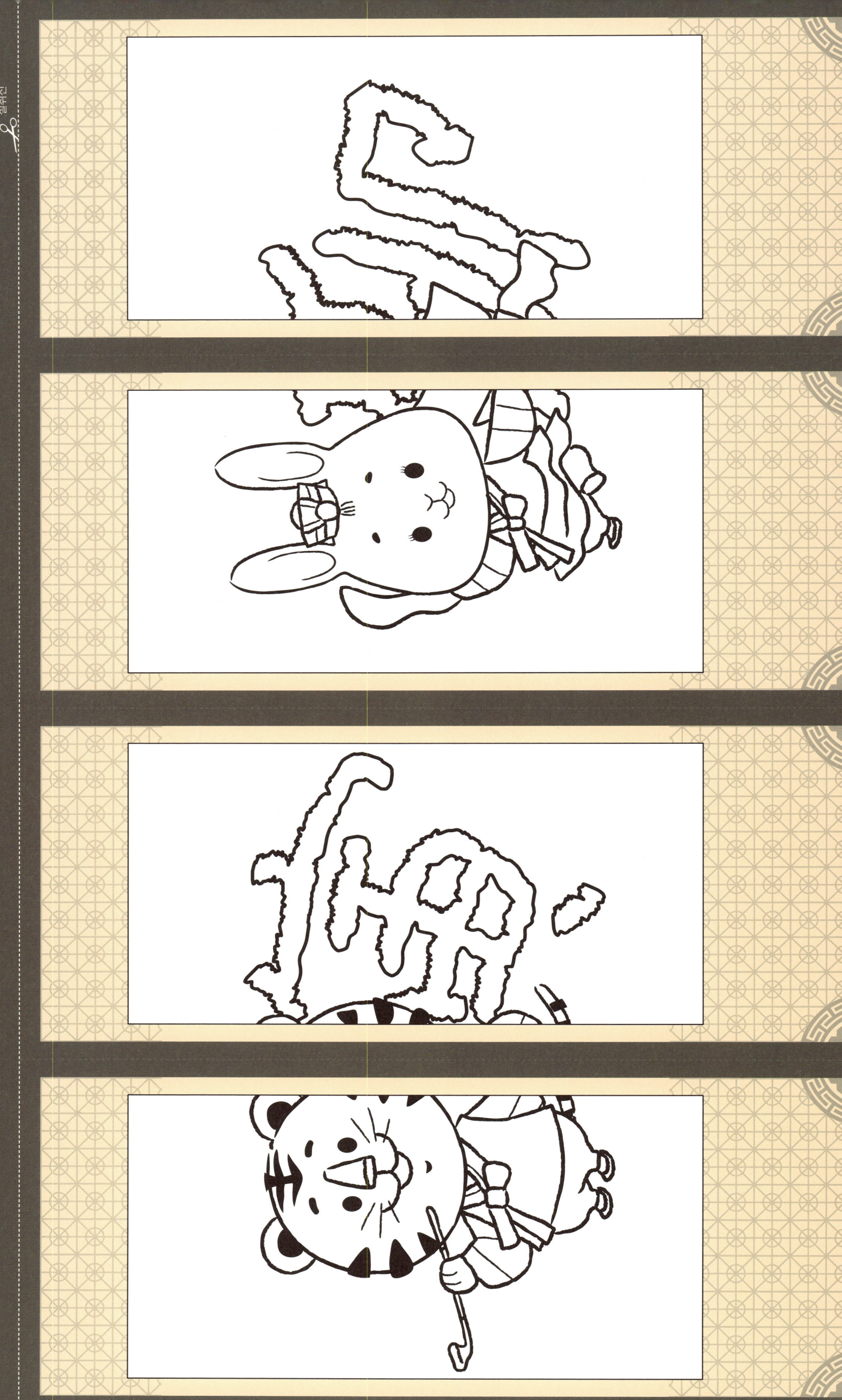

절취선

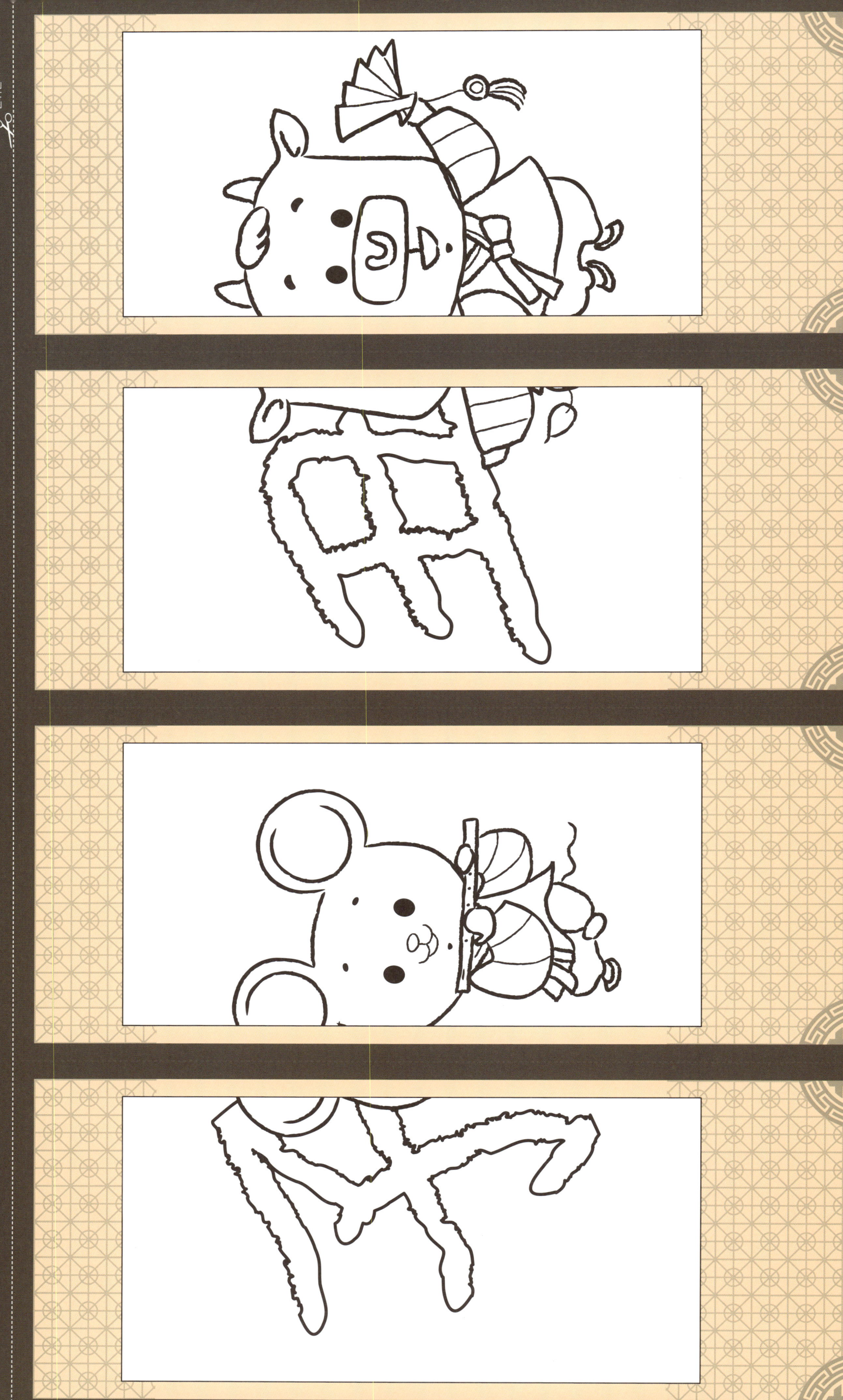

절취선

절취선

절취선

절취선

절취선

절취선

절취선

절취선

절취선

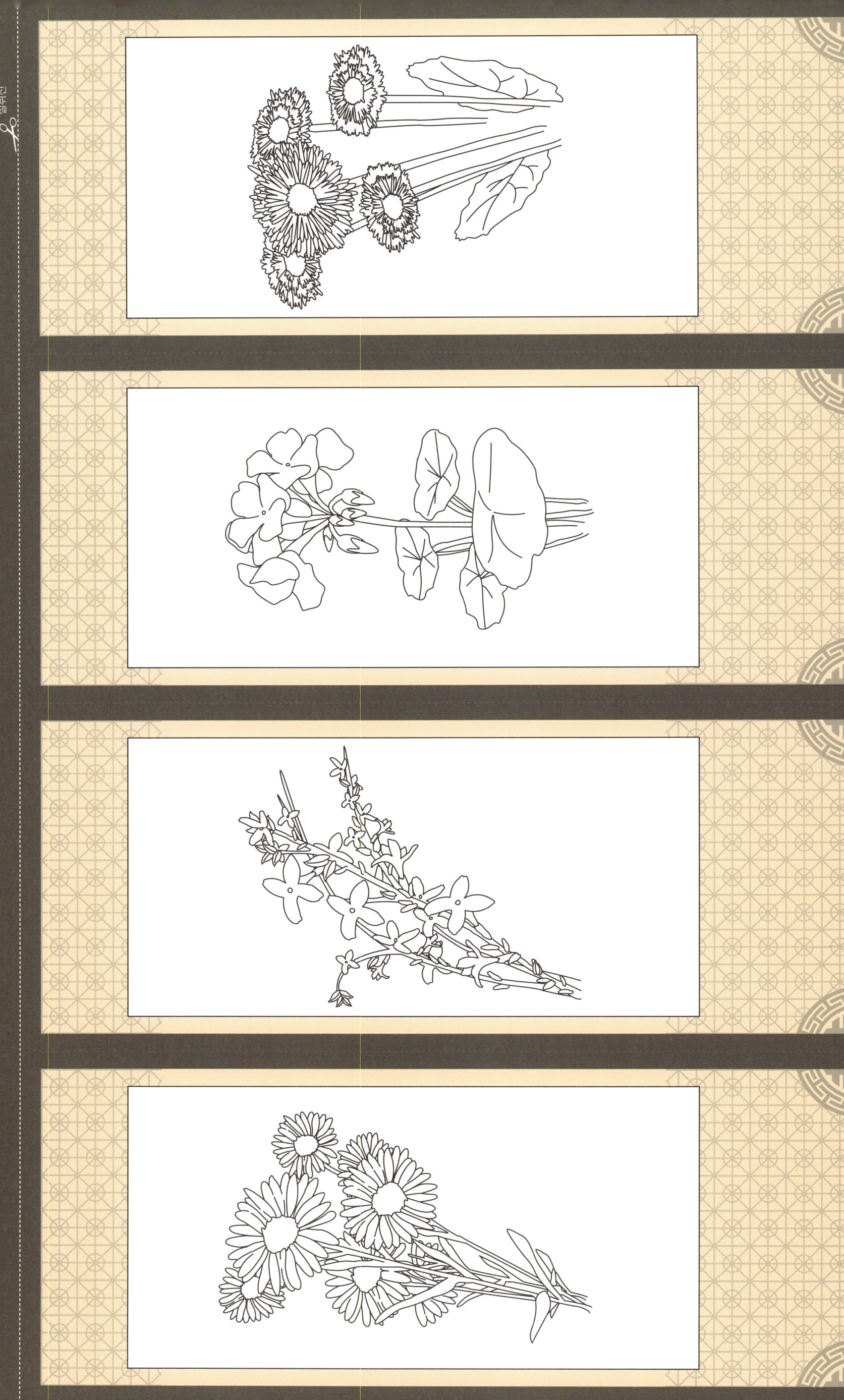

절취선

절취선

절취선

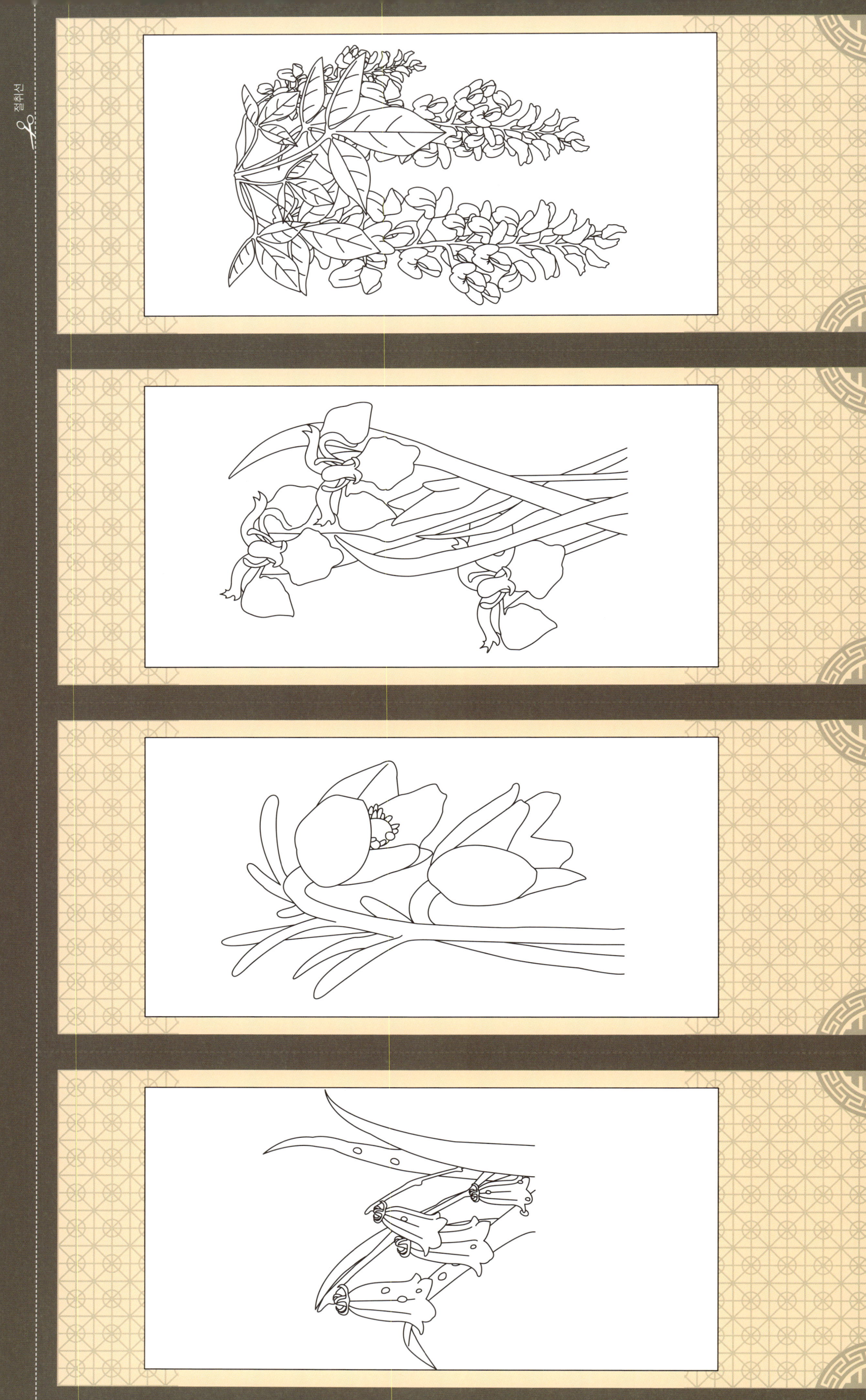

절취선

절취선

절취선

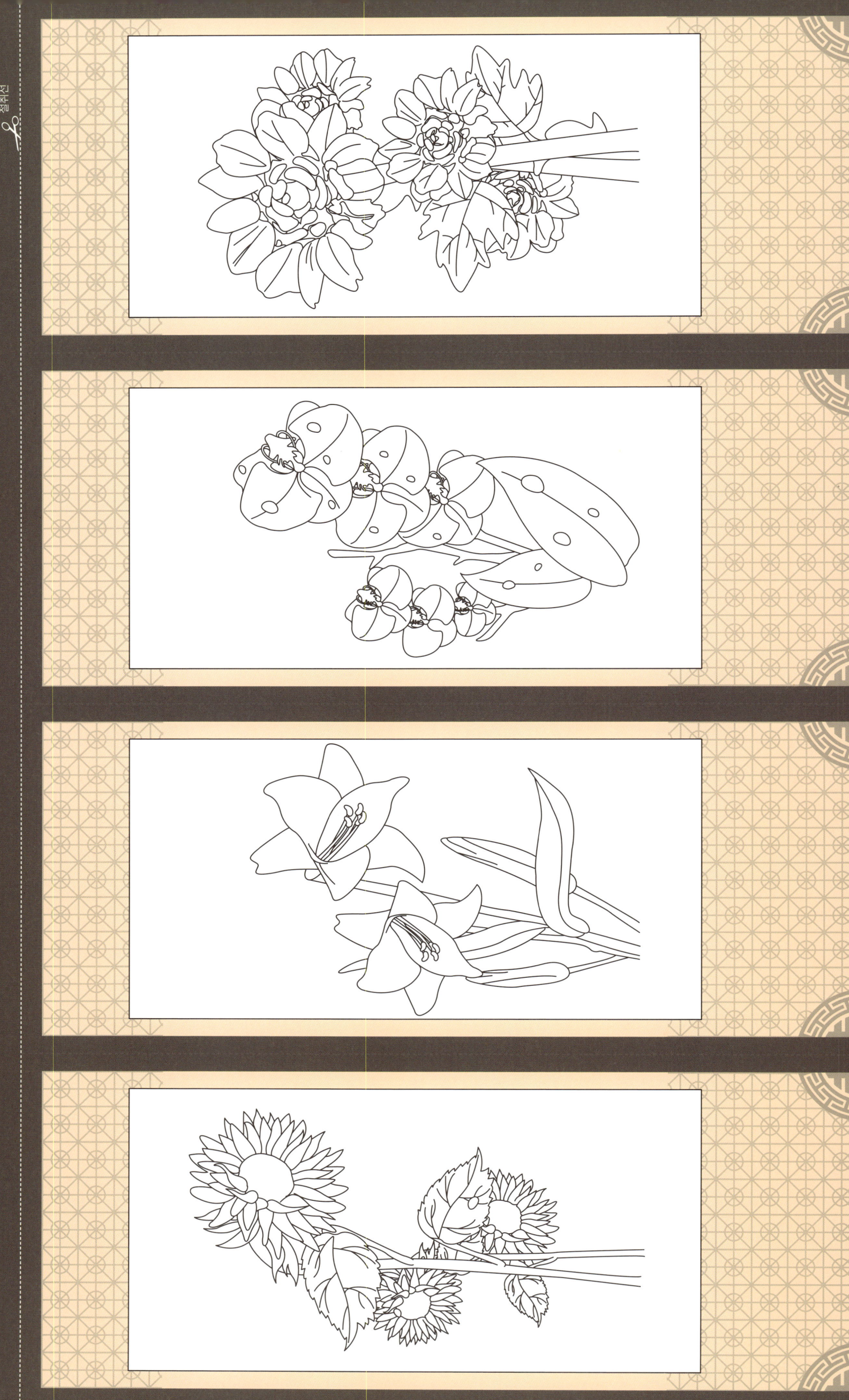

절취선

절취선

절취선

절취선

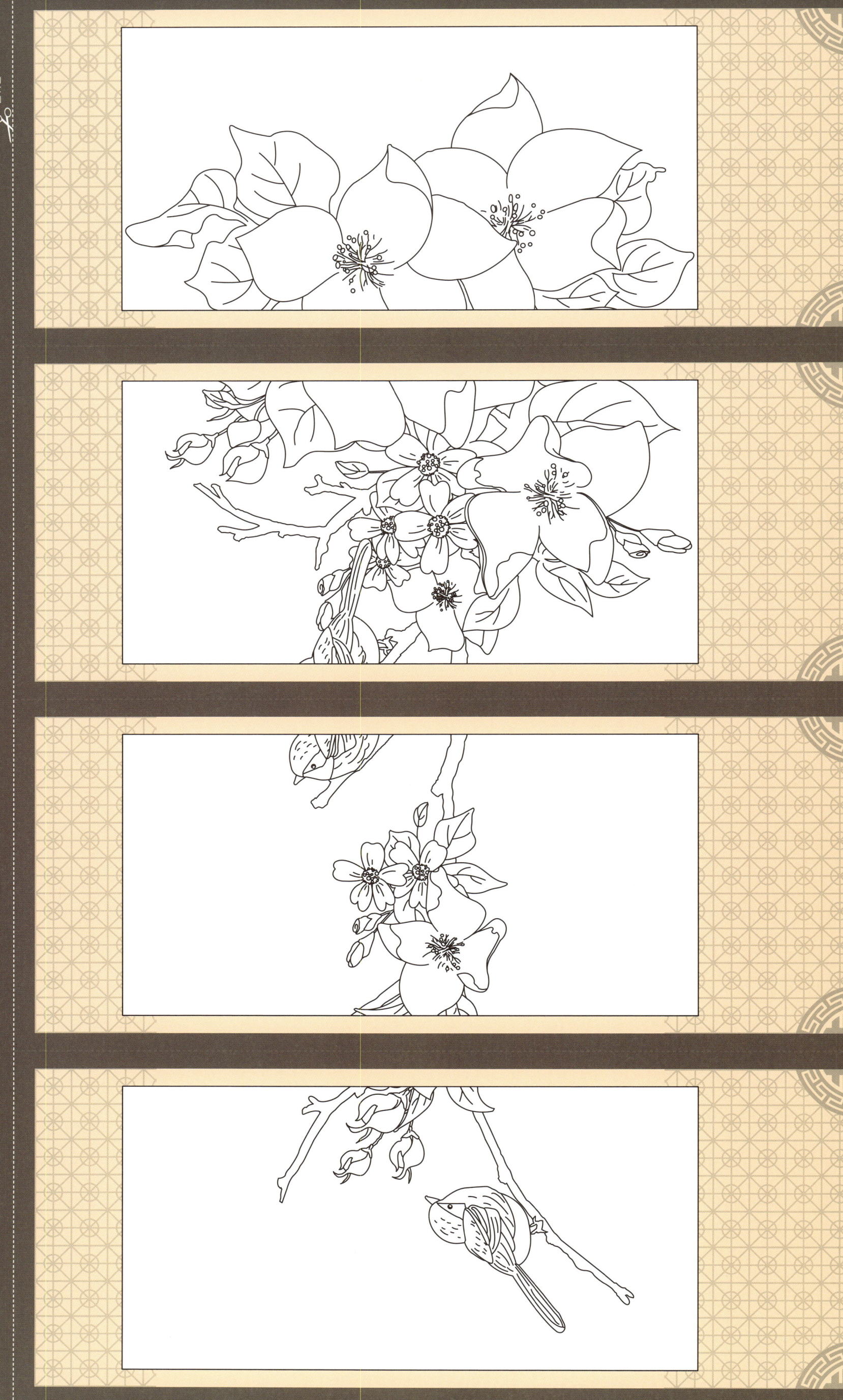

절취선

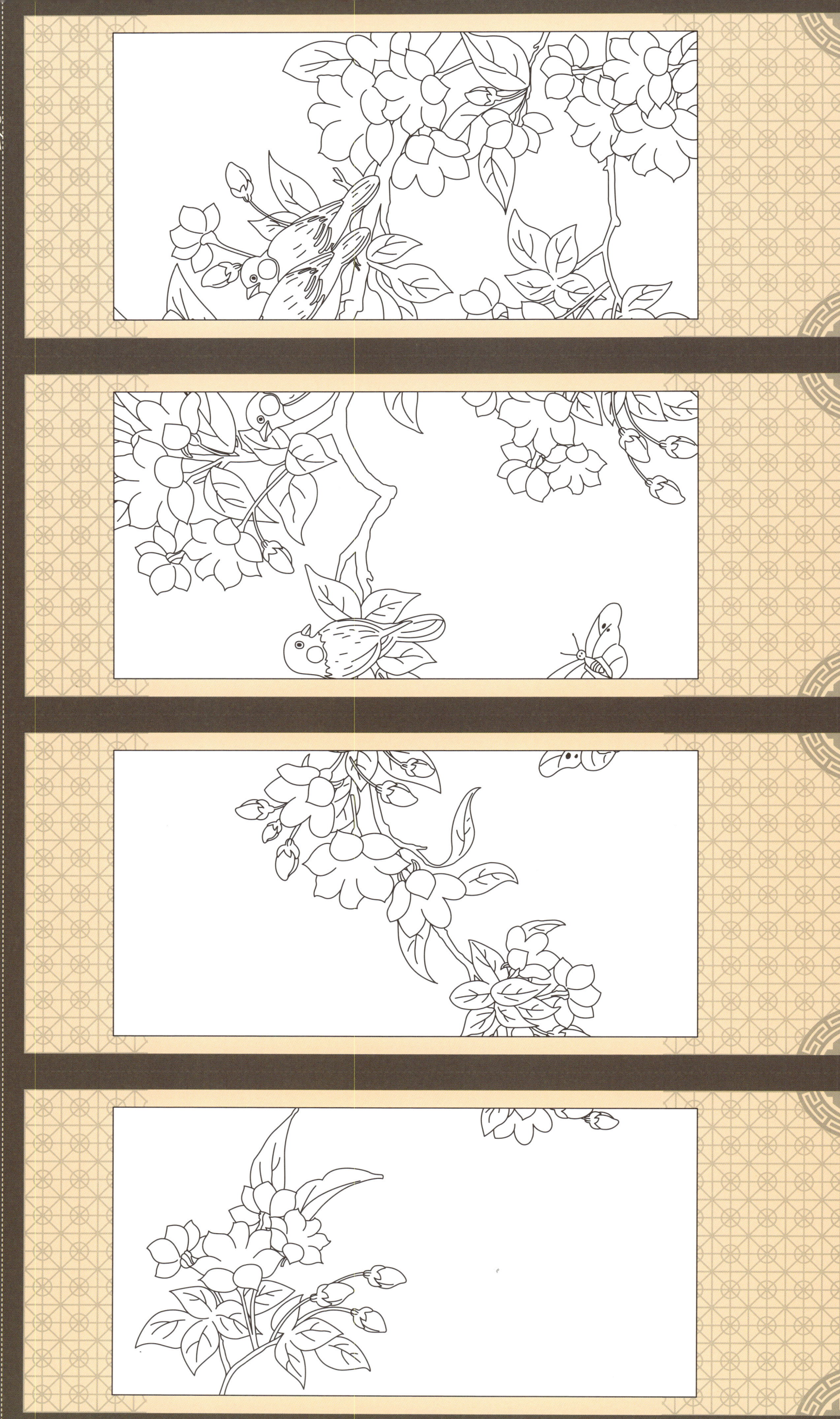

절취선

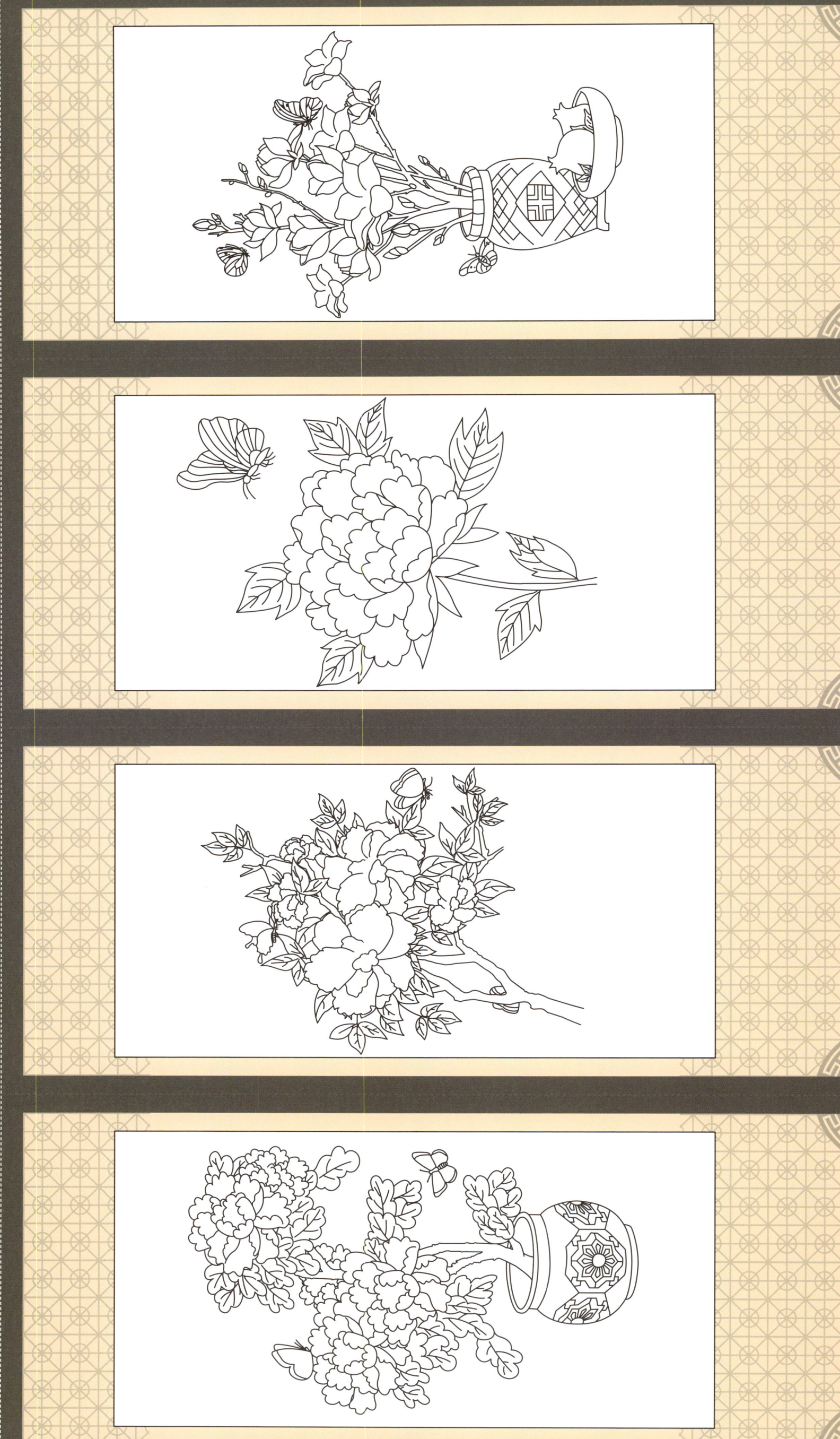

절취선

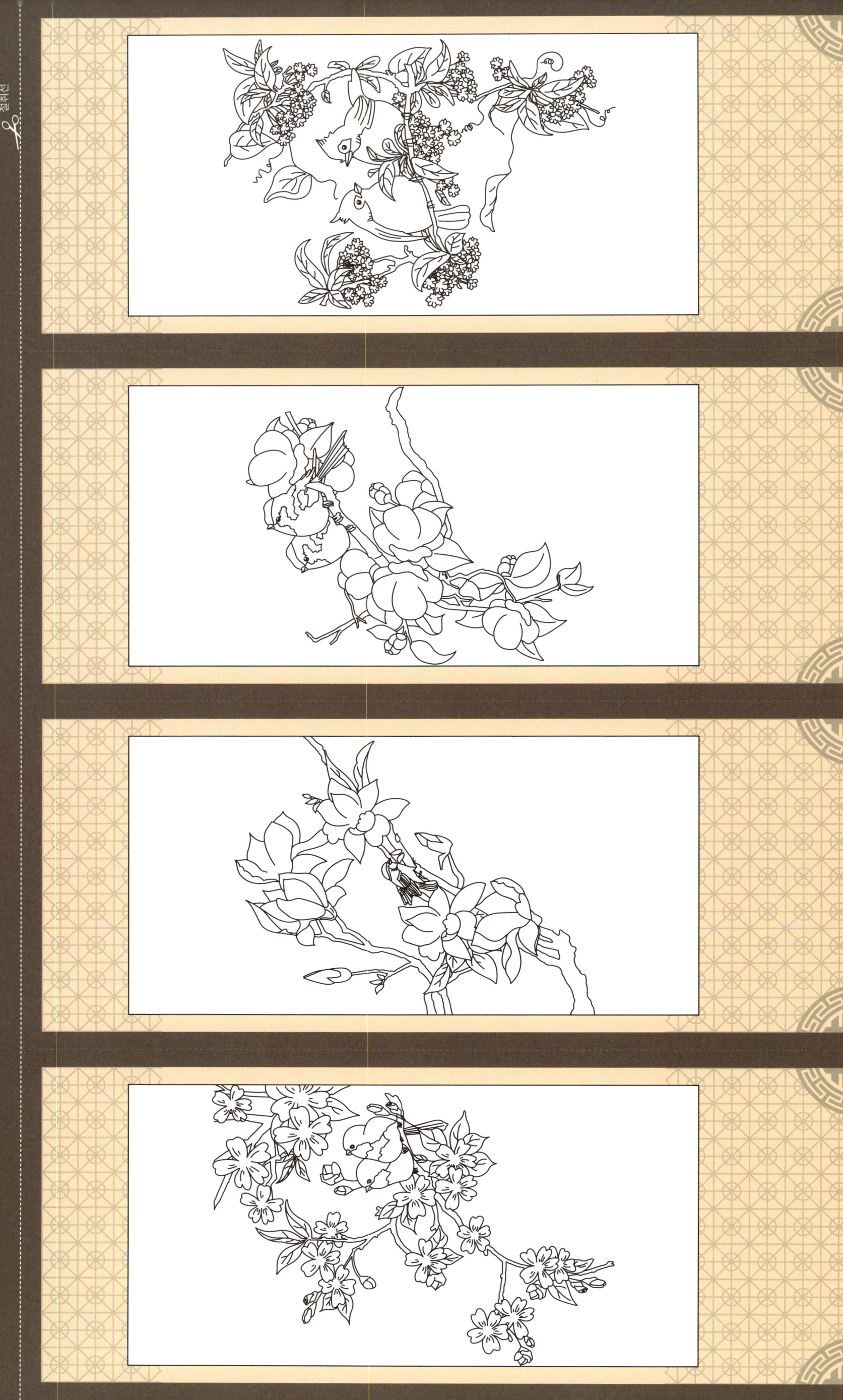

절취선

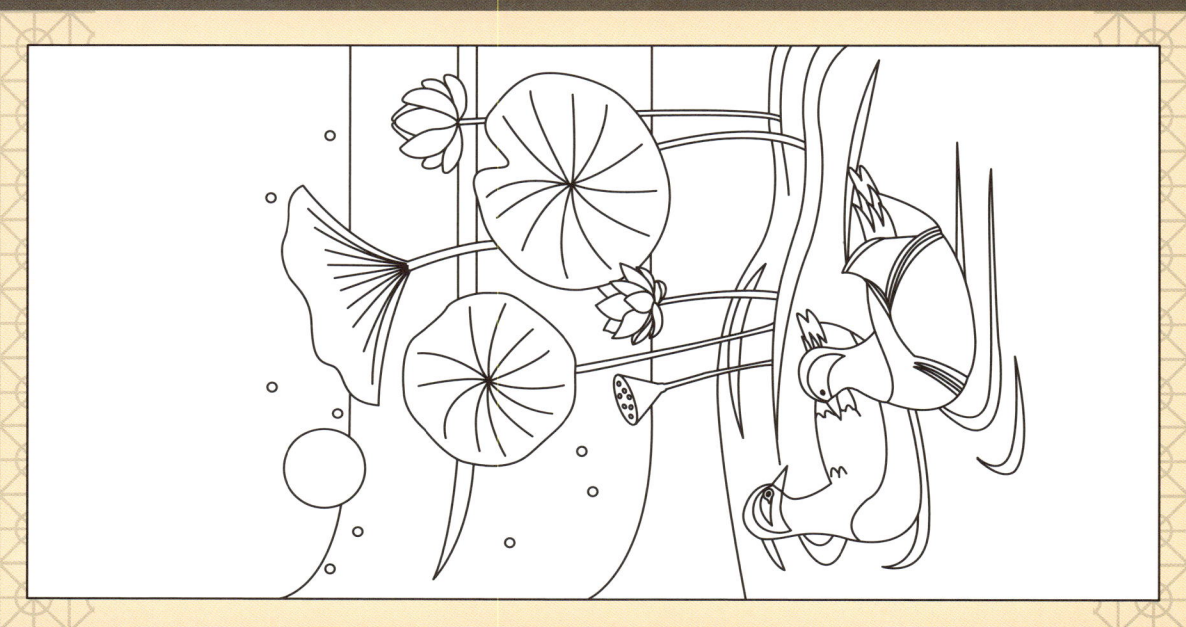
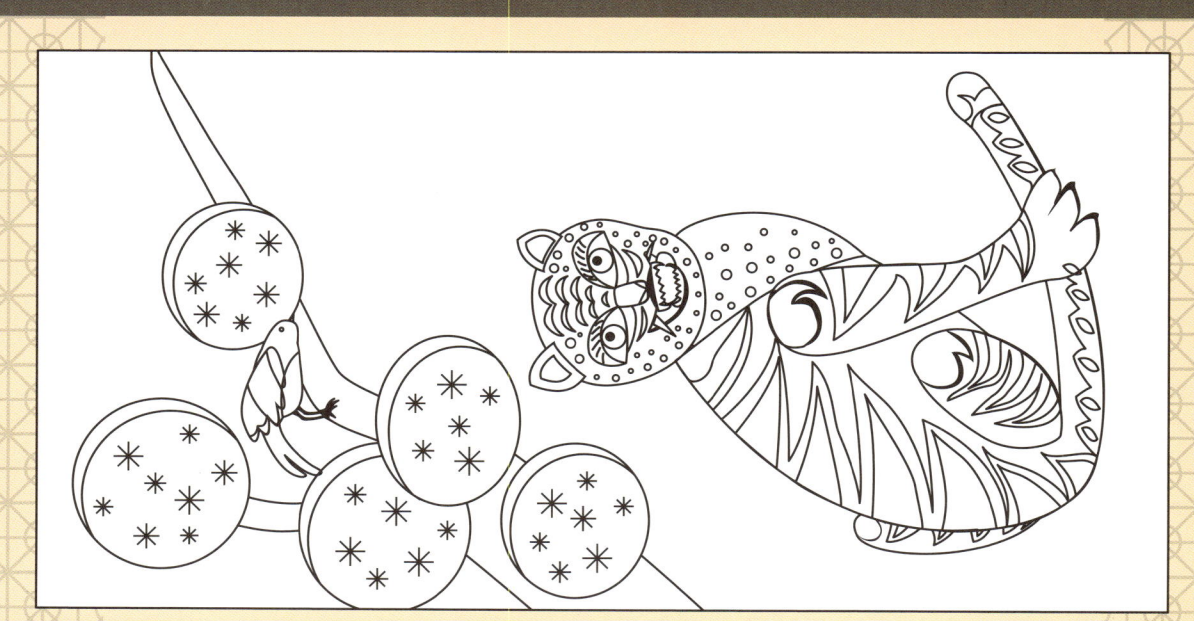

절취선

절취선

절취선

절취선

절취선

절취선

목 차

- 25 한국 전통 1(복주머니, 청사초롱)
- 26 한국 전통 2(팽이, 노리개)
- 27 한국 전통 3(복조리, 윷놀이)
- 28 한국 전통 4(연, 버선)
- 29 한국 전통 5(부채, 꽃신)
- 30 한국 전통 6(절구, 장구)
- 31 한국 전통 7(하회탈, 소고)
- 32 한국 전통 8(초가집, 감)
- 33 만다라 1
- 34 만다라 2
- 35 만다라 3
- 36 만다라 4
- 37 만다라 5
- 38 만다라 6
- 39 만다라 7
- 40 만다라 8
- 41 만다라 9
- 42 복을 부르는 그림 1(해바라기)
- 43 복을 부르는 그림 2(사과)
- 44 복을 부르는 그림 3(과일)
- 45 복을 부르는 그림 4(코끼리)
- 46 복을 부르는 그림 5(고래)

목 차

1. 사군자
2. 십장생
3. 송학도
4. 민화(작호도, 원앙도, 어해도, 연화도)
5. 화조도 1
6. 화조도 2
7. 화조도 3
8. 화조도 4
9. 꽃 1(수선화, 은방울꽃, 카라, 카네이션)
10. 꽃 2(해바라기, 백합, 호접란, 민들레)
11. 꽃 3(꽈리, 튤립, 모란, 동백)
12. 꽃 4(나리잔대, 할미꽃, 붓꽃, 아카시아)
13. 꽃 5(팬지, 한련화, 제비꽃, 양귀비)
14. 꽃 6(카모마일, 개나리, 제라늄, 데이지)
15. 꽃 7(치자꽃, 덴드로비움, 매발톱꽃, 능소화)
16. 열매 1
17. 열매 2
18. 열매 3
19. 십이지 1(자, 축)
20. 십이지 2(인, 묘)
21. 십이지 3(진, 사)
22. 십이지 4(오, 미)
23. 십이지 5(신, 유)
24. 십이지 6(술, 해)

42~46 복을 부르는 그림

- 해바라기 : 해바라기의 노란색은 금(金)과 연관되어 재물을 가져다준다고 한다.
- 사과, 과일 : 결실의 상징으로, 집안에 풍요를 가져다준다고 한다.
- 코끼리 : 어려운 역경을 이겨내며 잘 산다는 의미로, 재물운을 상징한다.
- 고래 : 항해 시 불안함이 가득했던 수백 년 전부터 고래는 행운의 상징으로 불렸다.

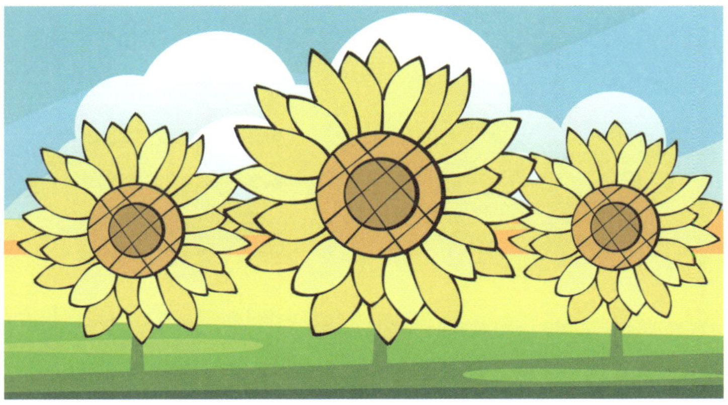

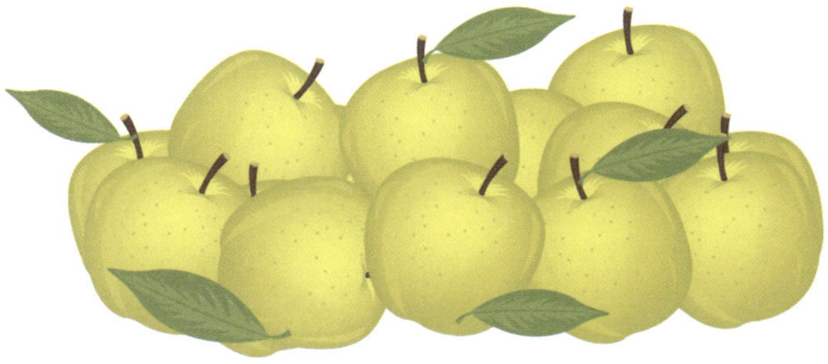

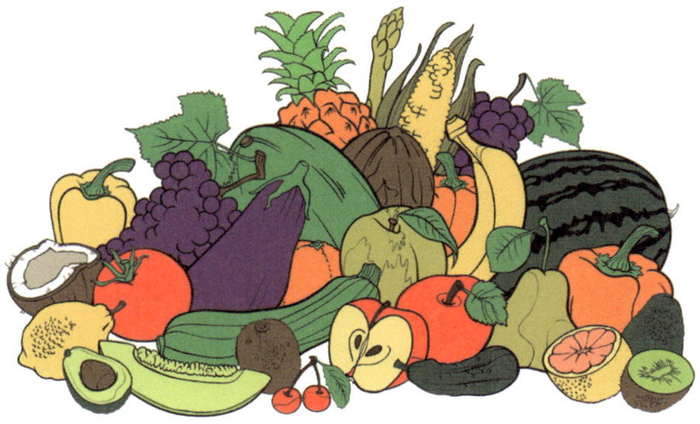

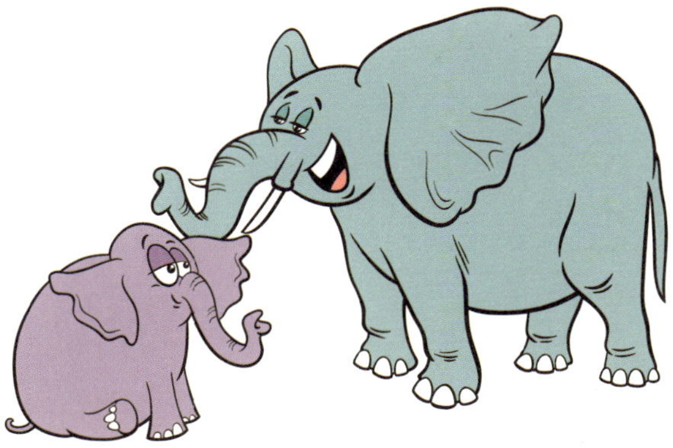

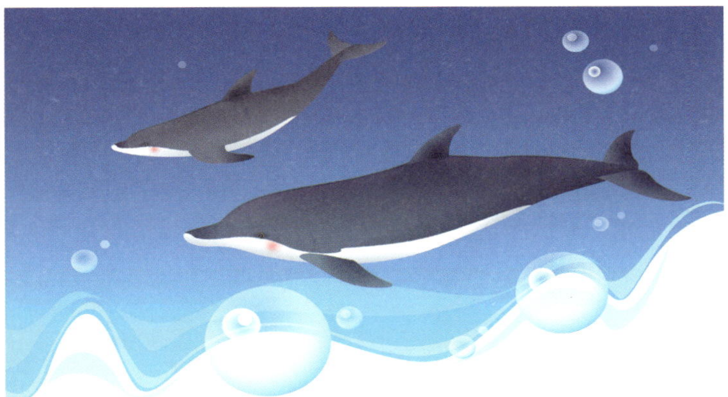

33~41 만다라

산스크리트(고대 인도어)로 '근원', '중심', '원'을 뜻하는 만다라는 완전함, 성스러움, 우주를 상징하거나 삶의 지속성, 순환성을 의미한다. 그래서 다양한 문화권에서는 종교적 의미를 담아 수행의 한 방법으로서 만다라 그리기를 활용하고 있으며, 현재는 종교적인 의미뿐만 아니라 심리치료에 적용하고 있다.

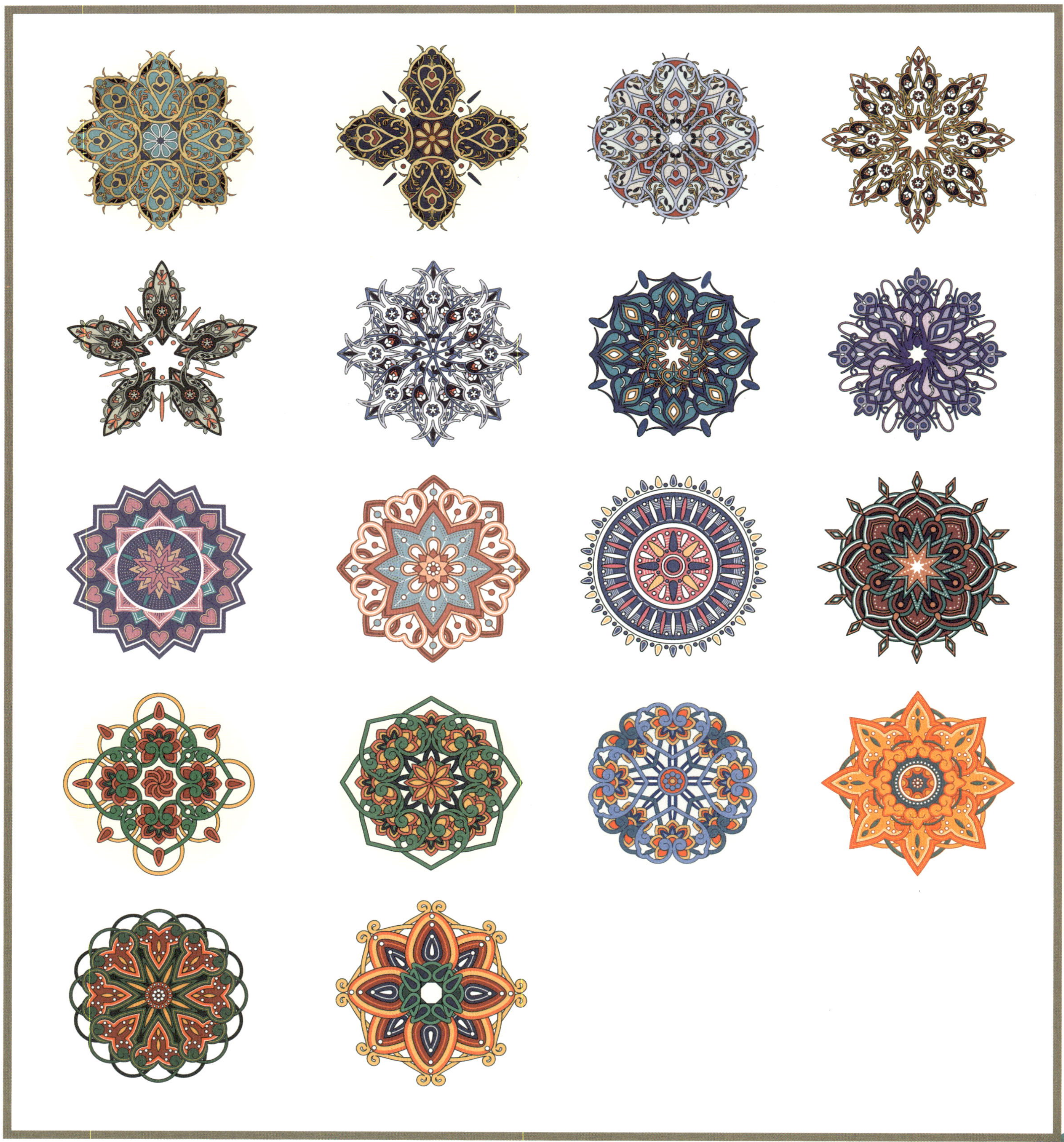

25~32 한국 전통

복주머니, 청사초롱, 팽이, 노리개, 복조리, 윷놀이, 연, 버선, 부채, 꽃신, 절구, 장구, 하회탈, 소고, 초가집, 감 등은 한국의 민속적인 생활을 보여준다.

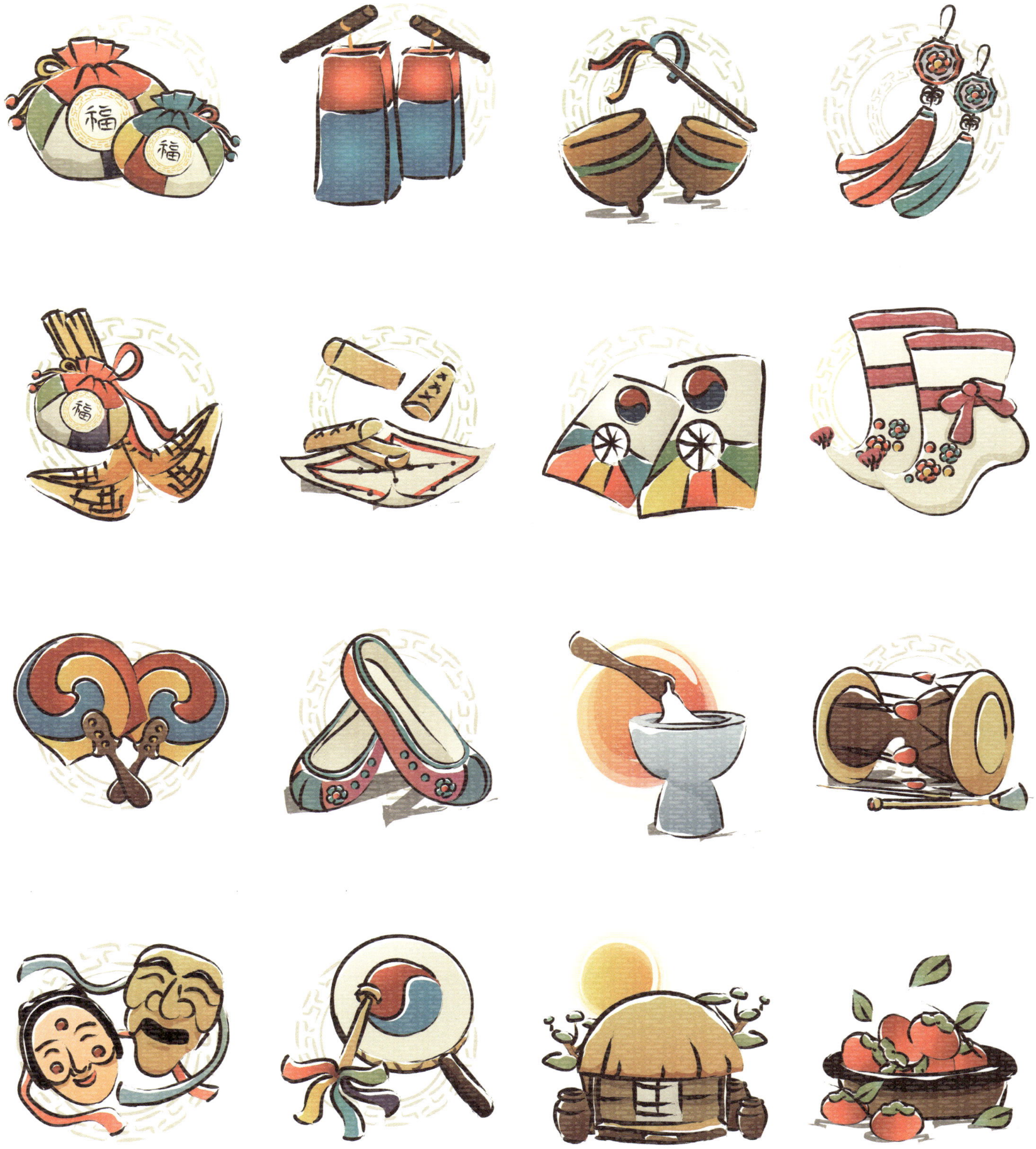

19~24 십이지(十二支)

십이지(十二支)는 자(子), 축(丑), 인(寅), 묘(卯), 진(辰), 사(巳), 오(午), 미(未), 신(申), 유(酉), 술(戌), 해(亥)로, 방위와 관련된 시간신이다. 쥐, 소, 호랑이, 토끼, 용, 뱀, 말, 양, 원숭이, 닭, 개, 돼지 등의 12마리의 동물들로 상징된다.

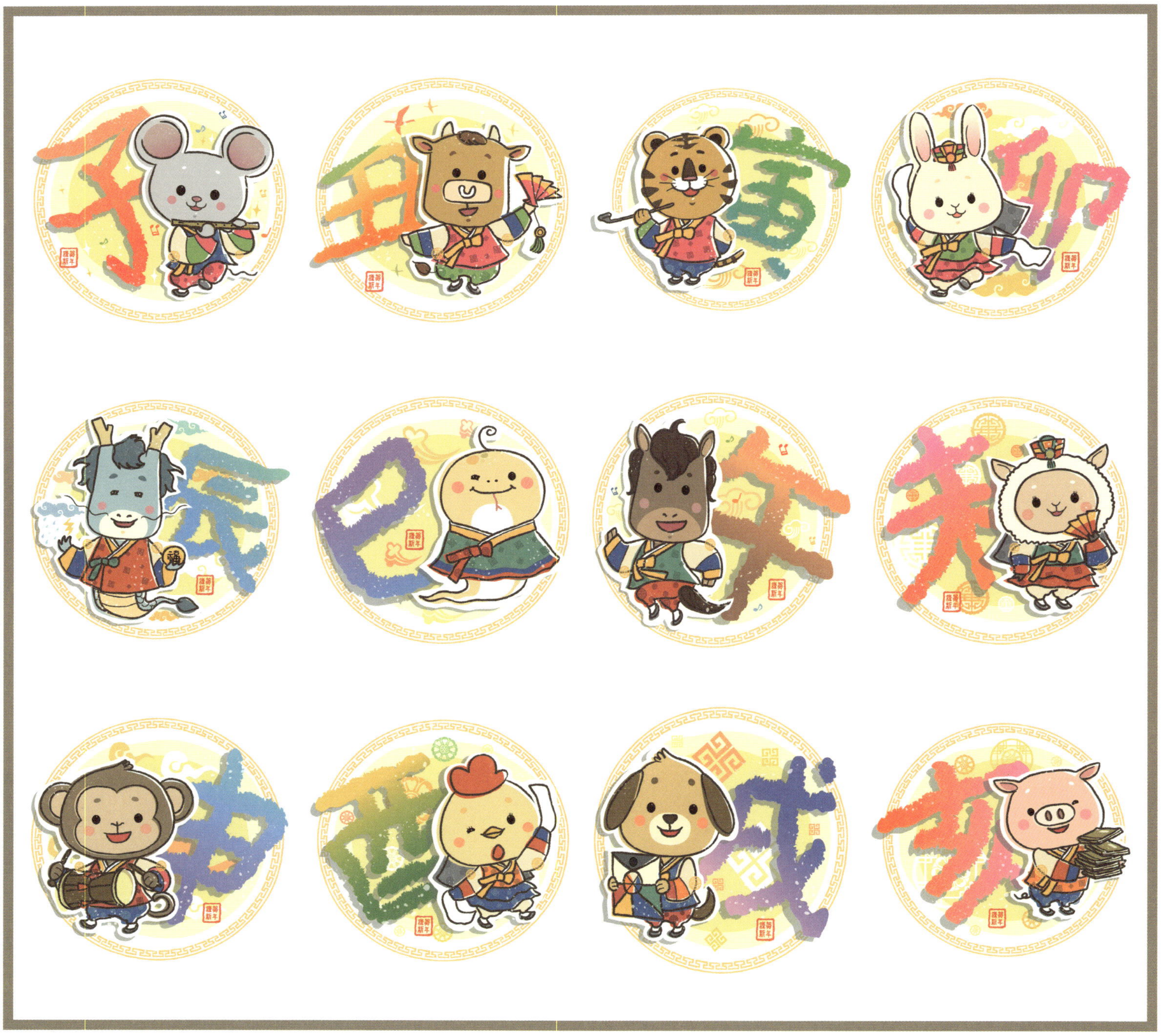

15 꽃 7(치자꽃, 덴드로비움, 매발톱꽃, 능소화)

- 치자꽃 : 한없는 즐거움, 청결, 순결, 행복
- 덴드로비움 : 요란한 미인, 말괄량이
- 매발톱꽃 : 버림받은 애인, 승리, 근심
- 능소화 : 명예, 기쁨, 그리움, 기다림

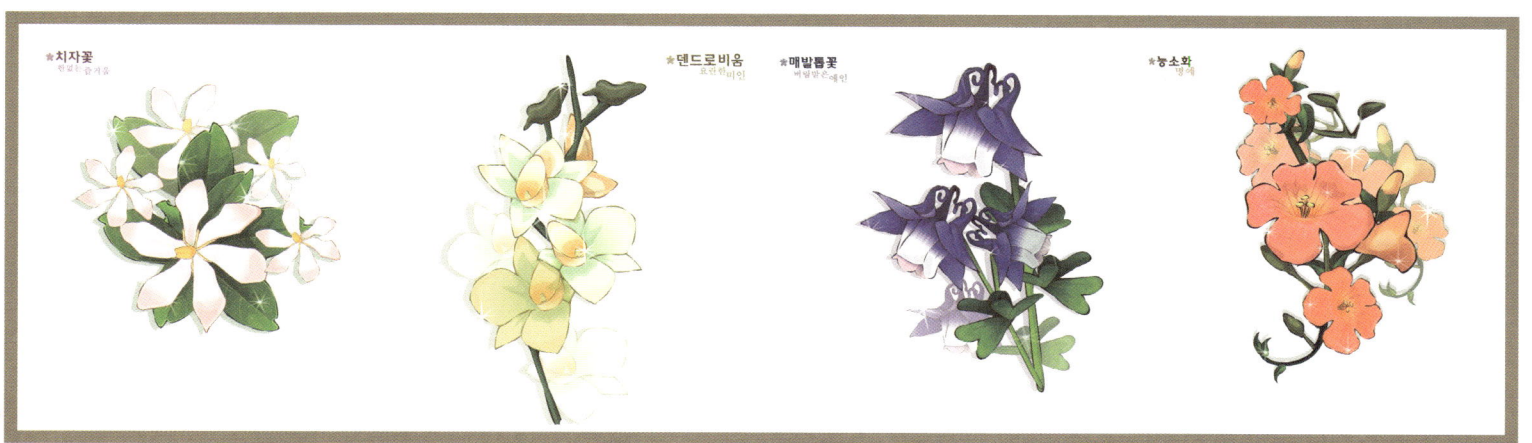

16~18 열매

한 가지에 주렁주렁 풍성한 열매는 풍요와 다산을 의미한다.

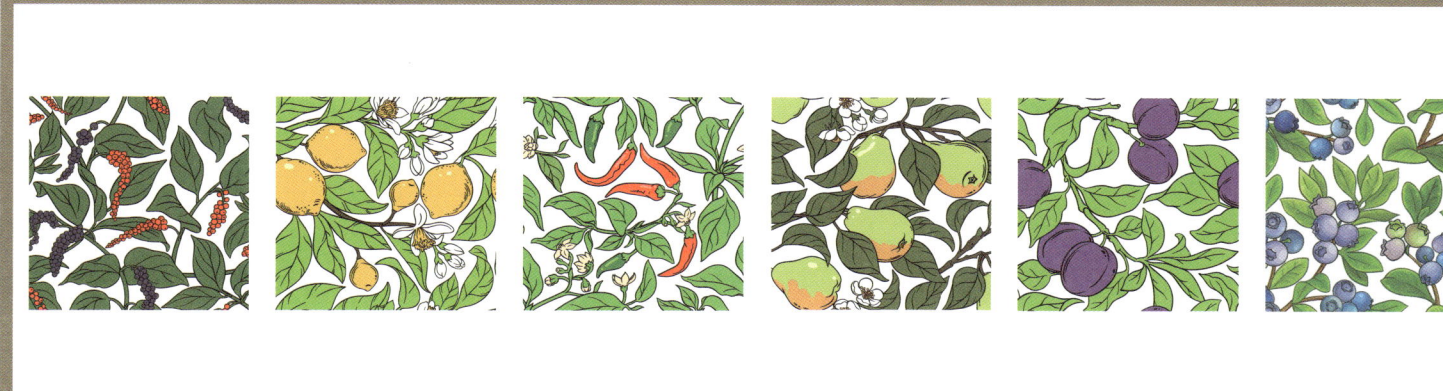

13 꽃 5(팬지, 한련화, 제비꽃, 양귀비)

- 팬지 : '나를 생각해 주세요'
- 한련화 : 애국
- 제비꽃 : 순진무구한 사랑, 성실, 겸손
- 양귀비 : 위로, 위안

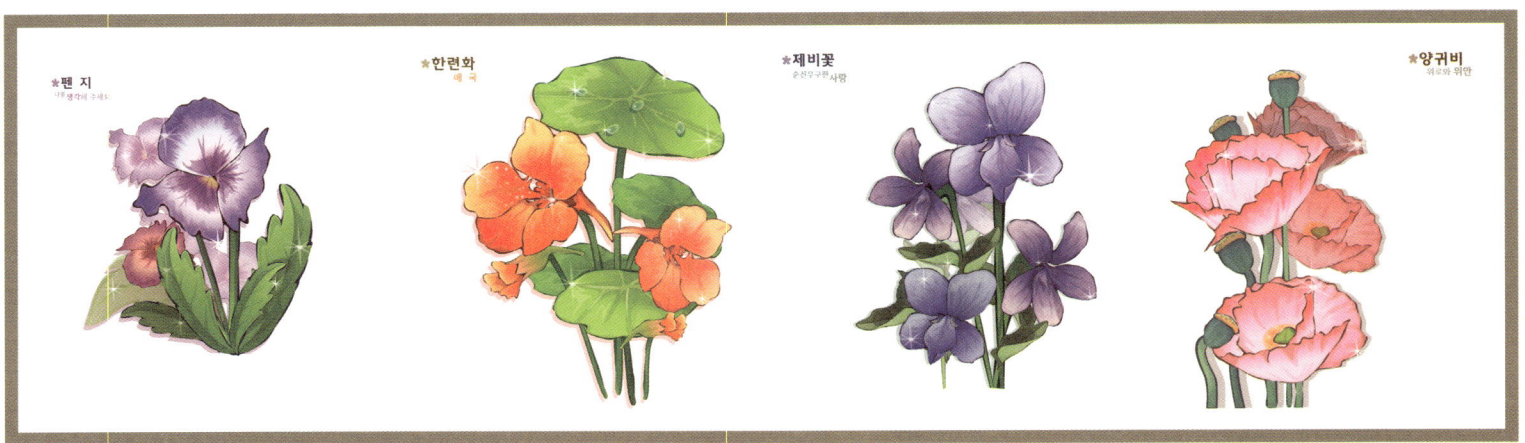

14 꽃 6(카모마일, 개나리, 제라늄, 데이지)

- 카모마일 : 역경에 굴하지 않는 강인함
- 개나리 : '나의 사랑은 당신보다 깊습니다', 기대, 희망
- 제라늄 : 그대로 인한 사랑, 존경, 진실한 우정
- 데이지 : 천진난만, 사랑스러움, 숨겨진 사랑, 겸손한 아름다움

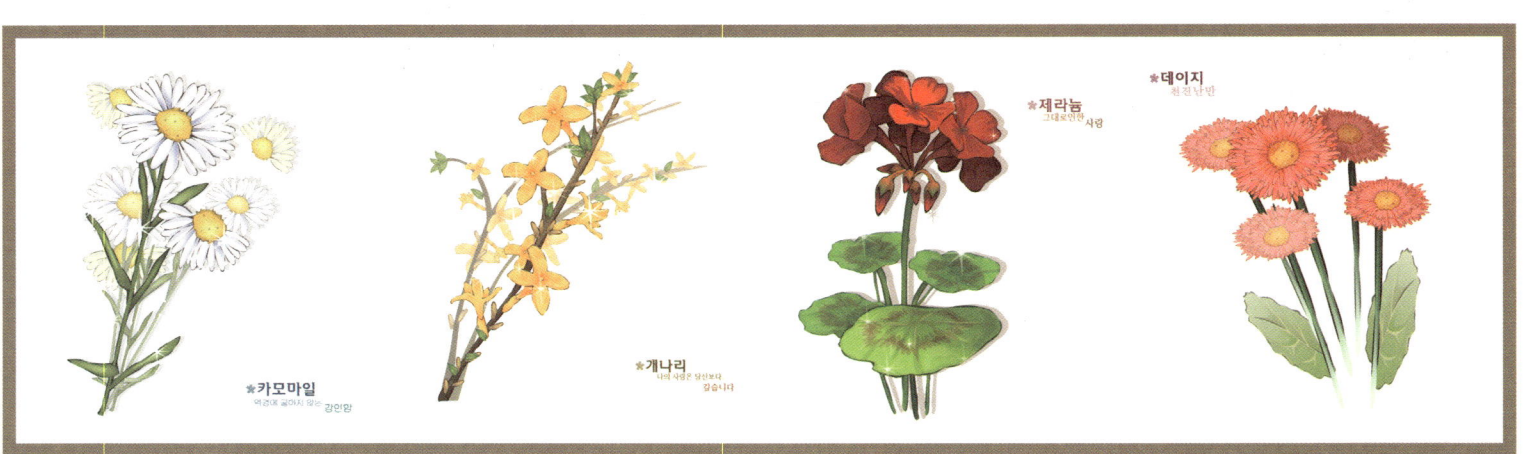

11 꽃 3(꽈리, 튤립, 모란, 동백)

- 꽈리 : 자연미, 수줍음
- 튤립 : 사랑의 고백, 매혹, 영원한 애정
- 모란 : 부귀, 왕자의 품격, 행복한 결혼
- 동백 : 고결한 사랑, 겸손한 마음

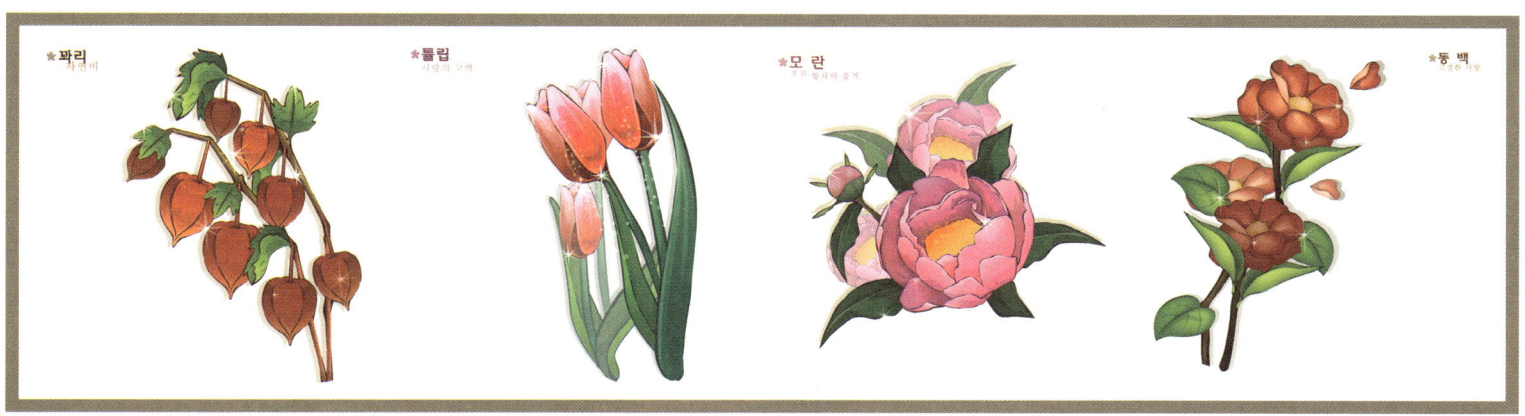

12 꽃 4(나리잔대, 할미꽃, 붓꽃, 아카시아)

- 나리잔대 : 허무한 사랑
- 할미꽃 : 슬픈 추억, 공경, 충성
- 붓꽃 : 좋은 소식
- 아카시아 : 숨겨진 사랑, 희귀한 연애, 우정, 고상함, 행운

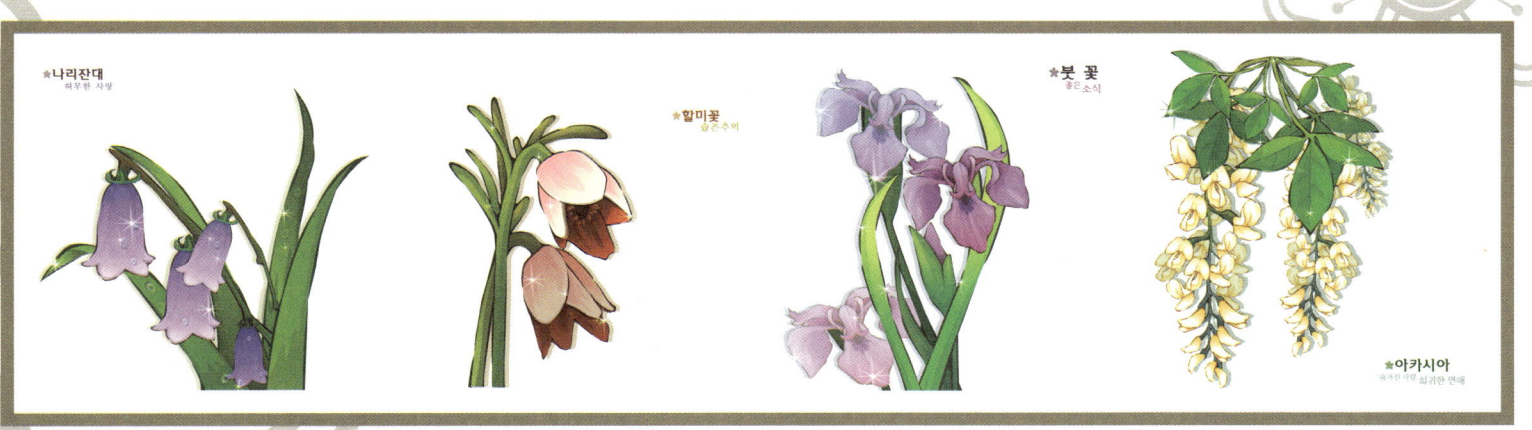

9 꽃 1(수선화, 은방울꽃, 카라, 카네이션)

- 수선화 : 신비, 자기 사랑, 자존심, 고결
- 은방울꽃 : 행복 즐거움, 순결
- 카라 : 환희, 순수, 열정, 천년의 사랑
- 카네이션 : 모정, 사랑

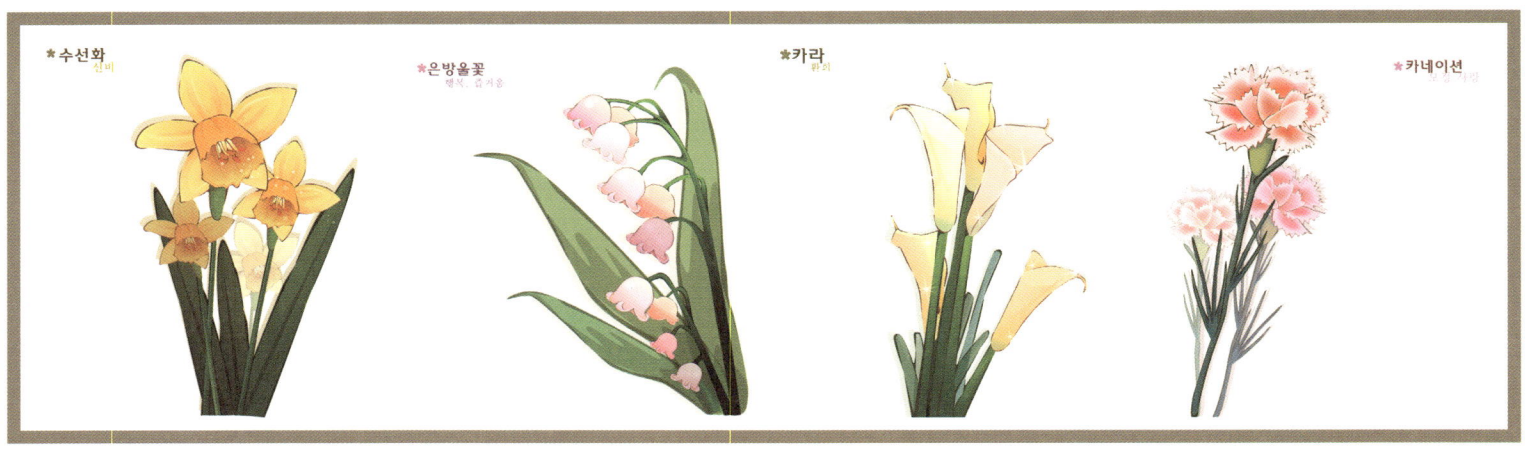

10 꽃 2(해바라기, 백합, 호접란, 민들레)

- 해바라기 : '당신을 바라봅니다', 숭배, 기다림, 프라이드
- 백합 : 순결, 변함없는 사랑
- 호접란 : '행복이 날아온다'
- 민들레 : 실망, 감사하는 마음, 행복

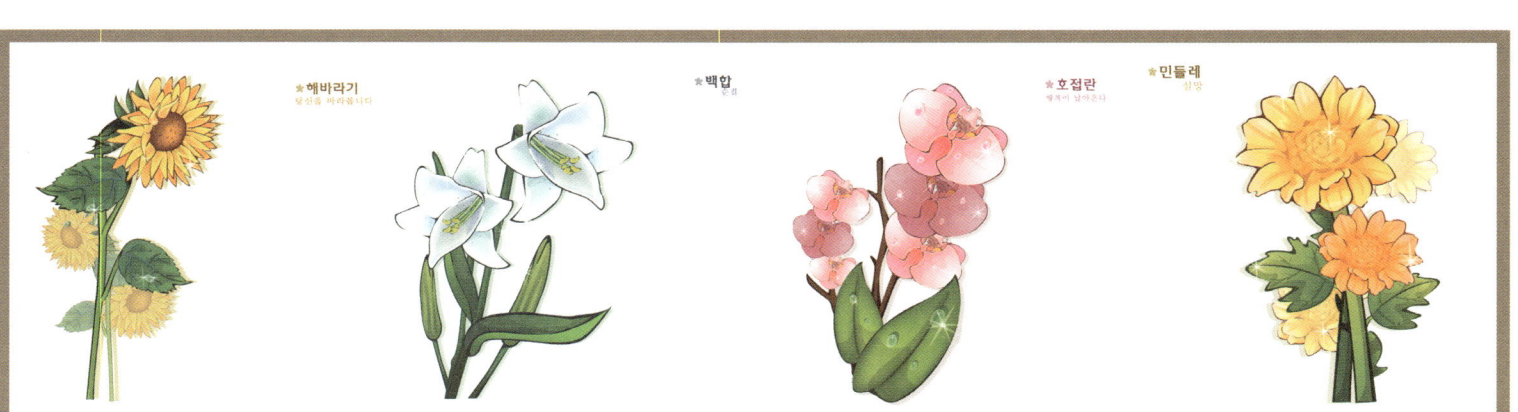

5~8 화조도(花鳥圖)

꽃과 새가 사이좋게 어우려져 있는 정경을 그린 그림으로, 꽃이 있으면 으레 나비가 있고, 새가 있기 마련이다. 특별한 정치, 사상적 내용을 담고 있지 않으면서, 보는 즐거움을 주는 꽃과 새의 모습으로 인해 모든 사람들이 좋아하는 그림이다.

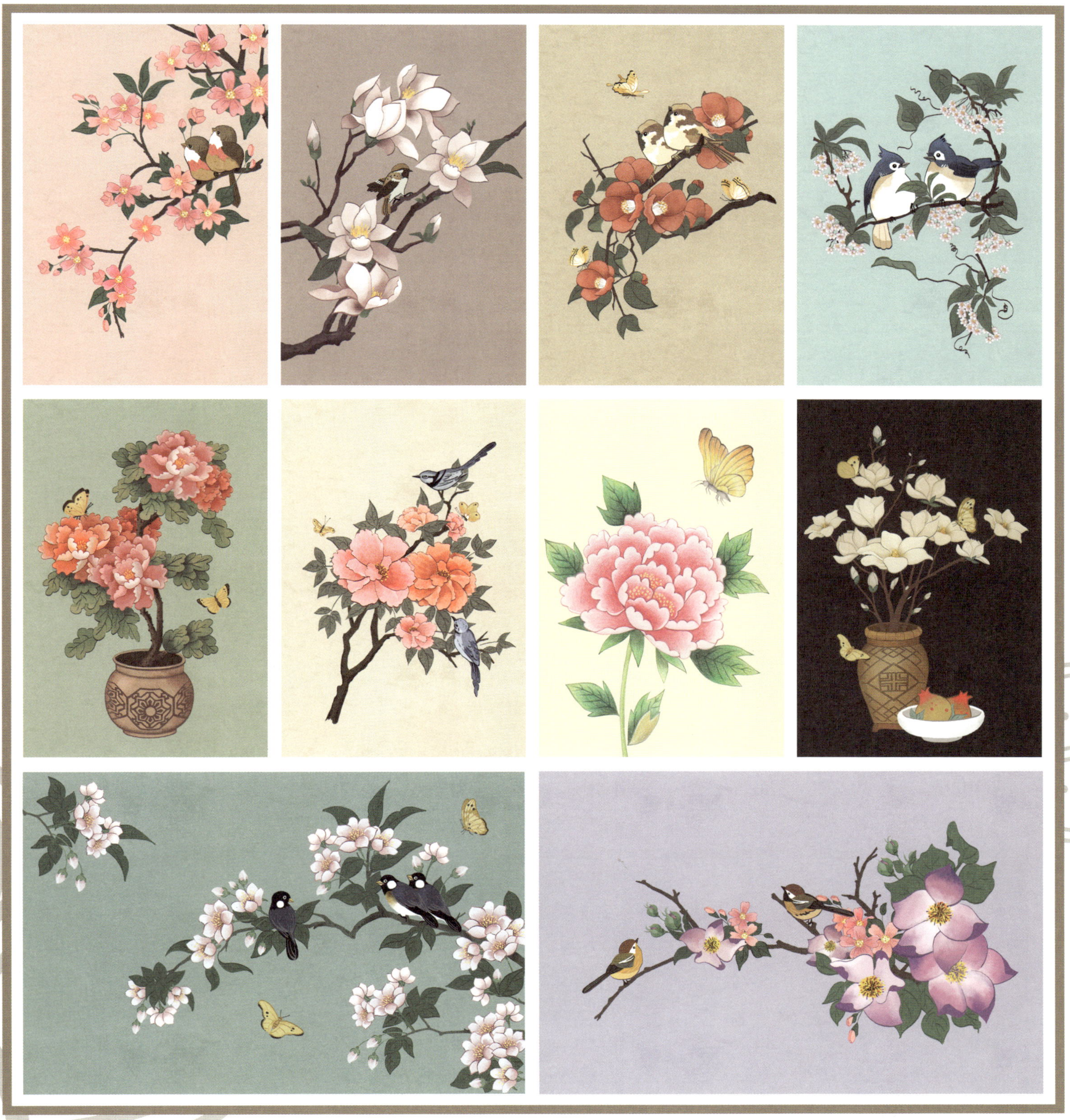

③ 송학도(松鶴圖)

송학도란 소나무와 학을 같이 그린 그림이다. 소나무는 겨울에도 잎이 푸른색을 잃지 않아 지조와 절개를 상징하며, 학은 신선을 의미하거나 장수를 상징한다. 학과 소나무를 함께 그리면 장수 외에 높은 벼슬을 기원하는 의미를 가진다.

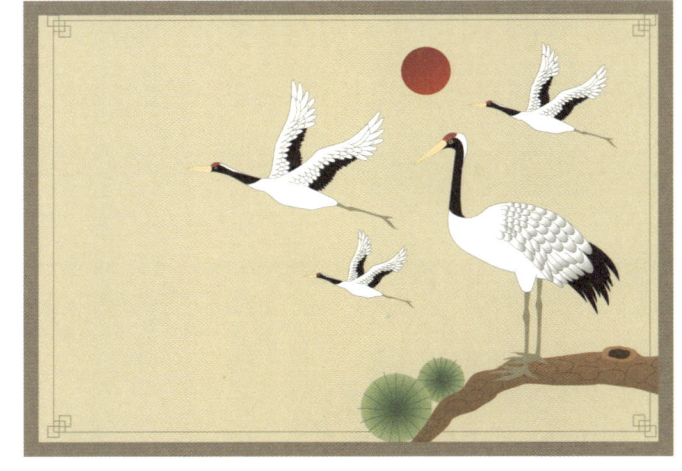

④ 민화(民畵)

민화는 우리만의 모습으로 우리만이 그려낸 정통 그림이다.
- 작호도 : 호랑이가 나무를 배경으로 까치와 함께 있는 그림이다. 호랑이는 액막이, 까치는 기쁜 소식을 가져다주는 길상, 소나무는 집안의 번성을 상징한다.
- 원앙도 : 원앙은 예로부터 금슬, 사랑, 화합을 뜻하여, 금슬 좋은 부부를 기원하는 그림이다.
- 어해도 : 가장 흔히 그려진 어해도 중에서 단독으로 자주 그려지는 잉어 그림은 등용문의 고사를 그린 것이다. 이는 물고기에 비유되는 젊은이가 출세해 용이 됨을 상징하여 과거 급제와 입신양명을 기원한다.
- 연화도 : 연꽃을 그린 그림으로, 연꽃은 다양한 상징성을 가지고 각 종교 및 문화의 함의를 담아 그림의 소재로 그려진다.

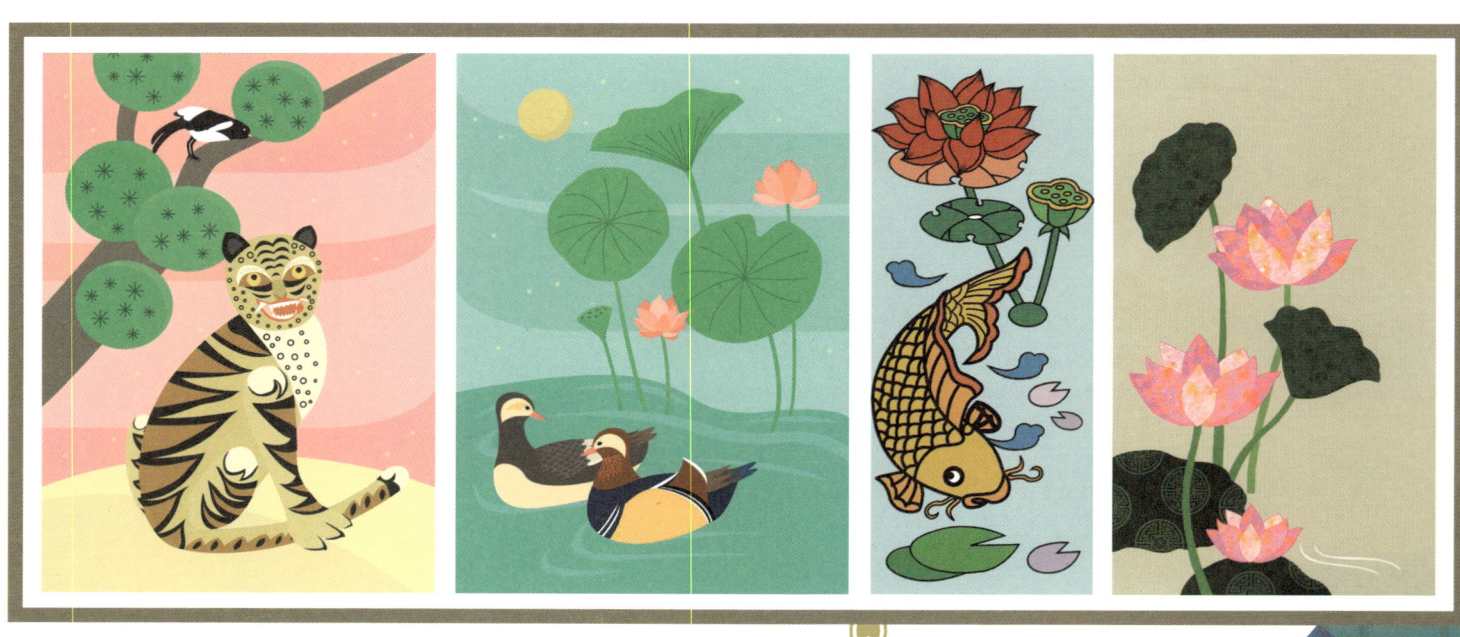

병풍 소개

1 사군자(四君子)

사군자란 매화·난초·국화·대나무 등 네 가지 식물을 일컫는 말로, 고결함을 상징하는 문인화의 화제이다. 각 식물 특유의 장점을 덕과 학식을 갖춘 사람의 인품에 비유하여 사군자라고 부른다. 매화는 이른 봄의 추위를 무릅쓰고 제일 먼저 꽃을 피우고, 난초는 깊은 산중에서 은은한 향기를 멀리까지 퍼뜨린다. 국화는 늦은 가을에 첫 추위를 이겨내며 피고, 대나무는 모든 식물의 잎이 떨어진 추운 겨울에도 푸른 잎을 계속 유지한다.

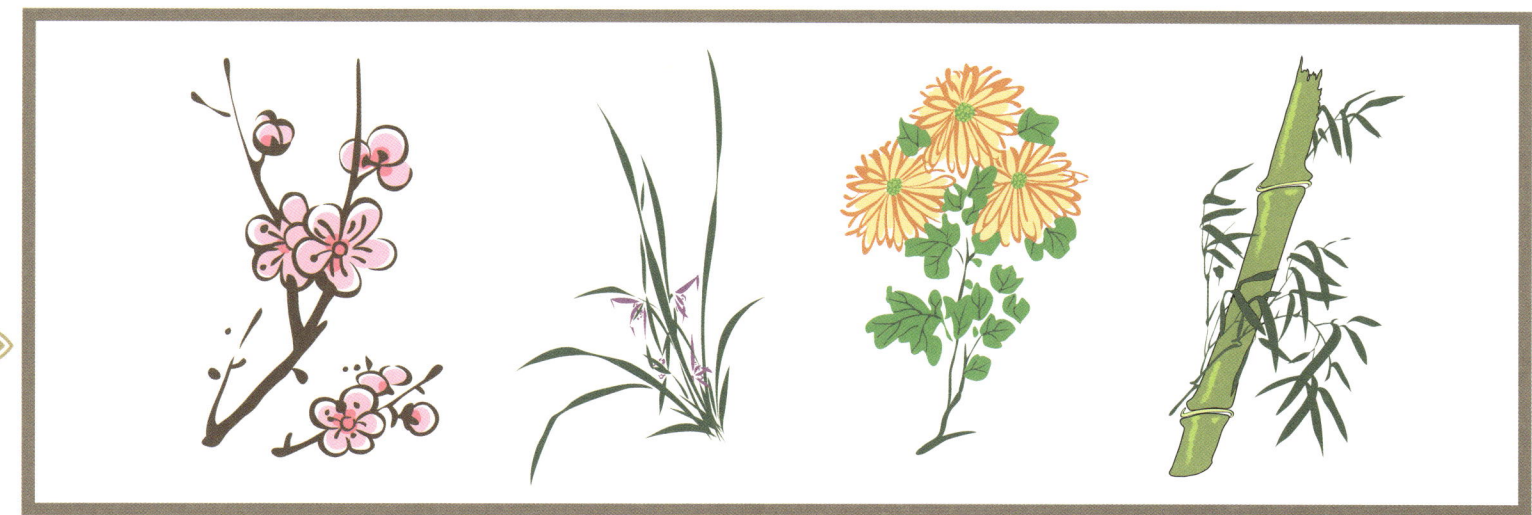

2 십장생(十長生)

십장생은 예로부터 오래 산다고 믿어왔던 열 가지를 한데 모아 불로장생의 상징물로 삼은 것이다. 십장생의 종류에는 해·돌·물·구름·소나무·대나무·거북·학·산·불로초가 있다. 동양에서 거북은 학과 함께 가장 오래 사는 동물로 알려져 있다. 사계절 푸르른 소나무, 휘지 않고 푸르른 상록수인 대나무, 그밖에 자연의 기본 요소이자 인간의 수명장수에 가장 중요한 영향을 미치는 길상들인 해, 구름, 물, 돌, 산, 불로초를 십장생으로 꼽는다.

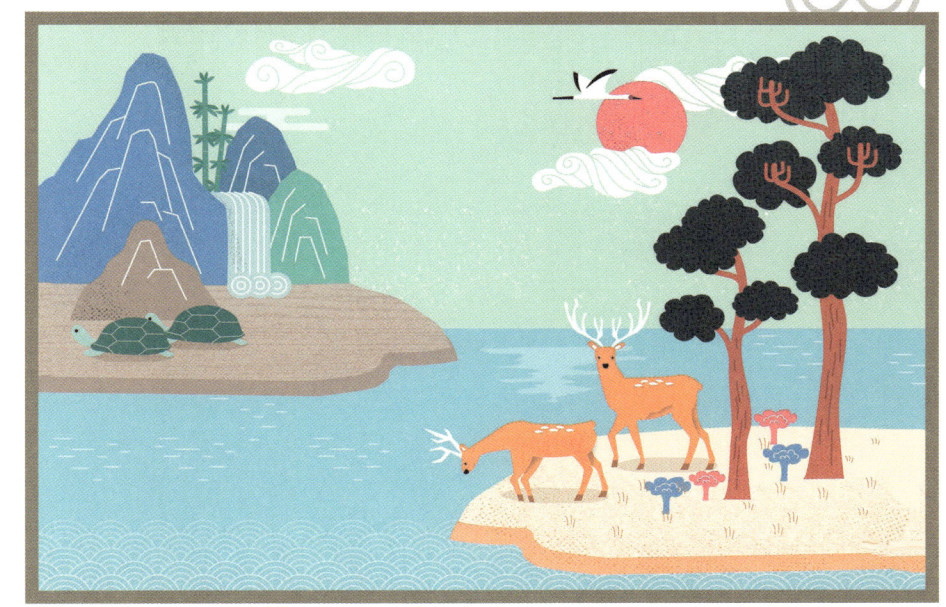

② 병풍 만들기

그림에 색칠을 마친 후에 절취선을 따라 잘라주세요.
(먼저 도안을 자르고 색칠해도 됩니다.)
그림 사이의 점선을 따라 지그재그로 접어주고
그림을 세우면 병풍이 완성됩니다!

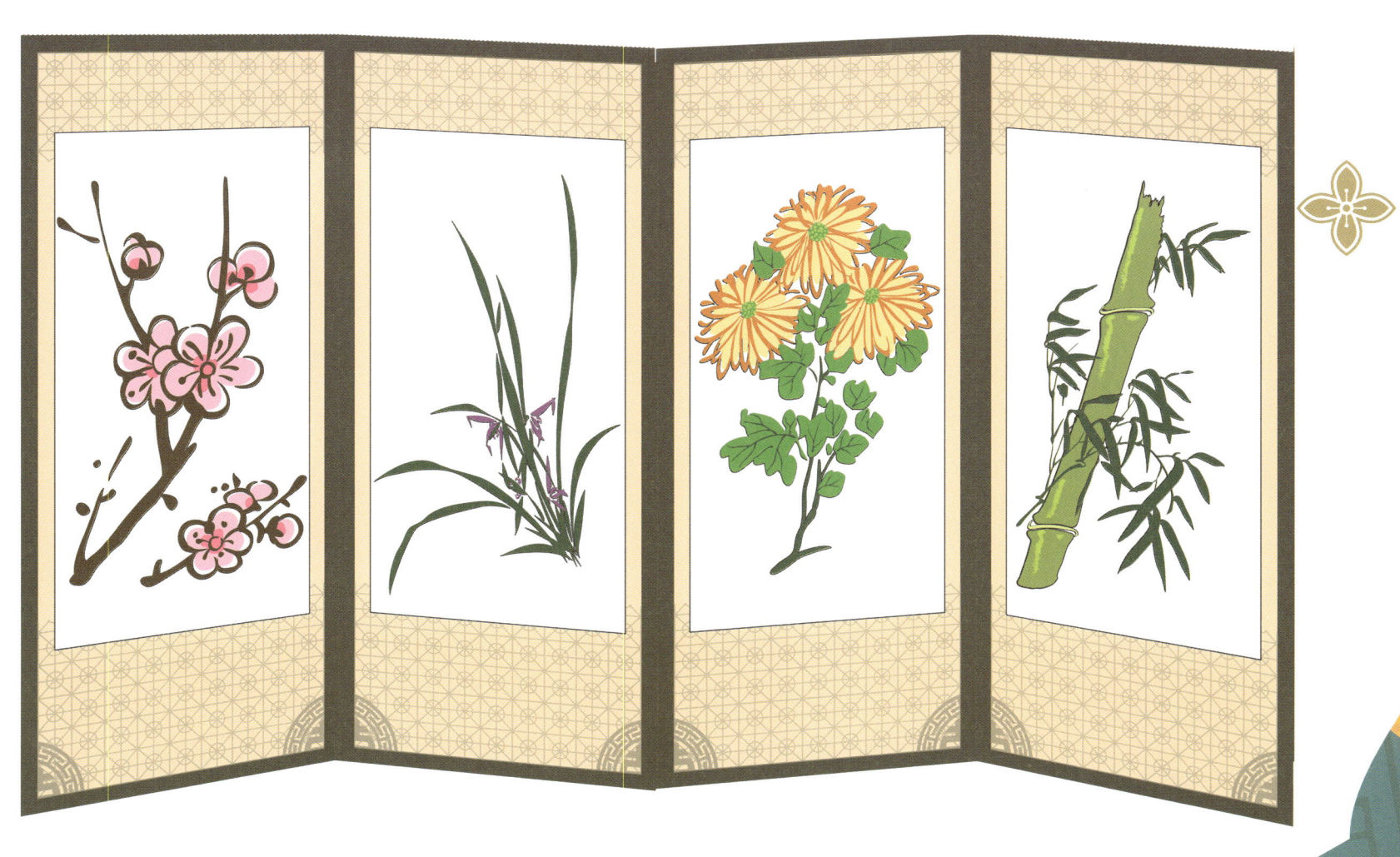

사용설명서

1 그림 색칠하기

병풍은 4폭이며, 그림은 1개, 2개, 4개로 구성되어 있습니다.
색연필이나 마커 등 여러 가지 색칠도구를 준비하고,
좋아하는 색으로 자유롭게 색칠하여 나만의 그림을 완성해보세요!

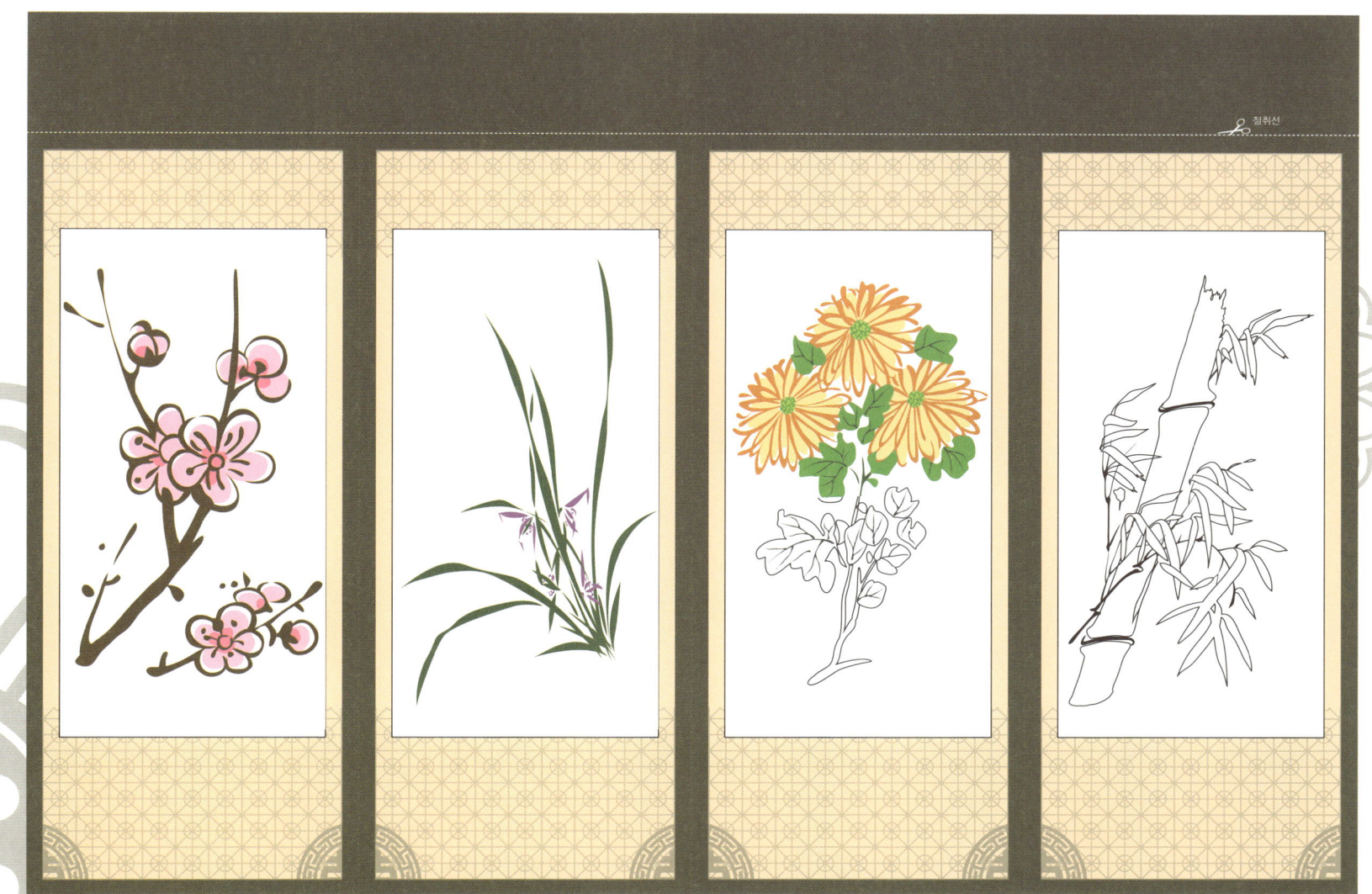

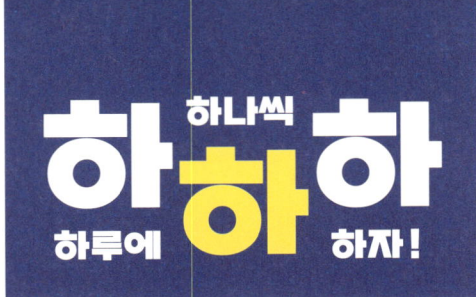

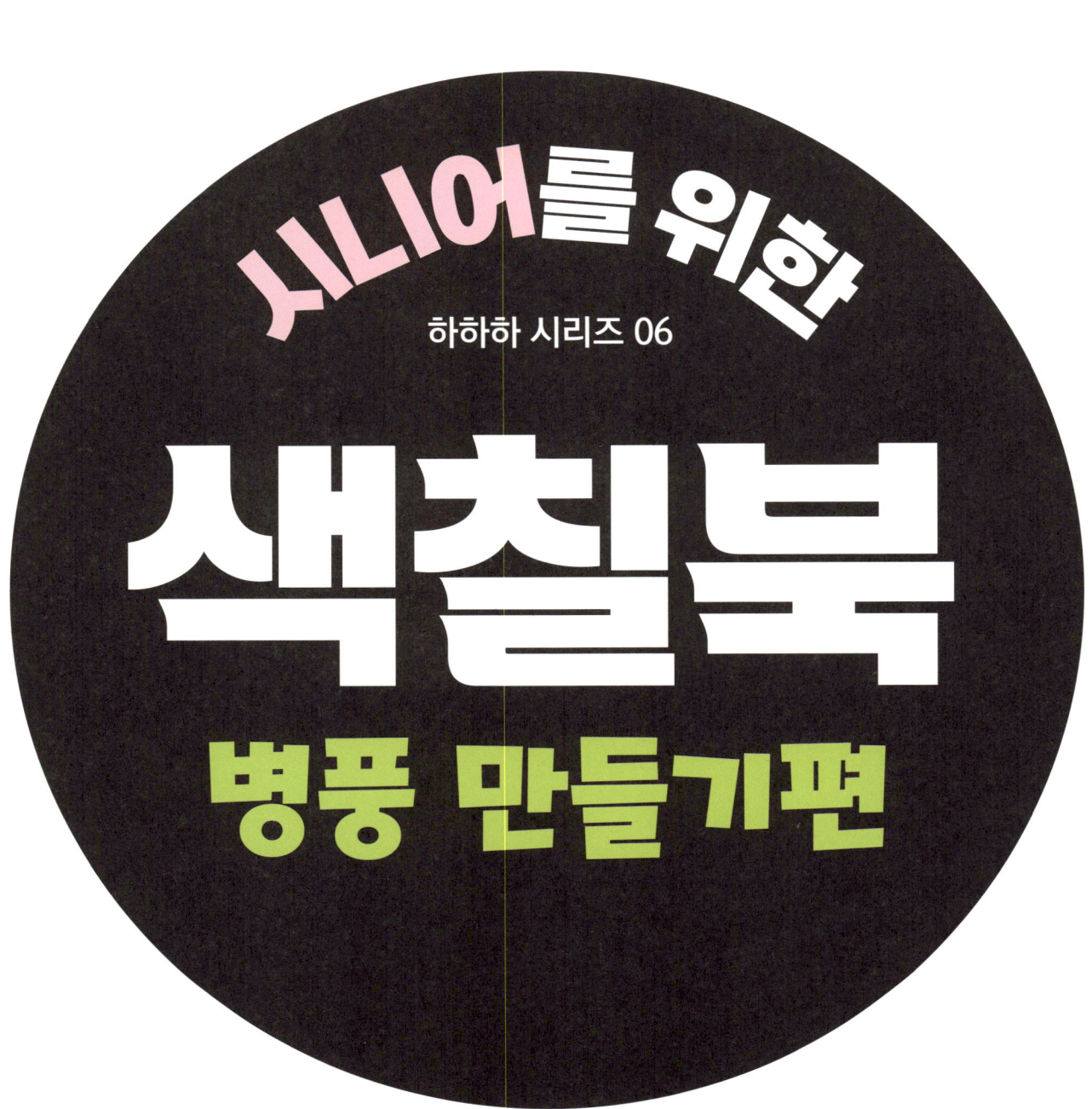

하하하 시리즈 06

시니어를 위한
색칠북
병풍 만들기편

위생사
1일완성 필기시험 총정리문제

발 행 일 2025년 7월 1일 개정11판 1쇄 인쇄
2025년 7월 10일 개정11판 1쇄 발행

저   자 하재남

발 행 처 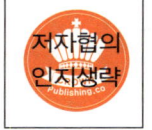 크라운출판사
http://www.crownbook.co.kr

발 행 인 李尙原

신고번호 제 300-2007-143호

주   소 서울시 종로구 율곡로13길 21

공 급 처 (02) 765-0311, 1566-5937

대표전화 (02) 745-0311~3

팩   스 (02) 743-2688

홈페이지 www.crownbook.co.kr

I S B N 978-89-406-5012-7 / 13510

특별판매정가 19,000원

이 책은 저작권법의 보호를 받는 저작물이므로 어떠한 경우
에도 무단 복제 및 여타의 용도로 사용할 수 없으며 위법시
에는 형사상의 처벌을 받습니다.
Copyright CROWN, ⓒ 2025 Printed in Korea

이 도서의 문의를 편집부(02-6430-7012)로 연락주시면
친절하게 응답해 드립니다.

MEMO

MEMO

MEMO

최종 실기 실전모의고사 그림

05

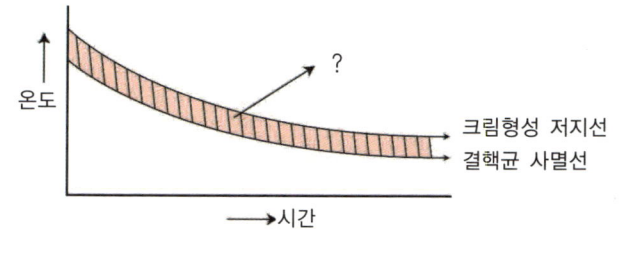

25

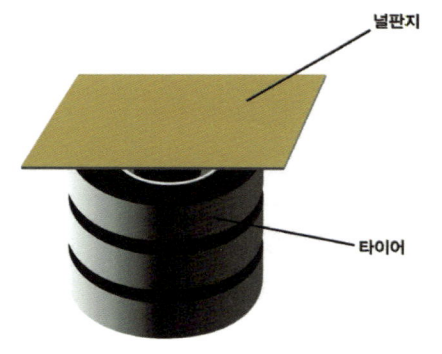

온도
?
크림형성 저지선
결핵균 사멸선
→ 시간

31

널판지
타이어

12

38

21

성충
충란
(대변과 함께 배출)
제4기 유충
(심장 통과 후 폐로 이행)
유충
(위에서 부화 후에 소장에 정착)
자충포장란
(인체에 감염됨)

23

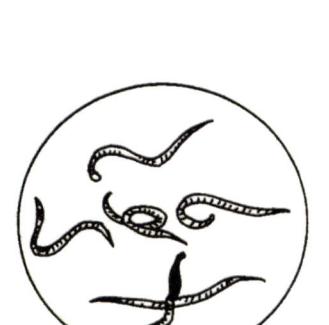
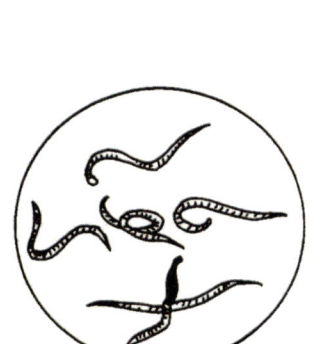

최종 실기 실전모의고사

01	02	03	04	05	06	07	08
④	②	③	③	②	⑤	①	③
09	10	11	12	13	14	15	16
①	④	①	②	②	④	①	①
17	18	19	20	21	22	23	24
⑤	②	⑤	③	①	②	③	⑤
25	26	27	28	29	30	31	32
①	②	⑤	③	②	①	①	④
33	34	35	36	37	38	39	40
④	②	②	②	③	④	⑤	⑤

143

34 다음 그림은 어떤 벼룩 암컷의 형태인가?

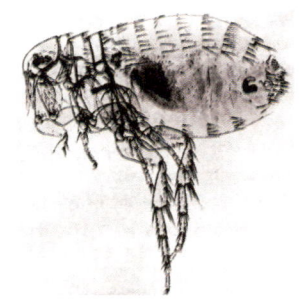

① 유럽벼룩   ② 열대쥐벼룩
③ 개벼룩   ④ 모래벼룩
⑤ 고양이벼룩

35 다음 그림은 어느 곤충의 알과 약충인가?

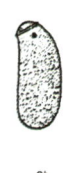 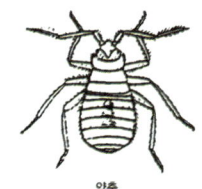

① 몸이   ② 빈대
③ 벼룩   ④ 진드기
⑤ 개미

36 다음 그림은 진드기를 나타낸 것이다. 진드기의 명칭은?

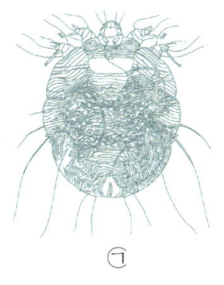 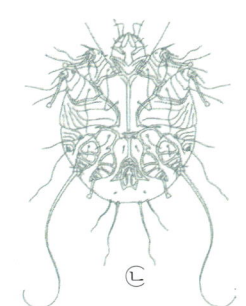

① 모낭진드기   ② 옴진드기
③ 털진드기   ④ 참진드기
⑤ 물렁진드기

➕해설 옴진드기 성충 : ㉠ - 암컷, ㉡ - 수컷

37 독나방의 구조별 설명으로 옳은 것은?

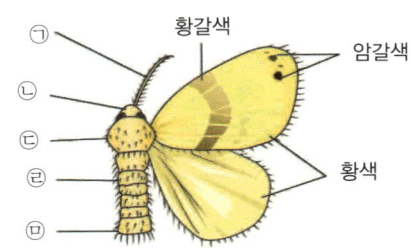

① 촉각-두부-흉부-미방모-배
② 두부(머리)-촉각(더듬이)-흉부(가슴)-배-미방모
③ 촉각(더듬이)-두부(머리)-흉부(가슴)-배-미방모
④ 미방모-촉각-두부-배-미방모
⑤ 미방모-더듬이-머리-흉부-배

38 "그림 38"은 어떤 곤충인가?
① 파리   ② 나방
③ 등에   ④ 말벌
⑤ 꿀벌

39 다음 그림에서 참진드기의 "생식공"에 해당하는 것은?

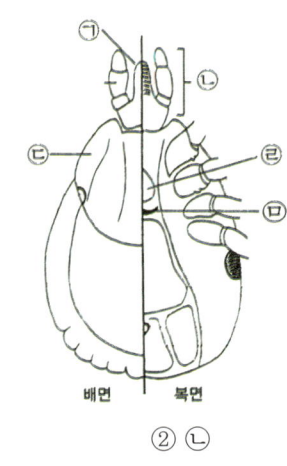

① ㉠   ② ㉡
③ ㉢   ④ ㉣
⑤ ㉤

➕해설 ㉠ - 구하체, ㉡ - 의두, ㉢ - 순판, ㉣ - 전생식판, ㉤ - 생식공

40 살충제의 설명서에 다음과 같은 표시가 있는 경우 해당 살충제가 의미하는 것은?

① 무독성   ② 경비독성
③ 저독성   ④ 중독성
⑤ 고독성

23 "그림 23"은 바다생선이 중간숙주이다. 사진의 명칭은?

① 간흡충   ② 회충
③ 아니사키스   ④ 폐디스토마
⑤ 구충

> 해설 아니사키스(anisakis, 고래회충) : 제1중간숙주 → 갑각류(크릴새우),
> 제2중간숙주 → 바다생선(고등어, 갈치, 오징어 등)

24 다음 중 "돼지 → 사람"으로 감염되는 질병은?

① 렙토스피라증   ② 폐결핵
③ 야토병   ④ 광견병
⑤ 돈단독(돼지단독)

25 "그림 25"의 North 곡선 중 빗금 친 부분을 무엇이라 하는가?

① 중간대   ② 최고대
③ 최저대   ④ 쾌적대
⑤ 우유형성대

26 식품시설의 벽은 바닥에서 몇 m까지 내수성 자재로 하는 것이 좋은가?

① 1m   ② 1.5m
③ 2m   ④ 3.5m
⑤ 5m

27 「식품첨가물의 기준 및 규격」상 대장균 정량시험 중 최확수법에 이용되는 배지는?

① RVS 배지(Rappaport-Vassiliadis soya peptone Broth)
② HE 한천배지(Hektoen Enteric Agar)
③ XLT4 한천배지(XLT4 Agar)
④ LIA 사면배지(Lysine Iron Agar)
⑤ EC-MUG 배지

> 해설 대장균
> (1) 정량시험
> ① 최확수법(유가공품·식육가공품·알가공품)
> 최확수법(3개 또는 5개 시험관을 이용한 MPN법)으로 대장균군수 검사에서 사용한 BGLB배지에서 가스생성 양성인 시험관으로부터 EC-MUG배지(또는 BGLB-MUG, LST-MUG)에 접종하여 44℃에서 24시간 배양한 후 자외선 조사하에 푸른 형광이 관찰되는 시험관을 대장균 양성으로 판정하고 최확수표에 근거하여 대장균수를 산출한다.
> ※ EC-MUG 배지 : EC 배지 1,000 mL에 MUG(4-methylumbelliferyl-β-d-glucuronide) 50㎎을 첨가하여 시험관에 분주하여 121℃에서 15분간 멸균한다.
> ※ 식품첨가물의 기준 및 규격=식품첨가물공전

28 다음 중 식품공장의 천장은?

① 천장은 벽과 달리 어두운 색으로 한다.
② 비스듬히 한다.
③ 천장은 벽과 완만한 경사로 한다.
④ 천장은 벽과 직각의 경사로 한다.
⑤ 천장은 벽과 90도의 경사로 한다.

29 다음 그림에서 바퀴 알은?

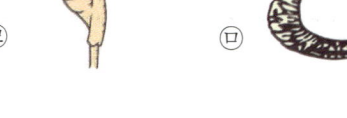
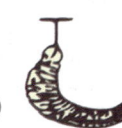
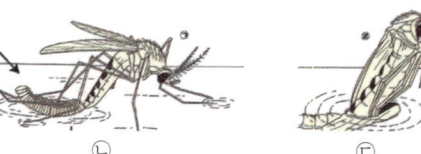

① ㉠   ② ㉡
③ ㉢   ④ ㉣
⑤ ㉤

30 다음 그림 중 모기의 생활사 중에서 수중생활을 하는 것은?

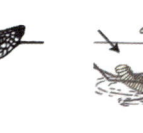
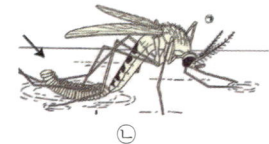

① ㉠   ② ㉡
③ ㉢   ④ ㉠~㉢까지
⑤ ㉠~㉡까지

> 해설 모기의 생활사(집모기속) : ㉠-난괴, ㉡-성충(암컷)의 산란, ㉢-번데기에서 우화하는 성충

31 "그림 31"은 무엇을 방제하기 위한 것인가?

① 모기   ② 파리
③ 바퀴   ④ 독나방
⑤ 몸이

32 사진의 해충을 방제하기 위한 방법은?

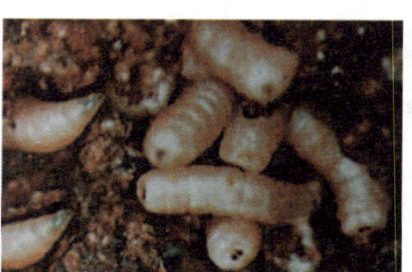

① 기피제   ② 유문등
③ 트랩   ④ 파리 끈끈이
⑤ 베레스원추통 설치

33 다음 그림에 해당하는 곤충은?

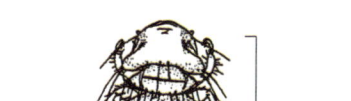

닭 참새털이(배면)   닭 참새털이 두부의(복면)   개털이(배면)

① 바퀴목   ② 진드기목
③ 파리목   ④ 새털이목
⑤ 모기목

16 증균배지인 셀레나이트배지(selenite broth)로 분리할 수 있는 것은?

① 쉬겔라균　② 대장균
③ 녹농균　④ 일반세균
⑤ E. coli

➕해설 쉬겔라 – 시험관법(Shigella-Multiple Tube Method)
① 적용범위 : 이 시험방법은 먹는물수질기준 및 검사 등에 관한 규칙에 의한 먹는물의 수질기준에 규정된 먹는물, 샘물 및 염지하수의 수질검사에 적용한다.
② 쉬겔라 : 장내세균의 하나로 운동성이 없고, 아포를 만들지 않으며 세균성이질 및 식중독을 일으키는 그람음성 간균이다. 락토스를 분해하지 않으며, 당분해로 산을 형성하지만 기체는 형성하지 않는 생화학적 특성을 가진다.
③ 시약 및 표준용액
　㉮ 증균배지(3배 농후 셀레나이트 액체배지, 3 × Selenite broth)
　　: 셀레나이트배지(selenite broth)는 Salmonella와 설사원인균(쉬겔라균)의 분리에 사용되므로, "먹는물수질기준"에서 쉬겔라균 측정시 증균배지(증식배지)로 셀레나이트배지를 사용한다.
　㉯ 추정시험용 배지(자이로스 라이신 데속시콜레이트 한천 선택배지 ; XLD agar)
　㉰ 확인시험용 배지(트립틱 소이 배지, Tryptic soy agar)
[참고]
(1) 셀레나이트배지(selenite broth)
　① 셀레나이트배지는 살모넬라 종을 분변 등에서 분리하기 위한 "증식배지"의 일종이다.
　② 다른 장내세균의 대부분은 이 배지에서 증식이 억제된다.
　③ 이 배지에서 E. coli는 생육이 부분적으로 억제되고, Salmonella spp(살모넬라균)는 잘배양된다.
　　㉮ 아(亞)셀렌산나트륨에 의해 다른 장내세균의 발육은 억제된다.
　　㉯ 배지에 포함되어 있는 sodium selenite는 Salmonella spp를 선별적으로 자라게 한다.
　④ 용도 : Salmonella와 설사원인균(쉬겔라균)의 분리에 사용한다.
　⑤ 검체를 접종하고 12~18시간 배양한 후에 감별배지에 접종한다.
(2) Salmonella spp
　① Salmonella spp는 진정세균강, 진정세균목에 속하는 균이다.
　② 사람이나 동물에 티푸스성 질환을 일으키고 식중독의 원인균이 된다.
　③ Sal. typhimurium, Sal. thompson, Sal. enteritidis, Sal. derby 등 2,400여종의 혈청형이 존재하는데, 이중에서 2,300여종이 식중독을 발병시킨다.
※ sodium(나트륨) selenite(셀렌산염)

17 다음 중 "식품위생"에 해당되지 않는 것은?

① 식품　② 식품첨가물
③ 기구 또는 용기　④ 포장
⑤ 표기

18 다음 그림은 미생물 증식곡선이다. 대사산물이 가장 많이 분비되는 "대수기"에 해당하는 것은?

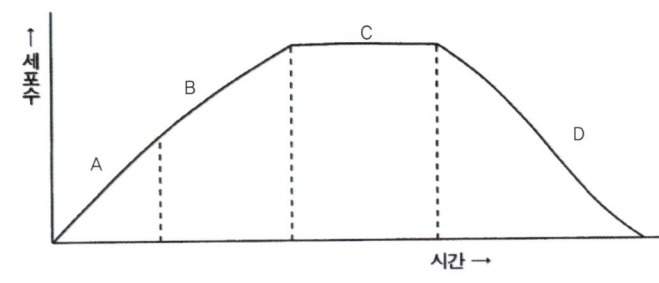

① A　② B
③ C　④ D
⑤ A~D

➕해설 미생물 증식곡선 : 유도기 → 대수기 → 정지기 → 사멸기

19 다음 "사진"에 있는 균의 질병은?

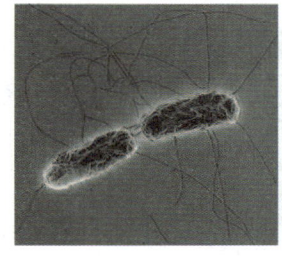 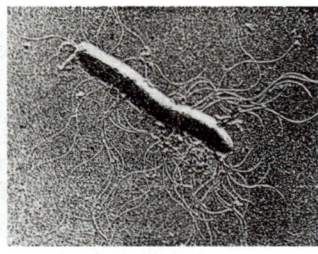

① 세균성이질　② 장염비브리오
③ 콜레라　④ 소아마비
⑤ 장티푸스

20 식중독을 일으키는 세균 중 "그림"과 같이 편모가 하나이며 3~4% 식염첨가 배지에서 잘 자라는 균은?

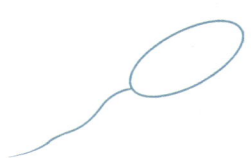

① 황색포도상구균　② 살모넬라균
③ 장염비브리오균　④ 병원성대장균
⑤ 장티푸스균

➕해설 ① 황색포도상구균 : 무편모
② 장염비브리오균 : 단모균
③ 살모넬라균, 병원성대장균, 장티푸스균 : 주모균

21 "그림 21"은 어느 기생충의 cycle(생활사)를 나타낸 것인가?

① 회충　② 요충
③ 십이지장충　④ 선모충
⑤ 편충

22 다음 그림은 어느 기생충의 생활사를 나타낸 것인가?

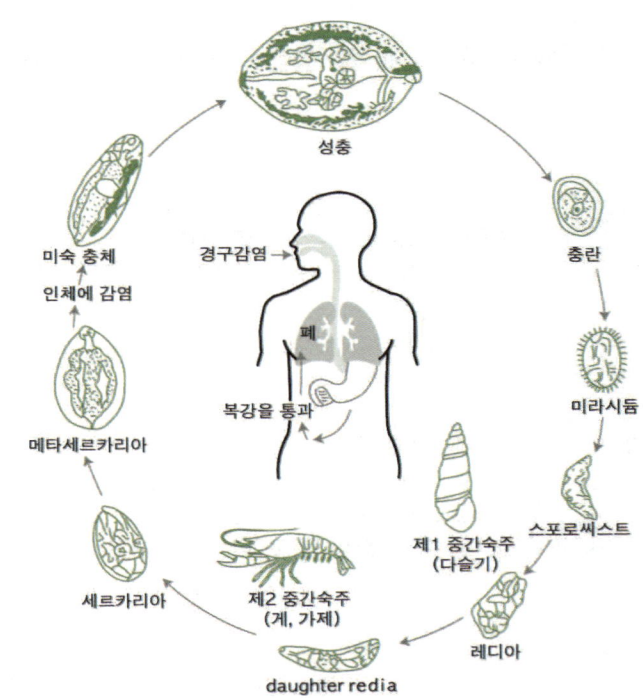

① 간디스토마(간흡충)　② 폐디스토마(폐흡충)
③ 무구조충　④ 광절열두조충
⑤ 유구조충

09 다음과 같은 장치구성으로 측정 가능한 물질은?

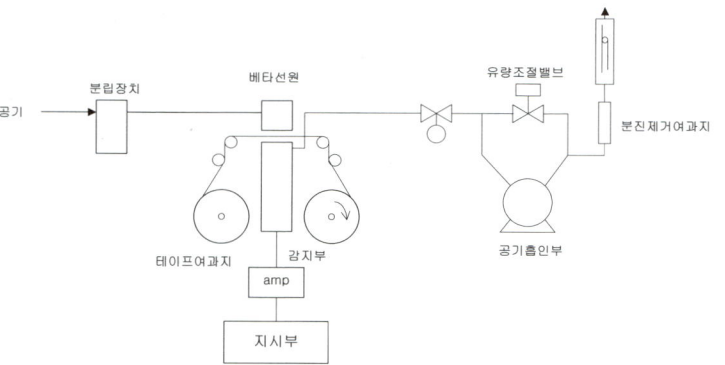

① 미세먼지   ② 강하먼지
③ 부유먼지   ④ 석면
⑤ 수은

➕해설
대기 중의 비산먼지 측정법
① 수동 : 하이볼륨에어샘플러법, 로우볼륨에어샘플러법
② 자동 : 광산란법, 광투과법, 베타선흡수법(베타선법, β-Ray Method)
  ㉮ 환경 대기 중의 미세먼지(PM-10) 자동측정법 중 베타선법의 목적 : 이 시험
     방법은 환경 대기 중에 존재하는 입경이 10μm 이하인 입자상물질(PM-
     10)의 질량농도를 베타선법에 의해 측정하는 방법에 대해 규정하며, 베타선
     법에 의한 측정의 정확성과 통일성을 갖추는 것을 목적으로 한다.

10 알칼리 COD법 측정시 티오황산나트륨용액의 적정 색은?

① 적색   ② 홍색
③ 엷은 홍색   ④ 무색
⑤ 연두색

11 염소이온 측정 시 적정 시약은?

① 질산은(AgNO₃)   ② 과망간산칼륨
③ 황산   ④ 염산(HCl)
⑤ 수은

12 "그림 12"는 무엇을 채집하는 기구인가?

① 공기   ② 물
③ 흙   ④ 중금속
⑤ 온도

13 그림의 건열멸균기로 멸균하기에 가장 적합한 것은?

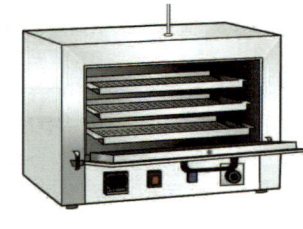

① 플라스틱 Petri dish(페트리 디쉬)
② 삼각플라스크
③ 고체배지
④ 액체배지
⑤ 일회용 백금이

➕해설 건열멸균법 : 주로 유리기구의 멸균에 사용된다.

14 소독약의 살균기전 연결이 바르게 된 것은?

① 오존 – 환원작용
② 과산화수소 – 환원작용
③ 역성비누 – 단백질 응고
④ 산화에틸렌 – DNA 변경
⑤ 생석회 – 환원작용

➕해설 소독약의 살균기전
① 산화작용 : 과산화수소(H_2O_2), 과망간산칼륨($KMnO_4$), 오존(O_3), 염소(Cl_2)
② 균체의 단백질 응고 : 알코올, 석탄산, 크레졸, 포르말린, 승홍
③ 균체의 효소불활 작용 : 알코올, 석탄산, 중금속염, 역성비누
④ 핵산(DNA, RNA)에 의한 작용 : 에틸렌옥사이드(Ethylen oxide, 산화에틸
   렌), formalin, 자외선, 방사선
⑤ 생석회(CaO) : 1차적으로 [물+생석회 → 열반응(고온, 200℃)], 2차적 [열반응
   후 소석회로 변해 강알칼리(pH 11~12) 작용이 있어 소독효과를 나타냄]

[참고]
에틸렌옥사이드(Ethylen oxide, 산화에틸렌, OEG 살균)
① 맹독성 기체인 에틸렌옥사이드를 이용하는 화학적 소독법에 속한다.
② 살균기전 : 핵산에 작용
③ 사용 : 주사기, 페트리디쉬의 소독에 사용되는 것

15 고형배지는 한천, 혈청, 난 등을 사용하여 고형화한 배지이다. 다음 "사진"의 배지는?

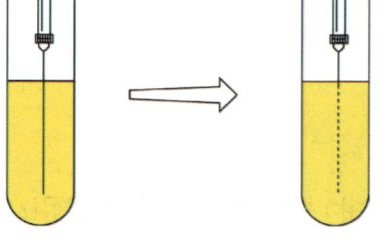

① 고층배지   ② 중층배지
③ 저층배지   ④ 증윤배지
⑤ 평판배지

➕해설 배지의 종류
임상 검체에서 병원균을 분리하거나 연구목적으로 실험실내에서 목적하는 세균을 증
식시키고자 할 때, 그 세균이 증식 가능한 배지를 만들어 적당한 환경에서 배양한다.
(1) 형상에 의한 분류
  ① 액체배지 : 각 성분을 증류수에 녹인 것. broth 또는 bullion이라고도 한다.
  ② 고형배지 : 한천(agar), 혈청, 난 등을 사용하여 고형화한 배지이다.
    ㉮ 평판배지 : 샤레(Petri dish)에 2~3mm 두께로 굳힌 것
    ㉯ 사면배지 : 시험관에서 사면을 만든 것(미생물 생육을 보호하기 위해서)
    ㉰ 고층배지 : 시험관을 수직으로 유지한 상태에서 배지를 굳힌 것
  ③ 반고체배지 : 한천농도를 반 이하로 줄인 것으로 형태로는 고층배지의 형태
     이다.
(2) 조성에 의한 분류
  ① 천연배지
  ② 합성배지
(3) 목적에 의한 분류
  ① 증균배지 : 균을 증식시키기 위한 배지이다.
  ② 선택감별분리배지(선택적분리배지)
     여러 종류의 균이 혼합되어 있는 재료에서 어떤 특정균을 분리하기 위한 배지
     이며, 선택감별분리배지에는 SS배지, TCBS배지 등이 이다.
     ㉮ SS배지(SS agar ; Salmonella-selenite agar)
       ㉠ 살모넬라 및 쉬겔라균(이질균, 적리균)의 선택적분리배지이다.
       ㉡ 그람양성균이나 대장균의 발육은 억제된다.
     ㉯ TCBS배지(thiosulfate citrate bile salts sucrose agar, TCBS
        agar) 콜레라나 장염비브리오균 분리에 사용하는 선택적분리배지이다.
  ③ 감별배지(확인배지) : 균의 생리, 생화학적 성상을 조사하는 배지이다.
  ※ 쉬겔라속(Shigella) : 세균성이질의 병원체는 Shigella dysenteria이다.

위생사 실기시험 대비 2025년도

최종 실기 실전모의고사

| 시험시간 : 40분 | 문제지유형별 : A | 수험번호 : | 성명 : |

01 다음 기구는 무엇을 측정하는 기구인가?

① 온도
② 기습
③ 바람
④ 복사열
⑤ 조도

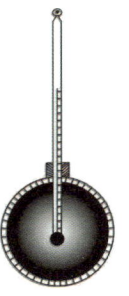

02 다음의 기온의 측정시간은?

① 1분
② 3분
③ 5분
④ 10분
⑤ 15분

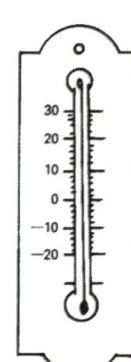

➕ 해설
기온의 측정시간 : 수은온도계는 2분, 알코올온도계는 3분을 측정한다.

03 온습도지수가 약 70일 때의 습구온도가 19.5℃이다. 건구온도는 몇 ℃인가?

① 15
② 19.5
③ 21.5
④ 25.5
⑤ 30

➕ 해설
① 불쾌지수란 기온과 습도로 조합 구성되어 있어 온습도지수라고 한다.
② 불쾌지수(온습도지수)=(건구온도+습구온도)℃×0.72 + 40.6
　70=(건구온도+19.5)℃×0.72 + 40.6
　∴ 건구온도=21.5℃

04 다음 그림은 강하분진을 측정하는 기구이다. 강하분진 측정시 이끼 방지를 위하여 포집병(E)에 사용하는 물질은?

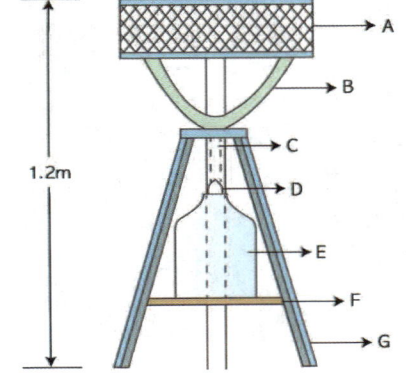

A : 철망(조류 접근 방지용)
B : 포집깔대기
C : 고무관
D : 역립깔대기
E : 포집병
F : 나무받침(두께 약 1/2 inch)
G : 받침대

① 염산
② 황산알루미늄
③ 황산동
④ 수산화칼륨
⑤ 명반

05 "그림 5"의 측정 단위는?

① dB
② Lux
③ Phone
④ Watt
⑤ pH

06 소음은 풍속 몇 m/sec 초과 할 때 측정을 안 하는가?

① 1.0
② 2.0
③ 3.0
④ 4.0
⑤ 5.0

07 다음 그림과 같은 구성도를 가진 기기는 환경오염물질을 측정하는 데 쓰인다. 이 기기의 명칭은 무엇인가?

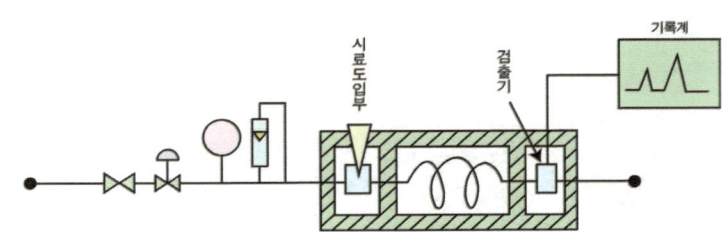

① 가스크로마토그래피법
② 흡광광도법
③ 원자흡광광도법
④ 적외선분석법
⑤ 비분산적외선법

08 다음 그림은 무슨 계통도인가?

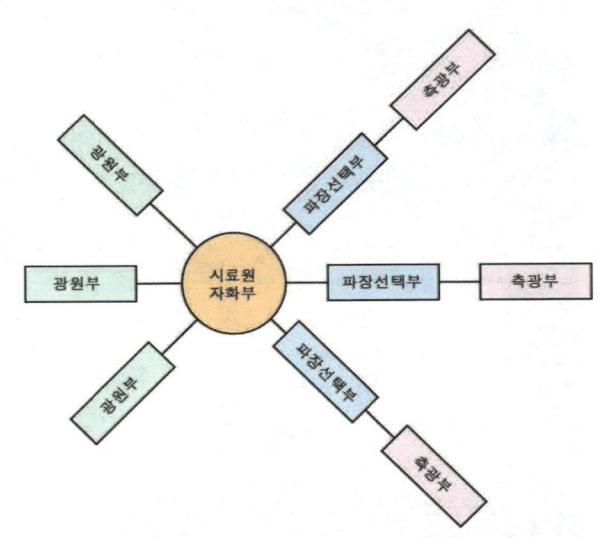

① 가스크로마토그래피법
② 흡광광도법
③ 원자흡광광도법
④ 적외선측정법
⑤ 비분산적외선

알기 쉬운 중앙은행제도

40

한국은행

20 다음 중 샘물보전구역을 지정할 수 있는 자는?
① 시 · 도지사 ② 시장 · 군수 · 구청장
③ 환경부장관 ④ 보건복지부장관
⑤ 관할 보건소장

해설 먹는물관리법 제8조의3(샘물보전구역의 지정)

21 대통령령으로 정하는 규모 이상의 샘물 또는 염지하수(샘물등)를 개발하려는 자는 누구의 허가를 받아야 하는가?
① 시 · 도지사 ② 환경부장관
③ 질병관리청장 ④ 보건소장
⑤ 보건복지부장관

해설 먹는물관리법 제9조(샘물 또는 염지하수의 개발허가 등)

22 「먹는물관리법」상 시 · 도지사의 허가를 받아야 하는 업종으로 옳은 것은?
① 먹는샘물등의 수입판매업
② 정수기의 제조업
③ 먹는샘물등의 제조업
④ 수처리제 제조업
⑤ 먹는샘물등의 유통전문판매업

해설 먹는물관리법 제21조(영업의 허가 등)

23 다음 〈보기〉의 ( ) 안에 들어갈 내용으로 옳은 것은?

누구든지 먹는데 제공할 목적으로 먹는샘물등 외의 물이나 그 물을 용기에 넣은 것을 판매한 자는 (㉠) 이하의 징역이나 (㉡) 이하의 벌금에 처한다. 이 경우 징역과 벌금을 병과(倂科)할 수 있다.

㉠ – ㉡ ㉠ – ㉡
① 1년 – 1천만원 ② 2년 – 2천만원
③ 3년 – 3천만원 ④ 4년 – 4천만원
⑤ 5년 – 5천만원

해설 먹는물관리법 : 제19조(판매 등의 금지), 제57조(벌칙)

24 「폐기물관리법」상 폐기물처리업자는 폐기물의 발생 · 배출 · 처리 상황 등을 기록한 장부를 마지막으로 기록한 날부터 몇 년간 보존하여야 하는가? (단, 환경부장관이 구축 · 운영하는 전자정보처리프로그램을 이용하는 경우를 제외함)
① 1년 ② 3년
③ 5년 ④ 6년
⑤ 10년

해설 폐기물관리법 제36조(장부 등의 기록과 보존)

25 「하수도법」상 "공공하수도관리청은 ( )마다 소관 공공하수도에 대한 기술진단을 실시하여 공공하수도의 관리 상태를 점검하여야 한다." ( ) 안에 들어갈 내용으로 옳은 것은?
① 1년 ② 2년
③ 3년 ④ 4년
⑤ 5년

해설 하수도법 제20조(기술진단 등)

이 책의 내용 변경과 개정 법령은 홈페이지(www.crownbook.co.kr) 학습자료실을 참고하기 바람

이 책은 **저작권법의 보호를 받는 저작물**이므로 어떠한 경우에도 **무단 복제 및 여타의 용도로 사용**할 수 없으며 위법 시에는 **형사상의 처벌**을 받습니다.

최종 필기 실전모의고사 정답

1 환경위생학
01 ③ 02 ② 03 ④ 04 ⑤ 05 ④ 06 ④ 07 ⑤ 08 ② 09 ③ 10 ⑤
11 ④ 12 ① 13 ⑤ 14 ① 15 ⑤ 16 ④ 17 ⑤ 18 ① 19 ③ 20 ⑤
21 ① 22 ③ 23 ④ 24 ② 25 ① 26 ① 27 ② 28 ④ 29 ③ 30 ⑤
31 ① 32 ④ 33 ⑤ 34 ② 35 ② 36 ① 37 ① 38 ① 39 ⑤ 40 ②
41 ⑤ 42 ④ 43 ④ 44 ⑤ 45 ① 46 ④ 47 ⑤ 48 ③ 49 ⑤ 50 ②

2 위생곤충학
01 ② 02 ② 03 ④ 04 ① 05 ⑤ 06 ③ 07 ② 08 ③ 09 ② 10 ①
11 ⑤ 12 ① 13 ⑤ 14 ① 15 ④ 16 ③ 17 ⑤ 18 ① 19 ① 20 ①
21 ② 22 ③ 23 ④ 24 ③ 25 ① 26 ② 27 ④ 28 ② 29 ③ 30 ①

3 식품위생학
01 ③ 02 ⑤ 03 ② 04 ⑤ 05 ④ 06 ⑤ 07 ⑤ 08 ⑤ 09 ④ 10 ④
11 ② 12 ① 13 ② 14 ① 15 ⑤ 16 ③ 17 ① 18 ⑤ 19 ② 20 ④
21 ② 22 ③ 23 ① 24 ② 25 ① 26 ① 27 ② 28 ④ 29 ② 30 ⑤
31 ① 32 ① 33 ② 34 ④ 35 ③ 36 ③ 37 ⑤ 38 ② 39 ③ 40 ③

4 공중보건학
01 ⑤ 02 ① 03 ① 04 ③ 05 ⑤ 06 ② 07 ② 08 ⑤ 09 ③ 10 ②
11 ① 12 ② 13 ① 14 ② 15 ① 16 ③ 17 ② 18 ③ 19 ② 20 ⑤
21 ② 22 ② 23 ⑤ 24 ① 25 ② 26 ② 27 ⑤ 28 ⑤ 29 ① 30 ⑤
31 ④ 32 ⑤ 33 ④ 34 ① 35 ④

5 위생관계법령
01 ⑤ 02 ② 03 ⑤ 04 ① 05 ② 06 ② 07 ④ 08 ⑤ 09 ② 10 ⑤
11 ⑤ 12 ① 13 ① 14 ② 15 ⑤ 16 ③ 17 ③ 18 ① 19 ② 20 ①
21 ① 22 ③ 23 ⑤ 24 ② 25 ⑤

09 「감염병예방법」상 일시적으로 식품접객업 및 집단급식소 업무 종사의 제한을 받는 감염병은?

① 폐디스토마   ② 콜레라
③ 일본뇌염   ④ 파상풍
⑤ 페스트

🔾해설 감염병예방법 규칙 제33조(업무 종사의 일시 제한)

10 「감염병예방법」상 소독을 업으로 하려는 자는 보건복지부령으로 정하는 시설·장비 및 인력을 갖추어 누구에게 신고하여야 하는가?

① 보건소장   ② 질병관리청장
③ 보건복지부장관   ④ 식품의약품안전처장
⑤ 특별자치시장·특별자치도지사 또는 시장·군수·구청장

🔾해설 감염병예방법 제52조(소독업의 신고 등)

11 그 밖의 신고의무자가 제1급감염병 중 보건복지부령으로 정하는 감염병이 발생한 경우 관할 보건소장에게 지체 없이 신고하거나 알려야 하는 사항으로 옳지 않은 것은?

① 신고인의 성명, 주소
② 신고인의 성명과 감염병환자와의 관계
③ 감염병환자의 성명, 주소, 직업
④ 감염병환자의 주요증상 및 발병일
⑤ 감염병환자가 입원한 병원의 주소

🔾해설 감염병예방법 규칙 제9조(그 밖의 신고의무자의 신고)

12 「식품위생법」상 식품위생법의 목적이 아닌 것은?

① 식품생산의 합리적 관리
② 식품으로 인하여 생기는 위생상의 위해를 방지
③ 식품영양의 질적 향상을 도모
④ 식품에 관한 올바른 정보를 제공
⑤ 국민건강의 보호·증진에 이바지

🔾해설 식품위생법 제1조(목적)

13 다음 내용은 「식품위생법」상 용어의 정의이다. 옳지 않은 것은?

① "식품"이란 : 의약으로 섭취하는 것을 포함한 모든 음식물을 말한다.
② "용기·포장"이란 : 식품 또는 식품첨가물을 넣거나 싸는 것으로서 식품 또는 식품첨가물을 주고받을 때 함께 건네는 물품을 말한다.
③ "화학적 합성품"이란 : 화학적 수단으로 원소 또는 화합물에 분해반응 외의 화학 반응을 일으켜서 얻은 물질을 말한다.
④ "위해"란 : 식품, 식품첨가물, 기구 또는 용기·포장에 존재하는 위험요소로서 인체의 건강을 해치거나 해칠 우려가 있는 것을 말한다.
⑤ "식중독"이란 : 식품섭취로 인하여 인체에 유해한 미생물 또는 유독물질에 의하여 발생하였거나 발생한 것으로 판단되는 감염성질환 또는 독소형질환을 말한다.

🔾해설 식품위생법 제2조(정의)

14 「식품위생법」상 판매하거나 영업에 사용하는 기구 및 용기·포장에 관한 기준 및 규격을 정하여 고시하여야 하는 자는?

① 시장, 군, 구청장   ② 시·도지사
③ 보건복지부장관   ④ 질병관리청장
⑤ 식품의약품안전처장

🔾해설 식품위생법 제9조(기구 및 용기·포장에 관한 기준 및 규격) ① 식품의약품안전처장은 국민보건을 위하여 필요한 경우에는 판매하거나 영업에 사용하는 기구 및 용기·포장에 관하여 다음 각 호의 사항을 정하여 고시한다.
1. 제조 방법에 관한 기준
2. 기구 및 용기·포장과 그 원재료에 관한 규격

15 「식품위생법」상 식품의약품안전처장은 식품등의 기준 및 규격 관리 기본계획(관리계획)을 5년마다 수립·추진할 수 있다. 관리계획에 포함되는 노출량 평가·관리의 대상이 되는 유해물질의 종류가 아닌 것은?

① 중금속
② 곰팡이 독소
③ 유기성오염물질
④ 제조·가공 과정에서 생성되는 오염물질
⑤ 질병관리청장이 노출량 평가·관리가 필요하다고 인정한 유해물질

🔾해설 식품위생법
법 제7조의4(식품등의 기준 및 규격 관리계획 등)
규칙 제5조의4(식품등의 기준 및 규격 관리 기본계획 등의 수립·시행) : ①~④번 외
5. 그 밖에 식품등의 안전관리를 위하여 식품의약품안전처장이 노출량 평가·관리가 필요하다고 인정한 유해물질

16 식품의약품안전처장은 "식품안전관리인증기준적용업소"로 인증할 수 있다. 인증의 유효기간은 인증을 받은 날부터 몇 년인가?

① 1년   ② 2년
③ 3년   ④ 4년
⑤ 5년

🔾해설 식품위생법 제48조(식품안전관리인증기준), 제48조의2(인증 유효기간)

17 식품의약품안전처에 두는 "식품위생심의위원회의 조사·심의" 사항으로 옳지 않은 것은?

① 식중독 방지에 관한 사항
② 농약·중금속 등 유독·유해물질 잔류 허용기준에 관한 사항
③ 감염병환자의 관리에 관한사항
④ 식품등의 기준과 규격에 관한 사항
⑤ 그밖에 식품위생에 관한 중요 사항

🔾해설 식품위생법 제57조(식품위생심의위원회의 설치 등)

18 다음 중 식품위생감시원의 직무에 해당하지 않는 것은?

① 식품조리법에 대한 기술지도
② 식품등의 위생적인 취급에 관한 기준의 이행 지도
③ 수입·판매 또는 사용 등이 금지된 식품등의 취급 여부에 관한 단속
④ 영업자 및 종업원의 건강진단 및 위생교육의 이행 여부의 확인·지도
⑤ 조리사 및 영양사의 법령 준수사항 이행 여부의 확인·지도

🔾해설 식품위생법 영 제17조(식품위생감시원의 직무)

19 「먹는물관리법」상 "암반대수층안의 지하수 또는 용천수 등 수질의 안전성을 계속 유지할 수 있는 자연 상태의 깨끗한 물을 먹는 용도로 사용할 원수를 말한다."로 정의하는 용어로 옳은 것은?

① 먹는물   ② 샘물
③ 먹는샘물   ④ 먹는염지하수
⑤ 먹는해양심층수

🔾해설 먹는물관리법 제3조(정의)

⑤ "미숙아(未熟兒)"란 신체의 발육이 미숙한 채로 출생한 영유아로서 대통령령(체중이 2,500g 미만, 37주 미만 출생아)으로 정하는 기준에 해당하는 영유아를 말한다.
⑥ "선천성이상아"란 선천성 기형(奇形) 또는 변형(變形)이 있거나 염색체에 이상이 있는 영유아로서 대통령령으로 정하는 기준에 해당하는 영유아를 말한다.
⑦ "모자보건사업"이란 모성과 영유아에게 전문적인 보건의료서비스 및 그와 관련된 정보를 제공하고, 모성의 생식건강(生殖健康) 관리와 임신·출산·양육 지원을 통하여 이들이 신체적·정신적·사회적으로 건강을 유지하게 하는 사업을 말한다.
⑧ "난임(難姙)"이란 부부가 피임을 하지 아니한 상태에서 부부간 정상적인 성생활을 하고 있음에도 불구하고 1년이 지나도 임신이 되지 아니하는 상태를 말한다.

35 「국민건강증진법」상 국민건강증진종합계획을 수립하여야 하는 자는 누구인가?
① 시장·군수·구청장   ② 시·도지사
③ 질병관리청장   ④ 보건복지부장관
⑤ 보건소장

해설 국민건강증진법
법 제4조(국민건강증진종합계획의 수립) ① 보건복지부장관은 제5조의 규정에 따른 국민건강증진정책심의위원회의 심의를 거쳐 국민건강증진종합계획(이하 "종합계획"이라 한다)을 5년마다 수립하여야 한다. 이 경우 미리 관계중앙행정기관의 장과 협의를 거쳐야 한다.
법 제4조의2(실행계획의 수립 등) ① 보건복지부장관, 관계중앙행정기관의 장, 특별시장·광역시장·특별자치시장·도지사·특별자치도지사(이하 "시·도지사"라 한다) 및 시장·군수·구청장(자치구의 구청장에 한한다. 이하 같다)은 종합계획을 기초로 하여 소관 주요시책의 실행계획(이하 "실행계획"이라 한다)을 매년 수립·시행하여야 한다.

5 위생관계법령

01 「공중위생관리법」상 〈보기〉의 내용에 해당하는 용어의 정의로 옳은 것은?

> 공중이 이용하는 건축물·시설물등의 청결유지와 실내공기정화를 위한 청소등을 대행하는 영업을 말한다.

① 목욕장업   ② 이용업
③ 숙박업   ④ 세탁업
⑤ 건물위생관리업

해설 공중위생관리법 제2조(정의) ① 이 법에서 사용하는 용어의 정의는 다음과 같다.
1. "공중위생영업"이라 함은 : 다수인을 대상으로 위생관리서비스를 제공하는 영업으로서 숙박업·목욕장업·이용업·미용업·세탁업·건물위생관리업을 말한다.
7. "건물위생관리업"이라 함은 : 공중이 이용하는 건축물·시설물등의 청결유지와 실내공기정화를 위한 청소등을 대행하는 영업을 말한다.

02 위생사가 되려면 위생사 국가시험에 합격한 후 누구의 면허를 받아야 하는가?
① 시장·군수·구청장
② 보건복지부장관
③ 시·도지사
④ 한국보건의료인국가시험원장
⑤ 질병관리청장

해설 공중위생관리법 제6조의2(위생사의 면허 등)

03 다음 중 위생사의 업무범위가 아닌 것은?
① 음료수의 처리 및 위생관리
② 위생용품의 위생관리
③ 공중위생영업소의 위생관리
④ 유해 곤충·설치류 및 매개체 관리
⑤ 공중이용시설기준 적합 여부의 확인

해설 공중위생관리법 제8조의2(위생사의 업무범위)

04 보건복지부장관이 위생사의 면허를 취소하는 처분을 하려면 (   )을 하여야 한다. (   )안에 들어갈 내용으로 옳은 것은?
① 정지   ② 심문
③ 청문   ④ 재심
⑤ 징계

해설 공중위생관리법 제12조(청문)

05 「공중위생관리법」상 〈보기〉의 (   )안에 들어갈 내용으로 옳은 것은?

> 위생교육 실시단체의 장은 위생교육을 수료한 자에게 수료증을 교부하고, 교육실시 결과를 교육 후 1개월 이내에 시장·군수·구청장에게 통보하여야 하며, 수료증 교부대장 등 교육에 관한 기록을 (   ) 이상 보관·관리하여야 한다.

① 6개월   ② 2년
③ 3년   ④ 5년
⑤ 10년

해설 공중위생관리법 규칙 제23조(위생교육)

06 「감염병예방법」상 의료기관에 소속되지 아니한 의사, 치과의사 또는 한의사는 감염병환자등을 진단하거나 그 사체를 검안한 사실을 누구에게 신고하여야 하는가?
① 시장·군수·구청장   ② 관할 보건소장
③ 특별자치시장   ④ 시·도지사
⑤ 보건복지부장관

해설 감염병예방법 제11조(의사 등의 신고)

07 특별자치시장·특별자치도지사 또는 시장·군수·구청장이 임시예방접종을 할 경우 미리 공고하여야 하는 사항이 아닌 것은?
① 예방접종의 일시
② 예방접종의 장소
③ 예방접종의 종류
④ 예방접종약품의 수량
⑤ 예방접종을 받을 사람의 범위

해설 감염병예방법 제26조(예방접종의 공고)

08 필수예방접종 또는 임시예방접종을 받은 사람 본인 또는 법정대리인에게 예방접종증명서를 발급하여야 자는?
① 역학관
② 보건복지부장관
③ 식품의약품안전처장
④ 국민건강보험공단
⑤ 질병관리청장, 특별자치시장·특별자치도지사 또는 시장·군수·구청장

해설 감염병예방법 제27조(예방접종증명서)

24 소비자(환자)에게 의료비용의 일부를 부담하게 함으로써 의료의 남용(도덕적 위해, moral hazard)을 방지하고 건강보험의 재정안정성을 도모하기 위한 것은?

① 과태료　　　　　　② 대지급금
③ 실비금　　　　　　④ 과징금
⑤ 본인일부부담금

🔎**해설** 본인부담제도유형 : 일정비율로 보험자(또는 제3자 지불단체)와 의료이용자가 부담하는 것을 말한다. 즉 소비자의 의료의 남용(도덕적 위해, moral hazard)을 방지하고 보험재정 안정을 도모하기 위한 것이다.

25 우리나라 전국민건강보험(의료보험)의 실시연도는?

① 1977년　　　　　　② 1979년
③ 1988년　　　　　　④ 1989년
⑤ 2003년

🔎**해설** 국민건강보험(의료보험)의 역사
① 500인 이상 사업장 의료보험 – 1977. 7. 1. 실시
② 공무원 및 사립학교 교직원의료보험 – 1977. 7. 1.(법제정), 1979년 (실시)
③ 농촌지역 의료보험 – 1988. 1. 1. 실시
④ 1989년 : 전국민국민건강보험(의료보험)의 실시
⑤ 2000년 : 직장조합과 지역조합의 통합, 의약분업 실시
⑥ 2003년 : 건강보험 재정통합
※ 산업재해보상보험(64년) → 건강보험(의료)보험(77년) → 국민연금(88년) → 고용보험(95년)

26 다음 중 인구정태의 지표로 옳은 것은?

① 출생　　　　　　　② 성비
③ 사망　　　　　　　④ 전입
⑤ 전출

27 출생률이 높고, 사망률도 높은 후진국형 인구구조의 유형은?

① 종형　　　　　　　② 항아리형
③ 별형　　　　　　　④ 기타형(호로형)
⑤ 피라미드형

🔎**해설** 피라미드형 인구구조의 유형에는 2가지 있다.
① 피라미드형 : 출생률이 높고, 사망률도 높은 후진국형 인구구조의 유형
② 피라미드형(정삼각형의 피라미드형) : 출생률은 높고, 사망률이 낮은 형, 14세 이하가 50세 이상 인구의 2배 이상, 인구증가형 – 일반적으로 쓰임.

28 초고령사회란 전체인구 중 만65세 이상의 인구가 몇 %일 때를 의미하는가?

① 7% 이상　　　　　② 14% 미만
③ 14% 이상　　　　　④ 20% 미만
⑤ 20% 이상

29 건강문제나 상황을 분석하여 해결방안을 모색하는 보건교육방법 중 대상자들이 직접 실제상황 중의 한 인물로 연기하면서 그 인물의 입장이나 처지를 이해하고자 하는 교육방법으로 옳은 것은?

① 역할극　　　　　　② 배심토의
③ 심포지엄　　　　　④ 워크숍
⑤ 버즈세션

30 보건교육방법 중에서 불특정 다수를 대상으로 교육하는 방법은?

① 전화　　　　　　　② 가정방문
③ 편지　　　　　　　④ 건강상담
⑤ TV 방송

31 「학교보건법」상 학교에 보건교육과 학생들의 건강관리를 담당하는 인력은?

① 간호사　　　　　　② 위생사
③ 영양사　　　　　　④ 보건교사
⑤ 체육교사

🔎**해설** 학교보건법
법 제15조(학교에 두는 의료인·약사 및 보건교사) : 학교에 보건교육과 학생들의 건강관리를 담당하는 보건교사를 두어야 한다.
영 제23조(학교에 두는 의료인·약사 및 보건교사) : 보건교사의 직무는 다음과 같다.
① 학교보건계획의 수립
② 학교 환경위생의 유지·관리 및 개선에 관한 사항
③ 학생과 교직원에 대한 건강진단의 준비와 실시에 관한 협조
④ 각종 질병의 예방처치 및 보건지도 등

32 정신장애를 유발하는 인자 중 외부적 원인에 해당하는 것은?

① 체질　　　　　　　② 유전
③ 연령　　　　　　　④ 성별
⑤ 스트레스

33 「지역보건법」상 보건소의 업무 중에서 특별히 지역주민의 만성질환 예방 및 건강한 생활습관 형성을 지원하기 위하여 읍·면·동을 기준으로 1개씩 설치할 수 있는 지역보건의료기관은?

① 보건소　　　　　　② 보건의료원
③ 보건지소　　　　　④ 건강생활지원센터
⑤ 보건진료소

🔎**해설** (1) 지역보건법
법 제10조(보건소의 설치) ① 지역주민의 건강을 증진하고 질병을 예방·관리하기 위하여 시·군·구에 1개소의 보건소(보건의료원을 포함한)를 설치한다.
법 제12조(보건의료원) 보건소 중 「의료법」 제3조제2항제3호가목에 따른 병원의 요건을 갖춘 보건소는 보건의료원이라는 명칭을 사용할 수 있다.
법 제13조(보건지소의 설치) 지방자치단체는 보건소의 업무수행을 위하여 필요하다고 인정하는 경우에는 대통령령으로 정하는 기준에 따라 해당 지방자치단체의 조례로 보건소의 지소(보건지소)를 설치할 수 있다.
영 제10조(보건지소의 설치) 법 제13조에 따른 보건지소는 읍·면(보건소가 설치된 읍·면은 제외한다)마다 1개씩 설치할 수 있다.
법 제14조(건강생활지원센터의 설치) 지방자치단체는 보건소의 업무 중에서 특별히 지역주민의 만성질환 예방 및 건강한 생활습관 형성을 지원하는 건강생활지원센터를 대통령령으로 정하는 기준에 따라 해당 지방자치단체의 조례로 설치할 수 있다.
(2) 농어촌의료법 제2조(정의) : "보건진료소"란 의사가 배치되어 있지 아니하고 계속하여 의사를 배치하기 어려울 것으로 예상되는 의료 취약지역에서 보건진료 전담공무원으로 하여금 의료행위를 하게 하기 위하여 시장·군수가 설치·운영하는 보건의료시설을 말한다.

34 「모자보건법」상 용어의 정의로 옳은 것은?

① "모성"이란 임산부와 가임기 여성을 말한다.
② "신생아"란 출생 후 28일 이상의 영유아를 말한다.
③ "영유아"란 출생 후 3세 미만의 사람을 말한다.
④ "선천성이상아"란 출생 시 체중이 2,500g 미만인 영유아를 말한다.
⑤ "임산부"란 임신 중이거나 분만 후 12개월 미만의 여성을 말한다.

🔎**해설** 모자보건법 제2조(정의) 이 법에서 사용하는 용어의 뜻은 다음과 같다.
① "임산부"란 임신 중이거나 분만 후 6개월 미만인 여성을 말한다.
② "모성"이란 임산부와 가임기(可姙期) 여성을 말한다.
③ "영유아"란 출생 후 6년 미만인 사람을 말한다.
④ "신생아"란 출생 후 28일 이내의 영유아를 말한다.

133

12 다음 중 유병률을 산출할 때의 분자가 되는 것은?
① 위험에 노출된 모든 인구 수
② 조사 시점(기간)의 환자 수
③ 일정 기간에 새로 발생한 환자 수
④ 초발환자와 접촉한 감수성자 수
⑤ 질병에 감염되어 사망한 수

13 테러를 위해 사용되는 생물무기의 특징으로 옳은 것은?
① 시설이 커야 한다. ② 은닉이 용이하다.
③ 전파차단이 쉽다. ④ 운반이 어렵다.
⑤ 경비가 많이 든다.

14 다음 중 인수공통감염병인 것은?
① 결핵 ② 파상풍
③ 볼거리 ④ 디프테리아
⑤ 장티푸스

15 주로 경구감염이 되지만 유충이 경피로 침입하여 발생할 수 있는 기생충질환은?
① 구충 ② 간디스토마
③ 유구조충 ④ 폐디스토마
⑤ 회충

16 만성질병을 유발하는 인자 중 후천적으로 교정이 불가능한 것은?
① 운동부족 ② 불규칙한 식사
③ 유전적 인자 ④ 스트레스
⑤ 생활행태

17 동맥경화증이나 당뇨병 등이 원인이 되어 2차적으로 발생하는 고혈압은?
① 본태성 고혈압 ② 속발성 고혈압
③ 1차성 고혈압 ④ 1형 고혈압
⑤ 원발성 고혈압

18 다음 중 만성질병에 대한 예방대책으로 옳은 것은?
① 동물성지방 과다섭취 ② 흡연과 음주
③ 적절한 체중관리 ④ 콜레스테롤 과다섭취
⑤ 고염식의 식사

19 다음 〈보기〉에서 설명하는 영양소는?

> • 신체의 조직구성에 16%, 열량을 공급한다.
> • 결핍 시 콰시오르코르(Kwashiorkor), 마라스무스(Marasmus, 소모증)을 유발한다.

① 탄수화물 ② 지방
③ 단백질 ④ 수분
⑤ 무기질

해설 영양소의 결핍에 의한 증상
① 단백질 : 발육지연, 지능발달장애, 면역결핍, kwashiorkor, 빈혈, 부종, 신체소모 등
② 탄수화물 : 단백질소모(과량섭취시 비만, 우리나라 사람 과량섭취) 등
③ 지방 : 거친 피부, 빈혈 등

최종 필기 실전모의고사

20 조직의 특징 중 참모조직에 대한 설명으로 옳은 것은?
① 임무와 책임한계가 명확하다.
② 강력한 통제력을 발휘할 수 있다.
③ 일관된 정책을 수행할 수 있다.
④ 신속하게 의사결정을 할 수 있다.
⑤ 수평적인 업무의 조정과 협조가 가능하다.

해설 ①~④번 : 계선조직(계층제)의 특징이다.
(1) 계선조직 : 군대식 조직으로 명령복종 관계가 수직적 계층으로 이루어져 있고 조직의 목적을 직접적으로 운영하는 조직체이다.
(2) 참모조직(막료조직) : 계선조직이 원활히 수행할 수 있도록 지원하고 조정을 촉진하고 자문, 권고, 기획, 인사, 조사 연구 등을 수행하는 조직이다.
【참고】계선조직의 특성
① 피라미드 구조이다.
② 최고 권위자를 정점으로 하는 수직적 권한 체계로 구성되었다.
③ 결정권, 집행권을 가지고 직접 의사결정을 한다.
④ 수직적으로 업무를 분담한다.
【참고】계층제
(1) 계층제의 원리
① 계층제란 권한과 책임의 정도에 따라 직무를 등급화시킨 피라미드 구조이며, 상하계층간에 직무상 지휘·감독 관계에 서게 하는 것을 의미한다.
② 조직편성의 원리는 전반적으로 의사결정 권한이 집권화된 원리이기 때문에 새로운 정보와 기술 도입을 신속히 할 수 없다.
(2) 장점
① 지휘·감독을 통한 질서와 통일성을 확보할 수 있다.
② 조직의 통솔·통합·조정·갈등의 해결에 할 수 있다.
(3) 단점
① 상하간의 권력불균형이 오히려 근무의욕을 저하시킬 수 있다.
② 의사전달(상의하달)이 늦어지거나 왜곡될 수 있다.

21 한일합방시대(일제강점기) 경찰국 산하에 설치하였던 보건행정조직은?
① 보건과 ② 보건사회부
③ 보건복지부 ④ 위생과
⑤ 사회과

해설 한일합방시대(1910~1945년)
경찰국 산하에 위생과를 설치하여 공중위생 업무, 의사·약사·약제사의 면허업무, 병원·의약품 등의 관리업무를 수행함으로써 보건행정을 경찰이 담당하였다.

22 전 인류의 건강을 목적으로 1948년 국제연합의 경제사회이사회 전문기관의 하나로 발족한 기구의 명칭은?
① UNEP(유엔환경계획)
② WHO(세계보건기구)
③ UNDP(유엔개발계획)
④ ILO(국제노동기구)
⑤ 유엔인구기금(UNFPA), UNICEF(유니세프)

23 WHO의 6개 지역사무소 중 서태평양지역사무소의 본부가 있는 곳은?
① 이집트의 알렉산드리아
② 인도의 뉴델리
③ 미국의 워싱턴
④ 콩고의 브로자빌
⑤ 필리핀의 마닐라

38 식품에 점착성을 증가시키고 유화안정성을 향상시키는 식품첨가물은?

① 개량제
② 증점제
③ 소포제
④ 강화제
⑤ 이형제

🔵**해설** 호료(증점제) : 식품에 점착성을 증가시키고, 유화안정성을 좋게 하며, 미각에 대해서도 점활성을 줌으로써 촉감을 좋게 하기 위하여 식품에 첨가되는 것이 호료이며 증점제라고도 한다.

39 빵이나 과자 등을 제조할 때 제품을 부풀게 하여 연하고 맛이 좋고 소화가 잘 되도록 할 목적으로 사용되는 첨가물은?

① 보존제
② 개량제
③ 팽창제
④ 강화제
⑤ 이형제

🔵**해설** 팽창제는 빵이나 과자 등을 제조할 때 제품을 부풀게 하여 연하고 맛이 좋고 소화가 잘 되도록 하기 위해 첨가하는 물질을 말한다.

40 식품제조공정 중에서 발생하는 거품을 없애기 위해 사용되는 식품첨가물은?

① 발색제
② 강화제
③ 소포제
④ 표백제
⑤ 추출용제

🔵**해설** 식품제조공정 중에서 많은 거품이 발생하여 지장을 주는 경우에 거품을 없애기 위하여 사용되는 첨가물이 소포제이다.

---

④ 공중보건학

01 다음 중 WHO에서 정한 건강의 정의로 옳은 것은?

① 정신적으로 질병이 없는 상태
② 신체적으로 질병이 없는 상태
③ 정신적으로 건전한 상태
④ 신체와 정신이 완전무결한 상태
⑤ 신체적, 정신적, 사회적으로 안녕한 상태

02 다음 중 감염병 발생의 변천 과정으로 옳은 것은?

① 장기설 → 접촉감염설 → 미생물병인설
② 장기설 → 미생물병인설 → 접촉감염설
③ 접촉감염설 → 미생물병인설 → 장기설
④ 접촉감염설 → 장기설 → 미생물병인설
⑤ 미생물병인설 → 장기설 → 접촉감염설

03 다음 〈보기〉에서 설명하는 역학으로 옳은 것은?

> • 일정한 인구집단을 대상으로 특정한 시점이나 기간 내에서 유병률을 산출하여 질병발생의 상호 관련성을 조사한다.
> • 시점조사로 끝나므로 전향성코트연구에 비해 시간과 경비가 절약된다.
> • 상관관계만을 알 수 있을 뿐 질병의 선후관계를 설명하기는 어렵다.

① 단면연구
② 환자−대조군연구
③ 코호트연구
④ 작전역학
⑤ 임상연구

04 다음 중 분석역학에 대한 설명으로 옳은 것은?

① 환자의 인적, 지역적, 시간적 사실을 기술한다.
② 지역사회의 건강수준 및 질병양상을 기술한다.
③ 질병발생의 원인에 대한 가설을 검정한다.
④ 질병의 자연사를 기술한다.
⑤ 감염병의 발생이나 유행을 예측한다.

05 다음 중 전향성 코호트연구의 장점으로 옳은 것은?

① 비교적 비용이 적게 든다.
② 비교적 단시간 내에 결론을 얻을 수 있다.
③ 희귀한 질병조사에 적합하다
④ 적은 대상자를 필요로 한다.
⑤ 위험도 산출이 가능하다.

06 다음 중 윤리적인 문제가 발생될 수 있는 역학은?

① 작전역학
② 실험역학
③ 이론역학
④ 분석역학
⑤ 기술역학

07 병원소로부터 병원체의 탈출 중 기계적 탈출과 관련이 있는 것은?

① 대변
② 토물
③ 재채기에 이한 객담
④ 주사기
⑤ 농양

08 다음 소화기계 감염병 중에서 병원체가 바이러스인 것은?

① 홍역
② 볼거리
③ 디프테리아
④ 장티푸스
⑤ 폴리오

09 특정한 강 유역에서 기생충질환인 간디스토마가 일정한 발병률을 유지하며 지속적으로 발생할 때의 역학현상으로 옳은 것은?

① 범발적(pandemic)
② 산발적(sporadic)
③ 토착적(endemic, 풍토병)
④ 유행적(epidemic)
⑤ 주기적(periodic)

10 감염성질환의 일반적 관리방법 중 숙주에 대한 대책으로 옳은 것은?

① 전파예방
② 면역증강
③ 감염경로
④ 식품관리
⑤ 환경위생 관리

11 A질병에 이환된 사람 중에서 A질병으로 사망한 사람을 백분율로 표시한 것은?

① 치명률
② 발생률
③ 유병률
④ 2차 발병률
⑤ 독력

24 요코가와흡충의 제1중간숙주는?
① 왜우렁 ② 붕어
③ 다슬기 ④ 오징어
⑤ 참게

25 어패류로부터 감염되는 기생충 중 "제1중간숙주는 물벼룩, 제2 중간숙주는 민물어류"인 기생충은?
① 아니사키스(고래회충) ② 간디스토마
③ 유구조충 ④ 무구조충
⑤ 유극악구충

해설 유극악구충(유구악구충) : 제1 중간숙주 → 물벼룩, 제2 중간숙주 → 민물 고기(미꾸라지, 가물치, 뱀장어), 최종숙주 → 개, 고양이 등

26 장출혈과 용혈성요독증을 유발할 수 있는 "병원성대장균 O157 : H7"이 생성하는 독소는?
① 베로톡신(verotoxin)
② 에고톡신(ergotoxin)
③ 베네루핀(venerupin)
④ 뉴로톡신(neurotoxin)
⑤ 프타퀼로시드(Ptaquiloside)

27 다음 〈보기〉에서 설명하는 식중독은?

• 원인균은 그람음성 간균이고, 포자를 생성하지 않는다.
• 원인균은 유당을 분해하여 산과 가스를 생성한다.

① 바실러스 세레우스
② 병원성대장균
③ 클로스트리듐 퍼프린젠스
④ 리스테리아균
⑤ 황색포도상구균

해설 ① 셀레우스(Bacillus Cereus) 식중독 : 그람양성, 간균, 주모성 편모가 있다.
② 병원성대장균 : Gram음성, 주모균, 간균, 무아포성이다.
③ 가스괴저균(clostridium perfringens) : 그람양성, 혐기성의 간균 으로 난원형의 아포를 형성한다.
④ 리스테리아균 : 그람양성 막대균, 산소성 또는 통성혐기성, 아포나 협 막은 형성하지 않는다.
⑤ 포도상구균식중독 : Gram 양성, 구균, 무(無)아포성, 무편모로 비운 동성이다.

28 다음 중 급성회백수염(소아마비)의 병원체로 옳은 것은?
① Salmonella typhi
② Salmonella paratyphi
③ Hepatitis viruse
④ Poliomyelitis virus
⑤ Shiglla dysenteria

29 경구감염병인 세균성이질에 대한 설명으로 옳은 것은?
① 주모균 ② 그람음성
③ 포자 형성 ④ 협막 형성
⑤ 편성혐기성균

해설 세균성이질(Bacillary dysentery)
① 병원체(원인균) : Shiglla dysenteria
② 특징 : Gram음성, 간균, 호기성이며 운동성이 없고, 아포와 협막을 갖지 않는다.

30 다음 〈보기〉에서 설명한 인수공통감염병은?

• 소에 감염되면 유산을 일으킬 수 있다.
• 사람이 감면되면 발열(고열) 증상을 유발한다.

① 파상풍 ② 장티푸스
③ 살모넬라 ④ Q열
⑤ 브루셀라증(파상열)

31 경구감염병 중 용혈성연쇄상구균이 병원체인 것은?
① 성홍열 ② A 간염
③ 세균성이질 ④ 장티푸스
⑤ E 간염

32 우유가 매개체가 되어 감염되는 질병은?
① 결핵 ② 장티푸스
③ 야토병 ④ 디프테리아
⑤ 성홍열

33 다음 중 디프테리아의 원인균으로 옳은 것은?
① Salmonella typhi
② Mycobacterium tuberculosis
③ Corynebacterium diphtheriae
④ Shiglla dysenteria
⑤ Poliomyelitis virus

34 식품 위해물질 중 "유인성"인 것은?
① 솔라닌 ② 아플라톡신
③ 잔류농약 ④ 아크릴아마이드
⑤ 복어독

해설 아크릴아마이드 : 감자 튀김에 포함되어 있는 물질로 신경계통에 이상을 초래할 수 있다.

35 다음 첨가물 중에서 유해 착색료는?
① 삼염화질소(nitrogen trichloride)
② 붕산(boric acid)
③ 아우라민(auramine)
④ 롱갈리트(rongalite)
⑤ 에틸렌글리콜(ethylene glycol)

해설 유해 첨가물
① 유해 감미료 : Dulcin, Cyclamate, ρ-nitro-toluidin 등
② 유해 착색료 : Auramine, Rhodamin, Silk scarlet 등
③ 유해 보존료 : 붕사, Formaldehyde, β-naphtol, 승홍 등
④ 유해 표백제 : Rongalite, 삼염화질소 등
※ éthylene glýcol(에틸렌 글리콜) - 부동액에 쓰인다.

36 다음 중 유기인계 농약으로 옳은 것은?
① 디디티(DDT) ② BHC(HCH)
③ 엘드린(Aldrin) ④ 디엘드린(Dieldrin)
⑤ 마라티온(malathion)

37 "차아염소산나트륨"을 식품에 첨가하는 목적은?
① 살균작용 ② 증점제
③ 산미료 ④ 보존제용
⑤ 개량제

09 식품에서 지방이 변질되는 현상은?

① 발효 ② 변패
③ 변질 ④ 산패
⑤ 부패

10 다음의 미생물 중 세균에 속하는 것은?

① Penicillium속 ② Rhizopus속
③ Mucor속 ④ Pseudomonas속
⑤ Aspergillus속

11 다음 중 수분활성도가 가장 낮은 미생물은?

① Micrococcus속 ② Pseudomonas속
③ Aspergillus속 ④ Escherichia속
⑤ Bacillus속

12 Bacillus(바실러스) 속에 관한 설명으로 옳은 것은?

① 그람음성, 간균이다. ② 포자를 형성한다.
③ 편모가 없다. ④ 단백질 분해력이 약하다.
⑤ 편성혐기성균 또는 혐기성균이다.

🔘해설 셀레우스(Bacillus Cereus) 식중독
① 그람양성, 간균, 주모성 편모가 있다.
② 호기성, 내열성의 아포를 형성하기 때문에, 가열식품에도 잔존하며 증식하여 식품 부패의 원인으로 된다.
③ 원인식품 : 동·식물성 단백질 및 전분질식품, 쌀밥류(쌀밥, 볶음밥), 국수류 등의 전분을 주체로 발생한다.

13 치사율이 가장 높은 세균성 식중독은?

① 장염비브리오 ② 포도상구균
③ 보툴리누스 ④ 여시니아
⑤ 살모넬라

14 캠필로박터 식중독균에 관한 설명으로 옳은 것은?

① 아포를 형성이다. ② 그람음성 균이다.
③ 편성혐기성 균이다. ④ 편모 없다.
⑤ 구균이다.

🔘해설 캠필로박터 감염증(그람음성 막대균 감염증 또는 캠필로박터 위장염)은 세균 감염이다. 1~2주 동안 지속되는 위경련과 설사를 유발한다.

15 다음 〈보기〉와 관련된 식중독균은?

- 그람양성, 통성혐기성, 간균이다.
- 저온(5℃)과 고온(40℃)에서도 발육이 가능하며, 소금에 대한 저항성이 높아 5~6% 정도의 NaCl 농도에서도 발육이 가능하므로, 소금에 절인 음식도 안심할 수 없다.
- 감염될 경우 패혈증, 뇌수막염, 유산 등을 일으킨다.

① Salmonella typhimurium
② Vibrio parahaemolyticus
③ Listeria monocytogenes
④ Staphylococcus aureus
⑤ Clostridium botulinum

16 식물성식중독 중 독버섯의 독성분은?

① 아플라톡신 ② 솔라닌
③ 고시폴 ④ 무스카린
⑤ 아미그달린

17 다음 중 목화씨에 들어있는 독소는?

① 고시폴(gossypol)
② 셉신(Sepsin)
③ 리시닌(ricinine)
④ 프타퀼로시드(ptaquiloside)
⑤ 아미고다린(amygdaline)

18 동물성식중독 중 모시조개에 의한 간장독의 원인물질은?

① 베네루핀(venerupin)
② 프타퀼로시드(Ptaquiloside)
③ 아플라톡신(aflatoxin)
④ 삭시톡신(saxitoxin)
⑤ 테트로도톡신(tetrodotoxin)

19 동물성식중독 중 마비성 조개 독소는?

① 시구아테린(ciguaterin)
② 삭시톡신(saxitoxin)
③ 테트로도톡신(tetrodotoxin)
④ 팰리톡신(palytoxin)
⑤ 프타퀼로시드(Ptaquiloside)

20 식중독을 유발할 수 있는 식품과 독성분의 연결이 옳은 것은?

① 복어 – 테트라민(tetramine)
② 독미나리 – 고시폴(gossypol)
③ 청매 – 프타퀼로시드(ptaquiloside)
④ 독보리 – 테물린(temuline)
⑤ 고사리 – 듀린(dhurrin)

21 곰팡이의 독소 중에서 신장독을 일으키는 것은?

① 루테오스카이린(luteoskyrin)
② 시트리닌(citrinin)
③ 아이슬란디톡신(islanditoxin)
④ 시트레오비리딘(citreoviridin)
⑤ 파튤린(patulin)

🔘해설 ① citrinin : 신장독을 유발한다.
② islanditoxin : 간장독으로서 간암, 간경변증을 유발한다.
③ citreoviridin(시트레오비리딘) : 신경독소이다.

22 다음 중 붉은곰팡이(Fusarium) 속이 생성하는 독소로 가축의 비정상적인 발정을 유발하는 물질은?

① 말토리진(maltoryzine)
② 루브라톡신(rubratoxin)
③ 제랄레논(zearalenone)
④ 트리코테센(trichothecene)
⑤ 푸모니신(fumonisin)

🔘해설 제랄레논(zearalenone) : 붉은 곰팡이, 가축에게 비정상적인 발정을 유발, 돼지에게 불임증을 유발한다.

23 aflatoxin의 독성 중에서 가장 강한 독소는?

① B_1 ② B_2
③ G_1 ④ B_2
⑤ G_2

🔘해설 Aflatoxin의 특징
① 독성순서 : $B_1 > M_1 > G_1 > M_2 > B_2 > G_2$
② B_1, M_1 : 강한 발암성이고, 강산·강알칼리에서 분해되어 약한 유도체로 된다.

27 다음 중 참진드기가 매개하는 질병으로 옳은 것은?
① 양충병
② 수면병
③ 일본뇌염
④ 로키산홍반열
⑤ 진드기매개 재귀열

28 다음 〈보기〉의 내용으로 방제하는 곤충은?

- 실내침입 시 젖은 휴지로 덮어서 잡거나, 실내의 등은 끄고 밖에 전등을 밝게 하여 옥외로 유인한다.
- 잡목이나 풀숲에 대량으로 발생한 경우 미스트법으로 공간살포를 한다.

① 벼룩　　　　　② 독나방
③ 딸집파리　　　④ 새털이
⑤ 바퀴

29 다음 내용 중 개미에 대한 설명으로 옳은 것은?
① 여왕개미가 수컷개미보다 작다.
② 완전변태를 한다.
③ 개체별로 독립생활을 한다.
④ 일개미는 숙주 선택성이 엄격하다.
⑤ 먹이의 습성은 편식성이 크다.

◉해설 개미의 특징
① 완전변태를 한다.
② 먹이의 습성은 잡식성이다.
③ 여왕개미가 수컷개미보다 크다.
④ 개미는 여왕개미를 중심으로 집단생활을 한다. 부식한 목재 같은 곳에 구멍을 뚫고 집단을 형성하는 "거지개미"도 우리나라에서는 흔히 볼 수 있다.
⑤ 물리면 심한 통증과 발적현상을 수반한다.

30 쥐를 방제하기 위해 사용되는 warfarin(와파린)에 대한 설명으로 옳은 것은?
① 혈액의 응고요인을 방해하는 항응혈성이다.
② 와파린을 사용하기 전에 미끼먹이를 설치해야 한다.
③ 와파린에 대한 기피현상이 생길 수 있다.
④ 신경마비로 쥐를 치사시킨다.
⑤ 맹독성이므로 2차독성이 크다.

3 식품위생학

01 HACCP에서 "식품·축산물 안전에 영향을 줄 수 있는 위해요소와 이를 유발할 수 있는 조건이 존재하는지 여부를 판별하기 위하여 필요한 정보를 수집하고 평가하는 일련의 과정을 말한다."라고 설명하는 것과 관련된 용어의 정의로 옳은 것은?
① 기록보존
② 감시방식설정
③ 위해요소 분석
④ 한계기준 설정
⑤ 개선조치 방법 설정

02 HACCP의 과정에는 12절차가 있다. 그중 7가지를 떼어내어 7원칙이라고 부르고, 나머지 5가지는 준비단계로 한다. 다음 중 5가지 준비단계의 순서로 옳은 것은?

㉠ 공정흐름도 작성　　㉡ 제품의 용도 확인
㉢ HACCP팀 구성　　㉣ 공정흐름도 현장 확인
㉤ 제품 설명서 작성

① ㉢ → ㉣ → ㉤ → ㉡ → ㉠
② ㉢ → ㉡ → ㉠ → ㉣ → ㉤
③ ㉢ → ㉤ → ㉡ → ㉠ → ㉣
④ ㉢ → ㉠ → ㉣ → ㉡ → ㉤
⑤ ㉢ → ㉤ → ㉡ → ㉣ → ㉠

◉해설 5가지의 준비단계 : HACCP팀구성(준비단계1) → 제품설명서작성(준비단계2) → 용도확인(준비단계3) → 공정흐름도작성(준비단계4) → 공정흐름도현장확인(준비단계5)

03 미생물의 생육에 필요한 물질 중 물리적인 인자는?
① CO_2　　　　② 온도
③ pH　　　　　④ 영양소
⑤ O_2

04 식품을 보존하기 위한 방법 중 화학적인 처리방법은?
① 건조·탈수　　② 냉동
③ 자외선조사　　④ 자비소독
⑤ pH 조절

05 다음의 소독방법 중 비가열살균법에 해당하는 것은?
① 화염멸균법　　② 고압증기멸균법
③ 건열멸균법　　④ 자외선살균법
⑤ 자비멸균법

06 건강한 피부의 소독에 사용하는 에탄올의 농도는?
① 20%　　　② 25%
③ 50%　　　④ 70%
⑤ 95%

07 다음 설명은 방사선조사 처리에 관한 것이다. 옳은 것은?
① 채소, 과일의 숙성을 촉진한다.
② 발아촉진을 목적으로 한다.
③ 식품의 온도를 상승시킨다.
④ 137Cs의 알파선을 사용한다.
⑤ 식품포장 후에도 살균처리가 가능하다.

◉해설 ①~③번 : 반대의 내용이다. 137Cs의 감마선(γ선)을 사용한다.

08 다음 중 LD_{50}에 관한 설명으로 옳은 것은?
① 만성독성 실험만 이용된다.
② LD_{50}값이 클수록 독성이 강하다.
③ 1일 허용량을 의미한다.
④ 공시동물의 체중 g당 mg으로 나타낸다.
⑤ 공시동물의 50%가 사망(치사)하는 투여량이다.

12 endrin(엔드린) 살충제에 저항성이 있는 곤충이 dieldrin(디엘드린) 살충제에도 자동적으로 저항성이 생기는 현상으로 옳은 것은?

① 면역형성　　　　　② 생리적저항성
③ 교차저항성　　　　④ 생태적저항성
⑤ 내성

13 다음의 내용 중 유기인제 살충제에 대한 설명으로 옳은 것은?

① 치사되었던 곤충이 다시 살아난다.
② 기전은 출혈을 유발하여 곤충을 치사시킨다.
③ 용제로 사용할 수 없다.
④ 살충제는 안정적(잔류성)이 매우 크다.
⑤ 아세틸콜린에스터라아제(acetylcholinesterase) 효소를 억제한다.

14 저독성 살충제 용기의 표지에 명시하여야 하는 규정단어로 옳은 것은?

① 경고(warning)　　　② 독성(toxicity)
③ 주의(caution)　　　④ 독극물(poison)
⑤ 위험(danger)

15 다음 살충제 중 인체독성의 위험도가 "극도위험"에 해당하는 살충제는?

① DDT　　　　　　　② 피레스린
③ 다이아티온　　　　④ 파라티온
⑤ 카바닐

16 절지동물의 분류상 곤충강에 속하는 것은?

① 노래기목　　　　　② 갑각목
③ 파리목　　　　　　④ 지네목
⑤ 전갈목

17 다음 중 스펀지형 구기를 가지고 있는 위생곤충은?

① 모기　　　　　　　② 바퀴
③ 깔따구　　　　　　④ 빈대
⑤ 집파리

18 곤충의 흡혈하는 시기가 옳은 것은?

① 모기 성충　　　　　② 털진드기 자충
③ 침파리 유충　　　　④ 아기집파리 유충
⑤ 큰집파리 유충

19 파리목 곤충의 촉각 중 단각아목에 속하는 것은?

① 등에과　　　　　　② 모기과
③ 집파리과　　　　　④ 쉬파리과
⑤ 깔따구과

20 진드기를 아목으로 분류할 때의 기준으로 옳은 것은?

① 기문의 위치　　　　② 구하체의 위치
③ 악체부의 존재　　　④ 협각의 존재
⑤ 두흉부의 모양

해설 진드기
(1) 진드기는 두흉부와 복부의 구별이 없고, 대신 구부와 동체부로 구분된다.
(2) 구부(口部)를 악체부(顎體部) 또는 의두(擬頭, capitulum, 두부)라고 부른다.
(3) 진드기목(Tick, Mites) : 진드기목의 위생상 중요한 아목은 다음 4아목이다.
　① 후기문아목 : 구하체(口下體, hypostome)는 찌르는 데 사용하도록 잘 발달되어 있다.
　② 중기문아목 : 구하체는 빈약하고 이(teeth)가 없다.
　③ 전기문아목 : 구하체가 빈약하고, 협각(chelicera)은 찌르는 데 적합하도록 변형되었다.
　④ 무기문아목 : 피부호흡을 하는 것으로 알려져 있으며, 촉수는 퇴화되어 있고, 협각은 피부를 찢는 데 적합하도록 되었다.

21 다음 모기 중 "무흡혈산란"이 가능한 것은?

① 말라리아모기　　　② 작은빨간집모기
③ 지하집모기　　　　④ 숲모기
⑤ 늪모기

해설 지하집모기는 대부분의 모기와는 달리 첫 산란은 무흡혈산란이 가능하며, 무흡혈산란을 할 경우 흡혈산란 때보다 산란량이 크게 줄어든다.

22 주택가 주변에 쌓아둔 폐기물에 고인 물에서 발생할 수 있는 모기는?

① 숲모기　　　　　　② 빨간집모기
③ 작은빨간집모기　　④ 말라리아모기
⑤ 늪모기

23 아프리카나 중남미 등에서 발생하는 "회선사상충증"을 매개하는 곤충은?

① 집파리　　　　　　② 모기
③ 먹파리(곱추파리)　④ 등에
⑤ 깔따구

24 이 파리의 특징은 "몸체 표면에서 금속성 녹색 또는 청록색 광택이 나는 중형의 파리이다." 이 파리의 명칭은?

① 쉬파리　　　　　　② 집파리
③ 딸집파리　　　　　④ 띠금파리
⑤ 큰집파리

해설 띠금파리속의 특징은 녹색 내지 청록색 또는 자청색을 한 중형의 파리로, 금파리속과 유사하나 기편(基片, squama)의 배면에 잔털이 나 있고(금속파리속은 없음), 흉배판의 배중강모(背中剛毛, dorsocentral bristle)와 정중강모(正中剛毛, acrocentral bristle)의 수가 적다(금파리속은 많다).

25 다음 중 벼룩이 매개하는 질병으로 옳은 것은?

① 발진열　　　　　　② 발진티푸스
③ 사상충　　　　　　④ 말라리아
⑤ 수면병

26 다음 내용 중 빈대의 특징에 관한 설명으로 옳은 것은?

① 완전변태를 하므로 유충과 성충의 서식지가 다르다.
② 수명은 실내 온도와 관계없다.
③ 주간활동성이므로 빛을 좋아한다.
④ 암컷은 일생에 한번 교미하며, 생식기인 베레제기관은 암컷이 정자를 일시 보관하는 장소이다.
⑤ 각 영기마다 흡혈해야 탈피가 가능하다.

127

46 의복의 방한력을 표시하는 단위는?

① Lux　　② Rad
③ Sv　　④ Ram
⑤ CLO

47 소독약의 희석배수가 140이고, 석탄산의 희석배수가 70일 때의 석탄산계수는?

① 0.2　　② 1.5
③ 2.0　　④ 3.0
⑤ 5.0

48 다음 〈보기〉의 내용과 관련된 살균법은?

- 파장은 265nm를 이용한다.
- 결핵균이나 디프테리아균은 2~3시간이면 살균된다.
- 균에 내성을 주지 않으며, 사용방법이 간단하다.
- 음식점, 무균실, 수술실 및 제약실 등의 소독에 적합하다.

① 자비멸균법　　② 방사선멸균법
③ 자외선 살균법　　④ 건열살균법
⑤ 화염멸균법

49 다음 중 3%(V/V) 크레졸용액 500ml를 제조할 경우, 사용되는 100%(V/V) 크레졸의 양(ml)은?

① 7　　② 10
③ 15　　④ 25
⑤ 30

해설　$N_1V_1 = N_2V_2$　　$100 \times X = 3 \times 500$　　∴ $X = 15ml$

50 소독제 중 양이온이 활성화되어 살균작용이 강해지는 것은?

① 알코올　　② 역성비누
③ 염소　　④ 과산화수소
⑤ 오존

2 위생곤충학

01 곤충의 발육 중 완전변태를 하는 위생곤충은?

① 진드기　　② 모기
③ 바퀴　　④ 빈대
⑤ 이

02 개조충의 중간숙주가 되는 위생곤충은?

① 물렁진드기　　② 개벼룩
③ 모기　　④ 바퀴
⑤ 빈대

03 쥐를 방제하기 위해 이용되는 물리적 방법으로 옳은 것은?

① 살서제 이용
② 방서시설 설치
③ 급성쥐약 사용
④ 발육억제제 이용
⑤ 천적인 고양이나 족제비 이용

04 음식점에서 위생곤충을 방제하기 위해 실시하는 물리적 방법으로 옳은 것은?

① 출입구에 air curtain(에어커튼)을 설치한다.
② 파리를 방제하기 위해 벽이나 천장에 잔류분무를 한다.
③ 바퀴를 방제하기 위해 독먹이를 설치한다.
④ 식물에서 추출한 피레스로이드계 살충제를 주기적으로 주방에 살포한다.
⑤ 현관문 발판에 염소 소독제를 뿌린다.

05 다음의 내용 중 화학적 방제와 관련된 것은?

① 유기인계보다 카바메이트계의 중독 증상 발현이 현저히 느리다.
② 경구독성보다 경피독성에 의한 위험도가 낮다.
③ 살충제는 원체를 그대로 사용할 수 있다.
④ 한 살충제에서 농도가 같을 때 제제에 따른 위험도는 같다.
⑤ 경미한 중독증상을 보이면 중독여부를 측정하여 그 결과에 따라 적절한 조치를 취한다.

06 모기를 방제하기 위해 이용하는 생물학적 방제에 대한 설명으로 옳은 것은?

① 방충망에 발육억제제를 살포한다.
② 주택가 주변에 유문등을 설치한다.
③ 호수나 저수지에 송사리를 방사한다.
④ 정화조를 깨끗하게 청소한다.
⑤ 저수지 주변에 있는 잡초를 제거한다.

07 "집합페로몬"을 분비함으로써 군거생활을 하는 곤충은?

① 모기　　② 바퀴
③ 빈대　　④ 털진드기
⑤ 이

08 다음 중 기계적 전파에 의해 감염되는 질병은?

① 말라리아　　② 일본뇌염
③ 콜레라　　④ 디프테리아
⑤ 사상충

09 동물의 배설물과 부식성 식물 등으로 퇴비화를 할 때 위생곤충을 방제하기 위해 섞어 쓰는 약제로 옳은 것은?

① DDVP(디크로보스)　　② 붕산(boric acid)
③ aldicarb(알디카브)　　④ 린덴(lindane)
⑤ DDT

해설　① 식독제 : 먹었을 때 소화기관에 들어가 살충작용을 하는 약제를 말한다.
② 식독제로 사용되는 것 : 비소, 붕산, 비산동, 염화수 등이 있다.

10 위생곤충인 몸이를 집단 방제하려고 할 때 가장 적합한 제제(formulation)로 옳은 것은?

① 분제　　② 수화제
③ 용제　　④ 수화제
⑤ 입제 및 브리켓

11 축사에 잔류분무시 가장 좋은 입자의 크기는?

① 1~20μm　　② 20~60μm
③ 60~80μm　　④ 80~100μm
⑤ 100~400μm

31 「폐기물관리법」상 생활폐기물의 정의로 옳은 것은?

① 사업장폐기물 외의 폐기물을 말한다.
② 사업장에서 발생하는 폐기물을 말한다.
③ 보건·의료기관, 동물병원, 시험·검사기관 등에서 배출되는 폐기물을 말한다.
④ 「물환경보전법」 등에서 발생되는 폐기물을 말한다.
⑤ 인체에 위해를 줄 수 있는 해로운 폐기물을 말한다.

🔾해설 "생활폐기물"이란 사업장폐기물 외의 폐기물을 말한다.

32 지정폐기물에 해당하는 것은?

① 쓰레기, 연소재   ② 일회용기저귀
③ 생활폐기물
④ 폐산·폐알칼리
⑤ 사업장에서 배출되는 종이

33 의료폐기물 중 "손상성폐기물"에 해당하는 것은?

① 슬라이드   ② 일회용 주사기
③ 폐시험관   ④ 배양용기
⑤ 수술용 칼날

34 다음 중 "일반의료폐기물"에 해당하는 것은?

① 폐백신, 폐항암제, 폐화학치료제
② 주사바늘, 봉합바늘, 치과용침
③ 배양용기, 보관균주, 폐시험관
④ 혈액이 함유되어 있는 탈지면·일회용기저귀·일회용 주사기
⑤ 동물의 사체, 혈액·고름 및 혈액생성물

35 폐기물처리에서 비용이 가장 많이 드는 공정은?

① 차량운반   ② 수거
③ 적환   ④ 최종처리
⑤ 소각

36 폐기물을 감량화하기에 가장 효과적이고 위생적으로 처리가 가능한 방법은?

① 소각법   ② 동물사료법
③ 매립법   ④ 해상투기법
⑤ 퇴비화법

37 라돈에 의해 발병할 수 있는 질병은?

① 폐암   ② 청색증
③ 미나마타병   ④ 규폐증
⑤ 비중격천공

38 방사능오염과 관련한 감마(γ)선의 대표 핵종으로 옳은 것은?

① ^{60}Co ② ^{32}P
③ ^{35}Cl ④ ^{14}N
⑤ ^{51}Cr

39 다음 중 조혈기능 장애를 유발하는 것은?

① 석면   ② 카드뮴
③ 라돈   ④ 크롬
⑤ 벤젠

40 다음 〈보기〉에서 설명하는 물질은?

> • 정의 : 항상성유지, 생식, 발달 또는 행동을 조절하는 생체호르몬의 합성, 분비, 이동, 대사, 결합작용 또는 분해 등을 간섭하는 체외물질이다.
> • 종류 : 비스페놀 A, 프탈레이트, PCB, DDT, 다이옥신 등이 있다.

① 환경오염물질   ② 내분비교란물질
③ 석면   ④ 호르몬
⑤ 유기물질

🔾해설 환경호르몬(내분비교란물질)
① 환경호르몬은 생체 내 호르몬의 합성, 방출, 수송, 수용체와의 결합, 수용체 결합 후의 신호전달 등 다양한 과정에 관여하여 각종 형태의 교란을 일으킴으로써 생태계 및 인간에게 영향을 주며, 다음 세대에서는 성장억제와 생식이상 등을 초래하기도 한다.
② 환경호르몬으로 불리기도 하는 내분비계장애물질은 환경으로 배출된 화학물질이 인체에 유입되어 내분비계의 정상적인 기능을 방해하는 것으로 알려져 있다.
③ 환경호르몬 물질 종류 : 음료수캔의 코팅물질 등에 사용되는 비스페놀 A, 플라스틱 가소제인 프탈레이트, PCB, DDT, 다이옥신 등

41 통조림용기, 음료수캔 및 수도관의 녹을 방지하기 위해 사용되는 코팅제에 포함된 물질은?

① 철   ② 납
③ 크롬   ④ 스틸렌
⑤ 비스페놀 A

42 산업재해의 지표 중 도수율에 대한 설명으로 옳은 것은?

① 근로자 10,000인당 1년간 발생하는 사고건수
② 근로자 1,000인당 1년간 발생하는 손실작업일수
③ 연 근로시간 합계 1,000,000시간당 재해발생 건수
④ 연 근로시간 합계 100,000시간당 발생되는 재해자 수
⑤ 연 근로시간 1,000시간당 근로손실일수

43 소음성 난청이 발생하는 주파수 대역으로 옳은 것은?

① 500~1,000Hz   ② 1,500~2,500Hz
③ 2,000~3,000Hz   ④ 3,000~6,000Hz
⑤ 6,000~10,000Hz

44 실내·외의 온도차에 의해 발생하는 환기법은?

① 송기식환기법   ② 평형식환기법
③ 중력환기법   ④ 배기식환기법
⑤ 풍력환기법

45 광원으로부터 단위시간당 단위면적에서 나오는 빛의 양은?

① 광속(lumen)
② 광도(candela)
③ 조도(illumination)
④ 반사율(reflection)
⑤ 휘도(luminance)

🔾해설 조명의 척도
① 광속 : 광원으로부터 단위시간에 나오는 빛의 에너지량으로 단위는 루멘(lumen)이다.
② 광도 : 광원의 밝기로 단위는 칸델라(candela)이다.
③ 조명도 : 비추는 면의 밝기이며, 단위는 룩스(Lux)이다.
④ 휘도 : 비추인 면이 새로운 광원이 되어 빛을 발하는 때의 밝기이며, 단위는 니트(nit=cd/m²)이다.

125

14 입자상물질과 가스상물질을 동시에 제거할 수 있는 집진장치는?
① 세정집진장치 ② 중력집진장치
③ 관성력집진장치 ④ 원심력집진장치
⑤ 여과집진장치

15 해양심층수 대한 설명한 것으로 옳은 것은?
① 수온의 변화가 크다. ② 무기영양물질이 적다.
③ 수질 변화가 심하다. ④ SS가 많다.
⑤ 분해성 유기물질이 적어 깨끗하다.

16 수원(水原)의 종류 중 경도가 높은 물은?
① 천수 ② 지표수
③ 호소수 ④ 지하수
⑤ 하천수

17 완속여과에 대한 설명으로 옳은 것은?
① 여과속도는 120m/m² · day 정도이다.
② 전처리로 응집침전을 한다.
③ 여과층의 청소는 역세척이다.
④ 색도, 탁도가 높은 물에 좋다.
⑤ 여과효과는 모래층 표면의 생물막에서 일어난다.

18 먹는물의 수질기준 중 총대장균군은 100ml당 기준은?
① 불검출 ② 15CFU 이하
③ 30CFU 이하 ④ 50CFU 이하
⑤ 100CFU 이하

19 "먹는물의 심미적 영향물질에 관한기준 중 색도는 (   )를 넘지 않아야 한다." (   )에 들어갈 내용으로 옳은 것은?
① 1도 ② 2도
③ 5도 ④ 10도
⑤ 15도

20 정수과정에서 유기물질과 유리염소가 반응하여 생성되는 THM(트리할로메탄)은?
① 페놀 ② 벤젠
③ 파라치온 ④ 톨루엔
⑤ 클로로포름

> 해설 THMs(trihalomethanes)이란 : "클로로포름, 브로모디클로로메탄, 디브로모클로로메탄, 브로모포름" 4가지 화합물질을 지칭한다.

21 먹는물에 있는 세균제거를 위한 소독방법으로 가장 효과적인 것은?
① 염소법 ② 포기법
③ 적외선법 ④ 알코올법
⑤ 과망간산칼륨법

22 폐수의 방류수배출기준 중 pH의 허용범위는?
① 2.8~3.6 ② 2.8~5.6
③ 5.8~8.6 ④ 6.8~9.6
⑤ 9.8~10.6

> 해설 물환경보전법 규칙 [별표 13] : 폐수의 방류수배출기준 중 pH 5.8~8.6 이다.

23 호수의 부영양화에 대한 설명으로 옳은 것은?
① 질소, 인의 농도가 낮다.
② 색도, 탁도 낮다.
③ 투시거리가 길다.
④ 플랑크톤 개체 수가 많다.
⑤ pH 낮아진다.

24 다음 중 물의순환과 이용에 관한 설명으로 옳은 것은?
① 우리나라의 수자원 이용에서 가장 큰 비중을 차지하는 것은 생활용수이다.
② 지구상의 수자원 총량 중 담수는 약 3%이다.
③ 식물에 흡수된 물이 식물 잎의 표면에서 빠져나가는 현상을 증발이라고 한다.
④ 바다에서는 강수량이 증발량보다 많다.
⑤ 지표면에서 흙속으로 물이 침입하는 현상을 표면유출이라고 한다.

> 해설 용수공급 현상 : 농업용수 53.4% 〉 유지용수 20.3% 〉 생활용수 17.3% 〉 공업용수 9%

25 하천의 자정작용 중 생물학적 작용은?
① 분해 ② 침강
③ 운반 ④ 혼합
⑤ 휘산

26 하수에 함유된 입자에 기포를 부착하여 입자의 비중을 물의 비중보다 작게 하여 제거하는 단위공정은?
① 부상 ② 침전
③ 응집 ④ 흡착
⑤ 산화

27 하·폐수 처리방법 중 물리적인 방법은?
① 활성슬러지법 ② 역삼투법
③ 메탄소화법 ④ 산화지법
⑤ 살수여상법

28 하·폐수 처리에서 공기를 공급하는 시설은?
① 침전시설 ② 응집시설
③ 소독시설 ④ 포기시설
⑤ 침사시설

29 호기성처리 시 주로 발생하는 가스는?
① CH_4 ② NH_3
③ CO_2 ④ H_2S
⑤ SO_2

30 슬러지처리 과정에서 개량에 해당하는 것은?
① 건조
② 탈수기로 수분제거
③ 슬러지 소각
④ 유지류 농축
⑤ 약품 첨가로 탈수성 향상

최종 필기 실전모의고사

1 환경위생학

01 흡기와 호기의 이산화탄소(CO_2)의 농도 차이는 약 몇 %인가?

① 0.1% ② 2%
③ 4% ④ 7%
⑤ 12%

🔎해설 〈기와 흡기 및 혈중의 O_2와 CO_2의 조성비(%)〉

	흡기	호기(呼氣)	동맥혈	정맥혈
산소(O_2)	21%	17%	19	13
이산화탄소(CO_2)	0.03%	4%	47	52

02 대류권에서의 표준대기압은?

① 7.6mmHg ② 760mmHg
③ 7,600mmHg ④ 10.332mmH₂O
⑤ 103.32mmH₂O

03 난로 등 발열체가 주위에 있을 때 체온변화에 영향을 주는 온열인자는?

① 기온 ② 감각온도
③ 기류 ④ 복사열
⑤ 기습

04 다음 중 인체에서 열을 가장 많이 생산하는 부위는?

① 피부 ② 심장
③ 신장 ④ 간장
⑤ 골격근

🔎해설 ① 인체의 열 생산 : 골격근 59.5%, 간장 21.9%, 신장 4.4%, 심장 3.6%, 호흡 2.8%
② 인체에서의 열 손실 : 피부에서의 전도 및 복사(73%), 피부에서의 증발(15%), 호기가온(3%), 대소변(2%)

05 포화습도가 20g/m³이고, 절대습도가 10g/m³일 때의 상대습도는?

① 10% ② 20%
③ 30% ④ 50%
⑤ 100%

🔎해설 상대습도(비교습도) = (절대습도÷포화습도)×100 = (10g/m³÷20g/m³)×100 = 50%

06 일광(sun light) 중에서 파장이 가장 긴 것은?

① 자외선 ② 가시광선
③ X-선 ④ 적외선
⑤ 알파선

07 다음 〈보기〉에서 설명하는 대기오염 사건으로 옳은 것은?

- 1954년 8월, 9월에 발생하였다.
- 낮 시간, 습도는 70% 이하, 자동차 배출가스가 주원인이다.
- 역전의 종류는 침강성역전이다.
- 질소산화물, 탄화수소가 원인이 되어 오존 등의 물질을 발생시켰다.
- 광화학반응에 의한 2차 오염물질이 발생되었다.

① 뮤즈계곡 사건 ② 도노라 사건
③ 포자리카 사건 ④ 런던 사건
⑤ 로스앤젤레스 사건

08 CO_2 증가로 나타나는 대기오염 현상은?

① 오존층 파괴 ② 지구 온난화
③ 기온 저하 ④ 해수온도 저하
⑤ 알칼리 비

09 산성비의 pH 기준으로 옳은 것은?

① 4.5 이하 ② 5.0 이하
③ 5.6 이하 ④ 6.5 이하
⑤ 7.7 이하

10 산성비가 환경에 미치는 영향으로 옳은 것은?

① 라니냐 발생 ② 기온 저하
③ 해수온도 저하 ④ 토양 알칼리화
⑤ 식물의 성장 및 생육 방해

11 「실내공기질관리법」상 다중이용시설의 "실내공기질 유지기준" 중 CO_2의 기준으로 옳은 것은?

① 10ppm 이하 ② 25ppm 이하
③ 100ppm 이하 ④ 1,000ppm 이하
⑤ 10,000ppm 이하

12 「실내공기질공정시험기준」상 다중이용시설의 미세먼지농도를 측정하는 주 시험방법으로 옳은 것은?

① 중량법 ② 화학발광법
③ 충돌법 ④ 베타선흡수법
⑤ 자외선 광도법

🔎해설 실내공기질공정시험기준
실내공기 중 미세먼지 측정법 : 중량법
실내공기 중 미세먼지 연속측정방법 : 베타선흡수법

13 대기 중 입자상물질을 측정할 수 있는 기구는?

① 강하분진법
② 핸디샘플러법
③ 광산란측정법
④ 밸런스분진계법
⑤ 앤더슨에어샘플러법

해설 (1) 공중위생관리법 제2조(정의) "건물위생관리업"이라 함은 공중이 이용하는 건축물·시설물등의 청결 유지와 실내공기 정화를 위한 청소 등을 대행하는 영업을 말한다.
(2) 공중위생관리법 시행규칙 [별표 1] : 건물위생관리업
 가. 건축물 바닥을 닦고 광택을 내는 지름 25cm 이상의 마루광택기를 2대 이상 비치하여야 한다.
 나. 진공청소기(집수 및 집진용)를 2대 이상 비치하여야 한다.
 다. 업무 수행에 필요한 안전벨트·안전모 및 로프를 갖추어야 한다.
 라. 먼지, 일산화탄소, 이산화탄소를 측정하는 측정 장비를 갖추어야 한다.

23 「공중위생관리법」상 공중위생영업자의 위생교육 시간은?
① 1시간　② 2시간　③ 3시간
④ 6시간　⑤ 8시간

해설 공중위생관리
(1) 법 제17조(위생교육)
 ① 공중위생영업자는 매년 위생교육을 받아야 한다.
 ② 제3조제1항 전단의 규정에 의하여 신고를 하고자 하는 자는 미리 위생교육을 받아야 한다. 다만, 보건복지부령으로 정하는 부득이한 사유로 미리 교육을 받을 수 없는 경우에는 영업 개시 후 6개월 이내에 위생교육을 받을 수 있다.
(2) 시행규칙 제23조(위생교육)
 ① 법 제7조에 따른 위생교육은 집합교육과 온라인 교육을 병행하여 실시하되, 교육시간은 3시간으로 한다.
 ② 위생교육의 내용은 「공중위생관리법」 및 관련 법규, 소양교육(친절 및 청결에 관한 사항을 포함한다.), 기술교육, 그 밖에 공중위생에 관하여 필요한 내용으로 한다.
 ③ 법 제17조제1항 및 제2항에 따른 위생교육 대상자 중 보건복지부장관이 고시하는 도서·벽지 지역에서 영업을 하고 있거나 하려는 자에 대하여는 제7항에 따른 교육 교재를 배부하여 이를 익히고 활용하도록 함으로써 교육에 갈음할 수 있다.
 ⑧ 위생교육 실시 단체의 장은 위생교육을 수료한 자에게 수료증을 교부하고, 교육 실시 결과를 교육 후 1개월 이내에 시장·군수·구청장에게 통보하여야 하며, 수료증 교부대장 등 교육에 관한 기록을 2년 이상 보관·관리하여야 한다.

24 냉·온수기설치 및 장소, 설치 대수는 누구에게 신고하는가?
① 시장·군수·구청장　② 보건복지부장관
③ 해양수산부장관　④ 시·도지사
⑤ 환경부장관

해설 먹는물관리법 제8조의2(냉·온수기 또는 정수기의 설치·관리) ① 냉·온수기 설치·관리자 또는 정수기 설치·관리자는 환경부령으로 정하는 바에 따라 냉·온수기 또는 정수기의 설치 장소, 설치 대수 등을 시장·군수·구청장에게 신고하여야 한다. 신고한 사항 중 환경부령으로 정하는 중요한 사항을 변경하려는 때에도 또한 같다.

25 공공하수처리시설, 분뇨처리시설 및 간이공공하수처리시설의 방류수 수질검사 기준 중 50~500세제곱미터 미만인 공공하수처리시설의 방류수 수질검사 횟수는?
① 가동 시마다 1회 이상　② 매일 1회 이상
③ 주 1회 이상　④ 월 1회 이상
⑤ 월 2회 이상

해설 하수도 시행령 제15조(공공하수도의 운영·관리 기준 등) ③ 법 제19조제3항에 따른 공공하수처리시설·간이공공하수처리시설 또는 분뇨처리시설의 방류수 수질검사는 다음 각 호의 주기로 실시하여야 한다. 다만, 공공하수처리시설 방류수 수질검사의 항목 중 생태독성에 대한 검사는 월 1회 이상 실시하여야 한다.
 1. 1일 처리 용량이 500세제곱미터 이상인 공공하수처리시설 또는 100세제곱미터 이상인 분뇨처리시설 : 매일 1회 이상
 2. 1일 처리 용량이 50세제곱미터 이상 500세제곱미터 미만인 공공하수처리시설 또는 50세제곱미터 이상 100세제곱미터 미만인 분뇨처리시설 : 주 1회 이상
 3. 1일 처리 용량이 50세제곱미터 미만인 공공하수처리시설 또는 분뇨처리시설 : 월 1회 이상
 4. 간이공공하수처리시설 : 가동 시마다 1회 이상

제5회 실전모의고사 정답

1 환경위생학
01 ④　02 ③　03 ②　04 ②　05 ③　06 ⑤　07 ④　08 ②　09 ③　10 ②
11 ②　12 ⑤　13 ②　14 ⑤　15 ③　16 ②　17 ①　18 ⑤　19 ④　20 ②
21 ②　22 ③　23 ④　24 ⑤　25 ⑤　26 ②　27 ⑤　28 ②　29 ③　30 ②
31 ②　32 ⑤　33 ①　34 ④　35 ②　36 ③　37 ③　38 ⑤　39 ②　40 ①
41 ②　42 ⑤　43 ⑤　44 ⑤　45 ⑤　46 ④　47 ①　48 ③　49 ②　50 ⑤

2 위생곤충학
01 ①　02 ②　03 ⑤　04 ①　05 ①　06 ②　07 ⑤　08 ①　09 ④　10 ④
11 ④　12 ⑤　13 ②　14 ⑤　15 ①　16 ①　17 ⑤　18 ①　19 ⑤　20 ①
21 ②　22 ⑤　23 ②　24 ⑤　25 ②　26 ④　27 ④　28 ①　29 ④　30 ④

3 식품위생학
01 ⑤　02 ⑤　03 ③　04 ①　05 ③　06 ①　07 ①　08 ①　09 ③　10 ②
11 ②　12 ⑤　13 ①　14 ①　15 ①　16 ②　17 ⑤　18 ④　19 ①　20 ②
21 ⑤　22 ⑤　23 ④　24 ①　25 ①　26 ②　27 ②　28 ⑤　29 ①　30 ②
31 ⑤　32 ⑤　33 ④　34 ①　35 ④　36 ⑤　37 ⑤　38 ①　39 ⑤　40 ⑤

4 공중보건학
01 ⑤　02 ②　03 ④　04 ④　05 ④　06 ②　07 ⑤　08 ②　09 ①　10 ③
11 ⑤　12 ①　13 ②　14 ④　15 ⑤　16 ④　17 ④　18 ⑤　19 ⑤　20 ②
21 ①　22 ④　23 ④　24 ⑤　25 ④　26 ⑤　27 ④　28 ③　29 ④　30 ①
31 ⑤　32 ②　33 ④　34 ②　35 ②

5 위생관계법령
01 ②　02 ①　03 ①　04 ②　05 ①　06 ④　07 ①　08 ⑤　09 ①　10 ⑤
11 ⑤　12 ①　13 ①　14 ①　15 ⑤　16 ⑤　17 ①　18 ⑤　19 ⑤　20 ⑤
21 ③　22 ⑤　23 ③　24 ①　25 ③

11 먹는물 공동시설이란?

① 다수인이 먹는 물을 말한다.
② 공동우물을 말한다.
③ 여러 사람에게 먹는물을 공급할 목적으로 개발하였거나 저절로 형성된 약수터·샘터 및 우물 등을 말한다.
④ 환경부장관이 정한 물을 말한다.
⑤ 나라에서 정한 물을 말한다.

⊙해설 먹는물관리법 제3조(정의)

12 먹는물 수질 감시원은 자격을 갖춘 공무원 중에서 임용한다. 이에 해당하는 자격증은?

㉮ 위생사	㉯ 수질환경기사
㉰ 위생시험사	㉱ 폐기물기사

① ㉮, ㉯, ㉰ ② ㉮, ㉰ ③ ㉯, ㉱
④ ㉱ ⑤ ㉮, ㉯, ㉰, ㉱

⊙해설 먹는물관리법 시행령 제2조(먹는물 수질 감시원)

13 수처리제 제조업을 하고자 하는 자는 누구에게 등록해야 하는가?

① 대통령 ② 환경부장관
③ 보건복지부장관 ④ 군수
⑤ 시·도지사

⊙해설 먹는물관리법 제21조(영업의 허가 등)

14 먹는물의 수질기준 중 건강상 유해 영향 무기물질의 기준이 <u>아닌</u> 것은?

① 시안 ② 암모니아성질소
③ 카드뮴 ④ 수은
⑤ 과망간산칼륨

⊙해설 먹는물 수질기준 및 검사 등에 관한 규칙 제2조(수질기준) [별표 1] : 과망간산칼륨은 심미적 인자이다.

15 폐기물의 정의에 포함되는 것은?

㉮ 연소재	㉯ 오니
㉰ 폐유	㉱ 폐산, 폐알칼리

① ㉮, ㉯, ㉰ ② ㉮, ㉰ ③ ㉯, ㉱
④ ㉱ ⑤ ㉮, ㉯, ㉰, ㉱

⊙해설 폐기물관리법 제2조(정의)

16 의료폐기물 분류에 속하는 것은?

㉮ 인체조직 등의 적출물류
㉯ 실험동물의 사체류
㉰ 인체의 피·고름·배설물이 묻은 탈지면류
㉱ 손상성 폐기물(주삿바늘 등)

① ㉮, ㉯, ㉰ ② ㉮, ㉰ ③ ㉯, ㉱
④ ㉱ ⑤ ㉮, ㉯, ㉰, ㉱

⊙해설 폐기물관리법 시행령 제4조 [별표 2]

17 의료폐기물의 이동은 누구에게 허가를 받아야 하는가?

① 군수 ② 구청장
③ 시장 ④ 보건복지부장관
⑤ 환경부장관

⊙해설 폐기물관리법 제25조(폐기물처리업)

18 지방자치단체에서 생활폐기물의 처리 수수료를 정할 수 있는 사람은?

① 광역시장
② 시·도지사
③ 환경부장관
④ 도지사
⑤ 특별자치시장, 특별자치도지사, 시장·군수·구청장

⊙해설 폐기물관리법 제14조(생활폐기물의 처리 등)
특별자치시장, 특별자치도지사, 시장·군수·구청장은 제1항에 따라 생활폐기물을 처리할 때에는 배출되는 생활폐기물의 종류, 양 등에 따라 수수료를 징수할 수 있다. 이 경우 수수료는 해당 지방자치단체의 조례로 정하는 바에 따라 폐기물 종량제(從量制) 봉투 또는 폐기물임을 표시하는 표지 등(이하 "종량제 봉투 등"으로 한다.)을 판매하는 방법으로 징수한다.

19 관할 구역의 음식물류 폐기물의 발생을 최대한 줄이고 발생한 음식물류 폐기물을 적정하게 처리하기 위하여 음식물류 폐기물 발생 억제계획은 누가 몇 년마다 수립·시행하여야 하는가?

① 환경부장관 – 10년
② 도지사 – 10년
③ 도지사 – 5년
④ 시장·군수·구청장 – 10년
⑤ 특별자치시장, 특별자치도지사, 시장·군수·구청장 – 5년

⊙해설 폐기물관리법
법 제14조의3(음식물류 폐기물 발생 억제계획의 수립 등) ① 특별자치시장, 특별자치도지사, 시장·군수·구청장은 관할 구역의 음식물류폐기물(농산물류·수산물류·축산물류 폐기물을 포함)의 발생을 최대한 줄이고 발생한 음식물류 폐기물을 적정하게 처리하기 위하여 음식물류 폐기물 발생 억제계획을 수립·시행하고, 매년 그 추진 성과를 평가하여야 한다.
규칙 제16조(음식물류 폐기물 발생 억제계획의 수립주기 및 평가방법 등) ① 법제4조의3제1항에 따른 음식물류 폐기물 발생 억제계획의 수립주기는 5년으로 하되, 그 계획에는 연도별 세부 추진계획을 포함하여야 한다.

20 특정공산품의 제조·수입·판매나 사용의 금지 또는 제한을 명할 수 있는 자는?

① 시장·군수·구청장 ② 시·도지사
③ 공공하수도관리청 ④ 보건복지부장관
⑤ 환경부장관

⊙해설 하수도법 제33조(특정공산품의 사용 제한 등)

21 개인하수처리시설의 관리 기준 중 방류수의 수질을 자가측정하거나 측정대행업자가 측정하게 하고, 그 결과는 몇 년간 보관하여야 하는가?

① 1년 ② 2년 ③ 3년
④ 4년 ⑤ 5년

⊙해설 하수도법 시행규칙 제33조(개인하수처리시설의 관리 기준)

22 건물위생관리원이(건물위생관리업자가) 지녀야 할 도구가 <u>아닌</u> 것은?

① 지름 25cm 이상의 마루광택기를 2대 이상
② 진공청소기(집수 및 집진용)를 2대 이상
③ 안전벨트·안전모 및 로프
④ 먼지, 일산화탄소, 이산화탄소를 측정하는 측정 장비
⑤ 자외선소독기

121

5 위생관계법령

01 위생사 국가시험 실시 기간으로 옳은 것은?
① 매년 2회 이상
② 매년 1회 이상
③ 6개월 1회 이상
④ 2년에 1회 이상
⑤ 3년에 1회 이상

해설 공중위생관리법 제6조의2(위생사의 면허 등)

02 위생사 시험을 볼 수 있는 사람은?
① 합격이 무효처리 된 후 2년이 경과한 자, 미성년자, 알코올 중독자
② 합격이 무효처리 된 후 1년이 경과한 자
③ 마약류 중독자
④ 정신질환자
⑤ 부정행위를 하여 시험 정지 기간에 있는 자

해설 공중위생관리법 제6조의2(위생사의 면허 등)

03 제1급감염병부터 제3급감염병까지에 해당하는 감염병 중 보건복지부령으로 정하는 감염병이 발생한 경우 "그 밖의 신고의무자"는 어떻게 하여야 하는가?
① 의사, 치과의사 또는 한의사의 진단이나 검안을 요구하거나 해당 주소지를 관할하는 보건소장에게 신고하여야 한다.
② 시장에게 신고한다.
③ 보건복지부에 신고한다.
④ 시·도지사에게 신고한다.
⑤ 동사무소에 신고한다.

해설 감염병의 예방 및 관리에 관한 법률 제12조(그 밖의 신고의무자)

04 보건복지부장관은 제1급감염병의 유행으로 그 예방·방역 및 치료에 필요한 의약외품, 의약품 등 보건복지부령으로 정하는 물품("의약외품 등")의 급격한 가격 상승 또는 공급 부족으로 국민건강을 현저하게 저해할 우려가 있을 때에는 그 의약외품등의 수출이나 국외 반출을 금지할 수 있다. 다음 "보기"중 보건복지부장관이 제1급감염병의 유행 시 수출을 금지할 수 있는 물품으로 조합된 것은?

㉮ 「약사법」에 따른 의약외품에 해당하는 마스크
㉯ 「약사법」에 따른 의약외품에 해당하는 손 소독용 외용 소독제
㉰ 감염병 예방을 위하여 착용하는 보호 장비
㉱ 그 밖에 제1급감염병의 예방·방역 및 치료에 필요한 물품으로서 보건복지부장관이 정하여 고시하는 물품

① ㉮, ㉯ ② ㉮, ㉰ ③ ㉯, ㉰
④ ㉱ ⑤ ㉮, ㉯, ㉰, ㉱

해설 감염병예방법 제40조의3(수출금지 등), 규칙 제31조의4(수출금지 등)

05 식품제조업에 종사하는 자가 검사를 받아야 하는 질병으로 옳은 것은?

㉮ 장티푸스 ㉯ 파라티푸스
㉰ 세균성이질 ㉱ 인플루엔자

① ㉮, ㉯, ㉰ ② ㉮, ㉰ ③ ㉯, ㉱
④ ㉱ ⑤ ㉮, ㉯, ㉰, ㉱

해설 식품위생법 제50조(영업에 종사하지 못하는 질병의 종류) 영업에 종사하지 못하는 사람 : A형간염, 콜레라, 장티푸스, 파라티푸스, 세균성이질, 장출혈성대장균감염증, 결핵(비감염성인 경우는 제외한다.), 피부병 또는 그 밖의 고름형성(화농성) 질환, 후천성면역결핍증(성매개감염병에 관한 건강진단을 받아야 하는 영업에 종사하는 사람만 해당된다.)

06 식품을 채취·제조·조리사들의 건강진단 기준은?
① 1개월 ② 3개월 ③ 6개월
④ 12개월(1년) ⑤ 2년

해설 식품위생 분야 종사자 등의 건강진단 규칙 [제2조(건강진단항목 등)] 식품 또는 식품첨가물을 채취·제조·가공·조리·저장·운반·판매 등에 직접 종사하는 자는 장티푸스, 파라티푸스, 폐결핵에 대해서 1년 마다 건강진단을 받아야 한다.

07 판매를 목적으로 하는 식품 또는 식품첨가물과 기구와 용기·포장에 관한 기준은 누가 정하는가?
① 식품의약품안전처장 ② 시장·군수·구청장
③ 보건복지부장관 ④ 시·도지사
⑤ 국립보건원장

해설 식품위생법 제14조(식품의 공전)

08 식품접객영업자의 준수사항 중 물수건에 대한 준수사항은?
① 알코올 소독한다. ② 약품 처리한다.
③ 건조시킨다. ④ 석탄산수로 처리한다.
⑤ 살균·소독제, 열탕, 자외선 등의 방법으로 소독한다.

해설 식품위생법 시행규칙 제57조(식품접객영업자 등의 준수사항) [별표 17] : 물수건, 숟가락, 젓가락, 식기, 찬기, 도마, 칼, 행주, 그 밖의 주방용구는 기구 등의 살균·소독제, 열탕, 자외선살균 또는 전기살균의 방법으로 소독한 것을 사용해야 한다.

09 「식품위생법」상 식품 등의 위해평가를 위한 위해 요소가 아닌 것은?
① 트랜스지방 ② 잔류 농약
③ 중금속 ④ 식중독 유발 세균
⑤ 잔류 동물용 의약품

해설 식품위생법 시행령 제4조(위해평가의 대상 등) ② 위해평가에서 평가하여야 할 위해 요소는 다음 각 호의 요인으로 한다.
1. 잔류 농약, 중금속, 식품첨가물, 잔류 동물용 의약품, 환경 오염 물질 및 제조·가공·조리 과정에서 생성되는 물질 등 화학적 요인
2. 식품 등의 형태 및 이물(異物) 등 물리적 요인
3. 식중독 유발 세균 등 미생물적 요인

10 HACCP(식품안전관리인증기준) 적용 식품들은?

㉮ 어묵
㉯ 냉동어류·연체류·조미가공품
㉰ 냉동식품 중 피자류·만두류·면류
㉱ 빙과류중빙과

① ㉮, ㉯, ㉰ ② ㉮, ㉰ ③ ㉯, ㉰
④ ㉱ ⑤ ㉮, ㉯, ㉰, ㉱

해설 식품위생법 시행규칙 제62조(식품안전관리인증기준 대상 식품)
1. 수산가공식품류의 어육가공품류 중 어묵·어육소시지
2. 기타수산물가공품 중 냉동 어류·연체류·조미가공품
3. 냉동식품 중 피자류·만두류·면류
4. 과자류, 빵류 또는 떡류 중 과자·캔디류·빵류·떡류
5. 빙과류 중 빙과
6. 음료류[다류(茶類) 및 커피류는 제외한다.]
7. 레토르트식품
8. 절임류 또는 조림류의 김치류 중 김치(배추를 주원료로 하여 절임, 양념 혼합과정 등을 거쳐 이를 발효시킨 것이거나 발효시키지 아니한 것 또는 이를 가공한 것에 한한다.)
9. 코코아가공품 또는 초콜릿류 중 초콜릿류
10. 면류 중 유탕면 또는 곡분, 전분, 전분질 원료 등을 주원료로 반죽하여 손이나 기계 따위로 면을 뽑아내거나 자른 국수로써 생면·숙면·건면
11. 특수용도식품
12. 즉석섭취·편의식품류 중 즉석섭취식품
12의2. 즉석섭취·편의식품류의 즉석조리식품 중 순대
13. 식품제조·가공업의 영업소 중 전년도 총매출액이 100억원 이상인 영업소에서 제조·가공하는식품

25 다음 보기의 내용에 해당하는 질병은?

> 전파 방식 : 식품이나 음료수로 감염되지만 감염원은 환자나 보균자의 분변이므로 이들을 찾아내어 치료하는 것이 무엇보다 중요하다. 집파리에 의한 전파도 가능하다.

① 백일해
② 디프테리아
③ 홍역
④ Typhoid fever(장티푸스)
⑤ 풍진

26 자궁경부암을 예방하기 위한 예방접종은?

① 에이즈
② b형헤모필루스인플루엔자
③ 폐렴구균
④ 매독
⑤ 사람유두종바이러스감염증

27 공중보건사업의 최소 단위는?

① 인구 10만
② 개인
③ 가족
④ 지역 사회
⑤ 직장

28 요양급여 지급제도 중 질병 단위별로 진료비를 결정하는 방식은?

① 인두제
② 봉급제
③ 포괄수가제
④ 진료행위별수가제
⑤ 총액제

> 해설 포괄수가제
> ① 치료 과정이 비슷한 입원 환자들을 분류하여 일련의 치료 행위를 모두 묶어서 가격을 매기는 의료비 지불 방식이다.
> ② "진단명 기준 환자 분류 체계"로 병원 이용에 따른 진료비는 진단명 기준 환자군 DRG(Diagnosis Related Groups)에 의거하여 지불하고 있다.

29 각기병은 어떤 비타민의 결핍으로 발생하는가?

① 비타민 K
② 비타민 D
③ 비타민 B_2
④ 비타민 B_1
⑤ 비타민 A

> 해설 영양소의 종류 결핍 증상
> ① A : 야맹증
> ② B_1 : 각기병, 피로감
> ③ B_2 : 구순염, 설염, 눈의 충혈
> ④ B_6 : 피부염, 눈·입·혀 등에 증상
> ⑤ B_{12} : 빈혈
> ⑥ C : 괴혈병
> ⑦ D : 구루병, 충치, 골연화
> ⑧ E : 불임증
> ⑨ K : 혈액응고지연
> ⑩ Niacin : 펠라그라
> ⑪ 칼슘 : 구루병, 골다공증 등
> ⑫ 인 : 구루병 골다공증
> ⑬ 요오드 : 갑상선비대
> ⑭ 철분 : 빈혈
> ⑮ 불소 : 치아의 붕괴(충치 = 우식치) ※ 과다 시에는 반상치 유발
> ⑯ 식염 : 식염은 근육 및 신경의 자극, 전도, 삼투압의 조절 등 조절소로써 기능을 하며, 부족하면 열중증(열경련)의 원인이 된다.
> ※ 지용성 : A, D, E, K

30 노인에게 가장 적합한 상담 방법은?

① 개인 상담
② 강연
③ 역할극
④ 집단 토론
⑤ 버즈 세션

31 노인성 질환으로 옳지 않은 것은?

① 고혈압
② 뇌졸중
③ 노인성치매
④ 당뇨병
⑤ 골연화증(구루병)

32 만성질병(성인병)을 유발할 수 있는 요인은?

① 예방접종
② 비만
③ 조기진단
④ 조기치료
⑤ 임상검사

> 해설 비만과 관련 질환 : 당뇨병, 심장질환, 심혈관계질환, 고혈압 등

33 만성질병의 특징으로 옳지 않은 것은?

① 만성질환은 발생원이 다요인인 질병으로 다수의 위험요인이 복합적으로 작용하여 발생한다.
② 만성질환은 발병 이후 완치되기 어려운 상태를 유지하며, 단계적으로 기능의 저하나 장애가 심화되는 경우가 많다.
③ 대부분의 만성질환은 비감염성 또는 비전염성 질환으로 감염병과 같이 접촉 등 매개체에 의해 전파되지 않는다.
④ 질병 발생 시점을 정확하게 알기 어렵고 위험요인 노출 시점으로부터 발생까지의 유도 기간은 비교적 짧은 편이다.
⑤ 1차 예방은 개인의 생활 습관을 변화시키는 데 중점을 두어야 한다.

> 해설 만성질병 특징 : 질병 발생 시점을 정확하게 알기 어렵고, 위험요인 노출 시점으로부터 발생까지의 유도 기간은 비교적 긴 편이다.

34 혈압에 관한 설명으로 옳은 것은?

① 고혈압 : 110/80mmHg
② 상완동맥에서 잰다.
③ 어느 위치에서 재도 혈압은 같다.
④ 이완기 혈압은 심장 수축 시 재는 혈압이다.
⑤ 혈액이 심장에 들어갈 때 혈압이 가장 높다.

> 해설 ① 수축기/확장기(이완기) 혈압
> ㉮ 고혈압 : 160/95mmHg 이상
> ㉯ 정상 : 120/80mmHg
> ㉰ 저혈압 : 100/60mmHg 이하
> ② 수축기 혈압
> ㉮ 심장이 수축해서 강한 힘으로 혈액을 동맥에 보낼 때의 혈관 내압이다.
> ㉯ 심실이 수축할 때의 혈압으로 가장 높은 압력을 가진다.
> ③ 확장기(이완기) 혈압
> ㉮ 동맥혈압인 데 보통 최소치를 말한다.
> ㉯ 심장이 확장기에 들어가 동맥의 내압(內壓)이 제일 낮아진 것을 말한다.
> ④ 상완 : 위팔
> ⑤ 심실 : 심장의 아래쪽에서 동맥과 직결되어 혈액을 내보내는 부분(염통집)

35 "일반출생률"의 "분모"가 되는 것은?

① 1년 동안 출생의 총수
② 가임 여성의 총수
③ 총인구수
④ 자녀 수
⑤ 출생 수

> 해설 ① 조출생률 = (연간 출생아 수 / 연앙 인구) × 1,000
> = (1년 동안 출생의 총수 / 7월 1일 현재 인구) × 1,000
> ② 일반출생률 = (출생 수 / 가임 여성 수) × 1,000
> = (1년 동안 출생의 총수 ÷ 가임 여성의 총수) × 1,000

10 보건 수준이 가장 높을 때의 α-Index 값은?
① 1.0 미만일 때 ② 1.0 이하일 때
③ 1.0에 가장 가까울 때 ④ 1.0 이상일 때
⑤ 1.0 초과할 때

> 해설 ① α-Index의 값이 1.0에 가까울수록 보건 수준이 높다는 것을 뜻한다.
> ② α-Index는 1보다 작을 수 없다.

11 장티푸스의 가장 중요한 대책은?
① 검역의 철저 ② 환자의 치료사업
③ 의료기관의 확충 ④ 환자의 격리 수용
⑤ 환경위생의 철저와 보균자 색출

> 해설 장티푸스 감염원 : 오염된 음식물이 감염원(전염원)이다.

12 중요한 혈관계 질환이며 조용한 살인자라고 지칭하는 질환은?
① 고혈압 ② 뇌졸중 ③ 동맥경화
④ 심장마비 ⑤ AIDS

13 생물테러가 발생하였을 때의 조치는?
① 112나 119에 신고 없이 자택에서 치료한다.
② 112나 119에 신고한다.
③ 응급구조기관에 연락 없이 병원 치료를 한다.
④ 위생환경을 철저히 한다.
⑤ 절지동물이 옮기므로 방역작업을 한다.

14 인구 증가율을 옳게 나타낸 것은?
① [(연초 인구 × 연말 인구) / 인구] × 1,000
② [(연말 인구 × 연초 인구) / 인구] × 1,000
③ [(자연 증가 − 사회 증가) / 인구] × 1,000
④ [(자연 증가 + 사회 증가) / 인구] × 1,000
⑤ [(연초 인구 + 연말 인구) / 인구] × 1,000

15 보건행정가의 역할이라 할 수 없는 것은?
① 전문가로서의 역할 ② 행정가로서의 역할
③ 사회지도자로서의 역할 ④ 정부관리로서의 역할
⑤ 전문위원으로서의 역할

16 간이국세조사는 몇 년 간격으로 언제를 기준으로 실시하는가?
① 1년마다 7월 1일 ② 2년마다 10월 1일
③ 5년마다 10월 1일 ④ 5년마다 11월 1일
⑤ 10년마다 11월 1일

> 해설 ① 국세조사는 정규적으로 매 10년마다 실시하는 것을 원칙으로 하고 5년마다는 간이국세조사를 실시하고 있으며, 그 방법으로는 현재인구조사와 상주인구조사가 있다.
> ② 우리나라는 국세조사 : 5년마다 실시하며, 11월 1일을 기준으로 하고 있다.

17 행정에 있어서 주어진 목적을 달성하기 위한 인적·물적 자원의 능률적인 관리방법으로 3S에 해당되는 조합은?
① 전문화(Specialization), 안정화(Stabilization), 단순화(Simplification)
② 표준화(Standardization), 안정화(Stabilition), 단순화(Simplification)
③ 표준화(Standardization), 안정화(Stabilization), 전문화(Specialization)
④ 표준화(Standardization), 전문화(Specialization), 단순화(Simplification)
⑤ 표준화(Standardization), 사회화(Socialization), 단순화(Simplification)

18 우리나라 보건행정의 말단기관은?
① 보건청 ② 환경부
③ 도 보건연구소 ④ 군청·시청
⑤ 보건소

19 다음 중 보건행정 수단으로 바르게 짝지어진 것은?
① 보건법규, 보건봉사, 보건조직
② 보건봉사, 보건교육, 보건법규
③ 보건교육, 보건예산, 보건법규
④ 보건법규, 보건봉사, 보건예산
⑤ 보건봉사, 보건교육, 보건예산

> 해설 ① 공중보건사업 수행의 3요소 : 보건봉사, 보건교육, 관계법규
> ② 보건사업의 성패를 결정짓는 가장 중요한 요소는 체계적인 보건교육 실시이다.

20 학교보건사업 중 최우선적으로 실시해야 할 사업은?
① 학교급식 실시 ② 학교환경위생 개선
③ 학교건강교육 실시 ④ 학교보건봉사
⑤ 학교와 지역 사회와의 유대 강화

> 해설 학생들이 학교에 있는 동안 건강의 유지·향상, 나아가서 학습 능률의 향상을 위해 청결하고 아름다운 환경이 유지되어야 한다.

21 질병 원인의 가설이 유도되는 역학은?
① 기술역학 ② 분석역학
③ 이론역학 ④ 실험역학
⑤ 작전역학(해설)

> 해설 ① 기술역학 : 질병 원인의 가설이 유도되는 역학
> ② 분석역학 : 질병의 원인이 무엇인지를 알기 위해서 가설을 설정하여 그 가설이 옳은지 그른지를 판정하는 역학

22 윤리적인 문제가 발생할 수 있으나 가장 정확한 역학은?
① 기술역학 ② 분석역학 ③ 작전역학
④ 실험역학 ⑤ 이론역학

23 위험요인이 특정한 유병률을 갖고 있는 인구집단 내의 전체 질병 발생률 중 위험요인이 기여하는 부분을 추정하는 방법을 무엇이라 하는가?
① 특이도 ② 비교위험도 ③ 오즈비
④ 귀속위험도 ⑤ 상대위험도

24 경련성 기침을 유발하는 질병은?
① 홍역 ② 소아마비 ③ 백일해
④ 장티푸스 ⑤ 볼거리

38 이 균이 증식하는 과정에서 배출하는 독소는 장출혈과 용혈성요독증을 일으켜 신장 기능 저하 및 뇌장애를 일으키고 심할 경우 죽음에 이르기도 한다. 이 균의 병원체는?

① 장출혈성대장균(O-157균)   ② 콜레라균
③ 세균성이질균   ④ 파라티푸스균
⑤ 파상풍균

해설 O-157균
    ① O-157균은 장출혈성대장균의 일종으로, 1982년 미국에서 발생한 햄버거 식중독 사건을 계기로 처음 알려졌다.
    ② 초기 증상은 설사, 발열 등 일반 식중독과 비슷하다. 하지만 균이 대장 내에서 증식하는 과정에서 배출하는 독소가 장출혈과 용혈성요독증을 일으켜 신장 기능 저하 및 뇌장애를 일으키고 심할 경우 죽음에 이른다.

39 HACCP 시스템의 적용 7원칙의 순서는?

> 위해 요소 분석 → 중요 관리점 결정 → (   ) → (   ) → (   ) → (   ) → 기록 보존 및 문서 작성 규정의 설정

① 감시방식 설정 → 한계 기준 설정 → 개선조치 방법 설정 → 검증 절차 및 방법 설정
② 개선조치 방법 설정 → 한계 기준 설정 → 감시방식 설정 → 검증 절차 및 방법 설정
③ 한계 기준 설정 → 감시방식 설정 → 검증 절차 및 방법 설정 → 개선조치 방법 설정
④ 한계 기준 설정 → 개선조치 방법 설정 → 감시방식 설정 → 검증 절차 및 방법 설정
⑤ 한계 기준 설정 → 감시방식 설정 → 개선조치 방법 설정 → 검증 절차 및 방법 설정

해설 HACCP 시스템의 적용 7원칙
위해 요소 분석 → 중요 관리점 결정 → 한계 기준 설정 → 감시방식 설정 → 개선조치방법 설정 → 검증 절차 및 방법 설정 → 기록 보존 및 문서 작성 규정의 설정

40 HACCP 시스템의 적용 7원칙 중 한계 기준의 확인지표가 <u>아닌</u> 것은?

① 온도   ② 시간
③ 수분활성도   ④ pH
⑤ 산소

해설 한계 기준의 확인지표 : 온도, 시간, 수분활성도, pH 등

---

4 공중보건학

01 감염병 발생에 관여하는 6가지 요소의 순서를 나열한 것이다. (   ) 안에 들어갈 말은?

> 병원체 – 병원소 – 병원소로부터 탈출 – 전파 – (   ) – 신숙주의 감수성 및 면역

① 신숙주에의 탈출   ② 병원체의 탈출
③ 직접전파   ④ 간접전파
⑤ 신숙주에의 침입

02 역학적으로 보아 여름철에 발병률이 낮은 감염병은?

① 장티푸스   ② 인플루엔자
③ 세균성이질   ④ 파라티푸스
⑤ 콜레라

---

03 다음 중 인수공통감염병에 속하는 것은?

① 나병   ② 소아마비   ③ 홍역
④ 콜레라   ⑤ 결핵

04 J.P. Frank의 "위생행정"이라는 저서가 저술되어 나온 시대는?

① 고대기   ② 확립기   ③ 중세기
④ 여명기   ⑤ 발전기

해설 J. P. Frank(1745~1821) : 최초의 보건학 저서

05 두 변수 사이에 상관이 전혀 없을 때의 표시방법은?

① $1 > r > 0$ ② $0 > r > -1$ ③ $r = 1$
④ $r = 0$ ⑤ $r = -1$

해설 상관계수(r)
    ① 완전상관(직선상관) : $r = 1$ 또는 $r = -1$
    ② 불완전상관 : $r = 0.5$ 또는 $r = -0.5$
    ③ 무상관 : $r = 0$
    ④ 상관계수가 양수(+) : 순상관(1, 0.5), 증가
    ⑤ 상관계수가 음수(−) : 역상관(−1, −0.5), 감소

06 인구의 자연 증가율이란?

① 연초인구에서 사망자 수만 뺀 값으로부터 얻은 율이다.
② 연말인구에서 전출인구만 뺀 값이다.
③ 연초인구와 연말인구의 차이로 계산한다.
④ 1년 중 전입률에서 전출률을 뺀 것이다.
⑤ 전출 · 전입이 없다는 가정하에서 조출생률에서 조사망률을 뺀 값이다.

07 포괄보건의료의 개념에서 3차 예방활동의 의미는?

① 질병의 조기 발견 및 조기치료
② 생활 환경 개선 활동
③ 재활 및 사회활동 복귀 지도
④ 안전관리 및 예방접종 활동
⑤ 건강 증진 활동

08 OO대학 여학생 중 200명에게 설문지를 주어 150명에게서 해답을 받았다면 해답을 준 사람의 모집단은?

① OO대학 전체 학생
② OO대학 여학생 전원
③ OO대학 여학생 중 응답을 준 150명
④ OO대학 여학생 중 응답을 준 200명
⑤ OO대학 남학생 중 응답을 준 200명

해설 ① 모집단 : 대상조사 전원
    ② 표본집단 : 모집단에서 표본 추출한 것

09 다음 중 조산아(저체중아)의 관리방법이 <u>아닌</u> 것은?

① 소화기보호   ② 체온관리
③ 호흡관리   ④ 감염관리
⑤ 영양관리

해설 ① 조산아 : 2.5kg 이하(임신 28주~38(37)주 사이의 분만)
    ② 조산아의 4대 관리 원칙 : 체온관리, 영양관리, 호흡관리, 감염방지
    ※ 우리나라 「모자보건법」의 미숙아 : 임신 37주 미만의 출생아 또는 출생 시 체중이 2천500그램 미만인 자로서 보건소장 또는 의료기관의 장이 임신 37주 이상의 출생아 등과는 다른 특별한 의료적 관리와 보호가 필요하다고 인정하는 자

22 WHO가 정의한 식품위생에 해당하는 사항이 아닌 것은?
① 식품의 생육
② 식품의 생산
③ 식품의 제조
④ 식품의 폐기
⑤ 식품의 안전성, 건전성 및 완전무결성

23 식품위생에서 문제가 되는 I-131의 표적 장기는?
① 갑상선 ② 심장 ③ 신장
④ 위 ⑤ 간

24 우리나라에서 주로 9~10월에 많이 발생하며 논이나 밭에서 일하는 사람에게 주로 감염되는 감염병은?
① 렙토스피라증 ② 장티푸스
③ 세균성이질 ④ 유행성출혈열
⑤ 콜레라

25 다음 중 밀가루 개량제가 아닌 품목은 어느 것인가?
① 과산화수소 ② 스테아릴젖산
③ 과산화벤조일 ④ 브롬산칼륨
⑤ 이산화염소
해설 과산화수소 : 표백제

26 식품에 대한 미생물학적 검사를 하기 위해 검체를 채취하여 검사기관에 운반할 때 유지해야 할 기준온도는 몇 ℃인가
① 0℃ ② 5℃ 이하 ③ -5℃ 이하
④ 10℃ 이하 ⑤ 20℃ 이하

27 조리 전에 손을 소독할 때 가장 적당한 소독제는?
① 알코올 ② 역성비누 ③ 승홍수
④ 석탄산 ⑤ 크레졸비누액
해설 역성비누(양성비누) : 손을 소독할 때 많이 이용한다.
① 장점 : 무색, 무취, 독성이 약하다.
② 단점 : 보통비누(중성세제)와 혼합하여 사용하면 효과가 없다.

28 밀가루 개량제는 표백과 숙성 기간을 단축시키고 제빵 효과의 저해물질을 파괴시켜 분질을 개량하는 목적으로 사용된다. 다음 중 밀가루 개량제가 아닌 품목은 어느 것인가?
① 과산화수소 ② 스테아릴젖산
③ 과산화벤조일 ④ 브롬산칼륨
⑤ 이산화염소
해설 과산화수소 : 표백제

29 우리 몸에 탄수화물과 단백질이 공존 시 탄수화물을 먼저 에너지원으로 이용하려고 하는 현상을 무엇이라 하는가?
① 단백질 억제 효과 ② 탄수화물 억제 효과
③ 지방 억제 효과 ④ 면역 억제 효과
⑤ 탄수화물 합성 효과
해설 단백질 억제 효과란 탄수화물과 단백질 공존 시 미생물이 탄수화물을 먼저 에너지원으로 이용하는 현상을 말한다.

30 법랑제 식기에 음식물을 저장했을 때 용출할 수 있는 중금속은?
① 아연 ② 주석 ③ 안티몬
④ 수은 ⑤ 비스무트

31 식품첨가물로 허용되어 있는 산화방지제가 아닌 것은?
① Butyl Hydroxy Anisole(BHA)
② Sodium Propionate
③ Propyl Gallate
④ Tocopherol
⑤ Dibutyl Hydroxy Toluene(BHT)
해설 ②번(Sodium Propionate, 프로피온산나트륨) : 보존료(방부제)이다.

32 질소성분이 함유되지 않은 유기화합물로써 당질이나 지방질의 식품이 미생물에 의해 분해되어 변질되는 것은?
① 발효(fermentation) ② 변패(deterioration)
③ 자기 소화(self digestion) ④ 숙성(aging)
⑤ 부패
해설 식품의 변질
① 부패 : 미생물의 번식으로 단백질이 분해된 현상
② 변패 : 당질(탄수화물), 지방이 미생물에 의해 변질되는 현상
③ 발효 : 탄수화물이 산소가 없는 상태에서 분해되는 것

33 냉동식품에 대한 분변오염의 지표가 되는 균은 어느 것인가?
① 포도상구균 식중독 ② 비브리오균 식중독
③ 장구균 식중독 ④ 웰치 식중독
⑤ 병원성 대장균 식중독

34 장티푸스 영구(만성) 보균자에 있어서 균의 주 생성 장소는?
① 담낭 ② 장 ③ 누관
④ 위 ⑤ 신장
해설 장티푸스 영구보균자의 90% 이상이 담낭에서 균이 증식(생산)된다.

35 태국 쌀에서 발견된 독소는?
① 베로톡신 ② 엔트로톡신
③ 테트로도톡신 ④ 아플라톡신
⑤ 보툴리누스독소

36 다음은 식중독의 외부 형태를 비교한 것이다. 옳지 않은 것은?
① 살모넬라균 : Gram음성, 무포자 간균, 주모균
② 장염 Vibrio균 : Gram음성, 간균, 단모균, 무포자
③ 병원성 대장균 : Gram음성, 주모균, 간균, 무아포성
④ 포도상구균 : Gram양성, 구균, 무(無)아포성, 무편모, 비운동성
⑤ 보툴리누스균 : Gram음성, 구균, 단모균, 아포형성, 혐기성 등
해설 보툴리누스 식중독균의 외부 형태 : Gram양성, 간균, 주모균, 아포형성, 혐기성 등

37 곰팡이 중에서 쌀에는 황변미를 유발하고, 사람에게는 신경장애를 유발하는 독소는?
① Citrinin ② Aflatoxin
③ Citreoviridin ④ Luteoskyrin
⑤ Islanditoxin
해설 황변미 독에는 citrinin, islanditoxin, citreoviridin, luteoskyrin(루테오스키린), cyclohlorotin 등이 있다.
① citrinin : 신장독을 유발한다.
② islanditoxin : 간장독으로써 간암, 간경변증을 유발한다.
③ citreoviridin(시트레오비리딘) : 신경독소이다.

06 자연계에 가장 널리 분포하고 있으며 식품오염의 주역으로 알려진 미생물은?

① Bacillus속　　　　② Micrococcus속
③ Serratia속　　　　④ Salmonella속
⑤ Aerobacter속

해설 Bacillus속 세균은 자연계에 가장 많이 분포하고 있으며 식품오염의 주역할을 한다.

07 어패류에 의해 매개되는 기생충이 아닌 것은?

① 간디스토마　　　　② 폐디스토마
③ 아니사키스　　　　④ 요코가와흡충
⑤ 십이지장충

08 Pasteurization of milk란 몇 (　　)℃에서 (　　)분간 가열하는 것을 말하는가?

① 63℃, 30분간 가열　　② 90℃, 50분간 가열
③ 100℃, 30분간 가열　　④ 120℃, 30분간 가열
⑤ 121℃, 30분간 가열

09 식품안전관리인증기준(위해요소중점관리기준)을 의미하는 것은?

① WHO　　　② GDP　　　③ HACCP
④ GMP　　　⑤ TLM

10 MPN법은 무엇에 관한 것인가?

① 일반 세균　　　　② 대장균군
③ 바이러스　　　　④ 생물지수
⑤ 염소요구량

해설 최확수(MPN ; Most Probable Number) : 검수 100㎖당 이론상 있을 수 있는 대장균군 수

11 산화방지제는 어떤 식품의 산패를 방지하는 것인가?

① 단백질의 변패 방지　　② 유지의 산패 방지
③ 탄수화물의 부패 방지　　④ 유기산의 생성 억제
⑤ 아민의 생성 억제

12 다음 중 최근에 식품위생상 문제가 되는 것은?

① 첨가물 사용 빈도의 증가
② 트랜스지방의 사용량의 감소
③ 기생충질환의 증가
④ 세균성 식중독의 증가
⑤ 원충류에 의한 중독 증가

해설 최근에 식품위생상 문제는 첨가물 사용 빈도의 증가이다.

13 다음 중 육류의 사후변화와 관계가 없는 것은 어느 것인가?

① 가수분해　　　　② 사후강직
③ 부패　　　　　　④ 자가소화
⑤ 강직해제

해설 사후강직 → 강직해제 → 자가소화 → 부패

14 어패류의 신선도 저하와 더불어 감소하는 것은 어느 것인가?

① Trimethylamine oxide
② 생균 수
③ 암모니아
④ 휘발성염기질소
⑤ pH

해설 Trimethylamine oxide로부터 트리메틸아민이 생성된다.

15 인수공통 감염병 중 원충성인 것은 어느 것인가?

① Toxoplasma병　　　② 피부진균병
③ Q열　　　　　　　④ 뇌염
⑤ 탄저병

해설 ①번 : 원충, ②번 : 곰팡이, ③번 : 리케치아, ④번 : 바이러스, ⑤번 : 세균

16 세균성 식중독의 특징과 관계없는 것은?

① 면역성이 없다.
② 잠복기는 경구 감염병보다 길다.
③ 균의 양이 미량으로는 나타나지 않는다.
④ 식품에서 사람으로 최종 감염되며, 2차 감염은 없다.
⑤ 예방은 균의 증식 억제로 가능하다.

17 부패한 감자에서 생성되는 독성물질은?

① solanine　　　　② sepsine
③ gossypol　　　　④ amygdaline
⑤ cicutoxin

18 미강유에 혼입되어 많은 중독사고를 일으킨 원인물질은?

① ABS　　　　　② LAS
③ fatty acid　　　④ PCB
⑤ glycerine

19 청매의 Amygdaline이 분해되어 독작용을 나타내는 물질은?

① 청산(HCN)　　　　② 아민(Amine)
③ 알코올(Acohol)　　④ 솔라닌(Solanine)
⑤ 아트로핀(Atropine)

해설 설익은 매실이나 살구씨에는 Amygdaline이란 Cyan배당체가 함유되어 있어 그 자체가 가지고 있는 효소에 의해 분해되어 청산(HCN)을 생성한다.

20 쌀에 황변미를 일으키는 미생물은?

① 원충류　　　　　② Penicillium
③ 세균　　　　　　④ 바이러스
⑤ 리케치아

해설 Penicillium속 : 곰팡이 종류이며, 색상은 녹색, 황색, 오렌지색 등이 있다.

21 기생충과 숙주와의 관계가 틀린 것은 어느 것인가?

① 무구조충 - 소　　　② 유구조충 - 돼지
③ 폐디스토마 - 가재　　④ 간디스토마 - 잉어
⑤ 광절열두조충 - 다슬기

21 다음 중 카바메이트계 살충제는?
① Naled ② 벤디오카브
③ Permethrin ④ Diazinon
⑤ Bio-resmethrin

해설 카바메이트계 : propoxur(프로폭서, Baygon 또는 Aprocarb), bendiocarb(벤디오카브, Ficam) 등

22 "원체 + 증량제 + 결점제 + 계면활성제"로 구성된 제제는?
① 수화제 ② 브리켓 ③ 용제
④ 수용제 ⑤ 유제

해설 입제(granule, G)와 브리켓(briquet) : 살충제 원체와 증량제를 혼합하여 물과 점결제(아교, 아라비아고무)를 섞고 여기에 계면활성제나 전분 같은 붕괴촉진제를 첨가하여 일정한 모양의 덩어리로 만든 것이다(원체 + 증량제 + 결점제 + 계면활성제나 붕괴촉진제).

23 살충제 분무 시 가장 영향을 미치는 곤충의 부위는?
① 경구 ② 호흡기 ③ 피부(외피)
④ 소화기 ⑤ 신경계

24 훈증제의 특징으로 옳은 것은?
① 축사에 파리 방제를 위해 사용한다
② 퇴비장의 독나방을 방제하기 위해 사용한다
③ 화장실 파리 유충을 방제하기 위해 사용한다
④ 논에 모기 유충을 방제하기 위해 사용한다
⑤ 밀폐된 창고에 장기간 보관 중인 곡물, 직물, 목재 등의 해충을 신속하고 완전 방제하기 위해 사용한다.

해설 훈증법(fumigation)
① 훈증법이란 밀폐된 장소에 가스 증기 상태의 유독물질을 채워 곤충이 호흡할 때 기공(氣孔, 기문)을 통해 체내에 흡입되어 치사하게 하는 방법이다. 이때 사용하는 약제를 훈증제(fumigant)라 한다.
② 밀폐된 장소에서는 해충을 신속하고 완전 방제할 수 있다.
③ 잔효성이 없으므로 해충의 재침입이 가능하다.
④ 효과가 좋은 것은 인축에 맹독성인 것이 많으므로 전문가가 작업한다.
⑤ 현재 훈증법이 쓰이는 곳은 다음과 같다.
 ㉮ 창고 : 장기간 보관 중인 곡물, 직물, 목재 등의 해충을 방제하기 위해 사용한다.
 ㉯ 부두 : 노적한 원목의 해충을 방제하기 위해 사용한다.
 ㉰ 선박 : 쥐, 바퀴 방제에 사용한다.

25 유기인계 농약의 특징은?
① 만성독성을 일으킴 ② 급성독성을 일으킴
③ 잔류성이 큼 ④ 안정성이 강함
⑤ 환경호르몬임

26 천연유기 살충제인 것은?
① 마라티온 ② 파라티온 ③ 다이아지논
④ 니코틴 ⑤ DDT

27 원체에 물을 섞어 사용하는 것은?
① 수화제 ② 유제 ③ 용제
④ 수용제 ⑤ 분제

해설 ① 수화제(水和劑, WP, w.d.p.) : 살충제 원체에 증량제(탈크, 규조토, 고령토, 벤트나이트)와 친수제 및 계면활성제를 가미한 분말이다(원체 + 증량제 + 친수제 + 계면활성제).
② 수용제(水溶劑, soluble powder, SP) : 수용성 원체에 물을 첨가하여 수용액(水溶液)을 만들어 살포한다(수용성 + 물).

28 어린이가 "강아지(개)"와 산책 후 집에 왔을 때 실내 잔류분무로 사용하는 것은?
① 분제 ② 입제 ③ 유제
④ 용제 ⑤ 수화제

해설 ① 분제
 ㉮ 분제 살포는 곤충의 접촉이 빈번한 장소에 잔효성 살충제 입자를 잔존시켜 장기간 살충효과를 내는 방법이다.
 ㉯ 진드기, 이, 벼룩, 바퀴, 독나방 등을 구제하기 위하여 사람의 옷, 가축, 애완동물의 몸, 곤충의 서식 장소에 살포한다.
② 입제 : 입제 살포는 주로 모기의 유충을 방제하기 위하여 물에 뿌린다.

29 가열연막 작업에 관한 내용으로 옳지 않은 것은?
① 분사구 : 풍향 쪽(풍향을 가로지르되) 30~40° 각도로 하향한다.
② 속도 : 휴대용은 1km/hr, 차량용은 8km/hr
③ 살포 면적 : 휴대용은 1ha/hr, 차량용은 40ha/hr
④ 살포폭 : 휴대용은 5~10m, 차량용은 40m
⑤ 연무작업 : 새벽이 좋다.

해설 가열연무(가열연막) : ①·②·③·⑤번 외
㉮ 분사구(노즐) : 풍향 쪽(풍향을 가로지르되) 30~40° 각도로 하향한다.
㉯ 살포폭 : 휴대용은 5~10m, 차량용은 50m
㉰ 극미량연무(ULV) 노즐 : 45° 각도로 상향(上向) 고정한다.

30 바퀴 방제 방법 중 환경적 방제 방법으로 옳은 것은?
① 발육억제제 이용 ② 유인제 이용
③ 천적 이용 ④ 서식처를 제거
⑤ 살충제 이용

3 식품위생학

01 장염 비브리오균 식중독의 주요 원인 식품은 어느 것인가?
① 육류 ② 우유
③ 난류 및 그 가공품 ④ 전분 가공품
⑤ 어패류 및 그 가공품

02 물엿이나 연근 등의 표백에 이용하여 문제를 일으키는 물질은?
① 알코올 ② 차아황산나트륨
③ 붕산 ④ 불소화합물
⑤ rongalite

03 식품에 함유된 Sr90이 생체에 흡수될 때 가장 친화성이 강한 범위는?
① 혈색소 ② 간장 ③ 뼈
④ 심장 ⑤ 근육

04 Bovine(T. B)가 가장 많이 감염될 수 있는 것은?
① 우유 ② 토양 ③ 곤충
④ 철새 ⑤ 쇠고기

05 항문 주위에 흰 충체를 발견할 수 있고 소양감을 일으키며 Scotch Tape로 검사하는 기생충은?
① 회충 ② 편충 ③ 요충
④ 촌충 ⑤ 구충

05 진드기의 특징으로 옳은 것은?

① 거미강　　　　② 바퀴강　　　　③ 지네강

④ 노래기강　　　⑤ 곤충강

06 원충류의 질병은?

① 발진티푸스　　② 페스트　　　　③ 말라리아

④ 황열　　　　　⑤ 일본뇌염

07 쥐가 옮기는 질병 중에서 병원체가 리케치아인 것은?

① 말라리아　　　　　　　② 페스트

③ 쯔쯔가무시병　　　　　④ 발진티푸스

⑤ 발진열

08 등에가 매개하는 질병으로 옳은 것은?

① 튜라레미아증　② 페스트　　　　③ 사상충

④ 발진티푸스　　⑤ 발진열

> **해설** 등에
> ① 주간 활동성이고 특히 이른 아침과 오후 늦게 활발한 야간 활동성인 종도 간혹 있다.
> ② 질병 : 로아사상충증(loiasis), 튜라레미아증을 매개한다.

09 긴 호흡관을 가지며, 물속에서 잠깐 나오고 논에서 사는 모기유충은?

① 늪모기　　　　　　　　② 중국얼룩날개모기

③ 숲모기　　　　　　　　④ 작은빨간집모기

⑤ 보통모기

> **해설** 작은빨간집모기 유충의 특징
> ① 호흡관이 가늘고 길다.
> ② 주로 논, 늪, 호수, 고인 웅덩이 등 비교적 깨끗한 물에서 서식하나, 오염된 물에서도 발생 가능하다.
> ③ 수면에 각도를 갖고 매달린다.

10 머릿이와 몸이의 특징으로 옳은 것은?

① 암컷만 흡혈한다.　　　② 고온과 고습을 좋아한다.

③ 빛을 좋아한다.　　　　④ 숙주 선택성이 엄격하다.

⑤ 자충만 흡혈한다.

> **해설** 머릿이와 몸이
> ① 자충, 성충, 암수 모두 흡혈한다.
> ② 고온과 고습에 부적당하다.
> ③ 빛을 싫어한다.
> ④ 숙주 선택성이 엄격하다.

11 이가 옮기는 질병 중에서 병원체가 리케치아인 것은?

① 말라리아　　　② 페스트　　　　③ 쯔쯔가무시병

④ 발진티푸스　　⑤ 발진열

12 다음 파리 중 구기의 모양이 다른 것은?

① 집파리　　　　② 딸집파리　　　③ 아기집파리

④ 큰집파리　　　⑤ 침파리

13 양계장에 파리 방제 시 가장 효과적인 방법은?

① 훈증법　　　　② 끈끈이 줄　　　③ 유문등

④ 살문등(殺蚊燈)　⑤ 트랩

14 여름철 물가 주위의 불빛에 집단으로 모이고 수명이 짧아 시체가 싸여 주의가 불결하고 썩는 냄새가 나는 곤충은?

① 모래파리　　　② 깔따구　　　　③ 등에모기

④ 호박벌　　　　⑤ 하루살이

15 다음 벼룩의 종류 중 즐치 벼룩인 것은?

① 개벼룩　　　　② 사람벼룩　　　③ 모래벼룩

④ 좀닭벼룩　　　⑤ 열대쥐벼룩

> **해설** ① 무즐치 벼룩(Combless flea) : 즐치를 갖고 있지 않는 벼룩으로 사람벼룩, 모래벼룩, 좀닭벼룩, 열대쥐벼룩이 있다.
> ② 즐치 벼룩(Combed flea) : 즐치를 갖고 있는 벼룩으로 위생상 중요한 것은 개벼룩(고양이벼룩), 유럽쥐벼룩, 장님쥐벼룩 등이 있다.

16 유충의 다리는 3쌍이고, 성충일 때는 다리가 4쌍인 것은?

① 진드기　　　　② 가재　　　　　③ 지네

④ 게　　　　　　⑤ 벼룩

> **해설** 진드기 : 유충의 다리는 3쌍이고, 성충과 약충은 4쌍의 다리를 갖고 있다.

17 집먼지진드기를 제거하기 위한 방법으로 옳지 않은 것은?

① 카펫과 천으로 된 소파를 없앤다.

② 담요, 이불, 베개 등에 특수 커버를 씌우거나 세탁기로 자주 세탁한다.

③ 가습기 사용을 금하고, 실내를 자주 환기시킨다.

④ 살진드기 약제로 처리한 카펫을 사용한다.

⑤ 적외선 처리를 한다.

18 마을, 군부대 등 건물 주변의 잡초를 깨끗이 깎고, 구석구석 살충제분무를 하고, 기피제를 옷에 처리하는 것은 무엇을 방제하기 위한 것인가?

① 털진드기　　　　　　　② 여드름진드기

③ 모낭진드기　　　　　　④ 집먼지진드기

⑤ 먼지진드기

19 개미에 물렸을 때의 증상으로 옳은 것은?

① 간지럽다.

② 따갑다.

③ 심한 통증과 발적현상, 자교에 의한 피부염 및 중앙에 수포가 발생한다.

④ 출혈이 발생한다.

⑤ 설사가 난다.

20 다음 "보기"의 내용으로 죽이는 것은?

> • 혈액의 응고 요인을 방해하여 혈액응고 능력을 상실하게 한다.
> • 모세혈관을 파괴시켜 내부출혈이 계속되어 빈혈로 서서히 죽게 된다.

① 만성 살서제　　　　　② 급성 살서제

③ 독먹이　　　　　　　④ 2차 독성

⑤ 살충제

> **해설** 만성 살서제
> ① 1차적으로 혈액의 응고 요인을 방해하여 혈액응고 능력을 상실하게 한다.
> ② 2차적으로 모세혈관을 파괴시켜 내부출혈이 계속되어 빈혈로 서서히 죽게 된다.

113

42 실외의 쾌적 기류는?
① 0.1m/sec   ② 0.5m/sec
③ 1.0m/sec   ④ 1.5m/sec
⑤ 2.0m/sec

43 다음 중 일교차에 관한 내용으로 옳은 것은?
① 하루 중 최저 온도를 말한다.
② 하루 중 최고 온도를 말한다.
③ 하루 중 일출 30분 전의 온도를 말한다.
④ 하루 중 오후 2시경의 온도를 말한다.
⑤ 하루 중 최저 온도와 최고 온도의 차이를 말한다.

  해설 일교차 : 하루 중 최저온도(일출 30분 전)와 최고온도(오후 2시경)의 차이를 말한다.

44 종이류 및 섬유에 피해를 주는 물질은?
① F(불소)   ② HF(불화수소)
③ H_2S(황화수소)   ④ NO_2(이산화질소)
⑤ SO_2(아황산가스)

  해설 피해물질과 오염물질
  ① 의류, 종이류 : SO_2 및 오존(O_3)은 양모, 면류 및 도서관의 장서에 피해를 줌
  ② 금속 부식 : SO_2(아황산가스), H_2S(황화수소), NO_2(이산화질소) 등
  ③ 고무제품 노화 : 오존(O_3), 옥시던트(oxidant) 등
  ④ 유리, 도자기 부식 : F(불소), HF(불화수소) 등

45 대기오염 사건의 지역이 아닌 것은?
① 뮤즈계곡   ② 도노라   ③ 포자리카
④ 런던   ⑤ 미나마타

46 지구온난화를 일으키는 물질 중 온실효과 기여도가 가장 높은 것은?
① SF_6 ② N_2O ③ CH_4
④ CO_2 ⑤ O_3

47 슬러지량의 감량화로 소화조의 필요 용적이 감소되는 처리는?
① 농축   ② 안정화   ③ 개량
④ 탈수   ⑤ 소각

  해설 농축의 목적 : 슬러지량의 감량화로 투자비용이 감소된다.

48 성층현상의 순서로 옳은 것은?
① 수온약층 → 표수층 → 심수층 → 침전물층
② 표수층 → 수온약층 → 침전물층 → 심수층
③ 표수층 → 수온약층 → 심수층 → 침전물층
④ 침전물층 → 표수층 → 수온약층 → 심수층
⑤ 표수층 → 침전물층 → 수온약층 → 심수층

  해설 성층현상의 순서 : epilimnion(표수층) → thermocline(수온약층) → hypolimnoin(심수층) → 침전물층

49 연 근로시간당 손실 작업일 수로 알 수 있는 산업재해 지표는?
① 건수율   ② 강도율   ③ 발병률
④ 도수율   ⑤ 중독률

  해설 강도율 = $\frac{손실\ 작업일\ 수}{연\ 근로시간\ 수}$

50 산업의 생산물이나 부산물로 만들어지는 유해폐기물들이 부적절하게 관리됨으로써 환경과 인체건강에 미치는 피해 사례가 늘어나고 있다. 유해성 폐기물에 의한 건강 피해를 최소화하기 위하여 미국 환경보호청은 "3Rs, 소각, 철저한 위생매립"을 최선의 폐기물 관리방법으로 제안하였다. 다음 중 3Rs에 해당하지 않는 것은?
① 감소 또는 축소   ② 재사용
③ 재활용   ④ 감소, 재사용, 재활용
⑤ 생산

  해설 ① 3Rs
  ㉮ Reduction : 감소, 축소
  ㉯ Reuse : 재사용
  ㉰ Recycling : 재활용
  ② 친환경적 "4R" 운동 수칙
  ㉮ Refuse : 불필요한 물건은 사지 말자(불필요한 건 거절하고).
  ㉯ Reduce : 쓰레기를 줄이자(쓰레기를 줄이고).
  ㉰ Reuse : 버리지 말고 반복 사용하자(쓸 수 있는 것 재사용하고).
  ㉱ Recycle : 재활용을 활용한다(쓸 수 없는 건 재활용하고).

2 위생곤충학

01 뉴슨스 동물에 해당하는 것은?
① 모래파리   ② 호박벌   ③ 바퀴
④ 학질모기   ⑤ 독나방

  해설 뉴슨스 동물 : 깔따구, 노린재, 나방파리(모래파리), 귀뚜라미, 지하집모기 등

02 불완전변태와 비교 시 완전변태의 특징으로 옳은 것은?
① 유충 과정이 있다.   ② 번데기 과정이 있다.
③ 성충 과정이 있다.   ④ 자충 과정이 있다.
⑤ 충란 과정이 있다.

  해설 ① 불완전변태 : 알 - 유충 - 성충
  ② 완전변태 : 알 - 유충 - 번데기 - 성충

03 저작형 구기에 관한 내용으로 옳지 않은 것은?
① 저작형 구기에서는 두순 바로 밑에서 구부의 전면을 덮고 있는 부분의 상순이 있다.
② 상순 후방 양옆에 1쌍의 대악(큰 턱)과 1쌍의 소악(작은 턱)이 있다.
③ 구부의 후면을 덮고 있는 부분은 하순이다.
④ 소악과 하순에는 각각 부속지인 촉수를 가지고 있다.
⑤ 여러 구조의 중심부에는 혀의 하인두가 위치하고 그 부근에 타액선이 닫혀 있다.

  해설 ① 저작형 구기 : ①·②·③·④번, 여러 구조의 중심부에는 혀의 하인두가 위치하고 그 부근에 타액선이 열려 있다.
  ② 흡수형 구기 : 수액이나 혈액 등 액상의 식물을 섭취할 수 있게 변형되어 있어 가늘고 긴 주둥이를 형성한다.

04 모기가 흡혈하는 이유?
① 암모기는 체내 동물성 단백질을 공급하여 산란하기 위해 흡혈을 한다.
② 수컷은 체내 동물성 단백질을 공급 위해 흡혈을 한다.
③ 유충은 성충이 되기 위해 흡혈을 한다.
④ 자충은 번데기가 되기 위해 흡혈을 한다.
⑤ 번데기가 우화를 위해 흡혈을 한다.

27 산업위생관리자의 직무 중 가장 중요하게 취급되어야 할 것은?

① 복지증진 – 노동시간 단축 ② 노동조합 – 환경 개선
③ 총괄관리 – 위생교육 ④ 작업 환경 관리 – 작업관리
⑤ 노동시간 단축 – 휴식

해설 작업 환경 관리, 작업관리, 건강관리를 하기 위해서 총괄관리나 위생교육을 실시하여야 한다.

28 목재의 방부제로 이용되며 흑족병(黑炳)의 원인이 되는 물질은?

① 크롬 ② 비소 ③ 수은
④ 벤젠 ⑤ 망간

해설 비소 : 흑피증, 사지의 색소 침착, 피부암 등

29 환경보전법에서 환경소음의 단위는?

① dB ② NRN ③ dB(A)
④ Phone ⑤ Sone

30 건열멸균법은 160~170℃에서 최소 얼마간 실시해야 하는가?

① 30분 ② 1시간
③ 1시간 30분 ④ 2시간
⑤ 3시간

해설 건열멸균법 : 160~170℃의 건열멸균기로 1~2시간 처리하여 미생물을 완전 사멸시킨다.

31 이타이이타이병과 관계있는 물질은?

① 유기수은 ② 카드뮴
③ DDT의 축적 ④ 메틸수은
⑤ 납(연)

해설 카드뮴 : 이타이이타이병, 납 : 빈혈

32 성인 한 사람이 하루에 호흡하여 소비되는 산소량은?

① 200~250l ② 300~400l
③ 400~500l ④ 500~900l
⑤ 600~700l

33 다음 중 체온 발산의 비율이 가장 큰 것은?

① 피부에서의 전도 · 복사 ② 폐포증발
③ 호기가온(呼氣加溫) ④ 소변 및 대변
⑤ 골격근

해설 체온발산을 이루는 작용에는 열전도, 열대류, 열복사, 증발 등이 있는데 체열 발산의 비율은 다음과 같다. (피부전도 · 복사)피부증발)폐증발)호기가온(呼氣加溫))분뇨)
① 인체의 열 생산 : 골격근 59.5%, 간장 21.9%, 신장 4.4%, 심장 3.6%, 호흡 2.8%
② 인체에서의 열 손실 : 피부에서의 전도 및 복사(73%), 피부에서의 증발(15%), 호흡(3%), 대소변 (2%)

34 대기오염에 따른 질병과 가장 관련이 깊은 질병은?

체온발산	열 생산	골격근 59.5%
심장 3.6%	열 손실	전도 및 복사(73%)
피부	증발 (15%)	

① ㉮, ㉯, ㉰ ② ㉮, ㉰ ③ ㉯, ㉭
④ ㉭ ⑤ ㉮, ㉯, ㉰, ㉭

35 실내 자연환기의 작용은 무풍 시에는 주로 무엇에 의해 일어나는가?

① 실내 · 외의 습도 차 ② 실내 · 외의 온도 차
③ 기압 차 ④ 기체의 확산
⑤ 실내 · 외의 불감기류 차

해설 실내환기의 작용
① 실내 · 외의 온도 차 : 주로 작용
② 기체의 확산
③ 외기의 통풍력 등

36 동일 면적과 동일 방향의 측창으로 채광효과를 높일 수 있는 가장 좋은 조건은?

① 창의 수가 많아야 한다.
② 창이 상하로 길어야 한다.
③ 창의 위치가 낮아야 한다.
④ 창의 위치가 높아야 한다.
⑤ 창이 가로로 길어야 한다.

37 다음 중 강한 음영으로 눈의 피로도가 큰 조명방법은?

① 굴절조명 ② 반간접조명
③ 직접조명 ④ 간접조명
⑤ 반직접조명

해설 ① 직접조명 : 밝기 면에서는 효과가 좋으나 반사시설이 없기 때문에 눈의 피로가 심하다.
② 간접조명 : 눈에 피로가 적으나, 조명 효율이 낮다.

38 우리나라 산업위생과 산업보건행정을 관장하는 행정부처는 어느 곳인가?

① 행정자치부 ② 환경부
③ 보건복지부 ④ 교육부
⑤ 고용노동부

해설 산업위생과 산업보건을 담당하는 부서 : 고용노동부

39 방사선 물질에 가장 예민한 신체 부위는?

① 간 ② 임파선 ③ 신장
④ 골격 ⑤ 근육

해설 방사선 장애
① 증상 : 골수에 가장 민감하며, 생식기능 저하, 불임을 유발한다.
② 피해 : 골수 · 생식기 · 임파계 〉 피부 〉 근육 〉 뼈 〉 신경

40 수영장이나 목욕탕에서 감염될 수 없는 질병은?

① 성병 ② 피부병
③ 트라코마 ④ 질트리모나스
⑤ 눈병

해설 ① 성병 : 성 접촉에 의해 전파된다.
② 질트리모나스는 질분비물의 오염에 의해 수영장 등에서 감염될 수 있다.

41 군집독을 해결하려는 방법으로 옳은 것은?

① CO 농도를 낮춘다.
② CO_2 농도를 낮춘다.
③ SO_2 농도를 낮춘다.
④ O_2 농도를 낮춘다.
⑤ CO_2 농도를 높인다.

12 치매의 원인물질로 알려진 것은?
① 나트륨 ② 마그네슘 ③ 칼슘
④ 칼륨 ⑤ 알루미늄

13 먹는샘물의 기준이 잘못된 것은?
① 과망간산칼륨소모량 : 10mg/l를 넘지 아니할 것
② 암모니아성질소 : 0.5mg/l를 넘지 아니할 것
③ 염소이온 : 150mg/l를 넘지 아니할 것
④ 일반세균 수 : 1ml당 100CFU를 넘지 아니할 것
⑤ 질산성질소 : 10mg/l를 넘지 아니할 것

> 해설 염소이온 : 250mg/l를 넘지 아니할 것

14 LD_{50}의 의미와 가장 가까운 것은?
① 치명률 ② 이환율 ③ 치사량
④ 발생량 ⑤ 사망비

> 해설 ① LD_{50}(Lethal Dose 50)
> ㉮ 반수치사량이라고도 한다.
> ㉯ 실험동물 50%를 사망시키는 독성물질의 양을 말한다.
> ② LC_{50}(Lethal Concentration 50) : 독성물질의 유해도를 나타내는 지수로써 실험용 물고기나 임상용 동물에 독성을 경구투여 시 실험 대상 동물의 50%가 죽는 농도를 나타낸 것이다.

15 호기성 분해 시 가장 많이 발생하는 가스는?
① CH_4 ② HCl ③ CO_2
④ SO_2 ⑤ NO_2

> 해설 ① 유기물이 호기성 분해될 때 생성되는 최종물질 : CO_2와 H_2O이다.
> ② 혐기성 분해 시 생성되는 물질 : CH_4, CO_2, NH_3, H_2S, 메르캅탄 등

16 강도율을 구하는 공식은?
① $\dfrac{\text{재해 건수}}{\text{평균 실근로자 수}} \times 10^3$ ② $\dfrac{\text{손실 작업일 수}}{\text{연 근로시간 수}} \times 10^3$
③ $\dfrac{\text{재해건수}}{\text{연 근로시간 수}} \times 10^6$ ④ $\dfrac{\text{재해 건수}}{\text{연 근로일 수}} \times 10^3$
⑤ $\dfrac{\text{손실 근로일 수}}{\text{재해 건수}} \times 10^3$

17 다음 중 특히 폐암과 관계있는 것은?
① 석면 ② 칼슘 ③ 규소
④ 흑연 ⑤ 납

> 해설 폐암 발생 : 석면, 6가크롬, 라돈, 3·4벤조피렌 등

18 화력발전소의 폐열수를 이용한 난방법은?
① 국부난방 ② 중앙난방 ③ 증기난방
④ 온수난방 ⑤ 지역난방

19 자비소독이란?
① 60℃에서 30분간 소독
② 71℃에서 15분간 소독
③ 90℃에서 20분간 소독
④ 100℃에서 15~20분간 소독
⑤ 210℃에서 15~20분간 소독

20 가장 강한 살균력을 갖는 알코올의 농도는?
① 50~60% ② 70~75%
③ 80~85% ④ 85~90%
⑤ 90% 이상

> 해설 70~75% 알코올(alcohol) : 건강한 피부에 사용한다(단, 창상피부에 사용하면 안 된다).

21 수질검사에서 최확수(MPN)와 관계있는 것은?
① 일반 세균
② 대장균군
③ 생물화학적 산소 요구량
④ 생물지수
⑤ 염소요구량

> 해설 최확수(MPN ; Most Probable Number) : 검수 100ml당 이론상 있을 수 있는 대장균군 수

22 분뇨의 소독 및 위생처리로 발생률을 감소시킬 수 있는 질병은?
① 일본뇌염 ② 재귀열 ③ 장티푸스
④ 말라리아 ⑤ 페스트

> 해설 장티푸스는 소화기계 감염병이므로 분뇨의 소독 및 위생처리로 발생률을 감소시킬 수 있다.
> ①번, ④번 : 모기가 전파
> ②번 : 이가 전파
> ⑤번 : 쥐벼룩이 전파

23 지구 규모적 대기오염 종류가 아닌 것은?
① 황사 ② 산성비
③ 온난화 ④ 교통기관
⑤ 오존층 파괴

24 위생 보호구를 선택할 때의 주의사항으로 옳지 않은 사항은 어느 것인가?
① 손질이 쉽고 사용자가 사용하기 편한 것
② 사용 목적에 적합한 것
③ 품질이 양호한 것
④ 규격과 성능이 검정된 제품
⑤ 포집효율이 높고 흡·배기 저항이 높은 것

> 해설 포집효율이 높고 흡·배기 저항이 낮은 것

25 다음은 위생보호구 착용과 작업을 연결한 것이다. 옳지 않은 것은?
① 전기용접 작업 – 차광안경
② 병타기 작업 – 귀마개
③ 납 취급 – 방독마스크
④ 냉동실 작업 – 방한복
⑤ 탱크 내의 분무 도장작업 – 분진마스크

> 해설 탱크 내의 분무 도장작업 : 방독마스크 사용

26 폐기물의 성분 중 가연성이 없는 것은 어느 것인가?
① 부엌 쓰레기 ② 섬유류
③ 연탄재 ④ 플라스틱류
⑤ 나무

제5회 실전모의고사

1 환경위생학

01 다음 물의 자정작용이 <u>아닌</u> 것은?

① 희석   ② 여과
③ 침전   ④ 부유
⑤ 생물에 의한 식균작용

해설 물의 자정작용
① 물리적 자정작용 : 침강, 확산, 휘산, 운반, 희석, 혼합, 여과, 자외선에 의한 살균작용 등
② 화학적 자정작용 : 산화작용, 환원작용, 중화, 응집 등
③ 생물학적 자정작용 : 유기물 분해작용, 수중 생물에 의한 식균작용 등

> **자외선의 특징**
> ① 자외선 A · B · C 중에서 살균에 많은 관여를 하는 것은 자외선 C이다.
> ② 대류권에는 자외선 A · B가 내려오며, 자외선 C는 성층권에서 거의 걸러지며 대류권에는 거의 내려오지 않는다.
> ③ 자외선 A · B는 살균력이 약하므로, 자외선 A · B에 의해 죽은 균을 가시광선을 비추면 다시 살아난다. 따라서 자외선 A · B는 깊이 침투를 못 하므로 물속의 균을 죽일 수 없다고 보는 학자도 있다.
> ※ 보건학에서는 자외선에 의한 살균작용을 물의 자정작용에 포함시키나, 공학에서는 자외선에 의한 살균작용이 물속에서 이루어지지 않는다고 보는 경우도 있다.

02 수인성 감염병의 특징이 <u>아닌</u> 것은?

① 여과 및 염소소독에 의한 처리로써 환자 발생을 크게 줄일 수 있다.
② 모든 계층과 연령에서 발생한다.
③ 치명률, 발병률이 높다.
④ 계절적 영향을 크게 받지 않는다.
⑤ 환자 발생은 급수구역에 한정되며 경계가 명확하다.

해설 수인성 감염병 : 치명률, 발병률이 낮다.

03 다음 중에서 물의 일시경도를 유발하는 물질은?

① $MgSO_4$ ② $Ca(HCO_3)_2$
③ $MgCl_2$ ④ $CaSO_4$
⑤ $Mg(NO_3)_2$

04 폐기물을 퇴비화시킬 때 최적 C/N비는?

① 20:1   ② 30:1   ③ 40:1
④ 50:1   ⑤ 60:1

해설 퇴비화시킬 때 최적 C/N비는 30 내외이다.

05 폐기물 매립지 위에 집을 건축하려면 몇 년 후가 좋은가?

① 25년   ② 10년
③ 30년   ④ 40년
⑤ 50년

해설 폐기물관리법 : 폐기물 매립 후 30년이 지난 후 주택지로 이용한다.
[2011년 법 개정]

06 군집독과 관계가 <u>없는</u> 인자는?

① 기온   ② 습도
③ 이산화탄소   ④ 취기
⑤ 기압, 자외선

해설 군집독과 기압과는 관계가 없다.

07 감각온도의 습도는?

① 10% 습도   ② 50% 습도   ③ 80% 습도
④ 100% 습도   ⑤ 150% 습도

08 자외선의 가장 대표적인 광선인 도노선(Dorno-ray = 생명선)의 파장은?

① 290~315 Å   ② 2,900~3,150 Å
③ 2,900~31,500 Å   ④ 4,000~7,000 Å
⑤ 400~700 Å

해설 ① 살균선 : 2,400~2,800 Å (2,500~2,900 Å)
② 도노선(Dorno-ray)의 파장(건강선, 생명선, 비타민선) : 2,800~3,200 Å (280~320nm)

09 폐포 침착률이 가장 큰 먼지는?

① 0.1μ 이하   ② $0.2~0.4\mu$
③ $0.5~5.0\mu$ ④ $5.0~6.0\mu$
⑤ 7.0μ 이상

해설 입자상 물질의 특징
① 기관지 침착률이 가장 큰 입자의 크기 : 0.5~5μm(마이크로미터)이다.
② 0.5마이크로 이하의 입자 : 호흡운동에 의해 다시 밖으로 배출된다.
③ 5마이크로 이상의 입자 : 기관지 점막에 침착하여 객담과 함께 배출되거나 또는 식도를 통해 위 속으로 넘어가 배설된다.

10 의복의 방한력을 나타내는 단위는?

① REM   ② CLO   ③ BOD
④ MPH   ⑤ ABS

해설 ① 의복의 방한력의 단위 : CLO
② 적정 방한력 : 기온이 약 (8.8)9℃씩 하강할 때마다 1CLO의 보온력 피복을 더 입어야 한다.
㉮ 보통작업복 : 1CLO
㉯ 방한장갑 : 2CLO
㉰ 방한화 : 2.5CLO
㉱ 방한복 : 4~4.5CLO

11 탁도의 단위로 옳은 것은?

① 도   ② NTU   ③ THM
④ TUT   ⑤ mg/l

해설 ① 탁도란 불순물에 의해 물이 탁해지는 정도를 나타낸 것으로써, 탁도는 빛의 통과에 대한 저항으로 나타내는 값이다.
② 우리나라 먹는물의 탁도 기준에는 NTU 단위를 사용한다.
③ INTU(Nephelometric Turbidity Unit)란 황산히드라진과 헥사메틸렌테트라아민을 포함한 탁도 표준원액 2.5ml를 증류수 1l에 용해시켰을 때의 탁도를 1NTU라 한다.

18 감염병에 감염되었을 것으로 의심되는 충분한 이유가 있는 자에게 누가 건강진단을 받거나 예방접종을 받게 하는 등의 조치를 할 수 있는가?

① 식품의약품안전처장
② 보건복지부장관
③ 국립검역소장
④ 질병관리청장, 시·도지사 또는 시장·군수·구청장
⑤ 시·도지사

해설 감염병의 예방 및 관리에 관한법률 제46조(건강진단 및 예방접종 등의 조치)

19 감염병 예방에 필요한 소독을 하여야 하는 소독의무대상 시설이 아닌 곳은?

① 300세대 이상의 공동주택
② 객실 수 20실 이상인 숙박업소
③ 연면적 300제곱미터 이상의 식품접객업소
④ 객석 수 300석 이상의 공연장
⑤ 200세대 이상의 공동주택

해설 감염병의 예방 및 관리에 관한 법률 시행령 제24조(소독을 하여야 하는 시설)

20 특별자치시·특별자치도·시·도지사가 임명한 "검역위원의 직무"에 해당하지 않는 것은?

① 역학조사에 관한 사항
② 감염병병원체에 오염된 장소의 소독에 관한 사항
③ 감염병환자등의 추적, 입원 치료 및 감시에 관한 사항
④ 감염병병원체에 오염되거나 오염이 의심되는 물건 및 장소에 대한 수거, 파기, 매몰 또는 폐쇄에 관한 사항
⑤ 위생교육에 관한 사항

해설 감염병의 예방 및 관리에 관한 법률 시행규칙 제43조(검역위원의 임명 및 직무) : 검역위원의 직무는 ①·②·③·④번 외, 검역의 공고에 관한 사항

21 다음 중 식품위생법에서 정의하는 "식품위생"에 해당되지 않는 것은?

① 식품
② 식품첨가물
③ 기구 또는 용기
④ 포장
⑤ 치료를 목적으로 섭취하는 식품

해설 식품위생법 제2조(정의) : "식품위생"이란 식품·식품첨가물·기구 또는 용기·포장을 대상으로 하는 식품에 관한 위생을 말한다.

22 식품위생법에서 식품 등의 공전은 누가 작성·보급하여야 하는가?

① 보건복지부장관
② 식품의약품안전처장
③ 국립보건원장
④ 시·도지사
⑤ 시장·군수·구청장

해설 식품위생법 제14조(식품 등의 공전)

23 식중독을 일으킨 환자 또는 의심이 있는 자를 진단한 의사 또는 한의사는 누구에게 보고하여야 하는가?

① 보건복지부장관
② 시·도지사
③ 국무총리
④ 식품의약품안전처장
⑤ 특별자치장(특별자치도지사 포함)·시장·군수·구청장

해설 식품위생법 제86조(식중독에 관한 조사보고)

24 식품위생법에서 영업 허가를 받아야 하는 업종으로 옳은 것은?

① 식품조사처리업
② 단란주점업
③ 식품운반업
④ 유흥주점영업
⑤ ①·②·④번

해설 식품위생법 시행령 제23조(허가를 받아야 하는 영업 및 허가 관청) 제26조의 2(등록하여야 하는 영업) : 식품제조·가공업, 식품첨가물제조업, 공유주방운영업은 등록을 받아야 한다.

25 판매 등이 금지되는 동물의 질병이 아닌 것은?

① 리스테리아병
② 살모넬라병
③ 방선균증
④ 선모충증
⑤ 파스튜렐라병

해설 식품위생법 시행규칙 제4조(판매 등이 금지되는 병든 동물고기 등) : ①·②·④·⑤번 외, 도축이 금지되는 가축전염병

제4회 실전모의고사 정답

1 환경위생학
01 ② 02 ① 03 ③ 04 ② 05 ② 06 ② 07 ③ 08 ① 09 ③ 10 ③
11 ② 12 ④ 13 ⑤ 14 ② 15 ② 16 ② 17 ① 18 ① 19 ② 20 ②
21 ③ 22 ③ 23 ⑤ 24 ⑤ 25 ② 26 ④ 27 ② 28 ③ 29 ③ 30 ④
31 ② 32 ② 33 ④ 34 ④ 35 ④ 36 ② 37 ③ 38 ⑤ 39 ③ 40 ②
41 ① 42 ③ 43 ③ 44 ⑤ 45 ⑤ 46 ② 47 ② 48 ① 49 ② 50 ④

2 위생곤충학
01 ① 02 ① 03 ① 04 ① 05 ② 06 ② 07 ② 08 ② 09 ① 10 ⑤
11 ② 12 ⑤ 13 ④ 14 ① 15 ① 16 ② 17 ② 18 ② 19 ③ 20 ③
21 ② 22 ② 23 ④ 24 ① 25 ① 26 ① 27 ① 28 ① 29 ④ 30 ⑤

3 식품위생학
01 ⑤ 02 ③ 03 ② 04 ② 05 ② 06 ② 07 ② 08 ① 09 ④ 10 ③
11 ③ 12 ③ 13 ⑤ 14 ① 15 ④ 16 ① 17 ① 18 ④ 19 ⑤ 20 ①
21 ② 22 ④ 23 ④ 24 ③ 25 ① 26 ② 27 ⑤ 28 ① 29 ② 30 ⑤
31 ② 32 ① 33 ① 34 ⑤ 35 ③ 36 ③ 37 ④ 38 ② 39 ⑤ 40 ①

4 공중보건학
01 ③ 02 ③ 03 ① 04 ④ 05 ② 06 ⑤ 07 ⑤ 08 ③ 09 ② 10 ②
11 ② 12 ① 13 ② 14 ⑤ 15 ② 16 ② 17 ② 18 ② 19 ② 20 ④
21 ② 22 ③ 23 ① 24 ① 25 ② 26 ② 27 ② 28 ② 29 ① 30 ①
31 ① 32 ② 33 ① 34 ① 35 ④

5 위생관계법령
01 ① 02 ② 03 ⑤ 04 ③ 05 ① 06 ⑤ 07 ① 08 ② 09 ③ 10 ⑤
11 ② 12 ④ 13 ① 14 ① 15 ⑤ 16 ② 17 ② 18 ④ 19 ⑤ 20 ⑤
21 ⑤ 22 ② 23 ⑤ 24 ⑤ 25 ③

09 재활용하는 태반의 도형 색상은 무슨 색인가?

① 붉은색 　　② 노란색 　　③ 녹색
④ 흰색 　　⑤ 검은색

> **해설** 폐기물관리법 시행규칙 제14조 [별표 5] (폐기물의 처리에 관한 구체적 기준 및 방법)

의료폐기물의 종류	도형 색상	
격리의료폐기물	붉은색	
위해의료폐기물(재활용하는 태반은 제외) 및 일반의료폐기물	봉투형 용기	검정색
위해의료폐기물(재활용하는 태반은 제외) 및 일반의료폐기물	상자형 용기	노란색
재활용하는 태반	녹색	

10 오수를 배출하는 건물·시설 등을 설치하는 자는 단독 또는 공동으로 개인하수처리시설을 설치하여야 한다. 다음 중 개인하수처리시설을 하지 않아도 되는 경우는?

㉮ 공장폐수처리시설로 오수를 유입시켜 처리하는 경우
㉯ 분류식 하수관로로 배수설비를 연결하여 오수를 공공하수처리시설에 유입시켜 처리하는 경우
㉰ 공공하수도관리청이 하수관거정비구역으로 공고한 지역에서 합류식 하수관거로 배수설비를 연결하여 공공하수처리시설에 오수를 유입시켜 처리하는 경우
㉱ 분뇨수집·운반업자에게 위탁하여 공공하수처리시설·폐수종말처리시설 또는 자기의 오수처리시설로 운반하여 처리하는 경우

① ㉮, ㉯, ㉰ 　　② ㉮, ㉰ 　　③ ㉯, ㉱
④ ㉱ 　　⑤ ㉮, ㉯, ㉰, ㉱

> **해설** 하수도법 제34조(개인하수처리시설의 설치), 규칙 제26조(개인하수처리시설의 설치 면제 대상 등)

11 시·군·구의 조례로 분뇨의 수집·운반 및 처리가 어려운 지역으로 정할 수 있는 지역은?

㉮ 오지나 벽지 등에 위치한 마을로서 가구 수가 50호 미만인 지역
㉯ 오지나 벽지 등에 위치한 마을로서 가구 수가 100호 미만인 지역
㉰ 차량 출입이 어려워 분뇨의 수집·운반이 어려운 지역
㉱ 차량 출입이 가능하여 분뇨의 수집·운반이 쉬운 지역

① ㉮, ㉯, ㉰ 　　② ㉮, ㉰ 　　③ ㉯, ㉱
④ ㉱ 　　⑤ ㉮, ㉯, ㉰, ㉱

> **해설** 하수도법 시행규칙 제37조(분뇨수집 등의 의무제외 지역)

12 위생사 면허의 취소 시 청문은 누가 실시하는가?

① 보건복지부장관 　　② 시·도지사
③ 질병관리청장 　　④ 국시원장
⑤ 국립보건원장

> **해설** 공중위생관리법 제12조(청문) 보건복지부장관 또는 시장·군수·구청장은 "위생사의 면허취소"에 해당하는 처분을 하려면 청문을 하여야 한다.

13 "같은 명칭의 사용 금지" 규정에 위반하여 위생사라는 명칭을 사용한 자에 대한 벌칙으로 옳은 것은?

① 100만원 이하의 과태료 　　② 100만원 이하의 벌금
③ 10만원 이하의 벌금 　　④ 10만원 이하의 과태료
⑤ 1년 이하의 징역

> **해설** 공중위생관리법
> 법 제22조(과태료)
> ① 제19조의3을 위반하여 위생사의 명칭을 사용한 자에게는 100만원 이하의 과태료를 부과한다.
> ② 과태료는 대통령령으로 정하는 바에 따라 보건복지부장관 또는 시장·군수·구청장이 부과·징수한다.
> 법 제19조의3(같은 명칭의 사용 금지) : 위생사가 아니면 위생사라는 명칭을 사용하지 못한다.

14 보건복지부장관 또는 시장·군수·구청장은 "위반 행위가 사소한 부주의나 오류로 발생한 것으로 인정되는 경우, 위반의 내용·정도가 경미하다고 인정되는 경우"에 해당하는 할 때에는 "개별기준"에 따른 과태료 금액의 2분의1 범위에서 그 금액을 줄일 수 있고, "위반의 내용 및 정도가 중대하여 이로 인한 피해가 크다고 인정되는 경우, 법 위반 상태의 기간이 6개월 이상인 경우"에 해당하는 경우에는 개별기준에 따른 과태료 금액의 2분의1 범위에서 그 금액을 늘려 부과할 수 있다. 여기서 위생사가 아니면서 위생사 명칭을 사용 시 "개별기준에 따른 과태료 금액"은 얼마를 말하는가?

① 50만원 　　② 40만원 　　③ 30만원
④ 20만원 　　⑤ 10만원

> **해설** 공중위생관리법 시행령 제11조(과태료의 부과) [별표 2]

15 생물테러감염병 또는 치명률이 높거나 집단 발생의 우려가 커서 발생 또는 유행 즉시 신고하여야 하고, 음압격리와 같은 높은 수준의 격리가 필요한 감염병은 몇 급 감염병인가?

① 생물테러감염병 　② 제4급감염병 　③ 제3급감염병
④ 제2급감염병 　⑤ 제1급감염병

> **해설** 감염병예방법 제2조(정의)
> ① 제1급감염병 : 생물테러감염병 또는 치명률이 높거나 집단 발생의 우려가 커서 발생 또는 유행 즉시 신고하여야 하고, 음압격리와 같은 높은 수준의 격리가 필요한 감염병을 말한다.
> ② 제2급감염병 : 전파 가능성을 고려하여 발생 또는 유행 시 24시간 이내에 신고하여야 하고, 격리가 필요한 감염병을 말한다.
> ③ 제3급감염병 : 그 발생을 계속 감시할 필요가 있어 발생 또는 유행 시 24시간 이내에 신고하여야 하는 감염병을 말한다.
> ④ 제4급감염병 : 제1급감염병부터 제3급감염병까지의 감염병 외에 유행 여부를 조사하기 위하여 표본감시 활동이 필요한 감염병을 말한다.

16 보고를 받은 의료기관의 장 및 감염병병원체 확인기관의 장, 의료기관에 소속되지 아니한 의사, 치과의사 또는 한의사는 감염병환자등이 제1급감염병으로 사망한 경우 즉시 누구에게 신고하여야 하는가?

① 보건소장을 거쳐 보건복지부장관
② 시·도지사
③ 보건소장을 거쳐 시·도지사
④ 보건복지부장관
⑤ 관할 보건소장에게 신고

> **해설** 감염병예방법 제11조(의사 등의 신고)
> ① 보고를 받은 의료기관의 장 및 감염병병원체 확인기관의 장은 질병관리청장 또는 보건소장에게, 의료기관에 소속되지 아니한 의사, 치과의사 또는 한의사는 관할 보건소장에게 다음과 같이 신고하여야 한다.
> 제1급감염병의 경우에는 : 즉시
> 제2급감염병 및 제3급감염병의 경우에는 : 24시간 이내
> 제4급감염병의 경우에는 : 7일 이내
> ② 육군, 해군, 공군 또는 국방부 직할 부대에 소속된 군의관은 감염병환자 진단 시 소속 부대장에게 보고하여야 하고, 보고를 받은 소속 부대장은 제1급감염병의 경우에는 즉시, 제2급감염병 및 제3급감염병의 경우에는 24시간 이내에 관할 보건소장에게 신고하여야 한다.

17 필수예방접종은 누가 실시하는가?

① 시·도지사 　　② 보건소장
③ 읍장·면장·동장 　　④ 국립검역소장
⑤ 특별자치시장·특별자치도지사 또는 시장·군수·구청장

> **해설** 감염병의 예방 및 관리에 관한법률 제24조(필수예방접종) : 특별자치시장·특별자치도지사 또는 시장·군수·구청장은 관할 보건소를 통하여 실시한다.

34 부양비란?

① (생산층인구 + 비생산층인구) × 100
② (비생산층인구 ÷ 생산층인구) × 100
③ (생산층인구 − 비생산층인구) × 100
④ (비생산층인구 − 생산층인구) × 100
⑤ (생산층인구 ÷ 비생산층인구) × 100

> **해설** 부양비 = $\dfrac{\text{비생산층 인구}}{\text{생산층 인구}} \times 100 = \dfrac{\text{비경제연령 인구}}{\text{경제연령 인구}} \times 100$

35 $\dfrac{\text{체중(kg)}}{[\text{신장(cm)}]^2}$ 은 무엇을 나타내는 것인가?

① 알파 지수
② 비만도(%)
③ Vervaek Index
④ Kaup Index
⑤ Rohrer Index

5 위생관계법령

01 샘물등의 개발 허가를 받으려는 자 중 먹는샘물등의 제조업을 하려는 자와 그 밖의 1일 취수 능력이 대통령령이 정하는 기준에 해당하는 규모의 샘물등을 개발하려는 자는 샘물등의 개발로 주변 환경에 미치는 영향과 주변 환경으로부터 발생하는 해로운 영향을 예측·분석하여 이를 줄일 수 있는 방안에 대하여 조사하여야 한다. 이러한 조사를 무엇이라 하는가?

① 환경영향조사
② 환경영향평가
③ 환경영향심사
④ 환경조사
⑤ 수질관리

> **해설** 먹는물관리법 제13조(환경영향조사)

02 다음 중 먹는물공동시설의 관리 대상에 해당하는 것은?

① 상시 이용인구가 50인 이상인 것으로 먹는물공동시설 소재지의 특별자치시장·특별자치도지사·시장·군수 또는 구청이 지정한 시설
② 상시 이용인구가 40인 이상인 것으로 먹는물공동시설 소재지의 특별자치시장·특별자치도지사·시장·군수 또는 구청이 지정한 시설
③ 상시 이용인구가 30인 이상인 것으로 먹는물공동시설 소재지의 특별자치도지사·시장·군수 또는 구청이 지정한 시설
④ 상시 이용인구가 50인 이상인 것으로 특별시장이 지정한 시설
⑤ 상시 이용인구가 50인 이상인 것으로 먹는물공동시설소재지의 시·도지사가 지정한 시설

> **해설** 먹는물관리법 시행규칙 제2조(먹는물공동시설의 관리)

03 다음은 광역상수도 및 지방상수도의 경우, 정수장에서의 수질검사를 설명한 것이다. 매일 1회 이상 측정하여야 하는 항목이 아닌 것은?

① 냄새
② 맛
③ 색도
④ 탁도
⑤ 질산성질소

> **해설** 먹는물 수질기준 및 검사 등에 관한 규칙 제4조(수질검사의 횟수) : 매일 1회 이상 측정은 ①·②·③·④번 외, 수소이온농도(pH), 잔류염소

04 일반 수도사업자를 관리하는 지방자치단체장은 수질검사 결과를 몇 년간 보존하여야 하는가?

① 1년
② 2년
③ 3년
④ 5년
⑤ 10년

> **해설** 먹는물 수질기준 및 검사 등에 관한 규칙 제7조(수질검사성적 등의 보존) : 일반 수도사업자, 전용 상수도 설치자를 관할하는 시장·군수 또는 먹는물 공동시설을 관리하는 일반 수도사업자를 관리하는 지방자치단체장은 수질검사 결과를 3년간 보존하여야 한다.

05 관할 구역에서 배출되는 생활폐기물을 처리하여야 하는 자는?

① 특별자치시장, 특별자치도지사, 시장·군수·구청장
② 시·도지사
③ 환경부장관
④ 도지사
⑤ 광역시장

> **해설** 폐기물관리법 제14조(생활폐기물의 처리 등) : 특별자치시장·특별자치도지사, 시장·군수·구청장은 관할 구역 안에서 배출되는 생활폐기물을 처리하여야 한다.

06 폐기물처리 시설의 종류 중 중간처분시설에 해당하지 않는 것은?

① 소각 시설
② 고형화·고화·안정화시설
③ 소멸화시설
④ 호기성·혐기성 분해 시설
⑤ 매립 시설

> **해설** 폐기물관리법 시행령 제5조(폐기물처리 시설) [별표 3] : 매립(관리형 매립, 차단형 매립)시설은 최종처분시설이다.
> 영 제1조의2(정의) : 폐기물처분시설이란 폐기물처리 시설 중 중간처분시설 및 최종처분시설을 말한다.

07 생활폐기물관리 제외지역으로 지정할 수 있는 지역은?

① 가구 수가 50호 미만 지역
② 가구 수가 100호 미만 지역
③ 가구 수가 150호 미만 지역
④ 가구 수가 300호 미만 지역
⑤ 가구 수가 500호 미만 지역

> **해설** 폐기물관리법 시행규칙 제15조(생활폐기물관리 제외지역의 지정) : 특별자치시장, 특별자치도지사, 시장·군수·구청장은 ①번 외, 산간·오지·섬지역 등으로써 차량의 출입 등이 어려워 생활폐기물을 수집·운반하는 것이 사실상 불가능한 지역을 생활폐기물관리 제외 지역으로 지정할 수 있다.

08 「감염병예방법」상 "제2급감염병"의 정의로 옳은 것은?

① 마시는 물 또는 식품을 매개로 발생하고 집단 발생의 우려가 커서 발생 또는 유행 즉시 방역 대책을 수립하여야 하는 감염병을 말한다.
② 생물테러감염병 또는 치명률이 높거나 집단 발생의 우려가 커서 발생 또는 유행 즉시 신고하여야 하고, 음압격리와 같은 높은 수준의 격리가 필요한 감염병을 말한다.
③ 전파 가능성을 고려하여 발생 또는 유행 시 24시간 이내에 신고하여야 하고, 격리가 필요한 감염병을 말한다.
④ 그 발생을 계속 감시할 필요가 있어 발생 또는 유행 시 24시간 이내에 신고하여야 하는 감염병을 말한다.
⑤ 제1급감염병부터 제3급감염병까지의 감염병 외에 유행 여부를 조사하기 위하여 표본감시 활동이 필요한 감염병을 말한다.

> **해설** 감염병예방법 제2조(정의)

21 순재생산율을 설명한 것이다. 맞는 것은?

> ㉮ 한 여성이 일생 동안 낳은 아기의 수
> ㉯ 순재생산율이 1.0이면 인구 정지, 1.0 이상이면 인구 증가, 1.0 이하면 인구 감소
> ㉰ 어머니의 사망률을 무시하는 재생산율 또는 한 여성이 일생 동안 낳은 여아의 총수
> ㉱ 총재생산율에서 어머니의 사망을 고려하는 경우

① ㉮, ㉯, ㉰ ② ㉮, ㉰ ③ ㉯, ㉱
④ ㉱ ⑤ ㉮, ㉯, ㉰, ㉱

◉해설 순재생산율 : 어머니의 사망을 고려하는 경우에는 순재생산율이라 한다(총재생산율에 모성까지 생존을 곱한 율).
(1.0 : 인구 정지 1.0 이상 : 인구 증가, 1.0 이하 : 인구 감소)

22 공중보건학에서 가장 중요하게 생각하는 건강의 대상은?

① 개인의 건강 ② 가족의 건강
③ 지역 사회 주민의 건강 ④ 근로자의 건강
⑤ 노인의 건강

◉해설 공중보건학은 지역 사회를 한 단위로 전체 주민의 건강 증진에 목적을 두고 있다.

23 공중보건에 관한 단독법을 최초로 제정한 나라는?

① 영국 ② 미국 ③ 이탈리아
④ 독일 ⑤ 스웨덴

◉해설 여명기 : 영국에서 세계 최초의 공중보건법(1848년)이 제정되었으며, 이 법에 근거하여 공중보건국과 지방보건국이 설치됨으로써 보건행정의 기틀이 마련되었다.

24 이조시대 왕실의료를 담당하였던 곳은?

① 전형사 ② 혜민서 ③ 내의원
④ 활인서 ⑤ 전의감

◉해설 조선시대(1392~1910년)
① 전형사 : 예조판서 산하에 의약을 다루는 관직
② 내의원 : 왕실의료 담당
③ 전의감 : 일반 의료행정 및 의과 고시 담당
④ 혜민서 : 의약과 일반 서민의 치료 담당
⑤ 활인서 : 감염병(전염병) 환자와 구호를 담당
⑥ 고종 31년(1894년) : 서양 의학적 지식이 처음 우리나라에 도입됨

25 보건행정계획에 있어서 계획, 사업, 예산, 체계를 나타내는 것은?

① PPBS ② OR ③ PERT
④ SA ⑤ CPM

◉해설 ① 보건행정의 관리 과정 : Gulick의 7가지 기본 관리 과정 POSDCoRB
㉮ 기획(Planning)
㉯ 조직(Organization)
  ㉠ 조직의 일반적인 순서(POAC) : 기획(Planning) → 조직(Organization) → 실행(Actuating) → 관리(Controlling)
  ㉡ 기능조직 : 계선조직, 참모조직, 보조조직
  ㉢ 조직의 7대 원칙 : 계층화의 원칙, 목적의 원칙, 분업의 원칙, 조정의 원칙, 명령통일의 원칙, 일치의 원칙, 통솔 범위의 원칙
② 행정계획과 평가
㉮ 계획 → 사업 → 예산 → 체계(PPBS ; Planning → Programming → Budgeting → System)
㉯ 운영연구(OR ; operation research) : 제2차 대전 당시 군사 작전상의 문제를 해결하기 위해 고안된 것

26 사회보장법에 관한 단독법이 최초로 제정 공포된 나라와 시기는?

① 영국, 1880년 ② 독일, 1884년
③ 스웨덴, 1910년 ④ 프랑스, 1930년
⑤ 미국, 1935년

◉해설 1935년 : 미국, 사회보장법을 제정(사회보장이란 용어를 공식적으로 처음 사용)

27 공적부조에 관련된 법이 아닌 것은?

① 재해구호법 ② 아동복지법
③ 의료보험법 ④ 국민기초생활보장법
⑤ 군사원호법

◉해설 ②번(아동복지법) : 공적부조가 아니고 공공복지 서비스이다.
공중보건학에서는 관습상 "위와 같은 문제"일 때에는 ③번(의료보험법)을 답으로 한다.
※ "생활보호법" 현재의 명칭은 "국민기초생활보장법"이다.

28 공중보건사업을 중앙집권으로 할 때 갖는 장점이 아닌 것은?

① 지역단위로만은 불가능하거나 의미가 없는 사업이 있다.
② 보건사업의 중첩을 피할 수 있다.
③ 지방 자체의 특색을 살려 보건사업을 할 수 있다.
④ 다른 행정부서의 협조하에 이루어져야 할 사업이 많다.
⑤ 국가시책이 지방 말단에 이르기까지 잘 반영된다.

◉해설 보건행정에는 하향식(국가중심)과 상향식(지역중심)이 있다.
① 중앙정부(하향식) : 지역 사회의 특성을 맞추기 어렵다.
② 지역중심(상향식) : 지역 사회의 특성에 맞는 사업을 할 수 있다.

29 우리나라에서 보건사업의 성공을 위한(보건행정의 접근방법으로) 가장 중요한 것은?

① 보건교육 ② 의료봉사 ③ 의료보험
④ 감염병 관리 ⑤ 환경위생 관리

30 다음 중 저소득층이나 노인층에 가장 적합한 보건교육방법은?

① 개인 접촉 방법 ② 강연회
③ 집단 토론 ④ 심포지엄
⑤ 버즈 세션(Buzz Session)

◉해설 저소득층이나 노인층에 가장 적합한 보건교육방법은 개인 접촉 방법이며, 개인 접촉 방법 중 가정 방문은 저소득층·노인층에게 가장 적합하다.

31 다음 중 왕래식 보건교육방법이 아닌 것은?

① 영화 ② 면접 ③ 강습회
④ 부녀회 ⑤ 집단 토론

◉해설 영화 : 일방적인 교육방법에 속한다.

32 다음 중 변이계수의 계산식은?

① 표준편차 ÷ 평균편차 ② 표준편차 ÷ 산술평균
③ 분산 ÷ 기하평균 ④ 평균 ÷ 중위수
⑤ 편차 ÷ 평균

33 우리나라에서 주산기사망률의 주산기란 무엇을 말하는가?

① 임신 28주 이후 + 생후 7일 이내 기간
② 임신 20주 이후 + 생후 7일 이내 기간
③ 임신 28주 이후 + 생후 100일 이내 기간
④ 임신 20주 이후 + 생후 6개월 이내 기간
⑤ 임신 10주 이후 + 생후 30일 이내 기간

◉해설 주산기사망률 $= \dfrac{\text{임신 28주 이후의 태아 사망자 수} + \text{생후 1주 이내 사망 수}}{\text{연간 28주 이후의 태아 사망자 수} + \text{연간 출생아 수}} \times 10^3$

제4회 실전모의고사

07 다음 중 개달물에 해당되지 않는 것은?
① 책　　② 의복　　③ 완구
④ 침구　　⑤ 토양

> 해설 개달물(fomites) : 공기, 토양, 물, 우유, 음식물(5가지)을 제외한 환자가 쓰던 모든 무생물을 개달물이라 한다. 환자의 손수건, 컵, 안경, 장신구 등(대표적인 질환 : 트라코마)

08 불현성 감염 : 현성 감염의 비율이 약 1 : 100 정도 되는 질병은?
① 백일해　　② 성홍열　　③ 홍역
④ 디프테리아　　⑤ 소아마비

> 해설 홍역의 접촉 지수 : 95%(100명에게 접촉 시 현성환자가 95명이 나타난다는 뜻)

09 사균백신, 생균백신(vaccine), 순화독소(toxoid) 등을 사용하여 얻어지는 면역은?
① 자연능동면역　　② 인공능동면역
③ 자연수동면역　　④ 인공수동면역
⑤ 감염면역

> 해설 후천적 면역
> ① 능동면역
> ㉮ 자연능동면역 : 질병에 감염된(질병이환) 후 형성되는 면역
> ㉯ 인공능동면역 : vaccine(병원체 자체)이나 toxoid(독소)의 예방접종 후 얻어지는 면역
> ② 수(피)동면역
> ㉮ 자연수(피)동면역 : 모체로부터 태반이나 수유를 통해 받는 면역
> ㉯ 인공수(피)동면역 : 면역혈청(Antiserum), 항독성(Antitoxin), 항체-γ-globulin) 등 인공제제를 접종하여 얻게 되는 면역

10 다음 중 인공능동면역으로 사균(死菌)백신을 이용하는 것은?
① 결핵　　② 백일해　　③ 파상풍
④ 디프테리아　　⑤ 두창

> 해설 인공능동면역 방법과 질병
> ① 생균백신 : 홍역, 두창, 탄저, 광견병, 결핵, 폴리오, 황열, 수두 등
> ② 사균백신 : 장티푸스, 파라티푸스, 콜레라, 백일해, 일본뇌염, A형·B형간염, 폴리오 등
> ③ 순화독소(toxoid) : 디프테리아, 파상풍 등
> ※ Sabin(생균)백신, Salk(사균)백신, 백신 = 왁찐

11 예방접종이 감염병 관리상 갖는 의미는?
① 감염원의 제거　　② 감수성 숙주의 관리
③ 병원소의 제거　　④ 환경의 관리
⑤ 유행 여부의 파악

12 우리나라에서 학동의 결핵관리를 위해 가장 유효한 대책은?
① 집단검진 및 BCG
② 학부형에 대한 보건교육
③ 이환아동의 색출 및 등교 중지
④ 이환교사의 색출 및 휴직 조치
⑤ 해당 사항 없음

13 결핵관리상 효율적인 방법이 아닌 것은?
① 예방접종 철저　　② 환자의 등록 치료
③ 집회 장소의 철저한 소독　　④ 개방성 환자의 격리 철저
⑤ 환자의 조기 발견

> 해설 결핵은 만성감염병으로 공기감염은 되지만 사람이 모이는 장소를 소독하는 것은 무의미할 수 있다.

14 환자의 격리를 어렵게 하는 대상이 아닌 것은?
① 건강보균자　　② 은닉환자
③ 잠복기보균자　　④ 간과환자
⑤ 현성환자

15 다음 중 2차 발병률을 산출하는 데 분모가 되는 것은?
① 발병 위험에 폭로된 비면역자 수
② 환자와의 접촉자 수
③ 전체 환자 수
④ 그 기간 내의 총인구수
⑤ 그 기간 내의 총사망 수

> 해설 2차 발병률 : 환자와 접촉자 중(접촉자 중 기감염자와 면역자는 제외)에서 새로 발병한 비율

16 발생률과 유병률이 거의 같은 경우는 다음 중 언제인가?
① 질병의 이환 기간이 길 때
② 질병의 이환 기간이 짧을 때
③ 한 지역에 많은 질병이 발생할 때
④ 치명률이 낮을 때
⑤ 만성 감염병이 유행할 때

> 해설 유병률(P) = 발생률(I) × 이환기간(D)

17 우리나라가 처음으로 국세조사를 실시하였던 시기는?
① 1915년　　② 1925년　　③ 1940년
④ 1945년　　⑤ 1950년

> 해설 우리나라 : 삼국시대 호구조사 이후 근대적 의미의 국세조사는 1925년 간이국조사가 처음이었다.

18 C. P. Blacker의 인구성장단계 중 출생률과 사망률이 최저가 되는 저위정지기는 몇 단계에 속하는가?
① 고위정지기(1단계)
② 초기확장기(2단계)
③ 후기확장기(3단계)
④ 저위정지기(4단계)
⑤ 감퇴기(5단계)

19 인구의 동태지수(Vital Index)란?
① (출생자 수 + 유출 수) × 100
② (출생자 수 − 사망자 수) × 1,000
③ (출생자 수 + 사망자 수) × 1,000
④ (출생자 수 ÷ 사망자 수) × 100
⑤ (출생자 수 − 사망자 수) × 100

> 해설 동태지수(증가지수) = $\frac{출생자수}{사망자수} \times 100$

20 다음 중 전입·전출이 없고 출생·사망의 증감만 고려한 인구는?
① 유입인구　　② 안정인구　　③ 개방인구
④ 봉쇄인구　　⑤ 모형인구

> 해설 ① 봉쇄인구
> ㉮ 전입·전출이 없고 출생·사망의 증감만 고려한 인구
> ㉯ 남녀 인구가 거의 동등하다.
> ② 개방인구
> ㉮ 자연 증감 이외에 유입·유출이 있는 인구
> ㉯ 지역의 산업구조(직업 여성·남성 수)에 따라 성비의 균형이 깨지기도 한다.

35 다음은 식품의 Microflora형성에 관한 설명이다. 잘못된 것은?

① 염장식품에는 호염균이 많이 번식한다.
② 당류를 함유한 산성식품에는 유산균이 많다.
③ 함수량이 많은 식품에는 곰팡이가 잘 번식한다.
④ 세균은 곰팡이보다 먼저 서식한다.
⑤ 일반식품에는 비병원성 식품미생물이 많이 서식하고 있다.

🔎 **해설** 함수량이 많은 식품에는 세균이 잘 번식한다.

36 다음 사항과 관계있는 검사는 무엇인가?

A : 비중 1.028~1.034
B : 지방질 함량 3.0%
C : pH 6.8 이하

① 어류의 신선도 검사기준
② 계란의 부패 검사기준
③ 우유의 검사기준
④ 단백질의 부패 검사기준
⑤ 지방의 부패 검사기준

🔎 **해설** 우유의 신선도 검사
① 산도 측정 : 신선한 우유는 pH 6.6~6.8(젖산으로는 0.18% 이하)
② 비중 : 1.032(가수 유무 또는 수분 첨가 유무)
③ 유지방 : 3.7% 정도 등

37 신선한 어류에서 우점종으로 나타나는 세균속은?

① Salmonella
② Clostridium
③ Aspergillus
④ Pseudomonas
⑤ Bacillus

🔎 **해설** Pseudomonas : 저온에서 번식한다. 따라서 어류에 우점종으로 나타난다.

38 쌀에 황변미를 일으키는 미생물은?

① 원충류
② 곰팡이
③ 세균
④ 바이러스
⑤ 리케치아

39 다음 중 대장균군의 특성은?

① 그람양성 간균으로 유당을 분해하는 호기성, 통성혐기성 균이다.
② 그람양성 구균으로 유당을 분해하는 호기성, 통성혐기성 균이다.
③ 그람음성 간균으로 포자를 형성하지 않고 유당을 분해하는 호기성, 통성혐기성 균이다.
④ 그람음성 구균으로 유당을 분해하는 호기성, 통성혐기성균이다.
⑤ 그람음성 구균으로 아포를 형성하고 편모를 갖지 않는다.

40 다음 중 분변오염의 지표미생물로 이용되는 것은?

① 대장균군
② 살모넬라균
③ 비브리오균
④ 포도상구균
⑤ 보툴리누스균

4 공중보건학

01 질병 발생이나 유행 현상을 수리적으로 분석하여 수식화한 역학은?

① 기술역학
② 분석역학
③ 이론역학
④ 실험역학
⑤ 작전역학

🔎 **해설** 이론역학 : 감염병의 발생 모델과 유행 현상을 수학적으로 수식화하여 발생이나 유행의 예측을 가능하게 하는 3단계적 역학이다.

---

02 역학적 분석에서 귀속위험도의 산출 방법은?

① 폭로군의 발병률 × 비폭로군의 발병률
② 비폭로군의 발병률 ÷ 폭로군의 발병률
③ 폭로군의 발병률 − 비폭로군의 발병률
④ 비폭로군의 발병률 − 폭로군의 발병률
⑤ 폭로군의 발병률 ÷ 비폭로군의 발병률

🔎 **해설** ① 귀속위험도(기여위험도) : 질병요인에 의한 희생자가 얼마나 되는가를 나타내는 방법이다.
② 귀속위험도(기여위험도) = 위험요인에 폭로된 실험군의 발병률 − 비폭로군의 발병률

03 감염병(전염병) 발생에 관여하는 6가지 요소의 순서가 올바른 것은?

① 병원소 − 병원소로부터 탈출 − 전파 − 신숙주의 감수성 및 면역 − 신숙주에의 침입
② 병원체 − 전파 − 병원소 − 병원소로부터 탈출 − 신숙주에의 침입 − 신숙주의 감수성 및 면역
③ 병원체 − 병원소 − 병원소로부터 탈출 − 전파 − 신숙주에의 침입 − 신숙주의 감수성 및 면역
④ 병원소 − 전파 − 신숙주에의 침입 − 신숙주의 감수성 및 면역 − 병원소에서 탈출 − 병원체
⑤ 병원체 − 병원소 − 전파 − 병원소로부터 탈출 − 신숙주에의 침입 − 신숙주의 감수성 및 면역

04 다음 중 바이러스성 감염병(전염병)이 아닌 것만으로 구성된 항목은?

① 유행성간염, 일본뇌염
② 폴리오, 풍진
③ 황열, 유행성이하선염
④ 콜레라, 이질
⑤ 두창, 홍역

05 다음 인간병원소 중 가장 관리하기 어려운 대상은?

① 감염병에 의한 사망자
② 건강(만성) 보균자
③ 회복기 보균자
④ 만성감염병 환자
⑤ 급성감염병 환자

🔎 **해설** 보균자는 잠복기보균자 · 회복기보균자 · 영구건강보균자가 있으며, 이들 보균자 중 가장 관리하기 힘든 것은 건강보균자이다.

06 다음 질병의 전파방법 중 직접전파에 속하는 것은?

① 비말핵에 의한 전파
② 활성 매개체 전파
③ 경난형 전파
④ 공동 매개체 전파
⑤ 비말에 의한 전파

🔎 **해설** 전파
① 직접전파 : 접촉에 의한 전파(성병, 에이즈), 비말에 의한 전파(디프테리아, 결핵 등)
② 간접전파 : 전파체가 있어야 하며 병원체가 병원소 밖으로 탈출하여 일정 기간 생존능력이 있어야 한다.
  ㉮ 활성 전파체(생물 전파체)
    ㉠ 기계적 전파 : 파리, 가주성 바퀴 등에 의한 전파(소화기계 감염병)
    ㉡ 생물학적 전파 : 증식형 · 발육형 · 발육증식형 · 배설형 · 난소전이형 전파
  ㉯ 비활성 전파체(무생물 전파체) : 공기, 토양, 물, 우유, 음식물, 개달물에 의한 전파
  ※ 비말 : 10μ 이상, 비말핵 : 10μ 이하

103

20 다음 중 최근에 식품위생상 문제가 되는 것은?
① 첨가물 사용 빈도의 증가 ② 트랜스지방 사용량의 감소
③ 기생충 질환의 증가 ④ 세균성 식중독의 증가
⑤ 원충류에 의한 중독 증가

해설 최근에 식품위생상 문제는 첨가물 사용 빈도의 증가이다.

21 다음 독버섯의 특징 중 자율신경계에 작용하여 부교감신경 말초 흥분을 일으키는 유독물질은 어느 것인가?
① amin ② gyromitrin ③ muscarine
④ ibotenio acid ⑤ lampterol

해설 ① 위의 내용은 muscarine 설명이다.
② lampterol : 위장장애

22 고시폴(gossypol)의 독성분을 함유하는 식품은?
① 감자 ② 버섯 ③ 면실유
④ 미나리 ⑤ 복어

23 섭조개가 갖고 있는 독소의 성분은?
① Tetrodotoxin ② Solanine ③ Muscarin
④ Saxitoxin ⑤ Sepsine

해설 대합조개, 섭조개, 홍합
① 독성분 : saxitoxin(5~9월에 발생)
② 중독 증상 : 말초신경마비
③ 치사율 : 10% 정도
④ 특징 : plankton(플랑크톤)의 생성독소를 조개가 섭취하여 조개의 체내에 축적한 것을 사람이 먹었을 때 중독 증상이 나타난다.

24 다음 중 Mycotoxin의 옳은 설명은 어느 것인가?
① 효소이다. ② 세균에 의한 대사산물이다.
③ 곰팡이의 대사산물이다. ④ 패류에 의한 독소이다.
⑤ 은행중독 성분이다.

25 이질아메바의 설명이 아닌 것은 어느 것인가?
① 병원체는 세균이다.
② 잠복기는 보통 3~4주일이다.
③ 이질아메바는 대장에 기생하며, 설사・점혈변이 주 증상이다.
④ 원충은 저항력이 약해서 배출된 후 12시간 이내에 죽는다.
⑤ 물속에서 1개월 정도 생존한다.

해설 아메바성이질(이질아메바) : 원충성 질환이다.

26 체외독소로 치명률이 가장 높고 신경 증상을 나타내는 식중독 원인균은?
① 살모넬라균 ② 보툴리누스균
③ 포도상구균 ④ 비브리오식중독
⑤ 대장균

27 기생충의 중간숙주와 질병을 연결한 것이다. 틀린 것은?
① 간디스토마 : 왜우렁 → 민물고기 : 간 비대, 복수, 황달
② 폐흡충 : 다슬기 → 가재・게 : 기침, 각혈
③ 아니사키스 : 갑각류(크릴새우) → 바다생선 : 소화관궤양
④ 유구조충 → 돼지 : 소화, 불량, 두통
⑤ 십이지장충 → 돼지 : 빈혈

28 우유의 살균온도와 시간 중 저온 살균에 해당하는 것은?
① 65℃, 30분 ② 75℃, 15초
③ 100℃, 15초 ④ 90℃, 30초
⑤ 121℃, 1초

해설 우유의 주요 살균법
① 저온 살균법 : 62~65℃, 30분간 정도
② 고온 단시간 살균법(H.T.S.T) : 71~75℃, 15초간
③ 초고온 순간 살균법(U.H.S.T) : 130~135℃, 2~3초 정도

29 콜레라와 비슷한 증상을 유발하는 식중독은?
① 살모넬라 식중독 ② 장염비브리오 식중독
③ 포도상구균 식중독 ④ 보툴리누스 식중독
⑤ 병원성 대장균 식중독

30 다음 중 NaCl이 미생물의 생육을 억제하는 이유에 해당되지 않는 것은?
① 식품 내의 수분활성 저하
② 산소분압의 감소
③ Cl^-의 독작용
④ 삼투압에 의한 원형질 분리
⑤ Na^+에 의한 능동운반 저하

31 미생물의 생육을 억제시킬 수 있는 당의 농도(당장법)는 몇 % 이상이어야 하는가?
① 20% ② 30% ③ 50%
④ 70% ⑤ 10%

해설 미생물의 생육을 억제시킬 수 있는 당의 농도 : 50%

32 어류의 사후변화가 바르게 기술된 것은?
① 사후강직 → 강직해제 → 자가소화 → 부패
② 사후강직 → 자가소화 → 강직해제 → 부패
③ 사후강직 → 부패 → 자가소화 → 강직해제
④ 자가소화 → 강직해제 → 사후강직 → 부패
⑤ 자가소화 → 사후강직 → 강직해제 → 부패

해설 어류의 사후변화 : 어류는 일정한 시간이 지나면 근육이 경직된 다음 조직 내에 있던 효소에 의해 연화분해된다.
사후강직 → 강직해제 → 자가소화(자기소화) → 부패

33 부패를 판정하는 방법 중 가장 기초적인 방법은 어느 것인가?
① 관능적 방법
② 미생물학적 방법
③ 휘발성 환원물질 측정
④ Histamine 측정
⑤ 휘발성 염기질소 측정법

해설 ① 관능적 방법 : 부패를 판정하는 방법 중 가장 기초적인 방법이다.
② 관능검사 : 성상, 맛, 냄새, 포장 상태 등을 검사 등

34 식품 중의 생균 수 안전한계는 얼마인가?
① 10^2/g ② 10^3/g ③ 10^{20}/g
④ 10^4/g ⑤ 10^5/g

해설 식품 중의 생균 수 안전한계 : 10^5/g

05 채독증의 원인이 되는 기생충은 어느 것인가?

① 편충
② 십이지장충(구충)
③ 회충
④ 선모충
⑤ 요충

해설 구충
① 구충에는 십이지장충과 아메리카구충이 있다.
② 경피감염 : 구충은 유충이 침입한 피부 국소에 소양감, 작열감이 생기면서 소위 풀독(채독증)이라 부르는 피부염을 일으킨다.
③ 증상 : 빈혈, 식욕 부진, 피부 건조 등

06 광절열두촌충(긴촌충)의 감염원이 될 수 있는 식품은?

① 채소
② 민물고기
③ 돼지고기
④ 가재
⑤ 소

07 이타이이타이병에서 나타나는 증상은?

① 안면마비
② 위장증상
③ 시력상실
④ 고열
⑤ 어깨, 허리, 골반의 통증

해설 카드뮴 : 어깨, 허리, 골반의 통증(이타이이타이병)을 호소한다.

08 식품에 잔류하는 항생물질이 일으키는 공중보건상의 문제점이 아닌 것은?

① 식중독균의 증식
② 급성·만성독성
③ 알레르기 발생
④ 균교대증
⑤ 내성균출혈

해설 항생물질이 일으키는 공중보건상의 문제점
① 항생물질에 의한 균교대증
② 내성균을 출현시킨다.
③ 만성독성을 야기시킨다.
④ 알레르기성을 유발시킨다.

09 DHA의 방부제를 사용할 수 없는 식품은?

㉮ 치즈	㉯ 버터	㉰ 마가린	㉱ 유산균 음료

① ㉮, ㉯, ㉰
② ㉮, ㉰
③ ㉯, ㉱
④ ㉱
⑤ ㉮, ㉯, ㉰, ㉱

해설 DHA : 치즈, 버터, 마가린 이외에는 사용하지 못한다.

10 다음 중 유해성 보존료가 아닌 것은?

① AF₂
② 붕산
③ 안식향산
④ 불소화합물
⑤ 포름알데히드

해설 안식향산 : 허용 방부제(보존제)이다.

11 다음 중 우유의 위생검사가 아닌 것은?

① 결핵 검사
② Phosphatase
③ 비중 검사
④ 파상열 검사
⑤ Q열 검사

해설 ① 우유의 살균지표 물질은 Phosphatase이다.
② 비중 검사 : 가수 여부 확인

12 세균성 식중독이 아닌 것은?

① 살모넬라균 식중독
② 장염비브리오 식중독
③ 복어 독에 의한 식중독
④ 아리조나 식중독
⑤ 보툴리누스 독에 의한 식중독

해설 복어 독에 의한 식중독 : 자연독 식중독이다.

13 장염 Vibrio 식중독의 원인균은 어느 것인가?

① Salmonella
② Staphylococcus aureus
③ Vibrio cholera
④ Clostridium botulinum
⑤ Vibrio parahaemolyticus

해설 Vibrio parahaemolyticus(장염비브리오 식중독균) : 호염성균, 열에 약하다.
②번 – 포도상구균 식중독균, ③번 – 콜레라균, ④번 – 보툴리누스 식중독균

14 손에 화농성 상처를 가진 사람이 식품을 다루었을 때 일어나기 쉬운 식중독은?

① 포도상구균 식중독
② 살모넬라 식중독
③ 보툴리누스 식중독
④ 웰치균 식중독
⑤ 장염비브리오 식중독

15 다음 중 Clostridium botulinum의 특성이 아닌 것은?

① 아포를 형성하며 내열성이 강하다.
② 통조림, 진공 포장 식품 등에 잘 번식한다.
③ 주모성 편모를 가지며 활발한 운동성이 있다.
④ 호기성의 그람음성 구균이다.
⑤ 균의 아포는 면역학적으로 A~G의 7가지형으로 분류한다.

해설 Clostridium botulinum : 혐기성, 그람양성, 아포형성, 주모균, 치명률이 높다.

16 다음 내용은 세균성 식중독에 대한 설명이다. 잘못된 것은?

① 잠복기가 길다.
② 잠복기가 짧다.
③ 면역이 형성되지 않는다.
④ 세균의 대량 섭취에 의해 발병한다.
⑤ 원인 식품에 기인한다.

해설 세균성 식중독 : 잠복기는 경구 감염병보다 짧다.

17 다음 중 설탕보다 250배의 단맛을 갖고 있으나 혈액독을 유발시키기 때문에 사용이 금지된 물질은?

① dulcin
② sorbitol
③ cyclamate
④ aspartam
⑤ saccharine

해설 dulcin(둘신) : 설탕보다 250배의 단맛을 갖고 있으며, 혈액독, 발암성, 중추신경에도 장애를 준다.

18 다음 중 물에 녹기 쉬운 무색의 기체로서 두부의 방부 목적으로 사용하여 문제를 일으키는 독성물질은?

① 황산
② butter yellow
③ 과산화수소
④ formaldehyde
⑤ 염산

19 Methyl alcohol(메틸알코올)의 독작용을 설명한 것이다. 옳은 것은?

① HCHO에 의한 운동장애
② HCHO에 의한 언어장애
③ HCHO에 의한 말초신경장애
④ HCHO에 의한 중추신경장애
⑤ HCHO에 의한 시신경장애

24 먼지진드기에 대한 설명 중 틀린 것은?
① 자충과 성충은 자유 생활을 하고 유충만 흡혈한다.
② 알에서 성충까지 1개월 소요된다.
③ 대기 중에 비포화 수분을 흡수하는 능력이 있다.
④ 습도가 중요한 생장 요인이다.
⑤ 성충의 수명은 2개월이다.

해설 집먼지진드기과 : ②·③·④·⑤번 외
① 집먼지진드기는 광의(廣義)로 집먼지(house dust) 속에 살고 있는 많은 종류의 진드기를 말한다.
② 유충 및 성충이 섭취하는 먹이 : 먼지 속에 섞여 있는 미세한 유기물질로 박리상피(剝離上皮), 비듬, 음식 부스러기, 미생물의 포자 등이다.
③ 대기가 건조하면 반대로 체내의 수분이 피부를 통해서 밖으로 빠져나가 생명을 잃게 된다.
④ 집먼지진드기와 알레르기성 질환 : 기관지천식(특히 소아천식), 비염, 아토피성피부염, 결막알레르기 등
⑤ 방제 : 가습기 사용을 금하고 베개, 이불, 담요 등을 자주 세탁한다.

25 항응혈성 살서제에 관하여 옳지 않은 것은?
① 한 번 먹으면 죽는다.
② 혈액의 응고를 방해하는 쥐약이다.
③ 4~5일간 계속 먹어야 죽는다.
④ 해독제는 비타민 K이다.
⑤ 기피성이 없다.

해설 만성 살서제(항응혈성 살서제) : 한 번 먹어서는 죽지 않는다.

26 성충 시기에는 흡혈을 안 하고 유충 시기에만 흡혈을 하는 진드기는?
① 집먼지진드기   ② 물렁진드기
③ 공주진드기   ④ 참진드기
⑤ 털진드기

해설 ① 털진드기 : 유충 시기에만 포유동물을 흡혈을 한다.
② 물렁진드기(공주진드기), 참진드기 : 유충, 성충 모두 흡혈한다.

27 엄격한 숙주 선택을 하는 곤충은?
① 사면발이   ② 모기   ③ 벼룩
④ 파리   ⑤ 바퀴

해설 이는 숙주 선택성이 엄격하다.

28 등줄쥐의 특징은?
① 등에 검은 줄이 있고 작다.
② 천장에서 주로 산다.
③ 보통 쥐보다 크다.
④ 도시에 주로 많다.
⑤ 가주성 쥐이다.

해설 등줄쥐(Apodemus agrarius)
① 등줄쥐는 들쥐 중 전국적으로 가장 많이 차지하고 있다.
② 등줄쥐는 들쥐의 일종으로 농촌지역에 많이 분포되어 있다.
③ 체색 : 검은 줄이 머리 위로부터 꼬리의 기부(基部)까지 있다.
④ 무게 : 20g 내외
⑤ 크기, 형태 등이 모두 생쥐와 비슷하나, 등의 검은 줄로 쉽게 구별이 된다.
⑥ 두동장(頭胴長) : 90~120mm이다.
⑦ 꼬리 : 82~88mm로 두동장보다 언제나 짧다.
⑧ 둥지 : 구멍을 S자로 1~2m 파고 그 속에 둥지가 있다.
⑨ 월동식량을 별도로 저장하는 습성이 없어, 겨울에도 먹이를 찾아 활동한다.

29 가주성 쥐의 특성을 틀리게 설명한 것은?
① 청각은 대단히 예민하다.
② 땅속에 구멍을 뚫고 사는 것은 대체로 시궁쥐이다.
③ 야간활동성이지만 시력은 근시이고 색맹이다.
④ 잡식성이며 섭취한 먹이가 이상하면 토해 버린다.
⑤ 생쥐의 활동 범위는 수 m이다.

해설 가주성 쥐의 특성 : ①·②·③·⑤번외
① 후각이 예민하여 이성이나 가족을 식별할 때 후각을 사용한다.
② 쥐는 점프(jump)에 능하다. 쥐는 선 자리에서 60cm까지 점프할 수 있다(생쥐 25cm 점프).
③ 곰쥐와 생쥐는 각종 파이프의 외부와 내부 또는 전선을 타고 이동한다(시궁쥐는 파이프나 전선을 타고 이동 못함).
④ 쥐는 달리다 넘을 때 수직 벽을 1m까지 뛰어오를 수가 있다.
⑤ 활동 범위 : 생쥐(3~10m), 곰쥐(15~50m), 시궁쥐(30~50m)
⑥ 수영 능력 : 생쥐(0.7km/hr), 곰쥐·시궁쥐(1km/hr)
⑦ 식성 : 잡식성이며, 구토하는 능력이 없다.

30 쥐 방제 시 미끼먹이를 사용하는 데 필요한 지식 중 내용이 틀린 것은?
① 하수구같이 습기가 많은 곳에는 파라핀을 섞어 덩어리를 매단다.
② 섭취율이 좋지 않을 때는 새로운 형의 미끼먹이를 시도한다.
③ 사전미끼는 4~8일간 설치한다.
④ 물이 귀한 곳에서 물미끼를 사용하는 것이 효과적이다.
⑤ 모든 살서제는 사전미끼를 설치해야 한다.

3 식품위생학

01 경구 감염병 중 바이러스에 의한 것은 어느 것인가?
① 콜레라   ② 이질
③ 장티푸스   ④ 디프테리아
⑤ 유행성간염

해설 ① 콜레라, 이질, 장티푸스 : 소화기계의 세균성 질환
② 디프테리아 : 호흡기계의 세균성 질환
③ 유행성간염(A형간염) : 바이러스성 질환

02 다음 중 인수공통 감염병이 아닌 것은?
① 결핵, 탄저   ② 파상열, 야토병
③ 성홍열, 이질   ④ 돼지단독, Q열
⑤ Listeria, Brucellosis

해설 ① 성홍열 : 사람에게만 발생하는 호흡기질환이다.
② 이질 : 세균성이질·아메바성이질은 사람에게만 발생하는 소화기계 감염병이다.

03 파상열(Brucellosis)의 병원균은 어느 것인가?
① Bacillus anthracis   ② Brucella melitensis
③ Tuberculosis   ④ Erysipelothrix
⑤ Listeriosis

04 스카치 테이프법을 이용하여 검사하는 기생충은 어떤 기생충을 말하는가?
① 회충   ② 요충   ③ 십이지장충
④ 선모충 ⑤ 간디스토마

13 훈증제는 다음 중 어느 부위를 통하여 곤충의 체내로 들어가는가?

① 발바닥(부절)　　　② 촉각
③ 구기　　　　　　　④ 기문(기공)
⑤ 복안

> **해설** 훈증제 : 미세한 살충제 입자로 공기 중에 부유하다가 곤충이 호흡할 때 공기와 함께 기문을 통해 들어가 중독 치사시키는 약제를 말한다.

14 방역용으로 쓸 수 없는 살충제는?

① 파라티온　　　② 마라티온　　　③ 다이아지논
④ 세빈　　　　　⑤ 아베이트

> **해설** parathion(파라티온)
> ① 포유동물에 대한 독성이 살충제 중 가장 높다.
> ② 특정독물(特定毒物)로 지정되어 있으므로 지정된 사람의 감독하에서만 사용하도록 규정되어 있다.
> ③ 마을 주변에서는 살포할 수 없으므로 방역용 살충제로 사용할 수 없다.

15 살충제의 인체중독사고를 예방 또는 치료하는 데 필요한 내용 중 옳지 않은 것은?

① 카바메이트계는 유기인제와 포유류에 대한 독성이 거의 비슷하다.
② 대부분의 살충제는 피부 접촉 시에도 중독된다.
③ 유기염소계에 중독되었을 때는 아트로핀을 투여한다.
④ 유기인계 중독 여부는 혈액의 코리네스트라제 효소의 양을 측정하면 된다.
⑤ 유기인계에 중독 시 휴식을 취하면 도움이 된다.

> **해설** ① 유기염소계 : 포유동물에 독성이 거의 없다.
> ② 살충제(유기인계, 카바메이트계)의 중독 증상을 느낄 때는 아트로핀을 반복 투여한다.

16 Permethrin(페메트린) 10%의 유제 20*l*를 희석하여 0.2% 살포액을 만들려고 한다. 이때 필요한 물의 양(*l*)은?

① 900　　　　② 980
③ 1,000　　　④ 1,500
⑤ 1,600

> **해설** $N_1V_1=N_2V_2$　　　　　　$N_1V_1=N_2 \times (V_1+x)$
> $10 \times 20 = 0.2 \times (20 + x)$　　$100 \times 20 = 2 \times (20 + x)$
> $2,000 = 40 + 2x$　　　　　　$\therefore x = 980$

17 동일 살충제, 동일 농도의 경우라도 제제에 따라 위험도가 다르다. 잘못 연결된 것은?

① 용제 > 유제　　　　② 용제 > 수화제
③ 수화제 > 유제　　　④ 유제 > 분제
⑤ 분제 > 입제

> **해설** 살충제의 위험도 : 용제 > 유제 > 수화제 > 분제 > 입제 순이다.

18 방역용 살충제의 조건 또는 개념에서 틀린 것은?

① 가격과는 별 관계가 없다.
② 가격이 염가라야 한다.
③ 환경을 가능한 오염시키지 말아야 한다.
④ 인축 독성이 낮거나 없어야 한다.
⑤ 다른 약제와 혼용해도 약효가 떨어져서는 안 된다.

> **해설** 살충제의 조건 : ②·③·④·⑤번이다

19 살충제의 생리적 저항성 개념에서 틀린 것은?

① 저항성이 생기는 정도나 속도는 개체군의 크기, 접촉빈도, 곤충의 습성이나 유전인자의 성격 등 여러 요인에 의하여 결정된다.
② 저항성 발전 요인이 살충제 사용 이전에 이미 개체군의 일부 개체에 존재하고 있다.
③ 단일 유전자에 의한 특수 방어 기능이 아닌 다른 힘에 의하여 살충제에 대항하는 힘이 증강되었을 경우
④ 대다수의 해충을 치사시킬 수 있는 농도에서 대다수가 생존할 수 있는 능력이 발달되었을 때
⑤ 저항성을 위한 돌연변이를 유발하지 않는다.

> **해설** 저항성(resistance)
> ① 저항성이란 대다수의 해충을 치사시킬 수 있는 농도에서 대다수가 생존할 수 있는 능력이 발달되었을 때를 말한다.
> ② 저항성은 후천적 적응이 아니고 선천적인 단일 유전자에 의한 것이므로 저항성 발전요인은 살충제 사용 이전에 이미 개체군의 일부 개체에 존재하고 있다.
> ③ 저항성이 생기는 정도나 속도는 개체군의 크기, 접촉빈도, 곤충의 습성이나 유전인자의 성격 등 여러 요인에 의하여 결정된다.
> ④ 단일 유전자에 의한 저항성을 생리적 저항성(physiological resistance)이라 한다.
> ⑤ 살충제 자체가 저항성을 나타내는 유전자의 돌연변이를 유발하지 않으며, 정상적으로 일어나는 돌연변이 발생비율이 증가하지도 않는다.

20 극미량연무를 할 때 노즐(Nozzle)의 각도는 얼마가 좋은가?

① 수직　　　　② 수평　　　　③ 위로 45°
④ 밑으로 45°　⑤ 아래로 30°

> **해설** 극미량연무(ULV)
> ① 극미량연무는 살포 기구의 내부 구조를 특수 제작하여 물리적 방법으로 살충제 입자를 50μ 이하로 미립화하여 살포하는 것이다.
> ② 살충제 입자의 크기 : 5~50μ
> ③ 경유로 희석할 필요가 없고 고농도의 살충제 원제를 살포하므로 분사량이 시간당 1갤런 내외로 극히 미량이고, 최대 분사량도 5gal/hr 이내이다.
> ④ 노즐(Nozzle) : 45° 각도로 상향(上向) 고정한다

21 공기압축 분무기로 잔류분무를 하고자 할 때 평균 얼마나 공기를 압축시켜야 하는가?

① 20Lb　　　② 40Lb　　　③ 50Lb
④ 60Lb　　　⑤ 100Lb

> **해설** 잔류분무 시 탱크 내 공기압력 : 40lb/in²
> ※ 1lb(libra ; 리브라) : 0.453kg

22 냉장고 밑이나 싱크대의 틈새에 있는 바퀴를 방제하려고 한다. 가장 적합한 노즐의 형태는?

① 부채형　　　② 원추형　　　③ 방사형
④ 직선형　　　⑤ 부정형

23 벼룩이 옮기는 감염병은?

① 발진티푸스　　　　② 유행성출혈열
③ 황열　　　　　　　④ 페스트, 발진열
⑤ 장티푸스

제4회 실전모의고사

03 독일바퀴의 특성이 아닌 것은?
① 낮은 온도를 선호　② 군거성
③ 잡식성　　　　　 ④ 저작형 구기
⑤ 야행성

해설 바퀴 또는 독일바퀴(Blattella germanica)
① 분포 : Blattella germanica(독일바퀴)는 우리나라에서도 전국적으로 분포하고 있다.
② 형태
㉮ 가주성 바퀴 중 가장 소형이다.
㉯ 암수 모두 밝은 황갈색이고 암컷은 약간 검다.
㉰ 전흉배판에 2줄의 흑색 종대가 있다.
③ 생활사 및 습성
㉮ 암컷은 일생 동안 4~8회의 난협(알주머니)을 산출(産出)하는데 후기의 것일수록 알 수가 적어진다.
㉯ 난협은 알이 부화할 때까지 어미 품에 붙어 있다.
㉰ 30℃ 정도가 최적온도이고 20℃ 이하의 낮은 온도에서는 활동을 중지한다.
㉱ 날개는 잘 발달되어 있으나 날지는 못하며, 민활한 동작으로 질주(疾走)한다.
㉲ 잡식성, 저작형 구기
㉳ 군거성이며 야행성이다.

04 모기 유충과 번데기의 설명이다. 맞는 것은?

㉮ 유충 : 저작형구기가 있다.
㉯ 번데기 : 호흡각(呼吸角, trumpet)이 있는데 끝에 기문이 열려 있어 유충처럼 대기의 산소를 호흡한다.
㉰ 번데기 : 유영편을 이용하여 수중에서 빠른 속도로 움직인다.
㉱ 유충 : 모든 유충은 호흡관을 이용하여 대기의 산소를 호흡한다.

① ㉮, ㉯, ㉰　② ㉮, ㉰　③ ㉯, ㉰
④ ㉱　　　　 ⑤ ㉮, ㉯, ㉰, ㉱

해설 학질모기아과 유충은 호흡관이 없다.

05 모기가 숙주의 피를 흡혈할 때 숙주로부터 가장 먼 거리에서 숙주를 찾을 수 있는 것은?
① 체습　　② 체취　　③ 체온
④ CO_2 농도　⑤ 시각

해설 모기의 흡혈 습성
① 숙주 동물 찾아가는 요인 : 1차적으로 이산화탄소(탄산가스, CO_2), 2차적으로 시각, 체온, 습기 등
② 모기가 숙주의 피를 흡혈할 때 숙주로부터 가장 먼 거리에서 숙주를 찾을 수 있는 것은 체취이다.

06 학질모기속 유충에 대한 설명 중 잘못된 것은?
① 호흡관이 퇴화되어 있다.
② 장상모(palmate hair)가 있다.
③ 수면에 각도를 갖고 매달린다.
④ 수면에 평행으로 뜬다.
⑤ 하수구 등에 서식하지 않는다.

해설 중국얼룩날개모기 유충의 특징 : ①·②·④·⑤번 외
① 유충의 서식 장소 : 깨끗한 곳에서 서식한다(논, 관개수로, 늪, 빗물 고인 웅덩이 등), 하수구 등에는 서식하지 않는다.
② 얼룩날개모기알 : 공기주머니인 부낭을 갖고 있다.
※ 작은빨간집모기 유충 : 수면에 각도를 갖고 매달린다.

● 중국얼룩날개모기 성충의 형태적 특징
① 날개의 전연맥에 백색반점이 2개 있다.
② 전맥에 흑색반점이 2개 있다.
③ 촉수의 각 마디의 말단부에 좁은 흰 띠가 있다.
④ 전체적으로 흑색의 중형모기이다.
⑤ 휴식 시 45~90°를 유지한다.

07 먹파리(곱추파리)가 옮기는 질병은?
① 오로야열　　② 말레이사상충
③ 로아사상충　④ 카라아잘
⑤ 회선사상충

해설 먹파리(곱추파리)가 옮기는 질병 : 회선사상충

08 집파리에 의하여 질병이 전파(기계적 전파)되는 경우가 아닌 것은?
① 다리 강모에 의하여　② 구기의 털에 의하여
③ 날개를 서로 비벼서　④ 욕반에 묻혀서
⑤ 분비물, 배설물 등을 먹고 토함

해설 집파리가 병원체를 음식물이나 식기에 옮기는 방법
① 병원체를 몸의 표면 특히 주둥이의 순판과 발톱 사이에 있는 점액질로 덮여 있는 욕반에 부착시켜서 옮긴다.
② 병원체를 먹이와 함께 섭취하고 소화기관을 통과 분(糞)과 함께 배출해서 옮긴다.
③ 고체 먹이를 섭취하려고 소낭 내 물질을 토해낼 때 병원체를 배출해서 옮긴다.

09 흡혈노린재가 매개하는 질병은?
① 록키산홍반열　② 모래파리열
③ 오로야열　　　④ 아메리카수면병
⑤ 아프리카수면병

해설 흡혈노린재와 질병
① 흡혈노린재(트리아토민노린재)는 샤가스병 일명 아메리카수면병 (American trypanosomiasis)을 옮긴다.
② 샤가스병 병원체의 인체 감염 경로는 노린재의 흡혈에 의한 것이 아니고, 배설물에 섞여 나온 병원체가 손상된 피부를 통하여 침입하여 감염되는 것이다.

10 벼룩을 공중보건상 중요하게 생각하는 이유는?
① 야생동물들 사이에 흑사병(페스트)을 옮기고 사람에게도 옮긴다.
② 쥐에서 사람에게 페스트나 발진열을 옮긴다.
③ 흡혈을 하므로 자극적이고 불쾌하다.
④ 기생충의 중간숙주 역할을 한다.
⑤ 이상 모두 해당된다.

해설 벼룩매개 질병: ①·②·③·④번 외, 자교에 의한 직접적 피해(물리면 가려우므로 수면을 방해한다.)

11 절지동물에 의한 생물학적 전파 중 발육형에 속하는 것은?
① 사상충　　　　② 흑사병
③ 말라리아, 수면병　④ 수면병
⑤ 황열

12 해충 방제 방법 중 열처리법에 대한 설명이다. 틀린 것은?
① 목재의 해충을 방제하기 위해 열처리할 경우에는 목재의 두께와 관계없이 동일한 온도(55℃)에서 처리 시간을 달리한다.
② 옷이나 침대 등에 발생한 이, 빈대, 진드기는 열처리를 하여 방제할 수 있다.
③ 바퀴는 영하 8℃(-8℃) 이하에서 1시간 정도 노출 처리하여도 방제된다.
④ 이 빈대는 −17℃ 이하에서 2시간 정도 노출 처리하면 방제할 수 있다.
⑤ 고온(55℃에서 1시간) 열처리하면 모든 곤충은 죽지 않는다.

해설 ① 목재의 해 충방제 : 25mm 목재의 경우 55℃에서 2.5시간, 75mm 목재의 경우 55℃에서 6.5시간 노출시켜 해충을 방제한다.
② 고온(55℃에서 1시간) 열처리하면 모든 곤충은 죽는다.

40 다음 직업과 그 작업에서 오는 직업병을 연결한 것 중 <u>틀린</u> 것은?

① 용접공 – 백내장
② 인쇄공 – 진폐증
③ 항공기정비사 – 소음성난청
④ 도료공 – 빈혈
⑤ 용광로 화부 – 열쇠약

🔘해설 인쇄공 : 납(연) 중독

41 다음의 단위 중 dB는 무엇을 말하는가?

① 음압 수준(음의 강도)　　② 음의 주파수
③ 음질　　　　　　　　　④ 음의 양
⑤ 소음

42 일상적으로 근무하면서 폭로될 때 청력장애(난청)를 일으키기 시작할 수 있는 음의 최저치는?

① 65~70dB　　　　　② 75~80dB
③ 90dB　　　　　　　④ 100~105dB
⑤ 110dB 이상

🔘해설 가청음역과 난청
① dB(A) : 음의 강도(음압 수준)
② phon : 음의 크기
③ Hz : 진동수의 단위
④ 소음의 허용한계(8시간 기준) : 90dB(A)
⑤ 건강인의 들을 수 있는 범위, 즉 가청음역 : 20~20,000Hz
⑥ 난청을 조기에 발견할 수 있는 주파수 : 4,000Hz(C_5-dip)

43 다음 중 소음성 난청의 초기 단계인 C_5-dip 현상이 잘 일어나는 주파수는?

① 25,000Hz　　　　② 10,000Hz
③ 4,000Hz　　　　　④ 2,000Hz
⑤ 1,000Hz

🔘해설 C_5-dip : 4,000cycle에서 최저가 저주파를 말한다.

44 규폐증을 일으키는 물질이 <u>아닌</u> 것은?

① 유리규산(SiO_2)　　② 규석
③ 석영　　　　　　　　④ 규조토, 석영유리
⑤ 금속 fume

🔘해설 ① 규폐증은 주로 유리규산(SiO_2)의 흡입으로 폐에 만성섬유증식을 일으키는 질환이다.
② 유리규산은 결정형(結晶形 ; 규석, 석영), 미세결정형 및 무정형(無晶形 ; 규조토, 석영유리)의 3종이 있는데 이 중에서 결정형이 제일 문제가 된다.

45 수영장의 유리잔류염소량은 얼마로 규정되어 있는가?

① 0.05ppm　　　　② 0.1ppm
③ 0.2ppm　　　　　④ 0.3ppm
⑤ 0.4~1.0ppm

🔘해설 수영장의 수질기준 : 유리잔류염소는 0.4~1mg/l, 결합잔류염소는 최대 0.5mg/l

46 온천수 등의 욕수에 대한 수질기준 항목은 어느 것인가?

① 탁도　　　　　　　② 색도
③ 수소이온 농도　　　④ 과망간산칼륨 소비량
⑤ 총대장균군

🔘해설 온천 목욕장 욕수의 수질기준
① 원수 : 총대장균군을 검사하되, 총대장균군은 100ml 중에서 검출되지 아니하여야 한다.
② 욕조수(浴槽水) : 총대장균군을 검사하되, 1개를 초과하여 검출되지 아니하여야 한다.

47 눈의 보호를 위해 가장 좋은 실내 조명방법은 어느 것인가?

① 반직접조명　　② 간접조명　　③ 직접조명
④ 반간접조명　　⑤ 이상 모두

🔘해설 직접조명은 밝기 측면에서는 효과가 있으나 눈의 피로를 가져온다.

48 다음 중 실내의 최저 기준 조도는?

① 60Lux　　　　　　② 100~150Lux
③ 200~300Lux　　　④ 500Lux
⑤ 300~600Lux

🔘해설 실내 조도 기준
① 세면장 · 화장실 : 60~150Lux
② 식당 · 강당(집회장) : 150~300Lux
③ 교실 · 현관 · 복도 · 층계 · 실험실(일반) : 300Lux 이상 (300~600Lux)
④ 도서실 · 정밀작업 : 600~1,500Lux

49 고압증기멸균법의 압력과 처리 시간으로 맞는 것은?

① 10Lb, 15분간　　　② 15Lb, 20분간
③ 20Lb, 15분간　　　④ 20Lb, 30분간
⑤ 30Lb, 30분간

🔘해설 고압증기멸균법
① 121℃, 15Lb, 20분간 실시하며, 아포형성균의 멸균에 사용된다.
② 사용 : 초자기구, 고무제품, 자기류 등에 사용된다.

50 석탄산계수가 2이고 석탄산의 희석배수가 30인 경우, 실제 소독약품의 희석배수는?

① 15배　　　　② 28배　　　　③ 32배
④ 60배　　　　⑤ 120배

🔘해설 석탄산계수 = $\dfrac{소독약의\ 희석배수}{석탄산의\ 희석배수}$

$2 = \dfrac{x}{30}$　∴ x = 60배

2　위생곤충학

01 불완전변태에서 볼 수 있는 발육단계는?

① 알 – 자충(유충) – 성충
② 알 – 유충 – 자충 – 성충
③ 알 – 유충 – 번데기 – 성충
④ 알 – 성충 – 유충
⑤ 알 – 자충 – 번데기 – 성충

🔘해설 불완전변태
① 발육단계 : 알 – 유충 – 성충
② 종류 : 이, 바퀴, 빈대, 진드기 등
③ 유충(幼蟲) = 약충(若蟲), 자충(仔蟲)
④ 불완전변태를 하는 곤충의 경우 유충(幼蟲, larve) 대신 약충(若蟲, nymph)이란 용어를 사용한다. 자충(仔蟲)이라 부르기도 한다.

02 다음 중 거미강에 속하는 것은?

① 털진드기　　② 가재　　③ 지네
④ 게　　　　　⑤ 벼룩

25 빛의 종류별 파장의 길이를 바르게 표시한 것은?
① 적외선 > X선 > 자외선
② γ선 > X선 > 전파
③ 전파 > 적외선 > 가시광선
④ 가시광선 > 적외선 > 자외선
⑤ 전파 > 가시광선 > 적외선

해설 파장의 길이가 긴 순서 : 전파 > 적외선 > 가시광선 > 자외선 > X선 > γ선 > 우주선

26 오존층에서 자외선을 흡수하는 파장 범위는?
① 150~200nm   ② 180~200nm
③ 200~350nm   ④ 200~290nm
⑤ 300~350nm

27 광화학적 오염에 관여하는 물질이 아닌 것은?
① 질소산화물(NOx)   ② 유황산화물(SOx)
③ 유기물   ④ 탄화수소(HC)
⑤ 오존(O_3)

28 대기 중에 존재하는 먼지의 크기는 보통 어느 정도인가?
① 0.001~0.01μ   ② 1~100μ
③ 0.1~10μ   ④ 0.01~0.1μ
⑤ 10~0.01μ

해설 대기 중에 존재하는 먼지의 크기는 0.001~500μm 정도이나 0.1~10μm 정도의 크기가 대부분이다.

29 다음 중 조혈기능 장애를 일으키는 물질은 어느 것인가?
① 비소   ② 납, 벤젠   ③ 아연
④ 황화수소   ⑤ 오존

30 대기의 온실효과는 지구의 온도를 높인다고 한다. 그 이유는?
① 대기 중 먼지의 증가로 이 먼지가 복사열을 흡수하기 때문
② 일산화탄소 증가로 자외선 부근의 복사열을 흡수하기 때문
③ 아황산가스 증가로 적외선 부근의 복사열을 흡수하기 때문
④ 이산화탄소의 증가로 적외선 부근의 복사열을 흡수하기 때문
⑤ 화산 폭발로 인한 방사열이 대기 중에 흡수되어 있기 때문

31 대기권의 상층부가 하층부보다 기온이 높은 상태를 무엇이라 하는가?
① 기온역전   ② 온열조건   ③ 기온감률
④ 기후요소   ⑤ 등온변화

해설 기온역전 : 상층기온 > 하층기온

32 미국의 대륙 서쪽 동태평양 적도 인근의 해수온도가 상승하면서 일으키는 현상은?
① 엘니뇨   ② 라니냐   ③ 황사
④ 태풍   ⑤ 온실효과

33 현대 공해의 특성으로 볼 수 없는 것은?

| ㉮ 누적화 | ㉯ 다발화 | ㉰ 다양화 | ㉱ 국소화 |

① ㉮, ㉯, ㉰   ② ㉮, ㉰   ③ ㉯, ㉱
④ ㉱   ⑤ ㉮, ㉯, ㉰, ㉱

해설 우리나라의 대기오염의 특징
① 최근 우리나라의 대기오염 양상은 점점 복잡 다양화되어 가고 있다.
② 우리나라의 환경 오염(대기오염)은 날로 증가 일로에 있다.
③ 질소산화물은 자동차 배출가스와 화력발전소 등에서 다량 배출되고 전체적으로 증가하고 있다.
④ 우리나라의 주요한 대기오염물질은 배출구에 따라 다르지만 아황산가스가 많이 배출되고 있으나, 최근 들어서는 아황산가스는 줄어드는 반면, 질소산화물, 미세먼지, 옥시던트(오존 등) 등도 문제가 되고 있다.

34 다음 지역 중 대기오염 사건이 일어난 도시가 아닌 곳은?
① Meuse Valley   ② Donora
③ London   ④ Paris
⑤ L.A

해설 뮤즈계곡(Meuse Valley) 사건(1930년), 도쿄요꼬하마 사건(1946년), 도노라(Donora) 사건(1948년), 포자리카(Poza Rica) 사건(1950년), 런던(London) 사건(1952년), 로스앤젤레스(L.A ; Los Angeles) 사건(1954년)
※ 러브커넬 사건(1978, 미국) : 폐기물 오염사건 중 유기화합물질(다이옥신)에 의해 발생한 사건임.

35 다음 지역 중 대기오염 사건이 일어난 도시가 아닌 곳은?
① Poza Rica   ② Donora
③ London   ④ 미나마타
⑤ L.A

36 소각처리를 할 때 환경위생상 가장 큰 문제점이 되는 것은?
① 화재 발생   ② 대기 오염   ③ 악취 발생
④ 쥐의 서식   ⑤ 먼지 비산

37 위생적 매립방법을 할 때 가장 큰 단점은?
① 토지 요구량이 크다.
② 파리나 쥐가 서식한다.
③ 인건비가 많이 든다.
④ 폐기물의 분류가 선행되어야 한다.
⑤ 종이, 먼지의 비산이 많다.

해설 위생적 매립방법의 가장 큰 단점은 많은 토지를 필요로 한다.

38 쓰레기의 위생적 매립 시 복토용 흙이 갖추어야 할 사항이 아닌 것은?
① 동물 시체의 침출수 방지
② 종이, 먼지의 비산 방지
③ 파리의 접근 방지
④ 물의 침투 방지
⑤ 압축성이 클 것

39 이상 고온에서 작업할 때 치사율이 가장 높은 질환은?
① 열경련   ② 일사병   ③ 열쇠약
④ 열허탈   ⑤ 열피로

12 PCB에 관한 설명 중 잘못된 것은?

① 물리적 · 화학적으로 안정하고 난연성이다.
② DDT와 BHC와 같은 염소를 함유하는 물질이다.
③ 전기절연성이 높고 콘덴서 등의 전기기기 제조에 사용된다.
④ 일반적으로 수용성이므로 생체 내에 들어가도 지방조직에 축적되는 일은 없다.
⑤ 생물 농축에 의해 축적된다.

해설 PCB는 지용성이므로 생체 내에 들어가 지방조직에 축적된다.

13 오염원과 오염원으로부터 주로 배출되는 유해물질이 틀리게 짝지어진 것은?

① 축전지 제조공장 – 납   ② 도금 공장 – 시안
③ 농약 제조공장 – 비소   ④ 온도계 제조공장 – 크롬
⑤ 안료 제조공장 – 유기인

해설 ① 안료 제조공장 : Pb, Cd, Cr 등이 배출된다.
② 유기인 : 농약 공장에서 배출된다.

14 암모니아의 원인물질은?

① 탄수화물   ② 무기물   ③ 유기성 단백질
④ 지방   ⑤ 칼슘

해설 질산화반응(호기성) : 유기성질소(단백질) → NH_3-N → NO_2-N → NO_3-N

15 성층현상과 가장 관계 깊은 인자는?

① 적조현상   ② 유기물 농도   ③ 인 농도
④ 온도   ⑤ 염류농도

해설 성층현상 : 호수에서는 수심에 따른 온도의 변화로 물의 밀도 차가 발생하여 표층, 변천대, 정체층 등으로 층이 발생하는데 이러한 현상을 성층현상이라 한다.

16 분뇨를 혐기성 방법으로 처리할 때 장점이 아닌 것은?

① 소화가스를 모아서 열원으로 이용한다.
② 호기성 처리방법에 비하여 소화 속도가 빠르다.
③ 유지관리비가 적게 든다.
④ 기생충란을 사멸시킨다.
⑤ 수인성 감염병의 전파를 막을 수 있다.

해설 혐기성처리는 호기성 처리방법에 비하여 소화 속도가 느리다.

17 하수의 운반시설 중 분류식의 장점은 어느 것인가?

① 항상 일정한 유량을 유지할 수 있다.
② 수리가 용이하다.
③ 빗물에 의해 하수관이 자연히 청소된다.
④ 점검이 간단하다.
⑤ 건설비가 적게 든다.

해설 ② · ③ · ④ · ⑤번은 합류식의 장점이다.
하수 처리방식에는 합류식과 분리식이 있다.
① 합류식 : 합류식이란 우수와 오수를 합쳐서 처리하는 방식으로써 평상시 오수만 유입 시 유속이 작아져 관내에 고형물이 퇴적되기 쉽다.
㉮ 장점
ㄱ 건설비가 적게 든다.
ㄴ 관이 크므로 보수 · 점검 · 청소를 하기가 용이하다.
ㄷ 하수관이 우수에 의해 자연적으로 청소가 된다.
㉯ 단점
ㄱ 강우 시 하수량이 많아져 수처리가 어렵다.
ㄴ 강우 시 큰 유량에 대비하여 단면적을 크게 하므로 가뭄이 계속되는 여름철에는 침전물이 생겨 부패하기 쉽다.
ㄷ 폭우에는 범람의 우려가 있다.
② 분류식 : 우수와 오수를 분리하는 것으로써 항상 일정한 유량을 유지할 수 있으며, 장단점은 합류식의 반대가 된다.

18 군집독을 일으키는 가스의 변화를 바르게 설명한 것은?

① CO_2 증가, O_2 감소, 악취 증가, 기타 가스의 증가
② CO_2 증가, O_2 증가, 악취 증가, 기타 가스의 증가
③ CO_2 증가, O_2 감소, 악취 감소, 기타 가스의 증가
④ CO_2 증가, O_2 감소, 악취 증가, 기타 가스의 감소
⑤ CO_2 감소, O_2 감소, 악취 증가, 기타 가스의 증가

19 무색, 무취, 무자극성으로 공기보다 가벼우며 물체가 불완전연소할 때 발생하는 기체는?

① CO_2 ② CO   ③ O_2
④ N_2 ⑤ SO_2

해설 가스의 비중 = 가스의 무게 / 공기의무게
CO의 비중 = 28 / 28.8 = 0.97   ∴ CO는 공기보다 가볍다.

20 온열환경에 있어 가장 중요한 온열요소를 정확하게 설명한 것은?

① 기온, 일교차, 습도   ② 기온, 기습, 기류, 복사열
③ 복사열, 실내 온도, 일교차 ④ 실내 온도, 기류, 감각온도
⑤ 기온, 기류, 일교차

해설 온열요소(온열조건 4인자) : 기온, 기습(습도), 기류, 복사열

21 다음 중 거의 모든 사람이 쾌적감을 느낄 수 있는 겨울철의 최호적 감각온도는?

① $60°F$ ② $64°F$ ③ $66°F$
④ $71°F$ ⑤ $80°F$

해설 ① 겨울철의 최적 감각온도 : $66°F$
② 여름철의 최적 감각온도 : $71°F$

22 다음 중 불쾌지수를 구하는 방법으로 맞는 것은?

① (건구온도 × 습구온도)℃ × 0.72 + 40.6
② (건구온도 × 습구온도)℃ + 0.72 + 40.6
③ (건구온도 + 습구온도)℃ × 0.72 + 40.6
④ (건구온도 + 습구온도)℃ ÷ 0.72 + 40.6
⑤ (건구온도 − 습구온도)℃ × 0.72 + 40.6

해설 불쾌지수(DI ; Discomfortable Index)
① 불쾌지수 = (건구온도 + 습구온도)℃ × 0.72 + 40.6
= (건구온도 + 습구온도)°F × 0.4 + 15
② 불쾌지수와 불쾌감
㉮ 불쾌지수 70 : 10%의 사람이 불쾌감을 느낀다.
㉯ 불쾌지수 75 : 50%의 사람이 불쾌감을 느낀다.
㉰ 불쾌지수 80 : 100%의 사람이 불쾌감을 느낀다.
㉱ 불쾌지수 85 : 견딜 수 없는 상태이다.

23 피부를 통해 방출되는 체열의 양은 전체 방열량의 몇 %인가?

① 20~30%   ② 30~40%   ③ 40~50%
④ 60~70%   ⑤ 80~90%

24 다음 중 온열지수에 해당하지 않는 것은?

① 쾌감대   ② 감각온도   ③ 불쾌지수
④ 냉각력   ⑤ 압력

해설 ① 온열지수(온열요소의 종합지수) : 온도조건에 관한 여러 가지 종합지수를 온열지수라 한다.
② 온열지수 : 쾌감대, 감각온도, 지적온도, 불쾌지수, 냉각력, 등가온도, 온열평가지수
※ 온열인자 : 온도, 습도(기습), 기류, 복사열

제4회 실전모의고사

1 환경위생학

01 다음 중 지표수의 특징이 아닌 것은?
① 미생물과 세균 번식이 활발하다.
② 부유성 유기물이적다.
③ 경도가 낮다.
④ 수온 변화가 심하다.
⑤ 용존산소를 많이 함유하고 있다.

> **해설** ① 지표수 : 부유성 유기물이 많다.
> ② 지하수 : 부유성 유기물이 적고, 경도가 높다.

02 다음 내용 중 완속여과법과 관계없는 것은 어느 것인가?
① 수면이 잘 동결되는 지역에 좋다.
② 세균 제거율은 98~99%이다.
③ 건설비가 많이 든다.
④ 여과 속도는 3m/day이다.
⑤ 사면대치를 한다.

> **해설** 완속여과와 급속여과의 차이점
>
> | 항목 | 완속여과 | 급속여과 |
> |---|---|---|
> | 여과 속도 | 3~5m/day | 120~150m/day |
> | 예비 처리 | 보통침전법(중력침전) | 약품침전 |
> | 제거율 | 98~99% | 95~98% |
> | 모래층 청소 | 사면대치(표면층 삭제) | 역류세척(Back Wash) |
> | 경상비 | 적다. | 많다. |
> | 건설비 | 많다. | 적다. |
> | 부유물질 제거 | 모래층 표면 | 모래층 표면과 내부 |
> | 장점 | 세균 제거율이 높다. | 탁도·색도가 높은 물에 좋다. 수면 동결이 쉬운 곳에 좋다. |

03 다음 물질 중 염소소독 대용으로 이용될 수 있는 물질이 아닌 것은?
① 오존   ② 브롬   ③ 고분자 응집제
④ 자외선   ⑤ 요오드

04 다음 중 불연속점(Break Point) 염소처리를 옳게 설명한 것은?
① 유리형 잔류염소 출현 시까지 처리
② 잔류염소 최하강점 이상으로 염소처리
③ 잔류염소 최상승점 이상으로 염소처리
④ 간헐적으로 염소처리
⑤ 불연속적으로 염소처리

> **해설** 염소소독은 파괴점(Break Point, 잔류염소 최하강점) 이상으로 염소를 주입한다.

05 다음 중 오존의 장단점이 아닌 것은?
① 강력한 살균력이 있다.
② 잔류효과가 있다.
③ 발암물질인 THM이 생성되지 않는다.
④ 오존(O_3)은 잔류효과가 없다.
⑤ 가격이 비싸다.

> **해설** 오존(O_3)은 물 소독 시 잔류효과가 없어 2차 오염을 일으킬 수 있는 것이 가장 큰 단점이다.

06 다음 중 상수도의 약품 침전에 있어서 사용되는 응집제로 가장 합당한 것은?
① 황산동   ② 황산알루미늄   ③ 활성탄
④ 황산마그네슘   ⑤ 황산망간

07 용존산소량(DO)에 대한 설명 중 맞지 않는 것은?
① DO는 수온이 낮고 기압이 높을수록 증가한다.
② DO가 가장 낮은 점이 임계점이다.
③ 염류농도가 높을 때 DO가 최대이다.
④ 해수나 경수는 산소의 용해도가 매우 낮다.
⑤ 염류의 농도가 높을수록 DO의 농도는 낮아진다.

> **해설** 염류농도가 높으면 DO는 낮아진다.

08 BOD라 함은 몇 도에서 얼마 동안 저장한 후 측정한 값인가?
① 20℃, 5일간   ② 10℃, 5일간
③ 20℃, 7일간   ④ 15℃, 3일간
⑤ 10℃, 1일간

09 다음 중 경수(경도)에 해당하는 물질은?
① 탄산가스가 많다.   ② 질소와인이 많다.
③ 칼슘, 마그네슘이 많다.   ④ 조류가 많다.
⑤ 불소량이 많다.

> **해설** ① 경도라 함은 물속에 용해되어 있는 Ca^{2+}, Mg^{2+}, Mn^{2+}, Fe^{2+}, Sr^{2+} 등의 2가 양이온이 원인이 되며 이들의 양을 탄산칼슘($CaCO_3$)으로 환산하여 나타낸다.
> ② 종류
> ㉮ 일시경도(탄산경도)
> ㉠ 일시경도 유발물질 : OH^-, CO_3^{2-}, HCO_3^- 등
> ㉡ $Ca(OH)_2$, $Ca(HCO_3)_2$, $Mg(HCO_3)_2$, $MgCO_3$
> ㉢ 일시경도 제거 방법 : 끓이면 경도를 제거할 수 있다. 즉, 연수화시킬 수 있다.
> ㉯ 영구경도(비탄산경도)
> ㉠ 영구경도 유발물질 : Cl^-(염화물), SO_4^{2-}(황산염), NO_3^-(질산염) 등
> ㉡ $MgCl_2$, $MgSO_4$, $CaSO_4$, $Mg(NO_3)_2$, $Ca(NO_3)_2$
> ㉢ 영구경도는 끓여도 제거되지 않는다.
> ③ 경도제거 방법 : 석회소다법, 제오라이트법

10 대장균 지수가 크다는 의미는?
① 호기성세균   ② 집락   ③ 대장균이 많다.
④ 혐기성 세균   ⑤ 임의성 균

> **해설** ① 대장균 지수 : 대장균이 검출된 검수량의 역수
> ② 대장균 지수가 크다는 것은 대장균이 많다는 것이다.

11 하천의 오염 진행 상태를 알아보기 위한 지표로서 가장 타당성이 있는 것은?
① 암모니아성 질소(NH_3-N)가 대량 검출되었다.
② 용존산소(DO)가 5mg/l였다.
③ COD가 10mg/l였다.
④ 알칼리도가 50mg/l였다.
⑤ 중금속이온이 검출되었다.

> **해설** 암모니아성 질소(NH_3-N)가 대량 검출되었다면 오염된 지 얼마 되지 않았다는 것을 알 수 있다.

21 먹는물 공동시설의 알맞은 관리를 위하여 필요한 조치를 하여야 하는 사람은 누구인가?

① 보건복지부장관

② 특별자치시장 · 특별자치도지사 · 시장 · 군수또는구청장

③ 시 · 도지사

④ 환경부장관

⑤ 국토해양부장관

> **해설** 먹는물관리법 제8조(먹는물 공동시설의 관리) : 먹는물 공동시설 소재지의 특별자치시장 · 특별자치도지사 · 시장 · 군수 또는 구청장(자치구의 구청장)이 한다.

22 먹는샘물등의 수입판매업을 하고자 하는 자는 누구에게 등록하여야 하는가?

① 시장 · 군수 ② 보건복지부장관

③ 국토해양부장관 ④ 시 · 도지사

⑤ 식품의약품안전처장

> **해설** 먹는물관리법 제21조(영업의 허가 등)

23 먹는샘물등의 제조업자의 경우 생산 및 작업일지를 작성하고 그 기록서류를 최종 기재한 날부터 몇 년간 보존하여야 하는가?

① 1개월 ② 1년 ③ 3년

④ 5년 ⑤ 7년

> **해설** 먹는물관리법 시행규칙 제20조(먹는물 관련 영업자 준수사항) [별표 5]
> ① 먹는샘물등의 제조업자 : 3년 보존
> ② 수처리제 제조업자 : 1년 보존
> ③ 먹는샘물등의 수입판매업자 : 1년 보존
> ④ 정수기 제조업자 및 수입판매업자 : 1년 보존

24 다음은 광역상수도 및 지방상수도의 경우, 정수장에서의 수질검사를 설명한 것이다. 매주 1회 이상 측정하여야 하는 항목이 아닌 것은?

① 일반세균 ② 총대장균군

③ 증발잔류물 ④ 암모니아성질소

⑤ 잔류염소

> **해설** 먹는물 수질기준 및 검사 등에 관한 규칙 제4조(수질검사의 횟수) : 매주 1회 이상 측정해야 하는 항목은 ① · ② · ③ · ④번 외, 질산성질소, 과망간산칼륨 소비량, 대장균 또는 분원성 대장균군
> ※ 잔류염소 : 매일 1회 이상

25 먹는물 공정도 중 맞는 것은?

① 취수 − 원수저장 − 정수 − 자외선살균 − 처리수저장 − 충전 − 검사 − 포장

② 원수저장 − 취수 − 정수 − 자외선살균 − 처리수저장 − 충전 − 검사 − 포장

③ 취수 − 원수저장 − 자외선살균 − 처리수저장 − 정수 − 충전 − 검사 − 포장

④ 취수 − 원수저장 − 정수 − 자외선살균 − 충전 − 처리수저장 − 검사 − 포장

⑤ 취수 − 원수저장 − 자외선살균 − 처리수저장 − 충전 − 검사 − 정수 − 포장

> **해설** 먹는물관리법 시행규칙 제9조 [별표 3] : 취수 − 원수저장 − 정수 − 자외선살균 − 처리수저장 − 충전(청정실 설치) − 검사 − 포장

제3회 실전모의고사 정답

1 환경위생학

01 ③	02 ③	03 ①	04 ①	05 ⑤	06 ④	07 ⑤	08 ③	09 ①	10 ②
11 ②	12 ④	13 ④	14 ⑤	15 ③	16 ②	17 ④	18 ③	19 ⑤	20 ③
21 ③	22 ①	23 ④	24 ⑤	25 ②	26 ⑤	27 ④	28 ⑤	29 ④	30 ②
31 ④	32 ③	33 ①	34 ③	35 ①	36 ⑤	37 ④	38 ④	39 ②	40 ⑤
41 ①	42 ②	43 ②	44 ③	45 ①	46 ②	47 ④	48 ①	49 ③	50 ④

2 위생곤충학

01 ②	02 ③	03 ③	04 ①	05 ①	06 ①	07 ③	08 ①	09 ②	10 ①
11 ⑤	12 ②	13 ①	14 ⑤	15 ③	16 ①	17 ①	18 ②	19 ②	20 ⑤
21 ①	22 ④	23 ②	24 ②	25 ②	26 ②	27 ④	28 ②	29 ③	30 ④

3 식품위생학

01 ④	02 ①	03 ③	04 ②	05 ⑤	06 ④	07 ①	08 ④	09 ①	10 ④
11 ④	12 ⑤	13 ②	14 ③	15 ④	16 ①	17 ③	18 ⑤	19 ①	20 ①
21 ④	22 ⑤	23 ④	24 ①	25 ②	26 ④	27 ⑤	28 ④	29 ③	30 ①
31 ④	32 ①	33 ②	34 ①	35 ①	36 ①	37 ③	38 ②	39 ①	40 ⑤

4 공중보건학

01 ⑤	02 ④	03 ①	04 ③	05 ①	06 ④	07 ②	08 ②	09 ⑤	10 ①
11 ②	12 ⑤	13 ④	14 ①	15 ④	16 ②	17 ①	18 ③	19 ①	20 ④
21 ②	22 ⑤	23 ④	24 ②	25 ④	26 ①	27 ②	28 ⑤	29 ②	30 ①
31 ④	32 ③	33 ②	34 ④	35 ②					

5 위생관계법령

01 ④	02 ⑤	03 ④	04 ⑤	05 ①	06 ⑤	07 ①	08 ⑤	09 ①	10 ⑤
11 ①	12 ③	13 ②	14 ①	15 ③	16 ⑤	17 ①	18 ⑤	19 ①	20 ①
21 ②	22 ④	23 ③	24 ⑤	25 ①					

11 위생관리등급의 구분 중 우수업소 등급 색깔은?
① 황색 ② 녹색 ③ 백색
④ 적색 ⑤ 청색

해설 공중위생관리법
(1) 규칙 제21조(위생관리등급의 구분 등) ① 법 제13조제4항의 규정에 의한 위생관리등급의 구분은 다음 각호와 같다.
  1. 최우수업소 : 녹색등급
  2. 우수업소 : 황색등급
  3. 일반관리 대상 업소 : 백색등급
(2) 법 제13조(위생서비스수준의 평가)
  ① 시·도지사는 공중위생영업소(관광숙박업의 경우를 제외한다. 이하 이 조에서 같다.)의 위생관리수준을 향상시키기 위하여 위생서비스평가계획(이하 "평가계획"이라 한다.)을 수립하여 시장·군수·구청장에게 통보하여야 한다.
  ② 시장·군수·구청장은 평가계획에 따라 관할지역별 세부평가계획을 수립한 후 공중위생영업소의 위생서비스수준을 평가("위생서비스평가")하여야 한다.
(3) 법 제14조(위생관리등급 공표 등)
  ① 시장·군수·구청장은 보건복지부령이 정하는 바에 의하여 위생서비스평가의 결과에 따른 위생관리등급을 해당 공중위생영업자에게 통보하고 이를 공표하여야 한다.
  ② 공중위생영업자는 제1항의 규정에 의하여 시장·군수·구청장으로부터 통보받은 위생관리등급의 표지를 영업소의 명칭과 함께 영업소의 출입구에 부착할 수 있다.
  ③ 시·도지사 또는 시장·군수·구청장은 위생서비스평가의 결과 위생서비스의 수준이 우수하다고 인정되는 영업소에 대하여 포상을 실시할 수 있다.

12 식품조사처리업의 허가권자는 누구인가?
① 시·도지사
② 시장·군수·구청장
③ 식품의약품안전처장
④ 보건복지부장관
⑤ 보건지소장

해설 식품위생법 시행령 제23조(허가를 받아야 하는 영업 및 허가 관청)

13 제1급감염병으로 옳은 것은?

| ㉮ 중증급성호흡기증후군(SARS) | ㉯ b형헤모필루스인플루엔자 |
| ㉰ 중동호흡기증후군(MERS) | ㉱ 폐렴구균 감염증, SFTS |

① ㉮, ㉯ ② ㉮, ㉰ ③ ㉯, ㉱
④ ㉰ ⑤ ㉮, ㉯, ㉰, ㉱

해설 감염병의 예방 및 관리에 관한 법률 제2조(정의)

14 개인하수처리시설을 설치하거나 변경하려는 자는 누구에게 어떻게 하여야 하는가?
① 특별자치시장·특별자치도지사·시장·군수·구청장 – 신고
② 특별자치도지사·시장·군수·구청장 – 허가
③ 시·도지사 – 신고
④ 시·도지사 – 허가
⑤ 환경부장관 – 허가

해설 하수도법 제34조(개인하수처리시설의 설치) : 개인하수처리시설을 설치하거나 변경하려는 자는 특별자치시장·특별자치도지사·시장·군수·구청장에게 신고하여야 한다.

15 분뇨를 재활용하는 자 또는 분뇨수집·운반업자는 분뇨의 수집장소·수집량 및 처리 상황을 기록하여야 하며, 기록한 장부는 최종기재를 한 날부터 몇 년간 보존하여야 하는가?
① 1년 ② 2년 ③ 3년
④ 5년 ⑤ 10년

해설 하수도법 제68조(장부의 기록·보존) : 최종 기재를 한 날부터 3년으로 한다.

16 분뇨의 재활용을 위한 장비 및 시설의 관리 기준이 잘못된 것은?
① 분뇨의 저장·처리장소에는 쥐, 파리, 모기 등 해충이 발생·번식하지 아니하도록 약제를 살포하는 등 필요한 조치를 하여야 한다.
② 분뇨를 저장·처리할 때에는 분뇨가 흘러나오거나 악취가 나지 아니하도록 하여야 한다.
③ 분뇨를 처리하는 시설과 장비 등은 기능이 정상적으로 유지될 수 있도록 수시로 점검하거나 보수하는 등 필요한 조치를 하여야 한다.
④ 정당한 사유 없이 수집·운반을 거부하거나 지연하여서는 아니 된다.
⑤ 분뇨를 저장시설이 아닌 곳에 저장하여야 하며, 재활용이 아닌 다른 방법으로 처리하여서는 아니 된다.

해설 하수도법 시행규칙 제42조(재활용시설의 설치·관리 기준) [별표 8] : ①·②·③·④번 외,
  ① 분뇨를 저장시설이 아닌 곳에 저장하여서는 아니 되며, 재활용이 아닌 다른 방법으로 처리하여서는 아니 된다.
  ② 운반차량은 항상 청결하게 관리하여야 한다.

17 사후관리 대상인 폐기물을 매립한 후 일정 기간 동안 토지의 이용을 제한할 수가 있다. 이 제한 기간에 포함되는 용도는 어느 것인가?
① 공장부지 조성 ② 공원시설 ③ 수목의 식재
④ 초지의 조성 ⑤ 체육시설

해설 폐기물관리법 제54조(사용 종료 또는 폐쇄 후의 토지 이용 제한 등) : 사후관리 대상인 폐기물을 매립하는 시설의 사용이 끝나거나 시설이 폐쇄된 후 침출수의 누출, 제방의 유실 등으로 인하여 주민의 건강 또는 재산이나 주변 환경에 심각한 위해를 가져올 우려가 있다고 인정되면 대통령령이 정하는 기간 동안 그 토지의 이용을 수목의 식재, 초지의 조성, 공원시설, 체육시설, 문화시설, 신·재생에너지 설비의 설치에 한정할 수 있다.

18 사후관리 대상인 폐기물을 매립하는 시설이 사용 종료되거나 폐쇄된 날로부터 몇 년 이내로 토지 이용을 제한하는가?
① 1년 ② 5년 ③ 10년
④ 15년 ⑤ 30년

해설 폐기물관리법 시행령 제35조(토지 이용 제한 등) : 30년 이내로 한다.

19 지정폐기물 중 의료폐기물을 중간처분하는 경우 최대 며칠분의 폐기물을 보관할 수 있는 보관창고를 갖추어야 하는가?
① 5일 ② 10일 ③ 20일
④ 30일 ⑤ 60일

해설 폐기물관리법 시행규칙 제28조 [별표 7] (폐기물처리업의 시설·장비·기술능력의 기준) : 의료폐기물 보관창고는 1일 처리능력의 3일분 이상 5일분 이하의 폐기물을 보관할 수 있는 시설을 갖추어야 한다.
폐기물관리법 시행규칙 제31조(폐기물처리업자의 폐기물 보관량 및 처리 기간) : 의료폐기물은 냉장보관 할 수 있는 섭씨 4도 이하 전용보관시설에서 보관하는 경우 5일 이내, 그 밖의 보관시설에서 보관하는 경우에는 2일이내. 다만, 격리의료폐기물의 경우에는 보관시설과 무관하게 2일 이내로 한다.

20 모든 국민이 질 좋은 먹는물을 공급받을 수 있도록 합리적인 시책을 마련하여 먹는물 관련 영업자에게 지도 및 관리를 하여야 하는 곳은?
① 국가 및 지방자치단체 ② 국무총리
③ 보건복지부 ④ 환경부
⑤ 국토해양부

해설 먹는물관리법 제2조(책무)

5 위생관계법령

01 「식품위생법」상 ( )에 들어갈 것으로 옳은 것은?

> 식품의약안전처장은 관계 중앙행정기관의 장과의 협의 및 심의위원회의 심의를 거쳐 식품등의 기준 및 규격 관리 기본계획을 ( )년마다 수립·추진할 수 있다.

① 1　　　　② 2　　　　③ 3
④ 5　　　　⑤ 10

해설 제7조의4(식품등의 기준 및 규격 관리계획 등) ① 식품의약품안전처장은 관계 중앙행정기관의 장과의 협의 및 심의위원회의 심의를 거쳐 식품등의 기준 및 규격 관리 기본계획(이하 "관리계획"이라 한다.)을 5년마다 수립·추진할 수 있다.

02 공중위생시설이 아닌 것은?

① 이용업　　　　② 미용업
③ 세탁업　　　　④ 건물위생관리업
⑤ 제과점

해설 공중위생관리법 제2조(정의)

03 위생사 면허대장에 기재하지 않아도 되는 것은?

① 면허번호 및 면허연월일
② 성명·주소 및 주민등록번호
③ 위생사 국가시험 합격연월일
④ 면허의 종별
⑤ 면허취소 사유 및 취소연월일

해설 공중위생관리법 시행규칙 제11조의2(위생사 면허증의 발급) ② 보건복지부장관은 면허증의 발급 신청이 적합하다고 인정하는 경우에는 다음 각 호의 사항이 포함된 면허대장에 해당 사항을 등록하고, 위생사 면허증을 신청인에게 발급하여야 한다.
  1. 면허번호 및 면허연월일
  2. 성명·주소 및 주민등록번호
  3. 위생사 국가시험 합격연월일
  4. 면허취소 사유 및 취소연월일
  5. 면허증 재교부 사유 및 재교부연월일
  6. 그 밖에 보건복지부장관이 면허의 관리에 특히 필요하다고 인정하는 사항

04 "감염병의 예방 및 관리에 관한 법률"이 규정한 제2급·3급 감염병이 아닌 것은?

① 백일해, 수두
② 유행성이하선염
③ 후천성면역결핍증(AIDS)
④ B형간염
⑤ 디프테리아

해설 감염병예방법 제2조(정의)
  ① 디프테리아 : 제1급감염병
  ② 백일해, 수두, 유행성이하선염 : 제2급감염병
  ③ B형간염, 후천성면역결핍증(AIDS) : 제3급감염병

05 의사, 치과의사 또는 한의사가 탄저병 환자를 진단하였을 때의 신고는?

① 즉시　　　　② 5일 이내　　　　③ 6일 이내
④ 7일 이내　　　　⑤ 8일

해설 감염병의 예방 및 관리에 관한 법률 제11조(의사 등의 신고)

06 필수예방접종을 실시하여야 하는 질병이 아닌 것은?

① 디프테리아　　　　② 유행성이하선염
③ 풍진, 일본뇌염　　　　④ 파상풍, 인플루엔자
⑤ 아메바성이질

해설 감염병의 예방 및 관리에 관한 법률 제24조(필수예방접종) : 디프테리아, 백일해, 파상풍, 홍역, 폴리오(소아마비), 풍진, 유행성이하선염(볼거리), B형간염, 수두, 일본뇌염, b형헤모필루스인플루엔자, 폐렴구균, 결핵, 인플루엔자, A형간염, 사람유두종바이러스감염증, 그룹 A형 로타바이러스 감염증

07 소독업을 하고자 하는 자는 어디(무슨 령)에서 정하는 시설·장비 및 인력을 갖추어 어떻게 하여야 하는가?

① 보건복지부령 – 특별자치시장·특별자치도지사 또는 시장·군수·구청장 – 신고
② 보건복지부령 – 특별자치시장·특별자치도지사 또는 시장·군수·구청장 – 허가
③ 보건소령 – 보건소장 – 신고
④ 환경부령 – 시·도지사 – 신고
⑤ 보건복지부령 – 보건복지부장관 – 등록

해설 감염병의 예방 및 관리에 관한 법률 제52조(소독업의 신고 등)

08 「감염병예방법」상 감염 시 "식품접객업 또는 집단급식소"에 일시적으로 업무종사자를 제한하는 감염병에 해당하지 않는 것은?

① A형간염
② 콜레라
③ 장티푸스, 파라티푸스, 세균성이질
④ 장출혈성대장균감염증
⑤ B형간염

해설 감염병예방법 시행규칙 제33조(업무 종사의 일시 제한)

09 식품위생법에서 정의하는 "집단급식소"에 관한 설명으로 적절하지 않은 것은?

① 영리를 목적으로 한다.
② 기숙사, 학교, 병원, 사회복지시설, 산업체, 국가·지방자치단체 그 밖의 후생기관 등의 시설을 말한다.
③ 특정 다수인에게 계속하여 음식물을 공급하는 곳을 말한다.
④ 1회 50인 이상에게 식사를 제공하는 급식소를 말한다.
⑤ 대통령령으로 정한 급식시설을 말한다.

해설 식품위생법 제2조(정의) : "집단급식소"란 영리를 목적으로 하지 아니하면서 특정 다수인(기숙사, 학교, 병원, 사회복지시설, 산업체, 국가·지방자치단체 및 공공기관, 그 밖의 후생기관 등)에게 계속하여 음식물을 공급하는 곳의 급식시설로서 대통령령으로 정하는 시설을 말한다.

10 "식품안전관리인증기준"의 관리 과정에 해당하는 것은?

> ㉮ 식품의 원료 관리
> ㉯ 식품의 제조·가공 과정
> ㉰ 식품의 조리 과정
> ㉱ 식품의 소분·유통의 모든 과정

① ㉮, ㉯, ㉰　　　　② ㉮, ㉰　　　　③ ㉯, ㉱
④ ㉱　　　　⑤ ㉮, ㉯, ㉰, ㉱

해설 식품위생법 제48조(식품안전관리인증기준) : 식품의약품안전처장은 식품의 원료관리 및 제조·가공·조리·소분·유통의 모든 과정에서 위해한 물질이 식품에 섞이거나 식품이 오염되는 것을 방지하기 위하여 각 과정의 위해 요소를 확인·평가하여 중점적으로 관리하는 기준(식품안전관리인증기준)을 식품별로 정하여 고시할 수 있다.

24 우리나라의 보건소 소속 공무원은 행정체계상 어느 부처에 속해 있나?

① 총무처
② 안전행정부
③ 기획재정부
④ 보건복지부
⑤ 고용노동부

해설 ① 보건소 소속 공무원 : 행정체계상 안전행정부에 속한다.
② 보건소의 행정은 이원화되어 있다. 즉, 안전행정부는 보건소를 직접 통제(인사, 예산)를 하며 보건복지부는 기술지원을 한다.

25 건강 증진의 접근 원칙과 활동 영역을 제시한 제1차 국제건강증진회의와 관련 있는 것은?

① 방콕헌장
② 알마아타선언
③ 헬싱키선언
④ 오타와헌장
⑤ 자카르타선언

26 몇 사람의 전문가가 청중 앞 단상에서 자유롭게 토론하는 형식으로 사회자가 있어서 이야기를 진행, 정리해 나가는 보건교육 방법은?

① 패널 디스커션
② 버즈 세션
③ 심포지엄
④ 리플렛
⑤ 강연회

해설 ① 심포지엄(Symposium) : 여러 사람의 전문가가 각각의 입장에서 어떤 주제에 관하여 발표한 다음 청중과 질의 토론하는 형식
② 패널 디스커션(Panel Discussion) : 어떤 주제에 관해 몇 명의 전문가가 청중 앞 단상에서 자유롭게 토의하는 방법
③ 버즈 세션(Buzz Session) : 집회 참석자가 많은 경우에 전체를 몇 개의 분단으로 나누어서 토의시키고 다시 전체 회의에서 종합하는 분단토의 방법(6-6 method)

27 보건교육대상자 중에서 교육효과가 가장 크다고 생각되는 집단은?

① 영세민
② 초등학생
③ 농민
④ 노동자
⑤ 지역 사회 주민

해설 보건교육대상자 중 교육효과가 가장 큰 집단은 초등학교 학생이다.

28 학교 환경보호구역 중 절대보호구역은 학교 출입문(정문)으로부터 몇 m 이내인가?

① 100m
② 200m
③ 50m
④ 30m
⑤ 20m

해설 ①「교육환경법」에 따라 환경보호구역 중 절대보호구역은 학교출입문(정문)으로부터 50m 이내이고, 상대보호구역은 학교경계선으로부터 200m로 되어 있다.
② 같은 급의 학교 간에 보호구역이 서로 중복될 경우에는 학생 수가 많은 학교가 관리한다.
③ 상·하급 학교 간의 보호구역이 서로 중복될 경우에는 하급학교(유치원은 제외)가 관리한다.
※ "정화구역"이 법 개정(2017.2.4.)에 따라 "보호구역"으로 변경되었음.

29 대표값을 나타내는 가장 적절한 표현은?

① 하나의 객관적 값으로서 측정값들의 분포를 특정 짓는 값이다.
② 하나의 객관적 값으로서 측정값들의 집단을 대표하는 값이다.
③ 어떤 집단의 산술평균치이다.
④ 산술평균과 중앙값을 뜻한다.
⑤ 하나의 객관적 값으로서 집단의 크기를 나타내는 통계량이다.

30 WHO가 제시한 국가 간 종합건강지표는?

① 보통사망률, 비례사망지수, 평균수명
② 신생아사망률, 영아사망률, 모성사망률
③ 평균여명, 신생아사망률, 영아사망률
④ 질병이환율, 비례사망지수, 평균수명
⑤ 보통사망률, 비례사망지수, 중독률

해설 WHO가 제시한 종합건강지표
① 조사망률 : (연간 총 사망자 수 ÷ 연앙 인구) × 1,000
② 평균수명 : 0세의 평균여명
③ 비례사망지수 : 전체 사망자 중 50세 이상의 사망 수를 백분율(%)로 표시한 지수

31 다음 보건 통계 중 분모가 연간 출생아로 계산되지 않는 것은?

① 초생아사망률
② 모성사망률
③ 신생아사망률
④ 조사망률
⑤ 영아사망률

해설 조사망률 = $\frac{연간 총사망자 수}{연앙 인구} \times 10^3$

32 출생·사망비(동태지수)의 계산식은?

① (남자 출생 수 / 인구) × 100
② (연간 사망 수 / 인구) × 1,000
③ (연간 출생 수 / 연간 사망 수) × 100
④ (여자 출생 수 / 인구) × 100
⑤ (연간 출생 수 / 인구) × 100

해설 동태지수(증가지수) = (출생 수 ÷ 사망 수) × 100

33 가족계획사업의 효과 판정상 가장 좋은 지표는?

① 주산기사망률
② 조출생률
③ 초생아사망률
④ 모성사망률
⑤ 영아사망률

해설 ① 조출생률 = $\frac{연간 출생아 수}{인구} \times 1,000$
② 조출생률이 감소해야만 가족계획사업이 성공한 것이다.

34 백분율로 표시되는 것은?

① 조출생률
② 이환율
③ 발병률
④ 치명률
⑤ 유병률

해설 ① 치명률 = $\frac{사망자 수}{발병자 수} \times 100$
② 백분율로 표시하는 것 : 치명률, 동태지수(증가지수), 부양비, 비례사망지수 등

35 다음 설명 중 잘못된 것은?

① 비례사망지수 - 분자는 50세 이상 사망자 수
② 신생아사망률 - 분자는 생후 1주일 내 사망자 수
③ 주산기사망률 - 분모는 연간 출생아 수
④ 신생아사망률 - 분모는 연간 출생아 수
⑤ 모성사망률 - 분모는 연간 출생아 수

해설 신생아사망률 = $\frac{연간 신생아(생후 4주 이내) 사망자 수}{연간 출생아 수} \times 1,000$

12 다음 질병 중 악성신생물에 속하는 것은?

① 변비　　　　　② 뇌출혈　　　　　③ 당뇨

④ 협심증　　　　　⑤ 식도암

> 🔎 **해설** 악성신생물 = 악성종양 = 암, 양성종양 = 의사암

13 영구적 피임방법은?

① 콘돔 사용　　　　　② 월경주기법

③ 불임수술　　　　　④ 세척법

⑤ 자궁 내 장치

> 🔎 **해설** 영구적 피임방법 : 난관절제술, 정관절제술, 불임수술

14 인구 동태의 대상이 아닌 것은?

① 이민　　　　　② 사망　　　　　③ 혼인

④ 인구 구조　　　　　⑤ 출생

15 조사망률이란?

① $\dfrac{\text{연간 50세 이상 사망 수}}{\text{연간 총사망 수}} \times 100$

② $\dfrac{\text{연간 특정 원인 사망 수}}{\text{연간 총사망 수}} \times 1,000$

③ $\dfrac{\text{어떤 질병에 의한 사망 수}}{\text{그 질병의 환자 수}} \times 1,000$

④ $\dfrac{\text{연간 총사망 수}}{\text{연앙 인구}} \times 1,000$

⑤ $\dfrac{\text{연간 만1세 미만 사망 수}}{\text{연간 출생 수}} \times 1,000$

16 한 명의 여자가 일생 동안 낳을 수 있는 여아의 총수는?

① 표본여성생산율　　　　　② 총재생산율

③ 모성생산율　　　　　④ 여성출생률

⑤ 순재생산율

> 🔎 **해설**　① 합계생산율 : 한 여성이 일생 동안 낳은 아기의 수
> ② 재생산율 : 한 여성이 다음 세대에 남긴 어머니의 수 또는 여아의 평균수
> ㉮ 총재생산율 : 한 여성이 일생 동안 낳은 여아의 총수(어머니로 될 때까지의 사망은 무시)
> ㉯ 순재생산율 : 총재생산율에 모성까지 생존을 곱한 율
> (순재생산율 : 1.0 − 인구 정지, 1.0 이상 − 인구 증가, 1.0 이하 − 인구 감소)

17 1차 성비란?

① 태아 성비　　　② 유아 성비　　　③ 사망 시 성비

④ 현재의 성비　　　⑤ 출생 시 성비

> 🔎 **해설**　① 1차 성비(태아의 성비) − 남(108~110):여(100)
> ② 2차 성비(출생 시의 성비) − 남(104~108):여(100)
> ③ 3차 성비(현재의 성비) − 남(100~102):여(100)
> (3차 성비는 100 또는 102, 노년인구 고려 시 여자의 수가 더 많다.)

18 WHO의 건강에 대한 정의에서 "사회적 안녕" 상태란?

① 사회 질서가 잘 확립될 수 있도록 법이 마련된 상태

② 국민 경제가 고도로 성장된 상태

③ 사회에 도움이 되는 역할을 하고 있는 상태

④ 보건교육제도가 잘 마련된 상태

⑤ 범죄가 없는 안정된 사회의 상태

> 🔎 **해설**　① 세계보건기구(WHO)의 건강에 대한 정의 : '건강이란 단순히 질병이 없고 허약하지 않은 상태만을 의미하는 것이 아니라 육체적, 정신적 건강과 사회적 안녕의 완전한 상태'를 의미한다.
> ② 사회적 안녕(social well-being) : 사회보장이나 사회의 여러 제도가 잘 되어 있다는 뜻이라기보다는 자신의 역할을 충분히 수행할 수 있는 능력을 가진 상태를 말한다.

19 1차 보건의료와 상관없는 것은?

① 응급처치 및 급성 질환 치료

② 예방접종 사업

③ 식수위생관리사업

④ 모자보건사업

⑤ 풍토병관리사업

> 🔎 **해설** 보건의료
> ① 1차 보건의료 : 예방접종사업, 식수위생관리사업, 모자보건사업, 영양개선사업, 풍토병관리사업, 통상 질병의 일상적 치료사업 등을 말한다.
> ② 2차 보건의료 : 2차 보건의료사업은 주로 응급처치를 요하는 질병이나 급성 질환의 관리사업과 병원에 입원 치료를 받아야 하는 환자관리사업이다.
> ③ 3차 보건의료 : 재활을 요하는 환자, 노인의 간호 등 장기요양이나 만성질환자의 관리사업이다. 3차 보건의료는 노령화 사회에서 노인성 질환의 관리에 큰 기여를 하고 있다.

20 우리나라에 서양의학 지식이 도입된 시기는?

① 고려중기　　　　　② 이조초기

③ 이조중기　　　　　④ 이조말기(고종시대)

⑤ 고려말기

21 제2차 세계대전 당시 군사 작전상의 문제 해결을 위하여 고안된 것은?

① PERT　　　　　② OR　　　　　③ PPBS

④ SA　　　　　⑤ CPM

22 전국민 의료보험이 시행된 시기는 언제인가?

① 1987년　　　　　② 1988년　　　　　③ 1989년

④ 1990년　　　　　⑤ 1991년

> 🔎 **해설** 의료보험의 역사
> ① 1989년 : 전 국민 의료보험의 실시
> ② 2000년 : 직장조합과 지역조합의 통합, 의약분업 실시
> ③ 2003년 : 건강보험 재정 통합

23 다음 중 우리나라에서 채택하고 있는 진료비 지불제도는?

① 인두제　　　　　② 봉급제

③ 포괄수가제　　　　　④ 행위별수가제(점수제)

⑤ 굴신제

> 🔎 **해설** 진료비 지불제도
> ① 인두제 : 의료인이 맡고 있는 일정 지역의 주민 수에 일정 금액을 곱하여 지급하는 것
> ② 봉급제 : 기본급을 지불하는 것
> ③ 포괄수가제(DRG 제도) : 진료의 종류나 양에 관계없이 요양기관종별(종합병원, 병원, 의원) 및 입원일수별로 미리 정해진 일정액의 진료비만을 부담하는 제도이다. − 미국, 우리나라(일부 질병 채택)
> ④ 행위별수가제(점수제) : 동일한 질병이라도 의료인의 행위에 따라 수가가 다르게 지급되는 것 − 우리나라

39 장티푸스에 관한 설명으로 맞는 것은?
① 혈청학적 Widal 반응시험으로 진단하는 질병이다.
② 주증상은 용혈성 요독 증상이다.
③ 다량의 설사를 한다.
④ 법정감염병이 아니다.
⑤ 분변으로 옮겨지지 않는다.

해설 ① Typhoid Fever(장티푸스) : 혈청학적 Widal 반응시험으로 진단하는 질병이다.
② 장티푸스 : 법정감염병이며, 매개체는 주로 파리이고 증상은 심한 열이 나고 두통이 있으나 설사는 하지 않는다.

40 곰팡이에 대한 설명이다. 잘못된 것은 어느 것인가?
① 식품을 부패시키기도 한다.
② 식품공업에 이용하기도 하고 항생물질을 만들어 질병 치료에 이용되기도 한다.
③ 대부분 호기성으로 산소가 있어야 번식한다.
④ 체외로 독소를 분비시켜 사람에게 질병을 유발하기도 한다.
⑤ 대부분 저온성이고 중성의 pH에서 잘 번식한다.

해설 ① 곰팡이는 세균보다 저온에서 발육하고 낮은 온도에서 저항이 크다.
② 곰팡이는 pH 4.0(산성)에서 번식이 양호하다.

4 공중보건학

01 환자-대조군 조사 시 장점이 아닌 것은?
① 희귀한 질병조사에 적합하다.
② 적은 조사 대상 수
③ 시간·경비가 적게 든다.
④ 잠복기가 긴 질병에 적합하다.
⑤ 편견이 크다.

해설 ⑤번 : 환자-대조군 조사의 단점이다.

02 환자군 중 유해요인노출군을 A·비노출군을 C, 대조군 중 유해요인노출군을 B·비노출군을 D라 한다. 다음 중 OR(Odds Ratio = 교차비)의 계산 공식은?
① AB/CD   ② AC/BD   ③ CD/AB
④ AD/BC   ⑤ AD×BC

해설 환자-대조군 연구에서 발생률은 계산할 수 없기 때문에 오즈비를 이용한다.

$$\text{OR(Odds Ratio = 교차비)} = \frac{\frac{\text{환자군 중 유해요인노출군(A)}}{\text{환자군 중 비노출군(C)}}}{\frac{\text{대조군 중 유해요인노출군(B)}}{\text{대조군 중 비노출군(D)}}} = \frac{AD}{BC}$$

03 병원체가 숙주에 침입하여 다른 숙주에 감염을 가장 많이 일으킬 때까지의 기간을 무엇이라 하는가?
① 세대기   ② 감염기   ③ 잠복기
④ 병원체   ⑤ 보균자

해설 세대기 : 병원체가 숙주에 침입하여 다른 숙주에 감염을 가장 많이 일으킬 때까지의 기간

04 잠복기 보균자가 병원소 역할을 하는 것이 아닌 것은?
① 성홍열   ② 백일해   ③ 장티푸스
④ 디프테리아   ⑤ 홍역

해설 잠복기 보균자 : 감염성(전염성)질환의 잠복 기간 중에 병원체를 배출하는 자, 호흡기계 감염병은 일반적으로 잠복기 보균자에 속한다.
예 디프테리아, 홍역, 백일해, 유행성이하선염, 수막구균성수막염 등

05 다음 중 병후보균자에 속하는 질병은?
① 세균성이질   ② 홍역
③ 백일해   ④ 유행성이하선염
⑤ 풍진

06 감염 경로와 관련 질병명과의 연결이 옳지 않은 것은?
① 직접접촉 감염 - 성병   ② 개달물 감염 - 트라코마
③ 토양 감염 - 파상풍   ④ 비말 감염 - 황열
⑤ 간접접촉 감염 - 결핵

해설 황열 : 모기가 매개하는 감염병이다.

07 감마 글로불린과 혈청제제 등의 접종으로 얻어지는 면역은?
① 선천적 면역   ② 인공수동면역
③ 자연능동면역   ④ 자연수동면역
⑤ 인공능동면역

08 인공능동면역으로서 순화독소를 이용하는 감염병(전염병)은?
① 결핵, 황열   ② 파상풍, 디프테리아
③ 홍역, 수두   ④ 성홍열, 폴리오
⑤ 콜레라, 페스트

09 감염병의 전파예방 조치와 관계가 없는 것은?
① 병원소의 격리   ② 병원소의 제거
③ 환경위생의 관리   ④ 환자의 감염력 감소
⑤ 감염병 치료

해설 감염병 관리의 3대 원칙
① 전파 예방 : 병원소의 제거 및 격리(외래 감염병의 국내 침입 방지 ; 검역), 감염력의 감소, 환경위생 관리 등
② 면역 증강 : 영양 관리, 예방접종 등
③ 예방되지 못한 환자의 조치 : 진단 시설의 제도화, 감수성 보유자의 관리, 보건교육, 치료 등

10 성인의 폐결핵 집단검진 순서가 올바른 것은?
① 간접촬영 - 직접촬영 - 배양검사
② 객담검사 - 간접촬영 - 직접촬영
③ 배양검사 - 간접촬영 - 직접촬영
④ 배양검사 - 직접촬영 - 간접촬영
⑤ 직접촬영 - 간접촬영 - 배양검사

해설 폐결핵 검진 순서
① 어린이 : 투베르쿨린검사→ X-ray 직접촬영→ 배양(객담) 검사
② 성인 : X-ray 간접촬영→ X-ray 직접촬영→ 배양(객담) 검사
※ 투베르쿨린 검사(T-test = PPD test) : 결핵균 감염 유무 판단에 사용한다.

11 수인성 감염병의 역학적 특성으로 틀린 것은?
① 유행 지역이 한정되어 있다.
② 발병률과 치명률이 높다.
③ 2차 감염이 적다.
④ 환자가 폭발적으로 발생한다.
⑤ 음료수에서 병원체가 증명된다.

해설 ①·③·④·⑤번 외, 발병률과 치명률이 낮다.

24 심한 발열 증상이 있는 식중독은 어느 것인가?

① Salmonella 식중독
② Botulinus 식중독
③ 황색 포도상구균 식중독
④ 병원성 식중독
⑤ Cereus 식중독

해설 Salmonella 식중독 : 체온이 38~40℃까지 올라간다.

25 Vibrio parahaemolyticus에 의한 식중독 설명 중 잘못된 것은?

① 이 균은 호염세균이어서 염분의 농도가 3~4% NaCl을 함유한 배지에서 잘 자란다.
② 이 균은 열에 강하여 가열에 의해 영향을 받지 않는다.
③ 원인 식품은 주로 어패류이다.
④ 잠복기는 평균 10~18시간이다.
⑤ 주요 증상은 위장장애이다.

해설 Vibrio parahaemolyticus에 의한 식중독 예방 : 가열조리, 민물에 씻는다.

26 잠복기가 짧으면서 유제품이 원인 식품이 되거나 손에 상처가 있는 식품취급자를 통하여 감염되기 쉬운 식중독은?

① 살모넬라 식중독
② 장염비브리오 식중독
③ 보툴리누스균 식중독
④ 포도상구균 식중독
⑤ 프로테우스 식중독

27 다음은 enterotoxin에 대한 설명이다. 틀린 것은?

① 식품에 생성될 때에는 내열성이 매우 커진다.
② trypsin 등의 단백질 분해효소에 의하여 불활성화되지 않는다.
③ 균은 체내독소이다.
④ 독소 생성에 따라 A~E의 5형으로 구분된다.
⑤ 분자량이 30,000 정도의 단백질이다.

해설 enterotoxin는 체외독소이다.

28 Clostridium perfringens의 특징과 관계가 없는 것은?

① Welchii 식중독의 원인균이다.
② 그람양성의 아포를 형성하는 간균이다.
③ 편모가 없으며 비운동성이다.
④ 식중독을 일으키는 균형은 B형과 C형이다.
⑤ 주요 원인 식품은 동물성 단백질 식품이다.

해설 Clostridium perfringens의 균형은 A~F까지 있는데, 식중독을 일으키는 균은 A, D, F이다.

29 햄, 베이컨 등에 방부의 목적으로 사용되어 소화 불량, 식욕 감퇴 등을 일으키는 물질은?

① salicylic acid
② 염산
③ boric acid
④ DHA
⑤ benzoic acid

해설 boric acid : 방부, 윤, 입 촉감 증진을 위해 사용되어 소화 불량, 식욕 감퇴, 구토, 설사, 위통을 일으키는 물질이다.

30 방사성 물질로서 비교적 반감기가 길어서 문제가 되는 핵종은?

① Sr-90과 Cs-137
② Co-60과 Zn-65
③ I-131과 Ba-140
④ Cs-144와 Y-91
⑤ Zr-95와 Ru-103

해설 ① ^{90}Sr(스트론튬)의 반감기 : 약 29년
② ^{137}Cs(세슘)의 반감기 : 약 27년

31 다음 중 맥각독의 성분은?

① Solanine
② Aflatoxin
③ Ergotamine
④ Muscarine
⑤ Coprin

32 조개류 서식지역에 다른 유독화의 원인물질이라고 볼 수 있는 것은?

① 플랑크톤
② 수중 환경에 유입된 N(질소)
③ 수중 어류의 유독성 물질
④ 복어의 유독성 물질
⑤ 수중 환경에 유입된 P(인)

해설 적조현상이란 정체 수역에 질소(N), 인(P) 등의 무기성 영양소가 다량 유입 시 플랑크톤이 폭발적으로 증가하는 현상을 말한다.

33 식품첨가물로 허용되어 있는 산화방지제가 아닌 것은?

① Butyl hydroxy anisole(BHA)
② Sodium propionate
③ Propyl gallate
④ Tocopherol
⑤ Dibutyl hydroxy toluene(BHT)

해설 ②번(프로피온산 나트륨) : 보존료(방부제)이다.

34 빵 및 생과자에 사용되는 보존료는?

① 프로피온산나트륨
② 안식향산
③ DHA
④ 살리실산
⑤ 소르빈산

해설 프로피온산 나트륨 : 빵 및 생과자에 사용되는 보존료이다.

35 다른 보존제에 비해 효력은 약하지만 곰팡이의 발육 저지 작용이 강한 것은?

① 소르빈산
② 안식향산
③ 디히드로초산
④ 프로피온산
⑤ 살리실산

해설 소르빈산 : 살균력은 약하지만 곰팡이의 발육 저지 작용이 강하다.

36 식품위생 정의에서 식품위생의 범위에 해당되지 않는 것은?

① 영양
② 식품
③ 첨가물
④ 기구 및 용기
⑤ 포장

37 주모성 편모를 가지고 있는 균만으로 된 것은?

① 폐렴균, 포도상구균
② 살모넬라균, 장염비브리오균
③ 대장균, 살모넬라균
④ 연쇄상구균, 대장균
⑤ 콜레라균, 장티푸스균

해설 ① 단모균 : 콜레라균, 장염비브리오균 등
② 주모균 : 살로넬라균, 보툴리누스균, 대장균, 장티푸스균 등

38 골연화증을 일으키는 물질은?

① Hg
② Cd
③ PCB
④ BHC
⑤ 유기인

11 식기 및 도마, 주사기 등에 널리 사용되는 소독법은?
① 고압증기소독법   ② 석탄산소독법
③ 자비소독법   ④ 간헐멸균법
⑤ 화염멸균법

> **해설** 자비멸균법(자비소독법)
> ① 가장 간단하여 널리 사용한다.
> ② 식기 및 도마, 주사기 등 15~20분간 끓는 물에서 처리하는 방법이다.
> ③ 100℃를 넘지 않기 때문에 완전멸균을 기대하기는 어렵다.

12 수중 세균이 아닌 것은?
① Pseudomonas   ② Moraxella
③ Flavobacterium ④ Acinetobacter
⑤ Bacillus

> **해설** 수중의 세균
> ① 담수세균 : Pseudomonas속, Moraxella속, Flavobacterium속, Acinetobacter속, Aeromonas속 등의 Gram음성 간균이며, 대부분 저온세균이다.
> ② 해수세균 : Pseudomonas속, Moraxella속, Flavobacterium속, Acinetobacter속, Vibrio속 등의 Gram음성 간균이며, 대부분 저온세균이다.
> ③ Bacillus속, Clostridium속 : 토양과 공기 중에 많이 존재하는 세균이다.

13 P. Morganii가 생성하는 물질은?
① Histidine   ② Histamine
③ Putrescine   ④ Tyramine
⑤ Bacillus

14 대장균이 검출되는 음료수를 오염수라고 하는 가장 중요한 이유는?
① 대장균은 병원을 유발하므로
② 대장균은 독소를 생산하기 때문에
③ 대장균이 검출되면 병원성 미생물이 생존해 있을 가능성 때문에
④ 분변 오염의 지표가 되기 때문에
⑤ 대장균은 인축의 장내 상재균이기 때문에

> **해설** 음료수에서 대장균 검출 의의 : ③번과 ④번이 해당되나, 가장 중요한 이유를 하나만 찾으라면 ③번이 답이 된다.

15 대장균군의 MPN(Most Probable Number)에 관한 설명 중 옳은 것은?
① 검체 1ml 중 이론상 있을 수 있는 대장균군수
② 검체 10ml 중 이론상 있을 수 있는 대장균군수
③ 검체 50ml 중 이론상 있을 수 있는 대장균군수
④ 검체 100ml 중 이론상 있을 수 있는 대장균군수
⑤ 검체 150ml 중 이론상 있을 수 있는 대장균군수

> **해설** 대장균군의 MPN(Most Probable Number) : 검체 100ml 중 이론상 있을 수 있는 대장균군수이다.

16 다음 중 Aflatoxin 생산의 최적조건 설명이다. 옳지 않은 것은?
① 온도가 15℃ 이하이다.   ② 상대습도는 80~85%이다.
③ 자외선에 불안정하다.   ④ 방사선에 불안정하다.
⑤ 기질은 탄수화물이 많은 쌀, 보리, 옥수수 등이다.

> **해설** Alfatoxin의 최적온도는 25℃이다.

17 다음 균 중 이질균에 속하는 것은?
① Salmonella속   ② Vibrio
③ Shigella   ④ 대장균속
⑤ Serratia속

> **해설** 세균에 의한 수인성 감염병 종류
> ① 살모넬라속(Salmonella)
>   ㉮ 장티푸스(Typhoid fever)의 병원체 : Salmonella typhi
>   ㉯ 파라티푸스(Paratyphoid fever)의 병원체 : Salmonella paratyphi
> ② 콜레라속(Vibrio) : 콜레라의 병원체는 Vibrio Cholera이다.
> ③ 시겔라속(Shigella) : 세균성이질(Bacillary dysentery)의 병원체는 Shigella dysenteria이다.

18 인수공통 감염병 중 세균성이 아닌 것은?
① 탄저병   ② 돼지단독   ③ 결핵
④ 야토병   ⑤ 두창

> **해설** 인수공통 감염병 분류
> ① 세균성 : 탄저병, 돼지단독, 결핵, 야토병, 브루셀라(파상열) 등
> ② 바이러스 : 뇌염, 광견병, 앵무병, New castle병 등
> ③ 리케치아 : Q열 등
> ④ 원충성 : Toxoplasma병 등
> ※ 두창 : 사람 사이에서만 전파되는 바이러스성 질병이다.

19 아래의 내용은 파상열에 관한 설명이다. 맞는 것 모두가 조합된 것은?

> ㉮ 소, 염소, 양, 돼지의 동물에게 유산을 일으키는 질병이다.
> ㉯ Brucella melitensis : 양, 염소에 유산을 일으키는 병원체이다.
> ㉰ Brucella abortus : 소에 감염되어 유산을 일으키는 병원체이다.
> ㉱ 파상열은 인축공통 감염병이 아니다.

① ㉮, ㉯, ㉰   ② ㉮, ㉰   ③ ㉯, ㉰
④ ㉱   ⑤ ㉮, ㉯, ㉰, ㉱

> **해설** 파상열의 특징 : ①번 외, 인축공통 감염병이며, 돼지에 감염되는 병원체는 Brucella suis이다.

20 경피감염되며 빈혈, 식욕 부진, 피부 건조를 일으키는 기생충은?
① 십이지장충   ② 회충   ③ 요충
④ 동양모양선충 ⑤ 편충

21 제1중간숙주가 다슬기이고 제2중간숙주인 가재를 생식하여 생기는 기생충은?
① 광절열두조충   ② 요코가와흡충
③ 아니사키스   ④ 폐디스토마
⑤ 간디스토마

22 다음은 기생충질환과 중간숙주의 연결이다. 틀린 것은?
① 간흡충 – 민물고기   ② 유구조충 – 돼지
③ 선모충 – 돼지   ④ 폐디스토마 – 가재
⑤ 무구조충 – 채소

> **해설** 무구조충 : 소(쇠고기)

23 카드뮴이 체내에 축적되었을 때 만성적으로 나타나는 질환은?
① 카네미유증   ② 미나마타질환
③ 정신질환   ④ 이타이이타이질환
⑤ 유아창백증

제3회 실전모의고사

26 곤충의 생물학적 전파 중 경란형에 속하는 것은?

① 사상충
② 록키산홍반열, 양충병(쯔쯔가무시병)
③ 열대수면병
④ 록키산홍반열, 발진티푸스
⑤ 흑사병, 양충병(쯔쯔가무시병)

27 절지동물이 옮기는 질환과 연결이 잘못된 것은?

① 이 – 발진티푸스
② 벼룩 – 페스트
③ 모기 – 말라리아
④ 파리 – 황열
⑤ 파리 – 장티푸스, 파라티푸스

🔎 **해설** 모기 : 일본뇌염, 말라리아, 황열, 뎅기열 등

28 다음 중 뉴슨스(nuisance)로 취급되고 있는 곤충은?

① 등에
② 깔따구
③ 파리
④ 진드기
⑤ 등에모기

🔎 **해설** ① 불쾌곤충(뉴슨스) : 질병을 매개하지는 않고 단순히 사람에게 불쾌
　　감, 불결감, 혐오감, 공포감을 주는 동물을 말한다.
② 뉴슨스 종류 : 깔따구, 노린재, 나방파리, 귀뚜라미, 지하집모기,
　　하루살이 등

29 다음 살충제 중 장기간 분해하지 않고 환경을 오염시키는 것은?

① DDT
② permethrin
③ diazinon
④ DDVP
⑤ submission

30 다음 살충제 중 훈증작용을 하는 것은?

① DDT
② 마라티온
③ 카바릴
④ dichlorvos(DDVP)
⑤ 펜티온

3 식품위생학

01 고열과 구역질, 설사가 특징이며, 혈변 증상이 있는 것은?

① 콜레라
② 장티푸스
③ 파라티푸스
④ 세균성이질
⑤ 소아마비(폴리오)

🔎 **해설** 세균성이질 : 고열과 구역질, 때로는 구토, 설사가 특징이며, 대변에 혈
액과 점액, 고름 등이 섞여 나온다.

02 탄 고기, 볶은 고기 등에서 나오는 발암성 물질은?

① 벤조피렌
② 벤젠
③ THM
④ nitroaniline
⑤ 사염화탄소

03 자연독 식중독의 유독물질 연결이 틀린 것은?

① 감자 – 솔라닌
② 버섯 – 무스카린
③ 맥각 – amygdaline
④ 목화씨 – gossypol
⑤ 독미나리 – cicutoxin

🔎 **해설** ① 면실유(목화씨) : 고시폴(gossypol)
② 청매 : 아미그달린(amygdaline)
③ 맥각독 : 에고타민(ergotamine), 에고톡신(ergotoxin)
④ 독버섯 : 무스카린(muscarine), muscaridine, coprin,
　　choline, lampterol 등

04 다음 중 황변미의 독성분이 아닌 것은?

① Citrinin
② Aflatoxin
③ Citreoviridin
④ Luteoskyrin
⑤ Islanditoxin

🔎 **해설** Aflatoxin : Aspergillus flavus에 의하여 생성된 독성 대사물이다.

05 다음 중 인수공통(인축공통) 감염병이 아닌 것은?

① 탄저병
② 파상열
③ 야토병
④ 결핵
⑤ 급성회백수염

🔎 **해설** 급성회백수염(소아마비, 폴리오) : 사람 사이에서만 감염(전염)되는 질
병이다.

06 피막제를 뿌리는 이유를 가장 잘 설명한 것 하나만 선택하라.

① 세균의 침입을 막기 위해
② 호흡작용을 저지하기 위해
③ 신선도를 단기간 유지하기 위해
④ 호흡작용을 제한하여 수분의 증발을 방지하기 위해
⑤ 상품 가치를 높이기 위해

🔎 **해설** ① 피막제 : 과일이나 채소류의 신선도를 장기간 유지시키기 위해 표면
에 피막을 만들어 호흡작용을 제한하여 수분의 증발을 방지하기 위한
목적으로 사용하는 것을 피막제라 한다.
② 허용피 막제 : 몰포린지방산염, 초산비닐수지

07 소금의 방부작용은 어느 현상에 의한 것인가?

① 삼투압 작용
② 단백질의 분해
③ 미생물의 증식
④ 산소분압 증가
⑤ 상승 증발

08 식품의 보존에 관한 설명이다. 옳게 설명된 것은?

① 저온 살균 처리한 식품에는 미생물이 존재하지 않는다.
② 냉동식품은 식품의 질을 향상시킨다.
③ Aw가 낮을수록 미생물이 잘 번식한다.
④ 호기성 부패균의 방지는 통조림법이 좋다.
⑤ 염장 처리 시 식염의 농도는 3%가 좋다.

🔎 **해설** ① 저온 살균 처리한 식품에는 미생물이 존재한다.
② 냉동식품은 식품의 미생물 발육을 억제시킨다.
③ Aw가 낮을수록 미생물이 잘 번식하지 못한다.
④ 염장 처리 시 식염의 농도는 10%가 좋다.

09 어패류의 경우 휘발성 염기질소가 어육 100g당 몇 %가 되면 초기 부패로 판정하는가?

① 5~10mg%
② 15~20mg%
③ 30~40mg%
④ 50~60mg%
④ 90mg%

🔎 **해설** 초기 부패 판정
① 부패 판정 : 식품 중에 있는 단백질이 부패균에 의해 분해될 때 생성
되는 암모니아와 유사한 amine(아민)을 포집하여 생성량을 구한다.
② 어육에서는 휘발성 염기질소가 30~40mg%(0.03~0.04%)로 되
면 초기 부패라 한다(100g 중 30mg을 초과하면 부패가 시작된다고
한다).

10 단백질 억제 효과란 무엇인가?

① 지방으로부터 단백질을 얻는 것이다.
② 미생물의 분해작용을 말한다.
③ 미생물에 의한 단백질 합성을 말한다.
④ 탄수화물과 단백질이 공존 시 미생물이 탄수화물을 먼저 에
너지원으로 이용하는 현상을 말한다.
⑤ 단백질이 탄수화물로 되는 것을 막는 것이다.

85

해설 ① 쥐의 개체군 크기 : 출산, 사망, 이동의 3요인에 의해 결정된다.
② 제한 요인(또는 억제 요인) : 쥐의 사망 수보다 출생 수가 훨씬 높은데 개체군이 일정하게 머물러 있는 것은 주위의 환경 요인이 개체군 증가를 억제시키고 있기 때문인데 이러한 현상을 제한 요인(또는 억제 요인)이라 한다. 제한 요인에는 물리적 환경, 천적, 경쟁률을 들 수 있다.
③ 개체군의 밀도 : 겨울 < 여름 < 가을 < 봄의 순으로 높다.

17 급성 살서제를 미끼먹이에 섞어 설치한 후 언제 수거하여 매몰하는가?
① 1~2일　　② 4~5일　　③ 10일
④ 1주　　　⑤ 2주

18 2차 독성(Second Poisoning)이란?
① 모든 살서제가 가지고 있는 성질이다.
② 살서제를 먹고 죽은 쥐를 다른 동물이 섭취했을 때의 독성을 말한다.
③ 만성 살서제의 성질이다.
④ 살서제가 2일이 지나야 효과가 있다는 뜻이다.
⑤ 한 번 사용한 살서제를 다시 사용하여도 독성이 있다는 뜻이다.

해설 살서제에 의한 사고 예방
① 살서제를 사용할 때 사람이나 가축의 중독사고를 방지하기 위하여 알아야 할 사항은 다음과 같다.
㉮ 사람이 먹는 음식과 구별하기 위해 독먹이에 색을 넣는다.
㉯ 적당한 용기의 독먹이통에 독먹이를 설치한다.
㉰ 독먹이를 설치할 장소를 정확하게 기록한다.
㉱ 사용하지 않는 살서제는 자물쇠로 잠글 수 있는 용기에 보관한다.
㉲ 독먹이를 만들 때 마스크를 착용한다.
㉳ 살서작업이 끝나면 독먹이를 수거하여 처리한다.
② 2차 독성이란 쥐약을 먹고 죽은 쥐를 다른 동물이 섭취했을 때의 독성을 말한다.

19 다음은 파리의 습성을 설명한 것이다. 어떤 파리의 습성인가?
㉮ 유충의 서식 장소 : 동물의 배설물(사람, 소, 말, 돼지 등의 배설물(인분을 좋아함))
㉯ 장(腸)내 또는 비뇨기 내 구더기증을 유발한다.
㉰ 비상시에 공중의 한 지점에서 정지하는 습성이 있다.
㉱ 성충 : 음식물에 앉는 빈도는 집파리보다 낮다.

① 집파리
② 딸집파리(아기집파리)
③ 큰집파리
④ 침파리
⑤ 먹파리

20 개미의 방제 방법이 아닌 것은?
① 옥외에 개미집이 있을 때 : 개미집 입구를 파헤친 후 끓는 물을 붓거나, 방제용 살충제를 주입한다.
② 옥내에 개미집이 있을 때 : 일개미들을 추적하여 집을 발견할 수 있으면 본거지를 공격하여 근절시킨다. 벽 틈 속, 마루 밑 등에는 미끼 트랩, 잔류분무, 독먹이를 사용한다.
③ 미끼 트랩 : 미끼먹이를 적당한 용기에 넣어 트랩으로 사용한다. 먹이에 모이면 끓는 물을 부어 죽인다. 미끼먹이에는 당분(꿀, 설탕 등), 육류, 지방 등이 있다.
④ 독먹이법 : 당물질(꿀, 설탕 등), 육류에 살충제를 섞어 곳곳에 설치한다.
⑤ 옥외에 개미집이 있을 때 : 개미집 입구를 파헤친 후 끓는 물을 사용하면 안 된다.

해설 개미의 방제 방법 : ①·②·③·④번 외, 잔류분무(개미집 주변에 잔효성 살충제로 잔류분무한다.)

  제3회 실전모의고사

21 LD₅₀이라고 하는 것은?
① 공시동물의 50%를 치사시킬 수 있는 살충제(원체)의 양
② 공시동물 50%를 치사시킬 수 있는 살충제 농도
③ 살충제의 희석농도가 50%라는 뜻
④ 살충제의 원체 사용량이 50%라는 뜻
⑤ 살충제의 인축 독성을 비교하기 위하여 사용된 공시동물이 50이라는 뜻

해설 ① 중앙치사량(中央致死量, LD₅₀) : 시험동물로 하여 경구 및 경피 독성을 중앙치사량(中央致死量, LD₅₀) : 공시동물(供試動物)의 50%를 치사시킬 수 있는 살충제 양으로 표시하여 살충제의 인체 독성을 비교 평가한다.
② LD₅₀은 수치가 적을수록 독성이 강하다.
예 파라티온 LD₅₀(mg/kg) : 3 > 마라티온 LD₅₀(mg/kg) : 100 > DDT LD₅₀(mg/kg) : 110 > 나레드 LD₅₀(mg/kg) : 250

22 어떤 약제에 저항성일 때 유사한 다른 약제에도 자동적으로 저항성이 생길 경우 무엇이라고 하는가?
① 환경적 저항성　　② 생리적 저항성
③ 생태적 저항성　　④ 교차저항성
⑤ 내성

해설 교차저항성 : 어떤 약제에 저항성일 때 유사한 다른 약제에도 자동적으로 저항성이 생기는 것을 교차저항성이라 한다.

23 다음 중 곤충 방제 시 독먹이법을 사용할 수 없는 곤충은 어느 것인가?
① 개미　　② 벼룩　　③ 바퀴
④ 파리　　⑤ 벌

24 모기의 성충을 방제하기 위하여 벽의 표면에 물약을 뿌렸다. 이 작업의 이름은 무엇인가?
① 가열연막　　② 잔류분무　　③ 훈증
④ 살분　　　　⑤ 공간분무

해설 잔류분무
① 잔류분무란 효과가 오래 지속되는 약제를 표면(예를 들면 벽의 표면)에 뿌려 대상 해충이 접촉할 때마다 치사시키는 방법이다.
② 잔류분무 시 가장 중요한 것은 희석농도에 관계없이 희석액이 벽면에 40cc/m²이 되도록 살포하여야 한다. 벽면에 40cc/m²로 분무하는 요령은 다음과 같다.
㉮ 탱크 내 공기압력 : 40lb/in²
㉯ 노즐과 벽면과의 살포 거리 : 46cm
㉰ 속도 : 2.6m/6초
㉱ 살포 거리를 46cm로 하면 살포폭(swath)은 75cm가 된다.
∴ 6초에 1.95m²(2.6m × 0.75m)의 벽면을 살포한다.
※ lb(libra, pound)

25 살충제 잔류분무 시 동일한 약제의 경우도 분무 장소와 물질에 따라 잔류효과에 심한 차이를 나타낸다. 잘못 연결된 것은?
① 음지 > 양지
② 시멘트벽 < 흙벽
③ 저온 > 고온
④ 페인트칠한 벽 > 시멘트벽
⑤ 타일 > 페인트칠한 나무벽

해설 ① 잔류 기간은 동일한 약제라도 분무 장소의 재질, 온도, 일사(日射) 등에 따라 다르다.
㉮ 재질 : 유리·타일 > 페인트칠한 벽 > 시멘트벽 > 흙벽
㉯ 온도 : 저온 > 고온
㉰ 일사(日射) : 그늘 > 햇볕
② 잔류량 결정 요인 : 농도, 분사량, 분사 속도, 분사 거리

04 부낭을 갖고 있는 모기의 알은?

① 얼룩날개모기　② 왕모기　③ 숲모기

④ 돌모기　⑤ 집모기

05 토고숲모기의 유충 서식 장소는?

① 약간의 염분이 섞인 물이 고여 있는 곳

② 보통 빗물이 고여 있는 곳

③ 웅덩이에 물이 고여 있는 곳

④ 늪이나 연못 같은 깨끗한 물

⑤ 하수구

◉해설 토고숲모기 유충의 서식 장소 : 유충은 해변가의 바위에 고인 물(염분이 섞인 물)에 주로 서식한다. 해변 지역이면 담수와 염분 어느 곳에서나 서식한다.

06 깔따구의 보건상 피해는?

① 뉴슨스　② 뎅기열　③ 리슈마니아

④ 황열　⑤ 오로야열

◉해설 깔따구와 보건 : 깔따구는 불쾌곤충(뉴슨스)의 대표적인 해충이며, 질병을 매개하지는 않으나 뉴슨스 또는 알레르기 질환의 알레르기원으로 방제 대상이 되고 있다.

07 파리 유충이 동물의 조직에 기생하는 것을 무엇이라 하는가?

① 수면병　② 람불편모충증

③ 승저증　④ 회선사상충증

⑤ 사상충증

◉해설 구더기증(승저증) : 파리 유충이 동물의 조직에 기생하는 것을 말한다.

08 흡수형 구기를 가지고 있는 곤충은?

① 벼룩　② 개미　③ 바퀴

④ 새털이　⑤ 풍뎅이

◉해설 ① 벼룩의 주둥이 : 흡혈에 적합하다.
② 새털이의 구기 : 저작형이다.

09 벼룩의 생활사에서 틀린 것은?

① 알의 부화 기간은 1주일이다.

② 쥐벼룩은 사람을 흡혈하지 않는다.

③ 성충의 수명은 약 6개월이다.

④ 암수 모두 흡혈한다.

⑤ 유충의 발육 기간은 약 2주이다.

◉해설 쥐벼룩 : 사람도 흡혈한다.

10 후기문 아목에 속하는 진드기는 어느 것인가?

① 물렁진드기과　② 먼지진드기과

③ 털진드기과　④ 여드름진드기과

⑤ 집진드기과

◉해설 ① 후기문아목에 속하는 진드기 : 참진드기과, 물렁진드기과
② 물렁진드기과(공주진드기과)의 매개 질병 : 진드기 매개 재귀열 등

11 다음은 곤충의 체벽(표피)을 구성하는 여러 가지 층(layer)이다. 가장 외부층은?

① 기저막　② 내표피　③ 표피세포

④ 근육　⑤ 왁스층

◉해설 곤충의 외피 : 표피(表皮), 진피(眞皮), 기저막(基底膜) 3부분으로 되어 있다.

① 표피층

㉮ 구조 : 복잡한 구조로 되어 있다.

㉯ 화학성분 : 각질(chitin), 단백질, 색소 등

㉰ 표피층의 최외부(最外部)인 시멘트층(cement)과 밀랍층(wax layer, 왁스층)은 얇은 층으로 손상을 입으면 다시 진피세포층에서 분비물이 세도관(pore canal)을 통해 나와 재형성된다.

㉱ 밀납층 : 두께 1/4μ의 박층(薄層)이지만 내수성이 가장 강한 부분이다.

② 진피층 : 진피세포로 형성되어 있는데, 표피층을 생성하며 일부는 변형되어 극모(satae) 등을 형성하는 조모세포(造毛細胞)로 되어 있다.

12 다음 중 불완전변태에 속하는 것은?

① 파리목　② 반시목(노린재목)

③ 벼룩목　④ 나비목

⑤ 벌목

◉해설 ① 노린재목(반시목) 주요과(科) : 빈대과, 침노린재과
② 빈대, 노린재 : 불완전변태

13 거미, 진드기 등은 어느 강(class)에 속하는가?

① 거미강　② 바퀴강　③ 지네강

④ 노래기강　⑤ 곤충강

◉해설 거미강 : 거미, 진드기 등

14 다음 중 독일바퀴의 특성이 아닌 것은?

① 난협은 알이 부화할 때까지 어미 품에 붙어 있다.

② 전흉배판에 2줄의 흑색종대가 있다.

③ 몸 전체가 흑갈색이다.

④ 전국적으로 분포한다.

⑤ 주가성 바퀴 중 가장 소형이다.

◉해설 독일바퀴 : 밝은 황갈색이다.

15 쥐의 생활사에 관한 설명이다. 틀린 것은?

① 교미 활동 : 곰쥐, 시궁쥐(10~12주), 생쥐(8주)

② 교미 후 평균 22일 만에 출산하고, 출산 후 2일 만에 다시 교미한다.

③ 2일 후에 눈을 뜨고 사물을 볼 수 있고, 10일 정도면 제대로 들을 수 있으며, 2주일 후에는 귀가 열린다.

④ 4주 후부터 어미로부터 독립을 강요당하지만 보통 5주 후부터는 완전 독립을 한다.

⑤ 쥐의 수명 : 생쥐(1년), 곰쥐와 시궁쥐(2년)

◉해설 쥐의 생활사

① 쥐는 포유류에 속한다.

② 생후 10일 정도면 귀가 열려 제대로 들을 수 있다.

③ 2주 후에 눈을 뜨고 사물을 볼 수 있다.

④ 4주 후부터 어미로부터 독립을 강요당하지만 보통 약 5주까지 어미에게 의존한다.

⑤ 교미 활동 : 곰쥐, 시궁쥐(10~12주), 생쥐(8주)

⑥ 임신 기간은 22일이며, 출산 후 2일 만에 교미한다.

⑧ 새끼 수(1회 평균 수) : 시궁쥐(8~10마리), 곰쥐(6.2(4~8)마리), 생쥐(5.8(4~7)마리)

⑨ 수명 : 생쥐(1년), 곰쥐와 시궁쥐(2년)

16 쥐의 개체군 크기를 결정하는 3대 요인이 아닌 것은?

① 출산　② 사망　③ 경쟁

④ 이동　⑤ 출산, 사망

41 수영장의 수질기준 중 맞지 않는 것은?
① 탁도는 1NTU 이하
② KMnO₄ 소비량이 12ppm 이하일 것
③ pH(수소이온농도)는 5.8~8.6일 것
④ 유리잔류염소는 0.4~1ppm
⑤ 총대장균군은 10ml씩 5개 중에서 3개 이상이 음성(양성이 2개 이하)일 것

해설 수영장의 수질기준 : ②·③·④·⑤번 외 알루미늄은 0.5mg/l 이하, 비소는 0.05mg/l 이하, 수은은 0.007mg/l 이하, 탁도는 1.5NTU 이하, 결합잔류염소는 최대 0.5mg/l

42 다음 중 실내의 자연환기에 영향을 미치는 요인이 아닌 것은?
① 실내 기류의 속도 ② 실내·외의 기습 차
③ 기체 확산력 ④ 옥외의 풍속
⑤ 실내·외의 기온 차

해설 실내의 자연 환기와 실내·외의 기습 차와는 관계가 없다.

43 창, 기타의 개구부로써 채광에 필요한 면적은 주택에 있어서 거실의 바닥 면적의 얼마 이상이어야 좋은가?
① 1/13 이상 ② 1/7 이상 ③ 1/10 이상
④ 1/15 이상 ⑤ 1/20 이상

해설 채광 : 창의 면적은 전체 바닥의 1/5~1/7 이상 되는 것이 좋다.

44 부적당한 조명으로 주로 야기되는 피해는?
① 식욕 부진과 피로
② 정신적 흥분과 충돌
③ 안정피로와 작업 능률 저하, 근시
④ 심리적 갈등과 재해 억제
⑤ 안정피로와 작업 능률 상승

45 신축건물(신축학교) 증후군을 나타내는 오염물질은?
① 폼알데하이드 ② CO₂ ③ CO
④ O₃ ⑤ SO₂

해설 실내공간 공기기준
① 이산화탄소(CO₂) ② 일산화탄소(CO)
③ 이산화질소(NO₂) ④ 오존(O₃)
⑤ 미세먼지(PM-10) ⑥ 폼알데하이드(Formaldehyde)
⑦ 석면 ⑧ 라돈
⑨ 총부유균 ⑩ 휘발성 유기화합물(VOC)
※ 폼알데하이드 = 포름알데히드

46 다음 중 백금이(loop), 유리막대 등의 일반적인 멸균방법은?
① 자외선멸균법 ② 화염멸균법
③ 건열멸균법 ④ 고압증기멸균법
⑤ 알코올소독법

해설 화염멸균법 : 백금이, 유리막대 등의 소독에 이용한다.

47 다음 중 구내염, 인두염, 입안 세척 및 상처 소독에 알맞은 소독제는?
① 석탄산 ② 크레졸 ③ 알코올
④ 과산화수소 ⑤ 승홍

해설 과산화수소 : 상처 소독에 이용

48 콜린에스테라제(cholinestrase) 활성저해로 신경 증상을 유발하는 물질은?
① 유기인계 농약 ② 유기염소계 농약
③ 카바메이트계 살충제 ④ 유기불소 농약
⑤ 염소계 살충제

해설 유기인계 농약에 의한 중독기전은 cholinestrase의 저해이다.

49 열중증 현상에서 식염을 투여함으로써 증상이 급속히 회복되는 것은?
① 열피로 ② 열허탈증 ③ 열경련
④ 열사병 ⑤ 열쇠약

해설 열경련 원인 : NaCl(소금) 부족, 수분 부족

50 일회용 주사기, 페트리디쉬의 소독에 사용되는 것은?
① Formaldehyde ② 알코올
③ 과산화수소 ④ Ethylen oxide
⑤ 메탄올

2 위생곤충학

01 장상모(palmate hair)의 역할은?
① 운동을 돕는다.
② 수면에 수평으로 뜨게 한다.
③ 물의 흐름을 감지한다.
④ 먹이를 모으는 역할을 한다.
⑤ 호흡작용을 돕는다.

해설 장상모의 역할 : 수면에 수평으로 뜨게 한다.

02 모기는 일조 시간이 몇 시간일 때 월동 준비를 하는가?
① 5시간 ② 6시간 ③ 10시간
④ 12시간 ⑤ 15시간

해설 Diapause : 모기는 일조 시간이 10시간 이하가 되면 유충이 월동 시기임을 감지하게 되고 이와 같은 유충으로부터 우화(羽化)한 암컷은 이미 지방체(fat body)를 충분히 축적하고 있어 월동 준비를 완료한 상태가 되는데 이러한 생리적 현상을 Diapause라 한다.

03 작은빨간집모기(뇌염모기) 성충의 특징이 아닌 것은?
① 각 복절 기부에 흰 띠가 있다.
② 암갈색을 띤다.
③ 주둥이에는 흰 띠가 없다.
④ 크기는 4.5mm 정도이다.
⑤ 순판에 특별한 무늬가 없다.

해설 작은빨간집모기 성충의 특징
① 뇌염모기는 집모기속에 속한다.
② 크기는 4.5mm 정도의 소형이다.
③ 전체적으로 암갈색을 띠고 뚜렷한 무늬가 없다.
④ 다리 각 절(節) 끝에 작고 흐린 백색 띠가 있다.
⑤ 주둥이 중앙에 넓은 백색 띠가 있다. 이 띠로부터 기부로 내려가면서 복면에 백색 비늘이 산재해 있는 것이 특징이다.
⑥ 흡혈 활동 : 저녁 8~10시
⑦ 휴식 : 수평으로 휴식

26 폐기물의 소각 시 발생하지 않는 것은?

① 다이옥신　　② SO_2　　③ CO_2
④ NO　　⑤ THM

🔘해설 THM : 염소 소독 시 발생하는 발암물질이다.

27 실내공기의 오염 정도를 나타내주는 지표가스는?

① 아황산가스　　② 이산화질소　　③ 오존
④ 이산화탄소　　⑤ 매연

28 연탄에서 발생되는 일산화탄소는 혈색소와의 친화력이 산소보다 약 몇 배가 높은가?

① 50배　　② 100배　　③ 120배
④ 150배　　⑤ 250배

🔘해설 CO는 O_2보다 헤모글로빈과의 결합력이 200~300배 정도 강하다.

29 지하철 역사에서의 이산화탄소의 오염허용기준은?

① 1ppm　　　　② 60ppm
③ 80ppm　　　　④ 1,000ppm
⑤ 1,200ppm

🔘해설 ① 실내·외 오염허용기준
　　㉮ CO : 10ppm 이하(실내 기준), 25ppm 이하(실내 주차장 기준)
　　㉯ CO_2 : 1,000ppm 이하
② 작업장 CO의 오염허용기준 : 30ppm 이하/8시간 기준

30 다음 중 복사열 측정에 이용되는 기구는 어느 것인가?

① 열선 풍속계　　　　② 흑구 온도계
③ 카타 온도계　　　　④ 아스만 통풍 건습계
⑤ 아우구스트 건습계

🔘해설 ① 카타 온도계 : 실내의 기류 측정, 냉각력 측정
② 아스만 통풍 온·습도계 : 기온과 습도를 동시에 측정
③ 아우구스트 건습계 : 습도 측정
④ 흑구 온도계 : 복사열 측정

31 대기환경 기준 항목이 아닌 것은 어느 것인가?

① SO_2　　② Pb　　③ NO_2
④ H_2S　　⑤ O_3

🔘해설 대기환경 기준 항목 : ①·②·③·⑤번 외 CO, 미세먼지(PM-10), 초미세먼지(PM-2.5), 벤젠

32 대기오염의 일반적인 지표로써 가장 많이 쓰이는 것은?

① CO_2　　② O_2　　③ SO_2
④ N_2　　⑤ CO

33 대기오염물질 중에서 고등식물에 독성이 강한 순서로 나열된 것은?

① HF 〉Cl_2 〉SO_2 〉NO_2 〉CO 〉CO_2
② Cl_2 〉HF 〉CO 〉NO_2 〉SO_2 〉CO_2
③ SO_2 〉Cl_2 〉HF 〉CO 〉NO_2 〉CO_2
④ NO_2 〉SO_2 〉Cl_2 〉HF 〉CO 〉CO_2
⑤ CO 〉Cl_2 〉SO_2 〉NO_2 〉HF 〉CO_2

🔘해설 식물의 독성이 강한 순서 : HF 〉Cl_2 〉SO_2 〉NO_2 〉CO 〉CO_2

34 대기 중의 함량이 높아질 경우 온실효과를 일으키는 기체는?

① CO_2　　② CO　　③ SO_2
④ NO_2　　⑤ O_3

🔘해설 ① 온실효과 : 대기 중에 있는 잔류기체가 적외선의 복사열을 흡수하여 지구의 온도가 높아지는 현상이다.
② 온실효과의 기여도 : CO_2는 66%, 메탄(CH_4)은 15%, N_2O, O_3, CFC 등
③ 온실가스 유발물질 : 이산화탄소, 메탄, 아산화질소, 수소불화탄소, 과불화탄소, 육불화황

35 산성비의 원인물질은?

| ㉮ 황산 | ㉯ 질산 | ㉰ 염산 | ㉱ 암모니아 가스 |

① ㉮, ㉯, ㉰　　② ㉮, ㉰　　③ ㉯, ㉱
④ ㉱　　⑤ ㉮, ㉯, ㉰, ㉱

🔘해설 원인물질 : 황산, 질산, 염산 등

36 잠함병(잠수병)을 일으키는 원인물질은 어느 것인가?

① 산소 기포　　　　② 수소 기포
③ 탄소 기포　　　　④ 일산화탄소 기포
⑤ 질소 기포

🔘해설 ① 잠함병(감압증) : 잠함병은 이상고압(고압) 환경으로부터 정상적인 기압 상태로 급격히 복귀할 때 발생하는 병이다. 즉, 고압 상태에서 질소가 혈액이나 지방조직에 용해되었다가 급격히 감압되면서 질소가 기포를 형성하여 발생되는 병이다.
② 잠함병 발생 작업 : 잠수 및 잠함작업 등의 해저작업, 탄광작업 등

37 사고 건수당 손실 노동일 수로 재해분석을 하는 방법은?

① 강도율　　② 건수율　　③ 도수율
④ 중독률　　⑤ 발병률

🔘해설 중독률 = 손실 근로(노동)일 수 ÷ 재해 건수 × 10^3

38 다음 중 전리방사선 중 피부 투과력이 가장 큰 것은?

① 자외선　　② α선　　③ β선
④ X선　　⑤ γ선

🔘해설 투과력의 크기 : X선 〉γ선 〉β선 〉α선

39 규폐증을 일으키는 원인물질과 가장 관계가 깊은 것은?

① 매연　　　　② 암석분진
③ 일반 부유분진　　④ 석탄분진
⑤ 금속 fume

🔘해설 ① 규폐증은 주로 유리규산(SiO_2)을 함유하는 암석분진에 의해서 발병하며, 폐결핵을 동반한다.
② 규폐증을 일으키는 입자의 크기 : 0.5~5μm이다.

40 귀덮개와 귀마개를 동시에 착용하여야 하는 소음의 수준은 얼마인가?

① 60dB(A)　　② 70dB(A)　　③ 95dB(A)
④ 110dB(A)　　⑤ 120dB(A)

🔘해설 120dB(A) 이상 : 귀마개와 귀덮개를 동시에 착용한다.

제3회 실전모의고사

12 정수장 소독처리 시 원수에서 페놀이 유입될 경우 합성되는 물질로 냄새를 유발시키는 것은?

㉮ 나트륨 ㉯ 클로로포름 ㉰ 마그네슘 ㉱ 클로로페놀

① ㉮, ㉯, ㉰ ② ㉮, ㉰ ③ ㉯, ㉱
④ ㉱ ⑤ ㉮, ㉯, ㉰, ㉱

13 먹는물에서의 질산성 질소(NO_3-N)의 기준치는 10mg/l 이하이다. 먹는물에서 질산성질소를 규제하는 이유는?

① 나쁜 냄새를 낸다.
② 세균의 번식을 초래한다.
③ 분뇨의 오염지표가 된다.
④ 청색아로 알려진 질병을 유발시킨다.
⑤ 위장장애를 가져온다.

14 먹는물 기준 중 심미적으로 불쾌감을 줄 수 있는 물질이 아닌 것은?

① 아연 ② 알루미늄 ③ 망간
④ 철 ⑤ 불소

> 해설 불소 : 먹는물 기준 중 유해 무기물질이다.

15 물고기의 아가미가 선홍색을 나타낼 때 가장 먼저 의심되는 오염물질은?

① 비소 ② 트리클로로에틸렌
③ 시안 ④ 크롬
⑤ 파라치온

16 수중의 용존산소에 관한 설명 중 잘못된 것은 어느 것인가?

① 용존산소량은 수온에 반비례한다.
② 용존산소는 공기 중의 산소가 공급원이므로 과포화되는 일은 없다.
③ 20℃, 1기압에서 맑은 물의 포화용존량은 9.17mg/l이다.
④ 유기성 폐수가 유입되면 미생물의 작용으로 용존산소량은 감소된다.
⑤ 산소용해량은 기압에 비례한다.

> 해설 용존산소는 공기 중의 산소와 조류의 광합성 작용으로 과포화되는 경우가 있다.

17 질소화합물의 최종분해 산화물질은?

① 아질산성질소 ② 암모니아성질소
③ 단백질 ④ 질산성질소
⑤ 아미노산

> 해설 용존산소가 풍부한 수중에서 미생물에 의해 단백질이 분해될 때의 과정은 다음과 같다.
> • 단백질 → Amino acid → NH_3-N → NO_2-N → NO_3-N
> • 아미노산 → NH_4^+ → NO_2^- → NO_3^-

18 다음 내용에서 (   ) 안에 들어갈 숫자는?

TLM(Tolerance Median Limit)이란 일정한 노출 시간 동안 실험동물의 (   )%가 살아남는 농도를 말한다.

① 20 ② 30 ③ 50
④ 60 ⑤ 70

> 해설 TLM(Tolerance Median Limit)
> ① TLM이란 일정한 시간을 경과시킨 후 실험생물 중 50%가 살아남는 농도를 말한다.
> ② TLM 실험
> ㉮ 실험하기 전에 대상폐수에서 10~30일 동안 물고기를 적응시킨다.
> ㉯ 표기 : 96hr TLM, 48hr TLM, 24hr TLM 등으로 표기한다.

19 다음 내용은 오염원인물질과 인체에 해를 주는 영향과의 관계를 짝지은 것이다. 틀린 것은?

① Cr^{6+} – 비중격천공증
② CS_2 – 정신병증
③ Cd – 골연화증
④ 유기수은 – 지각장애
⑤ 포스겐(phosgene) – 간염

> 해설 ① 포스겐(phosgene) : 질식성 가스이다.
> ② 간염 : 바이러스에 의한 감염성 질병이다.

20 분뇨를 혐기성 처리하려고 한다. 중온소화법의 적당한 온도와 일수는?

① 30~35℃에서 60일 ② 50~55℃에서 15일
③ 30~35℃에서 30일 ④ 30~55℃에서 30일
⑤ 50~55℃에서 60일

> 해설 미생물의 온도와 소화일수
> ① 저온(냉온성)소화 : 10℃ 정도(0~20℃), 40~60일(2달) 정도
> ② 중온(친온성)소화 : 30~35℃, 25~30일(1달) 정도
> ③ 고온(친열성)소화 : 60~70℃에서 소화일수 15~20일(15일) 정도
> ④ 고온소화는 여러 가지 경제성에 문제가 있기 때문에 우리나라에서는 주로 30~35℃에서 30일간 소화하는 중온소화를 많이 이용한다.

21 분뇨를 위생적으로 처리하는 목적이 아닌 것은?

① 수인성 감염병 관리 ② 세균성 감염병 관리
③ 절지동물 관리 ④ 소화기계 감염병 관리
⑤ 기생충 질환 관리

22 다음 중 지정폐기물이 아닌 것은?

① 폐산(pH 2.0 이상)
② 폐알칼리(pH 12.5 이상)
③ 폐유(기름 성분이 5% 이상인 것)
④ 오니류(고형물 함량이 5% 이상인 것)
⑤ 폐석면

> 해설 폐산 : pH 2.0 이하
> ※ 지정폐기물 : 위생관계법령 중 "폐기물관리법" 참고

23 폐기물을 퇴비화시킬 때 적정온도는?

① 10~30℃ ② 30~50℃ ③ 65~75℃
④ 80~100℃ ⑤ 100~120℃

24 병원 적출물 처리방법 중 가장 안전한 것은?

① 매몰 처분 ② 가축 사료 이용 ③ 퇴비화
④ 해양 투기 ⑤ 소각 처분

25 분뇨와 음식물폐기물 등의 유기성 폐기물을 혼합처리하는 데 가장 유용한 처리방법은?

① 매립법 ② 퇴비화법 ③ 소각법
④ 해양투기법 ⑤ 사료화법

제3회 실전모의고사

1 환경위생학

01 물 순환의 3단계를 가장 정확하게 설명한 것은?

① 지표수 – 증발 – 우박
② 천수 – 유수 – 하천수
③ 강수 – 유출 – 증발
④ 유출 – 우박 – 지표수
⑤ 강수 – 증발 – 유출

⊙해설 ① 물의 순환은 강수(降水), 유출 증발 3단계에 의해 빚어진 결과라 할 수 있다.
② 자연계에서 물을 순환하게 하는 힘은 태양에너지에 의해서 이루어진다.

02 아래의 광합성작용에 관여하는 미생물은?

$$CO_2 + H_2O \rightarrow O_2 + CH_2O$$
(　　)

① 로티퍼
② virus
③ 조류
④ 박테리아
⑤ fungi

⊙해설 광합성
① 녹색식물의 광합성에서는 빛에너지의 작용으로 물과 이산화탄소로부터 글루코오스를 합성하고, 이것을 녹말로 바꾸어 저장한다. 즉, 이산화탄소를 흡수하여 유기화합물을 합성하는 반응을 이산화탄소고정이라고 하며, 이 반응에서 산소가 발생하는데 이 산소는 이산화탄소에서 나온 것이 아니라 물에서 유래한다는 것이다.
② 광합성은 물이 빛에너지에 의해 분해되는 반응과 이어 이산화탄소가 환원되어 유기화합물로 되는 반응의 두 단계로 나누어져 있다.
③ 조류는 광합성을 하므로 DO를 과포화시킨다.
※ CH_2O : 유기물을 의미함.

03 수인성 감염병(水因性 感染病)이 아닌 것은?

① 발진티푸스
② 장티푸스
③ 파라티푸스
④ 콜레라
⑤ 세균성이질

⊙해설 발진티푸스 : 이가 전파한다.
※ 감염병 = 전염병, 감염원 = 전염원

04 밀스-라인케(Mills-Reincke) 현상을 가장 잘 설명한 것 하나를 선택하라.

① 상수를 처리함으로써 수인성 감염병이 감소되고 일반 사망률이 현저히 저하되는 현상을 말한다.
② 상수를 처리함으로써 수인성 감염병이 감소되는 현상을 말한다.
③ 상수를 처리함으로써 수명 연장이 되는 현상을 말한다.
④ 상수를 처리함으로써 일반 사망률이 감소되는 현상을 말한다.
⑤ 상수를 처리함으로써 소화기계 감염병이 감소되는 현상을 말한다.

05 완속여과와 급속여과를 비교한 설명이다. 옳지 않은 것은?

① 세균 제거면에서는 완속여과가 더 효과적이다.
② 여과 속도가 다르므로 설치면적의 차이가 있다.
③ 건설비는 완속여과가 많이 들고 유지관리비는 급속여과가 많이 든다.
④ 약품 침전 후의 여과는 급속여과로 한다.
⑤ 원수의 수질이 탁도가 높을 때는 완속여과가 효과적이다.

⊙해설 원수의 수질이 탁도와 색도가 높을 때 : 급속여과가 효과적이다.

06 여과처리에서 제거되는 것은?

① 용해성 유기물질
② 철이온
③ 페놀
④ 부유물질
⑤ 납

⊙해설 여과처리 : SS(부유물질)를 제거하기 위한 것이다.

07 다음 중 유기응집제는?

① 황산알루미늄
② 황산 제1철, 황산 제2철
③ 염화 제2철
④ 폴리염화알루미늄PAC)
⑤ 폴리아크라민(polyacrylamine), 폴리에틸렌아민 (polyethyleneamine)

⊙해설 ① · ② · ③ · ④번은 무기응집제이고, ⑤번은 유기응집제이다.

08 주입된 염소농도와 남아 있는 염소농도의 차이를 무엇이라 하는가?

① 잔류염소
② 결합염소량
③ 염소요구량
④ 염산소비량
⑤ 파괴염소량

09 정수 과정에서 전 염소처리와 후 염소처리의 구분을 하는데 후 염소처리의 목적은?

① 소독 목적
② BOD 제거
③ 냄새 제거
④ 부식 방지
⑤ COD 제거

⊙해설 ① 전 염소처리의 목적 : BOD 제거, 냄새 제거, 부식 방지 등
② 후 염소처리의 목적 : 살균, 즉 소독이 목적이다.
※ 염소 1ppm당 BOD 2ppm을 제거한다.

10 잔류염소를 제거하기 위해 사용되는 물질은?

① 황산알루미늄
② 이산화황
③ 클로라민
④ 소석회
⑤ 고분자응집제

⊙해설 염소를 다량 주입 시 탈염소제 : SO_2, NaS_2O_3, $NaSO_3$, $KMnO_4$, 활성탄 등이 쓰이고 있으나 많은 수량의 처리에는 이산화황가스를 주입하여 처리한다.

11 1일 $1,000m^3$의 물에 유효염소 50%를 함유하는 클로르칼키를 사용하여 염소를 주입하려 한다. 염소 주입농도가 $2mg/l$라 한다면 하루에 요구되는 $Ca(OCl)_2$의 양은 얼마인가?

① 2.0kg
② 4.0kg
③ 5.0kg
④ 8.0kg
⑤ 10.0kg

⊙해설 $2mg/l \times 1,000m^3 \times \dfrac{100}{50} \times 10^{-3}kg/g = 4kg$

25 환경부령이 정하는 재활용폐기물을 수집·운반하는 자가 시·도지사에게 신고하여야 하는 재활용폐기물은?

㉮ 폐지, 고철	㉯ 음식물류 폐기물
㉰ 동·식물성 잔재물	㉱ 폐포장재, 폐전선

① ㉮, ㉯, ㉰   ② ㉮, ㉰   ③ ㉯, ㉱
④ ㉱   ⑤ ㉮, ㉯, ㉰, ㉱

해설 폐기물관리법 시행규칙 제66조(폐기물처리 신고대상)
법 제46조(폐기물처리 신고) : 다음에 해당하는 자는 환경부령으로 정하는 기준에 따른 시설·장비를 갖추어 시·도지사에게 신고하여야 한다.
① 동·식물성 잔재물 등의 폐기물을 자신의 농경지에 퇴비로 사용하는 등의 방법으로 재활용하는 자로서 환경부령으로 정하는 자(환경부령으로 정하는 폐기물을 재활용하는 자 : 음식물류 폐기물, 동·식물성 잔재물, 유기성 오니, 왕겨 또는 쌀겨를 자신의 농경지의 퇴비나 자신의 가축의 먹이로 재활용하는 자), 폐의류 또는 폐섬유를 재활용하는 자 – 규칙 제66조 [별표 16]
② 폐지, 고철 등 환경부령으로 정하는 폐기물을 수집·운반하거나 환경부령으로 정하는 방법으로 재활용하는 자로서 사업장 규모 등이 환경부령으로 정하는 기준에 해당하는 자(환경부령으로 정하는 폐기물 : 폐지, 고철, 폐포장재(종이팩·유리병·금속캔 및 합성수지 재질의 포장재 및 1회용봉투·쇼핑백만 해당함), 폐전선) – 규칙 제66조
③ 폐타이어, 폐가전제품 등 환경부령으로 정하는 폐기물을 수집·운반하는 자(환경부령으로 정하는 폐기물 : 폐축전지 및 폐변압기, 폐타이어, 폐가전제품, 폐드럼, 폐식용유, 폐섬유, 농업용 폐플라스틱 필름·시트류와 폐농약용기 등 폐농약포장재), 폐의류(생활폐기물로 배출된 것) – 규칙 제66조

제2회 실전모의고사 정답

1 환경위생학
01 ③ 02 ② 03 ① 04 ⑤ 05 ⑤ 06 ② 07 ④ 08 ② 09 ③ 10 ③
11 ④ 12 ① 13 ④ 14 ② 15 ② 16 ③ 17 ⑤ 18 ② 19 ① 20 ②
21 ④ 22 ① 23 ① 24 ④ 25 ⑤ 26 ② 27 ④ 28 ⑤ 29 ② 30 ③
31 ② 32 ③ 33 ③ 34 ⑤ 35 ③ 36 ⑤ 37 ④ 38 ① 39 ① 40 ⑤
41 ③ 42 ③ 43 ⑤ 44 ⑤ 45 ④ 46 ⑤ 47 ⑤ 48 ② 49 ⑤ 50 ⑤

2 위생곤충학
01 ③ 02 ① 03 ③ 04 ④ 05 ① 06 ③ 07 ① 08 ⑤ 09 ① 10 ①
11 ⑤ 12 ② 13 ① 14 ① 15 ③ 16 ③ 17 ② 18 ③ 19 ⑤ 20 ②
21 ② 22 ④ 23 ② 24 ⑤ 25 ⑤ 26 ① 27 ② 28 ① 29 ③ 30 ③

3 식품위생학
01 ④ 02 ④ 03 ② 04 ⑤ 05 ② 06 ① 07 ④ 08 ① 09 ④ 10 ①
11 ③ 12 ③ 13 ⑤ 14 ④ 15 ① 16 ① 17 ② 18 ② 19 ④ 20 ③
21 ④ 22 ① 23 ① 24 ② 25 ④ 26 ① 27 ② 28 ① 29 ② 30 ②
31 ② 32 ② 33 ① 34 ② 35 ② 36 ② 37 ② 38 ① 39 ① 40 ④

4 공중보건학
01 ① 02 ② 03 ② 04 ③ 05 ④ 06 ⑤ 07 ③ 08 ④ 09 ① 10 ①
11 ③ 12 ① 13 ④ 14 ③ 15 ① 16 ① 17 ⑤ 18 ② 19 ⑤ 20 ⑤
21 ② 22 ⑤ 23 ② 24 ② 25 ③ 26 ③ 27 ④ 28 ② 29 ③ 30 ④
31 ① 32 ② 33 ③ 34 ② 35 ④

5 위생관계법령
01 ⑤ 02 ① 03 ② 04 ② 05 ⑤ 06 ② 07 ① 08 ② 09 ① 10 ⑤
11 ① 12 ③ 13 ⑤ 14 ① 15 ② 16 ③ 17 ⑤ 18 ② 19 ① 20 ⑤
21 ⑤ 22 ③ 23 ① 24 ③ 25 ⑤

해설 먹는물관리법 제3조(정의)
　① 샘물 : 샘물이란 암반대수층 안의 지하수 또는 용천수 등 수질의 안정성을 계속 유지할 수 있는 자연 상태의 깨끗한 물을 먹는 용도로 사용할 원수를 말한다.
　② 먹는샘물 : 먹는샘물이란 샘물을 먹는 데 적합하도록 물리적 처리 등의 방법으로 제조한 물을 말한다.
　③ 먹는해양심층수 : 먹는해양심층수란 해양심층수를 먹는 데 적합하도록 물리적 처리 등의 방법으로 제조한 물을 말한다.

16 다음 보기 중 샘물보전구역의 지정자로 옳은 것은?
① 시장 · 군수 · 구청장　　　② 보건복지부장관
③ 시 · 도지사　　　　　　　④ 해양수산부장관
⑤ 환경부장관

해설 먹는물관리법 제8조의3(샘물보전구역의 지정) ① 시 · 도지사는 샘물의 수질보전을 위하여 다음 각 호의 어느 하나에 해당하는 지역 및 그 주변 지역을 샘물보전구역(이하 "샘물보전구역"이라 한다.)으로 지정할 수 있다.
　1. 인체에 이로운 무기물질이 많이 들어 있어 먹는샘물의 원수(原水)로 이용 가치가 높은 샘물이 부존(賦存)되어 있는 지역
　2. 샘물의 수량이 풍부하게 부존되어 있는 지역
　3. 그 밖에 샘물의 수질보전을 위하여 필요한 지역으로서 대통령령으로 정하는 지역

17 환경보전 또는 국민보건에 중대한 위해를 끼치거나 끼칠 우려가 있다고 인정될 때 먹는물 관련 영업자, 냉 · 온수기 설치 · 관리자 또는 정수기 설치 · 관리자에게 필요한 지도와 명령을 할 수 없는 자는 누구인가?
① 환경부장관　　　　　　② 시 · 도지사
③ 광역시장　　　　　　　④ 시장 · 군수 · 구청장
⑤ 면장

해설 먹는물관리법 제45조(지도와 개선명령)

18 먹는물의 수질기준의 설명 중 잘못된 것은 어느 것인가?
① 페놀은 0.005mg/l를 넘지 아니할 것
② 카드뮴은 0.005mg/l를 넘지 아니할 것
③ 시안은 0.01mg/l를 넘지 아니할 것
④ 질산성질소는 10mg/l를 넘지 아니할 것
⑤ 비소는 0.05mg/l를 넘지 아니할 것

해설 먹는물 수질기준 및 검사 등에 관한 규칙 제2조(수질기준) [별표 1] : 비소는 0.01mg/l를 넘지 아니할 것

19 먹는물관리법 규정에 의한 영업에 종사하지 못하는 질병만으로 연결된 것은?
① 장티푸스, 파라티푸스, 세균성이질
② 장티푸스, 파라티푸스, 파상풍
③ 장티푸스, 파라티푸스, 풍진
④ 파라티푸스, 세균성이질, 홍역
⑤ 파라티푸스, 세균성이질, 페스트

해설 먹는물 수질기준 및 검사등에 관한 규칙 제5조(건강진단)

20 관할 구역 안에서 발생하는 분뇨의 수집 · 운반 및 처리는 누가 하는가?
① 공공하수도관리청장　　　② 환경부장관
③ 시 · 도지사　　　　　　　④ 지방환경청장
⑤ 특별자치시장 · 특별자치도지사 · 시장 · 군수 · 구청장

해설 하수도법 제41조(분뇨처리 의무) : 특별자치시장 · 특별자치도지사 · 시장 · 군수 · 구청장은 관할 구역 안에서 발생하는 분뇨를 수집 · 운반 및 처리하여야 한다.

21 개인하수처리시설의 관리 기준이 아닌 것은?
① 오수처리 시설은 그 기능이 정상적으로 유지될 수 있도록 침전 찌꺼기와 부유물질 제거 등 내부 청소를 하여야 한다.
② 청소 과정에서 발생된 찌꺼기를 탈수하여 처리하거나 분뇨 수집 · 운반업자에게 위탁하여 처리하여야 한다.
③ 정화조의 경우에 수세식변기에서 나오는 오수가 아닌 그 밖의 오수를 유입 시키는 행위를 하여서는 아니 된다.
④ 전기설비가 되어 있는 개인하수처리시설의 경우에 전원을 끄는 행위를 하여서는 아니 된다.
⑤ 방류수의 수질을 자가측정하거나 측정대행업자가 측정하게 하고, 그 결과를 1년간 보관한다.

해설 하수도법 시행규칙 제33조(개인하수처리시설의 관리 기준) : ① · ② · ③ · ④번 외, 방류수의 수질 측정 결과는 3년간 보관한다.

22 폐기물처리업의 업종구분상 잘못된 것은?
① 폐기물 수집 · 운반법　　　② 폐기물 중간처분업
③ 폐기물 계획처분업　　　　④ 폐기물 최종처분업
⑤ 폐기물 종합처분업

해설 폐기물관리법 제25조(폐기물처리업) : 폐기물처리업의 업종 구분은 ① · ② · ④ · ⑤번 외, 폐기물 중간재활용업, 폐기물 종합재활용업

23 폐기물처리 시설의 유지 · 관리 등 기술업무는 누가 맡아야 하는가?
① 기술관리인　　　　　　② 폐기물처리업자
③ 시장　　　　　　　　　④ 시 · 도지사
⑤ 군수

해설 폐기물관리법 제34조(기술관리인) : 폐기물처리 시설을 설치 · 운영하는 자는 당해 시설의 유지 · 관리에 관한 기술업무를 담당하게 하기 위하여 기술관리인을 임명하거나 기술관리능력이 있다고 정하는 자와 기술관리대행계약을 체결하여야 한다.

24 의료폐기물의 수집 · 운반차량의 차체의 색상과 글자의 색깔은?

㉮ 차체는 녹색
㉯ 차체는 흰색
㉰ 글자의 색깔은 흰색
㉱ 글자의 색깔은 녹색

① ㉮, ㉯, ㉰　　　　② ㉮, ㉰　　　　③ ㉯, ㉱
④ ㉱　　　　　　　⑤ ㉮, ㉯, ㉰, ㉱

해설 폐기물관리법 시행규칙 제14조 [별표 5] (폐기물의 처리에 관한 구체적 기준 및 방법)
　① 의료폐기물의 수집 · 운반차량의 차체는 흰색으로 도색하여야 한다.
　② 의료폐기물의 수집 · 운반차량의 적재함의 양쪽 옆면에는 의료폐기물의도형, 업소명 및 전화번호를, 뒷면에는 의료폐기물의 도형을 부착 또는 표기하되, 그 크기는 가로 100센티미터 이상, 세로 50센티미터 이상(뒷면의 경우 가로 · 세로 각각 50센티미터 이상)이어야 하며, 글자의 색깔은 녹색으로 하여야 한다.
　③ 지정폐기물 수집 · 운반차량의 차체 : 노란색으로 색칠하여야 한다.
　④ 지정폐기물의 수집 · 운반차량 : 적재함의 양쪽 옆면에는 지정폐기물 수집 · 운반차량, 회사명 및 전화번호를 잘 알아볼 수 있도록 붙이거나 표기하여야 한다. 이 경우 그 크기는 가로 100센티미터 이상, 세로 50센티미터 이상으로 하고, 검은색 글자로 하여 붙이거나 표기하되, 폐기물 수집 · 운반중을 발급하는 기관의 장이 인정하면 차량의 크기에 따라 붙이거나 표기하는 크기를 조정할 수 있다.
　⑤ 폐석면을 수집 · 운반하는 차량 : "④번의 지정폐기물의 수집 · 운반차량표시" 외에 적재함 양측에 가로 100센티미터 이상, 세로 50센티미터 이상의 크기로 흰색 바탕에 붉은색 글자로 폐석면 운반차량을 표시하거나 표지를 부착하여야 한다.

(2) 제2급감염병 : 전파 가능성을 고려하여 발생 또는 유행 시 24시간 이내에 신고하여야 하고, 격리가 필요한 다음의 감염병을 말한다.
① 백일해
② 홍역
③ 폴리오
④ 유행성이하선염
⑤ 풍진
⑥ 수두
⑦ b형헤모필루스인플루엔자
⑧ 폐렴구균 감염증
⑨ A형간염
⑩ 콜레라
⑪ 장티푸스
⑫ 파라티푸스
⑬ 세균성이질
⑭ 장출혈성대장균감염증
⑮ 결핵
⑯ 한센병
⑰ 성홍열
⑱ 수막구균 감염증
⑲ 반코마이신내성황색포도알균(VRSA) 감염증
⑳ 카바페넴내성장내세균속균종(CRE) 감염증
㉑ E형간염

06 제1급감염병부터 제3급감염병까지에 해당하는 감염병 중 보건복지부령으로 정하는 감염병이 발생한 경우 "그 밖의 신고의무자"에 해당하지 않는 자는?
① 세대주
② 학교장
③ 보건교사(양호교사)
④ 회사 대표자
⑤ 병원의 관리인

🔍 **해설** 감염병의 예방 및 관리에 관한 법률 제12조(그 밖의 신고의무자)
① 일반 가정 : 세대주
② 학교, 사회복지시설, 병원, 관공서, 회사, 공연장, 예배 장소, 선박·항공기·열차 등 운송수단, 각종 사무소·사업소, 음식점, 숙박업소 : 관리인, 경영자 또는 대표자

07 감염병이 발생하여 유행할 우려가 있다고 인정되면 지체 없이 역학조사를 실시할 수 있는 자는?

| ㉮ 질병관리청장 | ㉯ 시·도지사 |
| ㉰ 시장·군수·구청장 | ㉱ 보건소장 |

① ㉮, ㉯, ㉰
② ㉮, ㉰
③ ㉯, ㉰
④ ㉱
⑤ ㉮, ㉯, ㉰, ㉱

🔍 **해설** 감염병의 예방 및 관리에 관한 법률 제18조(역학조사) : 질병관리청장, 시·도지사 또는 시장·군수·구청장은 감염병이 발생하여 유행할 우려가 있다고 인정하면 **지체 없이 역학조사**를 하여야 한다.

08 소독업자가 소독을 하였을 때에는 소독에 관한 사항을 기록하고 몇 년간 보존하여야 하는가?
① 1년
② 2년
③ 3년
④ 5년
⑤ 10년

🔍 **해설** 감염병의 예방 및 관리에 관한 법률 시행규칙 제40조(소독의 기준 및 소독에 관한 사항의 기록 등) : 2년간 보존

09 다음 중 식품위생감시원을 두지 않아도 되는 곳은?
① 보건복지부
② 서울특별시
③ 시·도
④ 시·군·구
⑤ 식품의약품안전처

🔍 **해설** 식품위생법 제32조(식품위생감시원) : 식품의약품안전처, 특별시·광역시·특별자치시·도·특별자치도(이하 "시·도라 한다.") 또는 시·군·구에 식품위생감시원을 둔다.

10 조리사는 누구의 면허를 받는가?
① 식품의약품안전처장
② 보건복지부장관
③ 안전행정부장관
④ 국립보건원장
⑤ 특별자치시장·특별자치도지사·시장·군수·구청장

🔍 **해설** 식품위생법 제53조(조리사 및 영양사의 면허)

11 식품위생에 관한 위해가 발생하였다고 인정되는 때에는 영업자에 대하여 그 사실의 공표를 명할 수 있는 자는?

| ㉮ 식품의약품안전처장 | ㉯ 시·도지사 |
| ㉰ 시장·군수·구청장 | ㉱ 보건복지부장관 |

① ㉮, ㉯, ㉰
② ㉮, ㉰
③ ㉯, ㉰
④ ㉱
⑤ ㉮, ㉯, ㉰, ㉱

🔍 **해설** 식품위생법 제73조(위해식품 등의 공표) : 식품의약품안전처장, 시·도지사 또는 시장·군수·구청장은 다음의 사항에 해당되는 때에는 해당 영업자에 대하여 그 사실의 공표를 명할 수 있다.
① 식품위생에 관한 위해가 발생하였다고 인정되는 때
② 위해식품 등의 회수규정에 의한 회수계획을 보고 받은 때

12 식품위생감시원의 직무가 아닌 것은?
① 시설기준의 적합 여부에 관한 사항
② 행정처분의 이행 여부에 관한 사항
③ 식품첨가물의 영업 허가
④ 영업자 및 종업원의 위생교육의 이행 여부의 확인·지도
⑤ 표시기준 또는 과대광고금지의 위반 여부에 관한 단속

🔍 **해설** 식품위생법 시행령 제17조(식품위생감시원의 직무) : ①·②·④·⑤번 외
① 수입·판매 또는 사용 등이 금지된 식품 등의 취급 여부에 관한 단속
② 식품 등의 위생적 취급기준의 이행 지도
③ 출입·검사 및 검사에 필요한 식품 등의 수거
④ 식품 등의 압류·폐기 등
⑤ 영업소의 폐쇄를 위한 간판 제거 등의 조치

13 의료폐기물 전용용기 사용의 경우 기준 및 방법이 잘못된 것은?
① 한 번 사용한 전용용기는 다시 사용하여서는 아니 된다.
② 의료폐기물은 발생한 때부터 전용용기에 넣어 내용물이 새어 나오지 아니하도록 보관하여야 하며, 의료폐기물의 투입이 끝난 전용용기는 밀폐 포장하여야 한다.
③ 전용용기는 봉투형 용기 및 상자형 용기로 구분하되, 봉투형 용기의 재질은 합성수지류로 하고, 상자형 용기의 재질은 골판지류 또는 합성수지류로 한다.
④ 봉투형 용기 - 검정색, 상자형 용기 - 노란색
⑤ 봉투형 용기 - 붉은색, 상자형 용기 - 녹색

🔍 **해설** 폐기물관리법 시행규칙 제14조(폐기물 처리 등의 구체적인 기준·방법) [별표 5]

14 식품접객영업자의 준수사항이 아닌 것은?
① 가두 유객행위를 할 것
② 손님을 꾀어서 끌어들이는 행위를 해서는 아니 된다.
③ 「야생생물보호 및 관리에 관한 법률」을 위반하여 포획한 야생동물은 이를 식품의 제조·가공에 사용하여서는 아니 된다.
④ 지정된 영업시간을 준수할 것
⑤ 업소 안에서는 풍기문란 행위를 방지하여야 한다.

🔍 **해설** 식품위생법 시행규칙 제57조(식품접객업자 등의 준수사항) [별표 17]

15 먹는샘물의 정의로 맞는 것을 찾아라.
① 먹는샘물이란 자연 상태의 물을 말한다.
② 먹는샘물이란 암반대수층 안의 지하수 또는 용천수 등 수질의 안정성을 계속 유지할 수 있는 자연 상태의 깨끗한 물을 먹는 데 적합하도록 물리적 처리 등의 방법으로 제조한 물을 말한다.
③ 먹는샘물이란 생물학적 과정을 거친 물을 말한다.
④ 먹는샘물이란 먹는물을 제조한 것을 말한다.
⑤ 먹는샘물이란 암반대수층의 물을 말한다.

30 보건교육방법 중 가장 효과적이고 중요한 것은?

① 가정보건교육　　　　　② 의료인교육
③ 대중교육　　　　　　　④ 학교보건교육
⑤ 보건소 직원교육

> **해설** 보건교육은 가정보건교육, 학교보건교육, 지역 사회 보건교육 및 전문적 보건교육으로 분류할 수 있는데, 공중보건학적 효과로 볼 때 학교보건교육이 가장 많은 효과를 가져올 수 있다.

31 측정값의 산술평균 둘레에 분포되는 분포 상태를 표시하는 산포성은?

① 분산　　　　② 조화평균　　　　③ 중간값
④ 최빈값　　　⑤ 범위

> **해설** 분산이란 한 변수의 측정값들이 이들 산술평균 둘레에 평균 얼마나 떨어져 있는가를 표시하는 값이다.

32 다음 중 신생아를 뜻하는 것은?

① 출생 후 1주 이내의 어린이
② 출생 후 4주 이내의 어린이
③ 출생 후 1년 이내의 어린이
④ 출생 후 6년 이내의 어린이
⑤ 출생 후 7년 이내의 어린이

> **해설** ① 초생아 : 생후 1주일까지
> ② 신생아 : 생후 1개월(4주)까지
> ③ 영아 : 생후 1년까지
> ④ 유아 : 생후 6년까지

33 지역 사회 보건 수준을 평가하기 위한 가장 대표적인 지표는?

① 질병유병률　　　　　② 모성사망률
③ 영아사망률　　　　　④ 평균수명
⑤ 조사망률

> **해설** 영아사망률 : 어느 국가나 지역 사회의 보건 수준을 나타내는 가장 대표적인 보건지표이다.

34 보건 통계에서 α-Index란?

① 출생 수 – 사망 수
② 영아 사망 수 / 신생아 사망 수
③ 신생아 사망 수 – 영아 사망 수
④ 출생 수 사망 수 × 100
⑤ 만 1세 미만 남아 수 ÷ 만 1세 미만 여아 수

> **해설** 알파지수(α-index) = $\dfrac{\text{영아 사망 수(율)}}{\text{신생아 사망 수(율)}}$

35 어떤 사람의 체중이 120kg, 신장이 2m일 때, 체질량지수(BMI)로 판단한 비만 정도는 어떻게 되는가?

① 저체중　　　　② 정상체중　　　　③ 과체중
④ 비만　　　　　⑤ 보통

> **해설** BMI 수치에 따른 체질량지수 및 비만 관련 질환 위험도
>
> | 분류 | BMI(kg/m²) | 비만 관련 질환의 위험 |
> | --- | --- | --- |
> | 저체중 | < 18.5 | 낮음 |
> | 정상체중 | 18.5~22.9 | 보통 |
> | 과체중 | ≥ 23 | – |
> | 위험체중 | 23.0~24.9 | 위험 증가 |
> | 비만 Ⅰ단계 | 25.0~29.9 | 중등도 위험 |
> | 비만 Ⅱ단계 | > 30.0 | 고도 위험 |
> | 비만 Ⅲ단계 | ≤ 40.0 | 극심한 위험 |
>
> ※ 비만 시 관련 질병 : 당뇨병, 심장질환, 심혈관계질환, 고혈압 등

---

5 위생관계법령

01 위생사의 업무범위에 해당하는 것은?

> ㉮ 공중위생영업소, 공중이용시설 및 위생용품의 위생관리
> ㉯ 음료수의 처리 및 위생관리, 쓰레기, 분뇨, 하수, 그 밖의 폐기물의 처리
> ㉰ 식품·식품첨가물과 이에 관련된 기구·용기 및 포장의 제조와 가공에 관한 위생관리
> ㉱ 유해곤충·설치류 및 매개체 관리, 소독업무, 보건관리업무

① ㉮, ㉯, ㉰　　　② ㉮, ㉰　　　③ ㉯, ㉱
④ ㉱　　　　　　　⑤ ㉮, ㉯, ㉰, ㉱

> **해설** 공중위생관리법 시행령
> 법 제8조의2(위생사의 업무범위), 제6조의3(위생사의 업무)

02 위생사 국가시험에 응시한 자가 부정행위를 한 경우 처벌은 어떻게 되는가?

① 그 시험을 정지시키거나 합격을 무효로 한다.
② 그 시험 후 5회 동안 응시할 수 없다.
③ 해당 시험만 무효로 한다.
④ 영원히 위생사 시험에 응시할 수 없다.
⑤ 그 후 10회 동안 모든 국가시험에 응시할 수 없다.

> **해설** 공중위생관리법 제6조의2(위생사의 면허 등)

03 위생사 국가시험은 누가 실시하는가?

① 국무총리　　　　　　② 보건복지부장관
③ 교육부장관　　　　　④ 노동부장관
⑤ 국립보건원장

> **해설** 공중위생관리법 제6조의2(위생사의 면허 등)

04 위생사면허증 재발급을 받을 수 있는 사유에 해당하는 것은?

> ㉮ 면허증을 잃어버렸을 때
> ㉯ 위생사 면허증의 기재 사항에 변경이 있을 때
> ㉰ 위생사 면허증을 못쓰게 된 경우
> ㉱ 위생사 시험에 합격했을 때

① ㉮, ㉯, ㉰　　　② ㉮, ㉰　　　③ ㉯, ㉱
④ ㉱　　　　　　　⑤ ㉮, ㉯, ㉰, ㉱

> **해설** 공중위생관리법 시행규칙 제11조의3(위생사 면허증 재발급)
> ① 위생사는 면허증을 잃어버리거나 못쓰게 된 경우에는 위생사 면허증 재발급 신청서를 첨부하여 보건복지부장관에게 제출하여야 한다.
> ※ "위생사 면허증의 기재 사항에 변경이 있을 때"는 → "폐지"된 "위생사에 관한 법률 시행규칙" 내용임.

05 제2급감염병이 아닌 것은?

① 콜레라　　　② 세균성이질　　　③ A형간염
④ 장출혈성대장균감염증　　　⑤ 아메바성이질

> **해설** 감염병예방법 제2조(정의)
> (1) 제1급감염병 : 생물테러감염병 또는 치명률이 높거나 집단 발생의 우려가 커서 발생 또는 유행 즉시 신고하여야 하고, 음압격리와 같은 높은 수준의 격리가 필요한 감염병으로서 다음의 감염병을 말한다.
> ① 디프테리아　　　② 탄저
> ③ 두창　　　　　　④ 보툴리눔독소증
> ⑤ 야토병　　　　　⑥ 신종감염병증후군
> ⑦ 페스트　　　　　⑧ 중증급성호흡기증후군(SARS)
> ⑨ 동물인플루엔자 인체감염증　⑩ 신종인플루엔자
> ⑪ 중동호흡기증후군(MERS)　　⑫ 마버그열
> ⑬ 에볼라바이러스병　　⑭ 라싸열
> ⑮ 크리미안콩고출혈열　⑯ 남아메리카출혈열
> ⑰ 리프트밸리열

제2회 실전모의고사

17 흡연자에게서 발생할 수 있는 암은?

| ㉮ 폐암 | ㉯ 후두암 | ㉰ 식도암 | ㉱ 위암 |

① ㉮, ㉯, ㉰ ② ㉮, ㉰ ③ ㉯, ㉱
④ ㉱ ⑤ ㉮, ㉯, ㉰, ㉱

해설 흡연자에게서는 모든 암에 걸릴 확률이 높다.
식도암(4.4배), 폐암(8.8배), 후두암(3배), 방광암, 췌장암, 위암 등

18 다음은 맬더스에 의한 인구 증가 억제 요소이다. 틀린 것은?
① 빈곤 ② 피임 ③ 만혼
④ 금욕주의 ⑤ 도덕적 억제

해설 인구의 규제방법
① Malthus : 도덕적 억제(성순결, 만혼주의), 빈곤 등
② Francis Place : 피임에 의한 산아조절을 주장한 신맬더스주의의 인구학자이다.

19 C. P. Blacker는 인구성장을 몇 단계로 나누었는가?
① 1단계 ② 2단계 ③ 3단계
④ 4단계 ⑤ 5단계

해설 C. P. Blacker가 분류한 인구성장 5단계
① 제1단계(고위정지기) : 고출생·고사망률인 인구 정지형 – 아프리카 지역의후진국형 인구
② 제2단계(초기확장기) : 고출생·저사망률인 인구 증가형 – 경제개발 초기 단계의 인구
③ 제3단계(후기확장기) : 저출생·저사망률인 인구성장둔화형 – 한국, 중미지역 국가
④ 제4단계(저위정지기) : 출생률이 사망률보다 최저로 인구성장정지형 – 일본, 미국 등 선진국형의 인구
⑤ 제5단계(감퇴기) : 출생률이 사망률보다 낮아져 인구 감소경향형 – 스웨덴, 유럽, 호주, 뉴질랜드

20 인구 증가란?
① 자연 증가 ② 사회 증가
③ 인구의 이동 ④ 베이비 붐
⑤ 자연 증가(출생 – 사망) + 사회 증가(유입 – 유출)

해설 인구 증가 = 자연 증가(출생 – 사망) + 사회 증가(전입 – 전출)

21 인구의 구성에 관한 설명이다. 맞는 것은?

| ㉮ 피라미드형 – 출생률은 높고 사망률이 낮은 형, 14세 이하가 50세 이상 인구의 2배 이상, 인구 증가형
㉯ 종형 – 출생률과 사망률이 모두 낮은 형, 14세 이하가 50세 이상 인구의 2배 정도, 인구 정지형
㉰ 항아리형 – 출생률이 사망률보다 더 낮은 형, 14세 이하가 50세 이상의 2배 이하, 인구감퇴형
㉱ 별형(성형) – 도시형, 생산층 인구가 전체 인구의 1/2 이상인 경우, 생산층 유입 |

① ㉮, ㉯, ㉰ ② ㉮, ㉰ ③ ㉯, ㉱
④ ㉱ ⑤ ㉯, ㉰, ㉱

해설 인구의 구성 : ⑤번 외, 기타형(호로형, 표주박형) – 농촌형, 생산층 인구가 전체 인구의 1/2 미만인경우, 생산층 유출

22 제2차 성비란 다음 중 어느 것인가?
① 혼령기 성비 ② 출생 전 성비
③ 노인의 성비 ④ 사망 시
⑤ 출생 시 성비

해설 성비 : 1차성비(태아의 성비, 출생 전 성비), 2차성비(출생 시의 성비), 3차성비(현재의 성비)

23 공중보건의 정의에 포함된 내용이라고 볼 수 없는 것은?
① 질병의 예방 ② 정신적 효율 증진
③ 신체의 질병 치료 ④ 수명의 연장
⑤ 지역 사회의 공동 노력

해설 공중보건의 목적(3대 요소) : 질병 예방, 수명 연장, 건강 증진

24 다음 중 3차 보건의료에 관한 것은?
① 환경 관리 ② 급성감염병 관리
③ 노인 건강 관리 ④ 모자보건사업
⑤ 예방접종

해설 보건의료
① 1차 보건의료 : 예방접종사업, 식수위관리사업, 모자보건사업, 영양개선사업, 풍토병관리사업, 통상 질병의 일상적 치료사업 등을 말한다.
② 2차 보건의료 : 2차 보건의료사업은 주로 응급처치를 요하는 질병이나 급성 질환의 관리사업과 병원에 입원 치료를 받아야 하는 환자관리사업이다.
③ 3차 보건의료 : 재활을 요하는 환자, 노인의 간호 등 장기 요양이나 만성질환자의 관리사업이다. 3차 보건의료는 노령화 사회에서 노인성 질환의 관리에 큰 기여를 하고 있다.

25 보건행정의 발전단계 중 여명기에 속하는 단계는?
① 고대기 ② 중세기 ③ 요람기
④ 확립기 ⑤ 발전기

해설 고대기 → 중세기 → 여명기(요람기, 산업혁명시대) → 확립기 → 발전기
(고대) (중세) (근세) (근대) (현대)

26 우리나라는 세계보건기구에 언제 몇 번째로 가입하였는가?
① 1946년, 50번째 ② 1948년, 65번째
③ 1949년, 65번째 ④ 1950년, 70번째
⑤ 1952년, 75번째

해설 ① 세계보건기구는 1948년 4월 7일 발족, 본부는 스위스 제네바
② 우리나라는 1949년 8월 17일에 65번째 회원국으로 가입

27 공적부조의 소요자금이 되는 것은?
① 재단운영수익금 ② 보험료와 일반재정수입
③ 보험료 ④ 일반재정수입(조세)
⑤ 기부금

해설 공적부조의 자금은 ④번이고, 의료보험(건강보험)의 자금은 ②번이다.

28 다음 연결 중 옳지 않은 것은?
① 감염병 관장 – 질병관리청
② 학교보건 관장 – 교육부
③ 직업병 관장 – 고용노동부
④ 상하수도건설 – 국토교통부
⑤ 환경정책 관장 – 보건복지부

해설 환경정책 : 환경부

29 다음 중 집단 접촉 교육방법이 아닌 것은?
① 강습회 ② 심포지엄 ③ 진찰
④ 부녀회 ⑤ 집단 토론

해설 집단 접촉 교육방법 : 패널 디스커션, 심포지엄(6-6법), 강습회, 부녀회, 청년회, 전람회, 반상회, 견학 등

05 다음 중 병원소가 **아닌** 것은?

① 환자   ② 건강보균자   ③ 불현성환자

④ 식품   ⑤ 동물

🔘 해설   병원소 : 사람(환자, 보균자), 동물(개, 소, 돼지), 토양(오염된 토양)
        ※ 개달물, 식품은 병원소가 아님

06 병원체의 인체 침입로가 **아닌** 것은?

① 기계적 침입   ② 경피 침입

③ 경구적 침입   ④ 호흡기계 침입

⑤ 신경계 침입

🔘 해설   병원소로부터 병원체의 탈출과 침입로는 일치해야 감염이 된다.

07 비말감염이 이루어지지 **않는** 감염병은?

① 유행성이하선염   ② 성홍열

③ A형간염   ④ 홍역

⑤ 디프테리아

🔘 해설   침입구별 감염병의 종류
      ① 호흡기(비말감염, 공기전파) : 디프테리아, 백일해, 성홍열, 유행성
        이하선염, 홍역, 인플루엔자(독감), 풍진, 수막구균성수막염, 한센
        병(나병), 결핵, 두창, 감기, 폐렴, 수두 등
      ② 소화기 : 파라티푸스, 장티푸스, 세균성이질, 콜레라, 파상열, 폴리
        오, A형간염(유행성간염), 살모넬라 등
      ③ 점막피부 : 옴, 유행성결막염, 페스트, 발진티푸스, 야토병, 일본뇌
        염, 파상풍, 트라코마 등
      ④ 성기점막 : 매독, 임질, 연성하감 등

08 접촉 지수가 틀리게 짝지어진 것은?

① 두창 : 95%   ② 백일해 : 60~80%

③ 디프테리아 : 10%   ④ 홍역 : 5%

⑤ 폴리오 : 0.1%

09 다음 중 병후면역이 형성되지 **않는** 것은?

① 임질   ② 장티푸스   ③ 폐렴

④ 와일씨병   ⑤ 세균성이질

10 인공능동면역으로 생균백신을 이용하는 감염병은?

① 홍역   ② 디프테리아   ③ 백일해

④ 일본뇌염(salk)   ⑤ 콜레라

🔘 해설   인공능동면역 방법과 질병

방법	질병
생균백신 (Live Vaccine)	두창, 탄저, 광견병, 결핵, 폴리오, 홍역, 황열, 수두, 일본뇌염 등
사균백신 (Killed Vaccine)	장티푸스, 파라티푸스, 콜레라, 백일해, 일본뇌염, 폴리오, A형간염, B형간염 등
순화독소 (Toxoid)	디프테리아, 파상풍

     ※ 생균(sabin), 사균(salk), 백신(왁친)

11 3~4년을 주기로 발생하는 백일해, 홍역은 질병 발생의 시간적 특성으로 구분하면 어떻게 분류되는가?

① 추세 변화   ② 불시 변화   ③ 주기적 변화

④ 계절적 변화   ⑤ 불규칙 변화

🔘 해설   ① 추세 변화(장기 변화) : 10년 이상 주기로 발생(장티푸스, 디프테리
        아, 인플루엔자)
      ② 주기적 변화(순환 변화) : 3~4년 주기로 발생(홍역, 백일해, 일본
        뇌염)

12 BCG에 대한 설명이다. 맞는 것 모두를 고르시오.

> ㉮ 결핵 예방약이다.
> ㉯ 결핵 생균제이다.
> ㉰ PPD 음성자에게 접종한다.
> ㉱ 결핵 감염 여부 판단 약이다.

① ㉮, ㉯, ㉰   ② ㉮, ㉰   ③ ㉯, ㉱

④ ㉱   ⑤ ㉯, ㉰, ㉱

🔘 해설   ㉮·㉯·㉰번은 BCG에 대한 설명이다. 101-15

> ● "K형의 문제"란 "보기"가 다음과 같이 된 것을 말한다.
> ① ㉮, ㉯, ㉰   ② ㉮, ㉰   ③ ㉯, ㉱
> ④ ㉱   ⑤ ㉮, ㉯, ㉰, ㉱

13 검역법에 규정된 검역감염병인 것은?

① 황열, 말라리아, 콜레라

② 페스트, 장티푸스, 파라티푸스

③ 콜레라, 페스트, 두창

④ 황열, 샤스, 동물인플루엔자, 신종인플루엔자, 메르스

⑤ 세균성이질, 메르스

🔘 해설   검역감염병의 최대잠복기간
      ① 콜레라 : 5일
      ② 페스트 : 6일
      ③ 황열 : 6일
      ④ 중증급성호흡기증후군(SARS) : 10일
      ⑤ 동물인플루엔자 인체감염증 : 10일
      ⑥ 중동호흡기증후군(MERS, 메르스) : 14일
      ⑦ 에볼라바이러스병 : 21일
      ⑧ 신종인플루엔자 : 최대 잠복기까지

14 호흡기계 질환의 이상적인 관리방법은?

① 보균자 관리   ② 접촉자 색출

③ 예방접종 실시   ④ 발병 시 치료

⑤ 환경위생 철저

🔘 해설   ① 호흡기 감염병 예방 : 예방접종
      ② 소화기계 감염병 예방 : 환경위생 철저
      ③ 성병 질환의 이상적인 관리 예방 : 접촉자 색출 및 보건교육

15 다음 중 현성감염보다 불현성감염이 더 많은 것으로 알려진 질병은?

① 말라리아   ② 공수병

③ 디프테리아   ④ 홍역

⑤ 일본뇌염

🔘 해설   일본뇌염의 현성감염 : 불현성감염 = 1:100(또는 500)

16 급성감염병의 역학적 특성을 잘 표현한 것은?

① 발생률은 높고 유병률은 낮다.

② 발생률과 유병률이 모두 높다.

③ 낮다.

④ 발생률은 낮고 유병률은 높다.

⑤ 발생률과 유병률이 같다.

🔘 해설   ① 급성 감염병(전염병) : 발생률은 높고 유병률은 낮다.
      ② 만성 감염병(전염병) : 발생률은 낮고 유병률은 높다.
      ③ 이환 기간이 짧은 질병(사망이 거의 없고, 기간이 1년일 때) : 발생률
        과 유병률이 거의 같다.

33 합성수지로 제조한 식기에서 용해 생성되는 유해물질은?
① Formaldehyde   ② Methanol
③ Aflatoxin   ④ muscarine
⑤ Acetic acid

해설 ① 합성수지 중 열경화성 수지에는 페놀수지, 멜라민수지, 요소수지가 있는데 요소수지에는 폼알데하이드(포름알데히드)가 검출된다.
② 열가소성 수지 : 폴리에틸렌, 프로필, 스티렌(용출로 이취 발생)이 검출되며, 폼알데하이드는 검출이 안 된다.

34 쌍구균으로서 가장 많이 걸리는 성병은?
① 임질   ② 에이즈   ③ 장티푸스
④ 세균성이질   ⑤ 트라코마

해설 임질의 특징
① 능동·피동 면역방법은 모두 없다.
② 그람음성의 쌍구균이다.
③ 이환 후 면역이 형성되지 않는다.
④ 배양 온도는 36℃로 24시간 배양한다.
⑤ 생식기를 침입하여 불임증이 될 수 있다.

35 슈도모나스에 관한 특징과 관계가 없는 것은?
① 저온에서 번식한다. 따라서 어류에 우점종으로 나타난다(수생세균의 주체가 된다).
② 단백질, 유지의 분해력이 강하다.
③ 방부제에 대하여 저항성이 강하다.
④ 어류, 육류, 우유, 달걀, 야채 등의 부패세균이다.
⑤ 대기오염균이다.

해설 Pseudomonas속 : ①·②·③·④번 외
① 그람음성, 무아포성, 편모를 가진 간균이다.
② 황록색의 색소를 생산하기도 한다.
③ 20~30℃에서 자라는 균이 많다.
④ 증식 속도가 빠르다.

36 중온균의 발육최적온도는?
① 5~15℃   ② 25~40℃   ③ 40~60℃
④ 70~80℃   ⑤ 85~90℃

해설 증식온도에 따른 세균의 분류
① 저온균 : 최적온도는 10℃ 내외이고, 발육 가능한 온도는 0~20℃이다.
② 중온균 : 최적온도는 25~35℃이고, 발육 가능한 온도는 20~40℃이다.
③ 고온균 : 최적온도는 60~70℃이고, 발육 가능한 온도는 40~75℃이다.

37 Tar 색소 알루미늄레이크가 갖는 장점은?
① 독성 감소   ② 경제적
③ 취급 용이   ④ 분석 용이
⑤ 내광성, 내열성 증대

해설 식용 tar 색소 알루미늄레이크
① 색소와 특수 알루미늄염이 결합된 분말이다.
② 내광성, 내열성이 좋다.

38 채소류 음료에 쓰이는 보존료는 어느 것인가?
① 안식향산나트륨   ② 염산
③ DHA   ④ 소르빈산
⑤ 프로피온산

해설 ① 안식향산나트륨 : 과실·채소음료 및 간장에 사용한다.
② 프로피온산 : 빵, 생과자에 사용한다.
③ 소르빈산 : 식육, 된장, 고추장, 케첩 등에 사용한다.

39 빵의 팽창제는 어느 것인가?
① 명반, 소명반, 염화알루미늄
② 몰포린지방산염
③ D-소르비톨
④ 초산비닐수지
⑤ 안식향산

40 식품첨가물 중 산미료가 아닌 것은?
① 초산   ② 구연산
③ 젖산   ④ 아스파탐
⑤ 탄산가스(이산화탄소)

해설 허용 산미료 : 초산, 빙초산, 구연산(무수), 구연산(결정), D-주석산, DL-주석산, 글루코노텔타락톤, 젖산, 푸말산, 푸말산 1 나트륨, DL-사과산, 이디핀산, 탄산가스(이산화탄소)

4 공중보건학

01 역학조사에서 어떤 사실에 대해 계획적 조사를 실시하는 1단계 역학은?
① 기술역학   ② 분석역학
③ 이론역학   ④ 실험역학(임상역학)
⑤ 작전역학

해설 기술역학 : 인간을 대상으로 질병의 발생 분포·경향 등을 파악하는 1단계적 역학, 사실을 그대로 기록(인적, 지역, 시간)하여 상황을 파악한다.

02 전향성 조사의 장점이라 할 수 있는 것은?
① 대상자가 많이 탈락한다.
② 위험도(Risk)의 산출이 가능하다.
③ 장기간의 관찰이 필요하다.
④ 후향성 조사에 비해서 노력이 많이 든다.
⑤ 조사경비가 많이 든다.

해설 전향성 조사(코호트 조사)
① 장점 : 흔한 병(폐암)에 적합, 객관적(편견이 적다.), 위험도 산출이 가능하다.
② 단점 : 조사경비가 많이 들고, 장기간의 관찰이 필요하며, 조사 노력이 많이 들고, 탈락률이 높다.

03 질병 발생의 3대 요소로 바르게 짝지어진 것은?
① 숙주, 환경, 감염   ② 병인, 숙주, 환경
③ 병인, 환경, 소질   ④ 병인, 숙주, 유전
⑤ 환경, 소질, 감수성

해설 ① 질병(역학)의 3대 요인 : 병인(병원체), 숙주, 환경이다.
② 질병의 3대 요인 중 매개곤충(파리, 모기)은 환경인자에 속한다.

04 잠복기(incubation period)를 가장 잘 설명한 것은?
① 병원체가 인체에 침입하여 감염력이 가장 클 때까지의 기간
② 병원체가 인체에 침입 후 임상적으로 타각 증상이 발현되기까지의 기간
③ 병원체가 인체에 침입 후 임상적으로 자각 및 타각 증상이 발현되기까지의 기간
④ 병원체가 인체에 침입 후 다른 숙주에 감염이환되기까지의 기간
⑤ 병원체가 인체에 침입 후 자각 증상이 발현되기까지의 기간

해설 ③번 : 잠복기, ④번 : 세대 기간

19 다음 중 유지의 변패도를 측정하는 지표로 이용되지 않는 것은?

① 과산화물가　　　　② TBA가

③ carbonyl가　　　　④ 휘발성 염기질소량

⑤ 산가

⊙ 해설 휘발성 염기질소량은 부패 판정 지표이다.

20 효소의 구성 성분은?

① 탄수화물　　② 지질　　③ 단백질

④ 무기질　　⑤ 당분

21 부패생성물에 해당되지 않는 것은 어느 것인가?

① methane　　　　② 함질소화합물

③ mercaptan　　　　④ lactic acid

⑤ H₂S

⊙ 해설 ① 단백질의 부패에 의한 악취물질 : NH₃(암모니아), phenol(페놀), mercaptan(메르캅탄), H₂S(황화수소), indole(인돌), skatol(스카돌) 등
② lactic acid : 탄수화물 변질 시 생성

22 미생물(곰팡이)의 생육을 완전히 저지할 수 있는 수분 함량과 수분활성(Aw)은?

① 수분 함량 14% 이하, Aw 0.60

② 수분 함량 24% 이하, Aw 0.70

③ 수분 함량 34% 이하, Aw 0.85

④ 수분 함량 44% 이하, Aw 0.88

⑤ 수분 함량 54% 이하, Aw 0.95

⊙ 해설 미생물의 생육을 완전히 저지할 수 있는 수분 함량은 14% 이하이고 Aw은 0.60이다.

23 다음 중 Allergy성 식중독을 일으키는 세균은?

① Proteus morganii

② Pseudomonas fluororescensi

③ Proteus vulgaris

④ Proteus rettgeri

⑤ Serratia marcescens

⊙ 해설 ① Proteus morganii는 histidine decarboxylase를 가지고 있어 histidine을 분해시켜 histamine을 축적한다.
② Proteus morganii가 축적시킨 histamine은 Allergy성 식중독을 유발시킨다.

24 Asp. flavus가 생성하는 독소는?

① Aflatoxin　　　　② muscarine

③ solanine　　　　④ cicutoxin

⑤ gossypol

⊙ 해설 ① Aspergillus flavus는 Aflatoxin(아플라톡신 ; 발암물질)이라는 독소를 생성한다.
② Aflatoxin 생성균주 : Aspergillus flavus, Aspergillus parasiticus
③ 독버섯 : 무스카린(muscarine)
④ 감자 : 솔라닌(solanine)
⑤ 독미나리 : 시큐톡신(cicutoxin)
⑥ 면실유 : 고시폴(gossypol)
⑦ 청매 : 아미그달린(amygdaline)

25 음료수에서 대장균군을 검사하는 이유는?

① 바이러스의 존재 여부를 파악하기 위하여

② 대장균 자체가 병원균이므로

③ 분변의 오염 여부를 파악하기 위하여

④ 대장균의 생존 여부로 다른 병원균의 존재 여부를 확인할 수 있으므로

⑤ 대장균의 존재는 유독물질이 없다는 것을 증명하므로

⊙ 해설 대장균군의 검출 의의는 대장균의 생존 여부로 다른 병원균의 존재 여부를 확인할 수 있기 때문이다.

26 간디스토마의 제1중간숙주와 제2중간숙주는?

① 왜우렁이, 붕어　　　② 게, 잉어

③ 다슬기, 가재　　　　④ 물벼룩, 왜우렁이

⑤ 돼지, 소

⊙ 해설 기생충의 중간숙주는 다음과 같다.
① 간디스토마(간흡충) : 제1중간숙주 → 왜우렁이, 제2중간숙주 → 민물고기(붕어, 잉어, 모래무지·참게)
② 폐디스토마(폐흡충) : 제1중간숙주 → 다슬기, 제2중간숙주 → 가재·게·참게
③ 광절열두조충 : 제1중간숙주 → 물벼룩, 제2중간숙주 → 민물고기(농어, 연어, 숭어)
④ 아니사키스 : 제1중간숙주 → 갑각류(크릴새우), 제2중간숙주 → 바다생선(고등어, 대구, 오징어)
⑤ 요코가와흡충 : 제1중간숙주 → 다슬기, 제2중간숙주 → 담수어(붕어, 은어 등)
⑥ 무구조충(민촌충) : 소
⑦ 유구조충(갈고리촌충), 선모충 : 돼지

27 환경 오염 물질의 농도가 높은 먹이를 먹게 되는 고등동물은?

① 사슴　　　　② 소　　　　③ 염소

④ 돼지　　　　⑤ 독수리

⊙ 해설 독수리는 육식동물이므로 식물을 섭취하는 동물보다 오염물질농도가 높은 먹이를 먹게 된다.

28 농약을 함유한 식품을 사람이 평생 매일 섭취 해도 아무런 지장이 없는 양을 무엇이라 하는가?

① 1일 섭취 허용량　　　② 1개월 섭취량

③ 최소 무작용량　　　　④ 평생 허용량

⑤ 영구적인 허용량

29 일본에서 미강유(米糠油)에 의한 중독 사건이 있었다. 원인물질은?

① 유기수은　　② PCB　　③ 카드뮴

④ 잔류 농약　　⑤ 니트로조아민

30 우유의 유통 과정 중 이상적인 온도는?

① 0℃ 이하　　② 0~10℃ 이하　　③ 10℃ 이상

④ 10~15℃　　⑤ 20℃ 이하

⊙ 해설 유통 기간 중 우유의 보관 온도 : 0~10℃로 냉장 보관

31 부패한 감자에서 생성되는 독성물질은?

① solanine　　② sepsine　　③ gossypol

④ amygdaline　　⑤ cicutoxin

32 식품의 변질 중 산패 현상이란?

① 단백질의 부패　　② 지방의 산화　　③ 비타민의 산화

④ 탄수화물의 산화　　⑤ 무기질의 산화

04 여시니아 식중독균의 특징은?
① 그람음성의 구균
② 편모가 없다.
③ 협막을 형성한다.
④ 호기성 호흡을 한다.
⑤ 5℃ 전후에서도 증식한다.

05 식중독 발생 시 대책으로 옳지 않은 것은 어느 것인가?
① 음식을 끓여 먹는다.
② 주변 환경을 소독한다.
③ 환자의 관리에 만전을 기한다.
④ 검체 채취 및 병리학적 조사를 실시한다.
⑤ 원인 식품을 제거한다.

> 해설 식중독 발생은 식품이 원인물질이므로 주변 환경을 소독하는 것은 발생 시 대책으로 의미가 없다.

06 자연독 식중독과 병인물질과의 연결이 바르게 된 것은?
① 감자 중독 – Sepsine
② 버섯 중독 – Venerupin
③ 조개 중독 – Tetrodotoxin
④ 복어 중독 – Ergotoxin
⑤ 독미나리 중독 – Solanine

> 해설 감자의 싹 : Solanine, 감자의 부패 : Sepsine

07 다음 중 청매에 함유되어 있는 독성분은?
① muscarine
② gossypol
③ cicutoxin
④ amygdaline
⑤ ergotoxin

08 다음 중 복어의 독 tetrodotoxin이 가장 많이 있는 부위는?
① 난소(알)
② 간
③ 표피
④ 근육
⑤ 지느러미

> 해설 tetrodotoxin : 복어의 난소, 고환, 간장, 피부, 창자 등에 독성분이 들어 있는데 난소(알)의 독성분이 가장 강하다.

09 복어 중독의 주증상이라고 할 수 없는 것은?
① 혀의 지각 마비
② 청색증(cyanosis)
③ 언어장애
④ 고열
⑤ 신경계 증상

> 해설 복어
> ① 독소 : Tetrodotoxin
> ② 난소(알) 독이 가장 강하다.
> ③ 증상 : 마비(운동마비, 지각장애, 언어장애, 호흡근 마비, 청색증)

10 다음 중 쌀에 황변미를 일으키는 미생물은 어느 것인가?
① 바이러스
② 세균류
③ 곰팡이
④ 리케치아
⑤ 원충류

11 자연독 식중독의 유독물질 연결이 틀린 것은?
① 감자 – 솔라닌
② 버섯 – 무스카린
③ 맥각 – Amygdaline
④ 목화씨 – Gossypol
⑤ 독미나리 – Cicutoxin

> 해설 ① 맥각독 : 에고타민(Ergotamine), 에고톡신(Ergotoxin)
> ② 청매 : 아미그달린(Amygdaline)

12 다음 중 콜레라의 증상이 아닌 것은?
① 잠복기는 수 시간~5일이다
② 쌀뜨물 같은 수양변(水樣便)을 배설한다.
③ 탈수 증상, 체온이 상승한다.
④ Cyanosis를 나타낸다.
⑤ 맥박이 약하다.

> 해설 콜레라 : 체온이 하강한다.

13 인축(인수)공통 감염병으로서 동물에게는 유산, 사람에게는 열병을 일으키는 질환은 어느 것인가?
① 탄저
② Q열
③ 결핵
④ 돼지단독
⑤ 파상열

14 경구 감염병의 특성과 거리가 먼 것은 어느 것인가?
① 수인성 전파가 가끔 일어난다.
② 생균이 미량이라도 감염된다.
③ 잠복기가 비교적 길다.
④ 잠복기가 비교적 짧다.
⑤ 2차 감염이 드물지만 있다.

15 식품위생 정의에서 식품위생의 범위(대상)에 해당되지 않는 것은?
① 영양
② 식품
③ 첨가물
④ 기구 및 용기
⑤ 포장

> 해설 ① 우리나라 식품위생법의 식품위생 정의 : 식품위생이라 함은 식품, 첨가물, 기구 또는 용기·포장을 대상으로 하는 식품에 관한 위생을 말한다.
> ② WHO의 식품위생 정의 : 식품위생이란 식품의 생육, 생산, 제조로부터 최종적으로 사람에게 섭취되기까지의 모든 단계에 있어서 식품의 안전성, 건전성 및 완전무결성을 확보하기 위한 모든 필요한 수단을 말한다.

16 미생물의 생육을 억제시킬 수 있는 염장법의 농도는?
① 10%
② 15%
③ 20%
④ 30%
⑤ 50%

> 해설 미생물 생육억제 방법
> ① 물리적 방법 : 냉장법, 건조법(수분 14% 또는 15%), 가열법, 자외선법, 방사선법 등
> ② 화학적 방법 : 염장법(소금 10%), 당장법(설탕 50%), 산저장법, 가스저장법 등
> ㉮ 산저장법 : 초산이나 젖산 이용(pH 5.0 이하)
> ㉯ 가스저장법 : 질소가스 이용(지질의 산화 방지), 탄산가스(쌀 등의 곡물류 보존에 이용 ; 사용 후 산미를 남기는 경우가 있음)
> ㉰ 기타 : 훈증·훈연법 등

17 미생물의 생육을 억제시킬 수 있는 수분 함량은?
① 10%
② 15%
③ 20%
④ 30%
⑤ 50%

18 중온균의 발육최적온도는?
① 5~15℃
② 25~40℃
③ 40~60℃
④ 70~80℃
⑤ 85~90℃

> 해설 증식온도에 따른 세균의 분류
> ① 저온균 : 최적온도는 10℃ 내외이고, 발육 가능한 온도는 0~20℃이다.
> ② 중온균 : 최적온도는 25~35℃이고 발육 가능한 온도는 20~40℃이다.
> ③ 고온균 : 최적온도는 60~70℃이고 발육 가능한 온도는 40~75℃이다.

해설 효력증강제(synergist 또는 activator, 협력제)
① 효력증강제란 자체로는 살충력이 전혀 없지만 살충제와 혼합하여 사용하면 살충제의 효능이 단독 사용 시보다 현저하게 증강되는 약제를 말한다.
② 곤충 체내에서 분비하여 무독화작용을 하는 효소를 공격한다.
③ 종류 : piperonyl butoxide(피페로닐 브톡사이드), sesamin(쎄사민), sesamex(쎄사멕스), sulfoxide(설폭사이드), DMC(디엠씨), piperonyl cyclonene(피페로닐 사이크로닌) 등
※ ④번의 벤질벤조에이트는 기피제이다.

23 benzyl benzoate는 무엇인가?
① 불임제　　　② 살서제　　　③ 유인제
④ 기피제　　　⑤ 살충제

24 50% HCH(BHC)유제를 물에 5%로 희석하여 100갤런을 만들어 사용하고자 한다. 이때 원제의 필요량은?
① 5갤런　　　② 10갤런　　　③ 25갤런
④ 30갤런　　　⑤ 35갤런

해설 $50 \times \chi = 5 \times 100$　∴ $\chi = 10$갤런

25 다음 독성치는 흰쥐에 대한 경구독성 중앙치사량(LD$_{50}$)이다. 방역용 살충제로서 가장 이상적인 것은?
① 맹독성 5mg/kg 이하
② 고독성 5~50mg/kg
③ 중독성 50~500mg/kg
④ 무해무독성 5,000~15,000mg/kg
⑤ 저독성 500~5,000mg/kg

해설 쥐의 급성독성에 의한 살충제 분류

독성등급	경구 LD$_{50}$(mg/kg)	경피 LD$_{50}$(mg/kg)
6 : 맹독성	⟨5	⟨20
5 : 고독성	5~50	20~200
4 : 중독성	50~500	200~1,000
3 : 저독성	500~5,000	1,000~2,000
2 : 경미독성	5,000~15,000	2,000~20,000
1 : 실질적인 무독성	>15,000	>20,000

26 가열연막은 언제 하는 것이 좋은가?
① 새벽　　　② 밤　　　③ 저녁
④ 낮　　　⑤ 수시로

해설 가열연무(Thermal Fogging 또는 가열연막)
① 가열연무란 살충제 용제(溶劑)를 석유 또는 경유로 희석한 용액이 400~600℃의 연소실을 통과한 공기에 밀려나가는 순간, 경유는 기화되고 경유에 용해되어 있던 살충제도 대부분 0.1~40μ(5~15μ)로 미립화되어 에어콤프레서의 힘으로 배출시키는 방법이다.
② 연무작업 : 밤 10시 후부터 새벽 해 뜨기 직전까지가 좋다.
③ 풍속 : 무풍 또는 10km/hr 이상일 때는 살포할 수 없다.
④ 분사구(노즐) : 풍향 쪽(풍향을 가로지르되) 30~40°로 하향한다.
⑤ 분사량 : 분사량은 최대한으로 증가시킨다.
⑥ 자동차 장착용 가열연무기는 평균 분사량이 시간당 40갤런(40gal/hr)이다.
※ 1gal = 3.785ℓ(미국 단위 기준), 1km² = 100ha(헥타)

27 살포방법의 기준을 지켜 잔류분무를 실시하였다. 희석농도가 5%인 경우, 원체 몇 g이 벽면에 잔류되는가?
① 1g/m²　　　② 2g/m²　　　③ 3g/m²
④ 5g/m²　　　⑤ 6g/m²

해설 잔류분무 시 벽면에 40cc/m²로 분무한다.
$$40cc/m^2 \times \frac{5}{100} = 2cc/m^2 = 2g/m^2$$
※ cc = cm³ = mℓ, cc = g(비중이 "1"일 때)

28 뇌염모기를 방제하기 위하여 축사벽에 잔류분무를 하고자 할 때 가장 알맞은 분무기의 노즐(분사구)은?
① 부채형　　　② 부정형　　　③ 원뿔형
④ 방사형　　　⑤ 직선형

해설 분사구(노즐)는 잔류분무의 장소에 따라 선택한다.
① 부채형 : 표면에 일정하게 약제를 분무할 때 가장 좋다.
② 직선형 : 해충(바퀴 등)이 숨어 있는 좁은 공간 깊숙이 분사할 때 사용한다.
③ 원추형 : 다목적으로 사용한다.
④ 원추 – 직선조절형 : 직선형과 원추형으로 필요에 따라 조절할 수 있는 노즐이다.

29 구서 활동은 어느 시기에 하는 것이 가장 효과적인가?
① 봄　　　② 가을　　　③ 겨울
④ 여름　　　⑤ 봄과 여름

해설 구서 작업은 쥐의 개체군 밀도가 낮은 겨울이 가장 효과적이고 그 다음이 여름이다.

30 만성 살서제를 사용할 때 옳지 못한 것은?
① 1회 다량 투여보다 4~5회 소량 중복 투여가 더 효과적이다.
② 장기간 사용하면 저항성이 생길 가능성이 크다.
③ 사전미끼를 4~8일간 설치해야 한다.
④ 사전미끼를 사용할 필요가 없다.
⑤ 독먹이에 대한 기피성이 없다.

해설 만성 살서제의 사용 : ①·②·④·⑤번외
① 만성 살서제는 항응혈성 살서제라는 이름으로 알려져 있다.
② 만성 살서제의 독작용
㉮ 1차적으로 혈액의 응고 요인을 방해하여 혈액응고 능력을 상실하게 한다.
㉯ 2차적으로 모세혈관을 파괴시켜 내부출혈이 계속되어 빈혈로 서서히 죽게 된다.
③ 만성살서제는 한 번 먹어서는 죽지 않는다.
④ 만성살서제는 장기간(수일간) 내버려두는 것이 좋다.
⑤ 만성살서제는 2차 독성이 거의 없다.
⑥ 사람이나 가축이 중독 시에는 비타민 K$_1$을 다량 투여하면 회복률이 높아서 위험도가 적다.

---

3 식품위생학

01 세균성 식중독 중에서 감염형이 아닌 것은?
① Salmonella 식중독　　　② Vibrio Parahaemolyticus
③ Cl. Welchii　　　④ Cl. Botulinum
⑤ 아리조나 식중독

02 신경친화성 식중독인 것은?
① 살모넬라　　　② 장염비브리오
③ 포도상구균　　　④ 보툴리즘
⑤ 프로테우스균

03 체외독소로 치명률이 가장 높고 신경 증상을 나타내는 식중독 원인균은?
① 살모넬라균　　　② 보툴리누스균
③ 포도상구균　　　④ 비브리오식중독
⑤ 대장균

69

14 쥐가 간접 또는 직접적으로 옮기는 질병이 아닌 것은?

① B형간염, 콜레라 ② 살모넬라증
③ 유행성출혈열 ④ 흑사병
⑤ 선모충증

> 해설 ① B형간염 : 혈액, 타액, 정액, 질액에 의해 전파
> ② 콜레라 : 어패류와 관계가 있다.

15 곤충이 가해하는 방법 중 직접적인 피해를 설명한 것이다. 잘못 설명한 것은?

① 기계적 외상 또는 2차적 피부 감염 : 모기, 벼룩, 빈대, 진드기, 등에
② 인체 기생 : 옴진드기, 파리, 벌
③ 독성물질 주입 : 지네, 독나방, 벌
④ 알레르기성 질환 : 바퀴, 깔따구, 집먼지진드기
⑤ 국부적 알레르기 반응 : 모래파리, 빈대

> 해설 직접 피해
> ① 기계적 외상 : 등에, 모기, 벼룩, 진드기 등
> ② 2차 감염 : 물린 상처에 잡균이 들어가 염증을 일으키는 것
> ③ 인체 기생 : 옴진드기, 모낭진드기, 모래벼룩, 승저증(파리) 등
> ④ 독성물질의 주입 : 지네, 벌, 독거미, 전갈 등

16 기계적 전파에 속하는 것은?

① 사상충 ② 장티푸스 ③ 재귀열
④ 옴 ⑤ 발진열

> 해설 기계적 전파
> ① 기계적 전파란 한 장소에서 다른 장소로 운반하는 것, 병원체는 곤충의 체내에서 증식이나 발육을 하지 않는다.
> ② 위생 곤충 : 집파리, 가주성바퀴 등
> ③ 질병 : 소화기질환(장티푸스, 이질, 콜레라 등), 결핵, 살모넬라증 등

17 증식형에 속하지 않는 것은?

① 발진열 ② 수면병 ③ 뇌염
④ 흑사병 ⑤ 재귀열

> 해설 절지동물에 의한 생물학적 전파 양식
> ① 증식형 전파 : 곤충 체내에서 수적으로 증식한 후 전파(대개의 곤충)
>   예 페스트·발진열 – 벼룩, 일본뇌염·황열·뎅기열 – 모기, 발진티푸스·재귀열 – 이
> ② 발육형 전파 : 곤충 체내에서 수적 증식은 없고 단지 발육 후 전파
>   예 사상충증 – 모기, Loa loa(로아사상충)
> ③ 발육증식형 전파 : 곤충 체내에서 생활환의 일부를 거치며 수적 증식을 한 후 전파
>   예 말라리아 – 모기, 수면병(Sleeping Sickness) – 체체파리
> ④ 경란형(난소 전이형) 전파 : 진드기의 난소를 통해 다음 세대까지 전달되어 전파
>   예 록키산홍반열, 쯔쯔가무시병(양충병), 진드기매개 재귀열
> ⑤ 배설형 전파 : 곤충 체내에서 증식한 후 장관을 거쳐 배설물과 함께 배출되어 전파
>   예 발진티푸스 – 이, 발진열 – 벼룩, 재귀열 – 이

18 다음 해충 방제 방법 중 근본적이며 영구적인 방법은?

① 생물학적 방법 ② 기계적 방법
③ 환경적 방법 ④ 화학적 방법
⑤ 통합적 방법

> 해설 매개곤충의 방제 방법
> ① 물리적 방법 : 환경 관리(환경의 물리적 변경 및 조정, 환경위생의 개선), 트랩 이용, 열, 방사선 등을 이용하는 것
> ② 화학적 방법 : 살충제, 발육억제제, 불임제, 유인제 등을 사용하는 것
> ③ 생물학적 방법 : 불임 수컷의 방산(放散), 포식동물(천적) 이용, 병원성 기생생물을 이용하는 것
> ④ 통합적 방법 : 두 가지 이상의 방제 방법을 동시에 적용하는 것

19 발육억제제의 장점은?

㉮ 환경 오염을 시키지 않는다.
㉯ 살충제에 대한 내성 문제를 해결할 수 있다.
㉰ 포유동물에 영향이 없다.
㉱ 인체의 독성 문제가 없다.

① ㉮, ㉯, ㉰ ② ㉮, ㉰ ③ ㉯, ㉱
④ ㉱ ⑤ ㉮, ㉯, ㉰, ㉱

> 해설 발육억제제 : 곤충의 발육 과정에 관여하는 호르몬의 작용을 방해하여 발육을 억제시키는 약제를 말한다. 즉, 접촉 및 섭취 시 정상적 발육이 저해되어 탈피 과정에서 치사하는 것

20 다음 중 유기염소계 살충제가 아닌 것은?

① dieldrin ② permethrin
③ γ – HCH ④ DDT
⑤ chlordane

> 해설 ① 유기염소계 살충제 : DDT(디디티), HCH(에이치씨에이치, BHC), dieldrin(디엘드린), aldrin(알드린), heptachlor(헵타크로), chlordane(크로덴), endrin(엔드린) 등
> ② 유기인계 살충제 : dichlorvos(디크로보스, DDVP), azamethiphos(아자메티포스), chlorpyrifos(크로피리포스), fenthion(펜티온), malathion(마라티온), naled(나레드), parathion(파라티온), coumaphos(크마포스), dizainon(다이아지논), dimethoate(디메토에이트), etofenprox(에토펜프록스), fenchlorphos(펜크로포스), fenitrothion(페니트로티온, Sumithion), temephos(템포스, Abate), trichlorphon(트리크로폰, Dipterexd) 등
> ③ 카바메이트계 살충제 : aldicarb(알디카브), bendiocarb(벤디오카브), carbaryl(카바릴, Sevin), propoxur(프로폭서, baygon), benfuracarb(벤퓨라카브), carbofuran(카보퓨란) 등
> ④ 피레스로이드계 살충제 : pyrethrin(피레트린), tetramethrin(테트라메트린), allethrin(알레트린), cyfluthrin(사이플루트린), barthrin(바트린), dimethrin(디메트린), permethrin(퍼메트린, EXMIN) 등
> ⑤ 효력증강제 : piperonyl butoxide(피페로닐브톡사이드, sesamin(쎄사민, sesamex(쎄사멕스)), sulfoxide(설폭사이드) 등
> ⑥ 기피제 : benzyl benzoat(벤질벤조에이트), dimethyl phtalte(DMP), ethyl hexamediol (Rutgers 612), dimethylcarbate(dimelone) 등
> ※ 명칭에서 "괄호 안의 콤마"는 "동일 명칭"을 의미함.

21 다음 살충제에서 비교적 저항성이 발달하지 않은 것은?

① naled ② pyrethrin
③ malathion ④ diazinon
⑤ fenitrothion

> 해설 pyrethrin(피레스린)
> ① 피레스린은 식물에서 추출한 것으로 속효성이며, 포유류에 저독성으로 널리 사용되고 있다.
> ② 태양광선에서 신속히 분해되어 잔류성이 없다.
> ③ 어둡고 산화 방지되는 곳에 저장한다.
> ④ 속효성이고 녹다운 효과가 큰 반면 회복률도 높다.
> ⑤ 살충력을 높이기 위해 효력증강제와 혼용한다(효력증강제인 piperonyl butoxide : 피레스린 = 10 : 1).

22 효력증강제에 대한 설명 중 틀린 것은?

① 곤충 체내에서 분비하여 무독화작용을 하는 효소를 공격한다.
② piperonyl butoxide는 효력증강제이다.
③ 살충제와 혼용 시 살충 효과가 커진다.
④ benzyl benzoate는 효력증강제이다.
⑤ 자체는 살충력이 없다.

2 위생곤충학

01 곤충의 말피기관에 대한 설명 중 잘못된 것은?

① 체강 내에 부유하고 있다.
② 곤충에 따라 1~150개로 차이가 있다.
③ 수가 많은 것은 길이가 길다.
④ 중장과 후장 사이에 연결되어 있다.
⑤ 탄산염, 염소, 인, 염 등의 노폐물을 여과시킨다.

해설 말피기관
① 곤충의 체내에서 생기는 탄산염, 염소, 인, 염 등 노폐물은 말피기관에서 여과되어 후장을 통해 분(糞)과 함께 배설된다.
② 말피기관의 수는 곤충의 종류에 따라 1~150개로 큰 차이를 보이나 어느 경우에도 되도록 넓은 표면적을 차지할 수 있도록 적용되어 있어서 수가 많을 때는 길이가 짧고, 적을 때는 길이가 길다.
③ 말피기관은 일정한 장소에 부착되어 있지 않고 체강 내에 떠 있으며 중장과 후장 사이에 연결되어 있다.

02 곤충을 분류할 때 계로부터 종까지 분류 시 중간단계를 순서대로 나타낸 것은?

① 문 – 강 – 목 – 과 – 속 ② 속 – 과 – 목 – 강 – 문
③ 문 – 목 – 강 – 과 – 속 ④ 문 – 과 – 강 – 목 – 속
⑤ 강 – 문 – 과 – 목 – 속

해설 분류의 단위
① 분류학상 기준 : 종(種, species)과 아종(亞種, subspecies)
② 분류의 기본이 되는 분류 계급 : 계(係, Kingdom), 문(門, Phylum), 강(綱, Class), 목(目, Order), 과(科, Family), 속(屬, Genus), 종(種, Species)의 순이다.
③ 종(種) : 곤충 분류상 가장 말단단계이다.

03 저작형 구기를 갖고 있는 곤충은?

① 이 ② 파리 ③ 바퀴
④ 벼룩 ⑤ 모기

04 유충과 성충의 서식처가 다른 것은?

① 귀뚜라미 ② 이 ③ 바퀴
④ 모기 ⑤ 빈대

해설 모기 유충은 수서생활(水棲生活)을 하며, 모기 유충을 장구벌레라 한다. 모기의 성충은 지상생활을 한다.

05 모기는 지상 몇 m 높이에서 군무를 하는가?

① 1~3m ② 3~5m ③ 5~9m
④ 15m ⑤ 높이와 무관함

해설 모기의 교미 습성
① 군무는 수컷이 떼를 지어 상하로 비상운동(飛翔運動)을 하는 현상으로 20~30마리에서 수백 마리를 이룬다.
② 군무의 장소 : 지상 1~3m 높이에서 군무를 한다.
③ 암모기가 찾아올 수 있는 요인 : 움직임에서 오는 음파장
④ 정자는 수정낭에 저장되어 있다가 매 산란 시 수정된다.

06 학질모기는 어느 속에 속하는가?

① 늪모기속 ② 숲모기속
③ 얼룩날개모기속 ④ 집모기속
⑤ 왕모기속

해설 말라리아모기 : 중국얼룩날개모기(Anopheles sinensis, 학질모기)

07 모기 유충 채집 시 필요한 일반적인 도구는?

| ㉮ 가정용 국자 | ㉯ 스포이드 | ㉰ 채집병 | ㉱ 독병 |

① ㉮, ㉯, ㉰ ② ㉮, ㉰ ③ ㉯, ㉱
④ ㉱ ⑤ ㉮, ㉯, ㉰, ㉱

해설 ① 모기 유충 채집 시 필요한 일반적인 도구 : 가정용 국자로 물을 떠서 유충이 발견되면 스포이드로 채집병에 옮긴다.
② 독병 : 유문등의 한 구조이다.

08 다음 파리 중 집파리과에 속하지 않는 것은?

① 집파리 ② 큰집파리 ③ 침파리
④ 딸집파리 ⑤ 금파리

해설 ① 집파리과 : 집파리, 딸집파리(아기집파리), 큰집파리, 침파리
② 검정파리과 : 띠금파리속, 금파리속, 검정파리속 등

09 빈대에 대한 설명 중 잘못된 것은?

① 영기기마다 흡혈 ② 질병 매개
③ 5회 탈피 ④ 불완전변태
⑤ 군거성

해설 빈대와 보건 : 빈대는 사람을 흡혈하기 때문에 여러 가지 질병을 전파시키는 것으로 의심되어 왔다. 그러나 어떤 질병도 매개한다는 증거를 찾지는 못했다.

10 벼룩의 특성과 습성에 대한 설명 중 잘못된 것은?

① 자충만 흡혈
② 완전변태
③ 체장의 약 100배 정도 점프를 한다.
④ 숙주 선택성이 엄격하지 않다.
⑤ 숙주 동물의 둥지에 산란한다.

해설 벼룩의 생활사 및 습성 : ② · ③ · ④ · ⑤번 외
① 쥐벼룩은 사람도 흡혈한다(숙주 선택이 엄격하지 않다).
② 성충의 수명은 약 6개월이다.
③ 암수 모두 흡혈한다.
④ 흑사병균에 감염된 벼룩은 정상적인 벼룩보다 자주 흡혈한다.
⑤ 흑사병균에 감염된 벼룩은 수명이 짧다.
⑥ 숙주가 죽으면 재빨리 떨어져 다른 동물로 옮긴다.
⑦ 벼룩이 알을 낳는 장소 : 마루의 갈라진 틈, 먼지 속, 부스러기, 숙주 동물의 둥지
⑧ 벼룩의 유충 : 미세한 유기물을 섭취한다.

11 다음 중 4쌍의 다리를 갖는 위생해충은?

① 이 ② 독나방 ③ 파리
④ 바퀴 ⑤ 진드기성충

해설 진드기목 : 불완전변태를 하며, 진드기 성충과 약충은 4쌍의 다리를 갖고 있다.

12 양충병(쯔쯔가무시병)의 매개체는?

① 벼룩 ② 털진드기 ③ 빈대
④ 큰진드기류 ⑤ 노린재

13 시궁쥐의 1회 평균 새끼 출산 수는?

① 8~10마리 ② 13~20마리 ③ 15마리
④ 15~20마리 ⑤ 20~25마리

해설 쥐의 새끼 수
① 생쥐 : 5.8(4~7) 마리
② 곰쥐 : 보통 6.2(4~8) 마리
③ 시궁쥐 : 평균 8~10마리

42 다음 중 고열 작업장에서의 만성적인 증상은?

① 열경련 ② 열사병 ③ 열쇠약
④ 열허탈 ⑤ 잠함병

해설 열중증 : 고온·고습의 환경에서 작업을 할 때 발생한다.
① 열중증의 종류
  ㉮ 급성열중증
    ㉠ 열경련 : 탈수로 인한 수분 부족과 NaCl의 감소가 원인
    ㉡ 열허탈증(열피로 = 열탈진 = 열실사) : 원인 – 순환기 이상, 혈관신경 부조화
    ㉢ 열사병(일사병 = 울열증) : 원인 – 체온의 부조화, 뇌의 온도 상승, 중추신경장애
  ㉯ 만성열중증 : 열쇠약증 – 고온 작업 시 비타민 B_1의 결핍
② 열중증의 대책
  ㉮ 비만자, 순환기 질환자는 고온 작업 금지
  ㉯ 휴식 시간 적정 배분
  ㉰ 적정한 작업장 배치

43 방사선 장애에 있어 투과력의 순서는?

① α선 > β선 > γ선 ② α선 > γ선 > β선
③ β선 > γ선 > α선 ④ β선 > α선 > γ선
⑤ γ선 > β선 > α선

해설 ① 투과력의 크기 : γ선 > β선 > α선
② 살균력이 강한 순서 : γ선 > β선 > α선
③ 전리도의 순서 : α선 > β선 > γ선

44 다음 중 직업병의 예방 대책이 아닌 것은?

① 채용 전 신체검사 ② 정기적인 신체검사
③ 근로자의 보호구 착용 ④ 작업 환경 개선
⑤ 정기적인 예방접종

45 청력검사 시 작업성 난청을 조기 발견할 수 있는 주파수는?

① 1,000Hz ② 2,000Hz
③ 3,000Hz ④ 4,000Hz
⑤ 5,000Hz

해설 난청을 조기에 발견할 수 있는 주파수 : 4,000Hz(C_5-dip)

46 다음 중 진동과 관련이 있는 질환은?

① C_5-dip
② 안구진탕증
③ 열중증
④ 잠함병(caisson disease)
⑤ 레이노드 현상(Raynaud's phenomenon)

해설 ① 국소진동 증상 : 레이노드병(Raynaud's phenomenon)
② 레이노드병은 손가락이 창백하고 청색으로 변하면서 통증을 느낀다.

47 소독작용에 영향을 주는 것이 아닌 것은?

① 수분 ② 시간 ③ 온도
④ 농도 ⑤ 채광

해설 소독법은 물리적 소독법과 화학적 소독법으로 나누어 생각할 수 있으며 소독작용에 영향을 주는 것은 세균과의 접촉, 수분, 시간, 온도, 농도 등이 있다.

48 다음 중 소독약의 지표로 사용되는 것은?

① 생석회 ② 석탄산 ③ 크레졸
④ 알코올 ⑤ 역성비누

해설 소독약의 살균력 측정
① 소독약의 살균력을 비교하기 위해서는 석탄산 계수(phenol coefficient)가 이용된다.

$$석탄산\ 계수 = \frac{소독약의\ 희석배수}{석탄산의\ 희석배수}$$

② 석탄산 계수의 특징
  ㉮ 소독제의 살균력 지표로써 다른 소독약의 소독력을 평가하는 데 사용한다.
  ㉯ 20℃에서 살균력을 나타낸다.
  ㉰ 시험균은 장티푸스균과 포도상구균을 이용한다.
  ㉱ 시험균은 5분 내 죽지 않고 10분 내 죽이는 희석배수를 말한다.
  ㉲ 석탄산 계수가 높을수록 살균력이 좋다.

49 소독제가 갖추어야 할 조건에 해당하지 않는 것은?

① 소독력이 강할 것
② 물리·화학적으로 안정할 것
③ 인축에 해가 없을 것
④ 가격이 저렴하고 사용 방법이 간편할 것
⑤ 기름, 알코올 등에 잘 용해될 것

해설 ①·②·③·④번 외, 물에 잘 녹을 것, 석탄산계수가 높을 것 등

50 국제협약 내용이 맞게 된 것은?

㉮ 교토의정서 – 온실가스 배출 감축
㉯ 몬트리올 의정서 – 오존층 보호
㉰ 바젤협약 – 유해폐기물의 국가 간 이동 및 처분 규제
㉱ 람사협약(RAMSAR) – 국제적으로 중요한 습지대 보호에 관한 협약

① ㉮, ㉯, ㉰ ② ㉮, ㉰ ③ ㉯, ㉱
④ ㉱ ⑤ ㉮, ㉯, ㉰, ㉱

해설
● 환경과 관련된 국제협약
① 1971년 람사협약(RAMSAR) : 물새 서식지로써 특히 국제적으로 중요한 습지에 관한 협약이다.
② 1972년 스톡홀름 선언 : 스웨덴 스톡홀름에서 열렸던 국제연합인간환경회의의 인간환경 선언을 재확인하면서 리우회의 마지막 날에 채택되었다.
③ 1985년 비엔나 협약 : 오존층 보호 국제협약
④ 1987년 몬트리올 의정서 : 오존층 보호 관련 의정서
⑤ 1989년 바젤협약 : 유해폐기물의 국가 간 이동 및 처분 규제에 관한 바젤협약
⑥ 1992년 유엔기후협약 : 기후협약은 온실기체의 국제적 기준을 설정하지 않고 각 국가의 개별적인 환경정책에 임의적으로 위임하고 있다. 2000년까지 이산화탄소 및 기타 온실기체의 인위적 배출을 1990년 수준으로 되돌리는 본 목표를 하고 있으며 온실기체 배출의 제한 조치를 각 국가에 위임함으로써, 온실기체의 규제기준이 각 국가에 따라서 다르게 되며, 이를 위반하는 경우 구체적인 조치가 없어서 규제의 정도가 훨씬 취약하였다.
⑦ 1997년 교토의정서 : 1997년 12월에 일본 교토에서 개최된 제3차 당사국총회에서는 2000년 이후 선진국의 온실가스 감축 목표를 주요 내용으로 하는 교토의정서를 채택하였다.
  ㉮ 채택 배경 : 기후협약에서 온실효과기체 배출의 자발적 제한에 중점을 두게 되었으며, 협약 내용을 보완하고 구체적 감축 의무와 감축 일정을 포함하고 있는 의정서를 채택할 수 있도록 규정하고 있다. 이러한 배경에서 기후협약이 채택된 때부터 5년 후인 1997년에 교토의정서가 채택되었다.
  ㉯ 주요 내용 : 5년 단위의 공약 기간을 정해 2008~2012년까지 36개국 선진국 배출량을 1990년 대비 5.2%까지 감축할 것을 규정하고 있다(선진국 : EU, 미국(2001년 교토의정서 탈퇴), 일본, 캐나다 등). 그 밖의 국가들(우리나라 등) 중 의무감축 대상국은 2013~2017년까지 온실가스의 배출을 감축하도록 되어 있다.
⑧ 파리협정
  ㉮ 2015년 12월 12일 프랑스 파리에서 열린 제21차 유엔기후변화협(195개국 협약)
  ㉯ 2021년 이후 적용할 새로운 기후협약
  ㉰ 각국이 5년마다 자율적으로 목표 정해 제출, 국제법상의 구속력은 없음

33 다음 내용은 산성 강우에 대한 설명이다. ( ) 안에 적당한 말은?

> 산성 강우는 pH ( ) 이하의 강우를 말하며, 대기 중의 ( )가 강우에 포화되어 위의 산도를 지니게 된 것이다.

① 5.0, CO_2 ② 6.5, NO_2

③ 5.6, CO_2 ④ 5.0, NO_2

⑤ 4.5, SO_2

🔹**해설** 산성비
① 인위적(공장, 자동차 등)으로 대기 중에 다량 방출된 황산화물(SO_x)과 질소산화물(NO_x)이 수분과 결합하여 황산(H_2SO_4)과 질산(HNO_3)으로 되고 이들이 우수에 용해되어 pH 5.6 이하의 강수가 되는 것을 산성비라 한다.
② pH 5.6은 지구상의 이산화탄소(CO_2) 약 330ppm과 평형을 이루었을 때의 산도를 나타낸 것이다.
③ 원인물질 : 황산 65%, 질산 30%, 염산 5%

34 엘니뇨에 대한 설명으로 타당하지 <u>않는</u> 것은?

① 남아메리카 페루 연안에서 형성되는 따뜻한 해류이다.
② 신의 아들이란 별칭을 가지고 있다.
③ 비교적 드물게 일어나는 현상이다.
④ 해수면의 온도가 평년보다 0.5℃ 이상 높게 6개월 이상 지속된다.
⑤ 비교적 자주 일어나는 현상이다.

🔹**해설** 엘리뇨
① 엘리뇨란 적도 부근의 동태평양 수온이 서태평양 수온보다 5(6)개월 이상 0.5℃ 이상 높게 지속되는 현상을 말하며, 동태평양부터 중태평양에 이르는 광범위한 지역에서 발생한다.
② 피해 : 폭풍우와 홍수, 해일, 고온, 건조와 산불, 생태계의 변화 등 심각한 기상 재해를 발생한다.

35 폐기물 적환장에서 폐기물을 분쇄 또는 절단하는 이유가 <u>아닌</u> 것은?

① 용적의 감소   ② 미생물의 분해 촉진
③ 분쇄 효율 증가   ④ 표면적 증가
⑤ 혼합의 용이성

🔹**해설** ① 적환장 기능 : 옮겨 하적, 분쇄·절단·압축 혼합·분리
② 적환장을 설치하는 이유
  ⑦ 발생원과 처리장이 멀 때
  ⑭ 수거 차량이 소형일 때
  ⑭ 수거 형태가 압축식 수거 시스템일 때
  ⑭ 주거 지역의 밀도가 낮을 때
※ 폐기물을 분쇄 또는 절단하는 것은 분쇄 효율과는 관계없다.

36 폐기물처리 시설 중 중간처리 시설이 <u>아닌</u> 것은?

① 소각 시설   ② 기계적 처리 시설
③ 생물학적 처리 시설   ④ 화학적 처리 시설
⑤ 매립 시설

37 폐기물 소각법의 장점이 <u>아닌</u> 것은?

① 남은 열의 회수가 가능하다.
② 시의 중심부에 설치가 가능하다.
③ 기후 영향을 거의 받지 않는다.
④ 건설비가 비싸다.
⑤ 매립에 비해 넓은 토지를 필요로 하지 않는다.

🔹**해설** ④번은 폐기물 소각법의 단점에 해당한다.

38 다음 설명 중 옳은 것은?

① 택지는 작은 언덕의 중간이 좋다.
② 지질은 침투성이 약하고 습한 곳이 좋다.
③ 지하수위가 지표면에서 근접할수록 좋다.
④ 단층 주택의 공지와 전대지와의 비가 5:10이 좋다.
⑤ 직장과 무조건 가까운 곳이 좋다.

🔹**해설** 주택 부지의 조건
① 여름에는 서늘하고 겨울에는 따뜻할 수 있도록 남향이나 동남향이 좋다.
② 택지는 작은 언덕의 중간이 좋다.
③ 모래지(사적지)가 좋다.
④ 지하수위는 3m 이상의 것이 좋다.
⑤ 공해 발생이 인근에 없는 곳이 좋다.
⑥ 폐기물(진개류 등) 매립 후 30년이 경과되어야 주택지로 사용한다.
[2011년 "법" 개정]
⑦ 단층 주택의 공지와 전대지와의 비는 3:10이 좋다.

39 창의 채광효과를 높이려면?

① 앙각 〉 개각   ② 앙각 〈 개각
③ 개각 = 앙각   ④ 개각과 무관하다.
⑤ 앙각과 무관하다.

🔹**해설** 주택의 자연조명
① 창의방향 : 남향이 좋다.
② 창의 높이 : 채광과 환기를 위해 창문의 위치는 세로로 된 높은 창(실내가 밝다)이 좋다.
③ 창의 면적 : 바닥 면적의 1/5~1/7 이상 되는 것이 좋다.
④ 개각(가시각)과 입사각(앙각) : 개각은 4~5°, 입사각은 27~28° 정도가 좋다.
⑤ 거실의 안쪽 길이 : 바닥에서 창틀 윗부분의 1.5배 이하인 것이 좋다.
⑥ 일조 시간 : 약 6시간이 좋으나 최소한 4시간 이상은 햇빛이 비쳐야 한다.

40 여름철 냉방 시 실내·외 온도 차가 몇 도 이내여야 위생학적으로 적당한가?

① 1~2℃ 이내   ② 2~4℃ 이내
③ 3~5℃ 이내   ④ 4~6℃ 이내
⑤ 5~7℃ 이내

🔹**해설** ① 실내·외 온도 차가 10℃ 이상 : 냉각병을 유발한다.
② 실내 온도가 10℃ 이하 : 난방을 한다.
③ 실내·외 온도 차는 5~7℃ 이내가 좋다.

41 다음 사항 중 산업재해 지표와 무관한 사항은?

① 건수율   ② 강도율   ③ 발병률
④ 도수율   ⑤ 중독률

🔹**해설** 산업재해지수
① 건수율 : 산업재해 발생 상황을 총괄적으로 파악할 수 있는 지표이다.

$$건수율 = \frac{재해\ 건수}{평균\ 실근로자\ 수} \times 10^3$$

② 도수율 : 재해 발생 상황을 파악하기 위한 표준적 지표이다.

$$도수율 = \frac{재해\ 건수}{연\ 근로시간\ 수} \times 10^6 = \frac{재해\ 건수}{연\ 근로일\ 수} \times 10^3$$

③ 강도율 : 재해의 상해지수

$$강도율 = \frac{손실\ 작업일\ 수(근로\ 손실일\ 수)}{연근로시간\ 수} \times 10^3$$

$$④\ 중독률 = \frac{손실\ 근로일\ 수}{재해\ 건수} \times 10^3$$

$$⑤\ 재해일수율 = \frac{연\ 재해일\ 수}{연\ 근로시간\ 수} \times 100$$

24 인간이 순응할 수 있는 온도의 범위는 어느 정도인가?
① 5~35℃   ② 20~50℃
③ 15~40℃   ④ 10~35℃(40℃)
⑤ 40~45℃

25 기류를 측정할 때 사용하는 카타(Kata) 온도계의 상부 온도의 눈금은 얼마인가?
① 70℉   ② 85℉   ③ 90℉
④ 95℉   ⑤ 100℉

● 해설 카타 온도계의 눈금 : 최상 눈금 100℉, 최하 눈금 95℉

26 다음 중 자외선의 생물학적 작용이 아닌 것은?
① 비타민 D 생성작용   ② 온열작용(열선)
③ 살균작용   ④ 색소침착작용
⑤ 홍반형성작용

● 해설 온열작용 : 적외선이다.
① 자외선의 인체에 대한 작용
  ㉠ 장애 작용 : 피부의 홍반 및 색소 침착 심할 때는 부종, 수포 형성, 피부박리, 결막염(각막염증), 설염, 피부암, 백내장 등
  ㉡ 긍정적인 작용 : 비타민 D의 형성으로 구루병 예방 작용, 피부결핵, 관절염의 치료 작용, 신진대사 촉진, 적혈구 생성 촉진, 혈압강하 작용, 살균작용 등
② 가시광선의 장애 : 안구진탕증, 안정피로, 시력 저하, 작업 능률 저하 등
③ 적외선의 장애 : 피부 온도의 상승, 혈관 확장, 피부 홍반, 두통, 현기증, 열경련, 열사병, 백내장 등

27 다음 중 공기의 자정작용과 관계가 없는 것은 어느 것인가?
① 희석작용   ② 세정작용
③ 태양광선에 의한 살균작용   ④ 여과 작용
⑤ 산화작용

● 해설 공기의 자정작용 : 대기오염물질이 스스로 정화되어 깨끗해지는 것을 자정작용이라 하는데 자정작용 인자는 다음과 같다.
① 바람에 의한 희석작용
② 강우, 강설, 우박 등에 의한 세정작용
③ O₂(산소), O₃(오존), H₂O₂(과산화수소) 등에 의한 산화작용
④ 식물의 탄소동화작용
⑤ 자외선에 의한 살균작용
⑥ 중력에 의한 침강작용 등

28 다음 물질 중 로스앤젤레스 사건과 가장 관계가 깊은 물질은?
① SOx   ② HNO₃   ③ CO
④ HF   ⑤ O₃

● 해설 로스앤젤레스 사건의 원인물질 : 석유연소 시 발생한 올레핀계탄화수소(HC), 질소산화물(NOx) 등이 자외선과 반응하여 생성된 2차 오염물질(O₃, PAN, H₂O₂, NOCl 등)을 생성했다.

29 광화학 스모그는 자동차 등으로부터 대기 중에 배출되는 탄화수소와 ( )이 태양광선을 받아 반응한 결과로 생긴다. ( )에 알맞은 것은?
① 일산화탄소(CO)   ② 질소산화물(NOx)
③ 황산화물(SOx)   ④ 메탄가스(CH₄)
⑤ 산화제(Oxidant)

● 해설 광화학 반응을 간단히 설명하면 다음과 같다.
NOx   자외선
HC(올레핀계탄화수소) ─────────→ O₃, PAN, H₂O₂, NOCl, HCHO, PBN 등
유기물

30 폐에 침착하여 진폐증을 유발시킬 수 있는 입자의 크기는?
① 0.1μ 이하   ② 0.5~50μ   ③ 0.5~5.0μ
④ 10~20μ   ⑤ 20~50μ

● 해설 진폐증
① 원인 : 먼지의 흡인으로 발생한다. 가장 영향을 많이 미치는 입자의 크기는 0.5~5μm이다.
② 종류 : 규폐증, 탄폐증, 석면폐증, 흑연폐증, 면폐증, 농부폐증, 연초폐증 등

31 PAN(페록실아세틸나트레이트, Peroxyacetyl Nitrate)에 예민한 지표식물은 어느 것인가?
① 레몬   ② 강낭콩   ③ 무궁화
④ 담배   ⑤ 자주개나리

● 해설 지표식물(약한 식물) : 대기오염을 사람보다 빨리 감지하여 환경 파괴의 정도를 알리는 식물을 말한다.

대기오염물질과 지표식물

대기오염물질	지표식물
아황산가스(SO₂)	알파파(자주개나리), 참깨
불소(F) 및 불화수소(HF)	글라디올러스, 메밀
오존(O₃)	담배(연초)
페록실아세틸나트레이트(PAN)	강낭콩
염소(Cl₂)	장미

32 다음 그림은 대기 중에서 퍼져 나가는 연기의 모양을 나타낸 것이다. 강한 역전을 형성하며, 대기가 매우 안정된 상태이고, 아침과 새벽에 잘 발생하는 것은 어느 것인가?

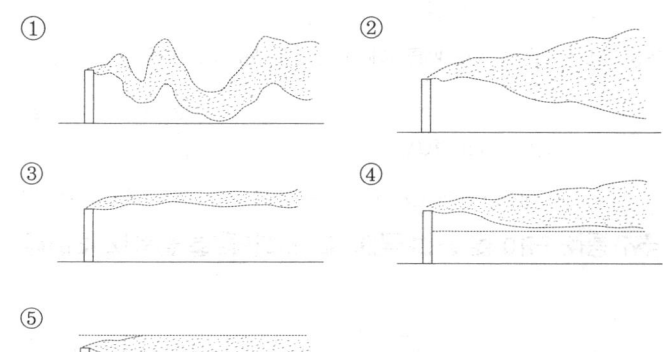

● 해설 ①번 : 환상형, ②번 : 원추형, ③번 : 부채형, ④번 : 지붕형, ⑤번 : 훈증형
① 환상형(파상형 = Looping)
  ㉠ 대기의 상태 : 절대 불안정
  ㉡ 맑은 날 오후나 풍속이 매우 강하여 상·하층간에 혼합이 크게 일어날 때 발생한다.
  ㉢ 풍하측 지면에 심한 오염의 영향을 미친다(지표 농도 최대).
② 원추형(Conning)
  ㉠ 대기의 상태 : 중립 조건
  ㉡ 플룸의 단면도가 전형적인 가우시안 분포(Gaussian Distriution)를 이룬다.
③ 부채형(Fanning)
  ㉠ 대기의 상태 : 안정
  ㉡ 역전층 내에서 잘 발생한다.
  ㉢ 오염 농도 추정이 곤란하다.
  ㉣ 강한 역전을 형성하며, 대기가 매우 안정된 상태이고, 아침과 새벽에 잘 발생한다.
④ 상승형(지붕형 = 처마형 = Lofting) : 역전이 연기의 아래에만 존재해서 하향 방향으로 혼합이 안 되는 경우에 일어난다.
⑤ 훈증형(끌림형 = Fumigation)
  ㉠ 대기의 상태 : 하층이 불안정하다.
  ㉡ 오염물질이 지면까지 영향을 미치면서 지표 부근을 심하게 오염시킨다.
⑥ 함정형(Trapping) : 침강역전과 복사역전이 있는 경우 양 역전층 사이에 오염물질이 배출될 때 발생한다.

12 생물학적 폐수 처리에서 미생물에 의해 유기성 질소의 산화분해되는 과정이 순서대로 맞게 된 것은?

① 유기성질소 → NH_3-N → NO_2-N → NO_3-N
② 유기성질소 → NO_3-N → NO_2-N → NH_3-N
③ 유기성질소 → NO_2-N → NO_3-N → NH_3-N
④ 유기성질소 → NO_3-N → NH_3-N → NO_2-N
⑤ 유기성질소 → NH_3-N → NO_3-N → NO_2-N

해설 질산화반응(호기성) : 유기성질소(단백질) → NH_3-N → NO_2-N → NO_3-N

13 성층현상과 가장 관계 깊은 인자는?

① 적조현상　　② 유기물 농도　　③ 인 농도
④ 온도　　⑤ 염류 농도

해설 성층현상 : 호수에서는 수심에 따른 온도의 변화로 물의 밀도 차가 발생하여 표층, 변천대, 정체층 등으로 층이 발생하는데 이러한 현상을 성층현상이라 한다.
① 겨울이나 여름에 주로 발생한다.
② 호수나 저수지의 깊이에 따른 수질 변화
　㉮ algae가 번식하면 주간에는 DO가 높아지고, 야간에는 호흡작용으로 DO는 낮아진다.
　㉯ 성층현상(成層現象)의 순서 : 표수층 → 수온약층 → 심수층 → 침전물층
　　㉠ 표수층 : 조류의 광합성 작용으로 DO 포화 및 과포화 현상이 일어난다.
　　㉡ 수온약층(thermocline) : 호수에서 수온이 깊이에 따라 감소하는 중간 부분이다.
　　㉢ 심수층(hypolimnion = 정체대)
　　　ⓐ 저수지 바닥에 침전된 유기물은 혐기성 상태에서 분해되므로 수질은 악화된다.
　　　ⓑ pH는 약산성이다.
　　　ⓒ 용존산소는 거의 없다(무산소 상태이다).
　　　ⓓ 이산화탄소(탄산가스)는 매우 많다.
　　　ⓔ 황화수소가 검출된다.

14 부영양화 현상을 유발하는 원인물질은?

① 살충제　　　　② 인산염, 질산염
③ 대장균군　　　　④ 철, 망간
⑤ 황화수소, 염화수소

해설 부영양화를 일으키는 인자
① 정체 수역에서 발생하기 쉽다.
② 부영양화에 관계되는 오염물질 : 탄산염(100), 질산염(15 또는 16), 인산염(1) 등
③ 부영양화의 한계 인자 : P이다.

15 생물 농축은 먹이 연쇄를 통해서 하위 영양 단계에서 상위의 영양 단계로 이동하면서 오염물질이 농축되어 가는 것을 말한다. 생물 농축이 되지 않는 물질은?

① Pb　　② Na　　③ Cd
④ PCB　　⑤ Hg

해설 ① 생물 농축이 일어나는 물질 : DDT, PCB, Hg, Cd, Pb, 방사능물질, Cr, Zn 등
② 생물 농축이 되지 않는 물질 : 영양염류(N, P), ABS, Na 등

16 분뇨의 악취(냄새) 발생 원인이 되는 가스는 주로 무엇인가?

① CH_4과 NH_3　　② CO와 CO_2
③ NH_3와 H_2S　　④ CO_2와 NH_3
⑤ CH_4과 CO_2

해설 분뇨의 악취 발생 원인이 되는 가스 : NH_3와 H_2S

17 분뇨의 1차 처리 후 BOD가 4,000mg/l, 2차 처리율 80%일 때 방류수 기준에 맞게 희석하려면 최소한의 희석배수는?

① 40배　　② 50배　　③ 27배
④ 30배　　⑤ 20배

해설 분뇨의 방류수 기준은 30mg/l이다.
4,000mg/l × (1 − 0.8) = 800mg/l
∴ 800mg/l ÷ 30mg/l = 26.7배

18 일반적으로 실내의 이산화탄소의 상한량은 어느 정도인가?

① 0.01%　　② 0.1%　　③ 0.5%
④ 0.8%　　⑤ 0.01%

해설 이산화탄소의 상한량(허용량) : 0.1%(1,000ppm)

19 일반적으로 실외의 기온이라는 것은?

① 지상 1.5m에서의 건구온도
② 지상 1.5m에서의 습구온도
③ 지상 3m에서의 건·습구온도
④ 지상 2m에서의 건·습구온도
⑤ 바닥으로부터 45cm의 건구온도

20 실내의 기류를 측정하고자 할 때는 다음 중 어느 것을 쓰는가?

① 풍속계　　　　② 카타 온도계
③ 흑구 온도계　　　　④ Aneroid 기압계
⑤ 건구 온도계

해설 카타 온도계 : 일반적으로 미세한 실내 기류 측정 시 카타 온도계를 사용한다.

21 연탄가스 중 자극 증상을 나타내는 것은?

| ㉮ N_2 | ㉯ CO_2 | ㉰ CO | ㉱ SO_2 |

① ㉮, ㉯, ㉰　　　　② ㉮, ㉰　　　　③ ㉯, ㉱
④ ㉱　　　　⑤ ㉮, ㉯, ㉰, ㉱

해설 ① SO_2 : 무색, 자극성, 액화성이 강함
② CO : 무색, 무취

22 일교차의 설명 중에서 옳은 것은?

① 일출 30분 전의 온도와 14시경의 온도와의 차이
② 일출 2시간 전의 온도와 16시경의 온도와의 차이
③ 일교차는 산악의 분지에서는 작고 삼림 속에서는 크다.
④ 일교차는 내륙이 해양보다 작다.
⑤ 일출 30분 후의 온도와 14시경의 온도와의 차이

해설 ① 일교차 : 일출 30분 전의 온도와 14시경의 온도와의 차이
② 일교차는 산악의 분지에서는 크고 삼림 속에서는 작다.
③ 일교차는 내륙이 해양보다 크다.

23 실내의 적당한 지적온도 및 습도는?

① 18±2℃, 40~70%
② 20±2℃, 30~60%
③ 20±2℃, 60~80%
④ 22±2℃, 60~80%
⑤ 16±2℃, 40~70%

해설 실내의 쾌적온도 및 습도 : 18±2℃, 40~70%이다.

제2회 실전모의고사

1 환경위생학

01 지하수에 속하지 않는 것은?
① 천층수   ② 심층수   ③ 하천수
④ 복류수   ⑤ 용천수

해설 하천 : 지표수이다

02 다음 중 다른 물에 비해 각종 미생물을 많이 함유하고 있고, 탁도가 높은 수원은?
① 지하수   ② 지표수   ③ 천층수
④ 천수   ⑤ 복류수

해설 ① 지하수 : 경도가 높고, 유기물이 적다.
㉮ 천층수 : 소독하고 식수로 사용하여야 한다.
㉯ 심층수 : 위생적으로 깨끗하다.
② 지표수 : 탁도·유기물·용존산소량·미생물이 많으며, 경도가 낮다.

03 다음 내용은 수원지에서부터 가정까지의 급수계통을 나타낸 것이다. 옳은 것은?
① 취수 → 도수 → 정수 → 송수 → 배수 → 급수
② 취수 → 도수 → 송수 → 정수 → 배수 → 급수
③ 취수 → 도수 → 소독 → 정수 → 배수 → 급수
④ 취수 → 송수 → 정수 → 도수 → 배수 → 급수
⑤ 취수 → 도수 → 정수 → 배수 → 송수 → 급수

04 음료수의 소독 목적은?
① 세균 발육 억제   ② 세균 분비독소 파괴
③ 모든 미생물의 사멸   ④ 대장균군 사멸
⑤ 병원균 사멸

해설 물을 살균 처리하는 것은 병균을 죽여서 수인성 감염병을 예방하는 데 있다.

05 물 1㎘를 40%의 유효염소를 함유한 표백분을 사용하여 0.2ppm 농도로 염소소독할 때 필요한 표백분의 양은?
① 30mg   ② 40mg   ③ 50mg
④ 400mg   ⑤ 500mg

해설 $0.2mg/l \times 1,000l = 200mg$
$200mg \times \dfrac{100}{40} = 500mg$

06 다음 중 상수도의 약품 침전에 있어서 사용되는 응집제로 가장 적당한 것은?
① 황산동   ② 황산알루미늄
③ 활성탄   ④ 황산마그네슘
⑤ 황산망간

07 조류의 번식을 방지하기 위해 주입하는 약품은 어느 것인가?
① 명반   ② 염화제2철
③ 황산마그네슘   ④ 황산동
⑤ 황산제2철

해설 부영양화 방지 대책
① $CuSO_4$(황산동) 등의 화학약품을 살포한다.
② 활성탄, 황토 등을 주입한다.
③ 인을 사용하는 합성세제 사용을 금한다.
④ 정수장의 에너지 공급을 차단한다.
⑤ 질소, 인 등의 영양원 공급을 차단한다.
⑥ 유입 하수를 고도처리한다.

08 물속에서 DO의 농도는 온도의 하강에 따라 어떤 변화를 일으키는가?
① 변화가 없다.   ② 증가한다.
③ 감소한다.   ④ 수질에 따라 다르다.
⑤ 알 수 없다.

해설 수중 DO의 농도 증가 조건 : 온도↓, BOD↓, Cl^-↓, 유량↑, 유속↑, 난류↑, 기압(산소분압)↑ 등

09 광합성 작용으로 산소를 방출함으로써 주간에 연못이나 호수 등에 DO의 과포화 상태를 일으키는 미생물은?
① 로티퍼   ② virus   ③ 조류
④ 박테리아   ⑤ fungi

해설 조류는 광합성 작용을 하므로 DO를 과포화시킨다.

10 BOD란 무엇을 말하는가?
① 물에 함유된 유기물질이 혐기성 박테리아에 의하여 분해되는 동안 소모되는 산소량
② 물에 함유된 유기물질이 화학적으로 산화되는 데 필요한 산소량
③ 분해 가능한 유기물질이 호기성 박테리아에 의하여 분해되는 동안 소모되는 산소량
④ 물에 용존되어 있는 산소량
⑤ 물에 함유된 유기물을 응집시키는 데 필요로 하는 산소량

해설 생물화학적 산소 요구량(BOD ; Biochemical Oxygen Demand) : 시료를 20℃에서 5일간 배양할 경우 호기성 미생물에 의해 유기물이 분해될 때 소모되는 산소량
① 1단계 BOD
㉮ 탄소화합물이 산화될 때 소비되는 산소량
㉯ 보통 20일 정도 시간이 걸린다.
② 2단계 BOD(질소 분해 BOD)
㉮ 질소화합물이 산화될 때 소비되는 산소량
㉯ 보통 100일 이상 시간이 소요된다.

11 음료수의 대장균군의 검출 의의는?
① 바이러스의 존재 여부를 파악하기 위하여
② 대장균 자체가 병원균이므로
③ 분변의 오염 여부를 파악하기 위하여
④ 대장균의 생존 여부로 다른 병원균의 존재 여부를 확인할 수 있으므로
⑤ 대장균의 존재는 유독물질이 없다는 것을 증명하므로

해설 대장균군의 검출 의의는 대장균의 생존 여부로 다른 병원균의 존재 여부를 확인할 수 있기 때문이다.

22 용어의 정의가 맞게 된 것을 고르시오.

㉮ "폐기물"이라 함은 쓰레기·연소재·오니·폐유·폐산·폐알칼리·동물의 사체 등으로서 사람의 생활이나 사업활동에 필요하지 아니하게 된 물질을 말한다.
㉯ "지정폐기물"이라 함은 사업장폐기물 중 폐유·폐산 등 주변 환경을 오염시킬 수 있거나 의료폐기물 등 인체에 위해를 줄 수 있는 유해한 물질로써 대통령령이 정하는 폐기물을 말한다.
㉰ "의료폐기물"이란 보건·의료기관 동물병원 시험·검사기관 등에서 배출되는 폐기물 중 인체에 감염 등 위해를 줄 우려가 있는 폐기물과 인체 조직 등 적출물, 실험동물의 사체 등 보건·환경보호상 특별한 관리가 필요하다고 인정되는 폐기물로서 대통령령으로 정하는 폐기물을 말한다.
㉱ "의료폐기물"이라 함은 환경부령이 정하는 폐기물을 말한다.

① ㉮, ㉯, ㉰ ② ㉮, ㉰ ③ ㉯, ㉱
④ ㉱ ⑤ ㉮, ㉯, ㉰, ㉱

⊙해설 폐기물관리법 제2조(정의) : 용어의 정의가 맞게 된 것은 ①번이다.
의료폐기물 : 보건·의료기관 동물병원 시험·검사기관 등에서 배출되는 폐기물 중 인체에 감염 등 위해를 줄 우려가 있는 폐기물과 인체 조직 등 적출물, 실험동물의 사체 등 보건·환경보호상 특별한 관리가 필요하다고 인정되는 폐기물로써 대통령령으로 정하는 폐기물을 말한다.

23 지정폐기물이 <u>아닌</u> 것은?

① 수소이온농도가 12 이상인 폐알칼리
② 기름 성분이 5% 이상인 폐유
③ 폐페인트 및 폐래커(폐락카)
④ 폐합성수지
⑤ 2mg/l 이상의 PCB를 함유한 액체상태 폐기물

⊙해설 폐기물관리법 시행령 제3조(지정 폐기물의 종류) [별표 1] : 수소이온농도가 12.5 이상인 폐알칼리, 오니류(고형물 함량이 5% 이상인 것)

24 의료폐기물 용기에 표시하는 도형의 색상 중 붉은색으로 하는 폐기물은?

① 의료폐기물 ② 일반의료폐기물
③ 위해의료폐기물 ④ 격리의료폐기물
⑤ 재활용하는 태반

⊙해설 폐기물관리법 시행규칙 제14조 [별표 5] (폐기물의 처리에 관한 구체적 기준 및 방법)

의료폐기물의 종류	도형 색상	
격리의료폐기물	**붉은색**	
위해의료폐기물(재활용하는 태반은 제외) 및 일반의료폐기물	봉투형 용기	검정색
위해의료폐기물(재활용하는 태반은 제외) 및 일반의료폐기물	상자형 용기	노란색
재활용하는 태반	녹색	

25 1일 취수 능력 300톤 이상의 샘물등을 개발하려는 자는 누구에게 허가를 받아야 하는가?

① 시장·군수·구청장 ② 시·도지사
③ 해양수산부장관 ④ 보건복지부장관
⑤ 환경부장관

⊙해설 먹는물관리법 법 제9조(샘물 또는 염지하수의 개발 허가 등)
① 대통령령으로 정하는 규모 이상(300톤 이상)의 샘물 또는 염지하수(이하 "샘물등"이라 한다.)를 개발하려는 자는 환경부령으로 정하는 바에 따라 시·도지사의 허가를 받아야 한다.

제1회 실전모의고사 정답

1 환경위생학

01 ①	02 ④	03 ④	04 ③	05 ⑤	06 ⑤	07 ⑤	08 ①	09 ⑤	10 ①
11 ①	12 ④	13 ①	14 ④	15 ⑤	16 ①	17 ②	18 ①	19 ②	20 ③
21 ②	22 ③	23 ④	24 ④	25 ④	26 ⑤	27 ③	28 ⑤	29 ④	30 ④
31 ④	32 ③	33 ④	34 ⑤	35 ④	36 ④	37 ⑤	38 ④	39 ⑤	40 ④
41 ④	42 ⑤	43 ②	44 ①	45 ③	46 ②	47 ①	48 ⑤	49 ④	50 ④

2 위생곤충학

01 ①	02 ⑤	03 ⑤	04 ①	05 ①	06 ④	07 ③	08 ①	09 ③	10 ①
11 ③	12 ⑤	13 ④	14 ③	15 ③	16 ③	17 ②	18 ③	19 ②	20 ②
21 ①	22 ①	23 ⑤	24 ①	25 ②	26 ④	27 ④	28 ④	29 ③	30 ①

3 식품위생학

01 ②	02 ①	03 ①	04 ④	05 ②	06 ②	07 ①	08 ①	09 ⑤	10 ②
11 ③	12 ③	13 ⑤	14 ⑤	15 ⑤	16 ①	17 ③	18 ④	19 ②	20 ②
21 ④	22 ⑤	23 ④	24 ①	25 ⑤	26 ④	27 ⑤	28 ⑤	29 ④	30 ④
31 ④	32 ④	33 ④	34 ②	35 ④	36 ③	37 ①	38 ⑤	39 ①	40 ④

4 공중보건학

01 ②	02 ①	03 ④	04 ④	05 ②	06 ⑤	07 ②	08 ①	09 ②	10 ③
11 ①	12 ④	13 ①	14 ②	15 ③	16 ②	17 ④	18 ④	19 ②	20 ⑤
21 ②	22 ④	23 ①	24 ②	25 ⑤	26 ②	27 ④	28 ②	29 ③	30 ②
31 ②	32 ③	33 ②	34 ③	35 ④					

5 위생관계법령

01 ②	02 ④	03 ②	04 ②	05 ③	06 ⑤	07 ③	08 ⑤	09 ①	10 ⑤
11 ①	12 ①	13 ⑤	14 ⑤	15 ③	16 ④	17 ⑤	18 ②	19 ④	20 ⑤
21 ②	22 ①	23 ①	24 ④	25 ②					

10 샘물등의 개발 허가의 유효 기간과 연장 기간은?

① 유효 기간 1년, 연장 기간 6개월
② 유효 기간 1년, 연장 기간 1년
③ 유효 기간 2년, 연장 기간 1년
④ 유효 기간 3년, 연장 기간 3년
⑤ 유효 기간 5년, 연장 기간 5년

해설 먹는물관리법 제12조(샘물등의 개발 허가의 유효 기간)
① 샘물등의 개발 허가의 유효 기간은 5년으로 한다.
② 시·도지사는 샘물등의 개발 허가를 받은 자의 신청에 의하여 유효 기간의 연장을 허가할 수 있다. 이 경우 매회의 연장 기간은 5년으로 한다.

11 먹는샘물등의 제조업을 하려는 자는 누구에게 무엇을 받아야 하는가?

① 대통령 – 허가   ② 보건복지부장관 – 허가
③ 국토해양부장관 – 신고   ④ 시·도지사 – 허가
⑤ 환경부장관 – 신고

해설 먹는물관리법 제21조(영업의 허가 등)

12 환경부장관 또는 시·도지사는 먹는물 관련 영업자에게 업무정지 또는 영업정지에 갈음하여 얼마 이하의 과징금을 부과할 수 있는가?

① 2억원   ② 4천만원   ③ 3천만원
④ 2천만원   ⑤ 천만원

해설 먹는물관리법 제51조(과징금 처분)

13 먹는물의 수질기준 중 건강상 유해 영향 무기물질의 기준이 아닌 것은?

① 납   ② 비소   ③ 크롬
④ 카드뮴 ⑤ 동

해설 먹는물 수질기준 및 검사 등에 관한 규칙 제2조(수질기준) [별표 1]
심미적 영향물질에 관한 기준 : 동(구리), 과망간산칼륨, pH, 염소이온 농도, 탁도, 색도, 냄새, 음이온계면활성제 등

14 질병에 걸렸거나 또는 질병에 걸려 죽은 동물에 있어서 판매할 수 있는 것은?

① 고기   ② 장기   ③ 뼈
④ 혈액   ⑤ 가죽

해설 식품위생법 제5조(병든 동물 고기 등의 판매 등 금지) : ①·②·③·④번 외, 젖은 판매할 수 없다.

15 영업 질서와 선량한 풍속을 유지하기 위하여 식품접객영업자에 대하여 영업시간을 제한할 수 있는 사람은 누구인가?

① 환경부장관
② 국무총리
③ 특별자치시장·특별자치도지사·시장·군수·구청장
④ 동장
⑤ 보건복지부장관

해설 식품위생법 제43조(영업 제한) : 특별자치시장·특별자치도지사·시장·군수·구청장은 영업 질서와 선량한 풍속을 유지하는 데에 필요한 경우에는 영업자 중 식품접객영업자와 그 종업원에 대하여 영업시간 및 영업 행위를 제한할 수 있다.
※ "시·도지사"에서 → "특별자치시장·특별자치도지사·시장·군수·구청장"으로 개정되었음 〈개정 2019. 1. 15.〉〈시행 2019. 7. 16.〉

 제1회 실전모의고사

16 식품위생심의위원회에서 조사·심의하는 사항이 아닌 것은?

① 식중독 방지에 관한 사항
② 그 밖에 식품 위생에 관한 중요 사항
③ 식품 등의 기준과 규격에 관한 사항
④ 식품 등의 시험·검사
⑤ 농약·중금속 등 유독·유해물질의 잔류허용기준에 관한 사항

해설 식품위생법 제57조(식품위생심의위원회의 설치 등)
식품위생심의위원회에서 조사·심의하는 사항 : ①·②·③·⑤번이다.

17 다음 내용은 영업의 허가 관청에 관한 사항이다. 특별자치시장·특별자치도지사 또는 시장·군수·구청장이 허가를 하는 업종은?

① 식품조사처리업   ② 식품소분업
③ 식품보존업   ④ 식품운반업
⑤ 단란주점영업, 유흥주점영업

해설 식품위생법 시행령 제23조(허가를 받아야 하는 영업 및 허가 관청)

18 식품 등을 제조·가공하는 영업을 하는 자는 자가 품질 검사를 실시하여야 한다. 이때 자가 품질 검사에 관한 기록서 보관 기간은?

① 1년   ② 2년   ③ 5년
④ 10년   ⑤ 15년

해설 식품위생법 시행규칙 제31조(자가 품질 검사)

19 환경부장관은 국가하수도정책의 체계적 발전을 위하여 몇 년마다 국가하수도종합계획(종합계획)을 수립하여야 하는가?

① 1년   ② 2년   ③ 5년
④ 10년   ⑤ 20년

해설 하수도법 제4조(국가하수도종합계획의 수립) : 환경부장관은 10년 단위의 국가하수도종합계획을 수립하여야 한다.

20 개인하수처리시설을 운영·관리자가 해서는 안 되는 행위는?

㉮ 건물 등에서 발생하는 오수를 개인하수처리시설에 유입시키지 아니하고 배출하는 행위
㉯ 개인하수처리시설에 유입되는 오수를 최종방류구를 거치지 아니하고 중간배출하는 행위
㉰ 건물 등에서 발생하는 오수에 물을 섞어 처리하거나 물을 섞어 배출하는 행위
㉱ 정당한 사유 없이 개인하수처리시설을 정상적으로 가동하지 아니하여 방류수수질기준을 초과하여 배출하는 행위

① ㉮, ㉯, ㉰   ② ㉮, ㉰   ③ ㉯, ㉱
④ ㉱   ⑤ ㉮, ㉯, ㉰, ㉱

해설 하수도법 제39조(개인하수처리시설의 운영·관리)

21 분뇨를 수집·운반하는 영업(분뇨수집·운반업)을 하고자 하는 자는 시설·장비 및 기술 인력 등의 요건을 갖추어 누구에게 어떻게 하여야 하는가?

① 특별자치시장·특별자치도지사·시장·군수·구청장 – 신고
② 특별자치시장·특별자치도지사·시장·군수·구청장 – 허가
③ 시·도지사 – 신고
④ 시·도지사 – 허가
⑤ 환경부장관 – 허가

해설 하수도법 제45조(분뇨수집·운반업 : 특별자치시장·특별자치도지사·시장·군수·구청장의 허가를 받아야 한다.

35 다음 중 영유아기부터 학령기 전까지 이용하는 신체계측 판정법은?

① 알파지수
② 비만도(%)
③ Vervaek 지수
④ Kaup 지수
⑤ 임상증상판정법

해설 신체계측에 의한 판정법
① 영유아기부터 학령 전반기까지 : Kaup index 사용(22 이상 – 비만, 15 이하 – 마른 아이)
② Kaup 지수 = $\dfrac{체중(kg)}{[신장(cm)^2]} \times 10^4$

5 위생관계법령

01 제3급감염병이 아닌 것은?

① 파상풍
② 결핵, 한센병, 매독
③ 발진티푸스
④ 크로이츠펠트–야콥병
⑤ 후천성 면역결핍증(AIDS)

해설 감염병예방법 제2조(정의)
제3급감염병 : 그 발생을 계속 감시할 필요가 있어 발생 또는 유행 시 24시간 이내에 신고하여야 하는 다음의 감염병을 말한다.
① 파상풍 ② B형간염 ③ C형간염
④ 황열 ⑤ 뎅기열 ⑥ 일본뇌염
⑦ 말라리아 ⑧ 레지오넬라증 ⑨ 비브리오패혈증
⑩ 발진티푸스 ⑪ 발진열 ⑫ 렙토스피라증
⑬ 신증후군출혈열 ⑭ 쯔쯔가무시증 ⑮ 브루셀라증
⑯ 공수병 ⑰ 후천성면역결핍증(AIDS)
⑱ 크로이츠펠트–야콥병(CJD) 및 변종크로이츠펠트–야콥병(vCJD)
⑲ 큐열(Q熱) ⑳ 웨스트나일열 ㉑ 라임병
㉒ 진드기매개뇌염 ㉓ 유비저(類鼻疽) ㉔ 치쿤구니야열
㉕ 중증열성혈소판감소증후군(SFTS)
㉖ 지카바이러스 감염증

02 예방접종을 받은 자에게 예방접종증명서를 발급하여야 하는 자는?

① 보건소장
② 시·도지사
③ 보건복지부
④ 질병관리청장, 특별자치시장, 특별자치도지사, 시장·군수·구청장
⑤ 검역소장

해설 감염병의 예방 및 관리에 관한 법률 제27조(예방접종증명서)

03 특별자치시장·특별자치도지사 또는 시장·군수·구청장이 보건소를 이용하기 불편한 주민 등에 대한 예방접종업무를 위탁할 수 있는 의료기관으로 연결된 것은?

㉮ 종합병원·병원·의원	㉯ 한방병원
㉰ 요양병원, 보건소	㉱ 한의원

① ㉮, ㉯, ㉰
② ㉮, ㉰
③ ㉯, ㉱
④ ㉱
⑤ ㉮, ㉯, ㉰, ㉱

해설 감염병의 예방 및 관리에 관한 법률 시행령 제20조(예방접종업무의 위탁)

04 소독업자는 소독업의 신고를 한 날부터 며칠 이내에 소독에 관한 교육을 받아야 하는가?

① 3개월(90일)
② 6개월(180일)
③ 1년(365일)
④ 2년(730일)
⑤ 5년(1,095일)

해설 감염병의 예방 및 관리에 관한 법률 시행규칙 제41조(소독업자 등에 대한 교육) : 6개월 이내에 교육을 받아야 한다.

05 위생사가 되려는 사람은 위생사 국가시험에 합격한 후 누구의 면허를 받는가?

① 국가고시연구원장
② 행정안전부장관
③ 보건복지부장관
④ 국시원장
⑤ 국립보건원장

해설 공중위생관리법 제6조의2(위생사의 면허 등)

06 다음 중 위생사 면허를 받을 수 있는 사람(또는 위생사 면허취소가 아닌 사람)은 누구인가?

① 정신질환자
② 마약류 중독자
③ 공중위생관리법을 위반하여 금고 이상의 실형을 선고받고 그 집행이 끝나지 아니한 사람
④ 「감염병의 예방 및 관리에 관한 법률」, 「검역법」, 「식품위생법」, 「의료법」, 「약사법」, 「마약류 관리에 관한 법률」 또는 「보건범죄단속에 관한 특별조치법」을 위반하여 금고 이상의 실형을 선고받고 그 집행이 끝나지 아니하거나 그 집행을 받지 아니하기로 확정되지 아니한 사람
⑤ 지체장애인, 미성년자, 알코올중독자

해설 공중위생관리법 제6조의2(위생사의 면허 등)

07 위생사 시험 실시(시험 일시, 시험 과목)는 며칠 전에 공고해야 하는가?

① 10일
② 30일
③ 90일
④ 100일
⑤ 120일

해설 공중위생관리법 시행령 제6조의2(위생사 국가시험의 시험방법 등) : 보건복지부장관은 시험 일시, 시험 과목 등은 90일 전에 공고하고, 시험 장소는 30일 전까지 공고할 수 있다.

08 「식품표시광고법」에서 정의하고 있는 "표시"를 바르게 표현한 것은?

① 식품·첨가물에 기재하는 문자
② 식품·첨가물·기구에 기재하는 문자와 숫자
③ 식품을 종합하여 나타내는 것
④ 채취·제조에 관한 모든 것
⑤ 식품, 첨가물, 기구, 용기·포장, 건강기능식품, 축산물 및 이를 넣거나 싸는 것에 적은 문자·숫자 또는 도형을 말한다.

해설 식품표시광고법 제2조(정의) 7호

09 위해식품으로 판매가 금지된 식품이 아닌 것은 어느 것인가?

① 썩거나 상하거나 설익어서 인체의 건강을 해칠 우려가 없는 것
② 유독·유해물질이 들어 있거나 묻어 있는 것 또는 그러할 염려가 있는 것
③ 병을 일으키는 미생물에 오염되었거나 그러할 염려가 있어 인체의 건강을 해칠 우려가 있는 것
④ 불결하거나 다른 물질이 섞이거나 첨가된 것
⑤ 영업자가 아닌 자가 제조·가공·소분한 것

해설 식품위생법 제4조(위해식품 등의 판매 등 금지) : ②·③·④·⑤번 외
① 썩거나 상하거나 설익어서 인체의 건강을 해칠 우려가 있는 것
② 안전성 심사 대상인 농·축·수산물 등 가운데 안전성 심사를 받지 아니하였거나 안전성 심사에서 식용으로 부적합하다고 인정된 것
③ 수입이 금지된 것 또는 수입신고를 하지 아니하고 수입한 것

22 사회보장제도의 창시자는?
① 영국의 J. Lister ② 영국의 John Snow
③ 영국의 Chardwick ④ 독일의 Bismarck
⑤ 영국의 Snow

해설 Bismarck : 1883년에 법률로써 노동자 보호를 위한 질병보험법을 제정한 것을 최초의 사회보장제도로 한다.

23 공적부조와 관련된 것은?
① 생계보호 ② 국민연금 ③ 의료보험
④ 고용보험 ⑤ 산재보험

해설 사회보장
① 사회보험 : 의료보장(의료보험, 산재보험), 소득보장(연금보험, 실업보험)
② 공적부조 : 생활보호, 의료보호(의료급여), 재해구호, 보훈사업
③ 공공복지서비스 : 아동복지, 노인복지, 장애자복지, 부녀자복지 등

24 보건교육사업을 실천하는 행정기관은?
① 한의원 ② 보건소 ③ 시청·군청
④ 개인병원 ⑤ 종합병원

25 공중보건사업 수행에 있어서 가장 적절한 대상은?
① 교육 수준이 낮고 비위생적인 사람을 대상으로 한다.
② 빈민층의 저소득층을 대상으로 한다.
③ 특수 업태부를 대상으로 한다.
④ 병원에 입원하고 있는 환자를 대상으로 한다.
⑤ 지역 사회 주민 전체를 대상으로 한다.

26 다음 중 여러 사람의 전문가가 각각의 입장에서 어떤 주제에 관하여 발표한 다음 청중과 질의 토론하는 교육방법은?
① 패널디스커션 ② 버즈세션 ③ 심포지엄
④ 강연회 ⑤ 집단토론

해설 ① 심포지엄(Symposium) : 여러 사람의 전문가가 각각의 입장에서 어떤 주제에 관하여 발표한 다음 청중과 질의 토론하는 형식
② 패널디스커션(Panel Discussion, 배심토의) : 어떤 주제에 관해 몇 명의 전문가가 청중 앞 단상에서 자유롭게 토의하는 방법
③ 버즈세션(Buzz Session) : 집회 참석자가 많은 경우에 전체를 몇 개의 분단으로 나누어서 토의시키고 다시 전체 회의에서 종합하는 분단토의방법(6-6 method)

27 학교보건이 중요시되어야 할 이유라고 볼 수 <u>없는</u> 것은?
① 교직원은 그 지역 사회의 지도적 입장에 있고 항상 보호자와 접촉하고 있다.
② 학교 인구는 지역 사회 인구의 20% 이상이라는 많은 수를 점하고 있다.
③ 학생들은 보건 교육의 대상으로써 능률적이며 학부형에게도 간접적으로 보건교육을 실시할 수 있다.
④ 학생들은 건강하기 때문에 질병에 감염될 우려가 없다.
⑤ 학교는 지역 사회의 중심체 역할을 하고 있다.

해설 학교는 많은 인구가 집단생활을 하고 있으므로 질병에 감염될 염려가 있다.

28 학교 환경의 위생적 관리상 배수 및 환기에 특별히 신경을 써야 할 곳은?
① 체육실 ② 보건실 ③ 기숙사
④ 실습실 ⑤ 교실

해설 실습실은 약품 및 각종 실습 재료를 사용하므로 냄새가 날 우려가 있고, 세척·실습을 할 때 물을 사용하는 경우가 많기 때문에 배수 및 환기에 신경을 써야 한다.

29 산술평균의 표준오차의 설명 중 맞는 것은?
① 산술평균의 표준분포의 분산이다.
② 산술평균의 오차이다.
③ 표본산술평균 간의 차이다.
④ 산술평균의 표본분포의 표준편차이다.
⑤ 모집단과 표본의 산술평균 간의 차이다.

30 생정통계에서 5~9세 인구란?
① 만 5세부터 만 10세 이하까지의 인구
② 만 5세부터 만 10세 미만의 인구
③ 만 4세부터 만 9세까지의 인구
④ 만 4세부터 만 10세 미만의 인구
⑤ 만 5세부터 만 9세까지의 인구

31 국가나 지역 사회의 보건 수준을 비교하는 데 사용되는 대표적인 3대 지표는?
① 신생아사망률, 비례사망지수, 평균수명
② 영아사망률, 비례사망지수, 평균수명
③ 조사망률, 비례사망지수, 평균수명
④ 영아사망률, 비례사망지수, 질병이환율
⑤ 영아사망률, 비례사망지수, 중독률

해설 WHO가 국가나 지역 사회의 보건 수준을 비교하는 데 사용되는 대표적인 3대 지표 : 영아사망률, 비례사망지수, 평균수명

32 비례사망지수는 인구의 연간 사망자 수에 대한 무엇을 백분율(%)로 표시한 지수인가?
① 영아 사망 수 ② 유아 사망 수
③ 50세 이상 사망 수 ④ 60세 이상 사망 수
⑤ 남자 사망 수

해설 비례사망지수(P.M.I) = $\dfrac{50\text{세 이상 사망자 수}}{\text{총 사망자 수}} \times 100$

33 영아사망률 및 모성사망률의 분모가 되는 것은?
① 연간 사망 수 ② 연간 출생아 수
③ 영아 수 ④ 신생아 수
⑤ 모성 수

해설 영아사망률 = $\dfrac{\text{연간 영아 사망자 수}}{\text{연간 출생아 수}} \times 1{,}000$

모성사망률 = $\dfrac{\text{그 연도의 임신·분만 및 산욕열에 의한 사망 수}}{\text{어떤 연도의 출생아 수}} \times 10^3$(또는 10^5)

34 α-index 값을 구하라.

영아 사망 : 9명, 신생아 사망 : 3명

① 1 ② 2 ③ 3
④ 4 ⑤ 5

해설 α-index = $\dfrac{9}{3} = 3$

12 소아에 있어서 폐결핵의 집단검진 순서는?

① 객담검사 – 간접촬영 – 직접촬영
② 투베르쿨린반응검사 – 직접촬영 – 객담검사
③ 간접촬영 – 직접촬영 – 객담검사
④ 객담검사 – 직접촬영 – 간접촬영
⑤ 투베르쿨린반응검사 – 직접촬영 – 간접촬영

> **해설** 폐결핵 검진 순서
> ① 어린이 : 투베르쿨린검사 → X-ray 직접촬영 → 배양객담 검사
> ② 성인 : X-ray 간접촬영 → X-ray 직접촬영 → 배양객담 검사
> ※ 투베르쿨린검사(T-test = PPD test) : 결핵균 감염 유무 판단에 사용한다.

13 잠복기는 감염병(전염병) 관리상 어떤 목적에 이용되나?

① 건강 격리 기간 결정 　② 감염 시간 결정
③ 감염 기간 결정 　④ 보균 기간 결정
⑤ 환자 격리 기간 결정

14 다음은 사람과 동물을 함께 병원소로 하는 인축공통감염병이다. 이 중에서 가축이나 야생동물·설치류 등 다양한 병원소를 가지며 건강 보균 숙주인 들쥐의 신장·세뇨관에 무증상 감염된 후 오줌으로 배설되어 논밭에서 작업하는 농부의 상처로 침입하여 감염되는 질병은?

① 공수병 　② 렙토스피라증
③ 신증후군출혈열 　④ 탄저
⑤ 살모넬라증

> **해설** Leptospirosis(렙토스피라증) : 한국에서 9~10월, 습한 지역에서 소, 개, 돼지, 쥐 등에 감염되는데 특히 쥐가 중요한 병원소로써 물, 식품 등에 오염시켜 경구적 섭취 시 5~7일의 잠복기를 거쳐 오한·전율을 시작하여 두통·요통·불면·식욕 감퇴·황달을 일으키며 심장·순환기계·신장·간장장애를 일으키는 질환이다.

15 만성감염병의 역학적 특성을 잘 표현한 것은?

① 발생률은 높고 유병률은 낮다.
② 발생률과 유병률이 모두 높다.
③ 발생률은 낮고 유병률은 높다.
④ 발생률과 유병률이 모두 낮다.
⑤ 유병률은 낮고 치명률은 높다.

16 임신 초기에 이환되면 태아에게 영향을 주는 질병은?

① 디프테리아 　② 풍진 　③ 수두
④ B형간염 　⑤ 홍역

> **해설** 풍진, 매독 : 태아에게 선천적 기형(농아, 심장기형 등)을 유발하며, 매독은 선천적 매독을 유발한다.

17 인구의 정태통계에 해당하는 것은?

① 질병이환율 　② 감염병발생률
③ 영아사망률 　④ 국세조사
⑤ 출생률

> **해설** 인구 증가율은 인구 동태 지표이다.
> 인구조사에는 인구 정태조사, 인구 동태조사가 있다.
> ① 인구 정태조사 : 일정 시점에 있어서 일정 지역의 인구의 크기, 자연적(성별, 연령별), 사회적(국적별, 배우자별), 경제적(직업별, 산업별) 구조(구성), 분포, 밀도 등에 관한 통계
> ② 인구 동태조사 : 출생, 사망, 전입, 전출, 혼인, 이혼 등 인구의 변동을 중심으로 한 통계

18 대도시지역의 전형적인 인구 구조는?

① 피라미드형 　② 종형 　③ 항아리형
④ 별형 　⑤ 기타형

> **해설** 별형(星型, 성형)
> ① 도시형, 생산층 인구가 전체 인구의 1/2 이상인 경우
> ② 생산층 인구가 증가되는 형
> ③ 생산층 유입

19 1차 예방에 속하지 않는 것은?

① 보건교육·상담 　② 질병 예방, 건강 증진
③ 유기체의 대처 능력 　④ 불구의 기능 극대화 및 재활
⑤ 예방접종, 가족계획

> **해설** 질병 발생 과정과 예방 조치
> ① Leavell과 Clark 교수의 질병의 자연사 과정을 5단계로 나눈 예방 조치는 다음과 같다.
>
> | 예방 대책 | 예방 단계 | 질병의 과정 | 예비적 조치 |
> |---|---|---|---|
> | 1차 예방 | 1단계 | 비병원성기 | 적극적 예방(환경 개선, 건강 증진, 예방접종) 등 |
> | | 2단계 | 초기병원성기 | 소극적 예방(특수 예방, 숙주의 면역 강화) |
> | 2차 예방 | 3단계 | 불현성감염기 | 중증의 예방(조기진단, 집단검진) |
> | | 4단계 | 발현성질환기 (임상질환기) | 치료(악화 방지) |
> | 3차 예방 | 5단계 | 회복기 | 무능력 예방(재활, 사회생활 복귀) |
>
> 이와 같이 질병의 전 과정(건강 포함) – 예방, 치료, 재활을 포함하는 포괄 보건의료가 현대적 개념의 예방 대책이다.
> ② 예방 대책
> ㉮ 1차 예방 : 예방접종, 환경위생관리, 생활 조건 개선, 보건교육, 모자보건사업 등
> ㉯ 2차 예방 : 질병의 조기 발견(건강진단), 감염병환자의 조기 치료, 질병의 진행을 늦추고, 후유증 방지 등
> ㉰ 3차 예방 : 재활치료(신체에 장애를 남긴 사람에게 물리적 치료로 신체기능을 회복), 사회생활 복귀 등

20 공중보건학의 발달 순서가 올바르게 연결된 것은?

① 고대기 – 중세기 – 여명기 – 발전기 – 확립기
② 중세기 – 여명기 – 요람기 – 발전기 – 확립기
③ 여명기 – 고대기 – 중세기 – 확립기 – 발전기
④ 여명기 – 고대기 – 요람기 – 발전기 – 확립기
⑤ 고대기 – 중세기 – 여명기 – 확립기 – 발전기

21 우리나라가 속해 있는 WHO 지역사무소와 설치된 도시는?

① 아시아 지역, 홍콩
② 서태평양 지역, 마닐라
③ 극동아시아 지역, 동경
④ 아시아 지역, 싱가폴
⑤ 동남아시아 지역, 뉴델리

> **해설** WHO 6개 지역 사무소
> ① 동지중해 지역 사무소(본부 : 이집트의 알렉산드리아)
> ② 동남아시아 지역 사무소(본부 : 인도의 뉴델리) – 북한
> ③ 서태평양 지역 사무소(본부 : 필리핀의 마닐라) – 우리나라
> ④ 미주(남북아메리카)지역 사무소(본부 : 미국의 워싱턴)
> ⑤ 유럽 지역 사무소(본부 : 덴마크의 코펜하겐)
> ⑥ 아프리카 지역 사무소(본부 : 콩고의 브로자빌)

제1회 실전모의고사

02 역학적 분석에서 전향성 조사의 경우 상대 위험도의 산출 방법은?

① 폭로군의 발병률 ÷ 비폭로군의 발병률
② 폭로군의 발병률 × 비폭로군의 발병률
③ 폭로군의 발병률 − 비폭로군의 발병률
④ 비폭로군의 발병률 − 폭로군의 발병률
⑤ 비폭로군의 발병률 ÷ 폭로군의 발병률

> **해설** ① 상대(비교) 위험도 = 폭로군의 발병률 ÷ 비폭로군의 발병률
> ② 귀속(기여) 위험도 = 폭로군의 발병률 − 비폭로군의 발병률

03 역학적으로 환경적 인자와 관계없는 것은?

① 매개곤충   ② 인종   ③ 지형
④ 전파체   ⑤ 기후

> **해설** 환경적 인자 : 전파체(매개곤충 ; 모기, 파리), 기후, 지형 등

04 다음 감염병 중 세균성(bacteria) 감염병으로만 엮어진 항목은?

① 백일해, 유행성 일본뇌염, 페스트
② 디프테리아, 백일해, 홍역
③ 발진티푸스, 두창, 결핵
④ 장티푸스, 파라티푸스, 콜레라
⑤ 페스트, 콜레라, 풍진

> **해설** ① 세균성 : 콜레라, 장티푸스, 파라티푸스, 백일해, 디프테리아, 결핵, 페스트 등
> ② 바이러스성 : 풍진, 홍역, 두창, 일본뇌염 등
> ③ 리케치아성 : 발진티푸스, 발진열 등

	호흡기계	소화기계	피부 점막계
세균	결핵, 디프테리아, 백일해, 성홍열, 수막구균성수막염, 폐렴, 나병	장티푸스, 파라티푸스, 콜레라, 세균성이질, 파상열	페스트, 파상풍, 매독, 임질, 야토병, 연성하감
바이러스	홍역, 두창, 유행성이하선염(볼거리), 인플루엔자, 풍진, 수두, 두창	소아마비, A형간염(유행성간염)	에이즈, 트라코마, 일본뇌염, 광견병, 황열
리케치아	Q열	Q열	발진티푸스, 발진열, 쯔쯔가무시병(양충병)
원충류		아메바성이질	말라리아

05 공중보건상 감염병(전염병) 관리 면에서 가장 중요하고 어려운 것은?

① 동물병원소   ② 보균자   ③ 음료수
④ 토양   ⑤ 환자

06 병원소로부터 병원체의 탈출 경로가 아닌 것은?

① 비뇨기계   ② 호흡기계   ③ 소화기계
④ 피부, 점막   ⑤ 순환기계

> **해설** 병원소로부터 병원체의 탈출 : 호흡기계, 소화기계, 비뇨생식기계(소화기계, 성병), 개방병소(한센병, 피부병 등), 기계적 탈출(주사기에 의한 매독·에이즈, 모기에 의한 말라리아 등)

07 공기로 전파되는 감염병(전염병)은?

① 일본뇌염   ② 발진티푸스   ③ 디프테리아
④ 광견병   ⑤ 장티푸스

08 감염지수가 큰 것부터 차례로 나열된 것은?

① 홍역 − 백일해 − 성홍열 − 디프테리아 − 소아마비
② 홍역 − 디프테리아 − 성홍열 − 백일해 − 소아마비
③ 홍역 − 디프테리아 − 백일해 − 소아마비 − 성홍열
④ 천연두 − 홍역 − 백일해 − 소아마비 − 디프테리아
⑤ 천연두 − 백일해 − 디프테리아 − 성홍열 − 소아마비

> **해설** ① 감수성(Susceptibility) 지수 : De Rudder는 급성호흡기계 감염병에 있어서 감수성 보유자가 감염되어 발병하는 율을 %로 표시하였다.
> ② 두창·홍역(95%) 〉 백일해(60~80%) 〉 성홍열(40%) 〉 디프테리아(10%) 〉 소아마비(0.1%)

09 자연능동면역이 가장 강력하게 형성되는 질병은?

① 매독, 임질
② 두창, 홍역
③ 이질, 말라리아
④ 수막구균성수막염
⑤ 인플루엔자, 폐렴

> **해설** 자연능동면역과 질병

면역의 종류	질병
영구면역(현성 감염 후)	홍역, 수두, 유행성이하선염, 백일해, 콜레라, 두창, 성홍열, 발진티푸스, 장티푸스, 페스트, 황열 등
영구면역(불현성 감염 후)	일본뇌염, 폴리오, 디프테리아 등
약한 면역	폐렴, 수막구균성수막염, 세균성이질
감염면역(면역 형성이 안 됨)	성병(매독, 임질), 말라리아

10 역학의 4대 현상(감염병의 유행 양식)에 속하지 <u>않는</u> 것은?

① 생물학적 현상   ② 지리적 현상
③ 물리적 현상   ④ 시간적 현상
⑤ 사회적 현상

> **해설** 감염병의 유행 양식(역학의 4대 현상)
> ① 생물학적 현상(사람) : 연령, 성, 인종, 사회 경제적 상태, 직업에 따라 유행 양상이 다르다.
> ② 시간적 현상(시간)
>   ㉮ 추세 변화 : 장기 변화로써 수십년(10년 이상) 주기로 발생 유행
>   장티푸스(30~40년), 디프테리아(20년), 독감(인플루엔자 ; 20~30년)
>   ㉯ 주기적 변화(순환 변화) : 주기적 변화는 수년(10년 미만)의 단기간을 주기로 반복 유행
>   홍역(2~3년), 백일해(2~4년), 일본뇌염(3~4년)
>   ㉰ 계절적 변화 : 1년 주기로 계절적 발생 및 유행(여름 − 소화기질환, 겨울 − 호흡기질환)
>   ㉱ 불규칙 변화 : 외래 감염병이 국내 침입 시 돌발적 유행(수계 감염병 ; 콜레라)
> ③ 지리적 현상(장소) : 국가 간 또는 지역 간 감염병 발생 및 유행의 차이가 있다.
>   지방병적(endemic), 유행병적(epidemic), 산발적(sporadic), 범발적(pandemic ; 감염병이 다른 나라로 전파되는 것)
> ④ 사회적 현상 : 인구 밀도, 직업, 문화, 거주 등
> ※ 역학에서 직업은 생물학적 현상 또는 사회적 현상에 속한다.

11 어떤 질병이 10년을 주기로 대유행이 반복된다면 이런 변화는?

① 추세 변화   ② 순환 변화   ③ 계절적 변화
④ 단기 변화   ⑤ 불규칙 변화

30 빛에 의해 분해되므로 차광 보관하여야 하는 품목은?

① 초산   ② 명반   ③ hexane

④ β-카로틴   ⑤ DHA

해설 β-카로틴 : 치즈, 버터, 마가린 등에 많이 사용되는 착색료이지만, 산이나 광선 등에 의해 분해되기 쉽고, 산화되기 쉬운 결점이 있다.

31 다음 보존료(방부제) 중 사용할 수 없는 보존료는?

① 안식향산   ② 디히드로초산

③ 소르빈산   ④ 안식향산에스텔

⑤ 프로피온산나트륨

해설 허용 방부제(보존제) : 데히드로초산(DHA ; dehydroacetic acid), 소르빈산(sorbic acid), 안식향산(benzoic acid) 등
※ DHA : 현재 식품공전법에는 삭제되었으나 위생사시험에는 허용 방부제로 출제되고 있음

32 치즈, 버터에 사용하는 보존료는?

① 질산   ② 안식향산

③ 프로피온산   ④ DHA

⑤ 파라옥시안식향산 부틸

해설 DHA : 치즈, 버터, 마가린 이외에는 사용하지 못한다.

33 다음 중 날것의 어패류를 섭취함으로써 감염되는 패혈증의 원인균은?

① Vibrio parahaemolyticus
② Vibrio
③ Salmonella enteritidis
④ Salmonella typhi
⑤ Vibrio vulnificus

34 아민물질과 반응하여 발암 및 돌연변이의 원인이 되는 니트로조아민을 생성하는 물질은?

① 삼염화질소   ② 아질산염

③ 유동파라핀   ④ 과산화수소

⑤ 붕산

해설 아질산염과 제2급 아민이 반응하여 발암성 물질인 N-nitrosoamine을 생성한다.

35 부패 미생물의 생육이 가능한 최저 수분활성치(Aw)의 순서가 맞게 된 것은?

① 세균 > 곰팡이 > 효모
② 세균 > 효모 > 곰팡이
③ 곰팡이 > 효모 > 세균
④ 효모 > 곰팡이 > 세균
⑤ 효모 > 세균 > 곰팡이

해설 생육이 가능한 최저 수분활성치(Aw)의 순서 : 세균(0.96) > 효모(0.88) > 곰팡이(0.81)

36 수중 세균이 아닌 것은?

① Pseudomonas   ② Moraxella

③ Flavobacterium   ④ Acinetobacter

⑤ Bacillus

해설 ① 담수세균 : Pseudomonas속, Moraxella속, Flavobacterium속, Acinetobacter속, Aeromonas속 등
② 해수세균 : Pseudomonas속, Moraxella속, Flavobacterium속, Acinetobacter속, Vibrio속 등
③ Bacillus속, Clostridium속 : 토양과 공기 중에 많이 존재하는 세균이다.

37 합성수지로 제조한 용기에서 나타나는 유해한 물질은?

① 폼알데하이드   ② 불소화합물

③ 유기인   ④ 염산

⑤ 중금속

해설 ① 합성수지 중 열경화성 수지에는 페놀수지, 멜라민수지, 요소수지가 있는데 요소수지에는 인체에 유해한 폼알데하이드(포름알데히드)가 검출된다.
② 열가소성 수지 : 폴리에틸렌, 프로필, 스티렌(용출로 이취 발생)이 검출되며, 폼알데하이드는 검출이 안 된다.

38 인간이 평생 섭취해도 유해 영향이 나타나지 않을 1일당 최대허용섭취량을 나타낸 것은?

① LD₅₀   ② LC₅₀   ③ TLm

④ LT₅₀   ⑤ ADI

해설 ADI(acceptable daily intake ; 유해물질의 1일당 허용 섭취량) : 인간이 평생 섭취해도 유해 영향이 나타나지 않을 1일당 최대허용섭취량을 말하며, 사람의 체중 kg당 1일 허용섭취량을 mg으로 나타낸다 (mg/kg · day).

39 밀가루 개량제는 표백과 숙성 기간을 단축시키고 제빵 효과의 저해물질을 파괴시켜 분질을 개량하는 목적으로 사용된다. 다음 중 밀가루 개량제가 아닌 품목은 어느 것인가?

① 과산화수소   ② 스테아릴젖산

③ 과산화벤조일   ④ 브롬산칼륨

⑤ 이산화염소

해설 과산화수소 : 표백제
※ 브롬산칼륨 : 식품공전법에는 삭제되었으나 위생사시험에는 출제되고 있음

40 다음은 석탄산계수 설명에 대한 것이다. 옳은 것은?

> ㉮ 낮을수록 살균력이 좋다.
> ㉯ 1일 때 살균력이 좋다.
> ㉰ 0.1 이하일 때 유효
> ㉱ 1보다 높을수록 살균력이 좋다.

① ㉮, ㉯, ㉰   ② ㉮, ㉰   ③ ㉯, ㉱

④ ㉱   ⑤ ㉮, ㉯, ㉰, ㉱

4 공중보건학

01 질병의 원인이 무엇인지를 알기 위해서 가설을 설정하여 그 가설이 옳은지 그른지를 판정하는 역학은?

① 기술역학   ② 분석역학   ③ 이론역학

④ 실험역학   ⑤ 작전역학

해설 분석역학 : 기술역학의 결과를 바탕으로 질병 발생에 대한 가설을 설정해 해답을 구하는 2단계적 역학. 질병에 대한 기왕조사(후향성 조사) · 추적조사(전향성 조사) 등을 실시한다.

16 곰팡이의 안전한 수분 함량은?

① 14% 이하　② 16% 이하　③ 20% 이하
④ 25% 이하　⑤ 30% 이하

해설 미생물의 발육을 저지할 수 있는 수분 함량은 식품에 따라 다르지만 일반적으로 곰팡이는 14% 정도, 세균은 15% 정도이다.

17 부패의 판정 방법 중 관능적 판정 방법의 시험 항목에 해당되지 않는 것은?

① 냄새의 발생 유무　② 조직의 변화 상태
③ Histamine 생성 유무　④ 색깔의 변화 상태
⑤ 불쾌한 맛의 발생 유무

해설 Histamine 생성 유무 : 화학적 검사

18 식품 중의 생균 수를 측정하는 목적은 무엇인가?

① 감염병균의 여부를 알기 위하여
② 식중독균의 여부를 알기 위하여
③ 분변세균의 오염 여부를 알기 위하여
④ 신선도의 여부를 알기 위하여
⑤ 식품의 산패 여부를 알기 위하여

해설 ① 식품 중의 생균 수를 측정하는 목적은 신선도의 여부를 알기 위해서이다.
② 식품 중에 생균 수를 측정하여 1g당 10^8 이상이면 식품이 신선하지 않은 상태이다.
③ 식품 중에 1g당 세균 수가 10^5 이하면 안전하다(10^5 이하/g).

19 다음 중 수분이 많은 식품에서 주로 형성되는 microflora는 어느 것인가?

① 곰팡이　② 세균　③ 원충류
④ 효모　⑤ 바이러스

해설 ① 수분이 많은 식품에는 세균이, 수분이 적은 건조식품에는 곰팡이가 각각 microflora를 형성한다.
② microflora란 미생물 집단이다.

20 호기성이며 전분 분해력이 강한 내열성 아포를 형성하는 균속은?

① Proteus　② Bacillus
③ Salmonella　④ Clostridium
⑤ Vibrio

21 다음 중 Allergy 식중독과 관련이 있는 것은?

① Enterotoxin　② Mycotoxin
③ Ergotoxin　④ Histamine
⑤ Neurotoxin

해설 ① Histamine : 어육 중의 histidine이 proteus morgainii에 의해 탈탄산작용의 결과로 histamine이 된다.
② Histamin은 Allergy(알러지)성 식중독을 유발한다.

22 다음 내용은 곰팡이에 대한 설명이다. 잘못된 것은 어느 것인가?

① 식품을 부패시키기도 한다.
② 식품공업에 이용하기도 하고 항생물질을 만들어 질병 치료에 이용하기도 한다.
③ 대부분 호기성으로 산소가 있어야 번식한다.
④ 체외로 독소를 분비시켜 사람에게 질병을 유발하기도 한다.
⑤ 대부분 저온성이고 중성의 pH에서 잘 번식한다.

해설 ① 곰팡이는 세균보다 저온에서 발육하고 낮은 온도에서 저항이 크다.
② 곰팡이의 pH는 4.0(산성)에서 번식이 양호하다.

23 다음 중 Aflatoxin을 생산하는 미생물은 어느 것인가?

① Aspergillus oryzae
② Aspergillus
③ Aspergillus flavus
④ Aspergillus niger
⑤ Aspergillus awamori

해설 Aspergillus flavus
① 번식 : 곡류 등에 번식한다.
② 피해 : 인체나 가축에 유해한 발암물질을 생성한다.

24 곰팡이의 유독물질로서 사람이나 온혈동물에게 만성적인 건강 장애를 유발하는 물질은?

① Mycotoxin　② Mytilotoxin
③ Neurotoxin　④ Amanitatoxin
⑤ Enterotoxin

25 대장균군의 오염 경로는?

① 공기　② 토양　③ 음식물
④ 우유　⑤ 분변

해설 대장균이 검출되면 분변과 접했다는 것을 의미한다.

26 채소밭을 맨발로 걸어갈 때 감염되기 쉬운 기생충은?

① 선모충　② 요충　③ 편충
④ 구충　⑤ 회충

해설 구충 : 피부감염(경피감염)

27 다음 중 민물고기가 중간숙주인 것으로만 구성된 것은?

① 갈고리촌충, 간디스토마
② 민촌충, 페디스토마
③ 광절열두조충, 간디스토마
④ 갈고리촌충, 페디스토마
⑤ 민촌충, 간디스토마

28 환경 오염 물질이 식품을 통해 인체에 들어와서 나타나는 증상이 아닌 것은?

① 발암　② 돌연변이
③ 기형유발　④ 염색체 이상
⑤ 정상세포 증식

해설 생물 농축에 의한 유해물질 피해는 세포의 증식과 감소 등을 유발한다.

29 먹이 연쇄 현상과 질병의 연결이 잘못된 것은?

① Hg - 미나마타 질환
② Cd - 이타이이타이 질환
③ PCB - 카네미유증
④ BHC - 뼈에 이상
⑤ 유기인 - cholinesterase 억제

해설 ① BHC(benzene hexa chloride)의 특징
㉮ 유기염소계 살충제
㉯ 호흡장애, 순환기장애, 신경장애 등
② Cd, F : 뼈에 이상
③ 비소 : 사지의 색소 침착, 흑피증, 피부암 등
④ 납 : 빈혈, 조혈기능 장애, 적혈구 감소 등

04 캠필로박터 식중독균의 특징은?

① 잠복기는 3시간 정도이다.
② 신경 증상을 나타낸다.
③ 원인균은 열에 강하다.
④ 인축공통의 병원균이다.
⑤ 치명률이 매우 높다.

> **해설** Camphylobacter(캠필로박터) 식중독
> ① 특징 : 건조나 가열에 약해 60℃에서 30분 가열로 사멸, 소나 염소에 유산과 설사, 사람에 대한 병원성이 밝혀졌다.
> ② 원인균 : Campylobacter jejuni, C. coli이며, 이 균은 **인축공통질환의 원인균**이다.
> ③ 원인 식품 : 식육, 우유, 햄버거, 닭고기
> ④ 감염원 : 가축, 가금류, 애완동물
> ⑤ 잠복기 : 2~7일
> ⑥ 증상 : 설사, 복통, 두통, 발열, 구토 등 감염형 식중독과 유사하다.

05 다음 중 핑크색 염기성 타르 색소로서 주로 과자 등에 사용되어 화학성 식중독을 일으키는 물질은?

① acid
② rhodamine B
③ silk scarlet
④ auramine
⑤ rongalite

06 독버섯의 성분으로 자율신경계에 작용하는 물질은?

① gyromitrin
② coprin
③ lampterol
④ amin
⑤ psilocybin

> **해설** coprin : 자율신경계에 장애를 준다.

07 다음 중 감자에서 생성되는 독소는?

① solanine
② muscarine
③ gossypol
④ amygdaline
⑤ cicutoxin

> **해설** ① 감자의 발아 부위와 녹색 부위에 함유한 독소 :
>   solanine($C_{45}H_{73}NO_{15}$)
> ② 부패한 감자의 독소 : sepsine($C_5H_{11}N_2O_2$)

08 아래의 내용은 복어독에 관한 설명이다. 맞는 것 모두가 조합된 것은?

> ㉮ Tetrodotoxin은 복어의 독소이며, 독성분이 제일 강한 곳은 난소이다.
> ㉯ 식중독 야기 시에 호흡 곤란, Cyanosis(청색증) 현상을 나타낸다.
> ㉰ 치사율이 높다.
> ㉱ 소화기 장애를 유발한다.

① ㉮, ㉯, ㉰
② ㉮, ㉰
③ ㉯, ㉱
④ ㉱
⑤ ㉮, ㉯, ㉰, ㉱

09 다음 중 모시조개의 독성분은?

① Solanine
② muscarine
③ aconitine
④ islanditoxin
⑤ venerupin

> **해설** 모시조개, 바지락조개, 굴
> ① 독성분 : Venerupin(3~4월에 발생)
> ② 열에 안정(100℃에서 3시간 가열해도 파괴되지 않음), 알칼리에서 가열하면 파괴된다.
> ③ 중독 증상 : 구토, 두통, 미열, **점막 출혈, 황달, 피하 출혈**, 권태감 등
> ④ 치사율 : 40~45% 정도
> ※ verotoxin : O-157의 독소

10 다음 중 황변미의 독성분이 **아닌** 것은?

① Citrinin
② Aflatoxin
③ Citreoviridin
④ Luteoskyrin
⑤ Islanditoxin

> **해설** Aflatoxin : Aspergillus flavus에 의하여 생성된 독성 대사물이다.

11 감염성(전염성) 설사증의 병원체는 어느 것인가?

① Salmonella
② Virus
③ Shigella dysenteriae
④ Amoeba
⑤ Bacillus

> **해설** 감염성 설사증을 유발하는 것은 세균, 바이러스, 콜레라, 대장균 등이 있다.
> ③번은 세균성이질 병원체이다.

12 경구 감염병과 감염형 식중독과의 차이점이 **아닌** 것은?

① 경구 감염병에서는 병원체가 고유 숙주와의 사이에 infection cycle이 성립한다.
② 세균성 식중독에서는 세균에서 사람으로 terminal infection(최종 감염)된다.
③ 경구 감염병은 2차 감염이 일어나지 않는다.
④ 세균성 식중독은 다량의 균이 필요하다.
⑤ 경구 감염병은 세균성 식중독에 비하여 잠복기가 비교적 길다.

> **해설** 경구 감염병은 2차 감염이 드물지만 일어난다.

13 식품으로 인한 질병과 관계가 **없는** 것은?

① 장티푸스, 콜레라
② 성홍열, 세균성이질
③ 유행성간염, 결핵, 천열
④ 야토병, 브루셀라증
⑤ 두창, 광견병

> **해설** ① 식품으로 인한 질병(경구 감염병) : ①·②·③·④번 외, 파라티푸스, 소아마비(폴리오), A형간염(유행성간염), 천열 등
> ② 성홍열 : 보균자나 또는 환자와의 접촉 또는 직접 접촉에 의해 전파되나, 드물게는 손이나 물건을 통해 간접적으로 전파된다.
> ③ 천열 : 환자의 분비물이 경구 침입 시 발생하며 오한, 두통, 발열 증상이 있다.
> ④ 두창 : 바이러스성으로 호흡기로부터의 배설물과 접촉 시 전파된다.
> ⑤ 광견병 : 광견병 바이러스에 감염된 동물에 물렸을 때 감염된다.

14 식품을 보존하는 방법에 해당되지 **않는** 것은?

① 염장
② 건조
③ 당장
④ 수장
⑤ 농축

> **해설** ① 염장법 : NaCl(염화나트륨) 10% 이상
> ② 건조·탈수법 : 15(14)% 이하
> ③ 당장법 : 설탕 50% 이상

15 식품의 냉장 목적과 가장 관계가 적은 것은?

① 자기 소화 지연
② 식품의 신선도 단기 유지
③ 미생물 증식 저지
④ 변질의 지연
⑤ 병원미생물의 사멸

> **해설** 냉장의 목적은 다음과 같다.
> ① 자기 소화를 지연시킨다.
> ② 미생물 증식을 저지한다.
> ③ 변질을 지연시킨다.
> ④ 식품의 신선도를 단기간 유지시킨다.

22 해충의 생물학적 방제는?

① 천적 이용　　② 웅덩이 제거
③ 방사선 이용　　④ 방충망 설치
⑤ 살충제 살포

> **해설** 생물학적 방법 : 불임 수컷의 방산(放散), 포식동물(천적) 이용, 병원성 기생생물을 이용하는 것

23 다음 유기인계 살충제 중 포유류에 독성이 낮은 것은?

① phosdrin　　② parathion
③ endrin　　④ guthion
⑤ malathion

> **해설** malathion(마라티온) : 포유동물에 독성이 낮다. 개미, 거미 및 진드기에 살충력이 있으나, 우리나라에서는 곤충이 저항성을 나타내고 있어 사용이 감소 추세에 있다.

24 다음 중 효력증강제는 어느 것인가?

① piperonyl butoxide　　② dimethyl phtalate
③ paradichlorbenzene　　④ hydrogen
⑤ methyl bromide

25 56% 마라티온을 물에 타서 4% 희석액을 만들려면 몇 배의 물이 필요한가?

① 10배(1:10)　　② 13배(1:13)
③ 15배(1:15)　　④ 20배(1:20)
⑤ 130배(1:130)

> **해설** $\dfrac{56\%}{4\%} - 1 = 13$배

26 살충제 용매로서 가장 널리 사용되고 있는 것은?

① Ether　　② 물
③ Acetone　　④ Alcohol
⑤ 석유나 Kerosene(등유)

> **해설** 용제(溶劑, solution, S)의 유기 용매 : 석유, methylnaphthalene, xylene 등

27 살충제 살포 작업 시 주의할 점 중 틀린 것은?

① 보호용 장비를 착용 및 휴대
② 살포 기구를 점검
③ 살포 후 기구 세척
④ 용기를 쓰레기통에 그대로 버린다.
⑤ 바람을 등에 업고 바람 쪽으로 후진하면서 살포

> **해설** 살충제 살포 작업 시 주의할 점 : ①·②·③·⑤번 외, 사용한 용기의 폐기 등

28 가열연막을 실시하는 데 있어 틀린 것은?

① 주로 제제 중에서 용제를 사용한다.
② 노즐(nozzle)은 풍향을 가로지르되 30~40°로 하향한다.
③ 실시 시기는 밤 10시 후부터 새벽 해 뜨기 직전까지가 좋다.
④ 가능하면 넓은 면적을 단시간에 하기 위해 살포의 폭을 크게 한다.
⑤ 풍속이 10km/hr 이상일 때는 살포할 수 없다.

> **해설** 가열연무 시 속도와 살포 면적
>
> | 구분 | 휴대용 | 차량용 |
> |---|---|---|
> | 속도 | 1km/hr | 8km/hr |
> | 살포 폭 | 5~10m | 50m |
> | 살포 면적 | 1ha/hr | 40ha/hr |

29 잔류분무 시 가장 이상적으로 분무하려면 벽 면적당 몇 cc의 희석액이 살포되어야 하는가?

① 10cc/m²　　② 40cc/m²　　③ 60cc/m²
④ 100cc/m²　　⑤ 200cc/m²

> **해설** 잔류분무 시 가장 중요한 것은 희석 농도에 관계없이 희석액이 벽면에 40cc/m²이 되도록 살포되어야 한다.

30 축사 벽면에 잔류분무를 하여 집파리를 방제하려고 한다. 적합한 노즐은?

① 부채형　　② 원추형　　③ 방사형
④ 직선형　　⑤ 원뿔형

3 식품위생학

01 다음 중 감염형 식중독이 아닌 것은?

① 살모넬라 식중독
② 황색포도상구균 식중독
③ 아리조나 식중독
④ 캄필로박터 식중독
⑤ 장염비브리오 식중독

> **해설** 식중독 분류
> - 세균성 식중독 ─ 감염형 : 살모넬라, 장염비브리오, 병원성 대장균, 프로테우스, 아리조나 식중독 등
> 　　　　　　　　└ 독소형 : 포도상구균, 보툴리누스 식중독 등
> - 화학성 식중독 : 유해첨가물, 유해금속, 농약 중독 등
> - 자연독 식중독 : 식물성, 동물성, 곰팡이(Mycotoxin) 중독 등

02 다음 중 장염 비브리오균의 특징은 어느 것인가?

① 열에 약하다.
② 독소를 생성한다.
③ 아포를 형성한다.
④ 편모가 없다.
⑤ 20% 전후의 식염농도에서 잘 발육한다.

03 식중독 및 화농의 원인균으로 내열성이 강한 장독소를 가진 식중독은?

① 포도상구균 식중독
② 살모넬라 식중독
③ 호염균 식중독
④ 보툴리누스 식중독
⑤ 프로테우스 식중독

> **해설** ① 포도상구균 식중독의 장독소 : 엔트로톡신(enterotoxin)
> ② 보툴리누스 식중독 신경독소 : 네로톡신(neurotoxin) - 신경마비를 일으킨다.

09 빈대의 베레제기관의 역할은?

① 신경기관　　② 호흡기관　　③ 생식기관
④ 배설기관　　⑤ 소화기관

> **해설** 빈대의 암컷은 제4복판에 각질로 된 홈이 있어서 교미공을 형성하는데, 그 속에 베레제기관이 있다. 이 기관은 정자를 일시 보관하는 장소로 빈대의 특징이다.

10 벼룩이 알을 낳는 장소로 잘못된 것은?

① 숙주 동물의 몸　　② 마루의 갈라진 틈
③ 먼지 속　　④ 부스러기
⑤ 숙주 동물의 등지

> **해설** 벼룩이 알을 낳는 장소 : 마루의 갈라진 틈, 먼지 속, 부스러기, 숙주 동물의 등지에 산란한다.

11 독나방과 관계가 <u>없는</u> 것은?

① 성충의 수명은 7~9일이다.
② 야간활동성이다.
③ 낮에는 산에서 휴식한다.
④ 종령기에 가장 많은 독모가 있다.
⑤ 군서성으로 연 1회 발생한다.

> **해설** 독나방의 생활사 및 습성
> ① 독나방은 연 1회 발생한다(성충은 7월 중순~8월 상순에 나타남).
> ② 부화한 유충은 군서 생활을 한다.
> ③ 독나방의 발생(우화) 시기는 7월 중순~8월 상순이다.
> ④ 우화한 성충은 먹이를 먹지 않으며 2~3일 후 교미를 하고 암컷은 산란 후 곧 죽는다.
> ⑤ 성충의 수명은 7~9일이다.
> ⑥ 독모가 복부 털에 부착되어 있으며 접촉하면 피부염을 유발한다.
> ⑦ 강한 추광성(趨光性)이 있어 전등 빛에 유인되어 실내로 들어온다.
> ⑧ 야간활동성이다(성충은 낮에는 잡초나 풀 속에서 휴식하다가 밤이면 활동한다.
> ⑨ 유충의 유방돌기에 밀생하는 독모는 길이가 평균 100μm이며, 종령기에 가장 많은 독모가 있다.

12 이질바퀴의 특징이 맞는 것은?

① 전흉배판은 약간 오목볼록형
② 전흉배판에는 2줄의 흑색 종대
③ 체색은 밝은 황색
④ 소형이며 체장 10~15mm
⑤ 대형이며 체장은 35~40mm, 체색은 광택성 적갈색

> **해설** ①번 – 집바퀴, ②·③·④번 – 독일바퀴, ⑤번 – 이질바퀴

13 다음 "보기"의 특징을 갖고 있는 바퀴는?

> ㉮ 암컷의 날개 – 복부 반만 덮음
> ㉯ 전흉배판 – 약간 오목볼록형

① 경도바퀴　　② 독일바퀴　　③ 이질바퀴
④ 집바퀴　　⑤ 먹바퀴

> **해설** 집바퀴의 특징 : 암컷의 날개는 복부 반만 덮음, 수컷의 날개는 복부 전체를 덮음, 전흉배판은 약간 오목볼록형

14 털진드기는 어느 시기에 포유동물을 흡혈하는가?

① 성충　　② 번데기
③ 유충　　④ 성충 준비 단계
⑤ 자충 준비 단계

15 다음 "보기"의 특징을 갖고 있는 곤충은 무엇인가?

> 성충은 체장이 2~3mm로 매우 미소한 파리이다. 현저한 검은 눈을 가지고 있으며, 두부, 흉부 및 복부에는 긴 털로 덮여 있고 가늘고 긴 다리를 가진 곤충이다.

① 모기　　② 깔따구
③ 모래파리　　④ 먹파리(곱추파리)
⑤ 집파리

> **해설** 모래파리 : 모래파리 성충은 체장이 2~3mm로 매우 미소한 파리이다. 현저한 검은 눈을 가지고 있으며, 두부, 흉부 및 복부에는 긴 털로 덮여 있고 가늘고 긴 다리를 가진 곤충이다.

16 낮에는 가구 사이에 숨어 있다가 밤이 되면 나와서 흡혈하는 곤충은?

① 벼룩　　② 이　　③ 빈대
④ 모기　　⑤ 바퀴

> **해설** 빈대 : 주간에는 틈새에 숨어 있다가 밤이 되면 나와서 사람을 흡혈한다.

17 곰쥐의 1회 출산 수는?

① 2~5마리　　② 4~8마리　　③ 10~15마리
④ 15~18마리　　⑤ 20마리

18 쥐를 방제하는 가장 효과적인 방법은?

① 천적을 이용한다.
② 만성 살서제를 투여한다.
③ 먹을 것과 서식처를 없앤다.
④ 급성 살서제를 투여한다.
⑤ 쥐덫을 사용한다.

> **해설** 환경 개선 : 가주성 쥐의 방제 방법 중 효과적이고 영구적인 방법은 발생원 및 제거하는 환경 개선이다.

19 살서제를 사용할 때 인축의 피해를 방지하기 위하여 알아야 할 사항 중 <u>틀린</u> 것은?

① 만성 살서제 중독 시 Vit K₁을 다량 투여하면 회복률이 높다.
② sodium monofluoroacetate(1080)는 결정체 분말이므로 호흡기관을 통해 중독 가능성이 높다.
③ 만성 살서제는 2차 독성이 거의 없다.
④ 만성 살서제에 중독되면 치료 방법이 없다.
⑤ 인화아연은 미끼먹이와 섞을 때 수분과 작용하여 맹독성인 인가스를 방출한다.

20 다음 중 발육증식형에 속하는 것은?

① 페스트, 수면병　　② 말라리아, 수면병
③ 사상충, 록키산홍반열　　④ 발진티푸스
⑤ 양충병

21 흑사병 병원체가 증식하는 곳은?

① 전위　　② 대장　　③ 소낭
④ 타액선　　⑤ 위

> **해설** 병원체가 증식 또는 발육하는 곳
> ① 흑사병 : 전위　　② 뇌염·황열 : 위
> ③ 말라리아 : 위 외벽　　④ 사상충 : 흉부의 근육

50 다음 소독약과 사용 농도와의 연결이 <u>잘못된</u> 것은?

① 석탄산 - 3% 수용액
② 과산화수소 - 3% 수용액
③ 승홍 - 0.1% 용액
④ 알코올 - 95% 용액
⑤ 클로르칼키 - 5% 수용액

해설 소독약의 종류
① 3~5% 석탄산(phenol) 수 : 오염 의류·용이·오물, 실내벽, 실험대, 배설물, 토사물, 기차, 선박 등
② 2.5~3.5% 과산화수소 : 상처 소독, 구내염, 인두염, 입안 세척 등
③ 70~75% 알코올(메탄올 75%, 에탄올 70% 또는 에탄올 75%) : 건강한 피부에 사용
④ 3% 크레졸(cresol) : 배설물 소독에 사용
⑤ 0.01~0.1% 역성비누(양성비누) : 손 소독 가장 많이 사용, 중성비누와 혼합해서 사용 시 효과 없음
⑥ 0.1% 승홍 : 손 소독에 이용
⑦ 생석회(CaO) : 변소 등의 소독에 이용
⑧ 0.02~0.1% formalin : 훈증 소독에 사용

2 위생곤충학

01 곤충의 혈림프액의 기능이 <u>아닌</u> 것은?

① 생식기능
② 조직세포에 산소 공급
③ 노폐물 운반
④ 체내 수분 유지
⑤ 영양분을 조직에 공급

해설 ① 곤충의 피를 혈림프액(haemolymph)이라 하며 엷은 담황색, 담녹색, 무색이다.
② 혈림프액의 기능은 다음과 같다.
㉮ 영양분을 조직에 공급
㉯ 노폐물을 배설기관으로 운반
㉰ 체내의 수분 유지
㉱ 조직세포에 산소 공급
㉲ 혈압을 이용함으로써 호흡작용도 돕고 탈피 과정도 돕는다.

02 다음은 거미강의 특징을 설명한 것이다. <u>잘못된</u> 것은?

① 몸은 두흉부와 복부의 2부분으로 되어 있다.
② 다리가 4쌍이다.
③ 두흉부에는 6쌍의 부속지가 있다.
④ 촉각이 없다.
⑤ 촉각이 1쌍이다.

해설 거미강의 특징 : ①·②·③·④번 외, 종류(거미목, 진드기목, 전갈목 등)

03 빛을 싫어하는 곤충은?

① 빈대
② 파리
③ 바퀴
④ 모기
⑤ 바퀴와 빈대

해설 바퀴, 빈대 : 야행성 곤충이다.

04 모기 유충의 흉부에 존재하며 분류학적으로 중요한 털은 다음 중 무엇인가?

① 견모
② 안연모
③ 액모
④ 구기쇄모
⑤ 두순모

해설 모기 유충의 흉부 : 전흉 1·2·3번을 각각 내견모, 중견모, 외견모라 부르며 종 감별에 주요한 특징이 된다.

05 암모기(♀) 침에 들어 있는 성분은?

① 항혈액응고성분
② 수면제
③ 신경마비성분
④ 생장촉진제
⑤ 혈액응고 조장성분

해설 암모기의 침에는 항혈액응고성분이 있어 흡혈하는 동안 숙주의 혈액을 응고하지 못하게 한다.

06 숲모기속 알에 대한 설명 중 옳은 것은?

① 건조하면 죽는다.
② 모개가 있다.
③ 무더기로 산란한다.
④ 타원형 또는 포탄형이다.
⑤ 부낭을 갖고 있다.

해설 숲모기속 알 : 타원형 또는 포탄형이다.

07 깔따구에 대한 설명 중 <u>옳지 않은</u> 것은?

① 야간활동성이고 강한 추광성이다.
② 구기가 퇴화하였다.
③ 유충의 피 속에 적혈구가 없다.
④ 수명은 2~7일이다.
⑤ 몸에 비늘이 전혀 없다.

해설 깔따구 : 파리목 중 장각아목, 깔따구과에 속하는 날벌레로서 형태가 모기와 유사하므로 "모기붙이"라고도 한다. 완전변태를 하며, 다음과 같은 특징이 있다.
① 유충
㉮ 수서생활을 한다.
㉯ 호흡 : 아가미로 수중에 녹아 있는 산소를 이용한다.
㉰ 먹이 : 진흙 속의 유기물을 섭취한다.
㉱ 깔따구 유충은 피 속에 적혈구를 가지고 있어 몸 전체가 붉은색을 띠고 있다.
㉲ 수질이 오염되어 산소가 적은(BOD : 10~20ppm) 곳에서도 생존할 수 있다.
② 성충
㉮ 모기와 유사한 형태를 가지고 있다.
㉯ 구기 : 구기가 퇴화하였다(모기는 전방으로 돌출).
㉰ 날개를 포함한 몸에는 비늘이 전혀 없다.
㉱ 흉부에 날개가 1쌍, 평균곤(halter) 1쌍과 긴 다리 3쌍이 있다.
㉲ 평균수명 : 2~7일
㉳ 암수 모두 야간활동성이고, 강한 추광성이 있어서 옥내외(屋內外)의 전등 빛에 모여들어 그곳에서 많은 개체가 죽는다.
㉴ 산란 장소 : 개울, 강, 호수, 저수지, 논, 바위틈, 일부 오염이 심한 곳

08 다음 곤충 중 유충의 각 체절에 육질돌기가 있는 것은?

① 검정파리
② 집파리
③ 딸집파리
④ 금파리
⑤ 침파리

해설 딸집파리(아기집파리)
① 유충
㉮ 유충의 서식 장소 : 사람, 소, 말, 돼지 등의 배설물(특히 인분(변F소)을 좋아함)
㉯ 유충은 부식 초기의 변(便)에서 발견되며, 장(腸) 내 또는 비뇨기 내 구더기증을 유발한다(항문에 변이 묻어 있을 때 성충이 산란할 경우 유충이 장내로 기어들어 가면서 기생할 수 있기 때문이다).
㉰ 유충은 각 체절에 현저하게 돌출되어 있는 여러 쌍이 육질돌기(肉質突起)가 있다.
② 성충
㉮ 딸집파리 성충의 형태적 특징은 흉부 순판(scutum)에 흑색종선(縱線)이 3개 있고(집파리는 검은종선이 4개), 촉각극모는 단모(單毛)이다. 그리고 시맥 중 제4종맥이 굴곡 되지 않고 제3종맥과 떨어진 위치에서 끝난다.
㉯ 성충은 음식물에 앉는 빈도가 집파리보다 낮아 질병 매개 능력은 떨어진다.
㉰ 성충은 비상할 때 공중의 한 지점에서 꼼짝하지 않고 정지하는 습성이 있다.

39 다음 중 중앙난방법과 거리가 먼 것은?

① 증기난방법　　　　　② 온수난방법
③ 공기난방법　　　　　④ 지역난방법
⑤ 난로난방법

> **[해설]** 난방 : 온도가 10℃ 이하가 되면 난방을 하여야 한다.
> ① 국소난방 : 난로, 화로 등
> ② 중앙난방 : 중앙난방이란 한 곳에서 발생한 열을 각 방으로 보내는
> 　난방을 말한다.
> ③ 지역난방
> 　㉮ 아파트, 학교, 병원 등의 지역 내 건물에서 증기나 온수를 열원으
> 　　로 보내는 방법이며, 앞으로 도시에서 할 난방이다.
> 　㉯ 화력발전의 폐열 이용 방식을 채택하여 유럽에서 보급되었다.

40 의복의 목적이 아닌 것은?

㉮ 체온조절	㉯ 사회생활
㉰ 신체의 청결	㉱ 인간과 짐승을 뚜렷하게 구별하기 위하여

① ㉮, ㉯, ㉰　　　② ㉮, ㉰　　　③ ㉯, ㉱
④ ㉱　　　⑤ ㉮, ㉯, ㉰, ㉱

> **[해설]** 이상 체온 조절과 해충으로부터 신체 보호, 신체의 청결, 장식 등을 위
> 해 의복을 입는다.

41 다음 중 상대습도를 나타낸 것은?

① 일정 온도의 공기 중에 포함될 수 있는 수증기의 상태
② 일정 공기가 포화 상태로 함유할 수 있는 수증기량
③ 현재 공기 1m³ 중에 함유한 수증기량
④ (절대습도 ÷ 포화습도) × 100
⑤ 포화습도 − 절대습도

> **[해설]** ① 절대습도 : 현재 공기 1m³ 중에 함유한 수증기량(수증기 장력)을 말
> 　한다.
> ② 포화습도 : 일정 공기 함유량이 한계를 넘을 때 공기 중의 수증기량
> 　(g)이나 수증기의 장력(mmHg)을 포화습도라 한다.
> ③ 쾌적습도와 온도 : 쾌적습도 범위는 40~70%이며, 15℃에서는
> 　70~80%, 18~20℃에서는 60~70%, 24℃에서는 40~60%가
> 　적절하다.
> ④ 비교습도(상대습도) = $\dfrac{절대습도}{포화습도}$ × 100
> ⑤ 포차 = 포화습도 − 절대습도
> ⑥ 최적습도 : 40~70%

42 분뇨를 혐기성으로 처리할 때의 단점에 해당하지 않는 것은?

① 냄새가 심하다.
② 호기성에 비해 반응 기간이 길다.
③ 상등액의 BOD가 높다.
④ 위생해충이 발생한다.
⑤ 에너지가 많이 든다.

> **[해설]** ① 혐기성 처리 : 메탄(CH_4)이 발생한다.
> ② 메탄 : 무색, 무취, 폭발성

43 다음 중 벤젠 중독 장애에 해당하는 것은?

① 호흡기장애　　　② 조혈기능장애　　　③ 위장장애
④ 신장장애　　　⑤ 피부장애

> **[해설]** 벤젠 : 재생불량성 빈혈을 유발한다.

44 폐포에 섬유증식(fibrosis)을 일으키는 물질은?

① 유리규산　　　② 카드뮴　　　③ 수은
④ 비소　　　⑤ 납

> **[해설]** ① 진폐증 중에서 섬유증식(fibrosis ; 섬유조직의 증식)을 유발하는 물
> 　질 : 규소, 석면, 베릴륨, 활석, 석회 등
> ② 면폐증 : 섬유증식이 없음(진행되면 폐기종 유발)

45 다음 직업과 그 작업에서 오는 직업병을 연결한 것 중 틀린 것은?

① 용접공 − 백내장
② 축전지 제조 − 연 중독
③ 유리규산 발생 업종 − 직업성 난청
④ 항공기 정비사 − 소음성 난청
⑤ 도자기 공장 − 규폐증

> **[해설]** 유리규산 : 규폐증을 유발한다.

46 적외선에 장시간 노출 시 유발하는 증상이 아닌 것은?

① 열사병
② 비타민 D를 형성, 색소 침착
③ 혈관 확장
④ 초자공의 백내장
⑤ 출혈

> **[해설]** ① 적외선의 장애 : 피부 온도의 상승, 혈관 확장, 출혈, 피부 홍반, 두
> 　통, 현기증, 열경련, 열사병, 백내장 등
> ② 자외선 : 비타민 D를 형성, 살균작용, 색소 침착 등

47 다음 중 이상적인 소독제의 구비 조건에 해당하지 않는 것은?

① 석탄산 계수치가 낮을 것
② 안전성이 있고 물에 잘 녹을 것
③ 인축에 독성이 낮을 것
④ 가격이 저렴하고 사용 방법이 간편할 것
⑤ 침투력이 강할 것

> **[해설]** ② · ③ · ④ · ⑤번 외, 석탄산 계수치가 높을 것, 구입이 쉬울 것, 방취
> 력이 있을 것

48 석탄산 계수(Phenol Coefficient Index)의 설명 중 틀린 것은?

① 석탄산 계수의 값이 클수록 소독력이 강하다.
② 석탄산의 희석배수에 대한 소독약의 희석배수의 비를 말한다.
③ 시험균은 장티푸스균 또는 포도상구균을 이용한다.
④ 시험균을 5분 내에 죽이지 않고 10분 내에 죽이는 희석배수
　를 말한다.
⑤ 36.5℃에서 살균력을 실험한다.

> **[해설]** 석탄산계수 : 20℃에서 살균력을 실험한다.

49 다음 중 분변 소독에 가장 저렴하고 소독법이 쉬운 소독제는?

① 알코올　　　② 승홍수　　　③ 석탄산
④ 생석회　　　⑤ 과산화수소

26 다음 중 제진효율이 가장 좋은 집진장치(제진장치)는?
① 관성력 집진장치　② 원심력 집진장치
③ 세정 집진장치　④ 여과 집진장치
⑤ 전기 집진장치

> 해설 ① 집진장치 중에서 제진효과가 가장 좋은 것은 전기 집진장치이다.
> ② 제진효율은 다음과 같다.
> ㉮ 중력 집진장치 : 40~60%
> ㉯ 관성력 집진장치 : 50~70%
> ㉰ 원심력 집진장치 : 85~95%
> ㉱ 세정 집진장치 : 85~95%
> ㉲ 여과 집진장치 : 90~99%
> ㉳ 전기 집진장치 : 90~99.9%

27 분뇨를 도시폐기물과 혼합하여 퇴비화 처리할 때 유의하지 않아도 될 사항은?
① 통기성　② 함수율　③ pH
④ C/N비　⑤ 온도

> 해설 ① 분뇨의 pH는 7 정도이므로 퇴비화할 때 pH를 고려하지 않아도 된다.
> ② 도시폐기물과 분뇨의 혼합 퇴비화 조건
> ㉮ 공기(산소) 공급
> ㉯ C/N(30℃ 내외)
> ㉰ 최적온도(65~75℃)
> ㉱ 수분(50~70%)
> ㉲ pH 6~8

28 의료폐기물의 처리방법으로 가장 적절한 방법은?
① 매몰 처분　② 가축 사료 이용
③ 퇴비화　④ 해양 투기
⑤ 소각을 한 후 소독하여 매립한다.

29 건수율의 분모가 되는 것은?
① 재해건수　② 총종업원수
③ 연간총근로일수　④ 연평균근로시간
⑤ 재해자수

> 해설 건수율 = $\frac{재해 건수}{평균 실근로자 수} \times 10^3 = \frac{재해 건수}{평균 종업원 수} \times 10^3$

30 체온조절의 부조화로 올 수 있는 열중증은?
① 열피로　② 열허탈증　③ 열경련
④ 열사병　⑤ 더위

> 해설 열사병(일사병)의 원인 : 체온의 부조화, 뇌의 온도 상승, 중추신경장애

31 아래의 내용 중 γ선에 해당하는 것은?
① 자외선　② 가시광선
③ 적외선　④ 전리복사선
⑤ 비전리복사선

> 해설 전파는 전리작용의 유무에 따라 전리복사선과 비전리복사선으로 나눈다.
> ① 전리복사선 : 태양광선의 전리복사선은 지표에 도달하지 않는 우주선, γ선, x선을 말한다.
> ② 비전리복사선 : 태양광선의 비전리복사선은 자외선, 가시광선, 적외선을 말하며, 비전리복사선 중 단파장은 오존층에서 흡수된다.

32 다음 중 전리방사선의 단위 중 인체의 피해를 고려한 단위는?
① Ci(curie)　② R(Roentgen)
③ REM　④ J/cm^2
⑤ Rad(radiation absorbed dose)

> 해설 REM(roentgen equivalent in man) : 방사선이 인체에 미치는 영향을 기본으로 선정한 단위

33 진폐증을 유발하는 먼지 중에서 폐결핵을 동반하는 분진은?
① 석면　② 사료용 건초 및 퇴비
③ 활성탄　④ 유리규산
⑤ 섬유

> 해설 유리규산은 규폐증을 유발하며, 규폐증은 폐결핵의 합병증을 유발한다.

34 욕조수의 수질기준 검사 항목이 아닌 것은?
① 과망간산칼륨소비량　② 탁도
③ 대장균군　④ 과망간산칼륨소비량 탁도
⑤ 수소이온농도 색도

> 해설 욕장 목욕물의 수질기준
> ① 원수 : 색도, 탁도, 수소이온농도(pH), 과망간산칼륨 소비량, 총대장균군
> ② 욕조수 : 탁도, 과망간산칼륨 소비량, 대장균군, 레지오넬라균·유리잔류염소(욕조수를 순환하여 여과시키는 경우 : 염소소독을 실시하지 않는 경우에는 레지오넬라균, 염소소독을 실시하는 경우에는 레지오넬라균과 유리잔류염소)
> ③ 해수를 목욕물로 하는 경우 : COD, pH, 총대장균군

35 다음 중 주택의 위생학적 조건에 적합하지 않은 것은?
① 지하수위는 3m 이상의 것이 좋다.
② 인근에 공해업소가 없을 것
③ 진개 매립 3년 이상 경과한 대지일 것
④ 지질은 유기물에 오염되지 않은 사토(砂土)가 좋다.
⑤ 남향이나 동남향이 좋다.

> 해설 폐기물관리법 : 폐기물(진개류 등)을 매립한 후 30년 후에 주택지로 사용한다.

36 자연채광을 위해 창문의 개각 및 입사각은 몇 도로 하는 것이 좋은가?
① 개각 2° 이상, 입사각 20° 이상
② 개각 5° 이상, 입사각 20° 이상
③ 개각 5° 이상, 입사각 28° 이상
④ 개각 3° 이상, 입사각 30° 이상
⑤ 개각 1° 이상, 입사각 28° 이상

37 다음 내용은 인공조명의 구비 조건에 관한 내용이다. 적절하지 못한 것은?
① 같은 장소의 조도는 시간에 따라 불변, 균등해야 한다.
② 폭발의 위험성이 없어야 한다.
③ 광색은 주광색에 가까워야 한다.
④ 열의 발생이 적어야 한다.
⑤ 휘도가 커야 한다.

> 해설 ① 인공조명은 ①·②·③·④번 외, 기준조도를 유지할 것, 경제적일 것
> ② 인공조명 시 야간에는 주위가 어둡고 주간에는 밝기 때문에 눈의 명암순응(明暗順應)으로 인하여, 주간조명은 야간의 1.5~2배 정도의 밝기가 필요하며, 광선은 좌측상방·좌측후방에서 비쳐 주는 것이 좋다.

38 다음 중 난방이 필요한 실내 온도는 몇 ℃ 이하인가?
① 2℃　② 5℃　③ 7℃
④ 10℃　⑤ 15℃

14 CO_2를 실내공기의 오탁 측정지표로 사용하는 이유는?

① 미량으로도 인체에 해를 끼치므로

② O_2와 반비례하므로

③ CO_2가 CO가스로 변하였으므로

④ 공기 오탁의 전반적인 사태를 추측할 수 있으므로

⑤ 다른 것은 측정하는 방법이 없으므로

🔵 해설 군집독 : 다수인이 밀폐된 공간에 있을 때 실내공기의 물리적·화학적 조성의 변화로 두통, 구토, 메스꺼움, 현기증, 불쾌감, 식욕 부진 등을 유발하는 것을 군집독이라 한다.
① 물리적 변화 : 실내 온도 증가, 습도 증가
② 화학적 변화 : CO_2 증가, O_2 감소, 악취 증가, 기타 가스의 증가

15 호흡 곤란과 질식을 일으키는 산소와 이산화탄소의 함량은?

┌──────────────────────────────────────┐
㉮ 산소(O_2) : 10% 이하 – 호흡 곤란
㉯ 산소(O_2) : 7% 이하 – 질식
㉰ 이산화탄소(CO_2) : 10% 이상 – 질식
㉱ 이산화탄소(CO_2) : 7% 이상 – 호흡 곤란
└──────────────────────────────────────┘

① ㉮, ㉯, ㉰　　　② ㉮, ㉱　　　③ ㉯, ㉱

④ ㉱　　　⑤ ㉮, ㉯, ㉰, ㉱

🔵 해설 ① 산소(O_2) : 10% 이하 – 호흡 곤란, 7% 이하 – 질식
② 이산화탄소(CO_2) : 10% 이상 – 질식, 7% 이상 – 호흡 곤란

16 온도, 습도, 기류의 3가지 인자에 의해 이루어지는 체감을 무엇이라 하는가?

① 감각온도　　　② 복사온도　　　③ 온열온도

④ 쾌적온도　　　⑤ 지적온도

🔵 해설 감각온도(체감온도 = 실효온도)
① 온도, 습도(100% 습도, 포화습도), 기류(무풍)의 3가지 인자에 의해 이루어지는 체감을 감각온도라 한다. 온도 18℃, 습도 100%, 무풍에서의 감각온도는 18℃이다. 온도 66℉, 습도 100%, 무풍에서의 감각온도는 66℉이다.
② 겨울철의 최적적 감각온도는 66℉이고, 여름철의 최적적 감각온도는 71℉이다.

17 침실의 적정온도는?

① 18±2℃　　　② 15±1℃　　　③ 21±2℃

④ 23±1℃　　　⑤ 20±5℃

🔵 해설 거실의 쾌적온도 : 18±2℃, 침실의 적정온도 : 15±1℃, 병실의 최적 온도 : 21±2℃

18 적합한 비교습도(쾌적습도)는 얼마인가?

① 40~0%　　　② 70~80%　　　③ 20~30%

④ 80~100%　　　⑤ 40~50%

19 기류의 분류 중 불감기류인 것은?

① 0.1m/sec　　　② 0.5m/sec　　　③ 1.0m/sec

④ 1.5m/sec　　　⑤ 2.0m/sec

🔵 해설 기류의 분류
① 무풍 : 0.1m/sec
② 불감기류 : 0.5m/sec
③ 쾌적기류 : 1.0m/sec

20 대기권의 기온 변화를 바르게 설명한 것은?

① 성층권의 기온은 고도에 관계없이 일정하다.

② 성층권에서는 고도에 따라 기온이 낮아진다.

③ 대류권에는 고도에 따라 기온이 점점 낮아진다.

④ 대류권의 기온은 고도에 관계없이 일정하다.

⑤ 대류권의 기온은 고도에 따라 온도가 상승한다.

🔵 해설 ① 대류권 : 고도에 따라 기온이 점점 낮아진다.
② 성층권 : 고도에 따라 기온이 올라간다.

21 광화학반응 과정을 간단히 기술하였다. 빈칸은 무엇이 들어가야 하는가?

┌──────────────────────────────────────┐
NO_2 + (　) → NO + O, O + O_2 A → O_3
O_3 + NO → NO_2 + O_2
└──────────────────────────────────────┘

① 가시광선　　　② 자외선　　　③ 적외선

④ α선　　　⑤ γ선

🔵 해설 대기의 NO_2의 광분해 사이클은 다음과 같다.

22 폐포에 도달할 수 있는 먼지 입자는 0.25~5μm이다. 폐포에 침착률이 가장 높은 입자의 크기는?

① 0.1μm 전후　　　② 0.5μm 전후

③ 1.0μm 전후　　　④ 4.0μm 전후

⑤ 5.0μm 전후

23 대기 역전상태로 굴뚝 연기의 옳은 형태는?

① 파상형(looping)　　　② 원추형

③ 지붕형　　　④ 부채형(fanning)

⑤ 환상형

🔵 해설 부채형 : 강한 역전을 형성하며, 대기가 매우 안정된 상태이다.

24 다음은 런던스모그 사건과 LA스모그 사건을 비교한 것이다. 틀린 것은?

┌──────────────────────────────────────┐
㉮ 런던스모그는 방사역전, LA스모그는 침강성 역전
㉯ 런던스모그는 이른 아침에 발생, LA스모그는 낮에 발생
㉰ LA스모그의 원인물질은 광화학반응, 런던스모그의 원인물질은 아황산가스
㉱ LA스모그는 습도가 85%일 때 발생
└──────────────────────────────────────┘

① ㉮, ㉯, ㉰　　　② ㉮, ㉰　　　③ ㉯, ㉰

④ ㉱　　　⑤ ㉮, ㉯, ㉰, ㉱

25 대기오염의 사건 중 황산화물이 주원인이 아닌 사건은?

┌──────────────────────────────────────┐
㉮ 도노라사건　　　　　　㉯ 뮤즈계곡사건
㉰ 런던 스모그　　　　　　㉱ 로스앤젤레스 스모그
└──────────────────────────────────────┘

① ㉮, ㉯, ㉰　　　② ㉮, ㉰　　　③ ㉯, ㉰

④ ㉱　　　⑤ ㉮, ㉯, ㉰, ㉱

제1회 실전모의고사

1 환경위생학

01 다음 중 지하수의 특징인 것은?
① 유기물이 적고, 경도가 높다.
② 미생물과 세균 번식이 활발하다.
③ 경도가 낮다.
④ 수온 및 탁도의 변화가 심하다.
⑤ 용존산소의 농도가 높다.

🔘 해설 ②·③·④·⑤번 : 지표수의 특징이다.

02 상수의 정수 과정에 해당되지 않는 것은?
① 침전법　② 여과법　③ 폭기법
④ 희석법　⑤ 소독

🔘 해설 상수의 정수 과정에는 ①·②·③·⑤번 외, 응집, 특수정수가 있다.

03 상수의 염소소독에서 모든 조건이 같다면 다음 중 살균력이 가장 큰 것은?
① NH_2Cl　② $NHCl_2$　③ HCO_3
④ $HOCl$　⑤ 클로라민

🔘 해설 ① 염소소독 시 수중의 반응
$Cl_2 + H_2O \rightarrow HOCl + H^+ + Cl^-$ (낮은 pH(pH 5~6))
$HOCl \rightarrow OCl^- + H^+$ (높은 pH, 즉 알칼리 상태(pH 9~10))
Cl_2 : pH < 5
② 살균력이 강한 순서 : $HOCl > OCl^- >$ 클로라민($HOCl$은 OCl^-보다 살균력이 80배 정도 더 강하다.)

04 물의 염소요구량이란 무엇인가?
① 물에 주입하는 염소의 양
② 수중의 유기물질을 산화시키고 남은 염소의 양
③ 수중 유기물질의 산화에 필요한 염소의 양
④ 물에 여분으로 넣어 주는 염소의 양
⑤ 불연속점 이상 주입하는 염소량

🔘 해설 염소주입량 = 염소요구량 + 잔류염소량
염소요구량 : 수중 유기물질의 산화에 필요한 염소의 양
잔류염소량 : 물속에 남아 있는 유리형 잔류염소량

05 흡착제가 아닌 것은?
① 활성탄　② 실리카겔
③ 활성알루미나　④ 합성제올라이트
⑤ 황산알루미늄

🔘 해설 ① 흡착제의 종류 : 활성탄, 실리카겔, 활성알루미나, 합성제올라이트 등
② 흡착제로 가장 많이 쓰이는 것 : 활성탄

06 다음 중 물의 포기 목적에 해당되지 않는 것은?
① 맛과 냄새 제거　② 가스류 제거
③ 물의 pH값 상승　④ 철·망간 성분 제거
⑤ 용존 유기물 제거

🔘 해설 포기의 목적 : ①·②·③·④번 외 고온의 우물을 냉각시킬 때 사용한다.

07 다음 중 상호관계가 없는 것으로 연결된 것은?
① 질산성질소(NO_3-N) - 청색아(Blue Baby)
② 황산동($CuSO_4$) - 조류 제거
③ 불소(F) - 우치, 반상치
④ Mills-Reincke 현상 - 물의 여과·소독 후 급수
⑤ 탄산경도 - $CaSO_4$, $MgSO_4$

🔘 해설 ⑤번은 영구경도(비탄산경도)이다.

08 BOD의 증가 요인이 되는 것은?
① 유기물 농도가 높을 때
② 유기물 농도가 낮을 때
③ 온도가 낮을 때
④ 온도가 높을 때
⑤ 기압이 높을 때

🔘 해설 유기물 농도가 높을 때 BOD의 증가 요인이 된다.

09 수중의 부영양화(Eutrophication)의 방지 대책으로 틀린 것은?
① 인을 함유한 합성세제의 사용 금지
② 화학비료의 사용 금지
③ 하수의 3차 처리
④ 황산구리를 사용하여 조류를 사멸시킨다.
⑤ 수온을 상승시킨다.

🔘 해설 수온 상승 : 부영양화 촉진

10 유기염소계 농약은 토양에 잔류성이 크다. 유기염소계 농약은?
① DDT　② DDVP　③ CPT
④ 메틸디메톤　⑤ PMP

🔘 해설 ① 유기인계 : DDVP, 메틸디메톤, PMP, EPN, ~thion 등
② 유기염소계 : DDT, BHC, aldrin, dieldrin 등

11 분뇨 처리 시 부식성 가스는?
① H_2S　② CO_2　③ NH_3
④ CH_4　⑤ 메르캅탄

🔘 해설 분뇨를 혐기성으로 처리할 때 발생하는 H_2S(황화수소)는 부식의 원인이 되므로 분뇨처리장에는 반드시 탈황 장치를 설치하여야 한다.

12 하수도 처리 시설 및 그 처리장 설치를 관장하는 주무부서는?
① 보건복지부　② 행정자치부
③ 국토교통부　④ 환경부
⑤ 고용노동부

13 무색, 무취, 공기 중의 농도가 0.03%인 기체는?
① CO_2　② CO　③ O_2
④ N_2　⑤ SO_2

🔘 해설 CO_2 : 무색, 무취, 공기중의 농도는 0.03~0.035% 정도이다

Part 2

필기 실전모의고사

제1회 필기 실전모의고사
제2회 필기 실전모의고사
제3회 필기 실전모의고사
제4회 필기 실전모의고사
제5회 필기 실전모의고사
최종 필기 실전모의고사
특별부록 실기 공개문제사

실전모의고사는 자주 나오는 문제들과 난이도를 반영하여 수험생이 마지막 마무리

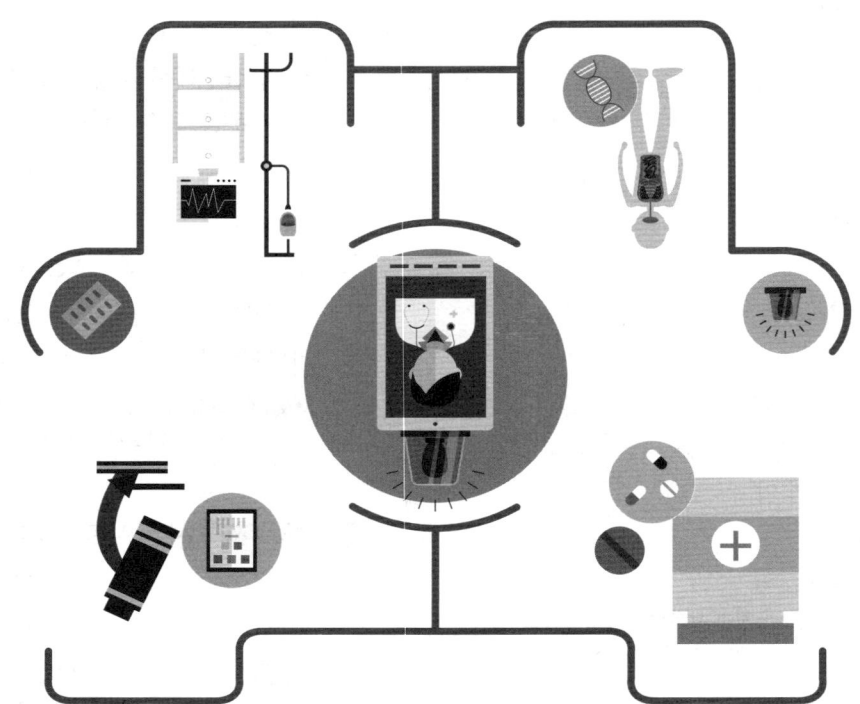

2. 「수도권매립지관리공사의 설립 및 운영 등에 관한 법률」에 따른 **수도권매립지관리공사**
3. 「보건환경연구원법」에 따른 **보건환경연구원**
4. 그 밖에 환경부장관이 폐기물의 **시험·분석 능력이 있다고 인정하는 기관**

제25조(폐기물처리업)
⑤ 폐기물처리업의 **업종 구분과 영업 내용**은 다음과 같다.
1. 폐기물 **수집·운반업** : 폐기물을 수집하여 재활용 또는 처분 장소로 운반하거나 폐기물을 수출하기 위하여 수집·운반하는 영업
2. 폐기물 **중간처분업** : 폐기물 중간처분시설을 갖추고 폐기물을 소각 처분, 기계적 처분, 화학적 처분, 생물학적 처분, 그 밖에 환경부장관이 폐기물을 안전하게 중간처분할 수 있다고 인정하여 고시하는 방법으로 중간처분하는 영업
3. 폐기물 **최종처분업** : 폐기물 최종처분시설을 갖추고 폐기물을 **매립** 등(해역 배출은 제외한다)의 방법으로 최종처분하는 영업
4. 폐기물 **종합처분업** : 폐기물 중간처분시설 및 최종처분시설을 갖추고 폐기물의 중간처분과 최종처분을 함께 하는 영업
5. 폐기물 **중간재활용업** : 폐기물 **재활용시설**을 갖추고 **중간가공 폐기물**을 만드는 영업
6. 폐기물 **최종재활용업** : 폐기물 재활용시설을 갖추고 중간가공 폐기물을 제13조의2에 따른 폐기물의 재활용 원칙 및 준수사항에 따라 재활용하는 영업
7. 폐기물 **종합재활용업** : 폐기물 재활용시설을 갖추고 중간재활용업과 최종재활용업을 함께 하는 영업

18 폐기물 관리법 시행령

[별표 1] 지정폐기물의 종류(제3조 관련)
1. 특정시설에서 발생되는 폐기물
   가. **폐합성 고분자화합물**
      1) 폐합성 수지   2) 폐합성 고무
   나. **오니류**(수분함량이 95퍼센트 미만이거나 **고형물함량이 5퍼센트 이상**인 것)
      1) 폐수처리 오니   2) 공정 오니
   다. **폐농약**(농약의 제조·판매업소에서 발생되는 것)
2. 부식성 폐기물
   가. **폐산**(액체상태의 폐기물로써 수소이온 농도지수가 **2.0 이하**인 것)
   나. **폐알칼리**(액체상태의 폐기물로써 수소이온 농도지수가 **12.5 이상**인 것)
3. 유해물질함유 폐기물
   가. **광재**   나. **분진**
   다. 폐주물사 및 샌드블라스트 폐사   마. **소각재**
   사. **폐촉매**   아. **폐흡착제 및 폐흡수제**
4. **폐유기용제**
5. **폐페인트 및 폐래커**
6. **폐유**(기름 성분을 5퍼센트 이상 함유한 것)
7. **폐석면**
8. 폴리클로리네이티드비페닐 함유 폐기물
   가. 액체상태의 것(1리터당 2밀리그램 이상 함유한 것)
   나. 액체상태 외의 것
9. **폐유독물질**
10. **의료폐기물**
11. **수은폐기물**

[별표 2] 의료폐기물의 종류
1. **격리의료폐기물** : 「감염병의 예방 및 관리에 관한 법률」제2조제1호의 **감염병으로부터** 타인을 보호하기 위하여 **격리된 사람에 대한 의료행위에서 발생한 일체의 폐기물**
2. 위해의료폐기물
   가. **조직물류폐기물** : **인체 또는 동물의 조직·장기·기관·신체의 일부**, 동물의 **사체, 혈액·고름 및 혈액생성물**(혈청, 혈장, 혈액제제)
   나. **병리계폐기물** : 시험·검사 등에 사용된 배양액, 배양용기, 보관균주, 폐시험관, 슬라이드, 커버글라스, 폐배지, 폐장갑
   다. **손상성폐기물** : **주사바늘, 봉합바늘, 수술용 칼날, 한방침**, 치과용침, 파손된 유리재질의 시험기구
   라. **생물·화학폐기물** : 폐백신, **폐항암제**, 폐화학치료제
   마. **혈액오염폐기물** : 폐혈액백, 혈액투석 시 사용된 폐기물, 그 밖에 혈액이유출될 정도로 포함되어 있어 특별한 관리가 필요한 폐기물
3. **일반의료폐기물** : 혈액·체액·분비물·배설물이 함유되어 있는 탈지면, 붕대, 거즈, 일회용 기저귀, 생리대, 일회용 주사기, 수액세트

※ 비고
1. 의료폐기물이 아닌 폐기물로써 **의료폐기물과 혼합되거나 접촉된 폐기물**은 혼합되거나 접촉된 **의료폐기물과 같은 폐기물**로 본다.
2. 채혈진단에 사용된 **혈액이 담긴 검사튜브, 용기** 등은 제2호가목의 **조직물류폐기물**로 본다.
3. 제3호 중 **일회용 기저귀**는 다음 각 목의 일회용 기저귀로 한정한다.
   가. 「감염병의 예방 및 관리에 관한 법률」제2조제13호부터 제15호까지의규정에 따른 감염환자, 감염병의사환자 또는 병원체보유자(이하 "감염병환자 등"이라 한다.)가 **사용한 일회용 기저귀**. 다만, 일회용 기저귀를 매개로 한 **전염 가능성이 낮**다고 판단되는 감염병으로써 환경부장관이 고시하는 감염병 관련 감염환자등이 사용한 일회용 기저귀는 **제외**한다.
   나. **혈액이 함유**되어 있는 일회용 기저귀

제5장 위생관계법령

환경부령으로 정하는 기준에 따라 제1항을 적용하지 아니할 수 있는 지역을 해당 지방자치단체의 조례로 정할 수 있다.

제44조【분뇨의 재활용】
① 환경부령으로 정하는 양 이상의 **분뇨를 재활용하려는 자**는 특별자치시장·특별자치도지사·시장·군수·구청장에게 신고하여야 한다.

제45조【분뇨수집·운반업】
① **분뇨를 수집**(개인하수처리시설 및 분류식하수관로 중 오수가 흐르는 하수관로의 내부청소를 포함한다.)·**운반하는 영업**(이하 "**분뇨수집·운반업**"이라 한다.)을 하려는 자는 대통령령으로 정하는 기준에 따른 시설·장비 및 기술인력 등의 요건을 갖추어 **특별자치시장·특별자치도지사·시장·군수·구청장의 허가**를 받아야 하며, 허가받은 사항 중 환경부령으로 정하는 중요한 사항을 변경하려는 경우에는 특별자치시장·특별자치도지사·시장·군수·구청장에게 변경신고를 하여야 한다.

---

15 하수도법 시행령

제15조【공공하수도의 운영·관리 기준 등】
① 법 제19조제1항에서 "대통령령으로 정하는 기준"이란 다음 각 호의 기준을 말한다.
  1. **공공하수처리시설·간이공공하수처리시설 및 분뇨처리시설 : 시설별로 시설규모, 처리능력, 처리방법, 유입하수 및 방류수의 수질과 강우** 등 **기후조건** 등에 **적합할 것**
  2. 하수관로 : 처리구역별로 유입하수와 강우 등 기후조건 등에 적합할 것
  3. 하수저류시설 : 시설별로 설치 목적, 시설규모, 유입·방류 시기와 방법 및 하수저류시설에 유입된 하수의 처리방법과 방류 시 하천 수위 등 주변 여건에 적합할 것
③ 법 제19조제4항에 따른 **공공하수처리시설·간이공공하수처리시설 또는 분뇨처리시설의 방류수 수질검사**는 다음 각 호의 **주기로 실시**해야 한다. 다만, **공공하수처리시설** 방류수 수질검사의 항목 중 **생태독성에 대한 검사**는 월 1회 이상 실시해야 한다.
  1. 1일 처리용량이 **500세제곱미터 이상**인 공공하수처리시설 또는 100세제곱미터 이상인 분뇨처리시설 : 매일 1회 이상
  2. 1일 처리용량이 50세제곱미터 이상 500세제곱미터 미만인 공공하수처리시설 또는 50세제곱미터 이0상 100세제곱미터 미만인 분뇨처리시설 : 주 1회 이상
  3. 1일 처리용량이 50세제곱미터 미만인 공공하수처리시설 또는 분뇨처리시설 : 월 1회 이상
  4. 간이공공하수처리시설 : 가동 시마다 1회 이상

제26조【개인하수처리시설의 운영·관리】
① 법 제39조제3항에서 "대통령령으로 정하는 부득이한 사유"란 다음 각 호의 어느 하나에 해당하는 경우를 말한다.
  1. 개인하수처리시설을 **개선, 변경 또는 보수**하기 위하여 필요한 경우
  2. 개인하수처리시설의 **주요 기계장치 등의 사고로 인하여 정상 운영할 수 없는** 경우
  3. 단전이나 단수로 개인하수처리시설을 **정상적으로 운영할 수 없는** 경우
  4. **기후의 변동 또는 이상물질의 유입** 등으로 인하여 개인하수처리시설을 정상 운영할 수 없는 경우
  5. **천재지변, 화재, 그 밖의 부득이한 사유**로 인하여 개인하수처리시설을 정상 운영할 수 없는 경우

---

16 하수도법 시행규칙

제37조【분뇨수집 등의 의무제외 지역】
법 제41조제2항에 따라 특별자치시·특별자치도·시·군·구의 조례로 분뇨의 수집·운반 및 처리가 어려운 지역으로 정할 수 있는 지역은 **다음 각 호**의 어느 하나에 해당하는 지역으로 한다. 다만, **국립공원** 등 많은 사람이 모이는 관광지로써 **청결을 유지할 필요가 있는 지역은 제외**한다.
  1. **오지나 벽지** 등에 위치한 마을로써 가구 수가 **50호 미만인 지역**
  2. **차량 출입이 어려워** 분뇨의 **수집·운반이 어려운 지역**

---

17 폐기물 관리법

제2조【정의】
이 법에서 사용하는 용어의 뜻은 다음과 같다.
  1. "**폐기물**"이란 쓰레기, 연소재, 오니, 폐유, 폐산, 폐알칼리 및 동물의 사체 등으로써 사람의 생활이나 사업활동에 필요하지 아니하게 된 물질을 말한다.
  2. "**생활폐기물**"이란 **사업장폐기물** 외의 폐기물을 말한다.
  3. "**사업장폐기물**"이란 「대기환경보전법」, 「물환경보전법」 또는 「소음·진동관리법」에 따라 배출시설을 설치·운영하는 사업장이나 그 밖에 대통령령으로 정하는 사업장에서 발생하는 폐기물을 말한다.
  4. "**지정폐기물**"이란 **사업장폐기물 중 폐유·폐산** 등 **주변 환경을 오염시킬 수 있거나 의료폐기물** 등 인체에 위해를 줄 수 있는 해로운 물질로써 대통령령으로 정하는 폐기물을 말한다.
  5. "**의료폐기물**"이란 **보건·의료기관, 동물병원, 시험·검사기관** 등에서 **배출되는 폐기물 중 인체에 감염** 등 위해를 줄 우려가 있는 폐기물과 **인체 조직** 등 **적출물, 실험 동물의 사체** 등 보건·환경 보호상 **특별한 관리가 필요**하다고 인정되는 폐기물로써 대통령령으로 정하는 폐기물을 말한다.
  5의2. "**의료폐기물 전용용기**"란 의료폐기물로 인한 **감염 등의 위해 방지**를 위하여 **의료폐기물을 넣어 수집·운반 또는 보관**에 사용하는 용기를 말한다.
  5의3. "**처리**"란 폐기물의 수집, 운반, 보관, 재활용, 처분을 말한다.
  6. "**처분**"이란 폐기물의 소각(燒却)·중화(中和)·파쇄(破碎)·고형화(固形化) 등의 **중간처분**과 매립하거나 해역(海域)으로 배출하는 등의 **최종처분**을 말한다.
  7. "**재활용**"이란 다음 각 목의 어느 하나에 해당하는 활동을 말한다.
    가. 폐기물을 **재사용·재생이용**하거나 재사용·재생이용할 수 있는 **상태로 만드는** 활동
    나. 폐기물로부터 「에너지법」 제2조제1호에 따른 **에너지를 회수**하거나 회수할 수 있는 상태로 만들거나 폐기물을 **연료로 사용**하는 활동으로써 환경부령으로 정하는 활동
  8. "**폐기물처리시설**"이란 폐기물의 **중간처분시설, 최종처분시설** 및 **재활용시설**로써 대통령령으로 정하는 시설을 말한다.
  9. "**폐기물감량화시설**"이란 생산 공정에서 발생하는 **폐기물의 양을** 줄이고, 사업장 내 재활용을 통하여 **폐기물 배출을 최소화하는 시설**로써 대통령령으로 정하는 시설을 말한다.

제17조의2【폐기물분석전문기관의 지정】
① **환경부장관**은 폐기물에 관한 시험·분석 업무를 전문적으로 수행하기 위하여 다음 각 호의 기관을 폐기물 시험·분석 전문기관(이하 "**폐기물분석전문기관**"이라 한다)으로 **지정**할 수 있다.
  1. 「한국환경공단법」에 따른 한국환경공단(이하 "한국환경공단"이라 한다)

라. 페니트로티온은 0.04mg/l를 넘지 아니할 것
마. 카바릴은 0.07mg/l를 넘지 아니할 것
바. 1,1,1-트리클로로에탄은 0.1mg/l를 넘지 아니할 것
사. 테트라클로로에틸렌은 0.01mg/l를 넘지 아니할 것
아. 트리클로로에틸렌은 0.03mg/l를 넘지 아니할 것
자. 디클로로메탄은 0.02mg/l를 넘지 아니할 것
차. 벤젠은 0.01mg/l를 넘지 아니할 것
카. 톨루엔은 0.7mg/l를 넘지 아니할 것
타. 에틸벤젠은 0.3mg/l를 넘지 아니할 것
거. 사염화탄소는 0.002mg/l를 넘지 아니할 것

4. **소독제 및 소독부산물질에 관한 기준(샘물·먹는샘물·염지하수·먹는염지하수·먹는해양심층수 및 먹는물공동시설의 물의 경우에는 적용하지 아니한다.)**
    가. 잔류염소(유리잔류염소를 말한다.)는 4.0mg/l를 넘지 아니할 것
    나. 총트리할로메탄은 0.1mg/l를 넘지 아니할 것
    다. 클로로포름은 0.08mg/l를 넘지 아니할 것
    카. 포름알데히드는 0.5mg/l를 넘지 아니할 것

5. **심미적 영향물질에 관한 기준**
    가. 경도(硬度)는 1,000mg/l(수돗물의 경우 300mg/l, 먹는염지하수 및 먹는해 양심층수의 경우 1,200mg/l)를 넘지 아니할 것
    나. 과망간산칼륨 소비량은 10mg/l를 넘지 아니할 것
    다. 냄새와 맛은 소독으로 인한 냄새와 맛 이외의 냄새와 맛이 있어서는 아니 될 것
    라. 동은 1mg/l를 넘지 아니할 것
    마. 색도는 5도를 넘지 아니할 것
    바. 세제(음이온 계면활성제)는 0.5mg/l를 넘지 아니할 것
    사. 수소이온 농도는 pH 5.8 이상 pH 8.5 이하이어야 할 것
    아. 아연은 3mg/l를 넘지 아니할 것
    자. 염소이온은 250mg/l를 넘지 아니할 것
    차. 증발잔류물은 수돗물의 경우에는 500mg/l를 넘지 아니할 것
    카. 철은 0.3mg/l를 넘지 아니할 것
    타. 망간은 0.3mg/l(수돗물의 경우 0.05mg/l)를 넘지 아니할 것
    파. 탁도는 1NTU(Nephelometric Turbidity Unit)를 넘지 아니할 것. 다만, 지하수를 원수로 사용하는 마을상수도, 소규모급수시설 및 전용상수도를 제외한 수돗물의 경우에는 0.5NTU를 넘지 아니하여야 한다.
    하. 황산이온은 200mg/l를 넘지 아니할 것
    거. 알루미늄은 0.2mg/l를 넘지 아니할 것

6. **방사능에 관한 기준(염지하수의 경우에만 적용한다.)**
    가. 세슘(Cs-137)은 4.0mBq/l를 넘지 아니할 것
    나. 스트론튬(Sr-90)은 3.0mBq/l를 넘지 아니할 것
    다. 삼중수소는 6.0Bq/l를 넘지 아니할 것

14 하수도법

제2조【정의】 이 법에서 사용하는 **용어의 뜻은** 다음과 같다.
1. "**하수**"라 함은 **사람의 생활이나 경제활동으로 인하여 액체성 또는 고체성의 물질이 섞이어 오염된 물**(이하 "**오수**"라 한다)과 건물·도로 그 밖의 시설물의 부지로부터 하수도로 유입되는 빗물·지하수를 말한다. 다만, **농작물의 경작으로 인한 것은 제외**한다.
2. "**분뇨**"라 함은 **수거식 화장실에서 수거되는 액체성 또는 고체성의 오염물질**을 말한다.
3. "**하수도**"란 하수와 분뇨를 유출 또는 처리하기 위하여 설치되는 **하수관로·공공하수처리시설·간이공공하수처리시설·하수저류시설·분뇨처리시설·배수설비·개인하수처리시설** 그 밖의 공작물·시설의 총체를 말한다.
4. "**공공하수도**"라 함은 **지방자치단체가 설치 또는 관리하는 하수도**를 말한다. 다만, **개인하수도**는 **제외**한다.
5. "**개인하수도**"라 함은 건물·시설 등의 설치자 또는 소유자가 해당 건물·시설 등에서 발생하는 하수를 유출 또는 처리하기 위하여 설치하는 배수설비·개인하수처리시설과 그 부대시설을 말한다.
6. "**하수관로**"란 하수를 **공공하수처리시설·간이공공하수처리시설·하수저류시설로 이송**하거나 **하천·바다** 그 밖의 공유수면으로 유출시키기 위하여 지방자치단체가 설치 또는 관리하는 관로와 그 부속시설을 말한다.
7. "**합류식하수관로**"란 오수와 하수도로 유입되는 빗물·지하수가 **함께 흐르도록** 하기 위한 **하수관로**를 말한다.
8. "**분류식하수관로**"란 오수와 하수도로 유입되는 빗물·지하수가 각각 구분되어 흐르도록 하기 위한 하수관로를 말한다.
9. "**공공하수처리시설**"이라 함은 하수를 **처리하여 하천·바다** 그 밖의 **공유수면에 방류**하기 위하여 지방자치단체가 설치 또는 관리하는 처리시설과 이를 보완하는 시설을 말한다.
10. "**하수저류시설**"이란 하수관로로 유입된 **하수에 포함된 오염물질이 하천·바다, 그 밖의 공유수면으로 방류되는 것을 줄이고** 하수가 원활하게 유출될 수 있도록 하수를 **일시적으로 저장**하거나 **오염물질을 제거 또는 감소하게 하는 시설**을 말한다.
11. "**분뇨처리시설**"이라 함은 **분뇨를 침전·분해** 등의 방법으로 처리하는 시설을 말한다.
12. "**배수설비**"라 함은 건물·시설 등에서 발생하는 하수를 공공하수도에 유입시키기 위하여 설치하는 배수관과 그 밖의 배수시설을 말한다.
13. "**개인하수처리시설**"이라 함은 건물·시설 등에서 발생하는 **오수를 침전·분해** 등의 방법으로 처리하는 시설을 말한다.
14. "**배수구역**"이라 함은 **공공하수도**에 의하여 **하수를 유출시킬 수 있는 지역**으로서 제15조의 규정에 따라 공고된 구역을 말한다.
15. "**하수처리구역**"이라 함은 하수를 **공공하수처리시설에 유입하여 처리할 수 있는 지역**으로서 제15조의 규정에 따라 공고된 구역을 말한다.

제4조【국가하수도종합계획의 수립】
① 환경부장관은 국가 하수도정책의 체계적 발전을 위하여 **10년 단위**의 **국가하수도종합계획**(이하 "**종합계획**"이라 한다)을 수립하여야 한다.

제5조【하수도정비기본계획의 수립권자 등】
① **특별시장·광역시장·특별자치시장·특별자치도지사·시장 또는 군수**(광역시의 군수는 제외한다.)는 사람의 건강을 보호하는 데 필요한 공중위생 및 생활환경의 개선과 「환경정책기본법」에서 정한 수질환경기준을 유지하고, 관할 구역의 침수를 예방하기 위하여 종합계획 및 유역하수도정비계획을 바탕으로 관할구역 안의 유역별로 **하수도의 정비에 관한 20년 단위의 기본계획**(이하 "**하수도정비기본계획**"이라 한다)을 수립하여야 한다.

제41조【분뇨처리 의무】
① 특별자치시장·특별자치도지사·시장·군수·구청장은 관할구역 안에서 발생하는 **분뇨를 수집·운반 및 처리**하여야 한다.
② 특별자치시·특별자치도·시·군·구(자치구를 말한다. 이하 같다.)는 오지·벽지 등 분뇨의 수집·운반 및 처리가 어려운 지역에 대하여

제15조 【수질개선부담금의 용도】 법 제33조제3호에서 "대통령령으로 정하는 용도"란 다음 각 호의 어느 하나에 해당하는 용도를 말한다.

1. 「지하수법」 제12조에 따른 **지하수보전구역의 지정을 위한 조사의 실시**
2. 지하수자원의 개발 · 이용 및 보전 · 관리를 위한 **기초조사와 복구사업의 실시**
3. 법 제31조제9항에 따른 **샘물보전구역을 지정한 시 · 도지사에 대한 지원**

12 먹는물관리법 시행규칙

제8조 【조사대행자의 등록】

① 법 제15조 전단에 따라 **환경영향조사 대행자**(이하 "조사대행자"라 한다.)로 등록하려는 자는 별지 제6호서식의 환경영향조사 대행자 등록신청서(전자문서를 포함한다.)에 다음 각 호의 서류를 첨부하여 **시 · 도지사에게 제출**하여야 한다.

⑧ 다음 각 호의 어느 하나에 해당하는 기관은 제1항부터 제3항까지의 규정에도 불구하고 조사대행자로 등록한 것으로 본다.

1. 「한국농어촌공사 및 농지관리기금법」에 따른 **한국농어촌공사**
2. 「과학기술분야 정부출연연구기관 등의 설립 · 운영 및 육성에 관한 법률」 제8조제1항에 따라 설립된 **한국지질자원연구원**

제35조 【검사기관의 지정 등】

① 법 제43조제9항에 따라 먹는물 수질검사기관 · 수처리제 검사기관 및 정수기 성능검사기관(이하 "**먹는물 수질검사기관등**"이라 한다)의 지정을 받으려는 자가 갖추어야 하는 기술인력 및 시설 · 장비 기준은 별표 8과 같다.

⑥ 다음 각 호의 어느 하나에 해당하는 기관은 **먹는물 수질검사기관**(바이러스 및 원생동물검사 분야는 제외한다.) 및 **수처리제 검사기관으로 지정**된 것으로 본다. 이 경우 법 제36조제2항에 따른 자가기준과 자가규격에 관한 검사는 제1호의 기관에서만 할 수 있다.

1. **국립환경과학원**
2. **유역환경청 또는 지방환경청**
3. **시 · 도 보건환경연구원**
4. 특별시 · 광역시의 **상수도연구소 · 수질검사소**

[별표6] 먹는샘물 등 제조업자의 자가 품질 검사 기준

(제33조제1호 관련)

구분	검사 목항	검사 주기
먹는샘물 · 먹는 염지하수	**냄새, 맛, 색도, 탁도, 수소이온농도**(5개 항목)	**매일 1회 이상**
	일반세균(저온균 · 중온균), **총대장균군**, 녹농균(4개 항목)	**매주 2회 이상** 3~4일 간격으로 실시
	분원성연쇄상구균, 아황산환원혐기성포자형성균, 살모넬라, 쉬겔라(4개 항목)	매월 1회 이상
	「먹는물수질기준 및 검사 등에 관한 규칙」 별표 1에서 정하는 모든 항목	매반기 1회 이상
샘물 · 염지하수	**일반세균**(저온균 · 중온균), 총대장균군, 분원성연쇄상구균, 녹농균, 아황산환원혐기성포자형성균(6개 항목)	**매주 1회 이상**
	「먹는물수질기준 및 검사 등에 관한 규칙」 별표 1에서 정하는 모든 항목	매반기 1회 이상

13 먹는물 수질기준 및 검사 등에 관한 규칙

제4조 【수질검사의 횟수】

① 「수도법」 제29조제1항, 제53조 및 제55조제1항에 따라 일반수도사업자, 전용상수도 설치자 및 소규모급수시설을 관할하는 시장 · 군수 · 구청장(자치구의 구청장을 말한다. 이하 같다.)은 다음 각 호의 구분에 따라 수질검사를 실시하여야 한다.

1. **광역상수도 및 지방상수도의 경우**
   가. **정수장에서의 검사**
   (1) 별표 1 중 **냄새, 맛, 색도, 탁도(濁度), 수소이온 농도 및 잔류염소에 관한 검사 : 매일 1회 이상**
   (2) 별표 1 중 **일반세균, 총 대장균군, 대장균 또는 분원성 대장균군, 암모니아성 질소, 질산성 질소, 과망간산칼륨 소비량 및 증발잔류물에 관한 검사 : 매주 1회 이상**
   (3) 별표 1의 제1호부터 제3호까지 및 제5호에 관한 검사 : 매월 1회 이상
   (4) 별표 1의 제4호에 관한 검사 : 매 분기 1회 이상
2. **마을상수도 · 전용상수도 및 소규모급수시설의 경우**
   가. 별표 1 중 **일반세균, 총 대장균군, 대장균 또는 분원성 대장균군, 불소, 암모니아성 질소, 질산성 질소, 냄새, 맛, 색도, 망간, 탁도, 알루미늄, 잔류염소, 붕소 및 염소이온에 관한 검사 : 매 분기 1회 이상**

[별표 1] 먹는물의 수질기준

1. **미생물에 관한 기준**
   가. **일반세균은 1ml 중 100CFU(CoLony Forming Unit)를 넘지 아니할 것**
   나. **총대장균군은 100ml**(샘물 · 먹는샘물, 염지하수 · 먹는염지하수 및 먹는해양 심층수의 경우에는 250ml)에서 검출되지 아니할 것
   다. 대장균 · 분원성 대장균군은 100ml에서 검출되지 아니할 것
   라. 분원성 연쇄상구균 · 녹농균 · 살모넬라 및 쉬겔라는 250ml에서 검출되지 아니할 것
   마. 아황산환원혐기성포자형성균은 50ml에서 검출되지 아니할 것
   바. 여시니아균은 2l에서 검출되지 아니할 것(먹는물공동시설의 물의 경우에만 적용한다.)

2. **건강상 유해영향 무기물질에 관한 기준**
   가. 납은 0.01mg/l를 넘지 아니할 것
   나. 불소는 1.5mg/l(샘물 · 먹는샘물 및 염지하수 · 먹는염지하수의 경우에는 2.0mg/l)를 넘지 아니할 것
   다. 비소는 0.01mg/l(샘물 · 염지하수의 경우에는 0.05mg/l)를 넘지 아니할 것
   라. 셀레늄은 0.01mg/l(염지하수의 경우에는 0.05mg/l)를 넘지 아니할 것
   마. 수은은 0.001mg/l를 넘지 아니할 것
   바. 시안은 0.01mg/l를 넘지 아니할 것
   사. 크롬은 0.05mg/l를 넘지 아니할 것
   아. 암모니아성 질소는 0.5mg/l를 넘지 아니할 것
   자. 질산성 질소는 10mg/l를 넘지 아니할 것
   차. 카드뮴은 0.005mg/l를 넘지 아니할 것
   카. 붕소는 1.0mg/l를 넘지 아니할 것

3. 건강상 유해영향 **유기물질**에 관한 기준
   가. 페놀은 0.005mg/l를 넘지 아니할 것
   나. 다이아지논은 0.02mg/l를 넘지 아니할 것
   다. 파라티온은 0.06mg/l를 넘지 아니할 것

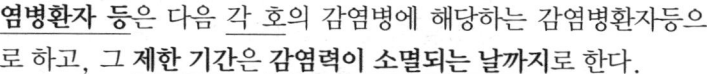

염병환자 등은 다음 각 호의 감염병에 해당하는 감염병환자등으로 하고, 그 제한 기간은 **감염력이 소멸되는 날까지**로 한다.
1. **콜레라**
2. **장티푸스**
3. **파라티푸스**
4. **세균성이질**
5. **장출혈성대장균감염증**
6. **A형간염**

② 법 제45조제1항에 따라 업무 종사의 제한을 받는 업종은 **다음 각 호와 같다.**
1. 「식품위생법」 제2조제12호에 따른 **집단급식소**
2. 「식품위생법」 제36제1항제3호 따른 **식품접객업**

10 먹는물 관리법

제3조【정의】 이 법에서 사용하는 **용어의 뜻은 다음과 같다.**
1. **"먹는물"**이란 먹는 데에 일반적으로 사용하는 자연 상태의 물, 자연 상태의 물을 먹기에 적합하도록 처리한 수돗물, 먹는샘물, 먹는염지하수, 먹는해양심층수 등을 말한다.
2. **"샘물"**이란 **암반대수층** 안의 **지하수 또는 용천수** 등 수질의 안전성을 계속 유지할 수 있는 자연 상태의 깨끗한 물을 **먹는 용도로 사용할 원수**를 말한다.
3. **"먹는샘물"**이란 **샘물을 먹기에 적합하도록 물리적으로 처리하는 등의 방법으로 제조한 물**을 말한다.
3의2. **"염지하수"**란 물속에 녹아있는 **염분(鹽分) 등의 함량(含量)이** 환경부령으로 정하는 기준 이상인 **암반대수층 안의 지하수**로서 수질의 안전성을 계속 유지할 수 있는 **자연 상태의 물을 먹는 용도로 사용할 원수**를 말한다.
4. **"먹는해양심층수"**란 「해양심층수의 개발 및 관리에 관한 법률」 제2조제1호에 따른 해양심층수를 먹는 데 적합하도록 물리적으로 처리하는 등의 방법으로 제조한 물을 말한다.
5. **"수처리제"**란 자연 상태의 물을 **정수 또는 소독**하거나 먹는물 공급시설의 **산화 방지 등**을 위하여 **첨가하는 제제**를 말한다.
6. **"먹는물공동시설"**이란 **여러 사람에게 먹는물을 공급할 목적으로** 개발했거나 **자연적으로 형성된 약수터, 샘터, 우물** 등을 말한다.
7. **"정수기"**란 **물리적·화학적 또는 생물학적 과정을 거치거나 이들을 결합한 과정을 거쳐 먹는물을 제5조제3항에 따른 먹는물의 수질기준에 맞게 취수 꼭지를 통하여 공급하도록 제조된 기구**[해당 기구에 냉수·온수 장치, 제빙(製氷) 장치 등 환경부장관이 정하여 고시하는 장치가 결합되어 냉수·온수, 얼음 등을 함께 공급할 수 있도록 제조된 기구를 포함한다]로서, 유입수(流入水) 중에 들어 있는 오염물질을 감소시키는 기능을 가진 것을 말한다.
9. **"먹는물관련영업"**이란 **먹는샘물·먹는염지하수의 제조업·수입판매업·유통전문판매업, 수처리제 제조업 및 정수기의 제조업·수입판매업**을 말한다.

제8조【먹는물공동시설의 관리】
① 먹는물공동시설 소재지의 **특별자치시장·특별자치도지사·시장·군수·구청장**(구청장은 자치구의 구청장을 말하며, 이하 "시장·군수·구청장"이라 한다)은 국민들에게 양질의 먹는물을 공급하기 위하여 먹는물공동시설을 개선하고, 먹는물공동시설의 수질을 정기적으로 검사하며, 수질검사 결과 먹는물공동시설로 이용하기에 **부적합한 경우**에는 **사용 금지** 또는 **폐쇄 조치**를 하는 등 먹는물공동시설의 알맞은 관리를 위하여 환경부령으로 정하는 바에 따라 필요한 조치를 하여야 한다.

제8조의2【냉·온수기 또는 정수기의 설치·관리】
① 냉·온수기 설치·관리자 또는 정수기 설치·관리자는 환경부령으로 정하는 바에 따라 냉·온수기 또는 정수기의 **설치 장소**, 설치 대수 등을 **시장·군수·구청장에게 신고**하여야 한다. 신고한 사항 중 환경부령으로 정하는 중요한 사항을 변경하려는 때에도 또한 같다.

제8조의3【샘물보전구역의 지정】
① **시·도지사**는 샘물의 수질보전을 위하여 다음 각 호의 어느 하나에 해당하는 지역 및 그 주변지역을 샘물보전구역(이하 "**샘물보전구역**"이라 한다)으로 **지정**할 수 있다.
1. **인체에 이로운 무기물질이 많이 들어 있어 먹는샘물의 원수(原水)로 이용 가치가 높은 샘물**이 부존(賦存)되어 있는 지역
2. 샘물의 **수량이 풍부하게 부존**되어 있는 지역
3. 그 밖에 샘물의 수질보전을 위하여 필요한 지역으로서 대통령령으로 정하는 지역

제9조【샘물 또는 염지하수의 개발 허가 등】
① 대통령령으로 정하는 규모 이상의 샘물 또는 염지하수(이하 "샘물등"이라 한다)를 개발하려는 자는 **환경부령**으로 정하는 바에 따라 **시·도지사의 허가**를 받아야 한다.

제33조【수질개선부담금의 용도】 제31조에 따라 징수된 수질개선부담금은 다음 각 호의 어느 하나에 해당하는 용도에만 사용한다. 다만, 제31조제8항에 따라 징수비용으로 교부한 금액은 해당 수질개선부담금을 부과·징수하는 데에 드는 경비 등으로 사용하여야 한다.
1. 제5조제1항에 따른 먹는물의 **수질관리시책 사업비의 지원**
2. 제5조제2항에 따른 먹는물의 **수질검사 실시 비용의 지원**
2의2. 제8조제1항에 따른 **먹는물공동시설의 관리를 위한 비용의 지원**
3. 그 밖에 **공공의 지하수 자원을 보호**하기 위하여 대통령령으로 정하는 용도

11 먹는물관리법 시행령

제7조(부담금의 부과 대상)
① 법 제31조제1항에 따른 **수질개선부담금**(이하 "부담금"이라 한다.)의 부과 대상은 다음 각 호와 같다.
1. 법 제9조에 따라 **개발 허가를 받은 자로서** 다음 각 목의 구분에 따른 자가 취수한 샘물 등
  가. 기타샘물의 개발 허가를 받은 자가 취수한 샘물 등
  나. **음료류를 제조하기 위하여 먹는샘물** 등의 제조설비를 사용하는 자가 **취수한 샘물** 등
2. 법 제21조제1항에 따라 **먹는샘물등의 제조업 허가를 받은 자**(이하 "**먹는샘물등의 제조업자**"라 한다.)가 **취수한 샘물** 등
3. 법 제21조제3항에 따라 먹는샘물등의 수입판매업의 등록을 받은 자(이하 "먹는샘물등의 수입판매업자"라 한다.)가 **수입한 먹는샘물** 등

② 제1항에 따른 부과 대상 중 다음 각 호의 어느 하나에 해당하는 것은 부담금의 **부과 대상에서 제외**한다.
1. **수출하는 것**
2. 우리나라에 주재하는 **외국군대 또는 주한외국공관에 납품**하는 것
3. 「재난 및 안전관리 기본법」 제66조제3항제1호에 따라 이재민의 **구호를 위하여 지원·제공**하는 것
4. 법 제13조제1항에 따른 환경영향조사 및 법 제18조제1항에 따른 **환경영향심사**를 위하여 취수한 샘물등

1. 관할 지역에 대한 **교통의 전부 또는 일부를 차단**하는 것
2. 흥행, 집회, 제례 또는 그 밖의 여러 사람의 **집합을 제한하거나 금지**하는 것
2의2. **감염병 전파의 위험성이 있는 장소** 또는 시설의 관리자·운영자 및 이용자 등에 대하여 **출입자 명단 작성, 마스크 착용 등 방역지침의 준수**를 명하는 것
2의3. **버스·열차·선박·항공기** 등 감염병 전파가 우려되는 운송수단의 이용자에 대하여 **마스크 착용 등 방역지침의 준수**를 명하는 것
2의4. **감염병 전파가 우려되어 지역 및 기간을 정하여 마스크 착용** 등 방역지침 준수를 명하는 것
3. **건강진단, 시체 검안** 또는 **해부를 실시**하는 것
4. 감염병 전파의 위험성이 있는 **음식물의 판매·수령을 금지**하거나 그 음식물의 **폐기**나 그 밖에 필요한 **처분을 명하는 것**
5. **인수공통감염병 예방**을 위하여 **살처분(殺處分)에 참여한 사람** 또는 인수공통감염병에 드러난 사람 등에 대한 **예방조치**를 명하는 것
6. 감염병 **전파의 매개가 되는 물건의 소지·이동을 제한·금지**하거나 그 물건에 대하여 **폐기, 소각** 또는 그 밖에 필요한 처분을 명하는 것
7. 선박·항공기·열차 등 운송 수단, 사업장 또는 그 밖에 여러 사람이 모이는 장소에 **의사를 배치**하거나 감염병 예방에 필요한 시설의 설치를 명하는 것
8. 공중위생에 관계있는 시설 또는 **장소에 대한 소독**이나 그 밖에 필요한 조치를 명하거나 **상수도·하수도·우물·쓰레기장·화장실의 신설·개조·변경·폐지 또는 사용을 금지**하는 것
9. 쥐, 위생해충 또는 그 밖의 감염병 **매개동물의 구제(驅除)** 또는 구제시설의 설치를 명하는 것
10. 일정한 장소에서의 **어로(漁撈)·수영** 또는 일정한 우물의 사용을 제한하거나 금지하는 것
11. 감염병 매개의 중간숙주가 되는 동물류의 포획 또는 생식을 금지하는 것
12. 감염병 유행기간 중 의료인·의료업자 및 그 밖에 필요한 의료관계요원을 동원하는 것
12의2. **감염병 유행기간 중 의료기관 병상, 연수원·숙박시설 등 시설을 동원**하는 것
13. **감염병병원체에 오염되었거나** 오염되었을 것으로 **의심되는 시설 또는 장소에 대한 소독**이나 그 밖에 필요한 조치를 명하는 것
14. **감염병의심자**를 적당한 장소에 **일정한 기간 입원 또는 격리**시키는 것

제52조 【소독업의 신고 등】

① **소독을 업으로 하려는 자**(제51조제4항 단서에 따른 주택관리업자는 제외한다)는 **보건복지부령**으로 정하는 시설·장비 및 인력을 갖추어 **특별자치시장·특별자치도지사 또는 시장·군수·구청장**에게 **신고**하여야 한다. 신고한 사항을 변경하려는 경우에도 또한 같다.

8 감염병의 예방 및 관리에 관한 법률 시행령

제24조 【소독을 해야 하는 시설】 법 제51조제3항에 따라 감염병 예방에 필요한 소독을 해야 하는 시설은 다음 각 호와 같다.

1. 「공중위생관리법」에 따른 **숙박업소**(객실 수 **20실 이상**인 경우만 해당한다), 「관광진흥법」에 따른 **관광숙박업소**
2. 「식품위생법 시행령」 제21조제8호(마목은 제외한다.)에 따른 **식품접객업 업소**(이하 "식품접객업소"라 한다.) 중 **연면적 300제곱미터 이상**의 업소

3. 「여객자동차 운수사업법」에 따른 시내버스·농어촌버스·**마을버스**·시외버스·전세버스·장의자동차, 「항공안전법」에 따른 항공기 및 「공항시설법」에 따른 공항시설, 「해운법」에 따른 여객선, 「항만법」에 따른 **연면적 300제곱미터 이상의 대합실**, 「철도사업법」 및 「도시철도법」에 따른 여객운송 철도차량과 역사(驛舍) 및 역 시설
4. 「유통산업발전법」에 따른 **대형마트, 전문점, 백화점**, 쇼핑센터, 복합쇼핑몰, 그 밖의 대규모 점포와 「전통시장 및 상점가 육성을 위한 특별법」에 따른 **전통시장**
5. 「의료법」 제3조제2항제3호에 따른 **병원급 의료기관**
6. 「식품위생법」 제2조제12호에 따른 **집단급식소**(한 번에 **100명 이상에게 계속적으로 식사를 공급**하는 경우만 해당한다)
6의2. 「식품위생법 시행령」 제21조제8호마목에 따른 위탁급식영업을 하는 식품접객업소 중 **연면적 300제곱미터 이상**의 업소
7. 「건축법 시행령」 별표 1 제2호라목에 따른 **기숙사**
7의2. 「소방시설 설치 및 관리에 관한 법률 시행령」 별표 2 제8호가목에 따른 **합숙소**(50명 이상을 수용할 수 있는 경우만 해당한다)
8. 「공연법」에 따른 **공연장**(객석 수 **300석 이상**인 경우만 해당한다.)
9. 「초·중등교육법」 제2조 및 「고등교육법」 제2조에 따른 **학교**
10. 「학원의 설립·운영 및 과외교습에 관한 법률」에 따른 연면적 1천제곱미터 이상의 학원
11. 연면적 2천제곱미터 이상의 사무실용 건축물 및 복합용도의 건축물
12. 「영유아보육법」에 따른 어린이집 및 「유아교육법」에 따른 **유치원**(**50명 이상**을 수용하는 **어린이집 및 유치원**만 해당한다)
13. 「공동주택관리법」에 따른 **공동주택**(300세대 이상인 경우만 해당한다)

9 감염병의 예방 및 관리에 관한 법률 시행규칙

제8조 【그 밖의 신고대상 감염병】

① 법 제12조제1항 각 호 외의 부분 중에서 "보건복지부령으로 정하는 감염병"이란 다음 각 호의 감염병을 말한다.

1. **결핵**	2. **홍역**
3. **콜레라**	4. **장티푸스**
5. **파라티푸스**	6. **세균성이질**
7. **장출혈성대장균감염증**	8. **A형간염**

② 법 제12조제1항제2호에서 "보건복지부령으로 정하는 장소"란 다음 각 호의 장소를 말한다.
1. 「모자보건법」 제2조제10호에 따른 **산후조리원**
2. 「공중위생관리법」 제2조에 따른 **목욕장업소, 이용업소, 미용업소**

제31조의4 【수출금지 등】 법 제40조의3제1항에서 "의료·방역 물품 중 보건복지부령으로 정하는 물품"이란 다음 각 호의 어느 하나에 해당하는 물품을 말한다.

1. 「약사법」 제2조제7호에 따른 의약외품에 해당하는 **마스크**
2. 「약사법」 제2조제7호에 따른 의약외품에 해당하는 **손 소독용 외용 소독제**
3. **감염병 예방을 위하여 착용하는 보호장비**
4. 그 밖에 **제1급감염병의 예방·방역 및 치료에 필요한 물품**으로써 **보건복지부장관이 정하여 고시하는 물품**

제33조 【업무 종사의 일시 제한】

① 법 제45조제1항에 따라 **일시적으로 업무 종사의 제한을 받는 감**

제29조 【예방접종에 관한 역학조사】

질병관리청장, 시·도지사 또는 시장·군수·구청장은 **다음 각 호의 구분**에 따라 **조사를 실시**하고, **예방접종 후 이상반응 사례가 발생**하면 그 원인을 밝히기 위하여 제18조에 따라 **역학조사**를 하여야 한다.
1. **질병관리청장** : **예방접종의 효과** 및 **예방접종 후 이상반응**에 관한 조사
2. **시·도지사 또는 시장·군수·구청장** : 예방접종 후 **이상반응에 관한 조사**

제40조의3 【수출금지 등】

① **보건복지부장관**은 제**1급감염병의 유행**으로 그 **예방·방역 및 치료에 필요한 의료·방역 물품** 중 보건복지부령으로 정하는 물품**의 급격한 가격 상승 또는 공급 부족으로 국민건강을 현저하게 저해할 우려가 있을 때**에는 그 물품의 **수출이나 국외 반출을 금지**할 수 있다.

② 보건복지부장관은 제1항에 따른 금지를 하려면 미리 관계 **중앙행정기관의 장과 협의**하여야 하고, **금지 기간을 미리 정하여 공표**하여야 한다.

제42조 【감염병에 관한 강제처분】

① **질병관리청장, 시·도지사 또는 시장·군수·구청장**은 해당 공무원으로 하여금 다음 각 호의 어느 하나에 해당하는 감염병환자등이 있다고 인정되는 **주거시설, 선박·항공기·열차** 등 운송수단 또는 그 밖의 장소에 들어가 필요한 조사나 진찰을 하게 할 수 있으며, 그 진찰 결과 **감염병환자등으로 인정될 때에는 동행하여 치료받게 하거나 입원시킬** 수 있다.
1. **제1급감염병**
2. 제2급감염병 중 **결핵, 홍역, 콜레라, 장티푸스, 파라티푸스, 세균성이질, 장출혈성대장균감염증, A형간염, 수막구균 감염증, 폴리오, 성홍열** 또는 **질병관리청장이 정하는 감염병**
4. 제3급감염병 중 **질병관리청장이 정하는 감염병**
5. **세계보건기구** 감시대상 감염병

② 질병관리청장, 시·도지사 또는 시장·군수·구청장은 **제1급감염병이 발생**한 경우 해당 **공무원으로 하여금** 감염병의심자에게 다음 각 호의 조치를 하게 할 수 있다. 이 경우 해당 **공무원은** 감염병 **증상 유무를 확인**하기 위하여 필요한 조사나 진찰을 할 수 있다.
1. **자가(自家) 또는 시설에 격리**
1의2. 제1호에 따른 **격리에 필요한 이동수단의 제한**
2. **유선·무선 통신, 정보통신기술을 활용한 기기** 등을 이용한 감염병의 증상 유무 확인이나 위치정보의 수집. 이 경우 위치정보의 수집은 제1호에 따라 **격리된 사람으로 한정**한다.
3. **감염 여부 검사**

③ 질병관리청장, 시·도지사 또는 시장·군수·구청장은 제2항에 따른 **조사나 진찰 결과 감염병환자등으로 인정된 사람**에 대해서는 해당 **공무원과 동행하여 치료받게 하거나 입원시킬** 수 있다.

④ **질병관리청장, 시·도지사 또는 시장·군수·구청장**은 제1항·제2항에 따른 **조사·진찰**이나 제13조제2항에 따른 **검사를 거부하는 사람**(이하 이 조에서 "**조사거부자**"라 한다.)에 대해서는 해당 **공무원으**로 하여금 **감염병관리기관에 동행**하여 필요한 **조사나 진찰을 받게 하여야 한다.**

⑤ 제1항부터 제4항까지에 따라 조사·진찰·격리·치료 또는 입원 조치를 하거나 동행하는 **공무원은 그 권한을 증명하는 증표**를 지니고 이를 관계인에게 **보여 주어야 한다.**

⑥ **질병관리청장, 시·도지사 또는 시장·군수·구청장**은 제2항부터 제4항까지 및 제7항에 따른 **조사·진찰·격리·치료 또는 입원 조치**를 위하여 **필요한 경우에**는 관할 **경찰서장에게 협조**를 요청할 수 있다. 이 경우 요청을 받은 관할 경찰서장은 정당한 사유가 없으면 이에 따라야 한다.

⑦ 질병관리청장, 시·도지사 또는 시장·군수·구청장은 **조사거부자를 자가 또는 감염병관리시설에 격리**할 수 있으며, 제4항에 따른 조사·진찰 결과 감염병환자등으로 인정될 때에는 감염병관리시설에서 **치료받게 하거나 입원시켜야 한다.**

⑧ 질병관리청장, 시·도지사 또는 시장·군수·구청장은 **감염병의심자 또는 조사거부자가 감염병환자등이 아닌 것으로 인정**되면 제2항 또는 제7항에 따른 격리 조치를 **즉시 해제하여야** 한다.

⑨ 질병관리청장, 시·도지사 또는 시장·군수·구청장은 제7항에 따라 **조사거부자를 치료·입원시킨 경우** 그 사실을 조사거부자의 **보호자에게 통지**하여야 한다. 이 경우 통지의 방법·절차 등에 관하여 필요한 사항은 제43조를 준용한다.

⑩ 제8항에도 불구하고 **정당한 사유 없이 격리 조치가 해제되지 아니하는 경우** 감염병의심자 및 조사거부자는 **구제청구**를 할 수 있으며, 그 절차 및 방법 등에 대해서는 「인신보호법」을 준용한다. 이 경우 "**감염병의심자 및 조사거부자**"는 "**피수용자**"로, 격리 조치를 명한 "**질병관리청장, 시·도지사 또는 시장·군수·구청장**"은 "**수용자**"로 본다(다만, 「인신보호법」 제6조제1항제3호는 적용을 제외한다).

제46조 【건강진단 및 예방접종 등의 조치】

질병관리청장, 시·도지사 또는 시장·군수·구청장은 보건복지부령으로 정하는 바에 따라 **다음 각 호의 어느 하나에 해당하는 사람에게 건강진단을 받거나** 감염병 예방에 필요한 **예방접종을 받게** 하는 등의 조치를 할 수 있다.
1. 감염병환자등의 **가족** 또는 그 **동거인**
2. 감염병 발생지역에 **거주하는 사람** 또는 그 지역에 **출입하는 사람**으로서 감염병에 **감염되었을 것으로 의심되는 사람**
3. **감염병환자등과 접촉**하여 감염병에 **감염되었을 것으로 의심되는 사람**

제47조 【감염병 유행에 대한 방역 조치】

질병관리청장, 시·도지사 또는 시장·군수·구청장은 감염병이 유행하면 감염병 **전파를 막기** 위하여 다음 각 호에 해당하는 모든 조치를 하거나 그에 필요한 일부 조치를 하여야 한다.
1. 감염병환자등이 있는 **장소**나 감염병**병원체에 오염**되었다고 인정되는 **장소에 대한 다음 각 목의 조치**
   가. 일시적 **폐쇄**
   나. 일반 공중의 **출입 금지**
   다. 해당 장소 내 **이동 제한**
   라. 그 밖에 **통행 차단**을 위하여 필요한 조치
2. **의료기관에 대한 업무 정지**
3. **감염병의심자**를 적당한 장소에 **일정한 기간 입원** 또는 **격리**시키는 것
4. **감염병병원체에 오염**되었거나 오염되었다고 의심되는 **물건을 사용·접수·이동**하거나 버리는 행위 또는 해당 물건의 **세척을 금지**하거나 **태우거나 폐기처분하는 것**
5. 감염병병원체에 **오염된 장소에 대한 소독**이나 그 밖에 필요한 조치를 명하는 것
6. **일정한 장소에서 세탁하는 것을 막거나** 오물을 일정한 장소에서 처리하도록 명하는 것

제49조 【감염병의 예방 조치】

① **질병관리청장, 시·도지사 또는 시장·군수·구청장**은 감염병을 예방하기 위하여 다음 각 호에 해당하는 모든 조치를 하거나 그에 필요한 일부 조치를 하여야 하며, 보건복지부장관은 감염병을 예방하기 위하여 제2호, 제2호의2부터 제2호의4까지, 제12호 및 제12호의2에 해당하는 조치를 할 수 있다.

16의2. "표본감시"란 감염병 중 감염병환자의 **발생 빈도가 높아 전**
수조사가 어렵고 중증도가 비교적 낮은 감염병의 발생에 대하여
감시기관을 지정하여 정기적이고 지속적인 의과학적 감시를 실시
하는 것을 말한다.

17. "**역학조사**"란 감염병환자 등이 발생한 경우 **감염병의 차단과 확**
산 방지 등을 **위하여** 감염병환자등의 발생 규모를 파악하고 감염
원을 추적하는 등의 활동과 감염병 예방접종 후 이상반응 사례가
발생한 경우나 감염병 여부가 불분명하나 그 발병 원인을 조사할
필요가 있는 사례가 발생한 경우 그 **원인을 규명**하기 위하여 하는
활동을 말한다.

18. "**예방접종 후 이상반응**"이란 예방접종 후 그 접종으로 인하여 발
생할 수 있는 모든 증상 또는 질병으로서 해당 예방접종과 시간적
관련성이 있는 것을 말한다.

19. "**고위험병원체**"란 생물테러의 목적으로 **이용되거나 사고** 등에
의하여 **외부에 유출**될 경우 국민 건강에 **심각한 위험을 초래할 수**
있는 감염병병원체로서 보건복지부령으로 정하는 것을 말한다.

20. "**관리대상 해외 신종감염병**"이란 **기존 감염병의 변이 및 변종** 또
는 기존에 알려지지 아니한 **새로운 병원체**에 의해 발생하여 **국제**
적으로 보건문제를 야기하고 국내 유입에 대비하여야 하는 감염
병으로서 보건복지부장관이 지정하는 것을 말한다.

21. "**의료 · 방역 물품**"이란 「약사법」 제2조에 따른 의약품 · 의약외
품, 「의료기기법」 제2조에 따른 **의료기기 등 의료 및 방역에 필요**
한 물품 및 장비로서 질병관리청장이 지정하는 것을 말한다.

제11조 【의사 등의 신고】

① **의사, 치과의사 또는 한의사**는 다음 각 호의 어느 하나에 해당하는 사
실(제16조제6항에 따라 표본감시 대상이 되는 제4급감염병으로 인한
경우는 제외한다)이 있으면 **소속 의료기관의 장에게 보고**하여야 하고,
해당 환자와 그 동거인에게 **질병관리청장**이 정하는 감염 방지 방법 등
을 지도하여야 한다. 다만, **의료기관에 소속되지 아니한 의사, 치과의**
사 또는 한의사는 그 사실을 **관할 보건소장에게 신고**하여야 한다.
1. **감염병환자**등을 진단하거나 그 **사체를 검안**(檢案)한 경우
2. **예방접종 후 이상반응자**를 진단하거나 그 사체를 검안한 경우
3. 감염병환자등이 **제1급감염병**부터 **제3급감염병**까지에 해당하는
감염병으로 사망한 경우
4. **감염병환자로 의심되는 사람**이 감염병병원체 **검사를 거부**하는 경우

② 제16조의2에 따른 **감염병병원체 확인기관**의 소속 직원은 실험실 검
사 등을 통하여 **보건복지부령으로 정하는 감염병환자등을 발견**한 경
우 그 사실을 그 **기관의 장에게 보고**하여야 한다.

③ 제1항 및 제2항에 따라 보고를 받은 **의료기관의 장** 및 제16조의2에
따른 **감염병병원체 확인기관의 장**은 제1급감염병의 경우에는 **즉시**,
제2급감염병 및 제3급감염병의 경우에는 **24시간 이내**에, **제4급감염**
병의 경우에는 **7일 이내**에 질병관리청장 또는 관할 **보건소장에게 신**
고하여야 한다.

④ **육군, 해군, 공군 또는 국방부** 직할 부대에 **소속된 군의관**은 제1항 각
호의 어느 하나에 해당하는 사실(제16조 제6항에 따라 표본감시 대상
이 되는 제4급감염병으로 인한 경우는 **제외**한다.)이 있으면 **소속 부대**
장에게 보고하여야 하고, 보고를 받은 소속 부대장은 **제1급감염병의**
경우에는 즉시, **제2급감염병 및 제3급감염병**의 경우에는 **24시간 이**
내에 관할 보건소장에게 신고하여야 한다.

⑤ 제16조 제1항에 따른 **감염병 표본감시기관**은 제16조 제6항에 따라
표본 감시 대상이 되는 **제4급감염병**으로 인하여 제1항제1호 또는 제3
호에 해당하는 사실이 있으면 보건복지부령으로 정하는 바에 따라 **질**
병관리청장 또는 관할 보건소장에게 신고하여야 한다.

제12조 【그 밖의 신고의무자】

① 다음 각 호의 어느 하나에 해당하는 사람은 **제1급감염병부터 제3급감**
염병까지에 해당하는 감염병 중 **보건복지부령으로 정하는 감염병이**
발생한 경우에는 의사, 치과의사 또는 한의사의 진단이나 검안을 요구
하거나 해당 주소지를 **관할하는 보건소장에게 신고**하여야 한다.
1. **일반가정**에서는 세대를 같이하는 **세대주**. 다만, 세대주가 부재
중인 경우에는 그 세대원
2. 학교, 사회복지시설, 병원, 관공서, 회사, 공연장, 예배장소, 선
박 · 항공기 · 열차 등 운송수단, 각종 사무소 · 사업소, 음식점,
숙박업소 또는 그 밖에 **여러 사람이 모이는 장소**로서 보건복지부
령으로 정하는 장소의 관리인, 경영자 또는 대표자
3. 「약사법」에 따른 **약사 · 한약사 및 약국개설자**

② 제1항에 따른 **신고의무자가 아니더라도** 감염병환자등 또는 감염병으로
인한 사망자로 의심되는 사람을 발견하면 **보건소장에게 알려야 한다.**

제16조의2 【감염병병원체 확인기관】

① 다음 각 호의 기관(이하 "**감염병병원체 확인기관**"이라 한다)은 실험실
검사 등을 통하여 **감염병병원체를 확인**할 수 있다.
1. **질병관리청**   2. **질병대응센터**
3. 「보건환경연구원법」 제2조에 따른 **보건환경연구원**
4. 「지역보건법」 제10조에 따른 **보건소**
5. 「의료법」 제3조에 따른 의료기관 중 진단검사의학과 **전문의가 상**
근(常勤)**하는 기관**
6. 「고등교육법」 제4조에 따라 설립된 의과대학 중 **진단검사의학과가**
개설된 의과대학
7. 「결핵예방법」 제21조에 따라 설립된 **대한결핵협회**(결핵환자의 병
원체를 확인하는 경우만 해당한다.)
8. 「민법」 제32조에 따라 **한센병환자** 등의 **치료 · 재활**을 지원할 목적으
로 **설립된 기관**(한센병환자의 병원체를 확인하는 경우만 해당한다)
9. 인체에서 채취한 검사물에 대한 검사를 **국가, 지방자치단체, 의**
료기관 등으로부터 위탁받아 처리하는 기관 중 **진단검사의학과**
전문의가 상근하는 기관

제24조 【필수예방접종】

① **특별자치시장 · 특별자치도지사 또는 시장 · 군수 · 구청장**은 다음 각
호의 질병에 대하여 관할 **보건소를 통하여 필수예방접종을 실시**하여
야 한다.
1. 디프테리아   2. 폴리오
3. 백일해   4. 홍역
5. 파상풍   6. 결핵
7. B형간염   8. 유행성이하선염
9. 풍진   10. 수두
11. 일본뇌염   12. b형헤모필루스인플루엔자
13. **폐렴구균**   14. **인플루엔자**
15. A형간염   16. 사람유두종바이러스 감염증
17. 그룹 A형 로타바이러스 감염증

제26조 【예방접종의 공고】 **특별자치시장 · 특별자치도지사 또는 시장 · 군**
수 · 구청장은 임시예방접종을 할 경우에는 예방접종의 **일시 및 장소**, 예방접
종의 **종류**, 예방접종을 받을 사람의 범위를 정하여 **미리 공고**하여야 한다.

제27조 【예방접종증명서】

① **질병관리청장, 특별자치시장 · 특별자치도지사 또는 시장 · 군수 · 구**
청장은 필수예방접종 또는 임시예방접종을 받은 사람 본인 또는 법정
대리인에게 보건복지부령으로 정하는 바에 따라 **예방접종증명서를 발**
급하여야 한다.

2. "제1급감염병"이란 생물테러감염병 또는 치명률이 높거나 집단 발생의 우려가 커서 발생 또는 유행 즉시 신고하여야 하고, 음압격리와 같은 높은 수준의 격리가 필요한 감염병으로서 다음의 감염병을 말한다. 다만, 갑작스러운 국내 유입 또는 유행이 예견되어 긴급한 예방·관리가 필요하여 보건복지부장관이 지정하는 감염병을 포함한다.

   가. 디프테리아 나. 탄저
   다. 두창 라. 보툴리눔독소증
   마. 야토병 바. 신종감염병증후군
   사. 페스트
   아. 중증급성호흡기증후군(SARS)
   자. 동물인플루엔자 인체감염증 차. 신종인플루엔자
   카. 중동호흡기증후군(MERS) 타. 마버그열
   파. 에볼라바이러스병 하. 라싸열
   거. 크리미안콩고출혈열 너. 남아메리카출혈열
   더. 리프트밸리열

3. "제2급감염병"이란 전파 가능성을 고려하여 발생 또는 유행 시 24시간 이내에 신고하여야 하고, 격리가 필요한 다음 각 목의 감염병을 말한다. 다만, 갑작스러운 국내 유입 또는 유행이 예견되어 긴급한 예방·관리가 필요하여 보건복지부장관이 지정하는 감염병을 포함한다.

   가. 백일해 나. 홍역
   다. 폴리오 라. 유행성이하선염
   마. 풍진 바. 수두
   사. b형헤모필루스인플루엔자 아. 폐렴구균 감염증
   자. A형간염 차. 콜레라
   카. 장티푸스 타. 파라티푸스
   파. 세균성이질 하. 장출혈성대장균감염증
   거. 결핵 너. 한센병
   더. 성홍열 러. 수막구균 감염증
   머. 반코마이신내성황색포도알균(VRSA) 감염증
   버. 카바페넴내성장내세균속균종(CRE) 감염증
   서. E형간염

4. "제3급감염병"이란 그 발생을 계속 감시할 필요가 있어 발생 또는 유행 시 24시간 이내에 신고하여야 하는 다음 각 목의 감염병을 말한다. 다만, 갑작스러운 국내 유입 또는 유행이 예견되어 긴급한 예방·관리가 필요하여 질병관리청장이 보건복지부장관과 협의하여 지정하는 감염병을 포함한다.

   가. 파상풍 나. B형간염
   다. C형간염 라. 일본뇌염
   마. 말라리아 바. 레지오넬라증
   사. 비브리오패혈증 아. 발진티푸스
   자. 발진열 차. 쯔쯔가무시증
   카. 렙토스피라증 타. 브루셀라증
   파. 공수병 하. 신증후군출혈열
   거. 후천성면역결핍증(AIDS)
   너. 크로이츠펠트-야콥병(CJD) 및 변종크로이츠펠트-야콥병(vCJD)
   더. 황열 러. 뎅기열
   머. 큐열(Q熱) 버. 웨스트나일열
   서. 라임병 어. 진드기매개뇌염
   저. 유비저(類鼻疽) 처. 치쿤구니야열
   커. 중증열성혈소판감소증후군(SFTS)
   터. 지카바이러스감염증 퍼. 매독

5. "제4급감염병"이란 제1급감염병부터 제3급감염병까지의 감염병 외에 유행 여부를 조사하기 위하여 표본감시 활동이 필요한 다음 각 목의 감염병을 말한다.

   가. 인플루엔자 나. 회충증
   다. 요충증 라. 편충증
   마. 간흡충증 바. 폐흡충증
   사. 장흡충증 아. 수족구병
   자. 임질 차. 클라미디아감염증
   카. 연성하감 타. 성기단순포진
   파. 첨규콘딜롬
   하. 반코마이신내성장알균(VRE) 감염증
   거. 메티실린내성황색포도알균(MRSA) 감염증
   너. 다제내성녹농균(MRPA) 감염증
   더. 다제내성아시네토박터바우마니균(MRAB) 감염증
   러. 장관감염증 머. 급성호흡기감염증
   버. 해외유입기생충감염증 서. 엔테로바이러스감염증
   어. 사람유두종바이러스 감염증

6. "기생충감염병"이란 기생충에 감염되어 발생하는 감염병 중 질병관리청장이 고시하는 감염병을 말한다.

8. "세계보건기구 감시대상 감염병"이란 세계보건기구가 국제공중보건의 비상사태에 대비하기 위하여 감시대상으로 정한 질환으로서 질병관리청장이 고시하는 감염병을 말한다.

9. "생물테러감염병"이란 고의 또는 테러 등을 목적으로 이용된 병원체에 의하여 발생된 감염병 중 질병관리청장이 고시하는 감염병을 말한다.

10. "성매개감염병"이란 성 접촉을 통하여 전파되는 감염병 중 질병관리청장이 고시하는 감염병을 말한다.

11. "인수공통감염병"이란 동물과 사람 간에 서로 전파되는 병원체에 의하여 발생되는 감염병 중 질병관리청장이 고시하는 감염병을 말한다.

12. "의료관련감염병"이란 환자나 임산부 등이 의료 행위를 적용받는 과정에서 발생한 감염병으로서 감시 활동이 필요하여 질병관리청장이 고시하는 감염병을 말한다.

13. "감염병환자"란 감염병의 병원체가 인체에 침입하여 증상을 나타내는 사람으로서 제11조 제6항의 진단 기준에 따른 의사, 치과의사 또는 한의사의 진단이나 제16조의2에 따른 감염병병원체 확인 기관의 실험실 검사를 통하여 확인된 사람을 말한다.

14. "감염병의사환자"란 감염병병원체가 인체에 침입한 것으로 의심이 되나 감염병환자로 확인되기 전 단계에 있는 사람을 말한다.

15. "병원체보유자"란 임상적인 증상은 없으나 감염병병원체를 보유하고 있는 사람을 말한다.

15의2. "감염병의심자"란 다음 각 목의 어느 하나에 해당하는 사람을 말한다.

   가. 감염병환자, 감염병의사환자 및 병원체보유자(이하 "감염병환자 등"이라 한다.)와 접촉하거나 접촉이 의심되는 사람(이하 "접촉자"라 한다.)
   나. 「검역법」 제2조제7호 및 제8호에 따른 검역관리지역 또는 중점검역관리지역에 체류하거나 그 지역을 경유한 사람으로서 감염이 우려되는 사람
   다. 감염병병원체 등 위험요인에 노출되어 감염이 우려되는 사람

16. "감시"란 감염병 발생과 관련된 자료 및 매개체에 대한 자료를 체계적이고 지속적으로 수집, 분석 및 해석하고 그 결과를 제때에 필요한 사람에게 배포하여 감염병 예방 및 관리에 사용하도록 하는 일체의 과정을 말한다.

9. "영업"이란 식품 또는 식품첨가물을 채취·제조·가공·조리·저장·소분·운반 또는 판매하거나 기구 또는 용기·포장을 제조·운반·판매하는 업(농업과 수산업에 속하는 식품 채취업은 제외한다. 이하 이 호에서 "식품제조업등"이라 한다)을 말한다. 이 경우 공유주방을 운영하는 업과 공유주방에서 식품제조업등을 영위하는 업을 포함한다.

10. "영업자"란 제37조제1항에 따라 영업허가를 받은 자나 같은 조 제4항에 따라 영업신고를 한 자를 말한다.

11. "식품위생"이란 식품, 식품첨가물, 기구 또는 용기·포장을 대상으로 하는 음식에 관한 위생을 말한다.

12. "집단급식소"란 영리를 목적으로 하지 아니하면서 특정 다수인에게 계속하여 음식물을 공급하는 다음 각 목의 어느 하나에 해당하는 곳의 급식시설로서 대통령령으로 정하는 시설을 말한다.

가. 기숙사   나. 학교, 유치원, 어린이집
다. 병원   라. 사회복지시설
마. 산업체   바. 국가, 지방단체 및 공공기관
사. 그 밖의 후생기관 등

13. "식품이력추적관리"란 식품을 제조·가공단계부터 판매단계까지 각 단계별로 정보를 기록·관리하여 그 식품의 안전성 등에 문제가 발생할 경우 그 식품을 추적하여 원인을 규명하고 필요한 조치를 할 수 있도록 관리하는 것을 말한다.

14. "식중독"이란 식품 섭취로 인하여 인체에 유해한 미생물 또는 유독물질에 의하여 발생하였거나 발생한 것으로 판단되는 감염성 질환 또는 독소형 질환을 말한다.

제4조 【위해식품 등의 판매 등 금지】 누구든지 다음 각 호의 어느 하나에 해당하는 식품 등을 판매하거나 판매할 목적으로 채취·제조·수입·가공·사용·조리·저장·소분·운반 또는 진열하여서는 아니 된다.

1. 썩거나 상하거나 설익어서 인체의 건강을 해칠 우려가 있는 것
2. 유독·유해물질이 들어 있거나 묻어 있는 것 또는 그러할 염려가 있는 것. 다만, 식품의약품안전처장이 인체의 건강을 해칠 우려가 없다고 인정하는 것은 제외한다.
3. 병을 일으키는 미생물에 오염되었거나 그러할 염려가 있어 인체의 건강을 해칠 우려가 있는 것
4. 불결하거나 다른 물질이 섞이거나 첨가된 것 또는 그 밖의 사유로 인체의 건강을 해칠 우려가 있는 것
5. 제18조에 따른 안전성 심사 대상인 농·축·수산물 등 가운데 안전성 심사를 받지 아니하였거나 안전성 심사에서 식용으로 부적합하다고 인정된 것
6. 수입이 금지된 것 또는 「수입식품안전관리특별법」 제20조제1항에 따른 수입신고를 하지 아니하고 수입한 것
7. 영업자가 아닌 자가 제조·가공·소분한 것

제5조 【병든 동물 고기 등의 판매 등 금지】 누구든지 총리령으로 정하는 질병에 걸렸거나 걸렸을 염려가 있는 동물이나 그 질병에 걸려 죽은 동물의 고기·뼈·젖·장기 또는 혈액을 식품으로 판매하거나 판매할 목적으로 채취·수입·가공·사용·조리·저장·소분 또는 운반하거나 진열하여서는 아니 된다.

제48조 【식품안전관리인증기준】
① 식품의약품안전처장은 식품의 원료관리 및 제조·가공·조리·소분·유통의 모든 과정에서 위해한 물질이 식품에 섞이거나 식품이 오염되는 것을 방지하기 위하여 각 과정의 위해 요소를 확인·평가하여 중점적으로 관리하는 기준(이하 "식품안전관리인증기준"이라 한다.)을 식품별로 정하여 고시할 수 있다.

---

⑤ 식품위생법 시행령

제2조 【집단급식소의 범위】 「식품위생법」 제2조제12호에 따른 집단급식소는 1회 50인 이상에게 식사를 제공하는 급식소를 말한다.

제23조 【허가를 받아야 하는 영업 및 허가관청】 허가를 받아야 하는 영업 및 해당 허가관청은 다음 각 호와 같다.

1. 식품조사처리업 : 식품의약품안전처장
2. 단란주점영업과 유흥주점영업 : 특별자치시장·특별자치도지사 또는 시장·군수·구청장

제25조 【영업신고를 하여야 하는 업종】
① 특별자치시장·특별자치도지사 또는 시장·군수·구청장에게 신고를 하여야 하는 영업은 다음 각 호와 같다.

2. 즉석판매제조·가공업   4. 식품운반업
5. 식품소분·판매업   6. 식품냉동냉장업
7. 용기·포장류제조업
8. 휴게음식점영업, 일반음식점영업, 위탁급식영업, 제과점영업

제26조의2 【등록하여야 하는 영업】
① 법 제37조제5항 본문에 따라 특별자치도지사 또는 시장·군수·구청장에게 등록하여야 하는 영업은 다음 각 호와 같다.

1. 제21조제1호의 식품제조·가공업
2. 제21조제3호의 식품첨가물제조업
3. 제21조제9호의 공유주방운영업

---

⑥ 식품위생법 시행규칙

제38조 【식품소분업의 신고대상】
① 영 제21조제5호가목에서 "총리령으로 정하는 식품 또는 식품첨가물"이란 제21조제1호 및 제3호에 따른 영업의 대상이 되는 식품 또는 식품첨가물(수입되는 식품 또는 식품첨가물을 포함한다)과 벌꿀[영업자가 자가채취하여 직접 소분(小分)·포장하는 경우를 제외한다.]을 말한다. 다만, 다음 각 호의 어느 하나에 해당하는 경우에는 소분·판매해서는 안 된다.

1. 어육 제품
2. 특수용도식품(체중조절용 조제식품은 제외한다.)
3. 통·병조림 제품   4. 레토르트식품   5. 전분
6. 장류 및 식초(제품의 내용물이 외부에 노출되지 않도록 개별 포장되어 있어 위해가 발생할 우려가 없는 경우는 제외한다.)

제61조 【모범업소의 지정 등】
① 특별자치시장·특별자치도지사·시장·군수·구청장은 법 제47조제1항에 따라 모범업소를 지정하는 경우에는 영 제2조의 집단급식소 및 영 제21조제8호나목의 일반음식점영업을 대상으로 별표 19의 모범업소의 지정기준에 따라 지정한다.

---

⑦ 감염병의 예방 및 관리에 관한 법률

제2조 【정의】 이 법에서 사용하는 용어의 뜻은 다음과 같다.

1. 감염병이란 제1급감염병, 제2급감염병, 제3급감염병, 제4급감염병, 기생충감염병, 세계보건기구 감시대상 감염병, 생물테러감염병, 성매개감염병, 인수(人獸)공통감염병 및 의료관련감염병을 말한다.

제11조의2 【위생사 면허증의 발급】

① 법 제6조의2제6항에 따라 **위생사 면허를 받으려는 사람**은 별지 제10호의2서식의 위생사 면허증 발급신청서(전자문서로 된 신청서를 포함한다.)에 다음 각 호의 서류(전자문서를 포함한다.)를 첨부하여 **보건복지부장관에게 제출**하여야 한다.

1. 다음 각 목의 구분에 따른 서류
   가. 법 제6조의2제1항제1호에 해당하는 사람 : **보건 또는 위생에 관한 이수증명서**
   나. 법 제6조의2제1항제2호에 해당하는 사람 : 보건 또는 위생에 관한 **학위증명서 또는 졸업증명서**
   다. 법 제6조의2제1항제3호에 해당하는 사람 : **외국의 위생사 면허증** 또는 자격증 사본
   라. 법률 제13983호 공중위생관리법 일부개정법률 부칙 제5조에 따라 위생사 국가시험에 응시하여 합격한 사람 : **위생업무에 종사한 경력증명서**
2. **법 제6조의2제7항제1호** 본문에 해당하지 아니 함을 증명하는 의사의 진단서 또는 같은 호 단서에 해당 한다는 사실을 증명할 수 있는 **전문의의 진단서**
3. 법 **제6조의2제7항제2호**에 해당하지 아니 함을 증명하는 **의사의 진단서**
4. 사진 2장

② **보건복지부장관**은 제1항에 따른 면허증의 발급 신청이 적합하다고 **인정하는 경우**에는 다음 각 호의 사항이 포함된 면허대장에 해당 사항을 **등록하고, 별지 제10호의3서식의 위생사 면허증을 신청인에게 발급**하여야 한다.

1. **면허번호 및 면허연월일**
2. **성명·주소 및 주민등록번호**
3. **위생사 국가시험 합격연월일**
4. **면허취소 사유 및 취소연월일**
5. 면허증 재교부 사유 및 **재교부연월일**
6. 그 밖에 보건복지부장관이 면허의 관리에 **특히 필요하다고 인정하는 사항**

제11조의3 【위생사 면허증 재발급】

① 위생사는 **면허증을 잃어버리거나 못쓰게 된 경우**에는 별지 제10호의4서식의 위생사 면허증 재발급 신청서(전자문서로 된 신청서를 포함한다.)에 다음 각 호의 서류(전자문서를 포함한다.)를 첨부하여 **보건복지부장관에게 제출**하여야 한다.

1. 면허증 원본(면허증을 못쓰게 된 경우만 해당한다.)
2. 분실사유서(면허증을 잃어버린 경우만 해당한다.)
3. 사진 2장

② 위생사 면허증을 잃어버린 후 재발급 받은 사람이 잃어버린 면허증을 찾은 때에는 지체없이 **보건복지부장관에게 그 면허증을 반납**하여야 한다.

제12조의2 【위생사 면허의 재부여】 법 제7조의2제1항제1호에 따라 위생사 **면허가 취소된** 사람이 같은 조 제2항에 따라 다시 면허를 받으려는 경우에는 별지 제10호의4서식의 위생사 **면허증 재부여 신청서**(전자문서로 된 신청서를 포함한다.)에 다음 각 호의 서류(전자문서를 포함한다.)를 첨부하여 **보건복지부장관에게 제출**하여야 한다.

1. 면허취소의 원인이 된 사유가 소멸한 것을 증명하는 서류
2. 사진 2장

제21조 【위생관리등급의 구분 등】

① 법 제13조제4항의 규정에 의한 위생관리등급의 구분은 다음 각 호와 같다.

1. **최우수업소** : 녹색등급
2. **우수업소** : 황색등급
3. **일반관리대상 업소** : 백색등급

② 제1항의 규정에 의한 **위생관리등급의 판정**을 위한 세부항목, 등급결정 절차와 기타 위생서비스평가에 필요한 구체적인 사항은 **보건복지부장관이 정하여 고시**한다.

제23조 【위생교육】

① 법 제17조에 따른 **위생교육**은 **집합교육**과 **온라인** 교육을 병행하여 실시하되, 교육시간은 **3시간**으로 한다.
② 위생교육의 내용은 「공중위생관리법」 및 관련 법규, 소양교육(친절 및 청결에 관한 사항을 포함한다), 기술교육, 그 밖에 **공중위생에 관하여 필요한 내용**으로 한다.
④ 법 제17조제1항 및 제2항에 따른 위생교육 대상자 중 보건복지부장관이 고시하는 **도서·벽지 지역에서 영업**을 하고 있거나 하려는 자에 대하여는 제9항에 따른 **교육교재를 배부하여 이를 익히고 활용하도록 함으로써 교육에 갈음**할 수 있다.
⑥ 법 제17조제2항 단서에 따라 영업신고 전에 위생교육을 받아야 하는 자 중 다음 각 호의 어느 하나에 해당하는 자는 영업신고를 한 후 6개월 이내에 위생교육을 받을 수 있다.

1. **천재지변, 본인의 질병·사고, 업무상 국외출장** 등의 사유로 교육을 받을 수 없는 경우
2. 교육을 실시하는 단체의 사정 등으로 **미리 교육을 받기 불가능한** 경우

4 식품위생법

제2조 【정의】

이 법에서 사용하는 **용어의 뜻은 다음과 같다.**

1. "**식품**"이란 **모든 음식물**(의약으로 섭취하는 것은 **제외**한다)을 말한다.
2. "**식품첨가물**"이란 식품을 **제조·가공·조리 또는 보존**하는 과정에서 감미(甘味), 착색(着色), 표백(漂白) 또는 산화방지 등을 목적으로 식품에 사용되는 물질을 말한다.
3. "**화학적 합성품**"이란 화학적 수단으로 원소 또는 화합물에 **분해 반응 외의 화학 반응**을 일으켜서 얻은 물질을 말한다.
4. "**기구**"란 다음 각 목의 어느 하나에 해당하는 것으로서 **식품 또는 식품첨가물에 직접 닿는 기계·기구나 그 밖의 물건**(농업과 수산업에서 식품을 채취하는 데에 쓰는 기계·기구나 그 밖의 물건 및 **위용생품은 제외**한다)을 말한다.
   가. 음식을 먹을 때 **사용하거나 담는 것**
   나. 식품 또는 식품첨가물을 **채취·제조·가공·조리·저장·소분**[(소분) : 완제품을 나누어 유통을 목적으로 재포장하는 것을 말한다. 이하 같다.]·**운반·진열**할 때 사용하는 것
5. "**용기·포장**"이란 식품 또는 식품첨가물을 넣거나 싸는 것으로서 식품 또는 식품첨가물을 주고받을 때 함께 건네는 물품을 말한다.
5의 2. "**공유주방**"이란 **식품의 제조·가공·조리·저장·소분·운반에 필요한 시설 또는 기계·기구 등을 여러 영업자가 함께 사용**하거나, 동일한 영업자가 여러 종류의 영업에 사용할 수 있는 시설 또는 기계·기구 등이 갖춰진 **장소를 말한다**.
6. "**위해**"란 식품, 식품첨가물, 기구 또는 용기·포장에 존재하는 **위험요소로서 인체의 건강을 해치거나 해칠 우려가 있는 것**을 말한다.
7. "**표시**" 〈2019. 6. 12. 삭제〉
8. "**영양표시**" 〈2019. 6. 12. 삭제〉

제14조 【위생관리등급 공표 등】

① 시장·군수·구청장은 보건복지부령이 정하는 바에 의하여 위생서비스평가의 결과에 따른 위생관리등급을 해당 공중위생영업자에게 통보하고 이를 공표하여야 한다.

② 공중위생영업자는 제1항의 규정에 의하여 **시장·군수·구청장**으로부터 통보받은 **위생관리등급의 표지**를 영업소의 명칭과 함께 영업소의 **출입구에 부착**할 수 있다.

③ **시·도지사** 또는 **시장·군수·구청장**은 위생서비스평가의 결과 위생서비스의 수준이 우수하다고 인정되는 영업소에 대하여 **포상을 실시**할 수 있다.

제17조 【위생교육】

① 공중위생영업자는 **매년 위생교육을 받아**야 한다.

② 제3조제1항 전단의 규정에 의하여 신고를 하고자 하는 자는 **미리 위생교육을 받아**야 한다. 다만, 보건복지부령으로 정하는 부득이한 사유로 미리 교육을 받을 수 **없는 경우**에는 영업 개시 후 6개월 이내에 위생교육을 받을 수 있다.

제19조의3 【같은 명칭의 사용금지】 위생사가 아니면 **위생사라는 명칭**을 사용하지 **못한다**.

제20조 【벌칙】 ④ 다음 각 호의 어느 하나에 해당하는 사람은 **300만원 이하의 벌금**에 처한다.

3. 제6조의2제9항을 위반하여 **다른 사람에게 위생사의 면허증을 빌려주거나 빌린 사람**

4. 제6조의2제10항을 위반하여 **위생사의 면허증을 빌려주거나 빌리는 것을 알선한 사람**

제22조 【과태료】

③ 제19조의3을 위반하여 **위생사의 명칭을 사용**한 자에게는 **100만원 이하의 과태료**를 부과한다.

④ 제1항부터 제3항까지의 규정에 따른 과태료는 대통령령으로 정하는 바에 따라 **보건복지부장관 또는 시장·군수·구청장이 부과·징수**한다.

> **참고** 【
> 법에 쓰이는 용어
> ① : 1항···   1. : 1호···   가 : 가목···

2 공중위생관리법 시행령

제6조의2 【위생사 국가시험의 시험방법 등】

① **보건복지부장관**은 법 제6조의2제1항에 따른 위생사 국가시험(이하 "위생사 국가시험"이라 한다.)을 실시하려는 경우에는 **시험일시, 시험장소 및 시험과목** 등 위생사 국가시험 시행계획을 시험실시 **90일 전까지 공고**하여야 한다. 다만, 시험장소의 경우에는 **시험실시 30일 전까지 공고**할 수 있다.

② 위생사 국가시험은 다음 각 호의 구분에 따라 **필기시험과 실기시험**으로 실시한다.

1. **필기시험** : 다음 각 목의 시험과목에 대한 검정(檢定)
   가. **공중보건학**   나. **환경위생학**
   다. 식품위생학   라. **위생곤충학**
   마. **위생 관계 법령**(「공중위생관리법」, 「식품위생법」, 「감염병의 예방 및 관리에 관한 법률」, 「먹는물관리법」, 「폐기물관리법」 및 「하수도법」과 그 하위 법령)

2. **실기시험** : 위생사 **업무 수행에 필요**한 **지식 및 기술** 등의 실기방법에 따른 **검정**

③ 위생사 국가시험의 합격자 결정기준은 다음 각 호의 구분에 따른다.

1. **필기시험** : 각 과목 총점의 **40퍼센트 이상**, 전 과목 총점의 **60퍼센트 이상** 득점한 사람

2. **실기시험** : 실기시험 총점의 **60퍼센트 이상** 득점한 사람

④ 보건복지부장관은 위생사 국가시험을 실시할 때마다 시험 과목에 대한 **전문지식 또는 위생사 업무**에 대한 풍부한 경험을 갖춘 사람 중에서 시험위원을 **임명하거나 위촉**한다. 이 경우 해당 시험위원에 대해서는 예산의 범위에서 수당과 여비를 지급할 수 있다.

⑤ **보건복지부장관**은 법 제6조의2제3항에 따라 위생사 **국가시험의 실시에 관한 업무**를 「한국보건의료인국가시험원법」에 따른 **한국보건의료인국가시험원에 위탁**한다.

⑥ 법 제6조의2제4항에서 "대통령령으로 정하는 **부정행위**"란 다음 각 호의 어느 하나에 **해당하는 행위**를 말한다.

1. **대리시험을 의뢰**하거나 **대리로 시험에 응시**하는 행위

2. **다른 수험생의 답안지를 보거나 본인의 답안지를 보여 주는 행위**

3. **정보통신기기**나 그 밖의 **신호 등을 이용**하여 해당 시험 내용에 관하여 **다른 사람과 의사소통**하는 행위

4. **부정한 자료**를 가지고 있거나 **이용**하는 행위

5. 그 밖의 부정한 수단으로 **본인 또는 다른 사람의 시험 결과에 영향을 미치는 행위**로서 보건복지부령으로 정하는 행위

⑦ 제1항부터 제6항까지에서 규정한 사항 외에 **위생사 국가시험의 실시절차, 실시방법, 실시비용 및 업무위탁** 등에 필요한 사항은 **보건복지부장관이 정하여 고시**한다.

제6조의3 【위생사의 업무】 법 제8조의2제6호에서 "대통령령으로 정하는 업무"란 다음 각 호의 업무를 말한다.

1. 소독업무
2. 보건관리업무

제10조의3 【민감정보 및 고유식별정보의 처리】

① 보건복지부장관(법 제6조의2제3항에 따라 **보건복지부장관의 업무를 위탁받은 자를 포함**한다.)은 다음 각 호의 사무를 수행하기 위하여 불가피한 경우「개인정보 보호법」제23조에 따른 **건강에 관한 정보**, 같은 법 시행령 제19조제1호 또는 제4호에 따른 **주민등록번호 또는 외국인등록번호**가 포함된 **자료를 처리**할 수 있다.

1. 법 제6조의2에 따른 **위생사 면허 및 위생사 국가시험에 관한 사무**

2. 법 제7조의2에 따른 **위생사 면허의 취소 및 면허 재부여**에 관한 사무

3. 법 제12조제3호에 따른 **청문에 관한 사무**

3 공중위생관리법 시행규칙

제11조 【위생사 국가시험의 부정행위】

영 제6조의2제6항제5호에서 "보건복지부령으로 정하는 행위"란 다음 각 호의 어느 하나에 해당하는 행위를 말한다.

1. 시험 중 **다른 수험자와 시험과 관련**된 **대화를 하는 행위**

2. 답안지(실기작품을 포함한다.)를 교환하는 행위

3. 시험 중 **시험문제 내용과 관련**된 물건을 휴대하여 사용하거나 이를 주고받는 행위

4. **시험장 내외의 자로부터 도움을 받고 답안지**(실기작품을 포함한다.)를 작성하는 행위

5. **미리 시험문제를 알고 시험을 치른 행위**

6. 다른 수험자와 **성명 또는 수험번호를 바꾸어 제출**하는 행위

제5장 위생관계법령

> **참고**
> ① 법의 내용은 2025년 8월 30일 기준임
> ② 2025. 8. 30. 기준의 의미 : 2023. 8. 30. 까지 공포된 법의 내용 중 2025. 11. 30. 까지 시행되는 법의 내용도 모두 반영한 것을 뜻함
> ③ 2025년 시행하는 위생관계법령은 "위생사 시험일" 기준으로 출제됨. 따라서 시험일 "10일" 전에 반드시 "크라운출판사 홈페이지"에 "변경"된 내용의 여부를 반드시 확인하기 바람

1 공중위생관리법

제1조【목적】 이 법은 공중이 이용하는 영업의 위생관리등에 관한 사항을 규정함으로써 위생 수준을 향상시켜 국민의 건강증진에 기여함을 목적으로 한다.

제2조【정의】 "공중위생영업"이라 함은 다수인을 대상으로 위생관리서비스를 제공하는 영업으로서 숙박업·목욕장업·이용업·미용업·세탁업·건물위생관리업을 말한다.

제3조【공중위생영업의 신고 및 폐업신고】 ① 공중위생영업을 하고자 하는 자는 공중위생영업의 종류별로 보건복지부령이 정하는 시설 및 설비를 갖추고 시장·군수·구청장(자치구의 구청장에 한한다. 이하 같다.)에게 신고하여야 한다.

제5조【공중위생영업자의 불법카메라 설치 금지】 공중위생영업자는 영업소에「성폭력범죄의 처벌 등에 관한 특례법」제14조제1항에 위반되는 행위에 이용되는 카메라나 그 밖에 이와 유사한 기능을 갖춘 기계장치를 설치해서는 아니 된다.

제6조의2【위생사의 면허 등】
① 위생사가 되려는 사람은 다음 각 호의 어느 하나에 해당하는 사람으로서 위생사 국가시험에 합격한 후 보건복지부장관의 면허를 받아야 한다.
  1. 전문대학이나 이와 같은 수준 이상에 해당된다고 교육부장관이 인정하는 학교(보건복지부장관이 정하여 고시하는 인정 기준에 해당하는 외국의 학교를 포함한다. 이하 같다.)에서 보건 또는 위생에 관한 교육 과정을 이수한 사람
  2. 「학점인정 등에 관한 법률」제8조에 따라 전문대학을 졸업한 사람과 같은 수준 이상의 학력이 있는 것으로 인정되어 같은 법 제9조에 따라 보건 또는 위생에 관한 학위를 취득한 사람
  3. 외국의 위생사 면허 또는 자격(보건복지부장관이 정하여 고시하는 인정 기준에 해당하는 면허 또는 자격을 말한다)을 가진 사람
② 제1항에 따른 위생사 국가시험은 매년 1회 이상 보건복지부장관이 실시하며, 시험과목·시험방법·합격기준과 그 밖에 시험에 필요한 사항은 대통령령으로 정한다.
③ 보건복지부장관은 위생사 국가시험의 실시에 관한 업무를「한국보건의료인국가시험원법」에 따른 한국보건의료인국가시험원에 위탁할 수 있다.
④ 위생사 국가시험에서 대통령령으로 정하는 부정행위를 한 사람에 대하여는 그 시험을 정지시키거나 합격을 무효로 한다.
⑤ 제4항에 따라 시험이 정지되거나 합격이 무효가 된 사람은 해당 위생사 국가시험 후에 치러지는 위생사 국가시험에 2회 응시할 수 없다.
⑥ 보건복지부장관은 위생사 면허를 부여하는 경우에는 보건복지부령으로 정하는 바에 따라 면허대장에 등록하고 면허증을 발급하여야 한다.
⑦ 다음 각 호의 어느 하나에 해당하는 사람은 위생사 면허를 받을 수 없다.
  1. 「정신건강증진 및 정신질환자 복지서비스 지원에 관한 법률」제3조제1호에 따른 정신질환자. 다만, 전문의가 위생사로서 적합하다고 인정하는 사람은 그러하지 아니하다.
  2. 「마약류 관리에 관한 법률」에 따른 마약류 중독자
  3. 이 법,「감염병의 예방 및 관리에 관한 법률」,「검역법」,「식품위생법」,「의료법」,「약사법」,「마약류 관리에 관한 법률」또는「보건범죄 단속에 관한 특별조치법」을 위반하여 금고 이상의 실형을 선고받고 그 집행이 끝나지 아니하거나 그 집행을 받지 아니하기로 확정되지 아니한 사람
⑧ 제6항에 따른 면허의 등록, 수수료 및 면허증에 필요한 사항은 보건복지부령으로 정한다.

제7조의2【위생사 면허의 취소 등】
① 보건복지부장관은 위생사가 다음 각 호의 어느 하나에 해당하는 경우에는 그 면허를 취소한다.
  1. 제6조의2제7항 각 호의 어느 하나에 해당하게 된 경우
  2. 면허증을 대여한 경우
② 위생사가 제1항제1호에 따라 면허가 취소된 후 그 처분의 원인이 된 사유가 소멸된 때에는 보건복지부장관은 그 사람에 대하여 다시 면허를 부여할 수 있다.

제8조의2【위생사의 업무 범위】 위생사의 업무 범위는 다음 각 호와 같다.
  1. 공중위생영업소, 공중이용시설 및 위생용품의 위생관리
  2. 음료수의 처리 및 위생관리
  3. 쓰레기, 분뇨, 하수, 그 밖의 폐기물의 처리
  4. 식품·식품첨가물과 이에 관련된 기구·용기 및 포장의 제조와 가공에 관한 위생관리
  5. 유해곤충·설치류 및 매개체 관리
  6. 그 밖에 보건위생에 영향을 미치는 것으로써 대통령령으로 정하는 업무

제12조【청문】 보건복지부장관 또는 시장·군수·구청장은 다음 각 호의 어느 하나에 해당하는 처분을 하려면 청문을 하여야 한다.
  2. 제7조에 따른 이용사와 미용사의 면허취소 또는 면허정지
  3. 제7조의2에 따른 위생사의 면허취소
  4. 제11조에 따른 영업정지명령, 일부 시설의 사용중지명령 또는 영업소 폐쇄명령

제13조【위생서비스수준의 평가】
① 시·도지사는 공중위생영업소(관광숙박업의 경우를 제외한다. 이하 이 조에서 같다.)의 위생관리수준을 향상시키기 위하여 위생서비스평가계획(이하 "평가계획"이라 한다.)을 수립하여 시장·군수·구청장에게 통보하여야 한다.
② 시장·군수·구청장은 평가계획에 따라 관할지역별 세부평가계획을 수립한 후 공중위생영업소의 위생서비스수준을 평가(이하 "위생서비스평가"라 한다.)하여야 한다.
③ 시장·군수·구청장은 위생서비스평가의 전문성을 높이기 위하여 필요하다고 인정하는 경우에는 관련 전문기관 및 단체로 하여금 위생서비스평가를 실시하게 할 수 있다.
④ 제1항 내지 제3항의 규정에 의한 위생서비스평가의 주기·방법, 위생관리등급의 기준 기타 평가에 관하여 필요한 사항은 보건복지부령으로 정한다.

㉮ 자연환경을 보살피기 위하여 모든 국가, 지역, 공동체 그리고 개인의 책임을 수립

㉯ 천연자원을 보존하고, 자연환경과 인공 환경을 보호하는 것

㉰ 건강한 생활 환경을 지원하는 것

③ **지역 사회 활동의 강화(공동체 행동** 강화 = 지역 활동 강화)

㉮ 공동체에 권한을 부여하는 것

㉯ **공적 참여**와 공동체 소유권과 건강 문제의 방향 통제를 강화하는 것

㉰ 정보, 자금과 지원에 대한 충분한 이용 방법을 제공하는 것

④ **개인 건강 기술의 개발(**개인의 기능 발견 = **개인적 기술 개발** = 자기 건강 돌보기 육성)

㉮ 개인과 사회의 발전을 지원하는 것

㉯ 정보, 교육을 제공하고 삶의 기능을 향상하는 것

⑤ 보건사업의 재정립(**보건의료의 방향 재설정** = 보건 서비스 개혁 = 기존 보건의료체계의 방향 재설정)

■ 제2차 : **애들레이드(**Adelaide = 아델레이드회의, 호주, 1988) : 건전한 공공 보건정책을 건강 증진의 수단으로 강조, 우선순위는

① 여성 건강의 개선

② 식품과 영양

③ 흡연과 음주

④ 지원적 환경의 조성

■ **제3차** : 선즈볼(스웨덴, 1991) : 건강을 지원하는 환경 구축 강조

■ **제4차** : 자카르타(인도네시아, 1997) : 건강 증진을 보건의료 개발의 중심에 둠

■ **제5차** : 멕시코시티(멕시코, 2000) : 건강 증진을 위한 과학적 근거 확보와 파트너십 형성

■ **제6차** : 방콕(태국, 2005) : 건강 결정 요소를 다루기 위한 정책과 파트너십

■ **제7차** : **케냐 나이로비**(2009) : **건강 증진과 개발 − 수행 역량 격차 해소** 과제

■ **제8차** : 핀란드 헬싱키(2012)

■ **제9차** : 중국 상하이(2016년 11월 21일~24일) : 목표는 건강을 증진하는 것과 2030 지속가능한 발전 의제 간의 비평적 연결 점들을 뚜렷하게 나타내는 데 있다.

8 보건 통계

(1) 보건 통계 지표

① 조사망률 = $\dfrac{\text{연간 총사망자 수}}{\text{연앙 인구}} \times 1{,}000$

② 신생아 사망률 = $\dfrac{\text{연간 신생아 사망 수(생후 4주 이내)}}{\text{연간 출생아 수}} \times 1{,}000$

③ 영아사망률 = $\dfrac{\text{연간 영아 사망 수}}{\text{연간 출생아 수}} \times 1{,}000$

④ 모성사망률 = $\dfrac{\text{연간 임신·분만·산욕열에 의한 모성 사망 수}}{\text{연간 출생아 수}} \times 10^3(10^5)$

※ 보건 계열에서는 관행상 모성사망비(모성 사망 수 ÷ 출생아 수)를 모성사망률로 쓰고 있음.

⑤ 조출생률 = $\dfrac{\text{연간 출생아 수}}{\text{연앙 인구(기앙 인구)}} \times 1{,}000$ (가족계획 판정에 쓰임)

⑥ 일반출산율 = $\dfrac{\text{연간 총출생 수}}{\text{가임 연령의 여자 인구}} \times 1{,}000$

⑦ 연령별 출산율 = $\dfrac{\text{해당 연령의 여자에 의한 출생아 수}}{\text{해당 연령의 가임 여성 인구}} \times 1{,}000$

⑧ 주산기사망률 =
$\dfrac{\text{임신 28주 이후의 태아 사망 수 + 생후 1주일 이내 사망아 수}}{\text{연간 28주 이후의 태아 사망 수 + 연간 출생아 수}} \times 10^3$

⑨ α-Index = $\dfrac{\text{영아 사망자 수(율)}}{\text{신생아 사망자 수(율)}}$

⑩ 감염력(infectivity) : 병원체가 숙주에 침입하여 알맞은 기관에 자리 잡고 증식하는 능력이다.

감염력 = $\dfrac{\text{감염자 수(발병자 + 항체 상승자)}}{\text{가족 내 발단자와 접촉한 감수성자 수}}$

⑪ 병원력(pathogenicity = 병원성) : 병원체가 감염된 숙주에게 현성 질환을 일으키는 능력이다.

병원력 = $\dfrac{\text{발병자 수}}{\text{전감염자 수}}$

⑫ 독력(virulence) : 질병의 위중도와 관련된 개념이다.

독력 = $\dfrac{\text{중증환자수(후유증 또는 사망)}}{\text{전발병자 수}}$

⑬ 치명률 : 그 질병에 걸렸을 때 일정 기간 내 사망하는 확률이다.

(치명률 = $\dfrac{\text{사망 수}}{\text{발병자 수}} \times 100$)

⑭ 발생률 = $\dfrac{\text{일정 기간 내 새로 발생한 환자 발생 건수}}{\text{일정 기간 인구}} \times 10^3$

(발생률의 분모 : 면역자, 기감염자 제외)
(어떤 질병의 위험도 추정과 발생기전을 구명하는 데 유용)

⑮ 유병률 = $\dfrac{\text{그 당시의 환자 수}}{\text{조사 시 인구(시점인구)}} \times 10^3$

(유병률 분모 : 면역자, 기감염자 포함)
(병상 수, 전문의 수, 약품 생산의 수요 등 추정하는 데 유용)

⑯ 2차 발병률 = $\dfrac{\text{발병자 수}}{\text{접촉자 수(기감염자 및 면역자는 제외)}} \times 10^3$

(가구나 병영 같은 폐쇄 집단에 전염병 환자가 들어왔을 때 그로 인한 유행의 확산 정도를 알기 위한 지표료 쓰임)

⑰ 발병률 = $\dfrac{\text{새로운 환자}}{\text{위험에 폭로된 전체 인구}} \times 10^x$

(발병률 : 어떤 집단이 한정된 기간에 한해서만 어떤 질병에 걸릴 위험에 놓여 있을 때 전체 기간 중 주어진 집단 내에 새로이 발병한 총수의 비율) – 유행 전 기간에 폭로된 인구

※ 보건 통계에 사용되는 상수는 상황에 따라 변할 수 있음(100, 1,000, 100,000) 연앙 인구(연 중간 인구, 기앙인구)란 7월 1일 인구를 말한다.

(2) 지역 사회의 보건 수준과 건강 수준 평가

① 영아사망률 : 한 국가나 지역 사회의 보건 수준을 평가할 수 있는 대표적인 지표로 사용

② α-Index : 더욱 세밀한 평가를 위해 α-Index를 계산하고 그 값이 1.0에 가장 가까울 때 보건 수준이 가장 높은 것으로 평가하고 있다.

(3) 세계보건기구(WHO)가 제시한 건강 지표

① WHO가 제시한 종합건강지표
 ㉮ 조사망률(Crude Ceath rate)
 ㉯ 비례사망지수(Proportional Mortality Indicator)
  = $\dfrac{\text{50세 이상 사망 수}}{\text{총사망 수}} \times 100$
  전체사망자 중 50세 이상의 사망 수를 백분율(%)로 표시한 지수
 ㉰ 평균 수명(Expectation of Life) : 0세의 평균 여명
 ※ 평균 여명 : x세가 앞으로 몇 년을 더 살 수 있는가의 기대치 또는 x세에 달한 사람이 앞으로 몇 년을 더 살 수 있는가의 기대치

② 국가 간 건강지표
 ㉮ 조사망률 ㉯ 평균수명 ㉰ 비례사망지수 ㉱ 신생아사망률
 ㉲ 영아사망률 ㉳ 모성사망률 ㉴ 질병이환율 등

③ 국가 간이나 지역 사회의 보건 수준을 비교하는 3대 지표
 ㉮ 영아사망률 ㉯ 비례사망지수 ㉰ 평균수명

9 WHO 건강 증진을 위한 국제회의

■ **제1차 오타와 헌장**

1986년 11월 캐나다 **오타와**에서 **최초로 세계건강증진** 대회가 개최되었으며, 여기에서 건강 증진을 개인의 생활 개선에 한정시키지 않고, 사회적 환경 개선을 포함하는 "오타와 헌장"이 채택되었다. Ottawa 헌장 채택 내용은 다음과 같다.

(1) 오타와 헌장은 건강평등실현에 초점을 두고 있으며, 건강 증진의 3대 원칙과 활동 요소

① **옹호** : 건강에 대한 **대중의 관심을 일으**키고, 보건의료의 **수요를 충족**시킬 수 있는 건강한 보건 정책을 도입해야 한다.

② **역량** : 본인과 가족의 **건강을 유지**할 수 있게 하는 것을 권리로 인정하며, 스스로 건강 관리에 적극 참여하여 자신의 행동에 **책임을 느끼게** 해야 한다.

③ **연합** : 모든 사람들이 건강하도록 건강에 영향을 미치는 관련 분야 사람들이 **연합**해야 한다.

(2) 건강 증진이 무엇이라는 개념을 정립 하였고, 그 개념을 실천하기 위해 5가지 전략을 제시

① 건강에 관한 **공공정책의 수립**(건강 공중정책 개발 = 건전한 공공정책의 수립)
 ㉮ 모든 정책과 법령(교통, 환경, 주택, 교육, 사회적 서비스 등)에서 중요한 고려 사항으로 건강을 포함시키는 것(정책과 법령은 모두 건강에 영향을 주기 때문)
 ㉯ 그들의 의사 결정 결과에서 건강을 고려하고 건강에 대한 책임을 받아들이기 위하여 모든 부분과 모든 수준의 전역에서 모든 정부와 정책 입안자들의 **협동** 운영체제를 수립하는 것이다.

② **지원적 환경의 조성**(지원적 환경의 창조 = **건강 지향적 환경 조성**)
 건강에는 사회적, 생태학적과 관계가 있다. 작업, 생활, 여가 등의 행태, 변화는 건강에 중대한 영향을 미친다.

④ 생산층 인구가 증가되는 형

⑮ 생산층 유입

⑤ 기타형(Guitar Form, 호로형, 표주박형)

㉮ 농촌형, 생산층 인구가 전체 인구의 1/2 미만인 경우

㉯ 생산층 인구가 감소하는 형

㉰ 생산층 유출

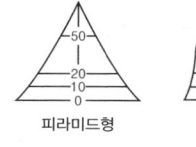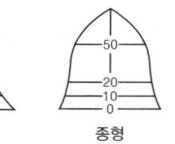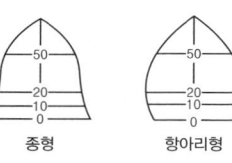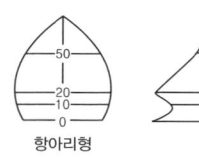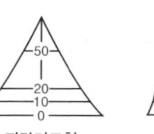

[인구 구성의 일반적 정형]

※ 인구의 구성 형태에서 50세 이상 인구는 60세 또는 65세 이상의 인구를 뜻하기도 함.

(5) 인구의 성별 구성

• 성비(Sex Ratio) : 여자 100에 대하여 남자 인구비를 표시하는 것

• 성비 = $\dfrac{남자수}{여자수} \times 100$

① 1차 성비(태아 성비) : 남 > 여

② 2차 성비(출생 시 성비) : 남 > 여

③ 3차 성비(현재 인구의 성비) : 남 < 여

5 공중보건학의 발전 단계

(1) 고대기(기원전~서기 500년)

그리스, 이집트, 로마의 위생시설을 볼 수 있으며, Hippocrates가 대표적 인물이다.

(2) 중세기(500~1500년)

중세기에는 나병, 흑사병, 천연두, 디프테리아, 홍역 등 많은 전염병이 유행하였으며, 방역 의사와 빈민구제의사 활동이 활발했다.

페스트는 1347~1348년 징기스칸이 유럽 정벌 시 전파되어 유럽 인구의 1/4을 죽였던 무서운 질병이다. 이때 40일간 교통을 차단하였는데 여기에서 검역 제도가 유래되었으며, 검역법을 제정하여 검역소를 설치하였다.

(3) 여명기(요람기, 근세, 1500~1850년)

① 산업혁명으로 공중보건의 사상이 싹튼 시기였다.

② Ramazzini(1633~1714년) : 직업병의 저서

③ J. P. Frank(1745~1821년) : 전 의사 경찰 체계(최초의 보건학 저서)

④ 스웨덴 : 최초의 국세조사(1749년)

⑤ E. Jenner : 우두종두법 개발(1798년)

⑥ Edwin Chadwick(1800~1875(1890)년) : 열병 환자를 조사하여 Fever report(위생상태보고서)를 작성, 정부에 보고하였다.

⑦ 세계 최초의 공중보건법 제정·공포(1848년, 영국) : 이 법에 기준하여 공중보건국과 지방보건국 설치로 보건행정의 기틀을 마련하였다.

(4) 확립기(근대, 1850~1900년)

① 예방의학적 사상이 시작된 시기이다.

② Pettenkofer : 위생학 교실 창립(1866년, 뮌헨대학)

③ Pasteur : 질병의 자연발생설을 부인하고 미생물설을 주장하였다.

④ John Snow(1813~1858년) : 콜레라 역학 조사에 관한 보고서(1855년)를 발표하였다.

(5) 발전기(현대, 20세기 이후)

① 보건소 설치 및 사회보장제도 발전, 1919년 영국의 보건부가 설립되었다.

② WHO 발족(1948. 4. 7.), 사회보장제도 발전, 1차 보건 의료, 건강 증진 사업, 포괄적 보건 사업의 전개가 시작되었다.

6 사회보장

(1) 사회보장제도의 창시자 : 독일의 Bismarck

(2) 최초의 사회보장법 : 1935년 미국

(3) 우리나라 최초의 사회보장법 : 1963년에 제정·공포

(4) 체계

① 사회보험

㉮ 보험료와 일반 재정 수입에 의존(본인 부담)

㉯ 의료보장(의료보험, 산재보험), 소득 보장(연금보험, 실업보험)

② 공적부조

㉮ 조세를 중심으로 한 일반 재정 수입에 의존

㉯ 생활보호, 의료보호(의료급여), 재해구호, 보훈사업

③ 공공복지서비스

㉮ 사회복지서비스 : 노인복지, 아동복지, 부녀자복지, 장애자복지

㉯ 보건의료서비스 : 무료보건의료서비스, 환경위생, 감염병관리, 위생적인 상수 등

※ 의료보험(현재 : 국민건강보험), 산재보험(산업재해보험), 실업보험(고용보험), 연금보험(국민연금), 의료보호(현재 : 의료급여), 생활보호대상자(기초생활수급권자)

7 의료보험 진료 체계(우리나라)

(1) 의료기관

종합병원, 병원, 의원, 치과병원, 치과의원, 한방병원, 한의원, 요양병원, 정신병원, 조산원

(2) 의료인 : 의사, 치과의사, 한의사, 간호사, 조산사

(3) 진료비 지불 체계 : 제3자 지불제

제1자(피보험자 = 보험가입자), 제2자(의료기관), 제3자(보험자 = 보험관리공단)

(4) 진료비 지불제도

① 인두제 : 의료인이 맡고 있는 일정 지역의 주민 수에 일정 금액을 곱하여 지급하는 제도이다(등록된 환자 또는 사람 수에 따라 일정액을 보상하는 방식).

② 봉급제 : 기본급을 지불하는 제도이다.

③ 포괄수가제(DRG 제도) : 진료의 종류나 양에 관계없이 요양기관종별(종합병원, 병원, 의원) 및 입원 일수별로 미리 정해진 일정액의 진료비만을 부담하는 제도이다. - 미국, 우리나라(일부 질병 채택)

④ 행위별수가제(점수제) : 동일한 질병이라도 의료인의 행위에 따라 수가가 다르게 지급되는 제도이다. - 우리나라

⑤ 총액계약제 : 보험자와 의사 단체가 미리 총액을 정해 놓고 치료하는 제도이다.

⑥ 굴신제 : 부유한 사람에게는 많이 받고, 가난한 사람에게는 경감해 주는 제도이다.

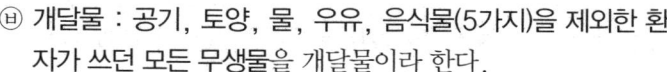

ⓗ 개달물 : 공기, 토양, 물, 우유, 음식물(5가지)을 제외한 환자가 쓰던 모든 무생물을 개달물이라 한다.
　　예 환자의 손수건, 컵, 안경, 장신구 등(대표적인 질환 : 트라코마)

(5) 신숙주에의 침입
　호흡기, 소화기, 성기 점막, 피부, 점막 피부

(6) 숙주의 감수성과 면역
　① 감수성(Susceptibility, 접촉성) 지수
　　두창·홍역(95%) > 백일해(60~80%) > 성홍열(40%) > 디프테리아(10%) > 소아마비(0.1%)
　② 면역의 종류
　　㉠ 선천적 면역 : 인종, 종족, 개인 특이성 등
　　㉡ 후천적 면역
　　　㉮ 능동면역
　　　　ⓐ 자연능동면역 : 질병에 감염된(질병이환) 후 형성되는 면역이다.
　　　　ⓑ 인공능동면역 : vaccine(병원체 자체)이나 toxoid(독소)의 예방접종 후 얻어지는 면역이다.
　　　㉯ 수(피)동면역
　　　　ⓐ 자연수(피)동면역 : 모체로부터 태반이나 수유를 통해 받는 면역이다.
　　　　ⓑ 인공수(피)동면역 : 면역혈청(Antiserum), 항독성(Antitoxin), 항체(γ-lobulin) 등 인공제제를 접종하여 얻는 면역이다.

3 감염병의 유행 현상(역학의 4대 현상)

(1) 생물학적 현상(사람)
　연령, 성, 인종, 사회경제적 상태와 직업에 따라 유행 현상이 다르다.

(2) 시간적 현상(시간)
　① 추세 변화(장기 변화) : 수십 년(10년 이상) 주기로 유행, 장티푸스(30~40년), 디프테리아(20년), 인플루엔자(20~30년)
　② 순환 변화(주기적 변화) : 수년(10년 미만)의 단기간을 주기로 반복 유행, 홍역(2~3년), 백일해(2~4년), 일본뇌염(3~4년)
　③ 계절적 변화 : 1년 주기로 계절적 발생 및 유행(여름 - 소화기 질환, 겨울 - 호흡기 질환)
　④ 불규칙 변화 : 외래 감염병(전염병)이 국내 침입 시 돌발적 유행(수계 감염병 ; 콜레라)

(3) 지리적 현상(장소)
　국가 간 또는 지역 간 감염병 발생 및 유행의 차이가 있다. 지방병적(endemic), 유행병적(epidemic), 산발적(sporadic), 범발적(pandemic ; 감염병이 다른 나라로 전파되는 것)

(4) 사회적 현상
　인구 밀도, 직업, 문화, 거주

4 인구보건

(1) 인구정태통계와 인구동태통계
　① 인구정태통계(조사)
　　㉠ 일정 시점에 있어서 일정 지역의 인구의 크기, 구성, 분포, 밀도 등에 관한 통계이다.
　　㉡ 최초의 국세조사 실시 : 스웨덴(1749년)
　　㉢ 우리나라 인구조사 : 5년마다 조사(11월 1일)
　　※ 국세조사 : 일정한 시간 간격을 두고 전국적으로 실시하는 인구 정태 조사이다.
　② 인구동태통계(조사)
　　출생, 사망, 전입, 전출, 혼인, 이혼 등 인구의 변동을 중심으로 한 통계이다.

(2) C.P. Blacker가 분류한 인구 성장 5단계
　① 제1단계(고위정지기) : 고출생·고사망률인 인구정지형, 아프리카 지역의 후진국형 인구
　② 제2단계(초기확장기) : 고출생·저사망률인 인구증가형, 경제 개발 초기 단계의 인구
　③ 제3단계(후기확장기) : 저출생·저사망률인 인구성장둔화형, 한국·중미 지역 국가
　④ 제4단계(저위정지기) : 출생률과 사망률이 최저로 인구성장정지형, 일본·미국 등 선진국형의 인구
　⑤ 제5단계(감퇴기) : 출생률이 사망률보다 낮아져 인구감소경향형, 스웨덴·유럽·호주·뉴질랜드

(3) 인구 증가
　① 인구증가 = 자연증가 + 사회증가
　　㉠ 자연증가 = 출생 - 사망
　　㉡ 사회증가 = 유입인구 - 유출인구
　② 인구증가율 = $\dfrac{\text{자연증가 + 사회증가}}{\text{인구}} \times 1{,}000$
　③ 조자연증가율 = $\dfrac{\text{연간 출생 수 - 연간 사망 수}}{\text{인구}} \times 1{,}000$
　　= 조출생률 - 조사망률
　④ 동태지수(증가지수) = $\dfrac{\text{출생 수}}{\text{사망 수}} \times 100$
　⑤ 재생산율
　　㉠ 합계생산율 : 한 여성이 일생 동안 낳은 아기의 수
　　㉡ 재생산율 : 여자가 일생 동안 낳는 여자아이의 평균수 또는 한 여성이 다음 세대에 남긴 어머니의 수를 재생산이라고 한다.
　　　㉠ 총재생산율 : 어머니의 사망률을 무시하는 재생산율 또는 한 여성이 일생 동안 낳은 여아의 총수(어머니로 될 때까지의 사망은 무시)를 총재생산율이라 한다.
　　　㉡ 순재생산율 : 어머니의 사망을 고려하는 경우에는 순재생산율이라 한다(총재생산율에 모성까지 생존을 곱한 율).
　　　(1.0 이상 : 인구 증가, 1.0 이하 : 인구 감소)

(4) 인구의 구성 형태(연령별)
　① 피라미드형(Pyramid Form)
　　㉮ 출생률은 높고, 사망률이 낮은 형
　　㉯ 14세 이하가 50세 이상 인구의 2배 이상
　　㉰ 인구증가형
　② 종형(Bell Form)
　　㉮ 가장 이상적인 인구 구성 형태, 출생률과 사망률이 모두 낮은 형
　　㉯ 14세 이하가 50세 이상 인구의 2배 정도
　　㉰ 인구정지형
　③ 항아리형(Pot Form)
　　㉮ 출생률이 사망률보다 더 낮은 형
　　㉯ 14세 이하가 50세 이상의 2배 이하
　　㉰ 인구감퇴형, 선진국형
　④ 별형(Star Form, 星型)
　　㉮ 도시형, 생산층 인구가 전체 인구의 1/2 이상인 경우

제4장 공중보건학

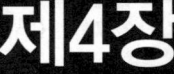

1 역학의 분류(역학의 접근 방법)

(1) **기술역학** : 건강 수준 파악, 자연사 파악, 가설 유도

인간집단에서 발생되는 질병의 분포, 경향 등을 인적·지역적·시간적 특성에 따라 사실 그대로를 기술하여 조사·연구하는 제1단계 역학을 말한다.

(2) **분석역학** : 원인 규명

기술역학의 결과로 얻은 가설을 규명하는 역학으로 질병 발생과 질병 발생의 요인 혹은 속성과의 인과 관계를 밝혀 내는 제2단계 역학이다.

① **단면적인 연구**(Cross Sectional Study, 단면 조사)

일정한 인구집단을 대상으로 특정한 시점이나 기간 내에 그 질병과 그 인구집단이 가지고 있는 속성과의 관계를 찾아내는 조사 방법이다.

예 한 지역에 어떤 종류의 악성 종양이 가장 많은가를 알기 위하여 한 시점에서 집단 검진을 일률적으로 실시함)

② **환자-대조군연구**(Case-control Study) 또는 **후향성 조사**(Retrospective Study)

질병에 이환되어 있는 환자군과 질병이 없는 건강한 대조군을 선정하여 질병의 원인이 된다고 보는 속성이나 요인에 폭로된 상태를 비교 검토, 질병과의 인과 관계를 규명하는 방법이다.

③ **전향성 조사**(Prospective Study) 또는 **코오트 조사**(Cohort Study)

질병 발생의 원인과 관련되어 있다고 생각되는 인구집단과 관련이 없는 인구집단 간에 질병 발생률을 비교 분석하는 연구 방법이다.

[단면조사와 코호트조사의 장단점]

조사 방법	장점	단점
단면조사	㉮ 비교적 단시간 내 결론을 얻는다. ㉯ 동시에 여러 종류의 질병과 발생 요인과의 관련성에 대한 조사가 가능 ㉰ 저렴한 비용	㉮ 질병과 관련 요인 간의 선후 관계를 규명하기 어렵다. ㉯ 대상 인구집단이 커야 함
전향성 (코호트) 조사 (Prospective Study ; 추적조사)	㉮ 속성 또는 요인에 편견이 들어가는 일이 적다(객관적이다). ㉯ 상대위험도와 귀속위험도의 산출이 가능하다. ㉰ 원인적 연관성을 확정하는 데 도움이 되는 시간적 속발성 관계를 알 수 있다. ㉱ 흔한 질병에 적용(폐암)	㉮ 많은 대상자를 필요로 한다. ㉯ 오랜 기간 관찰해야 한다. ㉰ 비용이 많이 든다.
후향성 (코호트) 조사 (Retrospective Study ; 기왕조사)	㉮ 비교적 비용이 적게 든다. ㉯ 대상자의 수가 적다. ㉰ 비교적 단시간 내에 결론 얻음. (시간이 적게 든다.) ㉱ 희귀한 질병 조사에 적합하다(에이즈).	㉮ 정보 수집이 불확실하다. ㉯ 기억력이 흐려 착오가 생긴다. (편견이 크다 ; 주관적이다) ㉰ 대조군 선정이 어렵다. ㉱ 위험도 산출이 불가능

(3) **이론역학**

감염병의 발생 모델과 유행 현상을 수학적으로 분석하여, 이론적으로 그 유행 법칙이나 현상을 수식화하는 3단계적 역학을 말하고, 어떤 감염병(전염병)의 발생이나 유행을 예측하는 데 활용한다.

(4) **실험역학(임상역학)**

실험군을 원인에 의도적으로 노출시키는 역학으로서 가장 정확하나, 인간을 대상으로 하여야 하는 단점이 있다.

(5) **작전역학**

보건의료 서비스의 효과 판정에 쓰인다(여러 보건 관리 사업의 평가에 쓰임).

2 감염병(전염병) 생성 6개 요건

(1) **병원체**

세균, 진균, 바이러스, 리케치아, 원충, 윤충 등을 병원체라 한다.

(2) **병원소**

인간(환자, 보균자), 동물(개, 소, 돼지), 토양(오염된 토양)

※ 식품은 병원소가 아님.

① **건강(만성) 보균자**

감염에 의한 임상 증상이 전혀 없고 건강자와 다름없지만 병원체를 배출하는 자를 건강 보균자라 하며, 영구 보균자라고도 한다.

예 장티푸스, 디프테리아, 콜레라 등

② **잠복기 보균자**

감염성(전염성) 질환의 잠복 기간 중에 병원체를 배출하는 자, 호흡기계 감염병은 일반적으로 잠복기 보균자에 속한다.

예 디프테리아, 홍역, 백일해, 유행성이하선염, 수막구균성수막염 등

③ **병후(회복기) 보균자**

감염성(전염성) 질환에 이환된 후 그 임상 증상이 소실된 후에도 병원체를 배출하는 자, 소화기계 감염병은 일반적으로 병후 보균자에 속한다.

예 장티푸스, 파라티푸스, 세균성이질, 디프테리아 등

(3) **병원소로부터 병원체의 탈출**

호흡기계, 소화기계, 비뇨생식기계, 개방병소(한센병, 피부병 등), 기계적 탈출(주사기 : 매독, 에이즈 등)

(4) **전파**

① **직접전파** : 접촉에 의한 전파(성병, 에이즈), 비말에 의한 전파(디프테리아, 결핵 등)

② **간접전파** : 간접전파의 필수 조건에는 전파체가 있어야 하며 병원체가 병원소 밖으로 탈출하여 일정 기간 생존 능력이 있어야 한다.

㉮ **활성 전파체(생물 전파체)**

㉠ 기계적 전파 : 파리, 가주성 바퀴 등에 의한 전파(소화기계 감염병)

㉡ 생물학적 전파 : 증식형·발육형·발육증식형·배설형·난소 전이형 전파

㉯ **비활성 전파체(무생물 전파체)** : 공기, 토양, 물, 우유, 음식물, 개달물에 의한 전파

㉠ 공기 전파(호흡기계 감염병, 비말 감염) : 디프테리아, 결핵, 홍역, 백일해, 풍진, 성홍열, 두창(천연두) 등

㉡ 토양 : 파상풍 등

㉢ 물(수인성 감염병) 전파 : 장티푸스, 파라티푸스, 콜레라, 소아마비, 이질, A형간염(유행성간염) 등

㉣ 우유 : 결핵, 파상열, Q열 등

㉤ 음식물 : 식중독, 콜레라 등

식용 tar 색소와 염기성 알루미늄염을 작용시켜서 얻은 복잡한 화합물을 알루미늄레이크라 하며 **색소 함량이 10~30%**이다.

③ β-카로틴(β-carotene)

자연계에 널리 존재하는 색소이지만 합성에 의해서도 얻으므로 그 합성품을 지정한 것이다. 적자색~암적색의 결정성인 분말로서 약간의 특유한 냄새와 맛이 있다.

지용성 색소이므로 유지성 식품에 적합하여 **치즈, 버터, 마가린 등에 많이 사용**되지만, 수용화시킨 것도 있어서 수성식품에도 사용할 수 있다. 그러나 산이나 광선 등에 의하여 **분해되기 쉽고**, 산화되기 쉬운 결점이 있다.

④ 황산동(황산구리, $CuSO_4$)

채소류, 과일류, 다시마 등의 착색료로 많이 사용되는데, 황산동의 사용 기준은 구리로서 규정이 되어 있다.

(5) 발색제

발색제는 그 자체에 의하여 착색되는 것이 아니고, 식품 중에 존재하는 유색물질과 결합하여 그 색을 안정화하거나 선명하게 또는 발색되게 하는 물질이다.

① 아질산나트륨(sodium nitrite ; $NaNO_2$)

아질산나트륨은 고기 중의 myoglobin이나 hemoglobin과 결합하여 공기, 열, 세균 등에 대하여 비교적 안정한 nitrosomyoglobin이나 nitrosohemoglobin을 생성하여 **붉은색을 유지**하게 한다.

$NaNO_2 + RCOOH \rightleftarrows HNO_2 + RCOONa$

$2HNO_2 \rightleftarrows H_2O + NO_2 + NO$

myoglobin(Mb) + NO → Mb-NO(nitrosomyoglobin)

hemoglobin(Hb) + NO → Hb-NO(nitrosohemoglobin)

② 질산칼륨 및 질산나트륨

③ 황산 제1철

과채 등의 발색제로서 특히 **가지를 소금에 절임할 때 변색 방지**에 이용되는데, 이것은 과채 중의 천연색소인 anthocyanin 색소류가 철이온과 결합하여 선명한 빛깔을 나타낸다고 한다.

(6) 감미료

감미료란 당질을 제외한 감미를 지닌 화학적 제품을 총칭한다.

① 허용 감미료

사카린 나트륨, 글리실리친산 2나트륨, D-소르비톨, 아스파탐

ⓜ 잠복기가 짧다(잠복기는 경구 감염병보다 짧다).
ⓑ 식중독 세균의 적온은 25~37℃이다.
ⓐ 세균성 식중독 예방법
　㉠ 위생 처리된 식품 재료를 고른다.
　㉡ 70℃ 이상의 열을 가해 잘 익힌다(세균성 식중독은 음식물 섭취 전 가열에 의하여 대부분 예방할 수 있다).
　㉢ 조리된 식품은 가능하면 바로 먹는다(가급적이면 조리 직후에 먹는다).
　㉣ 냉장 보관했던 음식을 먹을 때에는 다시 익힌다.
　㉤ 설사 환자나 화농성 질환이 있는 사람은 식품을 취급하지 못하도록 한다.
② 화학성 식중독 : 화학성 식중독에 속하는 독성물질에는 사카린, 메탄올, 인공색소, 둘신, 카드뮴, 불소화합물, 수은, 비소, 바륨 등이 있다.
③ 자연독 식중독
　㉮ 식물성 식중독
　　㉠ 독버섯 : 독성분은 muscarine, muscaridine, coprin, choline, lampterol, neurine이다.
　　㉡ 감자 : 독성분은 솔라닌(solanine), 셉신(sepsin)이다.
　　㉢ 독미나리 : 독성분은 시큐톡신(cicutoxin)이다.
　　㉣ 면실유 : 독성분은 고시폴(gossypol)이다.
　　㉤ 청매 : 독성분은 아미그달린(amygdaline)이다.
　　㉥ 독보리 : 독성분은 테물린(temuline)이다.
　　㉦ 피마자 : 독성분은 ricin, ricinin, allergen이다.
　　㉧ 오두, 바꽃 : 독성분은 aconitine이다.
　　㉨ 가시독말풀, 미치광이풀 : 독성분은 scopolamine, atropine, hyoscyamine이다. 참깨와 비슷하므로 참깨로 잘못 알고 섭취하여 중독을 일으키는 가시독말풀의 중독성분은 Scopolamine이다.
　　㉩ 붓순나무 : 독성분은 shikimin, hananomin, anisatin 등이 있다.
　　㉪ 고사리 : 독성분은 프타퀼로시드(ptaquiloside)이다.
　㉯ 동물성 식중독
　　㉠ 복어 중독
　　　ⓐ 복어의 독력이 계절적으로 가장 강한 시기는 5~7월이다.
　　　ⓑ tetrodotoxin : 복어의 생식기(고환, 난소), 창자, 간, 피부 등에 들어 있는 독소이다. 이 중에서 독성분이 제일 강한 곳은 난소(알)이다.
　　　ⓒ 식중독 야기 시 cyanosis(청색증) 현상을 나타낸다.
　　　ⓓ 치사율이 높다.
　　　ⓔ 증세 : 운동마비, 언어장애, 지각이상, 호흡마비, 구순 및 혀의 지각마비 등
　　㉡ 모시조개, 바지락, 굴
　　　ⓐ 독성분 : Venerupin(3~4월 발생)
　　　ⓑ 중독 증상 : 구토, 두통, 미열, 점막출혈, 황달, 피하출혈, 입냄새, 권태감 등
　　㉢ 대합조개, 섭조개, 홍합
　　　ⓐ 독성분 : Saxitoxin(5~9월 발생)의 독소를 분비하며, Saxitoxin은 마비성 패독을 유발한다.
　　　ⓑ 특징 : Plankton(플랑크톤)이 생성한 독소를 조개가 섭취, 체내에 축적
　㉰ 곰팡이 중독 : 곰팡이의 대사물질인 mycotoxin은 만성 장애를 일으킨다. mycotoxin 생산 곰팡이는 Aspergillus, Penicllium, Fusarium속 등이 있다.
　　㉠ 아플라톡신(aflatoxin) : 진균독인 아플라톡신(aflatoxin)은 간장・된장 담글 때 발생 가능한 독성분으로서 간암을 유발시킨다(Aspergillus flavus는 aflatoxin을 생성한다).
　　㉡ 황변미 : 황변미 독에는 citrinin, islanditoxin, citreoviridin, luteoskyrin, cyclohlorotin 등이 있다.
　　㉢ 맥각독 : ergotamine과 ergotoxin은 보리, 밀 등을 기질로 번식하는 곰팡이가 분비하는 독성분이다.

7 식품첨가물

(1) 보존료(방부제)
미생물의 증식에 의해 일어나는 식품의 부패나 변질을 방지하기 위하여 사용되는 물질을 보존료라 한다. **보존료는 식품 중에서 미생물에 대해 정균작용(bacteriostatic)이나 효소의 발효작용을 억제한다.**
① 보존료의 효과
　현재 허용되고 있는 보존료는 파라옥시안식향산에스테르류를 제외하면 모두 유기산이나 그 염류인데, 이러한 산형보존료는 **산성 영역에서 그 효과를 발휘한다.** 원인은 중성용액에서는 완전히 해리하나 산성용액에서는 비해리 분자가 증가하기 때문이다.
② 보존료의 특징
　㉮ 디히드로초산 및 디히드로초산 나트륨(DHA ; dehydro-acetic acid, sodium dehydroacetate) : DHA는 pH가 낮을수록 효과가 증대된다.
　㉯ 소르빈산 및 소르빈산칼륨(sorbic acid, potassium sorbate) : pH가 낮을수록 효과가 크나 안식향산과는 달리 pH가 6~7에서도 어느 정도의 효력을 나타낸다. 젖산균이나 혐기성 포자성균에는 거의 효과가 없으나 그 외의 **세균이나 곰팡이, 효모에는 동일하게 작용하는 것이** 특징이다.
　㉰ 안식향산 및 안식향산나트륨(benzoic acid, sodium benzoate) : pH 4 이하에서는 저농도로서도 각종 부패 미생물의 증식을 억제하지만, pH 5 이상에서는 그 효과가 격감한다.

(2) 산화방지제(항산화제)
항산화제라고도 하며, 공기 중의 산소에 의해 일어나는 변질, 즉 유지의 산패에 의한 이미, 이취, 식품의 변색 및 퇴색 등을 방지하기 위하여 사용되는 첨가물이 산화방지제이다. 식품 중의 유지는 공기 중에서 산패 등을 일으킨다. 그 이유는 유지 중의 불포화지방산이 그 중 결합 부위에 산소분자와 결합하여 peroxide를 거쳐 aldehyde 등으로 변화하기 때문이다.

(3) 호료(증점제)
식품에 대하여 **점착성을 증가시키고,** 유화안정성을 좋게 하며, 가공할 때의 가열이나 보존 중의 경시변화에 관하여 **점도를 유지하고** 형체를 보존하는 데 도움을 주며, 미각에 대해서도 점활성을 줌으로써 촉감을 좋게 하기 위하여 식품에 첨가되는 것이 호료이며 증점제라고도 한다.

(4) 착색료
인공적으로 착색을 시켜 천연색을 보완・미화하며 식품의 매력을 높여 소비자의 기호를 끌기 위하여 사용되는 물질을 착색료라 한다.
① 식용 tar 색소
　㉮ tar 색소란 명칭은 석탄의 col tar에서 만들어지는 benzene, xylene, toluene, naphthalene 등을 원료로 하기 때문에 허가되어 있는 tar 색소는 모두 **수용성의 산성색소**이다.
　㉯ 화학구조별로 분류하면 다음과 같다.
　　(적색 2・3・40호, 황색 4・5호, 청색 1・2호, 녹색 3호)
② 식용 tar 색소 알루미늄레이크

대장균이 검출되는 음료수를 오염수라고 하는 가장 중요한 이유는 대장균이 검출되면 병원성 미생물이 생존해 있을 가능성 때문이다.
① 시험 방법 : 우유 및 유제품의 대장균군 시험에는 정성시험과 정량시험이 있는데, 시험 방법은 다음과 같다.
  ㉮ 정성시험
    ㉠ 일정량의 시료 중에 1개 이상의 대장균의 유무를 측정하는 방법이다.
    ㉡ LB(Lactose Broth) 발효관 배지를 이용할 때의 3단계 시험 순서는 다음과 같다.
       추정시험 → 확정시험 → 완전시험
    ㉢ BGLB(Brillant Lactose Bile Broth) 배지나 고형 배지 사용하는 경우에는 3단계의 시험 순서를 구분하지 않고 완전시험까지 연속해서 실시한다.
    ㉣ LB(Lactose Broth)발효관 배지를 이용한 시험
      ⓐ 추정시험
        • LB(Lactose Broth) 발효관 배지에 접종하여 35~37℃, 24±2시간 배양했을 때 **가스(gas)가 생성되면 대장균의 존재가 추정**된다.
        • 고형 배지에 접종한 것은 배지의 종류에 따라 특유 색상의 집락을 형성한다.
      ⓑ 확정시험
        • 추정시험에서 가스 발생을 본 발효관으로부터 BGLB 발효관에 이식하여 35~37℃, 48±3시간 배양했을 때 gas가 생성된 것을 1 백금이를 취해서 EMB한천배지, Endo평판배지에 도말해서 분리 배양한 후 전형적인 대장균군의 집락을 증명할 경우에 확정시험은 양성이다.
        • EMB배지에서 금속 광택의 청동 색깔의 집락(colony)이 나타나면 확정시험은 양성이다.
      ⓒ 완전시험
        • LB발효관 배지에서 가스발생, 사면배양에서 그람음성, 무아포성 간균인 것이 증명될 경우 대장균군은 양성으로 판정된다.
        • 배지 : Endo평판배지, EMB한천배지를 사용한다.
  ㉯ 정량시험 : 사용하는 배지에는 액체배지와 고형배지가 있다. 액체배지는 LB발효관 배지 또는 BGLB발효관 배지를 사용한다. 고형배지에는 desoxycholate agar가 사용된다.

6 식중독

(1) 식중독의 정의
식중독이란 유독·유해물질이 음식물에 흡인되어 경구적으로 섭취 시 일어나는 질병을 말한다.

(2) 식중독 분류

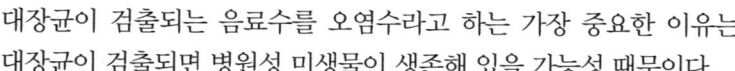

① 세균성 식중독 : 우리나라에서 세균성 식중독의 발생 빈도가 가장 높은 계절은 **여름**이고, 식중독 중 발생률이 가장 높은 것은 세균성 식중독이다.
  ㉮ 살모넬라(Salmonella) 식중독
    Salmonella 식중독에 해당되는 균은 Sal. typhimurium, Sal. thompson, Sal. enteritidis, Sal. derby 등이 있다(장티푸스균, 파라티푸스균은 제외).
    ㉠ 외부 형태 : Gram음성, 무포자간균, 주모균
    ㉡ 원인균의 특징 : 생육 최적 온도는 37℃이고, pH 7~8이다.
    ㉢ 증세 : 식중독 환자는 38~40℃의 심한 고열이 나는 것이 특징이다. 치사율은 낮다.
    ㉣ 원인 식품 및 감염 경로 : 감염된 동물, 어육제품, **샐러드, 마요네즈, 유제품** 등을 섭취 시 발생한다.
    ㉤ 잠복기 : 12~24(48)시간(길다)
    ㉥ 예방 : **60℃에서 20분간 가열한다.**
  ㉯ 장염 Vibrio 식중독
    ㉠ 외부 형태 : Gram음성, 간균, 단모균, 무포자
    ㉡ 원인균 : Vibrio parahaemolyticus(**호염균**)
    ㉢ 원인균의 특징 : **3~4%의 식염 농도(NaCl)에서 잘 자라는 중온균**이며, 열에 약하다.
    ㉣ 원인 식품 및 감염 경로 : **어패류, 생선** 등
    ㉤ 콜레라균(Vibrio cho1era)과 유사한 형태이다.
    ㉥ 주요 증상 : 설사 위장장애
    ㉦ 잠복기 : 평균 10~18시간
    ㉧ 배지 : TCBS agar 배지
    ㉨ 예방 : **어패류를 담수로 씻거나, 가열 후 섭취한다.**
    ㉩ Vibrio vulnificus : 날것의 어패류를 섭취하므로 감염되는 비브리오 패혈증의 원인균이다.
  ㉰ 병원성 대장균
    ㉠ 외부 형태 : Gram음성, 주모균, 간균, 무아포성
    ㉡ 외부 형태는 일반 대장균과 차이가 없다(항원으로 구별).
    ㉢ 원인균 : Escherichia coli
    ㉣ 증세 : 영·유아에게 감염성(전염성) 설사, 성인에게는 급성장염을 유발한다.
  ㉱ 포도상구균 식중독
    ㉠ 외부 형태 : Gram양성, 구균, **무(無)아포성**, 무편모로 비운동성이다.
    ㉡ 원인균 : Staphylococcus aureus
    ㉢ 원인균의 특징 : **장독소인 enterotoxin을 생성한다. enterotoxin은 식중독의 원인 독소이며 끓여도 잘 파괴되지 않는다.**
    ㉣ 원인 식품 : 우유 및 유제품 등
    ㉤ 감염원 : 화농성 환자이다.
    ㉥ 잠복기 : 1~6시간(평균 3시간), **짧다.**
    ㉦ 증세 : 열이 없다.
    ㉧ 예방 대책 : 화농성 환자는 식품 취급을 금한다.
  ㉲ 보툴리누스 식중독
    ㉠ 외부 형태 : Gram양성, 간균, 주모균, **아포형성, 혐기성** 등
    ㉡ 원인균 : Clostridium botulinum
    ㉢ 원인균의 특징 : 신경독소인 neurotoxin을 생성한다.
    ㉣ 원인 식품 및 감염 경로 : 밀봉 상태의 **통조림** 식품에서 잘 자란다.
    ㉤ 증세 : **신경마비 증세, 치명률이 높고**, 호흡곤란, 연하곤란, 복시, 실성 등의 현상이 일어나고 **발열이 없다.**
    ㉥ 치사율 : 15~20%이다.
    ㉦ 잠복기 : 12~36시간이다.
    ㉧ 아포는 120℃에서 4분 이상 가열해야 사멸한다.
  ㉳ 세균성 식중독의 특징
    ㉠ **많은 양의 세균이나 독소에 의해 발생한다.**
    ㉡ **면역이 생기지 않는다.**
    ㉢ **2차 감염이 없다.**
    ㉣ 식품에서 사람으로 최종 감염된다(식중독은 종말 감염이다).

① 결핵(Tuberculosis)
  ㉮ 결핵균에 오염된 우유로 감염된다.
  ㉯ 인형결핵균인 것은 Mycobacterium tuberculosis이다.
  ㉰ 우형결핵균(M. bovine)이 사람에 감염될 수 있는 매개 경로는 우유이다.
② 파상열(Brucellosis)
  ㉮ 소, 염소, 양, 돼지의 동물에게 유산을 일으키며, 사람에게는 열을 발생시키는 질병이다.
  ㉯ 종류
    ㉠ Brucella abortus : 소에 감염되어 유산을 일으키는 병원체이다.
    ㉡ Brucella suis : 파상열 중 돼지에 감염되는 병원체이다.
    ㉢ Brucella melitensis : 염소, 양에 유산을 일으키는 병원체이다.

4 기생충 감염 경로와 외부 형태

(1) 야채를 통한 기생충 질환
① 회충
  ㉮ 경구침입, 위에서 부화한 유충은 심장, 폐포, 기관지를 통과하여 소장에 정착한다.
  ㉯ 장내 군거생활을 한다.
  ㉰ 인체에 감염 후 75(70)일이면 성충이 되어 산란한다.
  ㉱ 충란은 여름철 자연조건에서 2주일 정도 후면 인체에 감염력이 있는 충란이 된다.
  ㉲ 충란은 70℃로 가열하면 사멸된다.
    ㉳ 일광에서 사멸된다.
  ㉴ 충란 제거를 위해서는 흐르는 물에 5회 이상 씻는다.
② 요충
  ㉮ 경구침입을 한다.
  ㉯ 집단생활하는 곳에 많이 발생한다.
  ㉰ 항문 주위에서 산란한다(항문 소양증).
  ㉱ Scatch tape(스카치 테이프) 검출법을 이용하여 검사한다.
③ 구충(십이지장충, 아메리카구충)
  ㉮ 피부감염(경피감염)되므로 인분을 사용한 채소밭에서는 피부를 보호해야 한다.
  ㉯ 경피감염은 유충이 침입한 피부 국소에 소양감, 작열감이 생기면서 소위 풀독(채독증)이라 부르는 피부염을 일으킨다.
  ㉰ 소장에 기생한다.
④ 편충
  ㉮ 말채찍 모양을 한 기생충이다.
  ㉯ 맹장 또는 대장에 기생한다.
⑤ 동양 모양 선충

(2) 어패류로부터 감염되는 기생충
• 간디스토마와 폐디스토마의 인체 감염형은 피낭유충(Metacercaria)이다.
• 충란 → Miracidium(유모유충) → Sporocyst(포자낭유충) → Redia(Redi유충) → Cercaria(유미유충) → Metacercaria(피낭유충) 형태로 인체에 감염된다.
① 간디스토마(간흡충) : 제1중간숙주 → 왜우렁, 제2중간숙주 → 민물고기(붕어, 잉어, 모래무지)
② 폐디스토마(폐흡충) : 제1중간숙주 → 다슬기, 제2중간숙주 → 가재, 게, 참게
③ 광절열두조충 : 제1중간숙주 → 물벼룩, 제2중간숙주 → 민물고기(송어, 연어, 숭어)

④ 아니사키스(anisakis, 고래회충) : 제1중간숙주 → 갑각류(크릴새우), 제2중간숙주 → 바다생선(고등어, 갈치, 오징어 등) → 종숙주(고래, 물개 등)
⑤ 요코가와흡충 : 제1중간숙주 → 다슬기, 제2중간숙주 → 담수어(붕어, 은어 등)
⑥ 유구악구충 : 제1중간숙주 → 물벼룩, 제2중간숙주 → 민물고기(미꾸라지·가물치·뱀장어), 최종숙주 → 개·고양이 등

(3) 수육(육식)을 통한 기생충 질환
① 유구조충(갈고리촌충) : 중간숙주 – 돼지
② 무구조충(민촌충) : 중간숙주 – 소
③ 선모충 : 중간숙주 – 돼지

5 식품의 변질과 수분량

(1) 식품의 변질
식품을 자연 상태로 방치했을 때 미생물, 햇볕, 산소, 효소, 수분의 변화 등에 의하여 식품의 성분의 변화가 생겨 영양가 파괴, 맛 등에 손상을 가져오는 것을 식품의 변질이라 한다.
① 부패 : 미생물의 번식으로 단백질이 분해되어 아미노산, 아민, 암모니아, 악취 등을 발생하는 현상을 부패라 한다.
② 변패 : 당질, 지방이 미생물에 의해 변질되는 현상을 변패라 한다.
③ 산패 : 지방의 산화로 aldehyde, ketone, ester, alcohol 등이 생성되는 현상을 말한다. 산패는 미생물에 의한 것이 아니고 산소에 의해 변질되는 것이다.
④ 발효(fermentaion) : 탄수화물이 산소가 없는 상태에서 분해되는 것을 말한다.

(2) 부패판정
① 부패(Putrefaction)란 단백질 및 유기물이 변화된 것을 말한다(단백질 변질이 주).
② 부패에는 기온, 습도, pH, 열 등의 인자가 관여한다.
③ 부패생성물 : methane, H_2S, mercaptan, 함질소화합물 등
④ 초기 부패 판정
  ㉮ 관능검사 : 부패 판정의 제일 기본이 되는 검사로써, 판정하는 항목에는 냄새, 맛, 외관, 색깔, 조직의 변화 상태 등이 있다.
  ㉯ 물리학적 판정 : 물리학적 검사로는 경도, 점성, 탄성, 색도, 탁도, 전기 저항 등의 변화를 본다.
  ㉰ 화학적 판정 : 화학적 판정에 이용되는 것은 트리메틸아민(trimethylamine), dimethylamine, 휘발성 염기질소(휘발성 아민류, 암모니아 등), 휘발성 유기산, 질소가스, 히스타민, pH, K값 측정 등이 있다.
    ㉠ amine : 아미노산의 탈탄산 반응으로 생성된 물질이다.
    ㉡ trimethylamine : 어류의 비린내의 원인 물질인 부패 생성물이다.
  ㉱ 미생물학적(생물학적) 판정
    ㉠ 생균 수 측정 : 식품은 1g당 세균수가 10^8 이상(10^8/g)일 때 쉰 냄새가 나게 되어 먹지 못하게 된다. 즉, 초기 부패로 판정할 수 있는 세균 수는 식품 1g당 10^8이다.
    ㉡ 식품 중의 생균 수를 측정하는 목적은 신선도의 여부를 알기 위해서이다.
    ㉢ 1g당 세균수가 10^5 이하이면 안전하다(10^5 이하/g).

(3) 대장균군
대장균군이란 Gram음성의 무아포성 단간균으로서 젖당(유당)을 분해하여 산과 가스(gas)를 생성하는 호기성 또는 통성혐기성균을 말한다.

제3장 식품위생학

1 식품위생학의 개념

(1) 식품의 정의
식품이라 함은 모든 음식물을 말한다. 다만, 의약으로 섭취하는 것은 제외한다.

(2) 식품위생의 정의
식품위생이란 식품·식품첨가물·기구 또는 용기·포장을 대상으로 하는 식품에 관한 위생을 말한다.

(3) 식품의 위생적인 보관 방법
① 물리적 처리
  ㉮ 냉동·냉장법(저온저장법)
    ㉠ 냉장고는 벽에서 10cm 정도 떨어진 위치에 설치한다.
    ㉡ 냉장고에 식품은 전체 용량의 80% 정도만 저장하는 것이 좋다.
    ㉢ 냉장고 문은 자주 열지 않는 것이 좋다.
    ㉣ 냉장고는 깨끗하게 청소를 하여야 세균의 오염을 막을 수 있다.
    ㉤ 냉장고 내부에 온도계를 비치하여야 한다.
    ㉥ 온도계는 냉장고의 중간에 설치한다.
    ㉦ 냉장고의 식품저장 방법은 다음과 같다.
      ⓐ 냉동실(영하 18℃ 이하) : 육류의 냉동보관, 건조한 김 등을 보관한다.
      ⓑ 냉장실(0~10℃)
        • 1단 온도 0~3℃ : 육류 어류 등
        • 중간 온도 5℃ 이하 : 유지가공품 등
        • 하단 온도 7~10℃(10℃ 이하) : 과일, 야채류 등
    ㉧ 냉장의 목적은 다음과 같다.
      ⓐ 자기소화를 지연시킨다.
      ⓑ 미생물의 증식을 저지한다.
      ⓒ 변질을 지연시킨다.
      ⓓ 식품의 신선도를 단기간 유지시킨다.
  ㉯ 가열살균법 : 미생물의 사멸과 효소의 파괴를 위하여 100℃ 정도로 가열한다.
  ㉰ 건조·탈수법 : 건조식품은 수분 함량이 15%(14%) 이하가 되도록 보관한다.
  ㉱ 자외선 조사법 : 자외선을 이용하여 살균한다.
  ㉲ 농축법
② 화학적 처리
  ㉮ 방부제(보존제) 첨가법
    ㉠ 데히드로초산(DHA ; dehydroacetic acid) - [삭제]
    ㉡ 안식향산나트륨(sodium benzoate)
    ㉢ 프로피온산나트륨(sodium propionate)
    ㉣ 프로피온산칼슘(calcium propionate)
  ㉯ 산화방지제 첨가법
    ㉠ 디부틸 히드록시 톨루엔(BHT ; dibutyl hydroxy toluene)
    ㉡ 부틸 히드록시 아니솔(BHA ; butyl hydroxy anisole)
    ㉢ 몰식자산 프로필(propyl gallate)
    ㉣ DL-α-토코페롤(DL-α-tocopherol)
  ㉰ 식염·설탕 첨가법 : 10% 이상의 식염(염장법)이나 50% 이상의 설탕(당장법)으로 저장하면 미생물의 발육을 억제할 수 있다.

NaCl이 미생물의 생육을 억제하는 이유는 다음과 같다.
  ㉠ 식품 내의 수분 활성을 저하   ㉡ 삼투압에 의한 원형질 분리
  ㉢ Cl^-의 독작용   ㉣ 산소분압의 감소 등
  ㉱ 산저장법 : pH4.7(5) 이하(초산이나 젖산 이용)
③ 미생물처리법 : 미생물을 이용한 처리방법 - 간장, 된장, 고추장, 김치, 요구르트, 치즈 등
※ DHA : 현재 "식품공전"에는 "삭제"되었으나 "위생사 시험"에는 출제되고 있음.

2 경구 감염병

(1) 정의
병원체가 음식물, 손, 기구, 위생 동물 등을 거쳐 경구적(입)으로 체내에 침입하여 일으키는 질병을 경구 감염병이라 한다.

(2) 경구 감염병의 분류
① 세균 : 장티푸스, 파라티푸스, 콜레라, 세균성이질, 파상열 등
② 바이러스 : 폴리오(소아마비), A형간염(유행성간염) 등
③ 리케치아 : Q열 등
④ 원충류 : 아메바성이질 등

(3) 경구 감염병의 예방 대책
① 환자·보균자의 조기 발견 및 격리 치료한다.
② 환자·보균자의 조리를 금한다.
③ 음료수의 위생적 관리와 소독을 한다.
④ 환경 위생을 철저히 한다.
⑤ 병균을 매개하는 파리, 바퀴벌레, 쥐 등을 구제한다.
⑥ 날 음식의 섭취를 피하고 위생 처리를 한다.

(4) 경구 감염병과 감염형 식중독과의 차이점
① 경구 감염병에서는 병원체가 고유 숙주와의 사이에 infection cycle을 성립한다.
② 세균성 식중독에서는 세균에서 사람으로 terminal infection (최종 감염)된다.
③ 세균성 식중독은 다량의 균이 필요하다.
④ 경구 감염병은 세균성 식중독에 비하여 잠복기가 비교적 길다.
⑤ 경구 감염병은 2차 감염률이 드물지만 있다.

3 인축공통 감염병(인수공통 감염병)

(1) 정의
인간과 척추동물 사이에 전파되는 질병을 인축공통 감염병이라 한다.

(2) 분류
• 세균성 질병 : 탄저병, 돼지단독(돈단독), 결핵, 야토병, 브루셀라(파상열), 장출혈성대장균감염증, 살모넬라균감염증, 캄필로박터균감염증 등
• 바이러스에 의한 질병 : 일본뇌염, 광견병(공수병), 조류인플루엔자인체감염증(AI), 중증급성호흡기증후군(SARS), 앵무병, Newcastle병 등
• 리케치아에 의한 질병 : Q열 등
• 원충성 질병 : Toxoplasma병 등
• Prion(단백질 일종) : 변종 크로이츠펠트-야콥병(vCJD)

④ 곰쥐 : 보통 6.2(4~8)마리

　　　⑤ 시궁쥐 : 평균 8~10마리

　　⑨ 수명

　　　㉮ 생쥐 : 1년

　　　㉯ 곰쥐, 시궁쥐 : 2년

(3) 쥐의 습성

① 갉는 습성

　㉮ 2쌍의 문치(incisor)는 빠른 속도로 성장한다.

　㉯ 쥐의 문치는 연간 평균 11~14cm 자란다.

　㉰ 생후 2주부터 죽을 때까지 단단한 물질을 갉아서 자라는 길이
　　만큼 마모시켜야 한다.

② 서식처 : 쥐는 먹이와 물이 있는 조용한 곳이면 어디든지 서식한다.

③ 감각 기관

　㉮ 후각 : 후각이 예민하여 이성이나 가족을 식별할 때 후각을 사
　　용한다.

　㉯ 촉각 : 촉각은 발달되어 있어 야간의 모든 활동을 촉각에 의존
　　한다.

　㉰ 청각 : 어둠 속에서 활동하기 때문에 청각은 대단히 예민하다.

　㉱ 시각 : 야간 활동성이지만 시력은 빈약하여 근시이다(색맹이며
　　근시이다).

　㉲ 미각(味覺) : 맛을 아는 미각은 고도로 발달되어 있다.

④ 쥐의 활동

　㉮ 가주성 쥐는 야간 활동성으로 일몰 직후부터 활동하기 시작하
　　여 12~1시까지 계속되며, 새벽까지 계속되기도 한다.

　㉯ 쥐는 점프(jump)에 능하다. 쥐는 선 자리에서 60cm까지 점
　　프할 수 있다(생쥐는 25cm 점프).

　㉰ 곰쥐와 생쥐는 각종 파이프의 외부와 내부 또는 전선을 타고 이
　　동한다(시궁쥐는 파이프나 전선을 타고 이동 못 함).

　㉱ 쥐는 달리다 넘을 때 수직 벽을 1m까지 뛰어오를 수가 있다.

　㉲ 수평 거리는 1.2m를 뛸 수 있다.

　㉳ 활동 범위

　　㉠ 생쥐 : 3~10m

　　㉡ 곰쥐 : 15~50m

　　㉢ 시궁쥐 : 30~50m

　㉴ 수영 능력

　　㉠ 생쥐 : 0.7km/hr

　　㉡ 곰쥐, 시궁쥐 : 1km/hr

⑤ 이물질에 대한 반응 : 경계심이 강하여 무엇이든(먹이도) 조심스
　럽게 피한다.

⑥ 식성

　㉮ 잡식성이며, 구토하는 능력이 없다.

　㉯ 도시 지역에 있어서 쥐 먹이의 주요 출처는 부엌 쓰레기이다.

　㉰ 설치류의 먹이 선택은 환경의 먹이에 의하여 결정된다.

(4) 쥐의 개체군 밀도

① 쥐의 개체군 크기 : 출산, 사망, 이동의 3요인에 의해 결정된다.

② 쥐의 활동 범위는 극히 제한적이기 때문에 이동에 의한 개체군의
　변동은 크지 않다.

③ 제한 요인(또는 억제 요인) : 쥐의 사망 수보다 출생 수가 훨씬 높
　은데, 개체군이 일정하게 머물러 있는 것은 주위의 환경 요인이
　개체군 증가를 억제시키고 있기 때문인데, 이러한 현상을 제한 요
　인이라 한다. 제한 요인에는 물리적 환경, 천적, 경쟁률을 들 수
　있다.

④ 개체군 증가의 제한 요인

　㉮ 물리적 환경 : 먹이, 은신처, 기후
　　(개체군의 밀도는 겨울〈여름〈가을〈봄의 순으로 높다.)

　㉯ 천적 : 족제비, 개, 고양이, 매, 말똥가리, 부엉이, 뱀 등이
　　쥐의 천적이다.

　㉰ 경쟁 : 개체군의 밀도가 높아질수록 이종 간 또는 동종 간의 경
　　쟁이 심해진다.

(5) 쥐 매개 질병

설치동물인 쥐가 옮기는 질병 : 흑사병(페스트), 발진열, 쯔쯔가무시
병, 리케치아폭스, 살모넬라증, 서교열, 렙토스피라증, 신증후군출
혈열(유행성출혈), 선모충, 리슈만편모증, 샤가스병 등

② 암수 모두 흡혈한다.
③ 체장의 약 100배 정도 점프를 한다.
④ 숙주 선택이 엄격하지 않다(숙주가 아니더라도 공격한다. 예 쥐벼룩은 사람도 흡혈한다.)
⑤ 흑사병균에 감염된 벼룩은 정상적인 벼룩보다 자주 흡혈한다.
⑥ 흑사병균에 감염된 벼룩은 수명이 짧다.
⑦ 숙주가 죽으면 재빨리 떨어져 다른 동물로 옮긴다.
⑧ 벼룩이 알을 낳는 장소 : 마루의 갈라진 틈, 먼지 속, 부스러기, 숙주 동물의 둥지에 산란한다.

(3) 벼룩 매개 질병 : 벼룩이 사람에게 주는 피해는 다음과 같다.
① 자교에 의한 직접적 피해 : 물리면 가려우므로 수면을 방해한다.
② 흡혈을 하므로 자극적이고 불쾌하다.
③ 성충이 되면 사람과 동물에 기생하며 흡혈하면서 흑사병(페스트), 발진열을 옮긴다.
④ 조충의 중간숙주 : 기생충(개조충과 축소조충)의 중간숙주 역할을 한다.

7 살충제에 대한 곤충의 저항성

(1) 저항성(resistance)
① 저항성이란 한 살충제에 대해 감수성을 보이던 곤충이 동일 지역에서 본 살충제에 의해 방제가 불가능한 경우를 저항성이 생겼다고 한다(즉, 대다수의 해충을 치사시킬 수 있는 농도에서 대다수가 생존할 수 있는 능력이 발달되었을 때).
② 저항성은 후천적 적응이 아니고 선천적인 단일 유전자에 의한 것이므로 저항성 발전요인은 살충제 사용 이전에 이미 개체군의 일부 개체에 존재하고 있다.
③ 저항성이 생기는 정도나 속도는 개체군의 크기, 접촉 빈도, 곤충의 습성이나 유전인자의 성격 등 여러 요인에 의하여 결정된다.
④ 단일 유전자에 의한 저항성을 생리적 저항성(physiological resistance)이라 한다.
⑤ 살충제 자체가 저항성을 나타내는 유전자의 돌연변이를 유발하지 않으며, 정상적으로 일어나는 돌연변이 발생비율이 증가하지도 않는다.

(2) 내성(vigour tolerance)
① 단일 유전자에 의한 특수방위기능(specific defence mechanism)이 아닌 다른 요인에 의하여 살충제에 대항하는 힘이 증강되었을 경우를 내성이라 한다.
② 내성 요인 : 체중 증가, 다리 부절의 각질이 두꺼워지는 것, 2차적 생리적 기능을 강하게 발전시키는 것 등

(3) 생태적 저항성(behavior resistance)
① 살충제에 대한 습성적(習性的) 반응이 변화함으로써 치사량 접촉을 피할 수 있는 능력을 생태적 저항성이라 한다.
예 DDT가 가장 대표적인 예로써 모기는 옥내 휴식 습성이 옥외 휴식 습성으로 변한 경우가 있다.
② 단일 유전 인자에 의한 발현이다.

(4) 교차저항성(cross resistance)
① 어떤 약제에 저항성일 때 유사한 다른 약제에도 자동적으로 저항성이 생기는 것을 교차 저항성이라 한다.
② 단일 유전인자에 의한 생리적 저항성의 경우에만 해당된다.

8 쥐류

(1) 국내 위생 쥐류의 분류
• 들쥐 : 들(野)에서 서식하는 것을 들쥐(野鼠, field rodent)라 한다(가주성 쥐를 제외한 모든 쥐).
  - 등줄쥐(Apodemus agrarius)
• 가주성 쥐 : 마을 내 가옥(家屋) 안팎에서 사는 쥐를 가주성 쥐(家柱性 鼠)라 한다(시궁쥐, 곰쥐, 생쥐).
  - 시궁쥐(Rattus norvegicus, Norway rat)
  - 곰쥐(지붕쥐, 집쥐, Rattus rattus, Roof rat)
  - 생쥐(Mus musculus, House mouse)

① 등줄쥐(Apodemus agrarius)
㉮ 등줄쥐는 들쥐 중 전국적으로 가장 많이 차지하고 있다.
㉯ 등줄쥐는 들쥐의 일종으로 농촌 지역에 많이 분포되어 있다.
㉰ 체색
  ㉠ 배면은 회색이 섞인 연한 적갈색이다.
  ㉡ 검은 줄이 머리 위로부터 꼬리의 기부(基部)까지 있다(등에 종(縱)으로 검은 줄이 나 있다).
  ㉢ 복면은 회백색이다.
㉱ 무게 : 20g 내외
㉲ 크기, 형태 등이 모두 생쥐와 비슷하나, 등의 검은 줄로 쉽게 구별이 된다.
㉳ 두동장(頭胴長) : 90~120mm이다.
㉴ 뒷발의 크기 : 18~22mm이다.
㉵ 꼬리 : 82~88mm로 두동장보다 언제나 짧다.
㉶ 둥지 : 구멍을 S자로 1~2m 파고 그 속에 둥지가 있다.
㉷ 월동식량을 별도로 저장하는 습성이 없어, 겨울에도 먹이를 찾아 활동한다.

② 시궁쥐(Rattus norvegicus)
㉮ 시궁쥐는 애굽쥐라고도 하고 영어로 Norway rat이다.
㉯ 체중 : 400~500g
㉰ 꼬리 길이가 16~20cm로 두동장(19~25cm)보다 짧거나 같은 것이 곰쥐와 구별되는 특징이다.

③ 곰쥐(Rattus rattus)
㉮ 곰쥐는 지붕쥐 또는 집쥐라고도 하고 Roof rat, House rat, Black rat 등 여러 이름으로 불린다.
㉯ 무게 : 300~400g
㉰ 꼬리 길이가 250mm로 두동장(145~200mm)보다 긴 것이 시궁쥐와 구별되는 특징이다.

④ 생쥐(Mus musculus)
㉮ 평균 무게 : 20g
㉯ 꼬리 길이와 두동장(80~100mm)이 비슷하다.

(2) 쥐의 생활사
① 쥐는 포유류에 속한다.
② 생후 10일 정도면 귀가 열려 제대로 들을 수 있다.
③ 2주 후에 눈을 뜨고 사물을 볼 수 있다.
④ 새끼는 약 5주까지 어미에게 의존한다.
⑤ 교미활동
  ㉮ 생쥐 : 8주
  ㉯ 곰쥐, 시궁쥐 : 10~12주
⑥ 임신 기간 : 22일이다.
⑦ 쥐는 출산 후 2일 만에 교미한다.
⑧ 새끼 수
  ㉮ 생쥐 : 5.8(4~7)마리

ⓒ 호흡관모는 아복측부에 5쌍, 측부에 1쌍이 있다.
ⓓ 즐치(pecten)는 11~14개이다.
ⓔ 측즐(comb scale)은 30~40개인데 끝이 뭉툭하다.
ⓕ 주로 논, 늪, 호수, 고인 웅덩이 등 비교적 깨끗한 물에서 서식하나, 오염된 물에서도 발생 가능하다.
ⓖ 수면에 매달린다.
② 중국얼룩날개모기(Anopheles sinensis, 학질모기)
㉮ 말라리아를 매개하는 모기이다.
㉯ 성충의 형태적 특징
ⓐ 날개의 전연맥(costa vein)에 백색반점(白色斑點)이 2개 있다.
ⓑ 전맥(anal vein)에 흑색반점(黑色斑點)이 2개 있다.
ⓒ 촉수의 각 마디의 말단부에 좁은 흰 띠가 있다.
ⓓ 전체적으로 흑색의 중형 모기이다.
ⓔ 휴식 시 45~90도를 유지한다.
㉰ 유충의 특징
ⓐ 호흡관이 퇴화되어 있다.
ⓑ 복절배판에 장상모(palmate hair)를 갖고 있어 수면에 평행으로 뜬다.
ⓒ 서식 장소 : 깨끗한 곳에서 서식한다(논, 개울, 관개수로, 늪, 빗물 고인 웅덩이 등), 하수구 등에는 서식하지 않는다.
㉱ 알 : 얼룩날개모기의 알은 하나씩 낱개로 산란되는데 방추형이고, 공기주머니인 부낭이 있어 수면에 뜬다.
③ 토고숲모기
㉮ 성충은 5.6mm의 중형이다.
㉯ 흉부의 순판(scutum)에는 흑갈색 바탕에 금색 비늘로 된 종대(縱帶)가 중앙선에 2줄, 아중앙선(亞中央線)에 2줄, 봉합선을 따라 아크(arc)형으로 2줄이 있다.
㉰ 유충 서식 장소 : 유충은 해변가의 바위에 고인 물(염분이 섞인 물)에 주로 서식한다. 해변 지역이면 담수와 염분 어느 곳에서나 서식한다.
㉱ 숲모기 체내에서 사상충 유충이 발육하는 기간은 9~12일이다.
㉲ 숲모기속 알 : 타원형 또는 포탄형이다.
㉳ 흡혈 대상 동물 : 사람(사람을 더 좋아함), 돼지, 소 등

(5) 모기 매개 질병
모기가 옮기는 질병에는 말라리아, 뇌염, 사상충증, 황열, 뎅기열 등이 있다.
① 말라리아
㉮ 중국얼룩날개모기(Anopheles sinensis)가 매개한다.
㉯ 우리나라에서 유행하는 말라리아의 병원체는 Plasmodium vivax(삼일열원충)이다.
② 뇌염(일본뇌염) : 작은빨간집모기(Culex tritaeniorhynchus)가 매개한다.
③ 사상충 : 토고숲모기(Aedes togoi)가 매개한다.
④ 황열병 : 에집트숲모기(Aedes aegypti)가 매개한다.
⑤ 뎅기열 및 뎅기출혈열 : 에집트숲모기(Aedes aegypti)가 매개한다.

5 파리의 분류

(1) 집파리과
집파리과에는 집파리, 딸집파리(아기집파리), 큰집파리, 침파리가 있다.

구기(口器)는 집파리의 경우처럼 액상 물질을 흡입하는 형과 침파리와 같은 흡혈형이 있다.
① 집파리
집파리는 각종 질병의 기계적 전파자로서 중요한 구실을 하는 것은 다음과 같은 특징이 있기 때문이다.
㉮ 음식물, 배설물이나 분비물(변, 침, 콧물, 고름, 뇨 등)을 섭취하고
㉯ 다리에 강모가 있고
㉰ 구기에 털이 있으며
㉱ 욕반에 점액성 물질을 분비하며
㉲ 소낭의 내용물(분비물, 배설물 등을 먹고)을 토함
② 딸집파리(아기집파리)
㉮ 유충
ⓐ 특유한 형태를 하고 있어 쉽게 구별할 수 있다.
ⓑ 길이가 5~6mm의 난형(卵形)으로 상하 편평(扁平)하다.
ⓒ 유충은 각 체절에 현저하게 돌출되어 있는 여러 쌍의 육질 돌기(肉質突起)가 있다.
㉯ 성충 : 음식물에 앉는 빈도가 낮고, 비상시 공중 한 지점에 꼼짝 않고 정지하는 습관이 있다.

(2) 검정파리과
① 검정파리과는 위생상 크게 문제가 되지 않는다.
② 검정파리과에는 띠금파리속, 금파리속, 검정파리속 등이 있다.

(3) 쉬파리과
① 쉬파리과에는 쉬파리속, Wohlfahrtia속이 있다.
② 쉬파리과의 암컷은 모두 유생 생식을 한다.

(4) 체체파리과
① 체체파리과에는 체체파리속 1개속뿐이다.
② 체체파리는 아프리카수면병을 전파한다.
③ 유충 : 1개의 알이 자궁에서 부화하고 유충은 자궁 속에서 모체로부터 영양 공급을 받으며 발육한 후 밖으로 나온다.

6 벼룩

(1) 형태
① 성충의 형태
㉮ 벼룩의 성충은 좌우측면(左右側面)이 편평(扁平)하여 동물의 털 사이를 기어다니는 데 적응되어 있다.
㉯ 주둥이 : 흡혈에 적합하다.
㉰ 벼룩의 구부에서 소악의 기능 : 날카로운 구조를 하고 있으나 피부를 뚫는 데 사용되지 않고 숙주의 털을 가르며 빠져나가는 데 쓰인다.
㉱ 촉각 : 숙주 감지(따뜻한 기류)에 이용한다.
② 유충의 형태
㉮ 벼룩의 유충은 다리가 전혀 없는 구더기 모양을 하고, 미세한 유기물을 섭취한다.
㉯ 벼룩 알의 부화 기간 : 1주(평균 5일)이다.
㉰ 유충의 발육 기간 : 약 2주이다.
㉱ 대부분의 종은 2회 탈피하면서 3령기를 거치는데, 극소수의 종류가 2령기로 유충 시기를 마친다.
③ 번데기 : 유충은 고치를 치고 번데기가 된다.

(2) 생활사 및 습성 : 완전변태를 하며, 성충의 특징은 다음과 같다.
① 성충의 수명은 약 6개월이다.

⑪ 유영편은 난형(卵形)이고 테두리에 연모가 있는 경우도 있고 또 수 개의 유영편모(遊泳片毛)를 갖고있는데, 이것은 종 분류에 사용된다.
⑫ 번데기는 복절의 굴곡과 유영편을 이용하여 수중에서 빠른 속도로 움직인다.

(2) 모기의 생태
① 모기의 생활사
  ㉮ 모기는 완전 변태를 한다.
  ㉯ 산란 방식 : 중국얼룩날개모기속(물 표면에 1개씩), 집모기속(물 표면에 난괴 형성), 숲모기속(물 밖에 1개씩)
  ㉰ 유충 : 모기의 유충은 4령기(4th larval instar)이며 4회 탈피로 번데기가 되고, 유충은 제8절에 있는 1쌍의 기문(氣門, spiracle)을 통해 대기 중의 산소를 호흡한다.
  ㉱ 우화 : 번데기에서 성충이 되는 발육 과정을 우화라 한다.
  ㉲ 성충의 수명 : 1개월 정도이다.
② 교미의 습성
  ㉮ 군무는 수컷이 떼를 지어 상하로 비상운동(飛翔運動)을 하는 현상으로 20~30마리에서 수백 마리를 이룬다.
  ㉯ 군무의 장소 : 지상 1~3m 높이에서 군무를 한다.
  ㉰ 교미는 1마리의 암컷이 수컷의 무리 속으로 날아 들어가 땅으로 떨어지면서 이루어진다.
  ㉱ 암모기가 찾아올 수 있는 요인 : 움직임에서 오는 음파장, 즉 모기 소리가 종 특이성이어서 같은 종의 모기 소리를 식별할 수 있기 때문이다.
  ㉲ 숲모기는 군무 현상 없이 1:1로 교미를 한다.
  ㉳ 모기는 일생에 1번 교미한다.
  ㉴ 정자는 수정낭에 저장되어 있다가 매 산란 시 수정된다.
③ 흡혈 습성
  ㉮ 암모기는 산란하기 위해 흡혈을 한다.
  ㉯ 모기의 암컷은 흡혈 후 2~3일 휴식을 필요로 한다.
  ㉰ 암모기의 침에는 항혈 응고 성분이 있어 흡혈하는 동안 숙주의 혈액을 응고하지 못하게 한다.
  ㉱ 숙주 발견 : 지상 1~2m 높이로 바람을 거슬러가며 지그재그로 비상(飛翔)한다.
  ㉲ 숙주동물 찾아가는 요인 : 1차적으로 이산화탄소(탄산가스, CO_2), 2차적으로 시각, 체온, 습기 등
  ㉳ 모기가 숙주의 피를 흡혈할 때 숙주로부터 가장 먼 거리에서 숙주를 찾을 수 있는 것은 체취이다.
  ㉴ 체취 : 체취란 많은 분비물에서 발산하는 냄새의 혼합물이다.
  ㉵ 흡혈 활동 시간 : 야간 활동(집모기, 학질모기, 늪모기), 주간 활동성(숲모기)
  ㉶ 종에 따라 숙주 선택성을 갖지만 엄격하지는 않다.
④ 계절적 소장
  ㉮ 모기의 개체 밀도에 크게 작용하는 요인은 기온과 강수량이다.
  ㉯ 기온이 높으면 발육 기간이 짧아진다. - 개체 수가 증가
  ㉰ 비가 많이 오면 - 개체 수 증가
  ㉱ 높은 기온과 많은 강수량 - 개체 수가 폭발적으로 증가
  ㉲ 모기 밀도의 증가는 질병 발생률도 높아진다.
⑤ 월동
  ㉮ 월동의 시기는 기후의 변동에 의해 결정된다.
  ㉯ 특히 일조 시간이 중요한 요인이다.
  ㉰ Diapause : 모기는 일조 시간이 10시간 이하가 되면 유충이 월동 시기임을 감지하게 되고, 이와 같은 유충으로부터 우화(羽化)한 암컷은 이미 지방체(fat body)를 충분히 축적하고 있어 월동 준비를 완료한 상태가 되는데 이러한 생리적 현상을 Diapause라 한다.
  ㉱ 월동 형태
    ㉠ 성충으로 월동 : 얼룩날개모기속, 집모기속
    ㉡ 알로 월동 : 숲모기

(3) 모기과의 분류

[학질모기아과와 보통모기아과의 비교]

구분		학질모기아과	보통모기아과
알		날개로 산란	• 집모기속 : 난괴 형성 • 숲모기속 : 날개로 산란, 늪모기 : 난괴 형성
유충		방추형, 부낭이 있음	포탄형, 부낭이 없음
		호흡관 : 퇴화	호흡관 : 발달
		장상모 : 있음	정상모 : 없음
		배판 : 있음	배판 : 없음
		수면에 수평으로 뜬다.	수면에 각도를 갖고 매달린다.
번데기		호흡각 : 짧고 굵다.	호흡각 : 길고 가늘다.
성충		촉수 : 암컷은 주둥이와 거의 같고, 수컷은 끝이 곤봉상이다.	촉수 : 암컷은 현저히 짧고, 수컷은 길고 낫 모양이다.
		날개 : 대부분 반점이 있다.	날개 : 대부분 반점이 없다.
		소순판 : 타원형	소순판 : 3엽상
		휴식 시 : 45~90도 유지	휴식 시 : 수평
		수정낭 : 1개	수정낭 : 2~3개

[숲모기속·집모기속·늪모기속 비교]

구분	숲모기속	집모기속	늪모기속
흉복부, 다리	무늬나 띠가 있음	뚜렷한 무늬가 없음	흑색 비늘로 된 무늬
알	타원형, 포탄형, 낱개 형성	난괴 형성	한쪽 끝이 가시 모양의 돌기, 난괴 형성
호흡관	짧다. 1쌍의 호흡관모	길다. 3쌍의 호흡관모	짧다. 끝부분이 각질화되고, 끝이 뾰족하다.
서식 장소 (유충)	나무 구멍, 바위에 고인 물, 인공 용기 등	다양함	식물의 줄기나 뿌리
흡혈 활동	주로 주간, 옥내 흡혈성	주로 야간, 흡혈성	주로 야간, 옥외 흡혈성

(4) 국내 서식 모기
① 작은빨간집모기(Culex tritaeniorhynchus)
  ㉮ 일본뇌염 바이러스를 매개하는 모기이다.
  ㉯ 성충의 특징
    ㉠ 뇌염모기는 집모기속에 속한다.
    ㉡ 크기는 4.5mm 정도의 소형이다.
    ㉢ 전체적으로 암갈색을 띠고 뚜렷한 무늬가 없다.
    ㉣ 다리 각 절(節) 끝에 작고 흐린 백색 띠가 있다.
    ㉤ 주둥이 중앙에 넓은 백색 띠가 있다. 이 띠로부터 기부로 내려가면서 복면에 백색 비늘이 산재해 있는 것이 특징이다.
    ㉥ 흡혈 활동 : 가장 활발히 흡혈하는 시간은 저녁 8~10시이다.
    ㉦ 휴식 시 수평으로 휴식한다.
  ㉰ 유충의 형태적 특징
    ㉠ 흉부에 있는 3쌍의 견모(肩毛, shoulder hair)는 모두 단모(單毛)이다.
    ㉡ 호흡관이 가늘고 길다.

ⓑ 형태
　ㄱ 가주성 바퀴 중 가장 소형이다.
　ㄴ 암수 모두 밝은 황갈색이고 암컷은 약간 검다.
　ㄷ 전흉배판에 2줄의 흑색 종대가 있으며, 약충은 2줄의 흑색
　　종대가 전흉, 중흉 및 복부에 걸쳐 뚜렷하게 있다.
ⓒ 생활사 및 습성
　ㄱ 암컷은 일생 동안 4~8회의 난협(알주머니)을 산출(産出)하
　　는데, 후기의 것일수록 알 수가 적어진다.
　ㄴ 난협은 알이 부화할 때까지 어미 품에 붙어 있다.
　ㄷ 30℃ 정도가 최적 온도이고 20℃ 이하의 낮은 온도에서는
　　활동을 중지한다.
　ㄹ 날개는 잘 발달되어 있으나 날지는 못하며, 민활한 동작으
　　로 질주(疾走)한다.
　ㅁ 잡식성, 저작형 구기
　ㅂ 군거성이며, 야행성이다.
② 이질바퀴(Periplaneta americana)
ⓐ 분포 : 국내에서는 목포, 광주, 여수, 부산 등 남부 지방에 분
　포되어 있다.
ⓑ 형태
　ㄱ 바퀴의 전흉배판 가장자리에 현저한 황색무늬가 윤상으로
　　있고 가운데는 거의 흑색이며, 약충은 동일한 크기의 전흉,
　　중흉 및 후흉이 뚜렷하다.
　ㄴ 우리나라 옥내서식 종 가운데서 가장 대형인 바퀴이다.
ⓒ 생활사 및 습성 : 온도와 습도가 높은 장소에 서식한다. 최
　적 온도 29(23~33)℃, 20℃ 이하에서 활동을 정지한다.

[주요 바퀴의 비교]

구분	독일바퀴 (Blattella Germanica)	이질바퀴 (Periplaneta Americana)	먹바퀴 (Periplaneta Fuliginosa)	집바퀴 (Periplaneta Japonica)
분포	전국적	남부지방	제주도, 남부지방	중부지방
체장	10~15mm	35~40mm	30~38mm	20~25mm
체색	밝은 황색	광택성 적갈색	광택성 암갈색 암적갈색	무광택의 흑갈색
전흉 배판	2줄의 흑색 종대	가장자리에 황 색무늬가 윤상 으로 있고 가운 데는 거의 흑색 이다.	–	약간 오목 볼록형
날개	♂ : 복부 전체 덮음 ♀ : 복부 선단 약간 노출	♂ : 복부와 같 음 ♀ : 복부보다 길음	♂ : 복부 전체 를 덮음 ♀ : 복부 전체 를 덮음	♂ : 복부 전체 를 덮음 ♀ : 복부 반만 덮음
난협산 출수	4~8개	21~59개	20개 내외	14개
최적 온도	30℃	29℃	–	–

4 모기(Mosquitoes)

(1) 모기의 일반적 형태
① 성충의 형태
ⓐ 장각아목 중에서 모기과는 시맥(wing venation)의 특징으로
　분류된다.
ⓑ 주둥이 : 전방으로 길게 돌출한 주둥이가 있다.

ⓒ 촉각 : 긴 촉각이 있다.
ⓓ 촉수 : 모기의 촉각과 주둥이 사이에는 촉수(촉빈)가 있다.

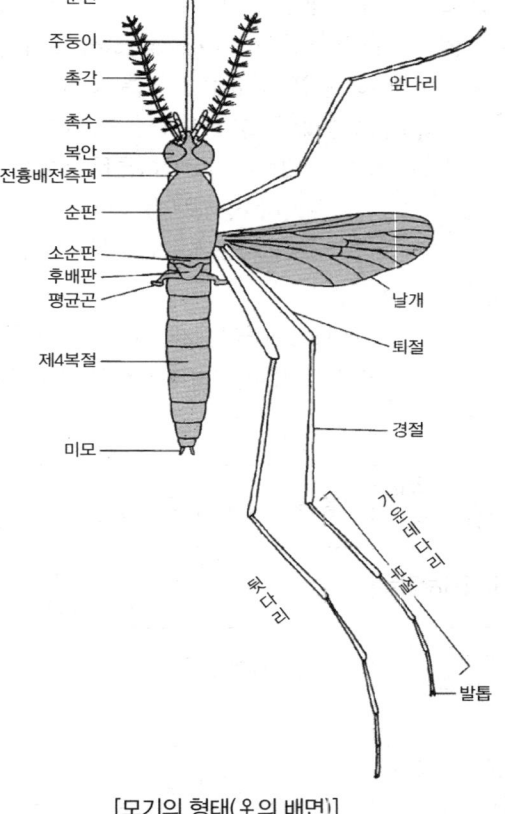

[모기의 형태(우의 배면)]

② 유충의 형태
ⓐ 모기 유충은 수서생활(水棲生活)을 하며, 모기 유충을 장구벌
　레라 한다.
ⓑ 두부
　ㄱ 먹이 : 저작형 구기가 있으며 유기물을 섭취하거나 다른 모
　　기 유충이나 곤충을 잡아먹는 포식성인 종류도 있다.
　ㄴ 두부의 각종 털은 분류상 중요한 특징이 된다.
ⓒ 흉부 : 전흉 1·2·3번을 각각 내견모(內肩毛, inner shoulder
　hair), 중견모(中肩毛, middle shoulder hair), 외견모(外
　肩毛, outer shoulder hair)라 부르며 종 감별에 주요한 특
　징이 된다.
ⓓ 복부
　ㄱ 제8절에는 호흡관(呼吸管)이 있고 끝에 1쌍의 기문(氣門)이
　　열려 있다.
　ㄴ 호흡관의 형태와 여기에 나 있는 호흡관모(siphonal
　　hair) 및 즐치(櫛齒, fecten)는 분류학상 중요하다(복부의
　　미절에 즐치가 있다).
　ㄷ 호흡관의 길이와 최대폭과의 비(比)를 호흡관비(siphon
　　index)라 하며 중요한 특징이 된다.
　ㄹ 학질모기아과 유충은 1번 털이 부채 모양의 장상모
　　(palmate hair)로 변형되었다. 호흡관이 없기 때문에 장
　　상모를 수면에 펴서 몸을 수평으로 유지하여 떠 있게 한다
　　(장상모의 역할은 수면에 수평으로 뜨게 한다). 제8복절 배
　　면에 기문(氣門) 1쌍이 열려 있다.
③ 번데기
ⓐ 모기의 번데기는 수서생활을 하는데, 다른 곤충의 번데기와는
　다르게 활발하게 움직인다.
ⓑ 두흉부에는 배면(背面)에 1쌍의 호흡각(呼吸角, trumpet)이 있
　는데 끝에 기문이 열려 있어 유충처럼 대기의 산소를 호흡한다.
ⓒ 호흡각은 모기속 분류의 특징으로 사용된다.
ⓓ 두흉부낭(頭胸部囊)이 있어 번데기의 무게를 물보다 가볍게 하
　고 움직이지 않으면 수면에 뜬다.

제2장 위생곤충학

1 곤충의 일반적인 특징

① 다소 앞뒤가 길고 원통이며 좌우 대칭이다.
② 곤충은 모두 환절(環節) 또는 체절(體節)로 되어 있다.
③ 두부, 흉부, 복부가 뚜렷이 구분된다.
④ 두부에는 눈, 촉각(1쌍), 구부(口部)가 있다.
⑤ 흉부에는 3쌍의 다리와 날개가 있다.
⑥ 복부에는 말단부(末端部)에만 부속지(附屬肢)가 있다.
⑦ 곤충의 부속지는 마디로 되어 있다.

2 곤충의 외피(Integument)

(1) 표피층
① 구조 : 복잡한 구조로 되어 있다.
② 화학 성분 : 각질(Chitin), 단백질 색소 등
③ 표피층의 최외부(最外部)인 시멘트층(Cement)과 밀랍층(wax layer)은 얇은 층으로 손상을 입으면 다시 진피세포층에서 분비물이 세도관(Pore Canal)을 통해 나와 재형성된다.
④ 밀납층 : 두께 1/4μ의 박층(薄層)이지만 내수성이 가장 강한 부분이다.

(2) 진피층
진피층은 진피 세포(epitherial cell)로 형성되어 있는데, 표피층을 생성하며 일부는 변형되어 극모(Satae) 등을 형성하는 조모세포(造毛細胞, Trichogen)로 되어 있다.

(3) 기저막
① 기저막은 진피 밑에 얇은 막으로 되어 있다.
② 진피와 체강 사이에 경계를 이루고 있는 층이며, 진피 세포의 분비로 형성된다.

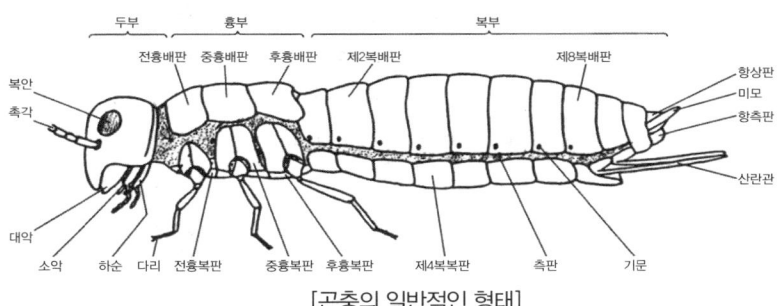
[곤충의 일반적인 형태]

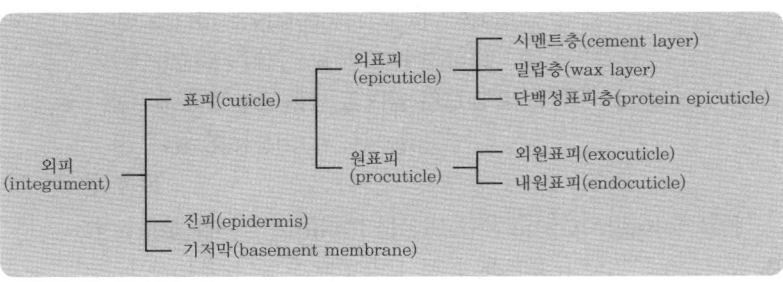

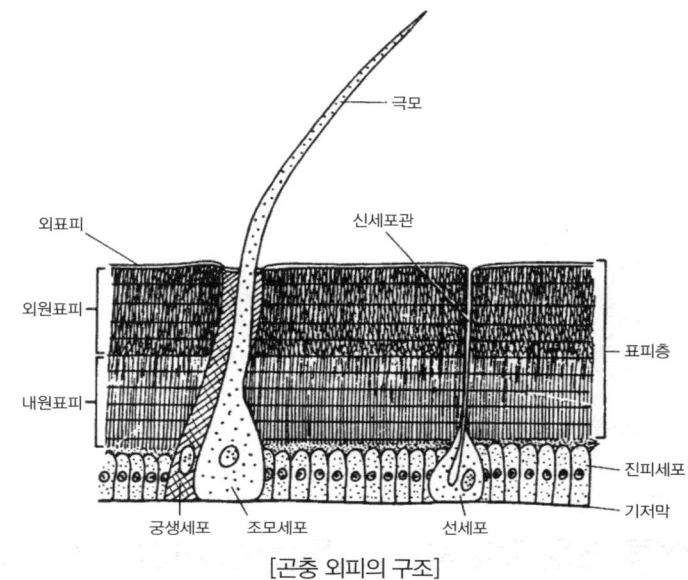
[곤충 외피의 구조]

3 바퀴(Cockroaches)

① 두부
  ㉮ 두부는 역삼각형이고 작다.
  ㉯ Y자형의 두개선이 있다.
  ㉰ 촉각은 길고 편상이며, 100절 이상이다.
  ㉱ 1쌍의 복안은 대형이고 단안은 1쌍이다.
  ㉲ 구기 : 저작형
② 흉부
  ㉮ 날개 : 2쌍 후시는 막질로 부채 모양
  ㉯ 다리 : 질주에 적합하다.
③ 복부
  ㉮ 복부는 크고 폭이 넓으며 10절로 되어 있다.
  ㉯ 암수 모두 미모(尾毛, cercus)를 1쌍 갖고 있다.
  ㉰ 수컷(♂)은 1~2개의 미돌기(尾突起)가 있다.

(2) 생활사 및 습성
① 불완전 변태 : 알 → 유충 → 성충, 바퀴 유충과 성충의 서식처가 같다.
② 식성 : 잡식성, 필요 영양 물질은 단백질, 탄수화물, 비타민, 콜레스테롤 및 무기염, 물
③ 서식 장소 : 위생 문제가 되는 가주성(家住性) 바퀴는 먹이를 구할 수 있고 온도나 습도가 있는 으슥한 곳(주방 벽 틈, 천장, 서랍 밑, 싱크대 등)
④ 야간 활동성 : 밤이 되면 민활한 동작으로 활동한다.
⑤ 군거성(군서성) : 바퀴는 여러 마리가 한곳에 모여 군서생활(群棲生活)을 한다.
⑥ 다리 : 질주성
⑦ 서식 장소로서 적당한 온도 : 28~33℃
⑧ 바퀴분 : 집합 페로몬(aggregation pheromone)이 있어 동족을 찾는다. 종 특이성은 강하지 않아 다른 종도 유인한다.

(3) 한국산 바퀴의 주요 종
① 바퀴 또는 독일바퀴(Blattella germanica)
  ㉮ 분포 : Blattella germanica(독일바퀴)는 우리나라에서도 전국적으로 분포하고 있다.

ⓔ 수거 형태가 압축식 수거 시스템일 때

ⓕ 주거 지역의 밀도가 낮을 때

(5) 폐기물 처리

① 소각 : 우리나라는 일본, 독일, 미국의 도시 폐기물의 성분과 비교 시 종이류가 적고 채소류가 높아 발열량이 적다. 폐기물을 소각 처리할 때에는 가연분의 함유도 가장 먼저 고려하여야 한다.

㉮ 장점

㉠ 남은 열의 회수가 가능하다.

㉡ 매립에 비해 넓은 토지를 필요로 하지 않는다.

㉢ 기후에 영향을 거의 받지 않는다.

㉣ 도시의 중심부에 설치가 가능하다.

㉤ 의료 폐기물의 처리에 좋다.

㉥ 폐기물의 부피 감소

㉦ 폐열 이용

㉯ 단점

㉠ 건설비가 비싸고, 운전관리비가 비싸다.

㉡ 대기 오염 물질이 발생한다.

㉰ 도시 폐기물 소각 시 배기가스의 성분

㉠ 불완전 연소가 될 때 CO, 분진 발생

㉡ 폐기물 중의 성분에 의한 SO_x 등 발생

㉢ 소각로 내의 고온 시 NO_x 발생

㉣ 플라스틱류에 들어 있는 염소에 의한 염화수소, 다이옥신 등 발생

② 퇴비화

㉮ 농촌이나 도시 주변의 도시에서 4~5개월 발효시켜서 퇴비로 이용한다.

㉯ 미생물을 이용하여 퇴비화를 하는 방법으로 **퇴비화의 조건**은 다음과 같다.

㉠ 공기(산소) 공급 : 호기성

㉡ C/N : 30 내외

㉢ 최적 온도 : 65~75℃(고온균)

㉣ 수분 : 50~70%

㉤ pH : 6~8

③ 동물 사료 : 폐기물을 동물의 먹이로 주는 방법이다.

④ 매립 : 매립 장소는 인가에서 멀어야 하고 수질 오염이 없는 곳에 설치한다.

㉮ 위생적인 매립 방식 : 위생적인 매립에는 도랑식, 경사식, 지역식이 있다.

㉠ 도랑식

ⓐ 도랑을 2.5~7m 정도 파고 폐기물을 묻은 후 다시 흙을 덮는 방식이다.

ⓑ 복토할 흙을 다른 장소로부터 가지고 오지 않아도 된다.

㉡ 경사식 : 경사면에 폐기물을 쌓은 후 그 위에 흙을 덮는 방법이다. 경사식 매립 시 표면은 30° 경사가 좋다.

㉢ 지역식(저지대 매립법) : 어느 지역에 폐기물을 살포시키고 다진 후에 흙을 덮는 방법이다. 지역식은 다른 장소로부터 복토할 흙을 가지고 와야 한다.

㉯ 폐기물 매립 시 복토

㉠ 폐기물 매립 시 복토를 하는 이유

ⓐ 미관상(종이 등이 바람에 날리는 것 방지)

ⓑ 위생 해충의 발생 방지

ⓒ 침출수의 유출 방지 등

㉡ 복토의 두께

ⓐ 일일 복토 : 매립 작업이 끝난 후 투수성이 낮은 흙, 고화처리물 또는 건설폐재류를 재활용한 토사 등을 사용하여 15cm 이상의 두께로 다져 일일 복토를 하여야 한다.

ⓑ 중간 복토 : 매립 작업이 7일 이상 중단되는 때에는 노출된 매립층의 표면 부분에 30cm 이상의 두께로 다져 기울기가 2% 이상이 되도록 중간 복토를 하여야 한다.

※ 소각재 · 도자기 조각 · 광재류 · 폐석고 · 폐석회나 폐각류 등 악취의 발생이나 흩날릴 우려가 없는 폐기물은 일일 복토와 중간 복토를 하지 아니할 수 있다.

ⓒ 최종 복토 : 매립 시설의 사용이 끝났을 때에는 최종 복토층을 기울기가 2% 이상이 되도록 설치하여야 한다.

• 가스배제층 : 두께 30cm 이상

• 배수층 : 모래, 재생골재 등으로 두께 30cm 이상

• 차단층 : 점토 · 점토광물혼합토 등으로 두께 45cm 이상

• 식생대층 : 식물 심기와 생장이 가능한 양질의 토양으로 두께 60cm 이상 설치한다.

※ 복토란 흙을 덮는 것을 말한다.

㉰ 매립 후 사후처리

㉠ 침출수 처리

㉡ 가스 배출 장치 설치

㉢ 악취 제거 장치 설치

㉣ 해충, 쥐 등의 번식 방지

※특기 사항

본 문제집(위생사 긴급 최종 필기실기 총정리)을 보고 난 후 크라운출판사에서 출간한 "위생사 필기시험문제"와 "위생사 실기시험문제"를 보면 위생사 시험 합격에 큰 무리가 없으리라 생각한다.

하재남 저자 직강 온라인 강의

● 책으로만 공부하여 이해가 되지 않았던 부분을 동영상 강의로 쉽게 공부한다.

●"위생사 필기·실기시험문제" 동영상 강의 실시

⑤ 훈증형(끌림형 = Fumigation)
  ㉮ 대기의 상태 : 하층이 불안정하다.
  ㉯ 오염 물질이 지면에까지 영향을 미치면서 **지표 부근을 심하게** 오염시킨다.
⑥ 함정형(구속형 = Trapping) : 침강 역전과 복사 역전이 있는 경우 양 역전층 사이에서 오염물이 배출될 때에 발생한다.

9 대기 오염 사건

(1) 뮤즈계곡
① 1930년 : 뮤즈계곡(Meuse Valley) 사건, 벨기에에서 발생했다.
② 원인 물질 : 공장의 아황산가스(SO_2), 황산미스트(H_2SO_4 mist), 불소화합물 등
③ 기상 상태 : 무풍, 기온 역전
④ 피해 : 급성 피해(3일 동안 약 60명 사망), 기관지 계통에 피해

(2) 도노라
① 1948년 : 도노라(Donora) 사건, 미국 피츠버그시 도노라에서 발생했다.
② 원인 물질 : 공장의 아황산가스(SO_2), 황산미스트(H_2SO_4 mist) 등
③ 기상 상태 : 무풍, 기온 역전
④ 피해 : 호흡기 질환

(3) 포자리카
① 1950년 : 포자리카(Poza Rica) 사건, 멕시코에서 발생했다.
② 원인 물질 : 공장의 황화수소(H_2S) 등
③ 기상 상태 : 기온 역전
④ 피해 : 호흡 곤란

(4) 런던
① 1952년 12월 : 런던스모그(London Smog) 사건, 영국의 런던에서 발생했다.
② 원인 물질 : 석탄 연소 시 아황산가스(SO_2), 매연 등
③ 기상 상태 : 무풍, 역전(복사 역전), 하천의 평지, 아침(기온 0~5℃)
④ 피해 : 만성기관지염, 호흡기 질환자 발생, 급성 피해(사고 당시 4,000명이 사망)
⑤ 시정 거리 : 100m 이하
⑥ 장소 : 하천의 평지

(5) 로스앤젤레스
① 1954년 7월 : 로스앤젤레스(Los Angeles) 사건(광화학 스모그 사건), 미국 로스앤젤레스에서 발생했다.
② 원인 물질 : 석유 연소 시 발생한 올레핀계 탄화수소(HC), 질산화물(NO_x) 등이 자외선과 반응하여 생성된 2차 오염 물질을 생성했다.
③ 기상 상태 : 침강성 역전, 낮(기온 24~30℃)
④ 피해
  ㉮ 사람 : 폐, 기도, 눈, 코
  ㉯ 고무제품 손상, 가죽제품의 피해, 건축물의 손상, 시정 악화, 과실의 손상 등
⑤ 장소 : 해안 분지에서 1년 내내 해안성 안개 발생
⑥ 시정 거리 : 800~1,600m 이하

10 폐기물

(1) 폐기물의 정의
폐기물이라 함은 쓰레기·연소재·오니·폐유·폐산·폐알칼리·동물의 사체 등으로서 사람의 생활이나 사업 활동에 필요하지 아니하게 된 물질을 말한다.

(2) 폐기물의 분류
① 생활 폐기물 : 생활 폐기물이라 함은 **사업장 폐기물 외의 폐기물**을 말한다.
② 사업장 폐기물 : 산업장 폐기물이라 함은 대기환경보전법·물환경보전법 또는 소음·진동관리법의 규정에 의하여 배출 시설을 설치·운영하는 사업장, 기타 대통령이 정하는 사업장에서 발생되는 폐기물을 말한다.
③ 지정폐기물 : 지정 폐기물이라 함은 사업장 폐기물 중 **폐유·폐산** 등 주변 환경을 오염시킬 수 있거나 **의료 폐기물** 등 인체에 위해를 줄 수 있는 유해한 물질을 말한다. 지정 폐기물의 종류는 다음과 같다.
  ㉮ 폐산 : 수소이온농도(pH)가 2.0 이하인 것에 한한다.
  ㉯ 폐알칼리 : 수소이온농도(pH)가 12.5 이상인 것에 한한다.
  ㉰ 폐유 : 기름 성분을 5% 이상 함유한 것에 한한다.
  ㉱ 폐합성 고분자 화합물 : 폐합성 수지, 폐합성 고무
  ㉲ 폐석면 : 건조 고형물의 함량을 기준으로 석면이 1% 이상 함유된 제품·설비 등의 해체·제거 시 발생되는 것
  ㉳ 오니 : 고형물 함량이 5% 이상인 것에 한한다.
  ㉴ 의료폐기물 : 보건·의료기관, 동물병원, 시험·검사기관 등에서 배출되는 폐기물 중 인체에 감염 등 위해를 줄 우려가 있는 폐기물과 인체 조직 등 적출물, 실험동물의 사체 등 보건·환경보호상 특별한 관리가 필요하다고 인정되는 폐기물로써 대통령령으로 정하는 폐기물을 말한다.

(3) 폐기물 처리 시설의 분류 : 폐기물 처리 시설은 중간 처리와 최종 처리로 분류한다.
① 중간 처리 : 소각·중화·파쇄·고형화 등에 의한 처리를 중간 처리라 한다.
② 최종 처리 : 매립 등에 의한 최종 처리를 말한다.

(4) 폐기물처리 계통도

발생원 → 쓰레기통 → 손수레 → 적환장 → 차량 → 최종처리(매립)
└─ 수거비용(60% 이상) ─┘ └─ 운반 ─┘

① 수거 노선 설정 시 유의 사항
  ㉮ 길 양 옆에 폐기물을 동시에 수거한다.
  ㉯ 반복 운행을 피한다.
  ㉰ 교통 신호를 적게 받는 노선을 선택한다.
  ㉱ 출퇴근 시간을 피해 수거한다.
  ㉲ 고지대에서 저지대로 하향 수거 노선을 선택한다.
  ㉳ U자 회전을 피해 수거한다.
  ㉴ 출발점을 차고와 가까운 곳으로 한다.
② 적환장의 기능
  ㉮ 옮겨 하적
  ㉯ 분쇄, 절단, 압축
  ㉰ 혼합, 분리
③ 적환장을 설치하는 이유
  ㉮ 발생원과 처리장이 멀 때
  ㉯ 수거 차량이 소형일 때

(3) 발생원에 따른 대기 오염 물질의 분류

① 1차 오염 물질

1차 오염 물질이란 각종 발생원으로부터 직접 대기로 방출되는 물질을 말한다.

㉮ 아침과 저녁, 밤에는 대기 중의 농도가 증가하나 낮에는 감소한다. 왜냐하면 1차 오염 물질이 자외선과 반응하여 2차 오염 물질을 형성하기 때문이다.

㉯ 1차 오염 물질의 하루의 변화 : 오전 9시경 증가, 12시경 감소, 오후 6시경 증가(즉, 9시↑, 12시↓, 6시↑)

㉰ CO, CO_2, HC, H_2S, HCl, NH_3, Pb, Zn, Hg, SiO_2, 중금속산화물 등

② 2차 오염 물질

오염 물질이란 발생원에서 배출된 1차 오염 물질 간 또는 1차 오염 물질과 다른 물질이 반응하여 생성된 물질을 말하는 것으로서, 외부의 광합성도, 반응 물질의 농도, 지형, 습도 등에 영향을 받는다.

㉮ 태양광선(자외선)이 있는 낮에 대기 중의 농도는 증가한다.
(12시경 증가, 오후 2시가 가장 높고, 오후 4시 이후 감소)

㉯ O_3, PAN, $NOCl$, H_2O_2, PBN 등

㉰ 광화학 반응 : 성층권의 오존층이 대부분의 자외선을 차단한 후 대류권으로 들어오는 태양 빛의 파장(Wavelength)은 280(290)nm 이상의 장파장이다. 따라서 광화학 대기 오염에 영향을 미치는 물질은 280~700nm의 범위에 있는 빛을 흡수할 수 있는 물질이다.

㉠ 광화학 반응을 간단히 설명하면 다음과 같다.

$$NOx$$
$$HC(올레핀계탄화수소) \xrightarrow{\text{자외선}} O_3, PAN, H_2O_2, NOCl, HCHO, PBN 등$$
$$유기물$$

7 일광

(1) 자외선

① 범위 : 파장 $2,000{\sim}4,000\text{Å}(200{\sim}400\text{nm})$

② 오존층에서는 200~290nm의 파장이 흡수되기 때문에 대류권에 미치는 파장은 290nm 이상의 파장이다.

③ 살균력이 강한 선 : $2,400{\sim}2,900\text{Å}(240{\sim}290\text{nm})$

④ 도노라 선(건강선) : $2,800{\sim}3,200\text{Å}(280{\sim}320\text{nm})$

⑤ 오존층에서 자외선을 흡수하는 범위 : 200~290nm

⑥ 자외선의 인체에 대한 작용

㉮ 장애 작용 : 피부의 홍반 및 색소 침착 심할 때는 부종, 수포 형성, 피부 박리, 결막염, 설안염, 피부암, 백내장 등이 발생한다.

㉯ 긍정적인 작용 : 비타민 D의 형성으로 구루병 예방 작용, 피부 결핵·관절염의 치료 작용, 신진대사 촉진, 적혈구 생성 촉진, 혈압 강하 작용, 살균 작용 등을 한다.

※ $nm = m\mu$, $1nm = 10\text{Å}$

(2) 가시광선

① 가시광선이란 명암을 구분할 수 있는 파장을 말한다.

② 범위 : 파장 $4,000{\sim}7,000\text{Å}(400{\sim}700\text{nm})$

③ 가시광선 중 가장 강한 빛을 느끼는 파장 : $550\text{nm}(5,500\text{Å})$

④ 눈에 적당한 조도 : 100~1,000Lux

⑤ 낮은 조도로 인한 장애 : 안구진탕증, 안정 피로, 시력 저하, 작업 능률 저하 등

(3) 적외선

① 범위 : 파장 $7,800{\sim}30,000\text{Å}(780{\sim}3,000\text{nm})$

② 적외선은 열선이므로 온실 효과를 유발한다.

③ 적외선의 장애 : 피부 온도의 상승, 혈관 확장, 피부 홍반, 두통, 현기증, 열사병, 열경련, 백내장 등의 원인이 되기도 한다.

8 오염 물질의 확산

(1) 기온 역전(Temperature Inversion)

대류권에서는 평균 기온 감률이 $0.65℃/100\text{m}(-0.65℃/100\text{m})$로서 하층에서 상공으로 올라갈수록 기온이 감소하는 것이 보통이다. 그러나 어떤 기층에서는 환경 감률이 상공으로 올라가면서 일정하거나 또는 상승하기도 한다. 이러한 현상을 기온 역전이라 하고, 이러한 층을 기온 역전층이라 한다(즉, 상층 기온이 하층 기온보다 더 높은 현상).

① 역전일 때는 다음과 같은 결과가 발생한다.

㉮ 공기의 수직 운동이 억제된다.

㉯ 대류 현상이 생기지 않는다.

㉰ 하층에서 생긴 대류 현상이라도 이 층에서는 저지당한다.

㉱ 대기 오염 물질이 대기층으로 쉽게 확산되지 못한다.

㉲ 지표 부근의 오염 농도가 커진다.

② 역전의 종류

㉮ 복사 역전(접지 역전 ; Ground Inversion) : 복사 냉각이 심하게 일어나는 때는 지표에 접한 공기가 상공의 공기에 비해 더 차가워져서 발생하는 역전을 복사 역전이라 하고, 지면에 접하여 발생하기 때문에 접지 역전이라고도 한다.

㉠ 발생 : 주로 가을~겨울, 일몰 후~해 뜨기 전에 많이 발생한다.

㉡ 감소 : 봄이나 해가 뜨면 감소한다.

㉯ 침강 역전(Subsidence Inversion) : 고기압 중심 부분에서 기층이 서서히 침강하면서 기온이 단열 압축 및 단열 변화로 승온되면서 발생하는 현상이다.

㉠ 고기압 중심 부근에서 발생한다.

㉡ 기층이 서서히 침강하면서, 단열 변화로 승온되어서 발생한다.

㉢ 장기적으로 지속된다.

㉣ 대기 오염 물질이 수직으로 확산되는 것을 방해한다.

(2) 대기 안정도와 플륨(Plume)의 모양

플륨이란 굴뚝에서 배출되는 연기의 행렬을 말한다.

① 환상형(파상형 = Looping)

㉮ 대기의 상태 : 절대 불안정

㉯ 맑은 날 오후나 풍속이 매우 강하여 상·하층 간에 혼합이 크게 일어날 때 발생한다.

㉰ 풍하측 지면에 심한 오염의 영향을 미친다(지표 농도 최대).

② 원추형(Conning)

㉮ 대기의 상태 : 중립

㉯ 플륨의 단면도가 전형적인 가우시안 분포(Gaussian Distriution)를 이룬다.

③ 부채형(Fanning)

㉮ 대기의 상태 : 안정

㉯ 역전층 내에서 잘 발생한다.

㉰ 오염 농도 추정이 곤란하다.

㉱ 강한 역전을 형성하며, 대기가 매우 안정된 상태이고, 아침과 새벽에 잘 발생한다.

④ 상승형(지붕형 = 처마형 = Lofting)

역전이 연기의 아래에만 존재해서 하향 방향으로 혼합이 안 되는 경우에 일어난다.

① 적조 발생의 요인
㉮ 정체성 수역일 것(수괴의 연직 안정도가 작다.)
㉯ 수중의 탄소(100), 질소(15 또는 16), 인(1) 등의 영양 염류의 증가
㉰ 염분 농도가 적당할 것(염분 농도는 적조 발생에 크게 관여 안 함)
㉱ 수온의 상승
② 적조 현상이 발생했을 때의 피해
㉮ 어떤 조류는 독소를 방출한다.
㉯ 과영양 상태로 진행되면 용존 산소를 소비한다.
㉰ 수중의 용존 산소가 소비되어 어류 등 다른 생물이 살 수 없게 된다.
㉱ 적조생물이 어패류의 아가미에 부착하여 질식시킨다.
③ 적조현상의 방지 대책
㉮ 황산동, 활성탄, 황토 등을 주입한다.
㉯ 인을 사용하는 합성세제 사용을 금한다.

4 하수도의 시설 및 특징

(1) 합류식
합류식이란 우수와 오수를 합쳐서 처리하는 방식으로서 평상시 오수만 유입 시 유속이 작아져 관 내에 고형물이 퇴적되기 쉽다.
① 장점
㉮ 건설비가 적게 든다.
㉯ 관이 크므로 보수·점검·청소를 하기가 용이하다.
㉰ 하수관이 우수에 의해 자연적으로 청소가 된다.
② 단점
㉮ 강우 시 하수량이 많아져 수처리가 어렵다.
㉯ 강우 시 큰 유량에 대비하여 단면적을 크게 하므로 가뭄이 계속되는 여름철에는 침전물이 생겨 부패하기 쉽다.

(2) 분류식
우수와 오수를 분리하는 것으로서 항상 일정한 유량을 유지할 수 있으며 장·단점은 합류식의 반대가 된다.

5 공기

(1) 공기의 성분과 농도(표준 상태)
① 질소(N_2 78.09v/v%), 산소(O_2 20.95v/v%), 아르곤(Ar 0.93v/v%), 이산화탄소(CO_2 0.03~0.035v/v%), 기타

(2) 실내공기오염
① 군집독 : 다수인이 밀폐된 공간에 있을 때 실내 공기의 물리적·화학적 조성의 변화로 두통, 구토, 메스꺼움, 현기증, 불쾌감, 식욕 부진 등을 유발하는 것을 군집독이라 한다.
㉮ 물리적 변화 : 실내 온도 증가, 습도 증가
㉯ 화학적 변화 : CO_2 증가, O_2 감소, 악취 증가, 기타 가스의 증가
② 실내 공기의 변화
㉮ 질소(N_2)
  ㉠ 공기의 78.09%로 가장 많다.
  ㉡ 고압 상태에서 잠함병의 원인이 된다.
  ㉢ 잠함병 : 잠함병은 고압 상태(이상 고압)에서 질소가 혈액이나 지방조직에 용해되었다가 급격히 감압되면서 질소가 기포를 형성하여 발생되는 병이다.
  ㉣ 이상 기압 : 0.7기압 이하
  ㉤ 이상 고압 : 1기압 초과
㉯ 산소(O_2)
  ㉠ 1회 호흡 시 4~5%의 산소를 소비한다.
  ㉡ 성인 한 사람이 1일 필요한 공기량 : 약 13kl(12~14kl)
  ㉢ 성인 한 사람이 1일 필요한 산소량 : 약 600~700l
  ㉣ 대기 중 산소의 변동 범위 : 15~27%(21%)
  ㉤ 10% 이하 : 호흡 곤란
  ㉥ 7% 이하 : 질식
㉰ 이산화탄소(CO_2)
  ㉠ 실내 공기 오염의 지표이다.
  ㉡ 적외선을 흡수하여 온실효과를 일으키는 가스이다.
  ㉢ 1시간 동안 이산화탄소 배출량(호출량) : 약 20~22l/hr·인
  ㉣ 오염 허용 기준 : 1시간 평균치 1,000ppm 이하(실내 기준)
  ㉤ 10% 이상 : 질식
  ㉥ 7% 이상 : 호흡 곤란
㉱ 일산화탄소(CO)
  ㉠ 배출 : 탄소 성분의 불완전 연소로 발생한다.
  ㉡ 주배출원 : 자동차 배기가스 등에서 많이 배출된다.
  ㉢ 무색, 무취, 자극이 없다.
  ㉣ 오염 허용 기준 : 10ppm 이하(실내 기준), 25ppm 이하(실내 주차장 기준)
  ㉤ 헤모글로빈(Hb)과의 친화력이 산소보다 200~300배 정도 강하다.
  ㉥ CO 중독 시 후유증 : 중추 신경계의 장애를 유발한다. 즉, 운동 장애, 언어 장애, 시력 저하, 지능 저하, 시야 협착 등
  ㉦ 치료 : 고압 산소에 의한 CO와 Hb의 해리를 촉진하기 위해 고압 산소 요법을 사용한다.
㉲ 먼지
  ㉠ 우리 인체에 영향을 미치는 입자의 크기 : 0.5~5㎛이다.
  ㉡ 장애 : 알레르기 반응, 진폐증, 감염병(전염병) 등을 유발한다.
  ※ 전염병 = 감염병

6 대기오염

(1) 대기의 수직 구조
대기의 수직 구조 순서는 대류권(0~11km) → 성층권(11~50km) → 중간권(50~80km) → 열권(80~500km)이다.
① 대류권(0~11km)에서는 고도로 올라갈수록 온도가 떨어진다.
② 성층권(11~50km)의 오존층은 고도로 올라갈수록 온도가 올라간다.
③ 오존층은 지상 25~35km(25km에서 O_3은 최대 밀도(약 10ppm))의 기층을 말한다.

(2) 공기의 자정 작용
대기 오염 물질이 스스로 정화되어 깨끗해지는 것을 공기의 자정 작용이라 한다. 공기의 자정 작용 인자는 다음과 같다.
① 바람에 의한 희석 작용
② 강우, 강설, 우박 등에 의한 세정 작용
③ O_2(산소), O_3(오존), H_2O_2(과산화수소) 등에 의한 산화 작용
④ 식물의 CO_2와 O_2의 교환에 의한 탄소 동화 작용
⑤ 자외선에 의한 살균 작용
⑥ 중력에 의한 침강 작용 등
※ 여과는 공기의 자정 작용이 아님.

2 수질오염 지표

(1) 용존 산소량(DO ; Dissolved Oxygen)
물속에 녹아 있는 산소를 DO라 한다.
① 온도가 높을수록 DO의 포화 농도는 감소한다.
② 20℃에서 DO의 포화 농도는 9.17ppm이다.
③ 임계점 : 용존 산소의 농도가 가장 부족한 지점을 말한다.
④ 변곡점 : 산소의 복귀율이 가장 큰 지점을 말한다.

(2) 생물화학적 산소 요구량(BOD ; Biochemical Oxygen Demand)
시료를 20℃에서 5일간 배양할 때 호기성 미생물에 의해 유기물을 분해시키는 데 소모되는 산소량을 BOD_5라 한다.
① 1단계 BOD
   ㉮ 탄소화합물이 산화될 때 소비되는 산소량을 1단계 BOD라 한다.
   ㉯ 보통 20일 정도 시간이 걸린다.
② 2단계 BOD(질소분해 BOD)
   ㉮ 질소화합물이 산화될 때 소비되는 산소량을 2단계 BOD라 한다.
   ㉯ 보통 100일 이상 시간이 소요된다.

(3) 화학적 산소 요구량(COD ; Chemical Oxygen Demand)
COD란 수중에 있는 유기물을 산화제($KMnO_4$, $K_2Cr_2O_7$)를 이용하여 측정하는 것으로 유기물이 산화되는 데 요하는 산소량을 ppm으로 나타낸 것이다.

(4) 경도
경도는 물속에 용해되어 있는 Ca^{2+}, Mg^{2+}, Mn^{2+}, Fe^{2+}, Sr^{2+} 등의 2가 양이온이 원인이 되며 이들의 양을 탄산칼슘($CaCO_3$)으로 환산하여 나타낸다.
① 단위 : ppm(mg/l)으로 표시한다.
② 종류
   ㉮ 일시경도(탄산경도)
      ㉠ 일시경도 유발물질 : OH^-, CO_3^{2-}, HCO_3^- 등
         (예) $Ca(OH)_2$, $Ca(HCO_3)_2$, $Mg(HCO_3)_2$, $MgCO_3$, $Mg(OH)_2$
      ㉡ 일시경도는 물을 끓이면 경도를 제거할 수 있다. 즉, 연수화시킬 수 있다.
   ㉯ 영구경도(비탄산경도)
      ㉠ 영구경도 유발물질 : Cl^-(염화물), SO_4^{2-}(황산염), NO_3^-(질산염) 등
         (예) $MgCl_2$, $MgSO_4$, $CaSO_4$, $Mg(NO_3)_2$, $Ca(NO_3)_2$
      ㉡ 영구경도는 끓여도 제거되지 않는다.
③ 제거 방법 : 석회소다법, 제오라이트법

(5) 질소화합물
① 질산화반응(호기성)
   용존산소가 풍부한 수중에서 미생물에 의해 단백질이 분해될 때의 과정은 다음과 같다.
   단백질 → Amino acid → NH_3-N → NO_2-N → NO_3-N
   아미노산 → NH_4^+ → NO_2^- → NO_3^-

② 질산화반응 과정에서 생성된 물질의 특징
   ㉮ $NH_3-N(NH_4^+)$
      ㉠ 상수에 대한 분변오염의 가장 직접적인 지표가 된다.
      ㉡ 암모니아성 질소가 대량 검출되면 가장 최근에 오염되었다는 것을 알 수 있다.
   ㉯ $NO_2-N(NO_2^-)$
      수중에 유기질소가 유입되었을 때 유기질소는 미생물에 의하여 여러 단계를 거치면서 변화된다. 이 과정에서 가장 적은 양으로 존재한다.
   ㉰ $NO_3-N(NO_3^-)$
      ㉠ 질산성질소는 단백질이 질산화 과정을 거친 후 생긴 최종 산물이다.
      ㉡ 질산성질소만 대량 검출되면 하수 처리가 잘 되었음을 알 수 있다.
      ㉢ 질산성질소는 Blue babies(Methemoglobinemia ; 유아청변증) 문제를 유발하는 물질이다.

NH_3-N : 암모니아성질소	NO_2-N : 아질산성질소
NO_3-N : 질산성질소	NH_4^+ : 암모늄이온암모늄염
NO_2^- : 아질산이온아질산염	NO_3^- : 질산이온질산염

3 수질오염의 기전

(1) 호수의 부영양화
부영양화(Eutrophication, 富榮養化)는 정체수역(호수, 하천)에 질소(N), 인(P) 등의 무기성 영양소가 대량 유입 시 플랑크톤이 폭발적으로 증가하여 결국 늪 모양으로 변화하는 현상을 말한다.
① 부영양화를 일으키는 인자
   ㉮ 정체수역에서 발생하기 쉽다.
   ㉯ 부영양화에 관계되는 오염물질은 탄산염(100), 질산염(15 또는 16), 인산염(1) 등이 있는데 이 중에서 한계인자가 되는 것은 P이다.
② 부영양화를 일으키는 오염물질 배출원
   ㉮ 농지에서 사용되는 비료
   ㉯ 합성세제
   ㉰ 자연산림지대 등에 있는 썩은 식물
   ㉱ 목장 지역의 축산폐수
   ㉲ 처리되지 않은 가정하수, 공장폐수 등의 유입 등
③ 부영양화 발생 시 피해
   ㉮ 수질의 색도 증가
   ㉯ 수서생물의 종류변화
   ㉰ 화학적 산소 요구량(COD) 값이 증가한다.
   ㉱ 식물성 플랑크톤의 번식이 증가하여 대량의 산소가 소비된다.
   ㉲ 투명도가 저하한다.
④ 부영양화 방지 대책
   ㉮ $CuSO_4$(황산동) 등의 화학약품을 살포한다.
   ㉯ 활성탄, 황토 등을 주입한다.
   ㉰ 인을 사용하는 합성세제 사용을 금한다(유역 내 무린(無燐)세제 사용을 한다).
   ㉱ 정수장의 에너지 공급을 차단한다.
   ㉲ 질소, 인 등의 영양원 공급을 차단한다.
   ㉳ 유입 하수를 고도처리한다.

(2) 적조
적조(Red Tide) 현상이란 식물성 플랑크톤의 이상 증식으로 해수가 변색되는 것을 말한다. 플랑크톤의 색에 따라 적조, 백조 등으로 구분한다.

제1장 환경위생학

1. 상수의 6단계 정수 과정

- 상수 처리에는 **폭기, 응집, 침전, 여과, 소독, 특수정수법** 등이 있다.
- 상수의 처리 계통도는 다음과 같다.
  취수 → 스크린 → 염소 전처리 → 침사지 → 응집제 투입(약품 투입) → 교반 → 침전지 → 사(모래)여과 → 염소 후처리 → 정수지 → 송수(송수펌프) → 배수 → 급수 또는 **취수 → 도수 → 정수 → 송수 → 배수 → 급수**

(1) 폭기
① 냄새와 맛을 제거한다.
② pH를 높이고, Fe, Mn 등을 제거한다.
③ 고온의 물을 냉각시킨다.

(2) 응집
① 목적 : 화학약품을 첨가하여 전기적 중화에 의해 전기적 반발력(Zeta Potential)을 감소시키고, 입자를 충돌시켜 입자끼리 뭉치게 하여 침전시키기 위한 것이다.
② 응집제 종류 : 황산알루미늄[$Al_2(SO_4)_3 \cdot 8H_2O$=황산반토], 염화제2철, 황산제1철, 황산제2철 등

(3) 침전
① 보통침전 : 중력을 이용하여 침전시키는 것으로서 스토크법칙(Stokes 법칙)이 적용된다.
② 약품침전 : 약품을 이용하여 침전시키는 것

(4) 여과(Fliteration)
여과 처리방법은 SS(부유물질)를 처리하는 것으로서, 완속여과는 1829년 영국에서 처음으로 시작했으며, 급속여과는 1872년 미국에서 사용하기 시작했다.
① 완속여과 : 완속여과란 물이 모래판 내를 천천히 흘러감에 따라서 불순물은 모래알 사이의 작은 틈 사이에 침전되어 제거되게 하는 원리를 이용한다.
② 급속여과 : 급속여과는 완속여과의 유속에 비해 빠른 속도로 여과되기 때문에 약품침전을 하여야 한다.

[완속여과와 급속여과의 차이점]

구분	완속여과	급속여과
여과 속도	3~5m/day	120~150m/day
예비 처리	보통침전법(중력침전)	약품침전
제거율	98~99%	95~98%
모래층 청소	사면대치(표면층 삭제)	역류세척(back wash)
경상비	적다.	많다.
건설비	많다.	적다.
부유물질 제거	모래층 표면	탁도, 색도가 높은 물에 좋다.
장점	세균 제거율이 높다.	수면 동결이 쉬운 곳에 좋다.

(5) 소독
소독 방법에는 염소, O_3, 자외선, Br_2, I_2, 은, 표백분 등이 있다.
① 표백분 : 표백분은 염소가스를 소석회에 흡수시킨 $Ca(OCl)_2$를 35% 함유한 것과 58% 함유한 것이 있다.
② 염소 소독
  ㉮ 염소 소독은 먹는물의 정수처리나 수처리의 방류수에 가장 많이 사용하는 소독 방법이다.
  ㉯ 물을 살균 처리하는 것은 병균을 죽여서 수인성 감염병(Mills-Reincke 현상과 관련 있는 질병)을 예방하는 데 있다.
  ㉰ 염소 소독 시 수중의 반응은 다음과 같다.
    $Cl_2 + H_2O \rightarrow HOCl + H^+ + Cl^-$ (낮은 pH(pH 5~6))
    $HOCl \rightarrow OCl^- + H^+$ (높은 pH, 즉 알칼리 상태(pH 9~10))
    Cl_2 : pH < 5
  ㉱ 살균력이 강한 순서 : $HOCl > OCl^- >$ 클로라민
    ($HOCl$은 OCl^-보다 살균력이 80배 정도 더 강하다.)
  ㉲ $HOCl$과 OCl^-의 물속 용존량은 pH와 밀접한 관계가 있다.
    ㉠ pH가 낮을수록 OCl^-보다 $HOCl$이 물속에 많이 용존한다.
    ㉡ pH가 높을수록 $HOCl$보다 OCl^-이 물속에 많이 용존한다.
  ㉳ 유리잔류 염소(遊離殘留鹽素) : 물속에 $HOCl$(차아염소산)이나 OCl^-(차아염소산이온)로 존재하는 염소이다.
  ㉴ 결합잔류 염소 : 결합잔류 염소란 염소가 암모니아나 유기성 질소와 반응하여 존재하는 것으로서 대표적인 형태가 클로라민(Chloramine)이다.
  ㉵ 염소 주입량 = 염소 요구량 + 잔류 염소량
    ㉠ 염소 요구량 : 수중 유기물질의 산화에 필요한 염소의 양
    ㉡ 잔류 염소량 : 물속에 남아 있는 유리형 잔류 염소량
  ㉶ 상수도 염소 소독 시 잔류 염소량 기준 : 0.1ppm 이상(수도꼭지 기준), 병원성 미생물에 의하여 오염되었거나 오염될 우려가 있는 경우에는 0.4ppm 이상(수도꼭지 기준), 4.0ppm을 넘지 아니할 것(정수장 기준)
  ㉷ 잔류 염소의 장단점
    ㉠ 유리형 잔류 염소
      ⓐ 장점 : 살균력이 강하다. ⓑ 단점 : 물에서 냄새가 난다.
    ㉡ 결합 잔류 염소(클로라민 ; chloramine)
      ⓐ 장점 : 잔류성이 크다(살균이 오래 지속된다), 냄새가 적다.
      ⓑ 단점 : 살균력이 약하다.
  ㉸ 염소 소독과 오존 소독과의 비교 시 장단점

구분	완속여과	급속여과
염소 소독	• 가격이 저렴하다. • 잔류성이 크다.	• 냄새가 난다. • 발암물질(THM ; Trihalomethan)을 생성한다.
오존(O_3) 소독	• pH 변화에 상관없이 강력한 살균력을 발휘한다. • THM을 형성하지 않는다. • 공기와 전력만 있으면 필요량을 쉽게 만들 수 있다.	• 잔류성이 없어 살균 후 미생물 증식에 의한 2차 오염의 위험이 있다. • 반감기가 짧아 처리장에 오존 발생기가 있어야 한다. • 오존 구입 시설 장비가 복잡하여 고도의 운전 기술이 필요하다. • 가격이 비싸다.

(6) 특수정수
① 경수의 연수화 : 석회소다법, 제오라이트법
② Fe 제거 : 폭기, 여과
③ Mn 제거 : 산화법, 망간제오라이트법, 양이온교환법, 폭기(소량 제거)
④ 조류 제거 : $CuSO_4$, 활성탄
⑤ 맛, 냄새, 탁도, ABS, 페놀 등 : 활성탄, 약품 처리

Part 1

임상병리사 정오리

제1장 혈액학검사학
제2장 임상화학
제3장 시험임상검사학
제4장 수혈의학검사
제5장 임상생리학검사

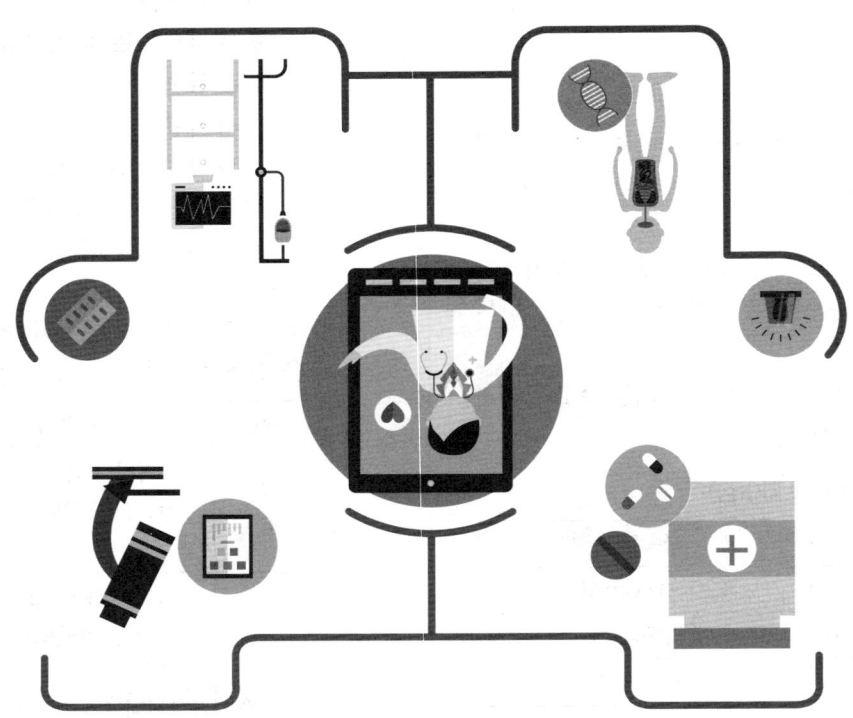

일반 시험 방법의 단위 및 기호

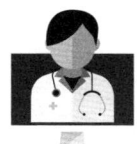

(1) 길이

미터(m), 센티미터(cm), 밀리미터(mm), 마이크로미터(μm) = 미크론(μ)
나노미터(nm) = 밀리크론(mμ), 옹스트롬(Å) $1m = 10^2 cm = 10^3 mm = 10^6 \mu m = 10^9 nm = 10^{10} Å$
$1mm = 10^3 \mu m$ $1\mu m = 10^3 nm$ $1nm = 10 Å$ $1ft = 0.3048m$

(2) 무게

킬로그램(kg), 그램(g), 밀리그램(mg), 마이크로그램(μg), 나노그램(ng)
$1kg = 10^3 g = 10^6 mg = 10^9 \mu g = 10^{12} ng$ $1mg = 10^3 \mu g$ $1\mu g = 10^3 ng$

(3) 넓이

제곱미터(m^2), 제곱센티미터(cm^2), 제곱밀리미터(mm^2)
$1m^2 = 10^4 cm^2 = 10^6 mm^2$

(4) 부피

세제곱미터(m^3), 세제곱센티미터(cm^3), 세제곱밀리미터(mm^3)
$1m^3 = 10^6 cm^3 = 10^9 mm^3$

(5) 용량

킬로리터(kl), 리터(l), 밀리리터(ml), 마이크로리터(μl)
$1kl = 10^3 l = 10^6 ml = 10^9 \mu l$ $m^3 = kl$
$1m^3 = 10^3 l$ $1l = 10^3 ml$ $cm^3 = ml = cc$

(6) 압력

기압(atm), 수은주밀리미터(mmHg), 수주밀리미터(mmH_2O)
$1atm = 760mmHg = 10,332 mmH_2O$ $mmH_2O = mmAq = kg/m^2$

(7) 밀도 단위

$1g/cm^3 = 1,000 kg/m^3$ (4℃ 물의 밀도) $1lb/ft^3 = 16.02 kg/m^3$
$1lb/in^3 = 27,700 kg/m^3$

(8) 점도 단위

$1cp(centipois) = 0.001 kg/m \cdot sec = 10^{-3} kg/m \cdot sec$

(9) 중량 단위

$1lb = 0.4536 kg$ lb ; libra(라틴어) = pound

(10) 온도의 표시

섭씨온도 : ℃(Celsius), 0℃ = 273°K, ℃ $= \frac{5}{9}$(°F − 32)
절대온도 : °K(Kelvin), 0°K = −273℃   표준온도 : 0℃
찬 곳 : 0~15℃   상온 : 15~25℃   실온 : 1~35℃

차례

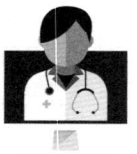

Part 1

위생사 긴급최종 모의고사
위생사 요점 정리

09

제1장 환경위생학	10
제2장 위생곤충학	16
제3장 식품위생학	22
제4장 공중보건학	27
제5장 위생관계법령	32

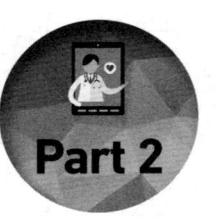

Part 2

위생사 긴급최종 모의고사
위생사 실전 모의고사

45

제1회 필기 실전 모의고사	46
제2회 필기 실전 모의고사	62
제3회 필기 실전 모의고사	79
제4회 필기 실전 모의고사	94
제5회 필기 실전 모의고사	109
최종 필기 실전 모의고사	123
특별 부록 실기 실전 모의고사	138

🔍 시험 시간표

교시	시험 과목(문제 수)	교시별 문제 수	응시자 입장 시간	시험 시간
1	1. 위생관계법령(25) 2. 환경위생학(50) 3. 위생곤충학(30)	105	08:30	9:00~10:30(90분)
2	1. 공중보건학(35) 2. 식품위생학(40)	75	10:50	11:00~12:05(65분)
3	1. 실기시험(40)	40	12:25	12:35~13:15(40분)

🔍 합격 기준

(1) 합격자 결정
① 합격자 결정은 매 과목 만점의 40% 이상, 전 과목 총점의 60% 이상 득점한 자를 합격자로 하고, 실기시험에 있어서는 총점의 60% 이상 득점한 자를 합격자로 합니다.
② 응시 자격이 없는 것으로 확인된 경우에는 합격자 발표 이후에도 합격을 취소합니다.

(2) 합격자 발표
① 합격자 명단은 다음과 같이 확인할 수 있습니다.
　㉮ 국시원 홈페이지 [합격자 조회] 메뉴　　㉯ 국시원 모바일 홈페이지
② 휴대 전화번호가 기입된 경우에 한하여 SMS로 합격 여부를 알려 드립니다.
(휴대전화번호가 010으로 변경되어, 기존 01* 번호를 연결해 놓은 경우 반드시 변경된 010 번호로 입력(기재)하여야 합니다.)

🔍 면허 자격 발급 신청 방법

(1) 신청 방법
① 우편, 방문 접수가 모두 가능합니다.
② 우편으로 신청할 때에는 가급적 등기우편을 이용하기 바랍니다. (단, 방문 접수도 즉시 발급은 불가능합니다.)
③ 보내실 곳 : (05043) 서울시 광진구 자양로 126, 성지하이츠 2층 시험운영본부 자격관리부 면허교부신청 담당자 앞

(2) 면허(자격)증 발급 진행 상황
국시원 홈페이지 [면허·자격·증명서] – [면허·자격 신청 및 조회] – [면허·자격 발급 진행 상황]에서 확인 가능합니다.

(3) 유의 사항
① 면허(자격)증 교부 신청서 관련
　㉮ 과거 서식에 직접 작성하거나 면허(자격)증 교부 신청서 없이 신청한 경우, 접수가 불가합니다.
　㉯ 면허(자격)증 교부 신청서에 인쇄된 바코드가 훼손되지 않도록 주의하여야 합니다.
　㉰ 면허(자격)증은 신청서에 기재한 주소지로 발송되므로 수령지 주소를 정확히 기재하여야 합니다.
　㉱ 수취인이 없을 경우 반송되므로 실제 우편물 수령이 가능한 주소를 기재하여 주시기 바랍니다.
　㉲ 국시원에 방문하여 면허(자격)증을 수령하고자 할 경우, 면허(자격)증 교부 신청서 작성 시 방문 수령 선택 후 출력하여 발송합니다. 이미 신청 서류를 발송한 경우 고객상담센터(1544-4244)에 문의하여 주시기 바랍니다.
　㉳ 신청서 출력 : 국시원 홈페이지 [면허·자격·증명서] – [면허·자격 발급] – [면허·자격 신청 및 조회] – [면허·자격 신청서 작성]에서 작성 후 출력

② 졸업증명서 관련
　㉮ 대학 및 기관에서 단체 신청할 경우에도 개인별 제출 서류(졸업증명서 포함)를 각각 첨부하여야 합니다. 이때, 공문은 필요하지 않으며, 공문이 졸업 증명서 등을 대체할 수 없습니다.
　㉯ 졸업예정증명서는 인정하지 않습니다. 즉, 졸업 후에 면허(자격)증 발급 신청이 가능합니다. (단, 위생사의 경우 3·4년제 대학에서 4학기 이상 수료자 제외)
　㉰ 사본은 인정하지 않습니다.

③ 의사진단서 관련
　㉮ 의사진단서는 30일 이내 발급된 진단서만 인정됩니다. (서류도착일 기준)
　㉯ 의사진단서는 대학병원, 병원, 의원 등 발급 의료기관에 대한 제한을 두지 않으나, 해당 의료기관을 방문하기 전에 반드시 진단서 발급 가능 여부를 확인하여야 합니다. 즉, 아래 표에 제시된 문구가 진단서에 포함되는지를 확인하여야 합니다.
　㉰ 사본은 인정하지 않습니다.

직종	의사진단서 내용
위생사	정신건강증진 및 정신질환자 복지서비스 지원에 관한 법률(약칭 : 정신건강복지법) 제3조제1호에 따른 정신질환자, 마약·대마·향정신성의약품 중독자가 아님

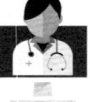

ⓛ 입력 방법 기본증명서상에 기재된 등록기준지를 정확하게 입력

ⓒ 작성 사유 : 보건의료관계 법령에 의거 응시 자격 및 면허 자격 확인을 위한 결격 사유 조회를 위해 활용

※ 응시원서 작성 시 기재한 등록기준지가 기본증명서상에 기재된 실제 등록기준지와 다를 경우, 결격 사유 조회가 불가능하여 응시 및 면허 발급이 제한·지연될 수 있음

ⓗ 외국국적자의 등록기준 작성

㉠ 외국국적자는 등록기준지 기재란에 '외국'이라고 기재(주소 검색창에 '외국'이라고 입력 후 검색하여 000-000 외국을 선택)

ⓛ 합격 후 면허교부신청을 위해서는 면허교부신청 서류 발송 전에 국시원(1544-4244)으로 반드시 문의

② 원서 사진 등록

㉮ 모자를 쓰지 않고, 정면을 바라보며, 상반신만을 6개월 이내에 촬영한 컬러사진

㉯ 응시자의 식별이 불가능할 경우, 응시가 불가능할 수 있음

㉰ 셀프 촬영, 휴대 전화로 촬영한 사진은 불인정

㉱ 기타 : 응시원서 작성 시 제출한 사진은 면허(자격)증에도 동일하게 사용

※ 면허 사진 변경 : 면허 교부 신청 시 변경 사진, 개인정보(열람, 정정, 삭제, 처리정지) 요구서, 신분증 사본을 제출하면 변경 가능

🔍 응시 자격

(1) 다음 각 호의 자격이 있는 자가 응시할 수 있습니다.

① 전문대학이나 이와 같은 수준 이상에 해당된다고 교육부장관이 인정하는 학교(보건복지부장관이 인정하는 외국의 학교를 포함한다. 이하 같다.)에서 보건 또는 위생에 관한 교육 과정을 이수한 사람

②「학점인정 등에 관한 법률」제8조에 따라 전문대학을 졸업한 사람과 같은 수준 이상의 학력이 있는 것으로 인정되어 같은 법 제9조에 따라 보건 또는 위생에 관한 학위를 취득한 사람

③ 보건복지부장관이 인정하는 외국의 위생사 면허 또는 자격을 가진 사람

※ 공중위생관리법 제6조의2제1항1호 중 "전문대학이나 이와 같은 수준 이상에 해당된다고 교육부장관이 인정하는 학교에서 보건 또는 위생에 관한 교육 과정을 이수한 자"라 함은 전공필수 또는 전공 선택과목으로 다음 각 호의 1과목 이상을 이수한 자를 말한다.

• 식품 보건 또는 위생과 관련된 분야 : 식품학, 조리학, 영양학, 식품미생물학, 식품위생학, 식품분석학, 식품발효학, 식품가공학, 식품재료학, 식품보건 또는 저장학, 식품공학 또는 식품화학, 첨가물학

• 환경 보건 또는 위생과 관련된 분야 : 공중보건학, 위생곤충학, 환경위생학, 미생물학, 기생충학, 환경생태학, 전염병관리학, 상하수도공학, 대기오염학, 수질오염학, 수질학, 수질시험학, 오물·폐기물 또는 폐수처리학, 산업위생학, 환경공학

• 기타분야 : 위생화학, 위생공학

(2) 다음 각 호에 해당하는 자는 응시할 수 없습니다.

① 정신건강증진 및 정신질환자 복지서비스 지원에 관한 법률(약칭 : 정신건강복지법) 3조제1호에 따른 정신질환자

다만, 전문의가 위생사로서 적합하다고 인정하는 사람은 그러하지 아니하다.

② 마약·대마 또는 향정신성의약품 중독자

③「공중위생관리법」, 「감염병의 예방 및 관리에 관한 법률」, 「검역법」, 「식품위생법」, 「의료법」, 「약사법」, 「마약류 관리에 관한 법률」 또는 「보건범죄 단속에 관한 특별조치법」을 위반하여 금고 이상의 실형을 선고받고 그 집행이 끝나지 아니하거나 그 집행을 받지 아니하기로 확정되지 아니한 사람

🔍 시험 일정

구분		일정	비고	
응시원서 접수	기간	인터넷 접수 : 2025년 8월 26일(화)~9월 2일(화) 예정 ※ 다만, 외국대학 졸업자로 응시자격 확인 서류를 제출하여야 하는 자는 접수 기간 내에 반드시 국시원 별관(2층 자격관리부)에 방문하여 서류 확인 후 접수 가능	[응시수수료] 88,000원 [접수시간] 인터넷 접수 : 해당 직종 원서 접수 시작일 09:00부터 접수 마감일 18:00까지	
	장소	인터넷 접수 : 국시원 홈페이지 [응시원서 접수] 메뉴		
응시표 출력		시험장 공고 이후 별도일부터 출력 가능	2025년 10월 22일(수) 이후 예정	
시험 시행	일시	2025년 11월 15일(토) 예정	[응시자 준비물] 응시표, 신분증, 필기도구, 컴퓨터용 흑색 수성사인펜 지참 ※ 식수(생수)는 제공하지 않습니다.	
	장소	[국시원 홈페이지]-[시험안내]-[위생사]-[시험장소(필기/실기)]		
합격자 발표	일시	2025년 12월 3일(수)	휴대 전화번호가 기입된 경우에 한하여 SMS 통보	
	장소	국시원 홈페이지 [합격자 조회] 메뉴		

※ 응시 전 국시원 홈페이지에서 정확한 일정을 반드시 확인 바랍니다.

• 한국보건의료인국가시험원 https://www.kuksiwon.or.kr/

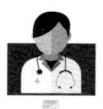

④ 접수결과 확인
  ㉮ 방법 : 국시원 홈페이지 [응시원서접수] - [응시원서 접수결과] 메뉴
  ㉯ 영수증 발급 : http://ecredit.uplus.co.kr [거래내역 조회]에서 열람·출력
⑤ 응시원서 기재사항 수정
  ㉮ 방법 : 국시원 홈페이지 [마이페이지] - [응시원서 수정] 메뉴
  ㉯ 기간 : 시험 시작일 하루 전까지만 가능
  ㉰ 수정 가능 범위
    ㉠ 응시원서 접수기간 : 아이디, 성명, 주민등록번호를 제외한 나머지 항목
    ㉡ 마감~시행 하루 전 : 비밀번호, 주소, 전화번호, 전자 우편, 학과명 등
    ㉢ 단, 성명이나 주민등록번호는 개인정보(열람, 정정, 삭제, 처리정지) 요구서와 주민등록초본 또는 기본증명서, 신분증 사본을 제출하여야만 수정이 가능
    (국시원 홈페이지 [시험정보] - [서식모음]에서 「개인정보(열람, 정정, 삭제, 처리정지) 요구서」 참고)
⑥ 응시표 출력
  ㉮ 방법 : 국시원 홈페이지 [마이페이지] - [응시표 출력]
  ㉯ 기간 : 시험장 공고일부터 시험 시행일 아침까지 가능
  ㉰ 기타 : 흑백으로 출력하여도 관계없음

(2) 방문 접수
  ① 방문 접수 대상자
    외국대학 졸업자 중 국가시험에 처음 응시하는 경우는 응시자격 확인을 위해 방문 접수만 가능
    ※ 단, 기응시 경력자 및 인터넷 응시원서 접수를 위한 응시자격 사전심의를 신청하여 응시 자격이 확인된 자는 인터넷 접수 가능
  ② 방문 접수 시 준비 서류
    ㉮ 국내대학 졸업(예정)자 제출 서류
      ㉠ 응시원서 1매(국시원 홈페이지 [시험안내 홈] - [시험선택] - [서식모음]에서 「보건의료인국가시험 응시원서 및 개인정보 수집·이용·제3자 제공 동의서(응시자)」 참고)
      ㉡ 동일 사진 2매(3.5×4.5cm 크기의 인화지로 출력한 컬러사진)
      ㉢ 개인정보 수집·이용·제3자 제공 동의서 1매(국시원 홈페이지 [시험안내 홈] - [시험선택] - [서식모음]에서 「보건의료인국가시험 응시원서 및 개인정보 수집·이용·제3자 제공 동의서(응시자)」 참고)
      ㉣ 최종학교 졸업증명서 1매
      ㉤ 위생업무 종사증명서 1매(국시원 홈페이지 [시험안내 홈] - [시험선택] - [서식모음]에서 「위생사 업무종사 증명서」 참고)
      ㉥ 응시수수료(현금 또는 카드결제)
        ※ 대리접수 시 제출서류와 함께 응시원서에 응시자 도장 날인 또는 서명이 되어 있어야 함
    ㉯ 외국대학 졸업자 제출서류(보건복지부장관이 인정하는 외국대학 졸업자 및 면허소지자에 한함)
      ㉠ 응시원서 1매(국시원 홈페이지 [시험안내 홈] - [시험선택] - [서식모음]에서 「보건의료인국가시험 응시원서 및 개인정보 수집·이용·제3자 제공 동의서(응시자)」 참고)
      ㉡ 동일 사진 2매(3.5×4.5cm 크기의 인화지로 출력한 컬러사진)
      ㉢ 개인정보 수집·이용·제3자 제공 동의서 1매(국시원 홈페이지 [시험안내 홈] - [시험선택] - [서식모음]에서 「보건의료인국가시험 응시원서 및 개인정보 수집·이용·제3자 제공 동의서(응시자)」 참고)
      ㉣ 면허증사본 1매(해당자에 한함)
      ㉤ 졸업증명서
      ㉥ 성적증명서 1매
      ㉦ 출입국사실증명서 1매
      ㉧ 응시수수료(현금 또는 카드결제)
        ※ 면허증사본, 졸업증명서, 성적증명서는 현지의 한국 주재공관장(대사관 또는 영사관)의 영사 확인 또는 아포스티유(Apostille) 확인 후 우리말로 번역 및 공증하여 제출(단, 영문서류는 번역 및 공증을 생략할 수 있음)
        ※ 단, 제출한 면허증, 졸업증명서, 성적증명서, 출입국사실증명서 등의 서류는 서류 보존 기간(5년) 동안 다시 제출하지 않고 응시할 수 있음
    ㉰ 응시 수수료 결제
      ㉠ 결제 방법 현금, 신용카드, 체크카드 가능
      ㉡ 마감 안내 : 방문접수 기간 18:00시까지(마지막 날도 동일)

(3) 공통 유의 사항
  ① 등록기준지 작성
    ㉮ 내국인의 등록기준지 작성
      ㉠ 가까운 주민자치센터에서 '기본증명서'를 발급하거나, 전자가족관계등록시스템(http://efamily.scourt.go.kr)에서 공인인증서로 본인 확인을 거쳐 '가족관계등록부'를 조회하면 등록기준지 확인 가능

시험 안내

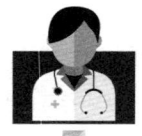

🔍 직종안내

(1) 개요

「위생업무」란 지역 사회 단위의 모든 사람의 일상생활과 관련하여 사람에게 영향을 미치거나 미칠 가능성이 있는 일체의 위해 요인을 관리하여 중독 또는 감염으로부터 사전 예방을 위한 6개호의 위생업무를 법률로 정하고 동 업무 수행에 필요한 전문 지식과 기능을 가진 사람으로서 보건복지부장관의 면허를 받은 사람을 "위생사"라 한다.

(2) 수행직무

공중위생관리법 제8조의2(위생사의 업무범위) 및 동법 시행령 제6조의3(위생사의 업무)
위생사는 「공중위생관리법령」에 따라 다음과 같은 업무를 수행한다.
- 공중위생영업소, 공중이용시설및 위생용품의 위생관리
- 음료수의 처리 및 위생관리
- 쓰레기, 분뇨, 하수, 그 밖의 폐기물의 처리
- 유해 곤충 · 설치류 및 매개체 관리
- 식품 · 식품첨가물과 이에 관련된 기구 · 용기 및 포장의 제조와 가공에 관한 위생관리
- 그 밖에 보건위생에 영향을 미치는 것으로서 소독업무, 보건관리업무

🔍 응시원서 접수 안내

(1) 인터넷 접수

① 인터넷 접수 대상자
  ㉮ 과거에 응시한 적이 있거나 국내대학 기졸업자의 경우 별도의 절차 없이 인터넷 접수 가능
  ※ 단, 외국대학 졸업자 중 응시 자격 확인이 필요한 경우에는 접수 기간 내에 국시원에 방문하여 접수하여야 함
② 인터넷 접수 준비사항
  ㉮ 회원가입 등
    ㉠ 입력 사항 : 이름, 생년월일, 아이디, 비밀번호, 연락처(휴대폰/이메일/전체)
      ※ 연락처(휴대폰, 이메일)는 비밀번호 재발급 시 인증용으로 사용
  ㉯ 시험 선택, 실명 인증 및 안내 사항 확인
    ㉠ 실명 인증 관련 문의처 : 코리아크레딧뷰로(주)(02-708-1000)
  ㉰ 응시원서 작성 : 국시원 홈페이지 [응시원서 접수]에서 직접 입력
    ㉠ 입력 사항(공통) : 사진, 주소, 전화(자택/휴대전화), 이메일, 졸업학교(학과), 졸업(예정)일자, 응시지역
      ※ 주소 : 실제 거주지를 입력하여도 관계없음
      ※ 사진 파일 등록 : 등록된 사진은 면허(자격)증에 사용
    ㉡ 실명 인증
      - 성명과 주민등록번호를 입력하여 실명인증을 시행, 외국국적자는 외국인등록증이나 국내거소신고증 상의 등록번호사용
      - 금융거래 실적이 없을 경우 실명인증이 불가능함(NICE신용평가정보(1600-1522)에 문의)
    ㉢ 사진
      - 모자를 쓰지 않은 정면 사진
      - jpg, bmp, png 포맷
      - 276×354 픽셀 이상 크기
      - 해상도 200dpi 이상(600dpi 이상 권장)
③ 응시수수료 결제
  ㉮ 결제 방법 : [응시원서 작성 완료] → [결제하기] → [응시수수료 결제] → [시험선택] → [온라인계좌이체 / 가상계좌이체 / 신용카드] 중 선택
  ㉯ 마감 안내 : 인터넷 응시원서 등록 후, 접수 마감일 18:00시까지 결제하지 않았을 경우 미접수로 처리

머리말

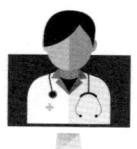

이 문제집에서는 위생사 국가시험이 포괄하는 필기시험과 실기시험 분야를 다루었다.
① 필기시험 과목 : 공중보건학, 환경위생학, 식품위생학, 위생곤충학, 위생관계법령
 (위생사에 관한 법률, 식품위생법, 감염병의 예방 및 관리에 관한 법률, 먹는물관리법,
 폐기물관리법 및 하수도법과 그 하위법령)
② 실기시험 과목(컬러 그림으로 수록) : 환경위생, 식품위생, 위생곤충 분야가 넓다보니 각 과목마다 핵심적이고 중요한 내용만을 포함시킬 수밖에 없었음을 이해해 주기 바란다.

이 교재의 특징은 다음과 같다.
첫째, 각 과목마다 간결하게 이론을 요약하였으며, 중요한 부분은 고딕체로 표시하였다.
둘째, 각 과목별로 최소한의 노력으로 최대한의 효과를 얻을 수 있도록 실전모의고사 문제를 해설과 함께 수록하였다.
셋째, 실전모의고사 문제(수험생들의 자료 중심으로 만들어진 것임)를 수록하여 출제 문제 유형을 알게 하였다.
넷째, 최근 개정된 새 법령을 위생사 출제 기준에 맞게 정리하여 수록하였다.
다섯째, 이 문제집은 위생사 시험문제 출제 방향을 부각(浮刻)시키고 문제를 적중시켜 누구나 단시일 내에 위생사 시험에 합격할 수 있도록 노력하였다.
 ① 크라운출판사에서 출간하는 "위생사 필기시험문제"를 보기 전(前)에 본 교재를 보면 위생사 시험을 준비하는 데 시간과 노력이 적게 들 것이라 생각한다.
 ② 크라운출판사에서 출간하는 "위생사 필기시험문제"를 보고 난 후(後) 본 문제집을 보면 중요한 부분을 정확하게 알 수 있기 때문에 시험 직전 마지막 총정리가 될 것이라 생각한다.
여섯째, 이 문제집의 실전모의고사 문제는 자주 출제되는 문제들만 엄선하여 수록한 것이므로 반드시 숙지하고 시험을 보아야 한다.

끝으로 위생사 시험 교재의 발행에 많은 협조를 아끼지 않은 크라운출판사 회장님 이하 임직원 여러분에게 깊은 사의(謝意)를 표합니다.

저자 하 재 남

흥해사가

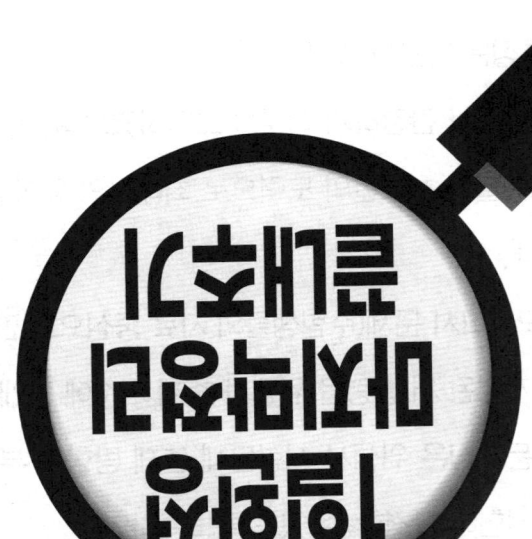

1일완성 아마추어링 끝내기

끝기사 요양관리사 응용리문제

대학리그 표기자격 논리력
예문 크라운 기자자기식의 진공완판
Publishing.co
CROWN 에듀크라운 기자자기식의 진공완판
http://www.crownbook.co.kr
크라운출판사 기자자기식의 진공완판